Michael M. Kochen

Duale Reihe
Allgemeinmedizin
und Familienmedizin

Die überdurchschnittliche Ausstattung dieses Buches wurde
durch die großzügige Unterstützung von einem Unternehmen ermöglicht,
das sich seit langem als Partner der Mediziner versteht.

Wir danken der
MLP Finanzdienstleistungen AG

Nähere Informationen hierzu siehe am Ende des Buches.

Duale Reihe

Allgemeinmedizin
und Familienmedizin

Michael M. Kochen

Reihenherausgeber Alexander und Konstantin Bob

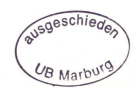

unter Mitarbeit von:

Heinz Harald Abholz
Attila Altiner
Cadja Bachmann
Stephan Bartels
Erika Baum
Wolfgang Baur
Annette Becker
Martin Beyer
Silke Brockmann
Jean-François Chenot
Christa Dörr
Norbert Donner-Banzhoff
Edzard Ernst
Wolfgang Ewert
Thomas Fischer
Ferdinand M. Gerlach
Christiane Godt
Peter Godt
Markus Gulich
Markus Herrmann

Eberhard Hesse
Wolfgang Himmel
Benedikt Holzer
Wolfgang Huhn
Eva Hummers-Pradier
Elke Jäger-Roman
Detmar Jobst
Marion Jordan
Peter Jüni
Hanna Kaduszkiewicz
Reinhold Klein
Hans-Dieter Klimm
Michael M. Kochen
Thomas Lichte
Gernot Lorenz
Peter Maisel
Fritz Meyer
Wilhelm Niebling
Christina Niederstadt
Ingrid Paur

Helmut Pillau
Uwe-Wolfgang Popert
Stephan Reichenbach
Wolfgang Rönsberg
Carla Rosendahl
Beate Rossa
Hagen Sandholzer
Thomas Schindler
Johannes Schmidt
Ulrich Schwantes
Joachim Szecsenyi
Hans Tönies
Pinar Topsever
Peter von Kutzschenbach
Dirk Wetzel
Armin Wiesemann
Stefan Wilm
Georg Bernhard Wüstenfeld
Gerd Ziegeler

3. vollständig überarbeitete Auflage

160 Abbildungen, 220 Tabellen

Thieme

Bibliografische Information Der Deutschen Bibliothek

Die Deutsche Bibliothek verzeichnet diese Publikation in der Deutschen Nationalbibliografie;
detaillierte bibliografische Daten sind im Internet über http://dnb.ddb.de abrufbar.

Anschrift der Reihenherausgeber:

Dr. med. Alexander Bob
Weschnitzstraße 4
69469 Weinheim

Dr. med. Konstantin Bob
Weschnitzstraße 4
69469 Weinheim

Zeichnungen: Helmut Holtermann, Dannenberg
Layout: Arne Holzwarth, Stuttgart
Umschlaggestaltung: Thieme Verlagsgruppe
Umschlagfoto: Photo Disc, Inc.

Wichtiger Hinweis:

Wie jede Wissenschaft ist die Medizin ständigen Entwicklungen unterworfen. Forschung und klinische Erfahrung erweitern unsere Erkenntnisse, insbesondere was Behandlung und medikamentöse Therapie anbelangt. Soweit in diesem Werk eine Dosierung oder eine Applikation erwähnt wird, darf der Leser zwar darauf vertrauen, dass Autoren, Herausgeber und Verlag große Sorgfalt darauf verwandt haben, dass diese Angabe *dem Wissensstand bei Fertigstellung des Werkes* entspricht.
Für Angaben über Dosierungsanweisungen und Applikationsformen kann vom Verlag jedoch keine Gewähr übernommen werden. *Jeder Benutzer ist angehalten*, durch sorgfältige Prüfung der Beipackzettel der verwendeten Präparate und gegebenenfalls nach Konsultation eines Spezialisten festzustellen, ob die dort gegebene Empfehlung für Dosierungen oder die Beachtung von Kontraindikationen gegenüber der Angabe in diesem Buch abweicht. Eine solche Prüfung ist besonders wichtig bei selten verwendeten Präparaten oder solchen, die neu auf den Markt gebracht worden sind. *Jede Dosierung oder Applikation erfolgt auf eigene Gefahr des Benutzers*. Autoren und Verlag appellieren an jeden Benutzer, ihm etwa auffallende Ungenauigkeiten dem Verlag mitzuteilen.
Geschützte Warennamen (Warenzeichen) werden **nicht** besonders kenntlich gemacht. Aus dem Fehlen eines solchen Hinweises kann also nicht geschlossen werden, dass es sich um einen freien Warennamen handele.

Das Werk, einschließlich aller seiner Teile, ist urheberrechtlich geschützt. Jede Verwertung außerhalb der engen Grenzen des Urheberrechtsgesetzes ist ohne Zustimmung des Verlages unzulässig und strafbar. Das gilt insbesondere für Vervielfältigungen, Übersetzungen, Mikroverfilmungen und die Einspeicherung und Verarbeitung in elektronischen Systemen.

© 2006 Georg Thieme Verlag KG
Rüdigerstraße 14, D-70469 Stuttgart
Unsere Homepage: www.thieme.de

Printed in Germany 2006

Satz: Hagedorn Kommunikation, Viernheim
Druck: Appl, Wemding

ISBN 3-13-141383-2   2 3 4 5
ISBN 978-3-13-141383-3

Inhalt

Vorwort XXVI

Teil A
Spezifische Problemfelder in der Allgemeinmedizin 1

1 Anamnese, körperliche Untersuchung und Dokumentation (H.-H. Abholz, T. Fischer) 2

1.1	Die Bedeutung von Anamnese und körperlicher Untersuchung in der Allgemeinmedizin	2
1.2	Spezifische allgemeinärztliche Anamnese und Untersuchung	2
1.3	Erlebte Anamnese	3
1.4	Eine zentrale Frage: Was haben Sie sich gedacht?	4
1.5	Die Validität allgemeinmedizinischer Anamnese	5
1.6	Das Gespräch bei der Anamnese-Erhebung	7
1.7	Evidenzbasierte körperliche Untersuchung in der Allgemeinmedizin .	8
1.8	Dokumentation	10

2 Hausbesuch (H. Tönies) 11

2.1	Arten von Hausbesuchen	11
2.2	Methodische Schwerpunkte bei den verschiedenen Besuchsarten ..	12
2.3	Hausbesuchsbestellung und Telefonanamnese	13
2.3.1	Art der Bestellung	13
2.3.2	Umweltdiagnostische Vorteile des Hausbesuchs	14
2.3.3	Hausbesuche „zu Unrecht und zur Unzeit"	15
2.3.4	Die Hausbesuchstasche	15
2.3.5	Der Zeitaufwand beim Hausbesuch	18
2.3.6	Der Hausbesuch im Vertretungsdienst ...	18

3 Der Notfall in der Allgemeinmedizin (H.-H. Abholz, H. Pillau) 19

3.1	Definition des Notfalls	19
3.2	Häufigkeit von Notfällen	20
3.3	Diagnostik bei Notfällen	21
3.3.1	Gründe für die subjektiv als bedrohlich empfundenen Zustände ...	21
3.4	„Erlebte Anamnese" und Arzt-Patienten-Beziehung	22
3.5	Versteckte Notfälle	23
3.6	Versorgungsorganisation des Notfalls ...	24

4 Früherkennung und Umgang mit Risikofaktoren (J. G. Schmidt) 25

4.1	Früherkennung	25
4.1.1	Trugschlussmöglichkeiten bei der Bewertung von statistischen Angaben	25
4.1.2	Der Nutzen einer „Späterkennung"	27
4.1.3	Falsche Testergebnisse beim Screening ..	27
4.1.4	Falsche Nutzendarstellung und absolutes Risiko	29
4.1.5	„Natural history"	30
4.1.6	Gesamtnutzen von Screening	31
4.2	Umgang mit Risikofaktoren	32
4.2.1	Unechte statistische Zusammenhänge ...	32
4.2.2	Absolutes Risiko – bedeutungslose Risikofaktoren bei Gesunden ...	33
4.2.3	Cholesterin-„Grenzwerte"	34

| 4.3 | Zusammenfassende Schlussfolgerungen zur Früherkennung und zum Risikofaktorenscreening in der Allgemeinmedizin | 37 |

5 Gesundheitsberatung *(W. Rönsberg)* ... 39

5.1	Behandlungsanlass	39
5.2	Grundlagen	39
5.2.1	Stadien der Veränderungsbereitschaft	40
5.3	Ätiologie – häufige Beratungsanlässe	42
5.4	Abwendbar gefährliche Verläufe	43
5.5	Diagnostisches Vorgehen	43
	Anamnese	44
	Körperliche Untersuchung	44
	Zusatzuntersuchungen	44
5.6	Therapieoptionen	44
5.6.1	Therapieziele	44
5.6.2	Beratungsinhalte und -strategien	45
5.6.3	Weitere Maßnahmen	45
5.7	Prognose, Nachsorge	46

6 Impfungen *(C. Rosendahl)* ... 47

6.1	Grundlagen	47
6.2	Impfstofftypen	48
6.3	Aktive Immunisierung (Impfung)	49
6.4	Passive Immunisierung	49
6.5	Simultanimpfung	50
6.6	Standardimpfungen für Säuglinge, Kinder und Jugendliche	51
6.6.1	Impfung gegen Diphtherie	51
6.6.2	Impfungen gegen Wundstarrkrampf (Tetanus)	51
6.6.3	Impfung gegen Pertussis	52
6.6.4	Impfung gegen Haemophilus influenzae Typ b (Hib)	53
6.6.5	Impfung gegen Poliomyelitis	53
6.6.6	Impfung gegen Hepatitis B	54
6.6.7	Impfungen gegen Masern, Mumps, Röteln	55
	Impfung gegen Röteln	55
	Impfung gegen Masern	56
	Impfung gegen Mumps	57
6.6.8	Impfung gegen Varizellen	58
6.6.9	Auffrischimpfungen, Schließung von Impflücken im Kindes- und Jugendalter	58
6.7	Auffrisch- und Standard-Impfungen im Erwachsenenalter	59
6.8	Impfpolitik, öffentliche Impfempfehlungen, Indikationsimpfungen und Reiseimpfungen	59
6.8.1	Impfpolitik und öffentliche Impfempfehlungen	59
6.8.2	Indikationsimpfungen	60
6.8.3	Reiseimpfungen	61

7 Arbeitsunfähigkeit, Vorsorgemaßnahmen, Rehabilitation, Gutachten *(G. Lorenz, M. Jordan, T. Fischer)* . 64

7.1	Arbeitsunfähigkeit	64
7.2	Das Verfahren der Arbeitsunfähigkeitsbescheinigung	65
7.2.1	Bescheinigung einer Arbeitsunfähigkeit	65
7.2.2	Stufenweise Wiedereingliederung	69
7.3	Epidemiologie der Krankschreibung	69
7.4	Arbeitsunfähigkeit und Rehabilitation	71
7.5	Das Rehabilitationsverfahren	72
7.6	Frühberentung	73

8 Umgang mit Arzneimitteln *(M.M. Kochen)* 75

- 8.1 Arzneiverordnungsdaten im primärärztlichen Sektor 75
- 8.2 Besonderheiten der Pharmakotherapie in der Allgemeinpraxis 76
- 8.3 Einflüsse auf das Verordnungsverhalten niedergelassener Allgemeinärzte 77
  - 8.3.1 Erwartungen des Patienten 78
- 8.4 Arzneimittelformularsystem (Individualliste) 79
  - Beispiel nichtsteroidale Antirheumatika (NSAR) 80
- 8.5 Plazeboverordnungen 81
- 8.6 Multimorbidität 84
  - 8.6.1 Die Diagnosen des Fallbeispiels im Einzelnen 85
    - Hypertonie 85
    - Diabetes mellitus 85
    - Hemiparese nach zerebralem Insult 86
    - Hyperurikämie 86
    - Koxarthrose 86
    - Varikosis 87
    - Struma diffusa 87
    - Habituelle Obstipation 87
    - Chronische Schlaflosigkeit 87
  - 8.6.2 Resümee 88
- 8.7 Compliance und Concordance 88
- 8.8 Patientenwünsche 89
- 8.9 Nichtpharmakologische Behandlung 91
- 8.10 Umgang mit Werbestrategien der pharmazeutischen Industrie 91
  - 8.10.1 Arzneimittelinformation 92
  - 8.10.2 Arzneimittelmuster 93
- 8.11 Zehn Empfehlungen zur rationalen Arzneimitteltherapie 93

9 Umgang mit physikalischer Therapie *(P. v. Kutzschenbach, T. Fischer)* 97

- 9.1 Einige grundlegende Prinzipien 98
- 9.2 Die einzelnen Therapieformen 99
  - 9.2.1 Thermotherapie 99
    - Wärmetherapie 99
    - Kältetherapie 99
    - Evidenz der Thermotherapie 100
  - 9.2.2 Massagen 100
  - 9.2.3 Krankengymnastik und isometrische Dehnungsbehandlungen 101
  - 9.2.4 Elektrotherapie 103
  - 9.2.5 Ultraschallbehandlung 104
  - 9.2.6 Inhalationsbehandlung 105

10 Komplementärmedizin und Naturheilverfahren *(D. Jobst, E. Ernst)* 107

- Vorbemerkung 107
- 10.1 Grundlagen 108
  - 10.1.1 Verbreitung und Akzeptanz von Komplementärmedizin 108
  - 10.1.2 Ethnomedizin, klassische Naturheilverfahren, alternative/esoterische Medizin 109
- 10.2 Typische Behandlungsanlässe 112
- 10.3 Abwendbar gefährliche Verläufe 112
- 10.4 Diagnostisches Vorgehen 113
  - 10.4.1 Anamnese im Bereich der Naturheilverfahren 113
  - 10.4.2 Körperliche Untersuchung und weiterführende Diagnostik 114

10.5	Therapeutische Optionen	115
10.5.1	Akupunktur	115
10.5.2	Pflanzenheilkunde (Phytotherapie)	117
10.5.3	Homöopathie	118
10.6	Ausblick	119

11 Psychotherapeutische Aspekte in der Allgemeinmedizin (T. Fischer, B. Rossa, M. M. Kochen) 121

11.1	Psychotherapie	121
	Psychotherapeutische Fertigkeiten und Methoden des Allgemeinarztes	123
11.1.1	Die psychosomatische Grundversorgung (PSGV)	123
	Übende und suggestive Techniken	126
11.1.2	Unterstützende Gesprächstherapie	127
11.1.3	Diagnostisch-therapeutisches Instrument Arzt-Patienten-Beziehung	127
11.1.4	Verhaltenstherapeutisch orientierte Gruppen	128
11.2	Psychopharmaka	128
11.3	Praktisches ärztliches Handeln	131
11.3.1	Patientenorientiertes Erstgespräch	131
11.3.2	Gesprächsergänzende Fragebogendiagnostik	131
11.3.3	Weiterführende Behandlung	132
11.4	Probleme und Grenzen von Psychotherapie in der allgemeinärztlichen Praxis	132

12 Der schwierige Patient: Paradoxe Strategien in der Sprechstunde (W. Rönsberg) 133

12.1	Von der üblichen Verhaltenslogik und ihrem Gegenteil	133
12.2	Actio = Reactio	134
12.3	Der eingebildete Kranke	135
12.4	Definitionen paradoxen Verhaltens	135
12.5	Zum Verhältnis von Empathie und Paradoxie	136
12.6	Ambivalenz bei Patient und Arzt	136
12.7	Positive Verstärkung des progressiven Vektors	136
12.8	Weitere Fallbeispiele aus der täglichen Praxis	137
12.9	Indikation und Kontraindikation	139
12.10	Kurzleitfaden für die Sprechstunde	139

13 Sexualberatung (W. Rönsberg, T. Fischer) 141

13.1	Epidemiologie sexualmedizinischer Beratungsanlässe	142
	Exkurs: Mitteilung eines positiven HIV-Tests	142
13.2	Diagnostische Überlegungen	143
13.2.1	Besonderheiten der Gesprächstechnik	145
	Wer sollte befragt werden?	146
13.2.2	Einbeziehung des Partners	146
13.2.3	Bedeutung somatischer Diagnostik	147
13.3	Therapeutische Optionen	148
13.3.1	Relevanz	148
13.3.2	Definition von Sexualberatung	148
13.3.3	Normendistanz	149
13.3.4	Katalytische Wirkung von Sexualberatung	149
13.3.5	Überweisung zur Psychotherapie	150
13.4	Weitere Verhaltensregeln	151

14 Ausländische Patienten
(P. Topsever, U. Schwantes, M. Herrmann) 152

14.1	**Geschichte und soziokultureller Hintergrund der Migration**	152
14.1.1	Aktueller Stand	152
14.2	**Ethnizität und Gesundheit – Kultur und Krankheitsempfinden**	153
14.2.1	Epidemiologische Faktoren	153
14.2.2	Soziokulturelle Faktoren	154
	Kulturspezifische Syndrome (culture-bound disorders)	154
14.3	**Migration und Gesundheit**	155
14.3.1	Stellenwert der primären Gesundheitsversorgung bei der Betreuung von ausländischen Patienten	155
14.3.2	Besondere Gesundheitsrisiken von Migranten	156
14.4	**Kultursensible Kommunikation zur besseren und befriedigenderen Verständigung**	157
14.5	**Leitfaden für die ärztliche Gesprächsführung mit ausländischen/türkischen Patienten**	158
	Wichtige anamnestische Fragen bei Migranten	158
	Fehler, die man im Umgang mit bzw. Betreuung von ausländischen Patienten vermeiden sollte	158
	Ratschläge für die Betreuung türkischer Patientinnen und Patienten	159

15 Krankheit bei alten Menschen
(H. Kaduszkiewicz, C. Bachmann) 161

15.1	**Grundlagen**	161
	Besonderheiten bei Erkrankungen im Alter	161
15.1.1	Psychologische Gesichtspunkte der Betreuung	163
15.1.2	Geriatrisches Assessment	165
15.2	**Demenz als besondere Versorgungsaufgabe**	166
15.2.1	Grundlagen	166
15.2.2	Stadieneinteilung	168
15.2.3	Ätiologie – differenzialdiagnostischer Überblick	168
15.2.4	Abwendbar gefährliche Verläufe	169
15.2.5	Diagnostisches Vorgehen	170
	Basisdiagnostik	170
	Weiterführende Diagnostik, Schnittstellenproblematik	172
15.2.6	Therapieoptionen	173
	Allgemeine Maßnahmen	173
	Medikamentöse Therapie	174
	Andere Therapieoptionen	175
15.2.7	Prognose, Nachsorge	176

16 Kinder und Jugendliche in der hausärztlichen Praxis
(E. Jäger-Roman) 178

16.1	**Grundlagen**	178
	Epidemiologie des Praxisalltags mit Kindern	178
16.2	**Ätiologie – differenzialdiagnostischer Überblick**	179
16.2.1	Husten	180
16.3	**Abwendbare gefährliche Verläufe**	181
16.4	**Diagnostisches Vorgehen**	183
16.4.1	Anamnese	184
16.4.2	Körperliche Untersuchung	185
16.4.3	Zusatzuntersuchungen	189
16.4.4	Weiterführende Diagnostik	190
16.5	**Therapieoptionen**	190

17 Chronisches Kranksein *(S. Wilm, H.-H. Abholz)* 192

17.1 Grundlagen 192
17.1.1 Definition 192
17.1.2 Epidemiologie 193
17.2 Umgang mit chronischer Krankheit und chronischem Krank-Sein 195
17.3 Mitteilung der Diagnose 198
17.4 Krankheitskonzept des Patienten 199
17.5 Aushandelung eines gemeinsamen Betreuungskonzeptes 200
17.6 Konkordanz oder Compliance 201
17.7 Kontrollen 203
17.8 Sonstige Hilfen, Rehabilitationsmaßnahmen und Berentung 204
17.9 Hilfen außerhalb der hausärztlichen Betreuung 205
17.10 Medizinische Betreuungsprobleme 205

18 Lebensbedrohliche chronische Erkrankungen am Beispiel Krebs und AIDS *(H.-H. Abholz, T. Schindler, M.M. Kochen)* 206

18.1 Epidemiologie in der Allgemeinpraxis 206
18.2 Diagnostik 207
18.3 Die Bedeutung einer lebensbedrohlichen chronischen Erkrankung 209
18.4 Der Umgang des Patienten mit seiner Erkrankung 209
18.5 Der Umgang des Arztes mit der lebensbedrohlich chronischen Erkrankung 210
18.6 Palliativmedizinische Betreuung lebensbedrohlich chronisch Erkrankter 211
18.6.1 Die Aufklärung des Patienten 212
18.6.2 Die medizinische Behandlung des Patienten 214
18.6.3 Die Begleitung des Patienten 214
18.6.4 Komplementäre Therapien 216
18.6.5 Selbsthilfegruppen 217
18.6.6 Krankschreibung, Rehabilitation und Berentung 217

19 Funktionelle und somatoforme Störungen *(D. Jobst, H.-H. Abholz)* 219

19.1 Definition und Charakterisierung von funktionellen Störungen 219
19.2 Fallgeschichten 222
19.3 Verwendung der diagnostischen Kategorien in der Praxis 223
19.4 Somatoforme Störungen 223
19.4.1 Definition und Klassifikation somatoformer Störungen 224
19.4.2 Pathogenese somatoformer Störungen 225
19.4.3 Epidemiologie 227
19.4.4 Diagnostisches Vorgehen bei somatoformen Störungen 228
Ein Grundproblem bei der Diagnostik 230
19.4.5 Therapieoptionen 231

20 Umgang mit Sterbenden und Hospizarbeit *(T. Schindler)* 234

20.1 Einleitung 234
20.2 Epidemiologie in der Allgemeinarztpraxis 235
20.3 Schwerpunkte palliativmedizinischer hausärztlicher Tätigkeit 235
20.3.1 Schmerztherapie und Symptomlinderung 237
Schmerzen 238
Gastrointestinale Symptomatik 239
Respiratorische Symptomatik 240
Hunger und Durst 240
Finalphase 241
Fazit für die Praxis 242

20.3.2	Organisation einer bedarfsgerechten Pflege	242
20.3.3	Psychische Stützung von Patient und Angehörigen	243
20.3.4	Auseinandersetzung mit ethischen Fragestellungen am Lebensende	245
	Patientenverfügung und Vorsorgevollmacht	245
	Therapieeinschränkungen	245
20.3.5	Beistand bei der Auseinandersetzung mit existenziellen Fragestellungen	246
20.4	**Zur Bedeutung der Hospizbewegung**	**247**
20.4.1	Zur Entstehung der Hospizbewegung	247
20.4.2	Kernbedürfnisse sterbender Menschen	247
20.4.3	Strukturen und Inhalte der Hospizarbeit	248
20.5	**Zur Rolle des Arztes im Umgang mit Sterbenden**	**249**

21 Umgang mit Suchtkranken (E. Hesse, U. Schwantes) 250

21.1	**Was ist Sucht?**	**250**
21.1.1	Klassifizierungen der Sucht	250
21.1.2	Riskanter, schädlicher und abhängiger Alkoholkonsum	251
21.1.3	Epidemiologie	251
21.2	**Die Entstehung süchtigen Verhaltens**	**252**
21.2.1	Die Persönlichkeit	252
	Heredität	252
	Frühkindliches Milieu und Familie	253
21.2.2	Soziales Milieu	254
21.3	**Die Ko-Abhängigkeit**	**254**
21.4	**Der Krankheitsprozess**	**255**
21.5	**Umgang des Hausarztes mit Sucht**	**256**
21.5.1	Erkennen	256
21.5.2	Gesprächsinterventionen in der hausärztlichen Praxis	259
	Das Familiengespräch	259
21.5.3	Der Therapieplan	260
21.5.4	Die Entwöhnungsbehandlung	260
21.5.5	Rehabilitation	260
21.5.6	Nachsorge	261
21.5.7	Was können wir sonst noch tun?	261

22 Umweltmedizinische Probleme (W. Baur, S. Brockmann) .262

22.1	**Definition**	**262**
22.2	**Bedeutung im primärärztlichen Sektor**	**263**
22.3	**Verdacht auf umweltbedingte Beschwerden?**	**265**
22.4	**Fallstricke und Probleme beim Umgang mit betroffenen Menschen oder Patienten**	**266**

23 Hausärztliche Gemeindemedizin (community medicine) (A. Wiesemann) 268

23.1	**Einführung**	**268**
23.2	**Gesundheitsrelevante Lebensbereiche in der Gemeinde**	**269**
23.3	**Gesundheitsziele von Gemeinden**	**270**
23.4	**Konkrete Möglichkeiten hausärztlicher Tätigkeit im Gemeinderahmen**	**271**
23.4.1	Die Arbeit mit Gruppen in der Gemeindemedizin	272
	Gestaltungsprinzipien für ein Gruppenprogramm	273
23.5	**Zukunft hausärztlich mitverantworteter Gemeindemedizin**	**274**

Teil B
Häufige Behandlungsanlässe ... 275

1 Der „banale Fall" (H.-H. Abholz, W. Rönsberg) ... 276
- 1.1 Warum kommt ein Patient mit „banalem Fall"? ... 277
- 1.2 Einige Zahlen ... 278
- 1.3 Banalität als diagnostische Herausforderung ... 278
- 1.4 Emotionale Barrieren ... 279
- 1.5 Leitfaden zur Umwandlung von Banalität ... 279

2 Kopfschmerz (S. Brockmann) ... 281
- 2.1 Behandlungsanlass ... 281
  - 2.1.1 Grundlagen ... 282
    - Praxisrelevanz und diagnostische Problematik ... 282
  - 2.1.2 Ätiologie und Klassifikation von Kopfschmerzen ... 284
  - 2.1.3 Abwendbar gefährliche Verläufe ... 285
  - 2.1.4 Diagnostisches Vorgehen ... 285
    - Suche nach sekundären Ursachen ... 285
    - Nach Ausschluss sekundärer Ursachen ... 287
  - 2.1.5 Therapieoptionen ... 287
    - Allgemeine Hinweise ... 287
    - Spezielle Therapie ... 287
  - 2.1.6 Prognose/Nachsorge ... 289

3 Halsschmerzen (B. Holzer) ... 290
- 3.1 Epidemiologie ... 290
- 3.2 Weitere diagnostische Überlegungen ... 291
- 3.3 Therapeutische Optionen ... 294

4 Brustschmerz (N. Donner-Banzhoff, U. Popert, M. Beyer, W. Rönsberg, F. Gerlach) ... 298
- 4.1 Epidemiologie ... 298
- 4.2 Ätiologie – Differenzialdiagnose ... 299
  - 4.2.1 Erkrankungen des Bewegungsapparates bzw. der Brustwand ... 299
  - 4.2.2 Ösophagus-Erkrankungen ... 299
  - 4.2.3 Syndrom der Pleurareizung ... 299
  - 4.2.4 Tracheitis, Bronchitis und Perikarditis ... 299
  - 4.2.5 Dissektion eines thorakalen Aortenaneurysmas ... 300
  - 4.2.6 Funktionelles Syndrom ... 300
- 4.3 Abwendbar gefährliche Verläufe – „red flags" ... 300
- 4.4 Diagnostisches Vorgehen ... 301
  - 4.4.1 Basisdiagnostik ... 301
    - Anamnese ... 301
    - Körperliche Untersuchung ... 301
    - Zusatzuntersuchungen ... 302
  - 4.4.2 Weiterführende Diagnostik/Schnittstellenproblematik ... 303
    - Wichtige Definitionen ... 304
  - 4.4.3 Umgang mit Unsicherheit ... 304
  - 4.4.4 Wenn nicht das Herz, was ist es dann? ... 305
- 4.5 Therapieoptionen ... 306

5 Dyspnoe *(W. Niebling)* 307

5.1	**Grundlagen**	307
5.2	**Ätiologie – differenzialdiagnostischer Überblick**	308
5.2.1	Asthma	308
5.2.2	Chronisch obstruktive Lungenerkrankung (COPD)	310
5.2.3	Herzinsuffizienz	310
5.2.4	Akute Atemwegsinfektionen	311
5.2.5	Psychische Erkrankungen	311
5.2.6	Seltene Ursachen für Dyspnoe	311
5.3	**Abwendbar gefährliche Verläufe**	313
5.4	**Diagnostisches Vorgehen**	313
5.4.1	Basisdiagnostik	313
	Anamnese	313
	Körperliche Untersuchung	313
	Zusatzuntersuchungen	314
5.4.2	Weiterführende Diagnostik	315
5.4.3	Schnittstellenproblematik	315
5.5	**Therapieoptionen**	316
5.6	**Prävention**	320

6 Beinschmerzen *(T. Fischer, H.-D. Klimm)* 321

6.1	**Grundlagen**	321
6.2	**Diagnostisches Vorgehen**	322
6.3	**Differenzialdiagnosen**	322
6.3.1	Periphere arterielle Verschlusskrankheit (pAVK)	322
6.3.2	Tiefe Beinvenenthrombose (TVT)	325
6.3.3	Chronisch venöse Insuffizienz (CVI)	328
	Varikosis	328
	Thrombophlebitis	329
6.3.4	Arthrose (s. a. Kapitel 11 Gelenkbeschwerden, S. 275)	329

7 Bauchschmerzen *(H.-H. Abholz)* 331

7.1	**Behandlungsanlass**	331
7.1.1	Grundlagen	331
7.1.2	Ätiologie – differenzialdiagnostischer Überblick	332
7.1.3	Abwendbar gefährliche Verläufe	335
7.1.4	Diagnostisches Vorgehen	335
	Basisdiagnostik	335
	Weiterführende Diagnostik/Schnittstellenproblematik	336
7.1.5	Therapieoptionen	336

8 Diarrhö *(H.-H. Abholz)* 337

8.1	**Behandlungsanlass**	337
8.1.1	Grundlagen	337
8.1.2	Ätiologie – differenzialdiagnostischer Überblick	339
8.1.3	Abwendbar gefährliche Verläufe	340
8.1.4	Diagnostisches Vorgehen	340
8.1.5	Therapieoptionen	341

9 Obstipation *(T. Fischer, W. Huhn)* 342

9.1	**Epidemiologie**	342
9.2	**Ätiologie**	343
9.3	**Abwendbar gefährliche Verläufe**	344
9.4	**Diagnostisches Vorgehen**	344

9.5	**Therapieoptionen** 346
9.5.1	Nichtmedikamentöse Therapie 346
	Allgemeinmaßnahmen 346
	Ernährung 346
	Darmtraining 347
	Abdominelle Massage 347
9.5.2	Medikamentöse Therapie 347
9.6	**Prognose** 348

10 Rückenschmerzen
(J.-F. Chenot, W. Niebling, M. M. Kochen, A. Becker) 349

10.1	**Grundlagen** 349
10.2	**Ätiologie – differenzialdiagnostischer Überblick** 350
10.3	**Abwendbar gefährliche Verläufe** 351
10.4	**Diagnostisches Vorgehen** 352
10.4.1	Basisdiagnostik 352
10.4.2	Erweiterte Diagnostik 353
10.5	**Therapieoptionen** 354
10.5.1	Chronische und rezidivierende Kreuzschmerzen 354

11 Gelenkbeschwerden (P. Jüni, S. Reichenbach) 356

11.1	**Epidemiologie und Klassifikation** 356
11.2	**Differenzialdiagnostischer Überblick** 358
11.3	**Abwendbar gefährliche Verläufe** 360
11.4	**Diagnostisches Vorgehen** 362
11.4.1	Anamnese 362
11.4.2	Körperliche Untersuchung 362
11.4.3	Zusatzuntersuchungen 366
11.4.4	Schnittstelle zum Spezialisten 366
11.5	**Therapieoptionen** 366

12 Fieber (S. Brockmann, S. Wilm) 368

12.1	**Behandlungsanlass** 368
12.1.1	Grundlagen 368
12.1.2	Ätiologie – differenzialdiagnostischer Überblick 370
12.1.3	Abwendbar gefährliche Verläufe 370
12.1.4	Diagnostisches Vorgehen 371
	Basisdiagnostik 371
	Weiterführende Diagnostik/Schnittstellenproblematik . . 372
12.1.5	Therapieoptionen 372
12.1.6	Prognose 373

13 Schlafstörungen (H. Sandholzer, M. M. Kochen) 374

13.1	**Behandlungsanlass** 374
13.1.1	Grundlagen 374
13.1.2	Ätiologie – differenzialdiagnostischer Überblick 375
13.1.3	Abwendbar gefährliche Verläufe 376
13.1.4	Diagnostisches Vorgehen 376
	Basisdiagnostik 376
	Weiterführende Diagnostik 377
13.1.5	Therapieoptionen 377
13.1.6	Prognose, Nachsorge 380
13.1.7	Zusammenfassung 380

14 Husten, Schnupfen, Heiserkeit (A. Altiner) ... 381

14.1	**Husten**	381
14.1.1	Grundlagen und Epidemiologie	381
14.1.2	Ätiologie	382
	Natürlicher Verlauf	382
14.1.3	Differenzialdiagnostischer Überblick	382
14.1.4	Abwendbar gefährliche Verläufe	383
14.1.5	Diagnostisches Vorgehen	384
14.1.6	Therapieoptionen	384
	Allgemein verwendete Medikamente	384
	Antibiotika	385
14.1.7	Prognose	387
14.2	**Schnupfen und Heiserkeit**	387
14.2.1	Grundlagen	387
14.2.2	Differenzialdiagnostischer Überblick	387
14.2.3	Komplikationen	388
14.2.4	Diagnostisches Vorgehen	388
14.2.5	Therapieoptionen	388

15 Müdigkeit, Erschöpfung, Leistungsknick
(P. Maisel, E. Baum, N. Donner-Banzhoff, C. Dörr) ... 390

15.1	**Grundlagen**	390
15.2	**Ätiologie – differenzialdiagnostischer Überblick**	391
15.3	**Abwendbar gefährliche Verläufe**	394
15.3.1	Depression und Angststörungen	394
15.3.2	Malignome	394
15.3.3	Häufige Fehler und Trugschlüsse	395
15.4	**Diagnostisches Vorgehen**	396
15.4.1	Basisdiagnostik	396
15.4.2	Weiterführende Diagnostik/ Schnittstellenproblematik	397
15.5	**Therapieoptionen**	397
15.5.1	Medikamentöse Therapie	397
15.5.2	Allgemeinmaßnahmen	397
	Müdigkeit als Symptom einer Be-/Überlastung	398
	Müdigkeit als Symptom einer Dekonditionierung	398
	Müdigkeit als Folge ungenügender Schlafqualität	399
15.6	**Prognose, Nachsorge**	399

16 Hautausschlag (T. Fischer, S. Bartels) ... 400

16.1	**Grundlagen**	400
16.2	**Anamnese**	401
16.3	**Körperliche Untersuchung**	402
16.3.1	Bewertung der Einzeleffloreszenz	402
16.3.2	Verteilung der Effloreszenzen	403
16.4	**Grundlagen der Therapie**	405
16.4.1	Terminologie topischer Zubereitungen	405
16.4.2	Regeln zum Verschreiben von Cremes und Salben	406
16.5	**Häufige Hauterkrankungen in der Hausarztpraxis**	407
16.5.1	Dermatitis/Ekzem	407
16.5.2	Atopische Dermatitis	407
16.5.3	Kontaktdermatitis	409
16.5.4	Seborrhoische Dermatitis	409
16.5.5	Psoriasis vulgaris	410
16.5.6	Acne vulgaris	411
16.5.7	Tinea	413
16.5.8	Trockene Haut	414
16.5.9	Sonnenbrand	415
16.5.10	Hyperhidrose (und Körpergeruch)	415

17 Schmerzen beim Wasserlassen (M. M. Kochen, E. Hummers-Pradier) 418

17.1	Epidemiologie	418
17.2	Weitere diagnostische Überlegungen	419
17.3	Therapeutische Optionen	420
17.4	Weiterer Verlauf	422

18 Schwindel (H.-H. Abholz, C. Godt, P. Godt) 423

18.1	Behandlungsanlass	423
18.2	Definition	423
18.3	Epidemiologie	424
18.4	Klassifikation	425
18.5	Ätiologie – differenzialdiagnostischer Überblick	425
18.6	Abwendbar gefährliche Verläufe	427
18.7	Diagnostisches Vorgehen	427
18.7.1	Anamnese	427
	Stellen einer vorläufigen Diagnose	430
18.7.2	Körperliche Untersuchung	430
	Neurologische Untersuchung	430
	HNO-Untersuchungen	430
18.8	Weiterführende Diagnostik	431
	Technische Untersuchungen	431
	Überweisung	431
18.9	Therapieoptionen	431
	Weitere Grundsätze zur Therapie	433

19 Angst (G. B. Wüstenfeld, T. Fischer) 434

19.1	Grundlagen und Epidemiologie	435
19.2	Ätiologie – differenzialdiagnostischer Überblick	435
19.3	Abwendbar gefährliche Verläufe	436
19.4	Diagnostisches Vorgehen	436
19.4.1	Allgemeine Diagnostik	436
19.4.2	Spezielle Diagnostik	437
19.5	Therapieoptionen	439
19.5.1	Allgemeine Aspekte der Angsttherapie	440
19.5.2	Das ärztliche Gespräch	440
19.5.3	Psychotherapie	441
19.5.4	Medikamentöse Therapie	441
19.6	Prognose	441

20 Depression (G. B. Wüstenfeld, T. Fischer) 442

20.1	Grundlagen	442
20.1.1	Definitionen	442
20.1.2	Epidemiologie	443
20.2	Diagnostisches Vorgehen	444
	Überweisung	444
20.3	Abwendbar gefährliche Verläufe	445
20.4	Therapieoptionen	446
20.4.1	Psychotherapie	446
	Das ärztliche Gespräch	446
	Zuhören	446
	Einfühlendes Verstehen	446
	Geduld haben	447
	Körperliche Aktivität	447
	Vorsicht mit gut gemeinten Empfehlungen	447

20.4.2	Medikamentöse Therapie	447
	Rückfallprophylaxe	448
	Dosierung	449
	Wirkungseintritt	449
	Behandlungsdauer und Rückfallprophylaxe	449
	Beipackzettel und Nebenwirkungen	449
20.5	Prognose	450

21 Augenprobleme (D. Wetzel) . . . 451

21.1	Einleitung	451
21.2	Das rote Auge	452
21.2.1	Bakterielle Konjunktivitis	452
21.2.2	Virale Konjunktivitis	453
21.2.3	Allergische Konjunktivitis	453
21.2.4	Subkonjunktivale Blutung (Hyposphagma)	454
21.2.5	Skleritis/Episkleritis	454
21.2.6	Herpes-simplex-Infektionen	454
21.2.7	Uveitis/Iritis	455
21.2.8	Kornealulzera	455
21.2.9	Akuter Glaukomanfall	455
21.2.10	Keratoconjunctivitis photoelectrica („Verblitzung", Schneeblindheit)	456
21.3	Weitere für die Hausarztpraxis wichtige Augenerkrankungen	456
21.3.1	Trockenes Auge (Keratoconjunctivitis sicca)	456
21.3.2	Hordeolum und Chalazion	456
21.3.3	Blepharitis	457
21.3.4	Verletzungen und Fremdkörper	457
21.3.5	Orbitaphlegmone	458
21.3.6	Wann soll grundsätzlich überwiesen werden?	458

22 Hörstörungen (F. Meyer) . . . 459

22.1	Behandlungsanlass	459
22.2	Grundlagen	461
22.3	Ätiologie der Hörstörungen – differenzialdiagnostischer Überblick	462
22.4	Abwendbar gefährliche Verläufe	463
22.5	Diagnostisches Vorgehen	464
22.5.1	Basisdiagnostik	464
	Beispiel: der Höreindruck eines schwerhörigen Patienten unter Lärm	465
22.6	Weiterführende Diagnostik, Schnittstellenproblematik, Therapieoptionen	468

23 Ohrenschmerzen (F. Meyer) . . . 469

23.1	Behandlungsanlass	469
23.2	Grundlagen	470
23.3	Ätiologie der Ohrenschmerzen – differenzialdiagnostischer Überblick	470
23.4	Abwendbar gefährliche Verläufe	471
23.5	Diagnostisches Vorgehen	471
23.5.1	Basisdiagnostik	471
23.5.2	Weiterführende Diagnostik, Schnittstellenproblematik	474
23.6	Therapieoptionen und Prognose	474

24 Schulter-, Arm- und Handbeschwerden (M. Gulich) . . . 476

24.1	Grundlagen	476
24.2	Ätiologie – differenzialdiagnostischer Überblick	477
24.3	Abwendbar gefährliche Verläufe	478

24.4	**Diagnostisches Vorgehen**	478
24.4.1	Basisdiagnostik	478
	Anamnese	479
	Körperliche Untersuchung	479
24.4.2	Weiterführende Diagnostik	480
24.5	**Therapieoptionen**	480
24.6	**Prognose, Nachsorge**	481

25 Potenzstörungen *(T. Fischer, M. M. Kochen)* 482

25.1	**Definition und Epidemiologie**	482
25.2	**Klassifikation/Stadieneinteilung**	483
25.3	**Ätiologie – differenzialdiagnostischer Überblick**	483
25.4	**Diagnostisches Vorgehen**	483
25.4.1	Basisdiagnostik	483
25.4.2	Weiterführende Diagnostik	484
25.5	**Therapieoptionen**	484
	Medikamentöse Therapie	485
25.6	**Zusammenfassung**	485

26 Essstörungen *(J. Paur)* 486

26.1	**Grundlagen**	486
26.1.1	Definition	486
	Kurzfassung der Diagnosekriterien nach DSM IV	486
	Methoden der Gewichtsreduktion	486
26.2	**Epidemiologie**	486
26.3	**Klassifikation**	488
26.3.1	Anorexia nervosa	488
26.3.2	Bulimia nervosa	488
26.4	**Ätiologie – differenzialdiagnostischer Überblick**	489
26.5	**Abwendbar gefährliche Verläufe**	489
26.6	**Diagnostisches Vorgehen**	490
26.6.1	Basisdiagnostik	490
	Anamnese	490
	Körperliche Untersuchung	490
	Zusatzuntersuchungen	491
26.6.2	Weiterführende Diagnostik – Schnittstellenproblematik	491
26.7	**Therapieoptionen**	491
	Rolle des Hausarztes	492
26.8	**Prognose, Nachsorge**	492

27 Harninkontinenz *(C. Niederstadt)* 493

27.1	**Grundlagen**	493
27.2	**Ätiologie – differenzialdiagnostischer Überblick**	494
27.3	**Abwendbar gefährliche Verläufe**	495
27.4	**Diagnostisches Vorgehen**	495
27.4.1	Basisdiagnostik	495
	Anamnese	495
	Körperliche Untersuchung	496
27.4.2	Weiterführende Diagnostik/Schnittstellenproblematik	497
27.5	**Therapieoptionen**	497
27.5.1	Allgemeinmaßnahmen – allgemeinärztliches Beratungskonzept	497
27.5.2	Medikamentöse Therapie	498
27.5.3	Spezifische, nichtmedikamentöse Therapieoptionen	499
27.6	**Prognose**	499

Teil C
Theoretische Grundlagen der Allgemeinmedizin .. 502

1 Definition der Allgemeinmedizin
(H.-H. Abholz, M. M. Kochen) 501

1.1	Das Problem einer Definition	502
1.2	Charakteristika des Faches	502
1.3	Weitere Charakteristika des Faches	503
1.4	Die offizielle Definition des Faches Allgemeinmedizin	505
	Die Definition der Deutschen Gesellschaft für Allgemeinmedizin und Familienmedizin (DEGAM) vom September 2002	505
1.5	Allgemeinmedizin als Arbeitsansatz	506

2 Epidemiologische und biostatische Aspekte der Allgemeinmedizin (H.-H. Abholz, N. Donner-Danzhoff) .. 507

2.1	Definitionen	507
2.1.1	Epidemiologie	507
2.1.2	Biostatistik	507
2.2	Krankheitsbilder und Behandlungsanlässe in der Allgemeinmedizin .	508
2.3	Befindlichkeitsstörung – Krankheit – behandelte Krankheit	508
2.4	Die Behandlungsanlässe in der Allgemeinpraxis	509
2.5	Der unterschiedliche Inhalt einer medizinischen Diagnose im ambulanten und klinischen Bereich	514
2.6	Arbeitsinhalte der Allgemeinpraxis	515
2.7	Biostatistische Grundlagen allgemeinmedizinischer Arbeit	516
2.8	Rahmenbedingungen medizinischen Nutzens	516
2.8.1	Diagnostischer Nutzen	516
	Sensitivität und Spezifität	516
	Prädiktive Wertigkeit	518
	Die Bedeutung der erlebten Anamnese	520
2.8.2	Therapeutischer Nutzen	521

3 Der Patient im Kontext der Familie
(W. Himmel, W. Ewert, R. Klein) 524

3.1	Bedeutung der Familienmedizin	524
3.2	Die familienmedizinische Anamnese	527
3.3	Familienstammbäume zur Unterstützung des familienmedizinischen Ansatzes	527
3.4	Familienstruktur	528
3.5	Der Lebenszyklus der Familie	529
3.6	Risikozonen im Leben der Familie	530
3.7	Erkrankungen im Lebenszyklus der Familie	531
3.8	Genetisches Risiko und Familienmedizin	532
3.9	Technik des Gesprächs mit oder über Familien	534
3.10	Vorteile der Familienmedizin bei der Betreuung	535
3.11	Aktuelle Bedeutung der Familienmedizin	535

4 Psychosoziale Determinanten des Krankseins
(G. Ziegeler) 537

4.1	Zum Unterschied zwischen Krankheit und Kranksein	537
4.2	Formen der Hilfesuche	538
4.3	Psychosoziale Folgen der Diagnose	541
4.4	Bewältigung von Krankheit als ein Versuch zur Erhaltung bzw. Wiederherstellung sozialer Identität	542
4.4.1	Grundbegriffe	542
4.4.2	Der prozesshafte Charakter der Krankheitsbewältigung	543
4.5	Der Arzt für Allgemeinmedizin als Berater	545

5 Arzt-Patienten-Beziehung in der Allgemeinpraxis
(W. Himmel, W. Rönsberg) ... 548

- 5.1 Die zwei Ebenen der therapeutischen Beziehung ... 548
- 5.2 Die Spiegelung von Gefühlen ... 549
- 5.3 Arzt und Patient – nur Rollen? ... 550
- 5.4 Der „fordernde" Patient ... 550
- 5.5 Sprache als Werkzeug der Arzt-Patient-Beziehung ... 551
- 5.6 Die Körpersprache in der Arzt-Patienten-Beziehung ... 553
- 5.7 Die längerfristige Arzt-Patienten-Beziehung ... 553
- 5.8 Sackgassen ... 554
- 5.8.1 Arzt-Zentriertheit ... 554
- 5.8.2 Routine ... 555
- 5.8.3 Doppelbotschaften ... 555
- 5.8.4 Enttäuschung ... 555
- 5.9 Austausch und Partnerschaft – neue Konzepte für das Verhältnis von Arzt und Patient ... 556
- 5.10 Gestaltung der Arzt-Patienten-Beziehung ... 557
- 5.11 Trennung vom Patienten ... 558
- 5.12 Ausblick ... 559

6 Ethische Alltagsprobleme in der Allgemeinmedizin
(H.-H. Abholz) ... 560

- 6.1 Was beinhaltet Medizinische Ethik? ... 560
- 6.1.1 Ethische Prinzipien ... 560
- 6.1.2 Prinzipien und Handlungsregeln ... 561
- Behandlungsauftrag und Auftraggeber ... 561
- Das ethische Dilemma – Widersprüche zwischen den Prinzipien ... 562
- 6.2 Die Entscheidungskaskade ... 562
- 6.2.1 Ärztliche Entscheidungen, die wichtigsten Schritte ... 562

7 Entscheidungsfindung in der Allgemeinmedizin
(H.-H. Abholz, S. Wilm) ... 565

- 7.1 Problemstellung ... 565
- 7.2 Besonderheiten allgemeinärztlicher Entscheidungsfindung ... 565
- 7.2.1 Spezifische Ziele ... 565
- 7.2.2 Kranksein und Mehrdimensionalität ... 566
- 7.2.3 Subjektivität der Entscheidungsfindung ... 566
- 7.2.4 Abwartendes Offenhalten unter Berücksichtigung von abwendbar gefährlichen Verläufen ... 567
- 7.2.5 Doppelte Hierarchisierung ... 567
- 7.2.6 Nutzen für den Patienten ... 568
- 7.2.7 Hermeneutisches Fallverständnis ... 568
- 7.3 Der Prozess der Entscheidungsfindung in der Allgemeinmedizin ... 568
- 7.4 Der Umgang mit der Subjektivität und Unsicherheit ... 570

8 Allgemeinmedizin im Rahmen der vertragsärztlichen Versorgung
(T. Fischer, W. Niebling, T. Lichte) ... 575

- 8.1 Alltägliche Konflikte – die Rolle des Vertragsarztes im Gesundheitssystem ... 575
- 8.2 Aufgaben des Vertragsarztes gehen über die Grenzen der Medizin hinaus ... 575
- 8.3 Wirtschaftlichkeit im Rahmen der vertragsärztlichen Tätigkeit ... 577
- 8.4 Einige Grundsätze der gesetzlichen Krankenversicherung ... 577

8.5	Die Vergütung des Vertragsarztes	580
8.5.1	Die Kassenärztliche Vereinigung – eine Körperschaft mit staatlichem Auftrag	582
8.6	Bedarfsplanung und Qualitätssicherung	584
8.7	Ökonomische Aspekte der Praxisplanung und Praxisorganisation	586
8.8	Aufbau einer Hausarztpraxis	586

Teil D
Qualifikation in der Allgemeinmedizin ... 589

1 Evidenzbasierte Medizin (EBM)
(J.-F. Chenot, N. Donner-Banzhoff) ... 590

1.1	Informations- und Wissensmanagement	590
1.1.1	Regelmäßiges Studium	590
1.1.2	Gezielte Recherche	591

2 Qualitätsförderung in der Allgemeinmedizin
(F. Gerlach, J. Szecsenyi) ... 595

2.1	Warum Qualitätsförderung?	595
2.2	Was ist Qualität?	595
2.3	Wie kann man Qualität beurteilen?	596
2.3.1	Der Zusammenhang zwischen Prozess und Ergebnis	597
2.4	Methoden der Qualitätsförderung	597
2.4.1	Dokumentation	597
2.4.2	Beobachtung	598
2.4.3	Befragung eigener Patienten	598
2.5	Umsetzung eines konkreten Qualitätsprojektes	599
2.5.1	Erster Schritt: Prioritäten festlegen	600
2.5.2	Indikatoren für die Qualität der Versorgung formulieren	600
2.5.3	Leitlinien nutzen	601
2.5.4	Der Kreislauf der Qualitätsförderung	603
2.6	**Qualitätszirkel**	**603**
2.6.1	Prinzipien	603
2.6.2	Moderatorenfortbildung	604
2.6.3	Beispiel QZ Pharmakotherapie	604
2.6.4	Bedeutung für die Allgemeinmedizin	605
2.6.5	Qualitätsmanagement in der Hausarztpraxis	605
	European Foundation for Quality Management (EFQM)	605
	Europäisches Praxisassessment (EPA)	606
2.6.6	Fehlervermeidung und Risikomanagement	606

3 Zusatzbezeichnungen für den Allgemeinarzt
(G. Lorenz, S. Wilm) ... 608

Teil E
Anhang ... 611

1 Wichtige Formulare im Alltag der hausärztlichen Versorgung (T. Fischer, S. Wilm) ... 612

- 1.1 Krankenversichertenkarte/Abrechnungsschein für vertragsärztliche Behandlung ... 612
- 1.2 Notfall-/Vertretungsschein ... 612
- 1.3 Überweisungsschein ... 613
- 1.4 Verordnung von Krankenhausbehandlung ... 615
- 1.5 Verordnung häuslicher Krankenpflege ... 616
- 1.6 Kassenrezept ... 618
- 1.7 Heilmittelverordnung ... 619
- 1.8 Arbeitsunfähigkeitsbescheinigung (AU) ... 621
- 1.9 Verordnung einer Krankenbeförderung ... 622
- 1.10 Gesundheitsuntersuchung ... 623

Quellenverzeichnis ... 625

Sachverzeichnis ... 627

Anschriften

Prof. Dr. med. Heinz Harald Abholz
Facharzt für Innere
und Allgemeinmedizin
Universitätsklinikum Düsseldorf
Abteilung Allgemeinmedizin
Moorenstraße 5
40225 Düsseldorf

Dr. med. Attila Altiner
Facharzt für Allgemeinmedizin
Universitätsklinikum Düsseldorf
Abteilung für Allgemeinmedizin
Moorenstraße 5
40225 Düsseldorf

Dr. med. Cadja Bachmann
Fachärztin für Allgemeinmedizin
Universitätsklinikum
Hamburg-Eppendorf
Institut für Allgemeinmedizin
Martinistraße 52
20246 Hamburg

Dr. med. Stephan Bartels
Facharzt für Dermatologie
und Venerologie, Allergologie
Groner-Tor-Straße 25
37073 Göttingen

Prof. Dr. med. Erika Baum
Fachärztin für Allgemeinmedizin
Philipps-Universität Marburg
Abteilung Allgemeinmedizin,
Präventive und Rehabilitative Medizin
Robert-Koch-Straße 5
35032 Marburg

Dr. med. Wolfgang Baur
Facharzt für Allgemeinmedizin
und psychotherapeutische Medizin –
Umweltmedizin
Lohnbachstraße 5
38690 Vienenburg

Prof. Dr. med. Annette Becker, MPH
Fachärztin für Allgemeinmedizin
Philipps-Universität Marburg
Abteilung Allgemeinmedizin,
Präventive und Rehabilitative Medizin
Robert-Koch-Straße 5
35032 Marburg

Dipl.-Soz. Martin Beyer
Johann Wolfgang Goethe-Universität
Institut für Allgemeinmedizin
Theodor-Stern-Kai 7
60590 Frankfurt

Dr. med. Silke Brockmann
Fachärztin für Allgemeinmedizin
Universitätsklinikum Düsseldorf
Abteilung Allgemeinmedizin
Moorenstraße 5
40225 Düsseldorf

Dr. med. Jean-François Chenot, MPH
Facharzt für Allgemeinmedizin
Georg-August-Universität Göttingen
Abteilung Allgemeinmedizin
Humboldtallee 38
37073 Göttingen

Dr. med. Christa Dörr
Fachärztin für Allgemeinmedizin –
Psychotherapie
Lehrbeauftragte für Allgemeinmedizin
Medizinische Hochschule Hannover
Von-Eltz-Straße 22
30928 Burgwedel

Prof. Dr. med. Norbert Donner-Banzhoff, M.H.Sc.
Facharzt für Allgemeinmedizin
Philipps-Universität Marburg
Abteilung Allgemeinmedizin,
Präventive und Rehabilitative Medizin
Robert-Koch-Straße 5
35032 Marburg

Prof. Dr. med. Edzard Ernst
Universities of Plymouth & Exeter
Peninsula Medical School
Complementary Medicine
25 Victoria Park Road
Exeter Ex2 4NT
Großbrittannien

Dr. med. Wolfgang Ewert
Facharzt für Allgemeinmedizin
Grabkeweg 16
22043 Hamburg

Dr. med. Thomas Fischer
Facharzt für Allgemeinmedizin –
Phlebologie, Rettungsmedizin
Georg-August-Universität Göttingen
Abteilung Allgemeinmedizin
Humboldtalle 38
37073 Göttingen

Prof. Dr. med. Ferdinand M. Gerlach, MPH
Facharzt für Allgemeinmedizin
Johann Wolfgang Goethe-Universität
Institut für Allgemeinmedizin
Theodor-Stern-Kai 7
60590 Frankfurt

Dr. med. Christiane Godt
Fachärztin für Allgemeinmedizin
Lehrbeauftragte für Allgemeinmedizin
Universität Kiel
Allgemeinärztlich-neurologische
Gemeinschaftspraxis
Holtenauer Straße 236
24106 Kiel

Dr. med. Peter Godt
Facharzt für Neurologie und Psychiatrie
Allgemeinärztlich-neurologische
Gemeinschaftspraxis
Holtenauer Straße 236
24106 Kiel

Dr. med. Markus Gulich
Facharzt für Allgemeinmedizin
Universität Ulm
Abteilung Allgemeinmedizin
Helmholtzstraße 20
89069 Ulm

Prof. Dr. med. Markus Herrmann
Facharzt für Allgemeinmedizin –
Psychotherapie
Universitäten Magdeburg und Halle
Institut für Allgemeinmedizin
Leipziger Straße 44
39120 Magdeburg

Dr. med. Eberhard Hesse
Facharzt für Allgemeinmedizin
Bahnhofstraße 27
28816 Stuhr-Brinkum

PD Dr. disc. pol. Wolfgang Himmel
Georg-August-Universität Göttingen
Abteilung Allgemeinmedizin
Humboldtallee 38
37073 Göttingen

Dr. med. Benedikt Holzer
Facharzt FMH für Allgemein-
und Tropenmedizin
Mittlere Straße 3
3600 Thun
Schweiz

Professor Dr. med. Wolfgang Huhn
Facharzt für Allgemeinmedizin –
Psychotherapie
Fachhochschule Kiel
Sokratesplatz 1
24149 Kiel

Prof. Dr. med. Eva Hummers-Pradier
Fachärztin für Allgemeinmedizin
Medizinische Hochschule Hannover
Abteilung Allgemeinmedizin
Carl-Neuberg-Straße 1
30625 Hannover

Dr. med. Elke Jäger-Roman
Fachärztin für Kinderheilkunde
und Jugendmedizin
Gemeinschaftspraxis für Kinder-
und Jugendmedizin
Goebenstraße 24
10783 Berlin

Dr. med. Detmar Jobst
Facharzt für Allgemeinmedizin –
Psychotherapie, Naturheilverfahren
Universitätsklinikum Düsseldorf
Abteilung für Allgemeinmedizin
Moorenstraße 5
40225 Düsseldorf

Dr. med. Marion Jordan
Fachärztin für Allgemeinmedizin
Denkershäuser Weg 9
37154 Northeim

PD Dr. med. Peter Jüni
Facharzt FMH für Innere Medizin
und Rheumatologie
Universität Bern
Institut für Sozial- und Präventivmedizin
Finkenhubelweg 11
3012 Bern
Schweiz

Dr. med. Hanna Kaduszkiewicz
Universitätsklinikum
Hamburg-Eppendorf
Institut für Allgemeinmedizin
Martinistraße 52
20246 Hamburg

Dr. med. Reinhold Klein
Facharzt für Innere- und Allgemein-
medizin – Sportmedizin, Chirotherapie
Technische Universität München
Lehrbereich Allgemeinmedizin
Hüterweg 5
85235 Pfaffenhofen

Prof. Dr. med. Hans-Dieter Klimm
Facharzt für Allgemeinmedizin
Lehrbeauftragter für Allgemeinmedizin
Universität Heidelberg
Ringstraße 20f
76456 Kuppenheim

Prof. Dr. med. Michael M. Kochen,
MPH, FRCGP
Facharzt für Innere und Allgemein-
medizin – Rettungsmedizin
Georg-August-Universität Göttingen
Abteilung Allgemeinmedizin
Humboldtallee 38
37073 Göttingen

Dr. med. Peter von Kutzschenbach
Facharzt für Allgemeinmedizin
Beethovenstraße 12
85591 Vaterstetten

Prof. Dr. med. Thomas Lichte
Facharzt für Allgemeinmedizin –
Rettungsmedizin, Psychotherapie
Universitäten Magdeburg und Halle
Institut für Allgemeinmedizin
Leipziger Straße 44
39120 Magdeburg

Prof. Dr. med. Gernot Lorenz
Facharzt für Allgemeinmedizin
Universität Tübingen
Lehrbereich Allgemeinmedizin
Karlstraße 4
72793 Pfullingen

Dr. med. Peter Maisel
Facharzt für Allgemeinmedizin
Universität Münster
Arbeitsbereich Allgemeinmedizin
Von-Esmach-Straße 54
48149 Münster

Dr. med. Fritz Meyer
Facharzt für Allgemeinmedizin
und Hals-Nasen-Ohrenheilkunde –
Sportmedizin
Zwinger 6
86732 Oettingen

Prof. Dr. med. Wilhelm Niebling
Facharzt für Allgemeinmedizin –
Rettungsmedizin
Albert-Ludwigs-Universität Freiburg
Lehrbereich Allgemeinmedizin
Elsässer Straße 2m
79110 Freiburg

Dr. med. Christina Niederstadt, MPH
Fachärztin für Allgemeinmedizin
Wollweg 2
30519 Hannover

Dr. med. Ingrid Paur
Fachärztin für Allgemeinmedizin
Rosenhügelerstraße 4a
42859 Remscheid

Prof. Dr. med. Helmut Pillau
Facharzt für Allgemeinmedizin
Ludwig-Thoma-Straße 6a
83229 Aschau

Dr. med. Uwe-Wolfgang Popert
Facharzt für Allgemeinmedizin
Lehrbeauftragter für Allgemeinmedizin
Georg-August-Universität Göttingen
Dörnbergstraße 21
34119 Kassel

Dr. med. Stephan Reichenbach
Facharzt FMH für Innere Medizin
und Rheumatologie
Klinik für Rheumatologie
und Klinische Immunologie
Inselspital Bern
3010 Bern
Schweiz

Dr. med. Wolfgang Rönsberg
Facharzt für Allgemeinmedizin
Bruderstraße 10
80538 München

Prof. Dr. med. Carla Rosendahl
Fachärztin für Kinderheilkunde
und Jugendmedizin
Ev. Fachhochschule Hannover
Blumhardtstraße 2
30625 Hannover

Dr. med. Beate Rossa
Fachärztin für Allgemeinmedizin –
Psychotherapie
Lückendorfer Straße 5
01324 Dresden

Prof. Dr. med. Hagen Sandholzer
Facharzt für Allgemeinmedizin
Universität Leipzig
Abteilung Allgemeinmedizin
Ph.-Rosenthal-Straße 55
04103 Leipzig

Dr. med. Thomas Schindler
Facharzt für Allgemeinmedizin –
Palliativmedizin
Südwall 1–5
47608 Geldern

Dr. med. Johannes Schmidt
Facharzt FMH für Allgemeinmedizin
Ilgenweidstraße 3
8840 Einsiedeln
Schweiz

Prof. Dr. med. Ulrich Schwantes
Facharzt für Allgemeinmedizin –
Psychotherapie
Charité – Universitätsmedizin Berlin
Institut für Allgemeinmedizin
Schumannstraße 20/21
10117 Berlin

Prof. Dr. med., Dipl.-Soz.
Joachim Szecsenyi
Facharzt für Allgemeinmedizin
Universitätsklinikum Heidelberg
Abteilung Allgemeinmedizin
und Versorgungsforschung
Voßstraße 2
69115 Heidelberg

Dr. med. Hans Tönies
Arzt für Allgemeinmedizin
Universitätslektor
Wendstattgasse 1/3/4
A-1100 Wien
Österreich

Prof. Dr. med. Pinar Topsever
Fachärztin für Allgemein-
und Familienmedizin
Medizinische Fakultät der
Universität Kocaeli
Abteilung Allgemein- und
Familienmedizin
Umuttepe Kampus
Eski Istanbul Yolu
41380 Izmit-Kocaeli
Türkei

Dr. med. Dirk Wetzel
Facharzt für Allgemeinmedizin
Hausärztliche Gemeinschaftspraxis
Burgstraße 3
34289 Zierenberg

Prof. Dr. med. Armin Wiesemann
Facharzt für Allgemeinmedizin –
Sportmedizin
Universitätsklinikum Heidelberg
Abteilung Allgemeinmedizin
und Versorgungsforschung
Voßstraße 2
69115 Heidelberg

Dr. med. Stefan Wilm
Facharzt für Allgemeinmedizin
Universitätsklinikum Düsseldorf
Abteilung für Allgemeinmedizin
Moorenstraße 5
40001 Düsseldorf

Dr. med. Georg Bernhard Wüstenfeld
Facharzt für Allgemeinmedizin –
Psychotherapie
Lehrbeauftragter für Allgemeinmedizin
Georg-August-Universität Göttingen
Wilhelmstraße 17
34346 Hannover-Münden

Dr. disc. pol. Gerd Ziegeler
Georg-August-Universität Göttingen
Abteilung für Medizinische Soziologie
Waldweg 37
37073 Göttingen

Vorwort

*„In many instances knowing the person who has the disease
is as important as knowing the disease that person has."*

James McCormick, 1996

Die neue Ärztliche Approbationsordnung von 2003 hat zweifellos die Position der Allgemeinmedizin innerhalb der studentischen Ausbildung gestärkt. Dennoch ist das Missverständnis immer noch präsent, das Fach sei ein Sammelsurium von Teilen anderer Fachgebiete, pragmatisch auf die Bedürfnisse der Praxis zugeschnitten. Die vorliegende dritte Auflage dieses Buches möchte erneut zeigen, dass diese Annahme den Charakteristika der Allgemeinmedizin nicht gerecht wird.

Zweifellos wird der Allgemeinarzt mit verschiedenen Beschwerden konfrontiert, die in unterschiedliche Fachgebiete hineinreichen; deshalb muss er auch Teile dieser Fächer in seine Überlegungen integrieren. Das Spezifische der Allgemeinmedizin ist jedoch etwas anderes: in erster Linie die umfassende, d. h. somatische, psychische und soziokulturelle Beratung und Betreuung von Menschen, gesunden wie kranken, die den Allgemeinarzt als erste Kontaktstelle des Gesundheitssystems aufsuchen („primary health care"). Die Art und Häufigkeit der dabei vorgebrachten Probleme sowie die Umgangsformen der betroffenen Patienten und ihrer Familien mit Krankheiten und Konflikten unterscheiden sich oft fundamental von der stark selektierten „Realität" des Krankenhauses. In Ergänzung, nicht selten aber auch im Gegensatz zur synoptischen Beschreibung einzelner Krankheitsbilder in der „klinischen Medizin", steht die umfassende hausärztliche Betreuung des ganzen Menschen in seinen individuellen Lebensumständen im Mittelpunkt dieser Darstellung. Sie betrifft die Multidimensionalität des Krankseins und die soziale Autonomie auf Seiten des Patienten ebenso wie die Probleme der Entscheidungsfindung oder die Unsicherheit beim „abwartenden Offenlassen einer Diagnose" auf Seiten des Allgemeinarztes.

Neben der Vermittlung theoretischer Grundlagen und spezifischer Problemfelder der Allgemeinmedizin widmet sich das Buch unverändert den in der Praxis wichtigen und häufigen Beratungsanlässen. Der *bewusste Verzicht auf Vollständigkeit* bei der Abhandlung bekannter medizinischer Fakten (die in Lehrbüchern anderer Fachgebiete ausführlicher nachgelesen werden können), die *problemorientierte Darstellung* und die *Konzentration auf die spezifische Vorgehensweise des Allgemeinarztes* sollen deutlich machen, dass es sich hier um eine allgemeinmedizinische „Denkschule" und nicht um die oft unreflektierte Aneinanderreihung von Teilen anderer Fachgebiete handelt. Diese Art der Darstellung bringt es mit sich, dass an einigen Stellen Kenntnisse zu bestimmten Krankheitsbildern vorausgesetzt werden.

Das Buch ist – wie auch in anderen Gebieten üblich – mehrheitlich von Vertretern des eigenen Faches verfasst worden: von praktizierenden, oft an den Universitäten lehrenden Allgemeinärzten – nicht aber von Klinikspezialisten, die nur selten mit den Problemen einer primärärztlichen Praxis vertraut sind. Die in der Allgemeinmedizin – noch stärker als in anderen Fächern – vorherrschende Individualität des Arztes hat dazu beigetragen, dass, trotz der „ordnenden Hand" des Herausgebers, die persönliche Handschrift der Verfasser bei jedem Kapitel spürbar ist.

Die erweiterte 3. Auflage des von der Leserschaft mit großer Zustimmung akzeptierten Lehrbuches wurde – unter Betonung der evidenzbasierten Medizin – inhaltlich auf den letzten Stand der Erkenntnis gebracht und bietet neue Kapitel, für die wiederum kompetente Autoren gewonnen werden konnten. Die weiterführenden Literaturstellen sind jetzt im Internet nachlesbar, was die Chance bietet, sie jederzeit aktuell zu halten.

Mein herzlicher Dank gilt allen Autoren (insbesondere Prof. Dr. Heinz Harald Abholz, Düsseldorf und Dr. Thomas Fischer, Göttingen), Verlagsmitarbeitern und Studierenden. Vielen engagierten Leserinnen und Lesern, die mich durch konstruktive Zuschriften unterstützten, bin ich zu Dank verpflichtet. Sie haben Autoren und Herausgeber ermutigt, die neuen Wege bei der Darstellung des Faches Allgemeinmedizin weiter zu entwickeln.

Göttingen, im April 2006 *Michael M. Kochen*

Spezifische Problemfelder in der Allgemeinmedizin

1   Anamnese, körperliche Untersuchung und Dokumentation 2

2   Hausbesuch 11

3   Der Notfall in der Allgemeinmedizin 19

4   Früherkennung und Umgang mit Risikofaktoren 25

5   Gesundheitsberatung 39

6   Impfungen 47

7   Arbeitsunfähigkeit, Vorsorgemaßnahmen, Rehabilitation, Gutachten .. 64

8   Umgang mit Arzneimitteln   75

9   Umgang mit physikalischer Therapie 97

10 Komplementärmedizin und Naturheilverfahren 107

11 Psychotherapeutische Aspekte in der Allgemeinmedizin 121

12 Der schwierige Patient: Paradoxe Strategien in der Sprechstunde 133

13 Sexualberatung 141

14 Ausländische Patienten 152

15 Krankheit bei alten Menschen 161

16 Kinder und Jugendliche in der hausärztlichen Praxis 178

17 Chronisches Kranksein 192

18 Lebensbedrohliche chronischeErkrankungen am Beispiel Krebs und AIDS 206

19 Funktionelle und somatoforme Störungen ... 219

20 Umgang mit Sterbenden und Hospizarbeit 234

21 Umgang mit Suchtkranken . 250

22 Umweltmedizinische Probleme 262

23 Hausärztliche Gemeindemedizin (community medicine) 268

A

A Spezifische Problemfelder in der Allgemeinmedizin

1 Anamnese, körperliche Untersuchung und Dokumentation

Heinz-Harald Abholz, Thomas Fischer

1.1 Die Bedeutung von Anamnese und körperlicher Untersuchung in der Allgemeinmedizin

Anamnese und körperliche Untersuchung sind in der Medizin von zentraler Bedeutung – dies gilt sowohl für das Krankenhaus, die Tätigkeit von niedergelassenen Spezialisten als auch für Hausärzte. Eine genaue **Anamnese** und eine gewissenhaft durchgeführte **Untersuchung** erlauben in einem hohen Prozentsatz eine Diagnose zu stellen bzw. Verdachtsdiagnosen auszusprechen. Letztere sind dann mit laborchemischer und/oder technischer Diagnostik abzuklären.
In der Allgemeinmedizin können 70 bis 80 % aller Diagnosen durch Anamnese und körperliche Untersuchung mit einer Genauigkeit gestellt werden, die den Arzt handlungsfähig macht.
Die Stellung einer Verdachtsdiagnose ist in der Allgemeinmedizin von großer Bedeutung: Beim Hausarzt kommt es – im Vergleich zu Spezialisten in Praxis oder Krankenhaus – zur Vorstellung einer Vielzahl von Symptomen und Beschwerden, hinter denen sich nur zu einem kleinen Teil schwerwiegende bzw. umschriebene Krankheitsbilder verbergen.
Es ist also gerade für den Allgemeinarzt wichtig, über Anamnese und körperliche Untersuchung vorzuklären, an welcher Stelle weitergehende technische Diagnostik notwendig ist und wann sie unterbleiben kann. Würde er hingegen bei jedem Beschwerdebild (z. B. bei einem unkomplizierten Durchfall) die gesamte Palette technischer und labormedizinischer Diagnostik durchführen, so könnte er – zumindest auf den ersten Blick – auf Anamnese und körperliche Untersuchung verzichten. Abgesehen von dem Verhältnis zwischen Aufwand und Nutzen: welcher Patient würde sich dies anlässlich einer Durchfallsepisode gefallen lassen? Welches Versicherungssystem würde die immensen Kosten tragen wollen? Für die verantwortungsvolle Aufgabe, mit einem hohen Maß an Sicherheit eine Vorselektion derjenigen Patienten zu treffen, die weiter untersucht werden müssen, sind sowohl fundierte Kenntnisse in der Medizin als auch die Erfahrung allgemeinärztlichen Handelns nötig.

1.2 Spezifische allgemeinärztliche Anamnese und Untersuchung

▶ **Fallbeispiel.** Ein **45-jähriger Patient** kommt mit einer Bläschenbildung im Bereich der linken Achselhöhle und des linken Thorax zu mir. Die Inspektion der Veränderung und die streng halbseitige Lokalisierung lässt keinen Zweifel an einer **Gürtelrose.** Meine Anamnese beschränkt sich auf die Frage, ob er in letzter Zeit sehr viele Belastungen gehabt habe. Er bejaht dies und berichtet von einer sehr anstrengenden Geschäftsreise sowie dem „erneuten Kummer" mit seinem Freund. Beim Anziehen sagt er dann noch: „Ich habe die Stelle immer mit Babypuder behandelt, man muss ja schließlich etwas dagegen tun. Ich habe mir schon gedacht, dass es wieder eine Gürtelrose ist." Ähnlich kurz wie die Anamnese ist meine körperliche Untersuchung. Sie beschränkt sich auf die Inspektion der Haut. Und dies, obwohl mir klar ist, dass sich hinter einem Herpes zoster – selten, wie die Literatur ausweist - konsumierende Erkrankungen, Abwehrstörungen usw. verbergen können. Warum ich dennoch nicht mehr wissen wollte, hatte eine recht einfache Erklärung: Ich kenne den Patienten seit 6 Jahren, weiß, dass er **HIV-positiv** ist und eine **leicht erniedrigte T-4-Zellzahl** aufweist (bisher Stadium B2 nach CDC-Klassifikation) und dass er als homosexueller Mann mit einem festen Freund zusammenlebt. Dieser macht immer wieder „Ausbrüche" aus der festen Beziehung, die meinen Patienten dann in tiefe Krisen stürzen. Ich weiß schließlich, dass der Patient für seinen Umgang mit der HIV-Infektion den Weg gewählt hat, sich möglichst nicht kontinuierlichen medizinischen Kontrollen oder Prophylaxemaßnahmen auszusetzen, sondern „gesund" zu leben und nur bei deutlicher Symptomatik einen Arzt aufzusuchen. Eine antiretrovirale Medikation lehnt der Patient derzeit ab, um nicht dauernd an die Krankheit erinnert zu werden. Ich zeige daher in diesem Moment **keine Neigung, diese Umgangsform mit der Krankheit zu durchbrechen und eine weitergehende Diagnostik zu betreiben.** Mir scheint dies auch ohne Gefährdung vertretbar, denn es ist aus der Literatur bekannt, dass bei betroffenen Patienten eine HIV-Infektion ohne weitere opportunistische Infekte ausreicht, um überhäufig einen Herpes zoster zu verursachen. Zudem werde ich den Patienten im Verlauf seiner Grunderkrankung noch einige Male sehen.

Verallgemeinert man das oben Geschilderte, so lässt sich für die Allgemeinmedizin in Bezug auf Anamnese und körperliche Untersuchung Folgendes festhalten:
1. Der Allgemeinarzt kommt zu einer vollständigen Anamnese und körperlichen Untersuchung – in der Regel – über die Zeit, in der er seinen Patienten betreut und intensiv kennen lernt.
2. Häufig ist der Allgemeinarzt – ebenso wie der Spezialist – nur zu einem umschriebenen Gesundheitsproblem gefragt und verzichtet dann zum Teil auf eine umfassende Anamnese und körperliche Untersuchung. Dies ist im Zusammenhang mit Punkt 1 verantwortbar.
3. Der Allgemeinarzt verzichtet manchmal sogar auf eine weitergehende Anamnese und Untersuchung, selbst wenn diese medizinisch wünschenswert wären (z. B. wenn die Ausweitung von Anamnese und körperlicher Untersuchung mit anderen Aspekten der Betreuung des Patienten in Kollision gerät).
4. **Von erheblicher Bedeutung ist das Zuhören auf die Wortwahl des Kranken.** Den Hinweis des Patienten im obigen Beispiel, er habe Babypuder benutzt, denn man müsse etwas tun, nehme ich sehr ernst: Neben meiner Verordnung von Aciclovir (Zovirax, Generika) erörtere ich auch noch die wissenschaftlich zwar fragwürdige, vom Patienten aber gewünschte Möglichkeit, mit B-Vitaminen selbst etwas gegen seine Beschwerden zu unternehmen. Meine Botschaft soll sein: Ich will viel für Sie tun.
5. Mit zur Anamnese in der Allgemeinmedizin gehört auch, dass mit dem Patienten über Jahre eine gemeinsame Erfahrung vorliegt. Diese Erweiterung der Anamnese, die ganz spezifisch für die kontinuierliche Betreuung in der Allgemeinpraxis ist, wird als **„erlebte Anamnese"** bezeichnet.

Regeln für Anamnese und klinische Untersuchung in der Allgemeinmedizin:
1. eine vollständige Anamnese und körperliche Untersuchung wird meist erst über einen längeren Zeitraum erreicht.
2. Bei umschriebenen Fragestellungen ist eine fokussierte Anamnese und Untersuchung verantwortbar.
3. Eventuell wird auf weitere diagnostische Maßnahmen verzichtet.
4. **Von erheblicher Bedeutung ist das Zuhören auf die Wortwahl des Kranken.**
5. Eine längere Arzt-Patient-Beziehung führt im Laufe der Zeit zu einer **„erlebten Anamnese".**

1.3 Erlebte Anamnese

Die erlebte Anamnese – hier verstanden als terminus technicus – entsteht nur in Arzt-Patient-Beziehungen, die eine oder mehrere der folgenden Bedingungen aufweisen:
- Lange bestehende Arzt-Patient-Beziehung.
- Häufige Arzt-Patient-Kontakte.
- Vertrauensvolles Arzt-Patient-Verhältnis.

Diese oder ein Teil dieser Bedingungen sind besonders beim Hausarzt gegeben, können aber grundsätzlich auch beim Spezialisten vorhanden sein, wenn dieser sehr intensiv einen chronisch kranken Patienten betreut.

▶ **Definition:** Unter der erlebten Anamnese versteht man die – gedankliche oder manchmal auch schriftliche – Sammlung von Informationen über einen **eigenen** Patienten, die aus einer **gemeinsamen mit dem Patienten erlebten Geschichte** von Krankheit und Gesundheit stammen.

Anders als die medizinische Anamnese beinhaltet die erlebte Anamnese nicht nur gut benennbare Diagnosen, Befunde und definierte Tatbestände aus der Vorgeschichte, sondern sie zeichnet sich durch Aspekte aus, die – wenn überhaupt – nur durch einen längeren Text festhaltbar wären.

1.3 Erlebte Anamnese

Voraussetzungen: lang bestehende Arzt-Patient-Beziehung, häufige Arzt-Patient-Kontakte, vertrauensvolles Verhältnis.

◀ Definition

Die erlebte Anamnese beinhaltet nicht nur gut benennbare Diagnosen, Befunde und definierte Tatbestände, sondern auch folgende Aspekte:

A Spezifische Problemfelder in der Allgemeinmedizin

- Erfahrungen zum Umgang des Patienten mit Krankheit und Gesundheit.
- Erinnerung an Symptome und grenzwertige Befunde, die bisher nicht Eingang in eine Diagnose gefunden haben.
- Parate, weil erlebte Vorgeschichte zur medizinischen Anamnese.

Dies sind:
- Die mit dem Patienten gemachten **Erfahrungen zu dessen Umgang mit Krankheit und Gesundheit**. Der wehleidige oder der herunterspielende Patient sind hierbei nur extreme Beispiele für eine sehr nuancierte Vielfalt von Formen des Krankheitsumganges.
- Die **Erinnerung an Symptome**, angegebene Beschwerden, aber auch **grenzwertige Befunde aus der Vergangenheit, die bisher nicht Eingang in** eine für den Patienten gefundene **Diagnose gefunden** haben. Hier werden also die bisher nicht einordenbaren Dinge festgehalten, die in einer neuen Situation möglicherweise einen Sinn bekommen – wenn sie z. B. mit weiteren, aktuell aufgetretenen Beschwerden zusammen zu einer Diagnose führen können.
- **Parate**, weil **erlebte Vorgeschichte zur medizinischen Anamnese**. Da Krankheiten eine hohe Vielfalt von Ausprägung und Verlauf haben, lässt sich durch eine medizinische Anamnese nur ein erheblich vereinfachtes Bild gewinnen. Bei sehr dramatischen Erkrankungen ist dies häufig ausreichend, um als Arzt handlungsfähig zu sein. Es gibt aber viele Bereiche – und dies schließt die dramatischen ein – , in denen die erlebte „medizinische Anamnese" sehr hilfreich ist.

Ein Fallbeispiel soll die Bedeutung der erlebten Anamnese illustrieren.

▶ **Fallbeispiel**

▶ **Fallbeispiel.** Ein 68-jähriger, sehr korpulenter, ehemaliger Baggerführer mit einem nie so richtig gut eingestellten Hypertonus und einem hohen Zigarettenkonsum ruft in der Vormittagsstunde an, ob ich nicht heute einmal zum Hausbesuch kommen könne, er „fühle sich so gar nicht". Auf meine Nachfrage sagt er, ihm sei so komisch im Kopf und außerdem sei ihm heute die Kaffeekanne fast aus der linken Hand gerutscht. Dies sei zwar die Hand, in der er noch eine Teillähmung nach dem Unfall vor 14 Jahren habe, aber so ungeschickt wie heute habe er sich noch nie angestellt. Mit der Hand sei eigentlich wieder alles in Ordnung, aber der Kopf sei so komisch. Vielleicht habe er gestern beim Skat doch etwas viel Bier getrunken. Ich sehe den Patienten recht selten – wenn er seine Rezepte holt, oder dann, wenn er schon erheblich krank ist mit einer Erkältung, einem massiven Durchfall oder einem gequetschten Fuß. Wenn dieser Mann – so sage ich mir – anruft (er hat noch nie einen Hausbesuch angefordert), dann liegt hier auch etwas vor (*Punkt 1 der erlebten Anamnese*). Neulich, als er wegen des gequetschten Fußes kam, hatte er mir doch von diesem Kribbeln im linken Arm gesprochen, das ich – bei erheblichen Schmerzen und Hyperventilation dabei – auf Letztere zurückgeführt hatte. Nicht ganz stimmig war, dass dieses Kribbeln nur auf der einen Seite angegeben wurde. Ich hatte dann bei der Notversorgung des Fußes und nach Gabe eines Analgetikums ganz vergessen hier nachzufragen, um diese Unstimmigkeit zu verstehen. Jetzt fiel mir dies wieder ein (*Punkt 2 der erlebten Anamnese*). Ich fuhr zur Wohnung des Patienten und war gespannt, was ich finden würde. Der Mann entschuldigte sich mehrmals, dass er mich überhaupt geholt habe, eigentlich sei ja das mit dem Kopf auch jetzt nicht mehr so schlimm. Bei der Untersuchung lag der Blutdruck bei 180/110 mmHg, ein Wert, der sicherlich die Beschwerden nicht erklärte und den er ab und zu einmal bei Aufregung hatte. Die weitere Untersuchung in Richtung Schwindel – so interpretierte ich das eigenartige Gefühl im Kopf – erbrachte nichts. Bei den Risikofaktoren, dem jetzt erhöhten Blutdruck, dem komischen Gefühl im Kopf, käme aber auch ein kleiner Schlaganfall in Frage – dachte ich. Die neurologische Untersuchung erbrachte eine Schwäche im linken Arm (was mir bekannt war), bestand doch hier die Teilparese auf Grund des Arbeitsunfalls mit Läsion im Plexus brachialis. Beim Vorhalteversuch zeigte sich aber, dass diese Schwäche eine Nuance stärker ausgeprägt war, als es sonst der Fall gewesen war (*Punkt 3 der erlebten Anamnese*). Die Diagnose einer zerebralen Ischämie wurde schließlich bestätigt.

1.4 Eine zentrale Frage: Was haben Sie sich gedacht?

Zur Beurteilung der Selbstbeobachtung und Beurteilungsfähigkeit des Patienten sollte diese Frage nach jeder Schilderung der Symptomatik erfolgen.

Wesentlich für die allgemeinmedizinische Anamnese-Erhebung, die den Patienten als zentrale Person mit Selbstbeobachtung und Beurteilungsfähigkeit ernst nimmt, ist die Frage: „Was haben Sie sich gedacht?" Eine solche Frage sollte nach jeder Schilderung der Symptomatik erfolgen. Ein Fallbeispiel, in dem diese Frage – fehlerhaft – unterblieb, soll dies illustrieren.

▶ **Fallbeispiel.** Eine **42-jährige Patientin** kommt zu mir mit **heftigen Schmerzen im Bereich der rechten Schulter und des Nackens.** Sie klagt über eine massive Bewegungseinschränkung, die durch die Schmerzen bedingt sei. Die Beschwerden hätten immer weiter zugenommen und hielten nun schon eine knappe Woche an. Ich habe die Patientin bisher immer nur für recht kurze Zeit im Zusammenhang mit jeweils sehr dramatisch geschilderten Beschwerden behandelt. So unterschiedlich diese Beschwerden auch waren, eine feste Diagnosestellung war nicht möglich und wohl auch nicht notwendig. Die Symptomatik verschwand dann – gemessen an der jeweils vorgetragenen Dramatik – immer wieder recht schnell. Auch diesmal ging ich von einem ähnlichen Verlauf aus, nachdem bei der körperlichen Untersuchung außer der geschilderten Schmerzhaftigkeit und einer leichten Verspannung im Bereich des Nackens keinerlei weitere Auffälligkeiten zutage traten. Da die Patientin – wie sie berichtete – schon einen erfolglosen Behandlungsversuch mit einer Rheumasalbe unternommen hatte, beginne ich die **Behandlung mit einem nichtsteroidalen Antirheumatikum.** Zwei Tage später kommt die Frau erneut in die Sprechstunde und berichtet weinend, dass die Beschwerden nicht besser, sondern schlimmer geworden seien. Ich entschließe mich, auf ein Muskelrelaxans umzusetzen – Letzteres auch wegen der „Nebenwirkung" einer „psychischen Ruhigstellung". Schon einen Tag später kommt sie wieder weinend und berichtet, dass sie jetzt beide Medikamente genommen habe, die **Beschwerden aber nicht verschwunden seien.** Ich untersuche und stelle keine Befundveränderung fest. Nun beantwortet mir die Patientin die Frage, die ich zu stellen am Anfang versäumt hatte: Was denken Sie? Sie berichtet über ihre **große Angst, dass sie Knochenkrebs habe.** Meine Verwunderung über diese Vorstellung beantwortet sie mit der **Information, dass ihr Bruder vor zwei Jahren mit einer ähnlichen Symptomatik erkrankt sei und erst nach einem halben Jahr die Diagnose eines Knochenkrebses durch eine Röntgenuntersuchung gestellt worden sei.** Ich gebe ihr daraufhin eine Überweisung zum Röntgenologen und wechsele das Muskelrelaxans. Zwei Tage später kommt die Patientin, deutlich besser aussehend und inzwischen beim Friseur gewesen, mit der Bemerkung, jetzt ginge es ihr fast schon wieder völlig gut. Die Röntgenaufnahme habe keinerlei Veränderung am Knochen erbracht, und sie wolle das neue Präparat noch 2–3 Tage nehmen. Ich bin überzeugt, dass nicht das Präparat, sondern die Erleichterung über das normal ausgefallene Röntgenbild den wesentlichen Fortschritt in der Therapie erbracht hat.

◀ **Fallbeispiel**

Die Frage nach der Erklärung der Symptomatik durch den Patienten kann – wie im Beispiel angesprochen – für ärztliches Handeln hilfreich sein. Darüber hinaus ergeben sich oft auch diagnostische Hinweise, an die der Arzt primär gar nicht denkt. Angesprochen sind hier besondere und dem Arzt nicht immer bekannte berufliche oder private Belastungen. Die Beantwortung der Frage nach den eigenen Vorstellungen zur Erklärung der Symptomatik führt den Arzt auch häufig in das **Krankheitskonzept des Patienten** ein – selbst wenn dieses nicht selten völlig disparat zu medizinisch-naturwissenschaftlichen Vorstellungen ist (vgl. Kap. Chronisches Kranksein S. 192).

Die Frage nach der Erklärung der Symptomatik durch den Patienten kann hilfreich sein und dabei ergeben sich Hinweise auf das **Krankheitskonzept des Patienten.**

Das Krankheitskonzept des Patienten zu kennen, ist nicht zuletzt deshalb wichtig, weil seine Compliance (die Befolgung des therapeutischen Konzeptes des Arztes, heute eigentlich besser als „Adhärenz" und bei der gewünschten Übereinstimmung zwischen Patient und Arzt auch als „Konkordanz" bezeichnet; vgl. S. 201) davon abhängig ist. Bei erheblicher Abweichung muss der Arzt entweder eine Korrektur des Krankheitskonzeptes des Patienten versuchen oder sich in seinem therapeutischen Ansatz – z. T. in taktischer Erwägung – diesem annähern.

Für einen sinnvollen therapeutischen Ansatz ist das Wissen um das Krankheitskonzept wichtig, weil die Compliance des Patienten davon abhängen kann.

1.5 Die Validität allgemeinmedizinischer Anamnese

Mehr als in jedem anderen Fach der Medizin wird in der Allgemeinmedizin das größte Gewicht auf die Anamnese gelegt. Dies gilt sowohl für die diagnostischen als auch die therapeutischen Entscheidungen. Die Anamnese lenkt, was diagnostisch weiter veranlasst wird, und steuert, was ich als Allgemeinarzt aus einer gefundenen Diagnose an Relevanz und damit an Behandlungsbedürftigkeit ableite.

1.5 **Die Validität allgemeinmedizinischer Anamnese**

Die allgemeinmedizinische Anamnese basiert hierbei auf:
A. Der **medizinischen Anamnese** (so wie sie auch in den anderen Fächern üblich ist; nur nimmt man sie in der Allgemeinmedizin besonders ernst).

Die allgemeinmedizinische Anamnese basiert auf:
- medizinischer Anamnese
- erlebter Anamnese (S. 22).

A Spezifische Problemfelder in der Allgemeinmedizin

Durch die Kombination dieser beiden Teile der allgemeinmedizinischen Anamnese erhält der Allgemeinarzt mehr Sicherheit bei der Beurteilung einer Krankheitssituation als durch die medizinische Anamnese allein.

Aber man sollte dabei immer peinlichst auf **„Unstimmigkeiten"** achten, um falsche (Verdachts-)Diagnosen zu vermeiden.

▶ **Fallbeispiel**

B. Der **erlebten Anamnese,** also das, was an Erfahrung mit dem Patienten über die Zeit gesammelt wurde; die Einbettung einer Krankheitsgeschichte in den psychischen und soziokulturellen Rahmen des Patienten.

Durch das Zusammenbringen dieser beiden Teile der allgemeinmedizinischen Anamnese erhält der Allgemeinarzt unvergleichbar mehr Sicherheit bei der Beurteilung einer Krankheitssituation als dies durch die medizinische Anamnese allein möglich wäre. Entsprechende Studien konnten zeigen, dass diagnostische und therapeutische Entscheidungen bei Patienten, die der Allgemeinarzt länger kennt, deutlich treffsicherer und zielführender sind als bei denjenigen, bei denen er sich auf die medizinische Anamnese beschränken muss *(Nazareth, King).*

Und dennoch sollte man zur Erhöhung der Sicherheit einer Beurteilung immer peinlichst auf **„Unstimmigkeiten"** achten. Unter „Unstimmigkeit" wird hier verstanden, wenn Teile der Anamnese – medizinische oder erlebte – nicht zueinander stimmig sind und/oder nicht zu einem Befund oder dem Auftreten des Patienten passen. Unstimmigkeiten weisen nicht selten darauf hin, dass unsere Beurteilung, unsere Hypothese in Form einer Verdachtsdiagnose, falsch ist. Das Bemerken von Unstimmigkeit kann uns so vor Fehlern bewahren.

▶ **Fallbeispiel.** Eine **78-jährige rüstige Dame,** die ich in einigen Erkrankungssituationen über die Jahre als „hart im Nehmen" kennen gelernt habe, kommt zur Kontrolle ihres Blutdrucks und für ein Wiederholungsrezept ihres Diuretikums. Ich sehe die Frau höchstens alle zwei Monate – von Ausnahmen akuter Erkrankungen abgesehen – und immer plaudern wir dann ein wenig. Sie hat zwei sie begleitende Probleme: Ihre Tochter, die sich sexuell „so unschön" entwickelt hat (gemeint ist eine lesbische Paarbeziehung) und ihr Rücken, der durch den Friseurberuf sehr „gelitten" hat und chronische Schmerzen verursacht. Über das Erstere redet sie selten, über das Zweite regelmäßig, wenn auch nicht massiv klagend oder gar auf grundsätzliche Abhilfe hoffend. Auch heute ist es so: Sie verlangt nach ihrem Medikament, der Blutdruck ist in Ordnung und ich frage „Na, was gibt es so?" „Ach es geht ganz gut, was soll ich da viel klagen: der Rücken tut wie immer weh, im Frühjahr werde ich mich wieder durchwalzen lassen." Bei der Verabschiedung bemerkt die Patientin dann noch **„Nur in der letzten Woche, da war es besonders schlimm, da hat die Schulter und die ganze Brust wehgetan,** ich konnte mich kaum rühren, mir war richtig übel vor Schmerz. Das hat mir diesmal sogar ein bisschen die Luft genommen, aber am nächsten Morgen ging es etwas besser. Obwohl immer noch die Übelkeit und dann auch ein Schwindel da waren." Ich fand dies plötzlich doch alles ein wenig anders als das, **was** sie sonst und **wie** sie sonst über ihre Rückenschmerzen sprach. Die dann vertiefende medizinische Anamnese sowie das angefertigte EKG bestätigten meinen Verdacht: Es war ein **Hinterwandinfarkt** abgelaufen – ohne bisherige Angina pectoris oder auffälliges EKG. Es war eben eine Nuance anders, es bestand eine „Unstimmigkeit" zum restlichen Bild.

A-1.1 Das Arzt-Patienten-Gespräch in unterschiedlicher Sitzordnung (nach Fraser)

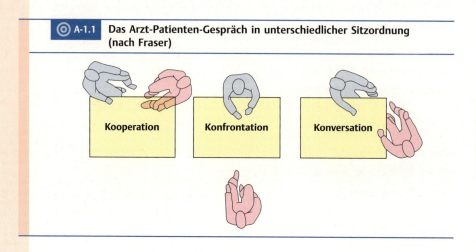

1.6 Das Gespräch bei der Anamnese-Erhebung

Die Anamnese-Erhebung soll mit einem vertretbaren Aufwand möglichst relevante Informationen erbringen. Besonders viele Informationen erhält man, wenn man den Patienten ausführlich über seine Beschwerden sprechen lässt und ihn ermuntert, seine Vorstellung zum Krankheitsentstehen und zur Symptomatik vorzubringen. Dies kann jedoch bei einigen Patienten sehr lange dauern, so dass der Arzt – aus Gründen der Zeitökonomie – gelegentlich gezwungen ist, hier leitend einzugreifen. Anfangs aber sollte man immer erst einmal den Patienten zu einer eigenen Darstellung auffordern. Erst auf dieser Basis sollten dann die (aufgrund von Hypothesenbildung) sich ergebenden Fragen gezielt gestellt werden. Bei dem Gespräch hat der Arzt neben der sachlichen Information Wortwahl, Schwerpunktlegungen und Emotionen des Patienten zu beachten, will er sich einer Erklärung der vorgebrachten Symptomatik nähern (s. Tab. **A-1.1**).

Dabei ist es essenziell, dass bei einer ganzheitlichen Betrachtungsweise des Krankseins neben der medizinisch-naturwissenschaftlichen Dimension auch die psychischen und sozialen Aspekte Berücksichtigung finden. Auch hier gilt, dass viele Informationen zu gewinnen sind, wenn dem Patienten ausreichend Platz zur eigenen Darstellung geboten wird. Dabei wird auch die „Sitzordnung" von Arzt und Patient mitwirken, wie weit sich der Patient im Gespräch öffnet (Abb. **A-1.1**).

1.6 Das Gespräch bei der Anamnese-Erhebung

Die Anamnese-Erhebung soll mit einem vertretbaren Aufwand möglichst relevante Informationen erbringen.

A-1.1	Die sechs Elemente eines strukturierten Arzt-Patient-Gesprächs (nach Köhle)
1. Beziehung aufbauen	
Rahmen	Vertraulichkeit ermöglichen, Störungen vermeiden
Begrüßung und Vorstellung	Blickkontakt aufnehmen, Grußformeln äußern, mit Namen anreden, Hand geben, sich vorstellen, evtl. Funktion mitteilen
Situierung	Im Sitzen sprechen, z. B. Stuhl am Krankenbett, „Sitzen/Liegen Sie bequem?", Distanz abstimmen, Körperhaltung beachten
Orientierung	Gesprächsziele verdeutlichen, Zeitrahmen ermitteln
2. Anliegen anhören	
Eröffnungsfrage	„Was führt Sie zu mir?", „Was kann ich für Sie tun?", „Wie fühlen Sie sich?" etc.
Erzählen lassen, aktiv zuhören	Hörersignale: „Hm; ja …", nicken, Blickkontakt, nicht unterbrechen, Pausen tolerieren. Verbal unterstützten: zum Weitersprechen ermutigen, Äußerungen wörtlich wiederholen/paraphrasieren, Gesagtes zusammenfassen, Emotionen aufgreifen
Auf Lücken in den Schilderungen achten	Sieh Punkt 4
Beziehungsverhalten reflektieren	Wie geht der Patient mit dem Angebot von Hilfe um?
3. Emotionen zulassen	
Emotionen beachten	In Schilderung und Ausdruck
In die Situation des Patienten einfühlen	
Empathisch antworten	Emotionen benennen und mit ihrer Ursache verknüpfen: „Dieses Erlebnis war ein Schock für Sie …?", „Ich kann verstehen, dass Sie nach all dem traurig sind"
Emotionale Öffnung fördern	Bewältigung von Belastungen anerkennen, Emotionen mithilfe offener Fragen klären. Direkt ansprechen: „Kann es sein, dass …?", „Sie machen so einen besorgten Eindruck"
Eigene Emotionen als Indikator benutzen	

A-1.1 Die sechs Elemente eines strukturierten Arzt-Patient-Gesprächs (nach Köhle) (Fortsetzung)

4. Details explorieren

Dimensionen der Beschwerden erfragen	Lokalisation und Ausstrahlung: „Wo haben Sie Schmerzen?" Intensität: „Wie stark sind die Schmerzen?" (Skala von 1–10) Begleitzeichen: „Haben Sie Luftnot dabei?" Zeit (Beginn, Verlauf, Dauer): „Seit wann/ wie oft haben Sie Schmerzen?" Kondition: „In welchen Situationen tritt das auf?"
Subjektive Vorstellungen explorieren	„Was stellen Sie sich darunter vor?", „Haben Sie eine Erklärung dafür?"
Anamnese vervollständigen	
Auf Lücken zurückkommen	

5. Vorgehen abstimmen

Evidenzbasiertes Vorgehen planen	Was ist gesichert?, Hat die Diagnostik Konsequenzen?, Wertigkeit?, Kosten?
Erwartungen klären	„Was haben Sie sich vorgestellt?", „Was hat Ihnen bisher geholfen?"
Bisherige Befunde klären	
Plan für Diagnostik und Therapie erläutern	
Auf Reaktionen eingehen	
Um Konsens bemühen	

6. Resümee ziehen

Ergebnisse zusammenfassen	
Klärung offner Fragen anbeiten	„Gibt es Fragen, die Sie noch besprechen möchten?"
Folgetermin vereinbaren	
Patient verabschieden	
Dokumentation vervollständigen	

1.7 Evidenzbasierte körperliche Untersuchung in der Allgemeinmedizin

Die Einschätzung körperlicher Zeichen ist sehr subjektiv.
Der Grad der Übereinstimmung bei mehreren Untersuchern wird als Reliabilität bezeichnet, messbar mittels der sog. Kappa-Statistik. Der Kappa-Wert sagt etwas über die Übereinstimmung aus: 0 = keine, 1 = vollständige Übereinstimmung.

Es gibt eine Vielzahl an Lehrbüchern zur körperlichen Untersuchung. Den meisten ist gemeinsam, dass sie dem Leser keinen Hinweis auf die Wertigkeit der einzelnen Untersuchungsmethoden und den Nachweis klinischer Zeichen bieten. So bleibt beim Leser wohl nicht selten der Eindruck zurück, jedes akut geschwollene und überwärmte Bein ginge auf eine Beinvenenthrombose zurück und jede Pneumonie müsse typische Geräusche bei der Auskultation verursachen. In der klinischen Ausbildung junger Ärztinnen und Ärzte wird auf diesen Sachverhalt selten eingegangen, wenngleich sicherlich viele Kollegen ihre Erfahrungen mit der **ausgeprägten Subjektivität der Einschätzung körperlicher Zeichen** machen mussten. Wissenschaftlich wird dies als Reliabilität bezeichnet, also die Übereinstimmung verschiedener Ärzte bei der Untersuchung desselben Patienten. Gemessen wird der Grad an Übereinstimmung mittels der so genannten Kappa-Statistik. Dabei kann man Kappa-Werte zwischen 0 und 1 annehmen (0 bedeutet keine, 1 vollständige Übereinstimmung). Die große Streuung von Untersuchungsergebnissen zeigt sich schon bei einfachen Verfahren: So liegt das Kappa bei der klinischen Diagnose Tachypnoe in Studien nur bei 0,25, bei der Einschätzung eines Patienten als klinisch anämisch bei 0,23–0,48.

Aber nicht nur bei der körperlichen Untersuchung gilt, dass die Übereinstimmung mehrerer Untersucher häufig klein ist. Dies gilt auch für bildgebende Verfahren, für Histologie-Befunde etc. Auch hier liegen Kappe-Werte vor, die häufig nicht über 0,4 oder 0,6 liegen.

In der Allgemeinmedizin ist dieses Problem von besonderer Bedeutung, weil wir hier häufig vor noch nicht voll entwickelten Krankheitsbildern stehen, bei denen also nur „dezentere" pathologische Veränderungen vorliegen. In diesem Fall ist die Übereinstimmung mehrerer Untersucher aber besonders gering.

Und noch etwas ist zu beachten: Nicht selten wird der berufliche Wechsel von der Klinik in die hausärztliche Tätigkeit dadurch erschwert, dass der bisherige eigene Erfahrungshorizont nicht übertragbar ist und z.B. die veranlassten Röntgenbilder wider den Erwartungen nur selten eine Pneumonie zeigen. Was ist der Hintergrund dieser Problematik? In Kapitel C-2 zur Epidemiologie und Biostatistik in der Allgemeinmedizin wird ausführlich auf Testkriterien sowie die Abhängigkeit der diagnostischen Wertigkeit von der Prävalenz (u.a. am Beispiel eines EKG) eingegangen. Uns ist leider nur ungenügend bewusst, dass beispielhaft auch die Auskultation nur ein Test ist, für den Sensitivität und Spezifität so wie andere Testgütekriterien anwendbar sind.

Für Hausärzte kommt erschwerend hinzu, dass die diagnostische Wertigkeit zudem wesentlich auch von der Krankheits**prävalenz** abhängt, die im primärärztlichen Bereich im Vergleich zu den selektierten Patienten von z.B. Krankenhäusern und Spezialistenpraxen zumeist eher niedrig ist (Niedrig-Prävalenz-Bereich, siehe hierzu auch Kapitel Epidemiologie S. 507).

Exemplarisch möchten wir die Problematik der Diagnosestellung auf der Basis der körperlichen Untersuchung an der Pneumonie demonstrieren. Die *Sensitivität* einzelner klinischer Befunde zur Diagnose einer Pneumonie ist niedrig. So werden Pneumoniekranke nur unvollständig erfasst. Aber die Kombination verschiedener klinischer Auffälligkeiten führt schließlich zu einer verbesserten Aussagekraft, wobei die jeweils anzunehmende Prävalenz eine wichtige, zusätzliche Rolle bei der positiven Prädiktivität spielt. Auf die hausärztliche Routine übertragen bedeutet dies, dass für Patienten mit „lediglich" Husten und Fieber (und einer Prävalenz der Lungenentzündung in der allgemeinmedizinischen Praxis von maximal 10%) das Pneumonierisiko bei z.B. 5% beträgt, bei vier bis fünf oder mehr Symptomen bzw. Befunden hingegen steigt die Wahrscheinlichkeit zum Vorliegen einer Pneumonie auf 50%!

Damit ist Folgendes festzuhalten: Evidenzbasierte Befunderhebung – über Untersuchung und Anamnese – muss sich immer mehrerer Einschränkungen bewusst sein:

1. Befunde sind subjektiv erhobene und bewertete Veränderungen im Vergleich zum Normalen – dies gilt auch für Befunde aus bildgebenden Verfahren, Histologien etc.
2. Dies gilt insbesondere dann, wenn nicht überwiegend sehr ausgeprägte krankhafte Befunde zu erwarten sind, also „dezente Veränderungen" – wenn überhaupt vorhanden – die Regel sind. Dies ist im allgemeinmedizinischen Arbeitsbereich (Gering-Ausprägung; s. Kap. „Epidemiologie").
3. Die Bedeutung, also die Vorhersagekraft von erhobenen Befunden, wird zudem dadurch vermindert, dass gesuchte Krankheiten/Pathologien im allgemeinmedizinischen Arbeitsbereich niedrig prävalent sind (s. Kap. „Epidemiologie".
4. Eine erhöhte Sicherheit dafür, dass man dennoch mit einem Befund zu einer Diagnose kommt, bieten die folgenden „Verfahren":
   a) Erhebung mehrerer Befunde, die in gleiche Richtung weisen
   b) Die Einbettung der Befunde in die Kenntnis aus der erlebten Anamnese
   c) Das ggf. begonnene „Abwartende Offenhalten" bei einer diagnostischen Festlegung (s. Kap. „Entscheidungsfindung")
   d) In einem solchen Verfahren besteht die größte Gefahr darin die verbleibende Unsicherheit nicht auszuhalten und daher Befunde und Unstimmigkeiten zwischen verschiedenen Befunden zur „Seite zu drängen", auszublenden. Fehler im diagnostischen Bereich entstehen hierüber. Zentrale Aufgabe des Hausarztes ist es daher, gerade mit dieser Unsicherheit zu pragmatischen Entscheidungen zu kommen, ggf. also auch immer wieder seine Arbeits-Diagnosen zu revidieren.

> Gerade im hausärztlichen Bereich muss berücksichtigt werden, dass zahlreiche Krankheiten deutlich seltener auftreten – und damit auch deutlich seltener diagnostizierbar sind – als im klinischen Bereich oder in Spezialistenpraxen (Niedrig-Prävalenz-Bereich).

1.8 Dokumentation

Die **Dokumentation,** die schriftliche Aufzeichnung von Anamnese und Befunden, sollte aus mehreren Gründen **möglichst vollständig** sein. Sie dient als Gedächtnisstütze des Arztes, der späteren Kontrolle durchgeführter Untersuchungen und ihrer Ergebnisse, ermöglicht Revisionen bei diagnostischen und therapeutischen Irrtümern und erlaubt die Beurteilung von Verläufen. Schließlich kann sie, wenn auch selten, bei juristischen Auseinandersetzungen mit Patienten oder der Kassenärztlichen Vereinigung dienlich sein. **Nach der Berufsordnung für Ärzte besteht eine Aufzeichnungspflicht.**

Komplexe Zusammenhänge muss der Allgemeinarzt häufig unter Zeitdruck dokumentieren. Die „Lösung" des Problems besteht in Stichworten, die nur für ihn und aus der Kenntnis des Patienten und dessen Lebensraum verständlich sind. Der Versuch, die Dokumentation durch Anamnese-Fragebogen zu verbessern, bietet gewisse Vorteile: Fragebogen sind systematisch aufgebaut, der Patient hat Zeit zur Beantwortung, wichtige Details werden nicht vergessen. Anamnese-Fragebögen haben jedoch auch Nachteile: Sie behindern das Zustandekommen eines Gespräches; der individuelle psychosomatische Zusammenhang einer Krankheitssymptomatik ist über sie kaum zu erfassen. Aufgabe der unmittelbaren Zukunft wird es sein, inhaltlich und zeitlich angemessene Dokumentationsmöglichkeiten in den kommerziell angebotenen Softwareprogrammen zu realisieren, die auch einer wissenschaftlichen Auswertung zugänglich sind.

Das **Gespräch** zwischen Arzt und Patient als Vorbedingung zur Herstellung einer tragfähigen therapeutischen Beziehung kann durch einen Fragebogen unter keinen Umständen ersetzt werden.

Weiterführende Literatur zu diesem Kapitel finden Sie unter www.thieme.de/specials/dr-allgemeinmedizin/

1.8 Dokumentation

Die **Dokumentation** im Sinne einer schriftlichen Aufzeichnung von Anamnese und Befunden sollte **möglichst vollständig** sein.
Nach der Berufsordnung für Ärzte besteht eine **Aufzeichnungspflicht**.

Aufgrund des Zeitdrucks haben sich Stichwortlisten und Anamnese-Fragebögen bewährt; Letztere haben aber den Nachteil, dass sie das Gespräch mit dem Patienten sehr „reglementieren" und damit eventuell wesentliche Informationen nicht erfasst werden.

Fragebögen können ein Gespräch deshalb niemals ersetzen.

2 Hausbesuch

Hans Tönies

▶ **Definition:** Der Hausbesuch führt den Arzt in die Wohnung oder Unterkunft des Patienten zur Diagnostik oder Behandlung von Gesundheitsstörungen, seltener für vorsorgemedizinische Maßnahmen. Hausbesuche gehören zu den spezifischen und unverzichtbaren allgemeinärztlichen Maßnahmen.

Die Häufigkeit von Hausbesuchen ist von Entscheidungen der Patienten und der Ärzte abhängig. Immer sind es aber die Allgemeinärzte in ihrer primärärztlichen und vertragsärztlichen Funktion, die die meisten Hausbesuche in einem Gesundheitssystem ausführen: Hamm zeigte schon 1977 für Hamburg, dass **die meisten Hausbesuche von Allgemeinärzten (86,6 %)** durchgeführt wurden (Internisten 4,6 %, Kinderärzte 6,2 % und alle anderen medizinischen Fächer den Rest). Von rund 75 Millionen Konsultationen, die Müller für die ehemalige DDR 1984 berichtete, erfolgten rund 6 Millionen (8,3 %) bei Hausbesuchen.

Da die Hausbesuche nicht nur von der Epidemiologie der betreffenden Erkrankungen oder sonstigen streng objektivierbaren Umständen abhängt, ist die Variationsbreite zwischen Einzelpraxen sehr groß. **Mehr Hausbesuche werden von Ärzten auf dem Lande und bei einem höheren Anteil älterer Patienten durchgeführt.**

2.1 Arten von Hausbesuchen

Hausbesuche lassen sich nach der diagnostischen Lage beim Patienten oder nach der Situation des Arztes zum Zeitpunkt der Bestellung einteilen: Liegt diagnostisch ein neues Problem als Anlass des Besuchs vor, so soll dieser Hausbesuch **Erstbesuch** genannt werden; jeder weitere Besuch zu diesem Problem ist ein **Folgebesuch**.

Für den **Langzeitbetreuungsbesuch** treffen Arzt und Patient eine Vereinbarung, eine oder mehrere bekannte chronische Gesundheitsstörungen eines Patienten grundsätzlich zu Hause zu betreuen. Herzinsuffizienz und behindernde Gelenk- oder Nervenerkrankungen sind bei diesen Patienten die häufigsten Erkrankungen.

Der **termingerechte Hausbesuch** wird vom Arzt als alltägliche Arbeitsleistung nach seinem Tagesplan abgewickelt. Alle anderen Visiten sind **dringliche Visiten** und durchbrechen die normale Arbeits- oder Freizeitgestaltung des Arztes. Besuche bei Nacht oder am Wochenende sollten ausschließlich dringliche Ursachen haben. Unter den dringlichen Visiten sind die Besuche **aus der Sprechstunde** und die nächtliche **Aufstehvisite** besonders hervorzuheben.

▶ **Fallbeispiel.** Mit einem erst 55 Jahre alten Patienten mit fortgeschrittenem Bronchialkarzinom, das vor einem Jahr entdeckt wurde, wird vereinbart, dass er auch in der Nacht anrufen kann. Nach zwei Wochen ersucht er den Arzt um Mitternacht wegen beträchtlicher Atemnot um dringliche Hilfe. Der Hausarzt wollte gerade zu Bett gehen, fährt aber eilig zu der nahe gelegenen Wohnung. Die direkte Krankenuntersuchung bringt bis auf eine subfebrile Temperatur von 37,4 °C keinen auffälligen neuen Befund. Ein Betamimetikum-Präparat wird appliziert, aber die Atemnot bleibt. Nach Einweisung ins Spital wird eine beträchtliche Pneumonie gefunden, die nahe am karzinomatösen Gewebe entstanden war.

2.2 Methodische Schwerpunkte bei den verschiedenen Besuchsarten

▶ **Fallbeispiel.** An einem Montagmorgen im Spätherbst bittet eine Büroangestellte um einen Hausbesuch bei ihrer fiebernden **Tochter**. Sie ist **11 Jahre alt** und hat **37,8 °C Fieber**. In der Schule soll es Masern geben. Ein erster Fieberzustand vor 3 Tagen ist kurzfristig abgeklungen. Als das Mädchen vom abgedunkelten Schlafraum in das hell erleuchtete Wohnzimmer kommt, schützt es die Augen. Jetzt ist auch das erste Masernexanthem hinter den Ohren zu erkennen. Es werden die Lunge abgehört und das Abdomen palpiert; Arme und Beine angesehen und eine Otoskopie durchgeführt. Es gibt keine Hinweise auf Meningismus. Eine Harnuntersuchung mittels Teststreifen ist unauffällig. Für den Fall wesentlicher Fiebersteigerungen (> 39 °C) werden einfache Maßnahmen zur Fiebersenkung (Wadenwickel) mit der Mutter besprochen. Ein telefonischer Rückruf der Mutter am nächsten Tag bestätigt ein geringes Fortschreiten des Exanthems und ein Nachlassen des Fiebers.

Beim **Erstbesuch** ist eine Erstbeurteilung der erfassbaren diagnostischen Information möglich, aber nicht immer die Erstellung einer Diagnose. Der Arzt wird sich seine Arbeitsbedingungen schaffen müssen, um auch unter ungünstigen Raum- und Beleuchtungsverhältnissen eine informative Untersuchung zu erreichen. Eine Klassifizierung oder Situationshypothese wird helfen, den aktuellen Erkenntnisstand darzustellen und eine Leitlinie für Maßnahmen zu entwickeln, z. B.:
- erste Information an Patienten und Angehörige,
- eine erste (oft symptomgesteuerte) Therapie,
- Vereinbarung von Folgebesuchen,
- weitere Untersuchungen oder Überweisungen.

Die Absicherung gegen abwendbar gefährliche Verläufe ist in dieser Situation wichtiger als die volle diagnostische Erkenntnis.

Bei **Folgebesuchen** wird der Krankheitsverlauf beurteilt und es werden weitere Behandlungsmaßnahmen nach Bedarf eingeleitet. Psychosoziale und persönliche Einsichten zur Erkrankung und zum Verständnis individueller Bewältigungsformen sind beim Folgebesuch häufiger möglich als beim Erstbesuch.

▶ **Fallbeispiel.** Ein **15-jähriger Schüler** wird wegen neuerlichen Auftretens von bisher ungeklärten **Schwindelzuständen** besucht. Eine **neurologische Begutachtung einschließlich EEG hatte keine pathologischen Befunde erbracht,** das Routinelabor war unauffällig. Einmal wurde ein erhöhter Blutdruck von 170/90 mmHg gemessen, ein andermal waren es 110/75 mmHg. Die otologische Abklärung des Patienten, der normal hört und otoskopisch unauffällig erscheint, steht noch aus. Die Mutter hat bisher die Hausbesuche bestellt, diesmal ist der Vater zu Hause.

In der Gesprächseinleitung erzählt der Vater von seinen eigenen unerfüllten beruflichen Wünschen. Er leidet derzeit an einer schmerzhaften Neuralgie im mittleren Thoraxbereich. Der Sohn hätte kürzlich die Schule wechseln müssen, das schmerzt den Vater sehr. Der Sohn habe in der Fachschule, die er nun verlassen habe, den Unterricht gestört und kein Verständnis für den Lehrstoff gezeigt. Der Arzt exploriert den nun neuerlich besuchten Sohn in Richtung einer **Depression**: beträchtliche Schlafstörungen werden gefunden und eine Unfähigkeit, sich im Schlaf zu erholen. Die Schule sei ihm sinnlos erschienen. Er habe jedoch nie an Selbstmord gedacht, sondern nur stumm gelitten, weil er keinen Weg zu einer sinnvollen beruflichen Zukunft sehen konnte.

Eine darauf eingeleitete, zunächst niedrig dosierte Therapie mit einem Antidepressivum bringt schnelle Besserung. Auch die Schwindelanfälle vergehen, der Blutdruck bleibt stabil.

Der **Langzeitbetreuungsbesuch** gilt als klassische hausärztliche Leistung. Er dient anlässlich chronischer Behinderungen zur regelmäßigen Verlaufskontrolle der Krankheit und zur Überprüfung der Therapie.

▶ **Merke:** Der Langzeitbetreuungsbesuch darf nicht zum geselligen Ritual ausarten und sollte regelmäßige Untersuchungen des ganzen Menschen enthalten.

Patienten, die an solche Besuche gewöhnt sind, können meist nur unter großer Angst zu Betreuungsformen außer Haus veranlasst werden und neigen dazu, den Allgemeinarzt mit Aufgaben zu überlasten, die der Sekundärversorgung zuzuordnen sind. Das regelmäßige ärztliche Gespräch gilt als wesentlicher Teil dieser Betreuungsform.

Termingerechte Hausbesuche sind vor Beginn der Fahrt nach Wegstrecke und Besuchsgrund bekannt. Eine ökonomische Streckenführung richtet sich nach dem Grundsatz von Marsh: „More Medicine per Mile and Minute". Um für dringliche Berufungen gerüstet zu sein, sollte der Allgemeinarzt telefonisch, z. B. über ein Handy, erreicht werden können.

Wird an den Arzt eine **dringliche Besuchsanforderung** gestellt, entspricht die subjektiv vom Patienten erlebte Dringlichkeit nach der ärztlichen Beurteilung oder Verlaufsbeobachtung seltener als erwartet der objektiven Dringlichkeit. Der Arzt sollte den guten Willen, mit dem er dem Notruf folgt, bis zum Ende auch des unnötig dringlich bestellten Besuches bewahren. Nach der Untersuchung und einem aufmerksamen Gespräch sind auch meist der Unmut des Arztes besänftigt und die Angst von Patient und Familie vermindert. Bedenken Sie dabei, dass die Einschätzung der Schwere der Erkrankung einem Patienten selbst oder dessen Angehörigen nicht sicher möglich ist. Wichtig ist es, bei ängstlich dramatisierten Rufgründen für Besuche den wirklich Bestellenden zu finden: Meist ist es nicht der zu Unrecht als dringlich erkrankt etikettierte somatische Patient, sondern der ängstlichste Angehörige im Familienverband.

Bei **termingerechten Hausbesuchen** wird eine ökonomische Streckenführung angestrebt. Der Arzt sollte jederzeit telefonisch, z. B. über ein Handy, erreichbar sein.

Bei **dringlichen Besuchsanforderungen** entspricht die vom Patienten erlebte Dringlichkeit selten der ärztlichen Beurteilung.

2.3 Hausbesuchsbestellung und Telefonanamnese

Bei Bestellung eines Hausbesuches aus dringlichen Gründen wird der Arbeitsablauf des Arztes in der Praxis beträchtlich gestört. Aus menschlichen und rechtlichen Gründen lohnt es sich aber, jeden bestellten Hausbesuch auszuführen. Die Umwandlung des Wunsches nach einem Besuch in eine dringlich in der Praxis zu erfolgende Konsultation erscheint mir einzig als zulässig.

2.3.1 Art der Bestellung

Manche Angehörige bestellen den Besuch persönlich in der Praxis. Üblich und alltäglich ist die telefonische Bestellung, entweder am Praxistelefon, bei einem Telefondienst oder im Arzthaushalt. Aus rechtlichen Gründen sollen alle Hausbesuchsbestellungen in einem Buch aufgeschrieben werden, das der Arzt mit sich führen kann. Besondere Angaben zur Adresse werden notiert.

Im **Visitenbuch** werden auch eventuelle Hinweise zu Tagesablauf und Freizeit des Arztes notiert, um zeitliche Überlastungen oder Terminkollisionen zu vermeiden. Wird eine dringliche Visite aus der Sprechstunde bestellt, genügt nach Braun die Testfrage: „Ist es recht, wenn ich nach der Sprechstunde vorbeikomme?", um die Auffassung der Patienten und Angehörigen über die erlebte **Dringlichkeit** festzustellen. Die Mitteilung von durch Laien erhobenen Symptomen oder Befunden am Telefon ist keine sehr sichere Methode der Diagnostik, u. a. weil:

- die mitgeteilten diagnostischen Einzelhinweise nicht mit konstant ausreichender Relevanz erhoben werden,
- für den Fachmann bedeutsame, ergänzende diagnostische Hinweise am Patienten von Laien nicht gesucht werden,
- die Angst die Deutung der Symptome durch Laien verzerren kann.

Schlecht beurteilbar sind am Telefon Symptomkonstellationen wie Präkordialschmerz und Durchfall mit Erbrechen, Bauchkolik oder unspezifisch erlebte Fieberzustände, deren Präzisierungen nur durch ausführliche Untersuchung oder unter Umständen nur mit apparativer Unterstützung erreicht werden können (Tab. **A-2.1**).

2.3 Hausbesuchsbestellung und Telefonanamnese

Aus menschlichen und rechtlichen Gründen sollte jeder bestellte Hausbesuch ausgeführt werden.

2.3.1 Art der Bestellung

Das **Visitenbuch** dient als Wegweiser zum Tagesablauf und als Beleg für erfolgte Besuche.
Die Beurteilung der **Dringlichkeit** ist am Telefon nicht möglich.

Diagnostische Zuordnungen, die bei Vorangabe und Ergebnis einen signifikanten Unterschied zeigten (auffällig unsichere Angaben)

Nach Besuch erhöht:	Nach Besuch vermindert:
▪ Durchfall und Erbrechen	▪ Präkordialer Schmerz
▪ Diarrhö	▪ Kollaps
▪ Nervenschmerz im Thoraxbereich	▪ Fieber ohne sonstigen Befund
▪ Herzinfarkt	▪ Dyspnoe
▪ Alle Formen der Herzinsuffizienz	▪ Übelkeit
▪ Akute Tonsillitis	▪ Nierenkolik
▪ Akute Bronchitis	▪ Bauchkolik, Gallenkolik

Eine **prognostische Beurteilung** der Ursachen einer Hausbesuchsbestellung ist am Telefon bei einer Schilderung von Einzelsymptomen am ehesten möglich.

Am Telefon ist eine weitgehend treffsichere **prognostische Beurteilung** der Ursache einer Besuchsbestellung möglich, wenn sie sich vorwiegend auf das Auftreten oder die Abwesenheit bedrohlich erscheinender Einzelsymptome stützt. Dennoch sind die Darstellungen, die Patient und Angehöriger am Telefon geben, vom persönlichen Erleben, also von Angst und Unsicherheit, gefärbt.

▶ **Merke**

▶ **Merke:** Angesichts der beträchtlichen Rechtsfolgen versäumter ärztlicher Hilfeleistung wird der Handlungsspielraum des Arztes bei dringlichen Besuchsanforderungen trotz diagnostischer Skepsis gering bleiben und nur die Fahrt zum Patienten eine volle Entlastung bringen.

2.3.2 Umweltdiagnostische Vorteile des Hausbesuchs

Die **erlebte Anamnese** am Wohnort des Patienten ist von großem Wert.

Der Hausbesuch ermöglicht diagnostische Erkenntnisse, z. B.:
- Diätfehler,
- Genussmittelmissbrauch,
- Familiendiagnostik (Wohnraumgröße, Hygiene usw.),
- Allergieauslöser.

Außerdem sind prophylaktische Hinweise wie z. B. zur Unfallvorbeugung möglich.

2.3.2 Umweltdiagnostische Vorteile des Hausbesuchs

Bei wachsender Erfahrung ist der **Wert** der am Wohnsitz des Patienten **erlebten Anamnese** eindrucksvoll. Tritt der Arzt aus der Rolle des souveränen Praxisarztes in den Wohnbereich der Patienten ein, so verliert er nicht nur den absoluten Herrschaftsanspruch, sondern gewinnt auch das Vertrauen der Patienten und Einsichten in deren Leben:

Die Einhaltung einer Diät wird erleichtert, wenn Diätfehler an der Quelle, z. B. am Frühstückstisch des Patienten, aufgedeckt werden. Die Behandlung chronischer Gelenkleiden gewinnt mehr Sinn, wenn die Wohnverhältnisse der Patienten mit Stiegenhaus oder Aufzug bekannt sind. Die Flaschen unter dem Bett und der volle Aschenbecher erlauben „Blickdiagnosen" zum Genussmittelmissbrauch. Stille Mitbewohner von hochpathogenem Einfluss auf das Erleben sonst allein zur Praxis kommender Patienten werden beim Hausbesuch entdeckt; der Zustand, die Reinlichkeit und die ästhetische Gestaltung des Wohnraums und die Anordnung der Schlafstätten ermöglichen Aussagen über die aktuelle psychische Bewältigungsfähigkeit und über familiäre Interaktionen. Das Handtuch, das alle benutzen, erklärt die Ursache einer scheinbar unbehebbaren familiären Pyodermie. Ein bis dahin unbekanntes Haustier gibt Hinweise auf die Genese eines Bronchospasmus. Der Arzt schließlich, der im Vorraum der alten Dame an der Teppichkante ausrutscht, kann durch richtige Information einen Schenkelhalsbruch vermeiden helfen, so wie er die Lagerung von Haushaltsmitteln und Giftstoffen im Haushalt mit Kindern kritisch beachten wird. Der Hausbesuch ermöglicht diagnostische Erkenntnisse sowie eine Beratung im Vorsorgebereich und zum Lebensstil. Außerdem können Rückschlüsse auf die Innenwelt und die Lebensträume des Patienten gezogen werden.

▶ **Fallbeispiel**

▶ **Fallbeispiel.** Eine **72-jährige Witwe** hat die Praxis bisher gern aufgesucht, aber nun bestellt sie einen Hausbesuch, weil sie von **unerträglichen Kreuzschmerzen** gequält wird. Ihre seit einer Fraktur deformierte Wirbelsäule bietet Ursachen genug, um den Schmerz zu erklären. Auf weitere Fragen berichtet sie von einem morgendlichen Stimmungstief und nächtlichen Schlafstörungen über das übliche Ausmaß hinaus. Nachdem eine **altersgemäß dosierte antidepressive Therapie** verschrieben ist und Nachkontrollen verabredet sind, fällt mein Blick auf ein Porträtfoto, das am Fernsehgerät prominent aufgestellt ist. Es zeigt einen Knaben und eine junge Frau. „Wer ist das?" frage ich. „**Ach, Herr Doktor, das ist meine Nichte. Der Mann ist bei einem Autounfall vor 2 Wochen verstorben."**

Hilfreiche Hinweise zur Therapie sind beim **Hausbesuch** noch deutlicher zu gewinnen als diagnostische: Findet der Patient seine Medikamente oder die Anleitung für deren Einnahme nicht, hat er andere Medikamente für eine fehlerhafte Selbstbehandlung bereitliegen, besteht ein offenbares Missverhältnis zwischen vollen Packungen und Einnahmedauer, so sind zwar keine kriminologischen Gedanken, aber aufmerksame, patientenorientierte Gespräche am Platz.

Der **Hausbesuch** ermöglicht auch eine Kontrolle zur Einhaltung der Therapie.

2.3.3 Hausbesuche „zu Unrecht und zur Unzeit"

Hat der Patient eine Erkrankung, mit der er die Praxis aufsuchen könnte, so soll er in unserem Medizinsystem den Arzt nicht zum Hausbesuch bestellen. Wird ein Hausbesuch besonders dringlich gefordert und der Patient nicht manifest erkrankt vorgefunden, ist eine emotionale Krise als wahrscheinliche Ursache des Notrufes anzunehmen. Dieser Hausbesuch ist zwar vorerst nicht auf der Ebene somatischer Diagnostik begründbar, daher „unnötig", bietet aber in Wahrheit eine besonders tiefe Einsicht in das Erleben von Patient und Familie. Der Konflikt, der in die unnötig dringliche oder sonst unverständliche Besuchsanforderung umgesetzt wurde, ist ja anlässlich der Visite deutlich zutage getreten, daher auch der Bearbeitung zugänglich.

2.3.3 Hausbesuche „zu Unrecht und zur Unzeit"

Der dringlich angeforderte Hausbesuch ohne nachweisbare somatische Ursache zeigt einen emotionalen Konflikt des Patienten oder der Familienangehörigen an.

▶ **Fallbeispiel.** Die Haushaltshilfe eines **gelähmten 62-jährigen Mannes** ersucht während der Vormittagssprechstunde um einen dringlichen Besuch. Der **Patient, an den Rollstuhl gefesselt,** sonst in Betreuung des Nachbarn, lässt durch die Haushaltshilfe mitteilen, dass er an **unerträglichen Bauchkrämpfen** leide. Er trägt einen Dauerkatheter. Ich denke an eine Harnverhaltung oder eine Ureterkolik, überlege die Problematik übersehener abdomineller Notfälle im Spektrum zwischen einer Appendizitis und der seltenen Aortenruptur und fahre eiligst zum Wohnsitz des Patienten. Der Schmerz sei schon vergangen, wird mir dort gesagt. Auch eine sorgfältige Untersuchung bringt keinen pathologischen Befund zutage; der Katheter, sofort gespült, ist durchgängig.
Ein Blick auf die junge Haushaltshilfe führt zu anderen Überlegungen: Hat sie Ängste erlebt, als er sie aufforderte, mit dem Katheter zu manipulieren?
Gewiss hätte ich auch mit Ärger reagieren können!

◀ **Fallbeispiel**

Der Arzt, dem im Wege der Übertragung Anteile des Konfliktes angeboten wurden, ist gefordert, seine ärztliche Rolle um jeden Preis beizubehalten, damit er nicht seine Helferrolle verliert. Eine Schulung in der Balint-Gruppe ermöglicht dem Arzt, diese Situation, in der er beträchtliche emotionelle Belastungen erleben kann, zu bewältigen.

2.3.4 Die Hausbesuchstasche

In der Tasche, die der Arzt zum Hausbesuch mitnimmt, sollen alle medizinischen Hilfen enthalten sein, die bei häufigen, aber auch seltenen kritischen Situationen am Krankenbett gebraucht werden. Dazu gehören Medikamente, die für möglichst viele Indikationen wirksam sind und die bei bevorzugt längerer Lagerung unter extremen Wetterbedingungen wenig Schaden nehmen. Diese Medikamente wird der Arzt nach Extremwetterperioden, also im Frühjahr und im Herbst austauschen, obwohl die Haltbarkeit injizierbarer Medikamente mindestens 3 Jahre lang gewährleistet wird. Seine Ausrüstung für Notfälle beim Hausbesuch sollte so eingerichtet sein, dass er eine Erstversorgung ohne Praxisteam bis zum Eintreffen eines Ambulanzwagens bewältigt. Während grundsätzlich alle leicht transportablen medizinischen Hilfen in der Tasche mitgeführt werden können, ist der Arzt nicht verpflichtet, sein ganzes Büro bei sich zu haben. Die wichtigsten Formulare sollten aber griffbereit sein. Es ist vernünftig, die Inhalte der Arzttasche aus den erwarteten oder erstrebten Arbeitsbereichen beim Hausbesuch abzuleiten. Besonders für Landpraxen und im alpinen Raum ist eine Aufgliederung in mehrere Einheiten wertvoll. Neben der eigentlichen Visitentasche mit dem üblichen Inhalt (Tab. **A-2.2**) können noch weitere Funktionen des Arztes durch einzelne Taschen unterstützt werden.

2.3.4 Die Hausbesuchstasche

In die Hausbesuchstasche gehören Medikamente für die häufigen, aber auch für die seltenen kritischen Situationen. An die Haltbarkeit der Medikamente unter extremen Temperaturschwankungen sollte gedacht werden.

Wichtige Formulare sollten griffbereit sein.

Der Inhalt der Hausbesuchstasche sollte sich aus dem erwarteten Arbeitsbereich ableiten (Tab. **A-2.2**).

A-2.2 Inhalt der Hausbesuchstasche

Blutdruckmessgerät	Desinfektionsmittel
Taschenlampe	Verbandmittel
Holzspatel	Staubinde
Otoskop	Kanülen und Spritzen verschiedener Größen
Fieberthermometer	Einmalhandschuhe
Ampullenfeile	Katheter
Blutzucker- und Harnteststreifen	Gleitmittel
Tupfer	Pinzetten

Zusätzliche Taschen sind z. B. der Notfallkoffer oder die Geburtshilfetasche. Tab. **A-2.3** enthält eine Medikamentenliste für die Hausbesuchstasche.

Möglich sind eine **Unfall-** und **Infusionstasche**, ein Reanimations- oder **Notfallkoffer**, eine Chirurgie-, Urologie- und **Geburtshilfetasche**. Die ärztliche Hausapotheke kann ebenfalls getrennt aufbewahrt werden. Tab. **A-2.3** enthält eine Vorschlagsliste von Medikamenten für die Hausbesuchstasche.

A-2.3 Medikamente in der Besuchstasche* (nach Indikationsgruppen der Roten Liste)

Substanz	Handelsname (Beispiele)	Einzeldosis	Indikation/Kommentar
Analgetika/Antirheumatika			
Acetylsalicylsäure (ASS)	**Aspisol**	500–1000 mg i. v.	bei Mykoardinfarkt, auch bei Migräne
Diclofenac	**Voltaren,** Generika	50–100 mg p. o./sup	z. B. Kolik, Lumbago
Morphin	**Morphin Merck 10/20**	10–20 mg i. v.	
Antiallergika			
Clemastin	**Tavegil**	2 mg i. v.	Allergie/Anaphylaxie
Antiarrhythmika			
Adrenalin	**Adrenalin 1:10 000 Braun**	0,3–1,0 mg (= 0,3–1,0 ml) s. c./i. v.	Reanimation, anaphylaktischer Schock
Ajmalin	**Gilurhythmal**	0,5–1 mg/kg i. v.	z. B. WPW-Tachykardie
Atropin	**Atropinsulfat Braun**	0,5 mg i. v.	pathologische Bradykardie
Lidocain	**Xylocain 2 %/20 %**	50–100 mg langsam i. v., dann Infusion	ventrikuläre Tachykardie
Verapamil	**Isoptin,** Generika	5–10 mg i. v. (1–2 min)	supraventrikuläre Tachykardie
Antiemetika/Antivertiginosa			
Dimenhydrinat	**Vomex A i. v./i. m.**	65–100 mg i. v./i. m.	sedierend!
Metoclopramid	**Paspertin,** Generika	10 mg i. v.	Vorsicht bei Kindern und älteren Patienten, bei Migräne z. B. in Kombination mit ASS i. v.
Betablocker/Calciumantagonisten/ACE-Hemmer			
Nifedipin	**Adalat,** Generika	5 (–10) mg p. o.	hypertone Krise

A-2.3 Medikamente in der Besuchstasche* (nach Indikationsgruppen der Roten Liste) (Fortsetzung)

Substanz	Handelsname (Beispiele)	Einzeldosis	Indikation/Kommentar
Broncholytika und Antiasthmatika			
Terbutalin	**Aerodur Dos.-Aerosol**	1–2 Hübe (0,25–0,5 mg)	Kapselzerstäuber (FCKW-frei),
	Bricanyl 0,5 mg Inj. Lös.	0,25 (–0,5) mg s.c.	akuter Asthma-Anfall
Theophyllin	**Euphyllin N,** Generika	200–240 mg langsam i.v. (über Minuten!)	Cave: Tachykardie, sehr langsame Injektion
Corticoide			
Prednisolon	**Solu-Decortin H,** Generika	50–100 mg i.v.	Asthma-Anfall, Anaphylaxie
	Rectodelt Supp, Generika	100 mg sup	Pseudo-Krupp
Diuretika			
Furosemid	**Lasix,** Generika	20–80 mg i.v.	Lungenödem
Hypnotika/Sedativa			
Diazepam	**Valium,** Generika	10 mg i.v./30 Tr p.o.	
	Stesolid Rectal Tube 5/10	5–10 mg	Krampfanfall
Infusions- und Standardinjektionsmittel			
Glukose	**Dextromed 40 %,** Generika	2–8 g i.v.	hypoglykämischer Schock
Elektrolytlösung	**Ringer-Lösung**		
Koronarmittel			
Nitroglycerin	**Nitrolingual Spray,** Generika	1–3 Hübe s.l. (0,4–1,2 mg)	Angina pectoris, (nur bei ausreichendem Blutdruck!)
Parkinsonmittel			
Biperiden	**Akineton,** Generika	2,5–5,0 mg i.m./i.v.	iatrogene Hyperkinesien (Neuroleptika)
Psychopharmaka			
Haloperidol	**Haldol-Janssen,** Generika	5–10 mg i.m.	starker Unruhezustand (Psychose)
Spasmolytika			
N-Butylscopol-aminiumbromid	**Buscopan,** Generika	20 mg i.v.	Kolik (zusammen mit Analgetikum)

* modifiziert nach *Kochen MM.* Arzneimittel-Individualliste. Göttingen, Eigenverlag 1992–2006
i.m. = intramuskulär, i.v. = intravenös, p.o. = peroral, s.c. = subkutan, s.l. = sublingual

Die meisten oralen Arzneimittel können beim Hausbesuch rezeptiert bzw. bei Selbstmedikation empfohlen werden. Sie sollten nicht die Besuchstasche weiter belasten.

2.3.5 Der Zeitaufwand beim Hausbesuch

Der Zeitaufwand beim Hausbesuch wird von der Art und Schwere der Erkrankung des Patienten beeinflusst. Der Arzt kann sich entscheiden, ob er durch extensive Bearbeitung eines Problems mehr Zeit investiert oder ob er nur sehr kurz das Dringlichste erledigt.

2.3.6 Der Hausbesuch im Vertretungsdienst

Notärztliche Dienste oder Kollegen in der Nachbarschaft betreuen in vielen mitteleuropäischen Ländern bei Nacht und am Wochenende die Patienten der Allgemeinpraxen. Was der Arzt an Freizeit und Entlastung gewinnt, wird an Betreuungsintensität und Kontinuität für den Patienten verloren: Der Vertretungsarzt kennt meist die gegenwärtige lokale Epidemiologie nicht, er hat keine eingefahrenen Sprachgewohnheiten mit Patient und Familie, und obwohl die Vorkenntnis des Hausarztes meist einer Kartei als Stütze bedarf, sind doch besonders außergewöhnlich reagierende Patienten in der eigenen Praxis gut bekannt: Allergien, besondere Ängste, auffällig pathogene Familienkonstellationen hat der Hausarzt schon vor dem Vertretungsarzt erlebt.

Die Erkrankungen, die im Vertretungsdienst behandelt werden, sind nach Häufigkeit und Schwere nicht dem perakuten intensivmedizinischen Krankheitsspektrum zuzuordnen. Der vom Autor untersuchte hausärztliche Vertretungsdienst in Wien hat bei Tag am häufigsten Patienten mit Ischias, Asthma bronchiale, Stenokardie, grippalem Infekt und akuter Bronchitis besucht (Tab. **A-2.4**). Es ist daher nicht richtig, für Vertretungsärzte allein und vor allem eine Ausbildung in Notfallmedizin zu fordern; Erfahrung und Kenntnis im Spektrum der allgemeinärztlichen Praxis sind für sie noch bedeutsamer.

Vertretungsärzte neigen im diagnostischen Zweifel eher zu Krankenhauseinweisungen und stehen unter dem Druck, beim ersten Besuch eine abschließende Entscheidung zum Problem des Patienten zu fällen. Sie leiden auch an natürlichem Misstrauen der Patienten gegenüber dem fremden Arzt, dem nicht alles mitgeteilt wird. Oft wird die Heilung oder Erleichterung des Problems aber nur auf der Ebene der persönlichen Dimension der Erkrankungen gelingen.

A-2.4 Die häufigsten zehn diagnostischen Zuordnungen im notärztlichen Hausbesuch*			
Ischialgie	55	Erbrechen und Durchfall	31
Asthma bronchiale	51	Erhöhter Blutdruck	26
Stenokardie	50	Kollaps	25
Grippaler Infekt	41	Lumbalgie	24
Akute Bronchitis	32	Bauchkolik, Gallenkolik	22

* Wiener Tagnotdienst (abgerundete Promillezahlen aus 2545 diagnostischen Ergebnissen)

Weiterführende Literatur zu diesem Kapitel finden Sie unter www.thieme.de/specials/dr-allgemeinmedizin/

3 Der Notfall in der Allgemeinmedizin

Heinz-Harald Abholz, Helmut Pillau

3.1 Definition des Notfalls

Als **Notfall** wird eine medizinische Situation bezeichnet, in der eine potenziell lebensbedrohliche oder existenzielle Gefährdung der **Gesundheit** gegeben ist. In der **Allgemeinmedizin**, die sich auf den **Patienten konzentriert,** wird ein Notfall aber wie folgt definiert:

▶ **Definition:** Unter einem Notfall versteht man in der Allgemeinmedizin eine Situation, in der ein Patient sich subjektiv in seiner Gesundheit bedroht, also potenziell gefährdet fühlt.

Bei dieser Definition wird das subjektive Erleben des Patienten in den Vordergrund gestellt. Deshalb unterscheiden sich die Notfälle – unabhängig vom medizinischen Hintergrund – von Patient zu Patient, weil deren subjektives Erlebnis unterschiedlich ist. Damit werden Notfälle auch schwieriger abgrenzbar von Zuständen, bei denen Patienten aus Gründen des sekundären Krankheitsgewinns oder auch aus Bequemlichkeit einen Arzt herbeirufen.

Aus dieser hausärztlichen Sicht eines Notfalls resultiert, dass der Arzt erst einmal jeden vom Patienten subjektiv erlebten Notfall primär auch als solchen ansehen muss. Für das praktische Vorgehen muss er nun aber klären, ob medizinisch gesehen ein objektiver Notfall vorliegt, um danach ggf. umgehend zu handeln.

Das Abklären kann in einem direkten Gespräch mit dem Patienten oder am Telefon erfolgen. Dabei haftet der Arzt für die Richtigkeit seiner Entscheidung. Das erfordert allerdings eine gewissenhafte Prüfung, die nicht immer am Telefon gelingt. In diesen Fällen wird ein Hausbesuch unverzichtbar sein.

Diese Unterscheidung allein erfasst noch nicht alle Situationen, denn häufig muss auch dann umgehend gehandelt werden, wenn kein objektiver Notfall vorliegt. **Was zählt, ist das subjektive Erleben des Patienten, der sich in Not zu befinden scheint.** Es gilt also zu entscheiden, ob der subjektiv erlebte Notfall wirklich einen sofortigen Einsatz notwendig macht.

In Studien wurde festgestellt, dass die Rate inadäquater Notfallalarmierungen relativ niedrig, d. h. zwischen 10 und 15 % lag (Martin 2002).

▶ **Fallbeispiel.** Ich bekomme den Anruf der Freundin einer meiner Patientinnen, die mich um einen möglichst sofortigen Hausbesuch bittet, da die **24-jährige Frau mit Schmerzen** am Boden liege und nicht mehr alleine aufstehen könne. Auf meine telefonische Nachfrage, wie es dazu gekommen sei, berichtet die Freundin, dass beim Verlegen eines Teppichs **plötzlich akute Kreuzschmerzen** aufgetreten und die Freundin dann zu Boden gefallen sei. Ich unterbreche meine Sprechstunde und fahre zu der in der Nachbarschaft lebenden Patientin, die – vor Schmerzen jammernd – auf einer Teppichrolle am Boden liegt. Nach einer kurzen orientierenden Untersuchung, die ein **akutes Lumbalsyndrom wahrscheinlich** werden lässt, beruhigt sich die Patientin zusehends und ist sogar in der Lage, auf die benachbarte Couch zu kriechen. Ich erkläre ihr, was vorliegt, und injiziere – die Dramatik der Darstellung aufnehmend – ein Analgetikum intravenös. Wir unterhalten uns, ich erfahre, dass die Freundin und sie zusammenziehen wollen. Beim wachsamen Zuhören registriere ich, dass „man sehen muss, ob dies gut geht" und: „Ich habe mir ja eigentlich geschworen gehabt, nie wieder mit jemandem zusammenzuziehen." Darauf gehe ich nicht weiter ein, gebe der Frau einige Ratschläge über das weitere Verhalten und verordne ihr Schmerztabletten, die sie später und morgen bei Bedarf nehmen soll.

Nach **medizinischen Aspekten** liegt hier mit **Sicherheit kein Notfall** vor, nach allgemeinmedizinischen hingegen doch: Die Patientin hat – aus welchen

Gründen auch immer – den plötzlichen Schmerz als bedrohliche Situation erlebt und ich bin auf dieses Erleben entsprechend eingegangen. Ich habe sogar eine i. v.-Injektion gegeben, obwohl ich weiß, dass diese nicht wirksamer als eine Tablette ist.

Dabei bin ich davon ausgegangen, dass nur so, d. h. gemeinsam die als „dramatisch erlebte Krankheitssituation" überwunden werden kann. Man stelle sich vor, ich hätte nur nach einem Glas Wasser verlangt und eine Aspirintablette gegeben. Wie hätte sich die Patientin erlebt und wie hätte sie den Notruf – auch der Freundin gegenüber – rechtfertigen können?

Warum hier der Schmerz so „dramatisch" erlebt wurde, weiß ich nicht. Vielleicht drückte sich damit eine Ambivalenz auf den Einzug der Freundin und das Zusammenziehen aus. Ich gehe in der Akutsituation nicht darauf ein; bei weiteren Kontakten erfahre ich einiges, was dies wahrscheinlich macht.

Worum es hier ging, war das schnelle Erkennen, dass ein akuter Hausbesuch erforderlich ist, obwohl das Vorliegen eines objektiven Notfalls nicht nahe lag. Es ging um den subjektiv erlebten Notfall und darum, dass hier ganz offensichtlich keine „Faulheit in die Praxis zu kommen" vorlag. Wenn der Hausarzt in einer solchen Situation sich als „zuverlässig" zeigt, kann der Patient Vertrauen fassen – ein Vertrauen, das später zur „gemeinsamen Arbeit" gebraucht wird (s. S. 22).

3.2 Häufigkeit von Notfällen

3.2 Häufigkeit von Notfällen

Zur Häufigkeit von Notfällen fehlen zuverlässige und aussagekräftige Untersuchungen, da es **keine einheitlichen Definitionen des Notfalls** gibt.

Zur Häufigkeit von Notfällen fehlen zuverlässige und aussagekräftige Untersuchungen. Dies liegt vor allem daran, dass es **keine einheitlichen Definitionen des Notfalls** gibt. Die Frequenz, mit der Notfälle auftreten, kann von Praxis zu Praxis sehr unterschiedlich sein und hängt stark von individuellen Faktoren ab, z. B. von der Erreichbarkeit des Praxisinhabers, seiner Bereitschaft, subjektive Notfälle auch als Notfälle zu akzeptieren sowie aktiv am Notdienst teilzunehmen und von der Art der organisierten Notdienste und der Entfernung zu stationären Einrichtungen.

Der **medizinische** bzw. **objektive Notfall, tritt eher selten auf** (s. Tab. **A-3.1**). Dennoch muss man diesen **immer bedenken** und im **Zweifelsfall danach handeln**, wie der nächste Fallbericht zeigt.

A-3.1

A-3.1	Die Häufigkeit von „medizinischen Notfällen"
Krankheitsbild	*Fälle pro Jahr und Praxis* mit Einzugsbereich von 2500 Personen (nicht Scheine!)
Akuter Herzinfarkt	4–7
Schlaganfall	4–7
Lungenembolie, klinisch apparent	1
Status asthmaticus	1–2
Massive gastrointestinale Blutung	1
Suizidversuch, Suizid	3–8

Raten sind aus der Literatur entnommen bzw. aus Inzidenzraten in der Bevölkerung auf die Größe einer durchschnittlichen Arztpraxis berechnet.
Achtung: Nur ein Teil dieser Patienten kommt in die Betreuung des Hausarztes, da die Krankheit z. B. am Arbeitsplatz bzw. auf öffentlichen Plätzen auftritt oder primär ein Notarzt alarmiert wird.

3 Der Notfall in der Allgemeinmedizin

◀ Fallbeispiel

▶ **Fallbeispiel.** Am Montag früh um 4 Uhr werde ich zu einem **48-jährigen Patienten** gerufen, weil er einen zunehmenden brennenden **Schmerz im Brustkorb** (vorwiegend hinter dem Brustbein) verspürt. Der etwas übergewichtige Geschäftsmann ist mir als starker Zigarettenraucher und Hypertoniker bekannt. Eine konsequente Therapie hat er nie durchgeführt. Bei der Untersuchung ist der Blutdruck ungewöhnlich niedrig, der Puls erhöht. Da Laboruntersuchungen und das Elektrokardiogramm zu diesem Zeitpunkt noch nicht eindeutig pathologisch ausfallen müssen, ist es essenziell, den Patienten unter der **Verdachtsdiagnose Herzinfarkt** zu versorgen: Er wird in ein Krankenhaus eingewiesen.

◀ Merke

▶ **Merke:** Die Strategie bei der Diagnostik muss immer sein, **gefährliche Ursachen, d.h. einen abwendbar gefährlichen Verlauf schnell auszuschließen**. Die Diagnostik harmloser Ursachen kann mehr Zeit beanspruchen. Gelingt der Ausschluss einer bedrohlichen Erkrankung nicht, ist der Patient so zu versorgen, als sei er gefährlich erkrankt.

Ein besonderes Problem des Allgemeinarztes besteht darin, dass die Diagnostik beim Notfall häufig zu einem **Zeitpunkt** erfolgt, zu dem objektive Untersuchungsmethoden noch keine beweiskräftige Aussage liefern müssen. In Bezug auf das genannte Beispiel: Pathologische Veränderungen sind in dieser frühen Phase des Herzinfarktes keineswegs obligat und eine instabile Angina pectoris ist zudem ähnlich gefährlich. Außerdem sind auch häufig **die technischen Bedingungen nicht gegeben,** die eine Verdachtsdiagnose beweisen oder ausschließen lassen.

Beim Notfall sind häufig **die technischen Bedingungen nicht gegeben,** die eine Verdachtsdiagnose beweisen oder ausschließen lassen.

Eine Studie zur hausärztlichen Krankenhauseinweisung macht deutlich: Nur rund 40% der Einweisungsdiagnosen stimmen, wenn die ICD-Diagnosen zum Vergleich herangezogen werden (beurteilt zum Zeitpunkt der Krankenhausentlassung). Aber in Bezug auf die erkannte Bedrohlichkeit und Begründung für die Einweisung (z.B. Lungenembolie anstelle Herzinfarkt etc.) liegt die Übereinstimmung bei über 80%.

3.3 Diagnostik bei Notfällen

3.3 Diagnostik bei Notfällen

Bei der Diagnostik der von den Patienten verbal oder durch Gestik und Auftreten mitgeteilten Notfällen muss der Arzt immer die in Abb. **A-3.1** dargestellten Entscheidungen treffen.

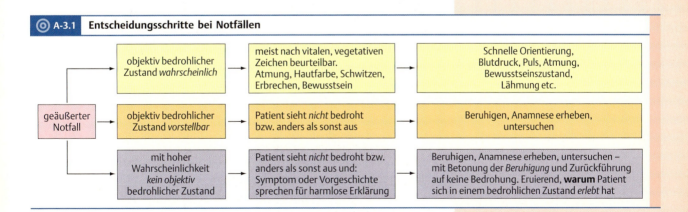

A-3.1 Entscheidungsschritte bei Notfällen

3.3.1 Gründe für die subjektiv als bedrohlich empfundenen Zustände

Patienten können folgende Situationen als subjektiv bedrohlich erleben:
- Sachlich **falsche Einordnung der Schwere** eines Krankheitsbildes, z.B. galliges Erbrechen als schweres Gallen-/Leberleiden missverstehen.

3.3.1 Gründe für die subjektiv als bedrohlich empfundenen Zustände

- sachlich **falsche Einordnung der Schwere** eines Krankheitsbildes
- sachlich **falsche Zuordnung eines Symptoms**

- **Analogiedenken** führt zur falschen Interpretation von Symptomen
- **Addition mehrerer „Schicksalsschläge"** im Erleben
- **sekundärer Krankheitsgewinn**
- **gewollt/ungewollt verstärktes Erleben einer Krankheitssituation,** z. B. auftretend beim Erreichen eines **bewusst angepeilten Ziels**

- Sachlich **falsche Zuordnung eines Symptoms**, z. B. Kribbeln im Arm morgens als Zeichen eines Schlaganfalls oder Schwindelgefühl nach schnellem Beugen als Zeichen für einen Kreislaufkollaps.
- **Analogiedenken** führt zu falschen Interpretationen von Symptomen: „Als mein Mann den Herzinfarkt bekam, war das Erste der heftige Durchfall."
- **Addition mehrerer „Schicksalsschläge" im Erleben:** Patienten, denen es aus anderen als gesundheitlichen Gründen schlecht geht und die nun zusätzlich gesundheitliche Beschwerden bekommen, erleben Letztere häufig stärker (Fallgeschichte 1). Oder: Nun kommt „noch etwas" hinzu, man braucht Trost, Zuspruch.
- **Sekundärer Krankheitsgewinn:** Der Patient erreicht über seine Erkrankung und deren Dramatik etwas im psychischen oder sozialen Bereich (Fallbeispiel 3 hat solche Aspekte).
- **Gewollt/ungewollt verstärktes Erleben einer Krankheitssituation,** z. B. auftretend beim Erreichen eines **bewusst angepeilten Ziels:** „Brauche ich eine Krankschreibung, dann werde ich mein Schwindelgefühl selbst als besonders dramatisch erleben – insbesondere dann, wenn ich eigentlich ein schlechtes Gewissen in Bezug auf die von mir angepeilte Arbeitsunfähigkeitsbescheinigung habe."

3.4 „Erlebte Anamnese" und Arzt-Patienten-Beziehung

▶ **Fallbeispiel**

▶ **Fallbeispiel.** Eine **79-jährige Patientin** mit einer **ausgeprägten koronaren Herzerkrankung** und einem **zweifachen Bypass** (den sie noch in ihrem 76. Lebensjahr bekommen hatte) rief mich – trotz maximaler Arzneibehandlung – immer wieder wegen **schwerer pektanginöser Anfälle** zu einem Notfallbesuch. Als ich die Frau noch nicht näher kannte, musste ich sie wegen der Schwere der Symptomatik häufiger unter dem Verdacht eines Infarktes oder einer instabilen Angina pectoris in die Klinik einweisen. Je intensiver ich die Patientin jedoch kennen lernte und von ihren großen Sorgen mit dem erwachsenen, behinderten Sohn erfuhr (mit dem sie auf engem Raum zusammenlebte), umso besser lernte ich, ihre „Anfälle" zu differenzieren. Da gab es sowohl die klassische Angina pectoris als auch – in der Beschreibung anfänglich kaum zu unterscheiden – schwere Schmerz- und Luftnotattacken, die eher etwas mit den Belastungen im häuslichen Bereich zu tun hatten. Die Patientin deutete bei den Zuständen zweiter Art in dezenter Weise an, dass sie selbst einen **Zusammenhang zu ihren psychosozialen Belastungen** sah. Selbst wenn dies nicht geschah und ich unsicher war, wie die Situation einzuschätzen sei, war die Frage hilfreich: „Was meinen Sie denn, müssen Sie wieder ins Krankenhaus?" Mit einer sich über die Zeit als sehr zuverlässig herausstellenden Sicherheit entschied die Patientin über ihren Zustand durch ihre Antwort. Sagte sie, dass „wir" es zu Hause noch einmal versuchen sollten, verzichtete ich auf die Einweisung. Sagte sie, dass es wohl nun wieder notwendig sei, in die Klinik zu fahren, begleitete ich sie ins Krankenhaus. Derartige Entschlüsse, die nur zum Teil mithilfe eines EKG gefällt wurden, sind allerdings mit dem **Risiko von Fehlentscheidungen** belastet. Und dennoch wäre die Alternative die regelmäßige, alle 2–3 Wochen erfolgende Einweisung in eine Klinik gewesen: Ein Zustand, der für die Patientin unzumutbar war.

▶ **Merke**

▶ **Merke:** Der Allgemeinarzt hat als Hausarzt den besten Einblick in die psychosoziale Umwelt des Patienten und somit auf mögliche pathogene Faktoren. Ihm sind familiäre Konflikte bekannt, häufig auch Partner- und Erziehungsprobleme, drohende oder bestehende Arbeitslosigkeit oder Überbelastung am Arbeitsplatz, finanzielle Überforderungen oder Generationskonflikte.

Der Allgemeinarzt ist in der Lage, den Notfall am besten einzuschätzen, weil er das subjektive Empfinden des Patienten und seine Furcht vor Bedrohlichem richtig einordnet.

Der Allgemeinarzt kennt außerdem Unverträglichkeiten, Allergien und Verhaltensweisen des Patienten und kann diese Informationen bei der Diagnostik und Therapie nutzen. Er ist in der Lage, den Notfall am besten einzuschätzen, weil er das subjektive Empfinden des Patienten und seine Furcht vor Bedrohlichem richtig einordnet. Häufig gibt die erlebte Anamnese beim Notfall bereits richtungsweisende Informationen für den aktuellen Zustand.

Zu diesen Informationen gehören die detaillierte Vorgeschichte sowie das Wissen über den Umgang mit Krankheit, Schmerz und Leid, der von Patient zu Patient recht unterschiedlich sein kann. Nur diese Kenntnis lässt eine sinnvolle Wertung der Symptomatik zu. Reden wir von „schweren Schmerzen", so müssen wir immer zur Kenntnis nehmen, dass diese sowohl durch die Heftigkeit einer Symptomatik als auch durch das Erleben des jeweilig Betroffenen geprägt sind.

Allerdings gilt es auch zu bedenken: **Gutes Kennen und ein gewachsenes Arzt-Patienten-Verhältnis können auch in die falsche Richtung weisen.** So kann man einen Patienten, den man mit diversen psychosomatischen Beschwerden immer wieder kennen gelernt hat, in einer aktuellen Situation wiederum so einordnen – diesmal aber liegt etwas objektiv Gefährdendes vor. Oder man möchte – gerade aufgrund der engen Beziehung zu einem Patienten – bestimmte Diagnosen, die man ansonsten stellen würde, einfach nicht wahr haben und übersieht bestimmte, den objektiver handelnden Arzt nicht verborgen gebliebene Befunde. Bei der Fehlerentstehung im Hausarztbereich sind dies häufige Gründe für die Entstehung „ernsthafter Fehler".

3.5 Versteckte Notfälle

Es gibt auch die Situation, dass Patienten aufgrund ihrer Persönlichkeit und des Umgangs mit Krankheitssymptomen objektiv bedrohliche Zustände abschwächend darstellen und entsprechende Symptome und Befunde nicht äußern. Hier besteht die Aufgabe des Arztes darin, seinen oder den Verdacht der Verwandten, möglichst unter Umgehung einer plötzlichen Alarmierung des Patienten, auszuschließen oder wahrscheinlich zu machen. Bei der Entscheidung, ob ein objektiver Notfall vorliegt oder nicht, sind folgende **Zeichen** hilfreich:

- Der Patient **ist in seinem Verhalten ganz anders**, als man ihn sonst kennt. Zum Beispiel äußert ein Patient, der sonst möglichst den Arzt „nicht belästigen will" und sich sehr kurz hält, Beschwerden, die ansonsten unbesprochen blieben.
- Der Patient **sieht anders aus** (vegetative Zeichen).
- Es besteht eine nicht erklärte **Tachypnoe** oder **Tachykardie.**
- Der Patient hat einen nicht erklärbaren **niedrigen Blutdruck.**
- Es tritt eine akute **Sprach-** oder **Gedächtnisstörung** auf.
- Beim Patienten wird eine nicht erklärte **Gangunsicherheit** beobachtet.

Diese Symptome können auf viele Erkrankungen hinweisen.
Unter den versteckten Notfällen häufig übersehen werden:

- **Lungenembolien,**
- **Herzinfarkte ohne** typische Schmerzsymptomatik,
- **Gastrointestinale,** vom Patienten nicht berichtete **Blutungen,**
- **Transitorische Ischämie-Attacken (TIA)** oder „dezente" Insulte,
- **Suizidalität.**

Die **Notfallsituationen, die mit deutlicher Symptomatik** einhergehen – ob Schmerz oder Angst –, werden dagegen meist erkannt, selbst wenn sie in ihrer Bedrohlichkeit nicht automatisch richtig eingeordnet werden. Eine gedeckte intraabdominelle Perforation, eine extrauterine Schwangerschaft, eine kleinere intrazerebrale Blutung oder ein rupturierendes bzw. dissezierendes Aortenaneurysma sind die seltenen, aber unter den „übersehenen Ursachen" häufigen Beispiele.

Notfälle, denen **wegen vordergründig fehlender Dramatik** von Unerfahrenen der **Notfallcharakter abgesprochen** wird, erfordern in der Allgemeinpraxis ebenfalls einen hohen Einsatz. Es sind oft Krisen im Leben eines Patienten, die eine Intervention des Arztes zwingend notwendig machen: Pubertäts- und Ehekrisen, Generationenkonflikte, soziale Nöte und Katastrophen. Hier ist der Allgemeinarzt derjenige, der als Hausarzt die beste, schnellste und leiseste Hilfe bringen kann.

Fallbeispiel

▶ **Fallbeispiel.** Eine **27-jährige Patientin** kommt am Montagvormittag ohne Termin in die Sprechstunde und gibt den Arzthelferinnen gegenüber als Grund ihres Kommens an, sie müsse mit dem Arzt kurz etwas Wichtiges besprechen. Sie würde lieber jetzt warten, als am Schluss der Sprechstunde erneut wiederzukommen. Ich schiebe die Patientin zwischen zwei Terminen ein und sehe ihr an, dass sie offensichtlich **lange geweint** hat. Auf meine Frage, was denn geschehen sei, erzählt sie unter heftigem Schluchzen, dass sie am Wochenende erfahren habe, dass **ihr früherer Freund mit seiner neuen Freundin ein Baby erwarte.** Dieser Freund hatte sich ein Jahr zuvor von ihr sehr abrupt getrennt, was sie bis heute nicht „verkraftet" hat. Zweimal hat sie in diesem Zusammenhang einen **Suizidversuch** unternommen. Sie erzählt nun (was mir schon bekannt war), dass ein Vierteljahr vor der Trennung ihres Freundes sie selbst von ihm schwanger gewesen sei und er sie zu einer Abtreibung überredet habe. Sie sei dem damals gefolgt, habe sich jedoch eigentlich dieses Kind immer sehr gewünscht. Nun seien ihre ganze Eifersucht und Wut wieder ausgebrochen, nachdem sie gehört habe, dass jetzt die „Andere" ein Kind bekomme. Wir reden hierüber, sie weint, ich tröste und gebe einige Ratschläge zur Unterstützung. Mein Vorschlag, sich von mir krankschreiben zu lassen und für 4 oder 5 Tage zu einer ihr sehr nahen Freundin aufs Land zu fahren, wird akzeptiert, und die Patientin geht, wie mir scheint, etwas gestärkt nach Hause.

3.6 Versorgungsorganisation des Notfalls

Patienten mit einem Notfall können in der Praxissprechstunde vorkommen oder beim Hausbesuch. Hier ist der Hausarzt, der einen Großteil seiner Patienten über Jahre kennt und eine erlebte Anamnese mit ihnen hat, der Ansprechpartner.

Zunehmend mehr ist es aber auch in Deutschland üblich geworden, dass nach Feierabend, insbesondere in der Nacht und an Wochenendtagen, für die ambulante Versorgung folgende **Modelle für die Notfallversorgung** angeboten werden:

1. Notdienst durch eine **Gemeinschaft von Hausärzten** in einer Region. Hier übernimmt ein Arzt für seine Kollegen an bestimmten Tagen und Zeiten die Versorgung. Die Kollegen wiederum übernehmen für ihn die Zuständigkeit an anderen Tagen/Zeiten.
2. Eine Organisation wie unter 1., jedoch wird der größte Teil der realen Diensttätigkeit an **Krankenhausärzte** abgegeben, die sich hierzu eine zusätzliche Einnahmequelle sichern.
3. Wie 2. jedoch mit **Ärzten, die nur noch Notdienste** leisten. 2. und 3. existieren als Mischsysteme.
4. **Krankenhäuser haben Not-Ambulanzen**, zu denen Patienten gehen können.
5. **Notdienste**, die meistens von **der Feuerwehr/Rettungsdiensten** organisiert werden und auf akut lebensbedrohliche Zustände (mit mehrheitlicher Übernahme in ein Krankenhaus) ausgerichtet sind.

All diese Formen des organisierten **Notdienstes** haben eines **gemeinsam:**
In der Regel werden die Patienten nicht mehr von ihrem vertrauten (Haus-)Arzt gesehen, mögliche Vorteile der erlebten Anamnese entfallen. Damit entfallen auch zusätzliche Interpretationsmöglichkeiten zur Beurteilung der realen Dringlichkeit einer vom Patienten geschilderten Situation.

Dennoch scheinen Notdienste, die durch Hausärzte im organisierten Notfalldienst durchgeführt werden, etwas vom Arbeitsstil des Hausarztes erhalten zu haben. Zumindest weisen mehrere Studien aus Großbritannien darauf hin, dass bei dem (randomisierten) Vergleich von hausärztlichen mit dem durch Krankenhausärzte durchgeführten Notdiensten, der hausärztliche Dienst nicht unterlegen ist, aber kostensparender mit dem Einsatz diagnostischer und therapeutischer Mittel umgeht. Die Qualität der Versorgung und die Zufriedenheit der Patienten leidet hierbei offensichtlich nicht. Dieser hausärztliche Arbeitsstil scheint dadurch charakterisiert zu sein, dass eher nach den Grundprinzipien gehandelt wird, dass das Häufige meist auch das Häufigste ist. Wie in der Praxis ist auch in dieser Situation abwartendes Offenhalten häufig gerechtfertigt.

Weiterführende Literatur zu diesem Kapitel finden Sie unter www.thieme.de/specials/dr-allgemeinmedizin/

3.6 Versorgungsorganisation des Notfalls

Für die ambulante Versorgung nach Feierabend, in der Nacht und an Wochenendtagen werden in Deutschland verschiedene Modelle für die Notfallversorgung angeboten, z. B. **Gemeinschaften von Hausärzten** vertreten sich gegenseitig oder **Krankenhausärzte** übernehmen hauptsächlich die Dienste. Außerdem gibt es **Ärzte, die nur noch Notdienste** durchführen oder **Krankenhäuser haben Not-Ambulanzen** eingerichtet, zu denen Patienten gehen können.

Beim organisierten Notdienst werden die Patienten nicht mehr vom sie versorgenden Arzt gekannt und die Vorteile der erlebten Anamnese entfallen.

4 Früherkennung und Umgang mit Risikofaktoren

Johannes G. Schmidt

▶ **Merke:** Früherkennungsmedizin ist **Individualmedizin**.

Dieses Kapitel will durch die fallorientierte Darstellung von Chancen und Risiken von Screeninguntersuchungen in einige Grundlagen der **klinischen Epidemiologie** bzw. des **„critical appraisal"** einführen. Dabei wird neben einer kritischen und systematischen Beurteilung der methodischen Validität von Studienergebnissen eine möglichst vollständige Quantifizierung von Nutzen und Risiken in Form absoluter Risiken verfolgt. Diese differenzierte Nutzenperspektive zeigt auf, dass generell abgefasste Screeningempfehlungen dem Patienten oft nicht gerecht werden. Menschlich und medizinisch sinnvoll sind individuelle Entscheidungen, die Werte und persönliche Präferenzen des Patienten einbeziehen. Die Allgemeinmedizin sollte diese Aufgabe erkennen und ihre Patienten wo nötig vor zu einseitiger Information der „Vorsorgeindustrie" schützen.

4.1 Früherkennung

▶ **Definition:** Früherkennung will durch das Entdecken von Frühstadien gewisser Erkrankungen deren Verlauf verbessern.

4.1.1 Trugschlussmöglichkeiten bei der Bewertung von statistischen Angaben

▶ **Fallbeispiel.** Eine **50-jährige Frau** leidet an einem vor zwei Wochen aufgetretenen Ikterus und zunehmend unter **Inappetenz und Brechreiz**. Seit dem Alter von 40 Jahren hatte sie wegen eines Brustkrebsfalles im Bekanntenkreis regelmäßig Mammographien durchführen lassen. Mit 44 Jahren wurde nun bei ihr ein auffälliger Röntgenbefund festgestellt, worauf die histologische Abklärung die **Diagnose eines Mammakarzinoms** ergab. Dank der Früherkennung wurde das Karzinom im Stadium I entdeckt. Mit Lebermetastasen wurde die Patientin nun (6 Jahre nach Diagnosestellung) hospitalisiert. Im Nachbarbett befand sich eine **zweite 50-jährige Frau,** bei der sich durch einen tastbaren, wachsenden Knoten vor 3 Jahren ein Mammakarzinom im Stadium III bemerkbar gemacht hatte. Metastasen waren nicht vorhanden. Vor kurzem führten jedoch heftige Schmerzen im Lendenbereich zur Diagnose von Knochenmetastasen. Eine Chemotherapie resultierte bei keiner der beiden Patientinnen in einer Remission, und sie starben kurz hintereinander nach kurzer Zeit – beide im Alter von 50 Jahren – an ihrem Mammakarzinom. Aufgrund der Früherkennung durch die Mammographie hatte die erste Patientin 6 Jahre überlebt, die zweite war bereits 3 Jahre nach dem Auftreten ihres Karzinoms gestorben.

Die altbekannte Beobachtung, dass in einem frühen Stadium entdeckte Malignome eine bessere Prognose aufweisen und dass die Früherkennung die Überlebenszeit verlängert, findet sich auch in diesen beiden unterschiedlichen Krankengeschichten bestätigt. Doch hat die Früherkennung der ersten Patientin einen Nutzen gebracht? Bei genauer Betrachtung entspricht diese Verlängerung der Überlebenszeit durch die Früherkennung einer unerwünschten Wirkung. Die Krankheits- oder Leidensphase ist nämlich verlängert und die krankheitsfreie Zeit abgekürzt worden. Es lässt sich zwanglos die Möglichkeit vorstellen, dass bei der ersten Patientin der Krebs ohne Früherkennung auch erst im Alter von 47 Jahren im Stadium III erkennbar geworden wäre. Hätte umgekehrt die zweite Patientin an einer Früherkennung teilgenommen, so wäre ihr Karzinom vielleicht ebenfalls bereits im Stadium I im Alter von 44 Jahren entdeckt worden.

Die Verlängerung der Überlebenszeit entspricht einer unerwünschten Wirkung.

A-4.1 Statistische Artefakte bei der Krebsfrüherkennung

1. Verlängerung der Überlebenszeit (⟶) durch Diagnose-Vorverlegung **(lead-time bias)**

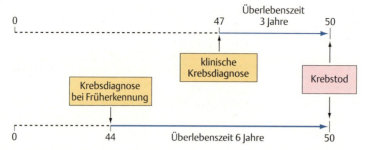

2. Im Gegensatz zu prognostisch günstigen, langsam wachsenden Karzinomen (⟶) werden schnell wachsende Tumoren (⟶) mit schlechter Prognose durch die Versorgeuntersuchung oft nicht erfasst, weil sie bereits im Intervall zwischen zwei Screening-Untersuchungen zu klinisch fassbarer Größe wachsen können **(length bias)**.

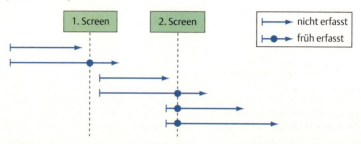

3. Personen, die an Vorsorge-Programmen teilnehmen, sind oft gesünder als die „Verweigerer". Durch Sreening entdeckte Karzinome sind somit bei einer **Auswahl** von Patienten zu finden, die allgemein eine bessere Prognose haben. In der HIP-Früherkennungsstudie wiesen die Verweigerinnen eine Gesamtsterberate von 77 pro 10 000 auf; die entsprechende Zahl in der Kontrollgruppe betrug 54 und 42 bei den Teilnehmerinnen **(healthy screenee bias)**.

4. Aus dem Bestreben, kein Karzinom zu verpassen, können fraglich maligne Atypien und Frühstadien im Rahmen eines Screening-Programmes als Mammakarzinome **über**diagnostiziert werden. Zudem können **histologisch** bösartige Karzinome **klinisch** stumm und gutartig verlaufen. Solche frühentdeckten „Nicht-Karzinome" und stummen Karzinome weisen natürlich eine gute Prognose auf. In der BCDDP-Früherkennungsstudie war bei einer Nachbeurteilung bei 17 % der kleinen bzw. bei 6 % aller entdeckten „Brustkrebse" strittig, ob es sich wirklich um Karzinome handelte. Eine dänische Autopsiestudie fand bei einem Viertel aller Frauen malignes Brustdrüsengewebe, wovon nur ein Drittel während Lebzeiten zu einer manifesten Brustkrebs-Erkrankung geführt hatte **(overdiagnosis bias)**.

Die **vermeintliche Verlängerung der Überlebenszeit** ergibt sich aus einer Reihe von statistischen Artefakten (Abb. **A-4.1**).

Diese **vermeintliche Verlängerung der Überlebenszeit** ist als „lead-time bias" (Bias = Verfälschungseffekt) beschrieben worden. Dass in einem Früherkennungsprogramm entdeckte Karzinome immer eine „bessere Prognose" aufweisen **müssen** als Karzinome, die sich durch ihre bereits fortgeschrittene Größe selbst bemerkbar machen, ist eine zwingende Folge einer Reihe weiterer Fallstricke und Verfälschungseffekte (Abb. **A-4.1**).

▶ Merke

▶ **Merke:** Untersuchungen, die nicht das Design einer randomisiert kontrollierten Langzeitstudie aufweisen, können Wirksamkeit und Nutzen einer Früherkennung nie belegen.

Zeigt eine nicht randomisierte Studie angeblich einen Nutzen einer Maßnahme, ist fast immer ein **selection bias** (Bias = Verfälschungseffekt) zu finden.

Besonders hervorzuheben ist der „healthy screenee bias", eine spezielle Variante eines **„selection bias"**. Zeigt eine nicht randomisierte Studie angeblich einen Nutzen einer Maßnahme, ist fast immer ein selection bias zu finden. Ein sehr aktuelles und prominentes Beispiel ist die Hormonersatztherapie, die aufgrund eines solchen Bias bzw. einer methodischen Fehlinterpretation lange als präventiv nützlich angepriesen worden ist, obwohl sie in Wahrheit Morbidität und Mortalität erhöht (wie die neuen, randomisiert kontrollierten Studien zeigen). Frauen mit Risiken für Herz-Kreislauf-Erkrankungen wurden zurzeit der früheren, nicht randomisierten Studien keine Hormone verschrieben, sodass die Hormongruppe schon aus diesem Grund eine Selektion der Frauen ohne Risiken für Herz-Kreislauf-Erkrankungen darstellte.

Auch für die Selbstuntersuchung der Brust gibt es Studien, die eine 30 %ige Reduktion der Brustkrebssterblichkeit durch die regelmäßige Selbstuntersuchung nahe legen wollten. Mitglieder von engagierten Frauengruppen, die zudem die Selbstuntersuchung freiwillig mitmachten, wurden mit der entsprechenden weiblichen Durchschnittsbevölkerung verglichen. Hier erkennt man sofort den „healthy complier bias", auch eine Form des selection bias.

▶ **Merke:** Wird in einer nicht randomisierten Studie ein Nutzen einer medizinischen Maßnahme postuliert, ist fast immer ein **selection bias** zu finden. Ein selection bias kann sogar einen Nutzen vortäuschen, wo ein Schaden vorhanden ist.

◀ Merke

4.1.2 Der Nutzen einer „Späterkennung"

4.1.2 Der Nutzen einer „Späterkennung"

▶ **Fallbeispiel.** Eine **79-jährige Patientin** musste ich notfallmäßig aufsuchen und wegen einer Hemiparese sowie soporösem Zustand mit **Verdacht auf einen zerebralen Insult** ins Spital einweisen. Die Patientin starb bereits am nächsten Morgen. Nennenswerte Erkrankungen waren früher nie aufgetreten und auch eine Hypertonie hatte keine bestanden. Vor 5 Jahren war der Patientin einmal ein einseitiger Flüssigkeitsabgang aus der linken Mamille aufgefallen, der nach wenigen Tagen wieder spontan verschwand. Weil sie keine weiteren Abklärungen wünschte und ich sie nicht dazu drängte, wurde auch der sich entwickelnden geringfügigen Einziehung der Brustwarze nur „zugeschaut". Die nach dem schnellen Tod durchgeführte Autopsie ergab eine ischämische Genese des Insultes, und die bei dieser Gelegenheit nun durchgeführte Histologie ergab, dass sich hinter der seit 5 Jahren bestehenden Mammasymptomatik ein Karzinom verborgen hatte.

◀ Fallbeispiel

Vom Standpunkt der möglichst frühen Diagnose hätte die Brustkrebsdiagnose nach den ersten verdächtigen Symptomen erfolgen müssen. Das Mammakarzinom hatte aber gar kein Unheil angerichtet, weil eine **„kompetitive" Mortalitätsursache** dem Karzinom zuvorkam. Die „Späterkennung" post mortem war in diesem Fall die glücklichste Lösung für die Patientin. Unerkannte, „stumme" Mammakarzinome sind nicht selten. Eine detaillierte histologische Gewebsanalyse bei verstorbenen Frauen zeigte bei einem Viertel maligne Brustdrüsenveränderungen; nur knapp ein Drittel dieser Malignome jedoch war vor dem Tod bekannt. Eine erfolgreiche Früherkennung bei den übrigen zwei Dritteln dieser Karzinomträgerinnen hätte nur unnötiges Leid ohne Nutzen gebracht.

▶ **Merke:** Dem Postulat der Früherkennung in einigen Fällen muss das Postulat der „Späterkennung" in anderen Fällen gegenübergestellt werden. Eine nützliche und subtile Medizin besteht in der Kunst, möglichst vielen Patienten mit okkultem Krebs eine Diagnose mit entsprechender Therapie zu ersparen, wenn die Chance groß ist, dass sie an anderen Krankheiten sterben werden.

◀ Merke

Mit dieser Einsicht gerät die Früherkennungsmedizin schlagartig in ein kompliziertes und für den Hausarzt interessantes Spannungsfeld, in dem sich die Entscheidungsfindung gegenüber Krebsdiagnose und Krebsfrüherkennung bewegen muss.

4.1.3 Falsche Testergebnisse beim Screening

4.1.3 Falsche Testergebnisse beim Screening

Das Maß für die Richtigkeit eines positiven, pathologischen Testresultats ist der „positive Vorhersagewert" (positive predictive value: PPV) oder die „Nachtestwahrscheinlichkeit". Definition und Berechnung dieses Wertes ergeben sich aus der in Abb. **A-4.2** dargestellten sog. Vierfeldertafel.

Der „positive Vorhersagewert" ist das Maß für die Richtigkeit eines positiven Testresultats.

A-4.2 Vierfeldertafel („Two-by-two table")

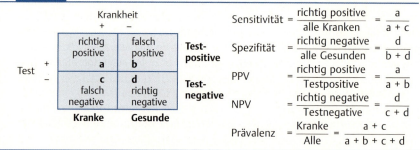

▶ **Fallbeispiel.** Die **Mammographie** weist in den Händen geübter Radiologen eine Spezifität für die Krebserkennung von etwa 95 % auf, d. h. auf 95 richtig negative Untersuchungsergebnisse kommen 5 falsch positive.

Eine Frau wird zur diagnostischen Mammographie überwiesen, weil ein klinisch krebsverdächtiger Mammaknoten festgestellt worden ist (ca. 20 % Wahrscheinlichkeit für Krebs). Der Mammagraphie-Befund lautet: „Dringender Krebsverdacht".

Eine andere Frau im Alter von ungefähr 60 geht zum Mammographiescreening; die Vortestwahrscheinlichkeit bei ihr beträgt etwa 1 zu 150 bzw. 0,7 % (Prävalenz undiagnostizierter Mammakarzinome in der Zielgruppe der Frauen ohne Mammakarzinom). Der Befund lautet auch hier: „Dringender Krebsverdacht".

Mit wie großer Wahrscheinlichkeit steckt hinter den positiven Mammographien tatsächlich ein Karzinom? Die Berechnung erfolgt anhand der Vierfeldertafel, die sehr unterschiedlichen Ergebnisse für die erste und die zweite Frau sind in Abb. **A-4.3** dargestellt.

A-4.3 Der diagnostische Wert (positiver Vorhersagewert) einer Mammographie: Vergleich klinischer Befunde mit Screening-Ergebnis

Beispiel 1: Klinische Situation, Prävalenz bzw. Vortestwahrscheinlichkeit 1 : 5

Etwa in einem von fünf Fällen dürfte hinter einem verdächtigen Mammaknoten ein Karzinom stecken.

In die Tafel werden (als Beispiel) 100 Kranke und 400 Gesunde eingesetzt (1 : 5)

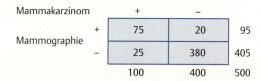

Spezifität 95 % (380 richtig negative : 400 Gesunde)
Positiver Vorhersagewert = 79 % (75 richtig positive : 95 Test-positive)

Beispiel 2: Screening-Situation, Prävalenz bzw. Vortestwahrscheinlichkeit 1 : 150

In die Tafel werden (als Beispiel) 100 Kranke und 14 900 Gesunde eingesetzt (1 : 150)

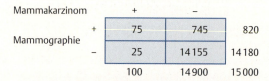

Spezifität 95 % (14 155 richtig negative : 14 900 gesunde)
Positiver Vorhersagewert = 9 % (75 richtig positive : 820 Test-positive)

▶ **Merke:** Beim Screening werden unweigerlich viele „verdächtige" Personen herausgefiltert, bei denen die gesuchte Krankheit gar nicht vorliegt.

Die mögliche Vermutung, eine krebsverdächtige Mammographie würde kraft der 95 %igen Spezifität mit 95 % Wahrscheinlichkeit ein Mammakarzinom anzeigen, wäre weit verfehlt. Beim Mammographiescreening liegt die Nachtestwahrscheinlichkeit eines positiven Befundes unter 10 %! Die mammographische Abklärung eines klinisch zu etwa 20 % verdächtigen Knotens ergibt mit einer positiven Mammographie hingegen eine rund 80 %ige Sicherheit, dass ein Karzinom vorliegt (zu unsicher für einen Therapieentscheid, die Histologie lässt sich durch die Mammographie nicht ersetzen).

Die Richtigkeit eines positiven Untersuchungsresultats unterscheidet sich in der Früherkennungs- und Risikofaktorenmedizin somit gewaltig von der Spezifität der Untersuchung. Die Richtigkeit eines positiven, pathologischen Ergebnisses hängt immer entscheidend von der Vortestwahrscheinlichkeit (Prävalenz der Krankheit in der Zielgruppe) ab.

Bei der **Krebsfrüherkennung** ist es folglich weder zu vermeiden, dass eine große Zahl Frauen mit einem Krebsverdacht konfrontiert wird, der sich dann als unbegründet herausstellt, noch dass eine gewisse Zahl Frauen eine Krebsdiagnose bekommt, obwohl diese sogar gesund sind. Beim Screening nimmt auch der positive Vorhersagewert der histologischen Diagnose ab (s. „overdiagnosis bias" in Abb. **A-4.1**). Außerdem kann die Histologie nie zwischen klinisch maligne und klinisch benigne unterscheiden, worauf es am Schluss eigentlich ankäme.

Beim **Risikofaktorenscreening** ist es unvermeidbar, dass ein großer Teil der Zielgruppe zu „Risikopatienten" erklärt wird, obwohl diese die zu verhütende Krankheit nie bekommen werden.

▶ **Merke:** Die Richtigkeit eines positiven, pathologischen Untersuchungsergebnisses hängt entscheidend von der Vortestwahrscheinlichkeit der gesuchten Krankheit ab. Bei Screeninguntersuchungen sind pathologische Ergebnisse mehrheitlich falsch (falsch positiv).

4.1.4 Falsche Nutzendarstellung und absolutes Risiko

Die **klassische Epidemiologie** leitet sich u. a. von den Beobachtungen John Snows in der Mitte des 19. Jahrhunderts ab. Dieser konnte aufgrund des minutiös beobachteten Zusammenhangs zwischen einer Cholera-Epidemie und dem Genuss von Trinkwasser aus bestimmten Brunnen in London eine wirksame Präventionsmaßnahme vorschlagen: Das Absperren von Brunnen. Dieses klassische Modell der Präventivmedizin unterscheidet sich von der Früherkennung als Präventionsmaßnahme aber ganz entscheidend: Es wurde nicht die gesamte von der Epidemie betroffene Bevölkerung individuellen Untersuchungen bzw. medizinischen Maßnahmen zugeführt, sondern es wurden lediglich einige Brunnen „behandelt". Dass dadurch – sagen wir 25 % – weniger Todesfälle auftraten, ist bereits eine gute Information, die den Nutzen dieser Maßnahme belegen kann. Ganz anders ist es bei individuumsbezogenen Maßnahmen, die wir mit den Maßstäben der **klinischen Epidemiologie** beurteilen müssen.

▶ **Fallbeispiel.** Eine **55-jährige Frau fragt** am Ende der Konsultation **nach meiner Meinung zur Mammographie als Vorsorgeuntersuchung.** Zeitungen und Fernsehen würden zunehmend kritisch darüber berichten, und sie frage sich, ob sie diese Untersuchung machen lassen sollte, zu der sie ihr Gynäkologe immer wieder drängt.

Wie können wir einen Nutzen in aussagekräftige und möglichst präzise Begriffe fassen? Wir wissen heute aus einer Reihe großer randomisiert kontrollierter Studien, dass sich durch eine **mammographische Vorsorge** die **Brustkrebssterblichkeit** bei Frauen zwischen 50 und 70 Jahren möglicherweise um rund 25 % senken lässt. Frühere Fall-Kontroll-Studien hatten eine Senkung um 45–70 % nahe gelegt; dies illustriert die beträchtlichen Verfälschungen der Resultate nicht randomisierter Studien. Die weit bescheideneren Resultate der randomisiert kontrollierten Studien werden in einer systematischen Übersicht der Cochrane Collaboration infrage gestellt, u. a. weil nur die alten, methodisch fehlerhaften Studien eine Senkung der Brustkrebstodesrate zeigten und die neueren nicht. Zur gedanklichen Übung und im Wissen, dass eine „fehlerfreie" Wirksamkeit der Früherkennung auf die Brustkrebsmortalität methodisch umstritten ist, prüfen wir die praktische Bedeutung einer 25 %igen Sterblichkeitssenkung. Ist das viel?

Eine relative, 25 %ige Reduktion der Brustkrebsmortalität entspricht ungefähr einer absoluten Abnahme von 4 auf 3 Krebstodesfällen in 10 000 Frauenjahren. Dies ist die Verhütung eines Krebstodesfalles pro 1000 Frauen in 10 Jahren (**„Number needed to screen"**). Ein Vergleich: Eine Frau, die das Autofahren aufgibt, um ihr Verkehrssterblichkeitsrisiko auf dasjenige einer Fußgängerin zu senken, kann eine etwa fünfmal höhere Sterblichkeitsabnahme erwarten als mit der Teilnahme an einem Mammographieprogramm. Diese Information in Form absoluter Risiken sagt unserer 55-jährigen Patientin konkret und genau, was ihr die Brustkrebs-Vorsorge bringen könnte. Im Individualfall sind immer Angaben in Form des absoluten Risikos bzw. der NNT (Number needed to treat/screen) nötig, um den Nutzen konkret zu machen. Dazu eignet sich oft auch die mögliche Änderung der „Gesundbleibewahrscheinlichkeit": Mit dem Screening überlebt unsere Patientin die nächsten 10 Jahre mit 99,7 % ohne Brustkrebstod; ohne Screening sind es 99,6 %.

Die relative Risikoreduktion ist der Quotient der Sterberaten mit oder ohne Intervention. Die absolute Risikoreduktion ist die **Differenz** zwischen diesen beiden Raten, die „Number needed to treat/screen" (NNT) der reziproke Wert dieser Differenz.

> Die Unterscheidung von absoluter gegenüber einer relativen Risikoreduktion ist in der Praxis unumgänglich.

4.1.5 „Natural history"

Die Herausforderung, den richtigen Weg zwischen Früh- und Spätererkennung zu finden und zu definieren, erfordert Kenntnisse der Verlaufsmöglichkeiten der entsprechenden Krankheit („natural history").

Der natürliche Verlauf des Mammakarzinoms ist dadurch gekennzeichnet, dass viele Mammakarzinome bereits eine frühe **Mikrometastasierung** aufweisen, bevor eine Früherkennung technisch möglich ist. Der Tumor in der Brust ist dann gleichsam nur die auffälligste „Metastase" eines primär systemischen Geschehens. Die frühzeitige Entfernung eines solchen Mammakarzinoms hat keinen Einfluss mehr auf den Krankheitsverlauf. Diese Karzinome bilden eine große Gruppe, bei der die Früherkennung ohne Nutzen ist und nur die Krankheitszeit verlängert (Diagnosevorverlegung).

Weil Frauen auch an anderen Krankheiten sterben, führte schon immer weniger als die Hälfte der Mammakarzinome zum Tod. Diese „kompetitive" Mortalität sorgt also dafür, dass die Mehrheit der Brustkrebspatientinnen mit oder ohne Früherkennung nie an ihrem Karzinom sterben wird. Diese Gruppe hat von der Früherkennung deshalb ebenfalls nur Nachteile zu erwarten: einerseits durch eine Verlängerung der Krankheitsphase, andererseits durch das nicht seltene Entdecken eines Mammakarzinoms, das lebenslänglich stumm geblieben wäre.

Paradoxerweise hat eine von Studie zu Studie laufend sensitiver gewordene Früherkennung in den neueren Studien eine kleinere Mortalitätssenkung gebracht (Screeningsensitivität = Anteil der Karzinome, die so früh und klein erfasst werden, dass sie im Intervall zweier Untersuchungen nicht zu manifesten Tumoren auswachsen). Zudem scheint die Beeinflussung der Sterblichkeit durch die Früherkennung ausgeprägter bei Karzinomen mit bereits bestehenden Lymphknotenmetastasen als bei Frühformen (Stadium I), obwohl ein Lymphknotenbefall die Prognose verschlechtert.

Dies könnte bedeuten, dass die Gruppe von Karzinomen, die streng lokal bzw. regionär wachsen und durch die Früherkennung beeinflussbar sind, offenbar noch relativ spät wirksam zu behandeln ist. Eine Heilbarkeit scheint somit auch bei einem Lymphknotenbefall gegeben zu sein, falls der natürliche Ver-

---

Marginalien:

Die Unterscheidung von absoluter gegenüber einer relativen Risikoreduktion ist in der Praxis unumgänglich.

4.1.5 „Natural history"

Die „natural history" beschreibt die Verlaufsmöglichkeiten einer Krankheit.

Eine Früherkennung ohne Nutzen verlängert nur die Krankheitszeit (Diagnosevorverlegung).
Viele Mammakarzinome weisen eine frühe Mikrometastasierung auf, bevor eine Früherkennung technisch möglich ist. Kompetitive Mortalität sorgt dafür, dass die Mehrheit der Brustkrebspatientinnen mit oder ohne Früherkennung nie an ihrem Karzinom sterben wird.

Die Gruppe von Karzinomen, die streng lokal bzw. regionär wachsen und durch Früherkennung beeinflussbar sind, ist noch relativ spät wirksam zu behandeln.

lauf des vorliegenden Tumors ein streng lokales und kein systemisches Wachstum vorsieht. Alternativ könnten diese paradoxen Beobachtungen aber ebenfalls als Indiz dafür verstanden werden, dass die „erfolgreichen" Screeningstudien methodisch fehlerhaft sind und dass sogar eine kleine Wirkung der Früherkennung auf den Verlauf fraglich ist (s. Systematische Review der Cochrane Collaboration).

Ganz generell weisen die Daten zur „natural history" des Mammakarzinoms darauf hin, dass nicht unbedingt die erfolgreiche frühe Entfernung von Krebszellen den Verlauf bestimmt, sondern die klinische Gutartigkeit bzw. Aggressivität des Karzinoms oder die Widerstandskraft des Wirts. Diese werden durch eine Früherkennung nicht verbessert. Es zeigt sich aber auch, dass eine technisch immer bessere, sensitivere Früherkennung die Heilbarkeit der Mammakarzinome noch nicht verbessert, sondern durch zunehmende Überdiagnose unerwünschte Auswirkungen zur Folge haben könnte. Ein echter Nutzen technischer Verbesserungen ließe sich nur durch neue randomisiert kontrollierte Studien belegen.

Ganz generell weisen die Daten zur „natural history" des Mammakarzinoms darauf hin, dass nicht die erfolgreiche frühe Entfernung von Krebszellen den Verlauf bestimmt, sondern die klinische Gutartigkeit bzw. Aggressivität des Karzinoms oder die Widerstandskraft des Wirts.

4.1.6 Gesamtnutzen von Screening

Nutzen entsteht erst, wenn **erwünschte** Wirkungen die **unerwünschten** Wirkungen überwiegen, wenn wir sie in Form absoluter Risiken gegenüberstellen. Eine Berechnung der nützlichen und nachteiligen Auswirkungen des Mammographie-Screenings zeigt bei der optimistischen Annahme, dass die strittigen Studienergebnisse „fehlerfrei" sind, folgende Bilanz (Tab. **A-4.1**).

Eine krebsverdächtige Mammographie führt nur in einem von rund 250 Fällen zur Verhütung eines Krebstodesfalls; 249-mal sind gleichzeitig weitere Abklärungen sowie 10 zusätzliche Krebsdiagnosen (vgl. Überdiagnose) und rund 30-mal eine Verlängerung der Krankheitsphase in Kauf zu nehmen. Der Einfluss des Brustkrebsscreenings auf die Todesfälle insgesamt ist ungewiss.

Meine Patientin hat sich angesichts der Nachteile gegen eine Teilnahme an der Brustkrebsvorsorge entschieden. (Sie meinte noch, das Autofahren möchte sie trotz des Vergleichs nicht aufgeben.)

Nicht jede Frau bzw. Patientin wird sich hier unbedingt gleich entscheiden. Wenn jemand stark an Vorsorgeuntersuchungen als Schutz vor Krebs glaubt, kann – je nach Ausmaß der oft zu leichtfertig geschürten Krebsangst – eine Mammographie manchmal subjektiv eine beruhigende Wirkung haben. Der objektive „Beruhigungswert" einer Mammographie lässt sich berechnen: 25% der Karzinome lassen sich nicht durch die Früherkennung erfassen und treten

4.1.6 Gesamtnutzen von Screening

Nutzen entsteht erst, wenn **erwünschte** Wirkungen die **unerwünschten** Wirkungen überwiegen.

≡ A-4.1	Nutzen, Aufwand und Risiken des Mammographiescreenings im Vergleich	
Art des Nutzens oder Aufwandes	*Auswirkungen pro 100 000 Frauenjahre*	*Pro verhütetem Krebstodesfall („Number needed to treat/harm")*
Verhütete Brustkrebstodesfälle	6,2	–
Verminderung von fortgeschrittenen Stadien (Stadium II–IV)	29	–
Todesfälle an allen Ursachen	?	–
Krebsfallzunahme durch Überdiagnose	52	8,4
Screeningmammographien	ca. 39 000	6300
Krebsverdacht nach Screeningmammographie	ca. 1500	250
Krebsverdacht nach Zusatzmammographie, Zytologie	ca. 600	100
Früherkennung mit Verlängerung der Krankheitsphase	ca. 180	30

im Screeningintervall auf, weil sie zum Screeningzeitpunkt für eine mammographische Erkennung noch zu klein waren. Der in Abb. **A-4.2** erwähnte negative Vorhersagewert ist, wie sich aus dem Schema unschwer erkennen lässt, ein Maß für die Sicherheit, mit der eine unverdächtige Früherkennungsuntersuchung einen Krebs ausschließt. Dieser negative Vorhersagewert beträgt in der Screening-Situation 99,8 % (14155 : 14180 gemäß Abb. **A-4.3**). Die Wahrscheinlichkeit eines Karzinoms vor der Untersuchung beträgt 1 : 150 = 0,7 %, die Wahrscheinlichkeit der Karzinomfreiheit entsprechend 99,3 %. Der objektive „Beruhigungswert" einer Mammographie beträgt somit lediglich 0,5 %, d. h. 99,8 statt „nur" 99,3 % Sicherheit. Im Lichte aufgeklärter Kenntnisnahme ist dies praktisch das Gleiche. Als nicht durchschaute Beruhigung „verkauft", funktioniert dieser „Ablass" jedoch heute noch, und subjektiv kann man verschiedener Meinung sein.

4.2 Umgang mit Risikofaktoren

4.2.1 Unechte statistische Zusammenhänge

Beim **Risikofaktorenscreening** geht es nicht um das Entdecken von Frühstadien potenziell aggressiver Erkrankungen, sondern um das **Herausfiltern von behandelbaren symptomlosen Funktionsstörungen, die mit einem erhöhten Risiko einer späteren Krankheit verbunden sind.** Das Vorliegen eines Risikofaktors zeigt also eine erhöhte Wahrscheinlichkeit einer späteren Folgekrankheit an. Zum Nachweis, dass ein Risikofaktor einer Erkrankung vorausgeht, sind prospektive Studien nötig. So ist beim Auftreten eines zerebralen Insultes häufig ein erhöhter Blutdruck als Reaktion auf die akute Erkrankung festzustellen. Erst der Nachweis in Kohortenstudien, dass eine **vorbestehende** Hypertonie mit einer überdurchschnittlichen Insultrate verknüpft ist, lässt die Hypertonie als echten Vorläufer des Schlaganfalls und nicht nur als akute pathophysiologische Reaktion im Moment des Schlaganfalls erkennen. Auch bei Erfüllung dieser Bedingung ist die **kausale Rolle** eines Risikofaktors noch nicht bewiesen. So sind beispielsweise hohe Triglyzeridspiegel mit einer erhöhten Herzinfarktrate verknüpft. Weil hohe Triglyzeride jedoch in der Regel mit einer Hypercholesterinämie vergesellschaftet sind, die den kausalen Herzinfarktrisikofaktor darstellt, ist die Beziehung zwischen Triglyzeriden und Infarktrate vom „Störfaktor" Cholesterin „abhängig" (confounding bias). Eine unabhängige Assoziation kann dann immer noch (als „Epiphänomen") vorgetäuscht sein, wenn Confounder (noch) nicht bekannt sind. So ist ein in guten Prospektivstudien aufgezeigter unabhängiger Risikofaktor mit einiger Wahrscheinlichkeit ein kausaler Vorläufer der entsprechenden Krankheit, bewiesen ist die Kausalität aber dadurch noch nicht.

Die **Kausalität eines Risikofaktors** lässt sich erst im „Experiment" einer kontrollierten Langzeitstudie schlüssig beweisen. Führt die Ausschaltung bzw. Milderung eines Risikofaktors zu einer Abnahme der Krankheitshäufigkeit, ist die Kausalität erwiesen. So beweist die Senkung der Infarktrate durch eine Cholesterinsenkung die kausale Rolle des Cholesterins für den Herzinfarkt (außer, die entsprechenden Lipidsenker wirken über einen bisher unbekannten Weg; streng genommen ist die Wirkung der Lipidsenker, und nicht der Cholesterinsenkung, bewiesen).

Die in der Primärprävention weitgehend fehlende Senkung der Herzinfarktrate durch eine Hypertoniebehandlung dagegen lässt an der kausalen Rolle der Hypertonie für den Herzinfarkt zweifeln, auch wenn die Hypertonie ein gesicherter ursächlicher Risikofaktor für den Hirnschlag darstellt. Für nichtkausale Risikofaktoren wird häufig der Begriff **„Risikoindikator"** verwendet. Wird ein (neuer) Risikofaktor postuliert, so ist also zu prüfen, ob er schon vor der Krankheit bestand, ob er unabhängig von anderen Faktoren ist und ob kontrollierte Studien die Kausalität bewiesen haben.

4.2.2 Absolutes Risiko – bedeutungslose Risikofaktoren bei Gesunden

▶ **Fallbeispiel. Ein 50-jähriger Patient will sein Cholesterin bestimmen lassen,** denn er habe gehört, dass jeder erwachsene Mensch seinen Cholesterinspiegel kennen müsse, weil bei einem hohen Cholesterin das Infarktrisiko 50 % höher sei. Ich kenne den Patienten seit einiger Zeit: Er kommt öfters wegen eines Ohrpfropfes in die Praxis, der dann herausgespült werden muss. Ein einmal damit verbundenes Ohrgeräusch ließ mich den Blutdruck messen, der 135/80 betrug. Der Patient ist Nichtraucher.

Was wir recht genau voraussagen können, sind abstrakte **Gruppenrisiken**. So werden aufgrund der Framingham-Studie beispielsweise innerhalb von sechs Jahren von einer Gruppe von 100 nichtrauchenden normotonen 50-jährigen Männern mit einem Cholesterin von 7,3 mmol/l sechs einen Infarkt erleiden (in Europa: drei), von 100 Männern mit einem Cholesterin von 5,4 mmol/l sind es vier (in Europa: zwei). Welche der Männer einen Infarkt bekommen werden, lässt sich anhand des immerhin deutlich unterschiedlichen Cholesterinspiegels aber nicht voraussagen.

Im **Individualfall** ist es praktisch das Gleiche, ob die Chance, infarktfrei zu bleiben, 98 % oder 97 %, bzw. das Infarktrisiko 3 % oder 2 % beträgt. Ein Patient ohne weitere Risikofaktoren weiß somit ohne Kenntnis seines Cholesterinspiegels praktisch gleich viel über sein Infarktrisiko wie mit der Bestimmung seines Cholesterins. Das vom Patienten vernommene 50 % höhere Risiko ist eine wenig relevante Information in Form des relativen Risikos. Absolut ist das Risiko nur 1 % höher. Entsprechend könnte er im Falle eines hohen Cholesterins durch eine 6 Jahre dauernde Behandlung nur gerade 1 % Nutzenchance erwarten (die NNT pro Jahr wäre 600!).

Der **Cholesterinwert als isolierter Risikofaktor** muss deshalb als klinisch irrelevant betrachtet werden, und tatsächlich haben viele Expertenempfehlungen begonnen, von einem generellen Cholesterinscreening in der gesunden Bevölkerung abzusehen. Auch die Verwendung des HDL/LDL-Quotienten verändert diesen Sachverhalt nicht, denn die leicht höhere Spezifität dieses Parameters verbessert die Infarktvorhersage beim Cholesterin als isoliertem Risikofaktor nicht. Eine niedrige Vortestwahrscheinlichkeit bei Gesunden ohne weitere Risikofaktoren führt zwangsläufig zu einer irrelevant niedrigen Nachtestwahrscheinlichkeit. Der HDL-Wert verändert diese Wahrscheinlichkeit nur sehr geringfügig, und die HDL-Bestimmung entspricht deshalb meist nur einer unnötigen Ressourcenverschwendung.

Das Infarktrisiko hängt nicht nur vom Cholesterinspiegel, sondern von einer Reihe **weiterer Risikofaktoren** ab. Dabei darf nicht übersehen werden, dass viele Infarkte auch ohne Vorliegen von Risikofaktoren entstehen können. **Die bisher bekannten und gesicherten Risikofaktoren erklären nur knapp die Hälfte aller Infarkte.** Eine Kumulation von Risikofaktoren erhöht das Erkrankungsrisiko überdurchschnittlich. Abb. **A-4.4** (ein Ergebnis der bekannten Framingham-Studie) zeigt die Abhängigkeit der Infarktrate von verschiedenen Risikofaktoren. So hat z. B. ein 35-jähriger Mann mit einem sehr hohen Cholesterin (335 mg/dl = 8,66 mmol/l) und einem gleichzeitig niedrigen Blutdruck das gleiche Infarktrisiko (rund 0,4 % in 8 Jahren) wie ein gleichaltriger Mann mit sehr niedrigem Cholesterin (185 mg/dl = 4,78 mmol/l), der jedoch gleichzeitig hyperton ist und eine pathologische Glukosetoleranz aufweist. Hätte Letzterer zusätzlich eine Linkshypertrophie im EKG und wäre Raucher, dann wäre sein Infarktrisiko trotz niedrigem Cholesterin mehrfach höher als dasjenige des ersten Mannes mit der „schweren" Hypercholesterinämie. **Während der absolute Risikounterschied zwischen zwei asymptomatischen, 35-jährigen Männern mit oder ohne Hypercholesterinämie bescheiden ist** (etwa 0,3 % in 8 Jahren zwischen einem Mann mit einem Cholesterin von 8,66 mmol/l und einem mit 4,78 mmol/l), **ist dieser Unterschied bei Vorliegen weiterer Risikofaktoren schon etwas dramatischer** (etwa 4 % in 8 Jahren, falls Hypertonie, Linkshypertrophie, pathologische Glukosetoleranz und Nikotinkonsum vorliegen).

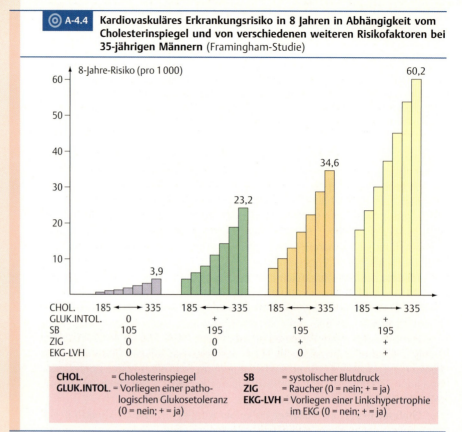

A-4.4 Kardiovaskuläres Erkrankungsrisiko in 8 Jahren in Abhängigkeit vom Cholesterinspiegel und von verschiedenen weiteren Risikofaktoren bei 35-jährigen Männern (Framingham-Studie)

CHOL. = Cholesterinspiegel
GLUK.INTOL. = Vorliegen einer pathologischen Glukosetoleranz (0 = nein; + = ja)
SB = systolischer Blutdruck
ZIG = Raucher (0 = nein; + = ja)
EKG-LVH = Vorliegen einer Linkshypertrophie im EKG (0 = nein; + = ja)

Diese Daten stammen von Untersuchungen an Männern. Frauen, vor allem in jüngerem Alter, haben bei gleicher Ausprägung der Risikofaktoren nur ein halb so großes Infarktrisiko wie Männer; Mitteleuropäer haben nur ein halb so großes Infarktrisiko wie US-Amerikaner mit gleichem Cholesterinspiegel. Diese Unterschiede können nicht durch andere bekannte Risikofaktoren erklärt werden.

▶ **Merke:** Ein isolierter Risikofaktor ist klinisch bedeutungslos. Eine Cholesterinbestimmung bzw. ein Cholesterinscreening bei Gesunden ohne weitere Risikofaktoren ergibt keine klinisch relevante Information. Erst bei einem hohen Infarktrisiko aufgrund weiterer Risikofaktoren bekommt das Cholesterin eine klinische Bedeutung.

4.2.3 Cholesterin-„Grenzwerte"

Auch die Senkung eines „normalen" Cholesterins wirkt infarktverhütend. Ein „Normocholesterinämiker", der durch gehäufte andere Risikofaktoren ein hohes Infarktrisiko aufweist, kann folglich durch eine Cholesterinsenkung sein individuelles Risiko weit mehr senken als ein „Hypercholesterinämiker" ohne weitere Risikofaktoren (dies lässt sich auch gut aus Abb. **A-4.4** erkennen). Das Nebenwirkungsrisiko einer lipidsenkenden Therapie ist hingegen bei beiden identisch. Somit ist das Nutzen-Risiko-Verhältnis einer lipidsenkenden Therapie beim Normocholesterinämiker mit weiteren Risikofaktoren günstiger als bei einem Hypercholesterinämiker ohne weitere Risikofaktoren. Aus diesem Grund sind die gängigen Cholesteringrenzwerte nicht rational.

4 Früherkennung und Umgang mit Risikofaktoren

▶ **Fallbeispiel.** Einen 58-jährigen Elektromonteur sehe ich durchschnittlich etwa alle 2 Jahre wegen einer rezidivierenden Epikondylitis am rechten Ellenbogen. Vor zwei Jahren stellte ich bei der Gelegenheitsblutdruckmessung zweimal einen Wert von 180/110 mmHg fest, der auch in einer nachfolgenden Messung bei wiederhergestellter Schmerzfreiheit mit 170/105 mmHg nur wenig tiefer lag. Jetzt betrug die Messung 195/105 mmHg. Der Patient raucht 25 Zigaretten pro Tag; ein 5 Jahre älterer Bruder leidet an Angina pectoris. Bei einer Versicherungsuntersuchung war auch eine Blutzuckerbestimmung vorgeschrieben, die einen Nüchternwert von 8,2 mmol/l ergab (bei negativem Urinzucker). Die in diesem Fall informative Cholesterinbestimmung ergab einen Wert von 5,2 mmol/l.

◀ Fallbeispiel

Unser Patient hat ein „normales" Cholesterin. Das Infarktrisiko ist aufgrund des Rauchens, der Hypertonie, der Hyperglykämie und der Familienanamnese aber recht hoch und dürfte etwa 3% pro Jahr betragen (eine solche Schätzung kann mithilfe der Framingham-Risikotabellen vorgenommen werden, wobei wir das hälftig geringere Risiko von Mitteleuropäern im Vergleich zu US-Amerikanern berücksichtigen). Wenn mit einer medikamentösen Cholesterinsenkung das Infarktrisiko etwa um ein Drittel gesenkt werden kann, so würde unter einer Behandlung das Infarktrisiko 2% statt 3% pro Jahr ohne Behandlung betragen. Die absolute Risikoreduktion durch eine Behandlung mit Lipidsenker würde bei unserem Epikondylitis-Patienten somit 1% jährlich betragen (oder 5% im Zeitraum von 5 Jahren), die „Number needed to treat" entsprechend 100 pro Jahr (oder 20 pro 5 Jahre).

Hier lässt sich die unmittelbare klinische Bedeutung der **„Number needed to treat"** erkennen. Bezogen auf einen 5-jährigen Behandlungszeitraum hat unser Epikondylitis-Patient eine Chance von 1 : 20, dass die Behandlung bei ihm einen Infarkt verhütet. Wenn also 20 gleichartige Patienten behandelt werden, kann einer davon einen Nutzen ziehen.

Nehmen wir zum Vergleich noch einmal unseren früheren Ohrpfropf-Patienten und nehmen an, dieser hätte in der Tat ein sehr hohes Cholesterin von 9 mmol/l (auf eine Cholesterinbestimmung hatten wir ja verzichtet). Mit dem hohen Cholesterin wäre sein Infarktrisiko etwa 3% in 6 Jahren; eine Behandlung könnte in diesem Fall das jährliche Risiko um ca. 0,2% reduzieren. Bezogen auf einen 5-jährigen Behandlungszeitraum hätte unser Ohrpfropf-Patient also eine Chance von 1 : 100, dass die Behandlung bei ihm einen Infarkt verhütet. Wenn 100 gleichartige Patienten behandelt werden, kann einer davon einen Nutzen ziehen. Wenn der gleiche Nutzen durch 100 statt nur 20 Behandlungen erzielt werden muss, hat dies Konsequenzen für das Ausmaß der Nebenwirkungen und damit auf das Nutzen-Risiko-Verhältnis.

▶ **Merke:** Eine niedrige „Number needed to treat" bedeutet ein potenziell günstiges Nutzen-Risiko-Verhältnis, eine hohe „Number needed to treat" stellt den Nettonutzen infrage, da Nebenwirkungen überwiegen könnten.

◀ Merke

Die praktische Bedeutung der „Number needed to treat" leuchtet somit ohne weiteres ein. Als grobe Faustregel im klinischen Alltag kann gelten, dass die im Individualfall gegebene „Number needed to treat" unter 50 betragen soll, damit ein sinnvoller Behandlungsnutzen vorliegt. Eine höhere Zahl muss immer zur genauen Prüfung führen, ob die Nebenwirkungen noch zu rechtfertigen sind, was je nach Krankheit und Intervention einmal der Fall sein kann. Mit dem Verzicht auf das Rauchen könnte unser Epikondylitis-Patient ebenfalls zu einer Risikosenkung beitragen. Eine Rauchentwöhnung gelang vorerst jedoch nicht. Ich riet dem Patienten deshalb zu einer Lipidsenker-Behandlung mit einem Statin (Fibrate sollten wegen ihrer ungünstigen Wirkung auf andere Todesursachen eher nicht mehr verwendet werden). Nach anfänglichen Magenbeschwerden verträgt er die Behandlung gut. Der Cholesterinspiegel bewegt sich jetzt um 4,0 mmol/l. Der Patient hat in diesem Fall aller Wahrscheinlichkeit nach von der Behandlung einen Gewinn, denn die „Number needed to treat" ist relativ gering. Hätten die subjektiv störenden Nebenwirkungen des Medikamentes sich nicht gelegt, wäre hingegen eine Weiter-

Für einen sinnvollen Behandlungsnutzen sollte als Faustregel die „Number needed to treat" unter 50 liegen.

Das individuelle Gesamtrisiko als Grundlage für eine rationale Behandlungsindikation wird durch die **Sheffield-Tafeln** wiedergegeben.

Hohe Cholesterinwerte sind nicht von vornherein pathologisch. Ein bei Abwesenheit anderer Risikofaktoren gesunder Körper kann ein hohes Cholesterin gut verkraften und hat aus praktischer Sicht keine Probleme damit.

führung der Behandlung weniger infrage gekommen. Als Alternative oder Ergänzung kämen niedrig dosierte Acetylsalicylsäure (1 × 100 mg täglich) und eine antihypertensive Therapie infrage.

Das individuelle Gesamtrisiko als Grundlage für eine rationale Behandlungsindikation wird durch die **Sheffield-Tafeln** wiedergegeben. In diesen Tafeln wird davon ausgegangen, dass ab einem Infarktrisiko von 3 % pro Jahr eine Behandlung sinnvoll ist (d. h. die Behandlung kann eine absolute Risikoreduktion von etwa 1 % jährlich erzielen). Das Infarktrisiko bei gleicher Ausprägung der Risikofaktoren ist bei uns nur etwa halb so gering wie in Framingham (oder im britischen Sheffield). Für Männer bei uns gilt deshalb in etwa die Sheffield-Tafel für Frauen (vgl. Tab. **A-4.2**).

Auch wenn ein Risiko-„Grenzwert" bis zu einem gewissen Grad willkürlich ist, eignet er sich sehr gut als Orientierung zur Bestimmung der Patientengruppen, bei welchen das Cholesterin überhaupt eine klinische Relevanz hat. Patienten, die in den weißen Tafelbereich ohne Eintrag von Cholesterinwerten fallen, haben von vornherein ein zu geringes Risiko für eine sinnvolle Behandlung, auch wenn ihr Cholesterinwert recht hoch sein sollte. Hier ist deshalb auch eine Cholesterinbestimmung nicht sinnvoll.

Das herkömmliche klinische Denken über den hohen Cholesterinwert als etwas „Pathologischem", das gestoppt werden muss, ist in der Praxis nicht tauglich

A-4.2 Die Sheffield-Tafeln – Frauen (entspricht Männern in Mitteleuropa)

Risikofaktoren-Konstellation												
Hypertonie	ja	ja	ja	ja	ja	nein	ja	ja	nein	nein	ja	nein
Rauchen	ja	nein	ja	ja	nein	ja	nein	ja	nein	ja	nein	nein
Diabetes	ja	ja	nein	ja	nein	ja	ja	nein	ja	nein	nein	nein
LVH	ja	ja	ja	nein	ja	nein	nein	nein	nein	nein	nein	nein
Alter in Jahren	**Cholesterinserumspiegel (mmol/l)**											
70	5,5	5,5	5,5	5,8	6,3	6,9	8,5	9,8				
68	5,5	5,5	5,5	5,8	6,4	7,0	8,6	9,9				
66	5,5	5,5	5,5	5,9	6,5	7,1	8,7	10,0				
64	5,5	5,5	5,5	6,1	6,6	7,2	8,9					
62	5,5	5,5	5,5	6,2	6,8	7,4	9,1					
60	5,5	5,5	5,5	6,4	7,0	7,7	9,4					
58	5,5	5,5	5,5	6,7	7,3	8,0	9,8					
56	5,5	5,5	5,5	7,0	7,7	8,4						
54	5,5	5,5	5,5	7,4	8,1	8,9						
52	5,5	5,5	5,9	7,9	8,7	9,4						
50	5,5	5,5	6,4	8,5	9,3							
48	5,5	6,0	6,9	9,3								
46	5,5	6,7	7,7									
44	5,5	7,5	8,6									
42	5,8	8,5	9,8									
40	6,7	9,9										
38	8,0											
36	9,7											
35	—											

Ein Patient, dessen Cholesterinwert auf Felder ohne Eintrag fällt, hat ein geschätztes KHK-Risiko von weniger als 3 % pro Jahr.

und führt in die Irre. Ein bei Abwesenheit anderer Risikofaktoren gesunder Körper kann ein hohes Cholesterin gut verkraften und hat aus praktischer Sicht keine Probleme damit.

So hat eine 1993 durchgeführte Metaanalyse aller Todesursachen gezeigt, dass die Behandlung mit Lipidsenkern bei gesunden Personen mit niedrigem Gesamtrisiko die Todesrate insgesamt erhöht hat (was damals die große Mehrheit der Behandelten war); die hohe NNT hat zu einem ungünstigen Nutzen-Risiko-Verhältnis geführt. Umgekehrt haben Patienten mit einer bestehenden KHK auch bei normalem Cholesterin einen Profit von einer medikamentösen Lipidsenkung, denn durch das Vorliegen einer KHK hat dieser Patient ein Profil, das seine „Verwundbarkeit" durch Cholesterin (im „Normbereich") zeigt.

Cholesterinbestimmungen sind deshalb nur in sehr selektiven Gruppen mit vielfachen Risikofaktoren und höherem Alter (bis 70 Jahre) sinnvoll. Bei Frauen bleibt fast nur die Sekundärprävention, bei herzgesunden Frauen macht die Cholesterinbestimmung keinen Sinn. Einzig vielleicht zur Beruhigung angesichts der übertriebenen Ängste, die geschürt werden; bei von vornherein kleinem absoluten Risiko sollte der Arzt auch bei „erhöhten" Werten die Mitteilung machen, „es sei alles in Ordnung".

▶ **Merke:** Nicht Cholesterin-„Grenzwerte", sondern das Gesamtrisiko aufgrund der gesamten Patientensituation bestimmen den Behandlungsnutzen und damit eine Behandlungsnotwendigkeit. Dies gilt im Prinzip auch für die Behandlung der Hypertonie; auch hier müssen Blutdruck-„Grenzwerte" zugunsten des individuellen Gesamtrisikos infrage gestellt werden.

◀ Merke

4.3 Zusammenfassende Schlussfolgerungen zur Früherkennung und zum Risikofaktorenscreening in der Allgemeinmedizin

Früherkennung und Risikofaktorenscreening bei unseren Patienten sind komplex und vielschichtig und brauchen deshalb mehr als das Befolgen von „Experten"-Empfehlungen (Expertenmeinungen und Konsensuskonferenzen sind an unterster Stelle in der durch die evidenzbasierte Medizin formulierten Hierarchie der Evidenz).

Entscheidend ist in jedem Fall eine möglichst klare Berechnung und Darstellung von Nutzen, Aufwand und Risiken einer zur Diskussion stehenden Maßnahme in Form absoluter Risiken! Dazu braucht es die Ergebnisse aus methodisch sorgfältigen, randomisiert kontrollierten Langzeitstudien möglichst ohne Confounder. Das Fehlen solcher Studien muss mit der Information an die Patienten verbunden sein, dass die Medizin den Nutzen nicht sicher kennt. Früherkennen ist nicht von vornherein besser als Zuwarten. Mögliche Vorteile einer „Späterkennung" sind in Betracht zu ziehen.

Generelle, undifferenzierte Früherkennungs- und Screeningempfehlungen sind demgegenüber eine Täuschung der Patienten. Bei der Entscheidung für ein Screening sollte der Patient unter Kenntnis der Größe von Nutzen und Risiken einbezogen werden. Ein individueller Entscheid gegen Früherkennung oder ein Risikofaktorenscreening muss angesichts des meist fraglichen Gesamtnutzens und dem Fehlen der notwendigen Studien zum Gesamtnutzen als ebenso vernünftig gelten. In der Praxis ist **die Unterstützung des Patienten in seiner Entscheidung,** die ja letztlich seine Zuversicht optimieren will, vermutlich das hilfreichste.

Der Prozess der individuellen Entscheidungsfindung bei Früherkennung und Screening unterscheidet sich demnach nicht grundsätzlich von anderen Bereichen der Primärmedizin.

4.3 Zusammenfassende Schlussfolgerungen zur Früherkennung und zum Risikofaktorenscreening in der Allgemeinmedizin

Früherkennung und Risikofaktorenscreening sind komplex und vielschichtig.

Entscheidend ist eine möglichst klare Berechnung und Darstellung von Nutzen, Aufwand und Risiken in Form absoluter Risiken.

Bei der Entscheidung für ein Screening sollte der Patient unter Kenntnis der Größe von Nutzen und Risiken einbezogen werden.

Bei der **Bewertung von Vorsorge- und Screeningmaßnahmen** lassen sich im Einzelnen folgende Fragen stellen (in Anlehnung an die User's Guide to the Medical Literature, JAMA 2002):

- Können zuverlässige Schätzungen aufgrund sorgfältiger, randomisiert kontrollierter Langzeitstudien gemacht werden und an welche Fallstricke und Confounder muss bei einem Mangel an solchen Untersuchungen gedacht werden? Sind mögliche Fehlinterpretationen statistischer Zusammenhänge vermieden worden und sind die entscheidenden Beurteilungsparameter zum Zug gekommen (das, was für den Patienten direkt das Leiden ausmacht)? Sind bei einer Übersichtsarbeit alle vorhandenen Studien einbezogen worden oder handelt es sich nur um ein selektives Herausgreifen der passenden Evidenz?
- In wie vielen Fällen (berechnet pro 1000 oder 100 000 Patientenjahre oder als NNT = number needed to treat) kann die gefürchtete Komplikation durch die Vorsorge- und Screeningmaßnahme verhindert werden? Wie viel besser ist die Screeningstrategie im Vergleich zu einer Abwartestrategie oder einer weniger aufwendigen, moderateren Screeningstrategie? Auf welche Bevölkerungs- und Risikogruppen sind Studienergebnisse übertragbar?
- Welches und wie zahlreich sind die Risiken und Belastungen der zur Diskussion stehenden Maßnahme? Wie bedeutsam sind die Risiken im Vergleich zum Nutzen? Man denke u. a. an Überdiagnose, Falschdiagnosen, Verängstigungen, kumulierte Nebenwirkungen von Medikamenten bei hoher NNT, Verkürzung der krankheitsfreien Lebenszeit, Zunahme des diagnostischen Aufwands und dessen Komplikationsmöglichkeiten, Etikettierungs-Auswirkungen (labelling), Aufwand an Zeit etc. Gibt es „Utility"-Studien, welche eine systematische Bewertung der Lebensqualitätseffekte der Vor- und Nachteile insgesamt wiedergeben? Wie genau lässt sich am Schluss sagen, wo der Gesamtnutzen liegt? Liegt er deutlich über Null, oder reicht die Streubreite der Unsicherheit bis zu Null oder beinahe Null?
- Ist der Aufwand an Kosten und Ressourcen vergleichsweise nutzbringend investiert?
- Habe ich meinem Patienten Nutzen und Risiken so kommunizieren können, dass er mitreden und mitentscheiden kann?

Der Gesamtnutzen entsteht durch die Screeningauswirkungen auf alle Organsysteme einschließlich der Befindlichkeit. Zur Bestimmung des Lebensqualitätsnutzens insgesamt können unter Umständen „quality-adjusted life-years" eine allgemeingültigere Beurteilung ermöglichen, die auf „Utility"-Studien aufbauen (Gewichtung von Vor- und Nachteilen durch Gruppenbefragungen). Dies sind Themen moderner Allgemeinmedizin.

Weiterführende Literatur zu diesem Kapitel finden Sie unter www.thieme.de/specials/dr-allgemeinmedizin/

Zur Bestimmung des Lebensqualitätsnutzens insgesamt können „quality-adjusted life-years" eine allgemeingültigere Beurteilung ermöglichen, die auf „Utility"-Studien aufbauen.

5 Gesundheitsberatung

Wolfgang Rönsberg

5.1 Behandlungsanlass

▶ **Fallbeispiel.** Eine 42-jährige übergewichtige Frau (Body-mass-index 28) kommt zur Check-up-Untersuchung: „Ich habe mir den Termin geben lassen, weil ich wieder mit Sport anfangen möchte. Ich will einfach ‚wieder in Form' kommen, und ich habe jetzt etwas mehr Zeit für mich, weil die Kinder aus dem Gröbsten raus sind."
Die Check-up-Untersuchung ergibt: keine relevanten Vor- oder familiären Erkrankungen, Übergewicht mit gynoider Fettverteilung, Hohlkreuz, Plattfüße, keine Beschwerden. RR 122/78 mmHg, Cholesterin 167 mg/dl, Blutzucker 82 mg/dl, seit Jahren körperlich inaktiv, früher viel Sport (Gymnastik, Leichtathletik, Ballspiele). Die Patientin befindet sich in der Vorbereitungsphase der Verhaltensänderung bezüglich körperlicher Aktivität (s. S. 40). Sie plant derzeit keine Umstellung ihrer Ernährung (Phase der Absichtsbildung).
Die Motivation zur körperlichen Aktivität wird weiter unterstützt und konkrete Hilfen werden angeboten. Die Untersuchung ergibt eine so geringe Wahrscheinlichkeit relevanter kardiovaskulärer Risiken, dass auf eine Ergometrie bewusst verzichtet wird. Somit kann die Patientin direkt mit einem gesundheitsorientierten Aufbautraining beginnen. Der Patientin werden Informationen zur Aufnahme geeigneter Bewegungsformen angeboten; besonders geeignet sind bei ihr Ausdauersportarten mit reduzierter Gelenkbelastung, wie Gymnastik, Tanz, Aerobic, Schwimmen, Fahrrad fahren und Nordic-Walking. Die Präferenzen der Patientin und die Verfügbarkeit von passenden lokalen Angeboten werden besprochen; ferner wird vereinbart, dass sich die Patientin nochmals kurz vor und nach Beginn des Trainings in der Praxis vorstellt. Der Belastungsaufbau sollte langsam erfolgen (z. B. über eine Einsteigergruppe oder langsam steigende Belastungsphasen), die Bestimmung realistischer Teilziele zusammen mit der Patientin erarbeitet werden. Ein empfehlenswertes langfristiges Ziel ist, mindestens dreimal wöchentlich 30 min mit einer Pulszahl von 180 minus Lebensalter zu trainieren. Wenn eher Gewichtsabnahme statt Ausdauereffekt erwünscht ist, empfiehlt sich längeres Training mit einer Pulszahl 170 minus Lebensalter. Die Patientin ist zuversichtlich, dass sie dies umsetzen kann. Sie schließt sich einer örtlichen Walking-Gruppe an, die sich zweimal wöchentlich trifft und geht einmal in der Woche mit den Kindern gemeinsam schwimmen, ohne diese dabei beaufsichtigen zu müssen.

5.2 Grundlagen

▶ **Definition:** Gesundheitsberatung betrifft alle Ebenen und Bereiche der Prävention. Aufgabe der Gesundheitsberatung sind die Information, Motivierung und Begleitung des Patienten bei der Veränderung von gesundheitlichem Risikoverhalten. Anwendungsgebiete sind vor allem die Verhaltensbereiche Ernährung, Genussgifte und Substanzgebrauch, körperliche Aktivität sowie Stressbewältigung.

Die Bedeutung gesundheitlichen Risikoverhaltens wird durch die weite Verbreitung von Risikoverhalten in der Bevölkerung deutlich: Im Bevölkerungsdurchschnitt werden 33–34 % der Gesamtenergie in Form von Fetten aufgenommen (empfohlen: max. 25–30 %), zudem stammen bei Frauen 2 %, bei Männern 5 % der Gesamtenergie aus Alkohol. Die Umsetzung der Empfehlung von mindestens 5 Portionen Obst und Gemüse täglich erreicht nur ein kleiner Teil der Bevölkerung; es sind auch Zweifel über die Finanzierung dieses Ratschlages in breiten Kreisen der Bevölkerung geäußert worden. Insgesamt enthält die Ernährung in der Bevölkerung trotz positiver Trends in den vergangenen Jahren noch immer zu viel Energie, zu viel Fett und zu viel Alkohol.
Ohne sportliche Betätigung sind 30 % der 20–29-Jährigen. Diese Quote steigt kontinuierlich bis auf 60 % bei den 60–69-Jährigen in Deutschland, wobei Männer überwiegend eine etwas günstigere Sportquote aufweisen als Frauen. Selbst bei den 10–19-Jährigen erreichen nur 42 % der männlichen und 15 % der weiblichen Teenager das empfohlene Ausmaß an körperlicher Aktivität, bei den 70–79-Jährigen sind es 7 bzw. 6 %.

Zunehmende Adipositas und körperliche Inaktivität sowie Bewusstsein für Umweltgifte in unserer Gesellschaft, stagnierende Raucherquote und sonstiger Substanzmissbrauch.

Als Konsequenz aus diesen Verhaltensweisen sind in Europa ca. 15 % der Männer und 22 % der Frauen adipös, mehr als die Hälfte der 35- bis 65-Jährigen ist übergewichtig (MONICA-Daten). Bei Kindern und Jugendlichen steigt die Rate Übergewichtiger in den letzten Jahrzehnten kontinuierlich und besorgniserregend an.

Bei Kindern ist das Ausmaß des Übergewichts vor allem mit der Dauer des Fernsehkonsums assoziiert. Insgesamt ist die Zunahme der Adipositas in den vergangenen Dekaden weniger durch verändertes Essverhalten als vielmehr durch zunehmende körperliche Inaktivität zu erklären.

Die **Raucherquote** beträgt im Bevölkerungsdurchschnitt etwa 22 % bei den Frauen und 35 % bei den Männern; bei Männern zwischen 20 und 49 Jahren liegt die Quote sogar über 40 %. Etwa 70–80 % der Raucher gelten als nikotinabhängig. Die Raucherquote stagniert derzeit, wobei der Anteil bei jungen Frauen tendenziell steigt (Stand 2003).

Etwa 9,3 Millionen Menschen in Deutschland weisen einen riskanten **Alkoholkonsum** auf; etwa 5 % der Bevölkerung erfüllen die Diagnose „missbräuchlicher Konsum", etwa 3 % die Diagnose „abhängiger Konsum".

Trotz der großen Zahl an Betroffenen und der Bedeutung des Themas findet in der Hausarztpraxis Gesundheitsberatung oft unabhängig vom eigentlichen Beratungsanlass und „nebenbei" statt. Hierüber existieren keine repräsentativen Erhebungen. Die Gesundheitsuntersuchung Check-up 35, die definitionsgemäß auch eine Gesundheitsberatung enthält, wird von etwa 20 % der anspruchsberechtigten Personen (ab 35 Jahre alle 2 Jahre), bei den 50- bis 69-Jährigen zu ca. 40 % wahrgenommen.

5.2.1 Stadien der Veränderungsbereitschaft

Die Bereitschaft zur Verhaltensänderung kann nach dem „Transtheoretischen Modell der Verhaltensänderung" in 5 Stufen oder Stadien eingeteilt werden:

- **Absichtslosigkeit** (precontemplation): Keine Intention, das problematische Verhalten in der nächsten Zeit (z. B. den nächsten sechs Monaten) zu verändern.
- **Absichtsbildung** (contemplation): Es wird erwogen, das problematische Verhalten in den nächsten sechs Monaten zu verändern.
- **Vorbereitung** (preparation): Erste Schritte zur Veränderung wurden eingeleitet, das Zielverhalten wird in den nächsten 30 Tagen angestrebt.
- **Handlung** (action): Das Zielverhalten wird seit weniger als sechs Monaten gezeigt.
- **Aufrechterhaltung** (maintenance): Das Zielverhalten wird seit mehr als sechs Monaten beibehalten.

In diesen Stadien unterscheiden sich die Personen hinsichtlich verschiedener Parameter, sodass eine differenzierte motivationsorientierte Beratung möglich ist.

In der Stufe der **Absichtslosigkeit** besteht keine Veränderungsabsicht in absehbarer Zeit. Personen in der Stufe der **Absichtsbildung** erwägen eine Änderung des Risikoverhaltens in der Zukunft (z. B. „in sechs Monaten"), sind aber noch nicht zum konkreten Beginn einer Verhaltensänderung bereit.

In der Stufe der **Vorbereitung** sind Personen zu einer langfristigen Änderung entschlossen und unternehmen bereits erste Schritte. In der Stufe der **Handlung** erfolgt die Implementierung des Zielverhaltens (z. B. Nichtrauchen); ist das Zielverhalten stabilisiert, spricht man von der Stufe der **Aufrechterhaltung**.

Das Durchlaufen dieser Stufen ist ein dynamischer Prozess, d. h. mehrfaches Voran- und Zurückschreiten zwischen den Stufen gehört zum normalen Veränderungsprozess. Wichtig für die Kategorisierung in die einzelnen Stufen ist, dass das Zielkriterium konkret und verhaltensbezogen ist. Für das Zigarettenrauchen ist das Zielkriterium „Abstinenz" unmittelbar einleuchtend. Motivation zur „Gewichtsreduktion" ist hingegen kein verhaltensbezogenes Zielkriterium; entscheidend ist die Bereitschaft, relevante Verhaltensweisen (hier vor allem Ernährung und Bewegung) zu verändern.

Die Veränderungsbereitschaft ist in verschiedenen Verhaltensbereichen unterschiedlich ausgeprägt; außerdem zeigen sich gelegentlich auch Geschlechterunterschiede: So befinden sich bez. eines Rauchstopps ca. 75 % der aktuellen Raucher in der BRD in der Stufe der Absichtslosigkeit und hinsichtlich der Bereitschaft zu „gesunder Ernährung" ein wesentlich höherer Anteil an Personen in den Stufen der Absichtsbildung und Vorbereitung. Frauen zeigen in diesem Kontext meist eine höhere Veränderungsbereitschaft als Männer.

Für Patienten in der **Stufe der Absichtslosigkeit** konzentrieren sich die Beratungsinhalte vor allem auf Informationsangebote (z. B. „Möchten Sie mehr darüber erfahren, wie Ihre jetzigen Beschwerden konkret mit Ihrem Rauchen zusammenhängen könnten?") und eine Anregung zum Reflektieren der möglichen Vorteile einer Verhaltensänderung.

Wünschenswert ist in dieser Phase, dass Patienten einen positiven Bezug zu einer Veränderung aufbauen (z. B. „Ob Sie etwas verändern möchten oder nicht bleibt Ihre Entscheidung, aber denken Sie doch einfach mal darüber nach, ob es auch Vorteile für Sie haben könnte, nicht mehr zu rauchen."). Der Beratungsstil sollte wenig drängend sein und die Entscheidungsfreiheit des Patienten betonen, da sonst die Gefahr einer Verweigerungsreaktion besteht. Andererseits sollte der Arzt durchaus auch bestehende Sorgen äußern („Ich mache mir Sorgen, dass Ihr Husten sich weiter verschlechtert, wenn Sie das Rauchen beibehalten wie bisher").

In der **Stufe der Absichtsbildung** sind Personen ambivalent gegenüber einer Veränderung („Ich müsste eigentlich etwas tun, aber ich bin noch nicht so weit."). Beratungsziel ist es, den Personen ein Abwägen von Vor- und Nachteilen einer Veränderung zu ermöglichen, wobei Lösungswege für mögliche Hindernisse besprochen werden sollten (z. B. „Überlegen Sie doch bitte, was für Vor- und Nachteile einer Veränderung für Sie hätte. Wie könnte man eine Veränderung leichter machen?"). Patienten sollten in dieser Phase auch bereits darüber nachdenken, wie es ihnen mit dem neuen Verhalten ergehen wird („Was denken Sie, wie wird es Ihnen gehen, wenn Sie vier Wochen nicht mehr geraucht haben?").

Beratungsinhalt für Patienten in der **Stufe der Vorbereitung** ist vor allem den Patienten beim Definieren realistischer Ziele zu unterstützen und eine konkrete Planung der Umsetzung vorzunehmen (z. B. „Was ist jetzt ein realistischer erster Schritt? Wie/wo/wann/mit wem wollen Sie dies genau umsetzen?"). Je konkreter diese Planung vorgenommen wird, umso wahrscheinlicher ist ihre Umsetzung! Wichtig ist in dieser Phase für den Patienten der Aufbau von Zuversicht in die eigenen Handlungskompetenzen („Selbstwirksamkeitserwartungen"). Dies kann der Arzt durch das Loben („Verstärken") auch schon kleinster positiver Fortschritte fördern.

In der **Stufe der Handlung** steht das Anbieten von unterstützenden Strategien (z. B. Vermeiden von Versuchungssituationen, Aufsuchen von sozialer Unterstützung) im Vordergrund (z. B. „Was würde es Ihnen leichter machen, die Veränderung umzusetzen? Wer könnte Sie unterstützen?"). Kontinuierliches Verstärken bzw. Anerkennen der Veränderungsleistung und ein konstruktiver Umgang mit zum Verhaltensänderungsprozess gehörenden Ausrutschern/Rückfällen sind hier die wesentlichen Beratungsaufgaben (z. B. „Was können Sie aus diesem Ausrutscher lernen? Worauf sollten Sie in Zukunft mehr achten?").

In der **Stufe der Aufrechterhaltung** steht weiterhin der Umgang mit Rückfällen im Mittelpunkt, aber auch ein Reflektieren dessen, was erreicht worden ist („Wenn Sie nun auf die letzten Monate zurückschauen: Was haben Sie bereits für sich erreicht?"). Diese Reflexion lenkt die Aufmerksamkeit des Patienten auf positive Aspekte, bestätigt ihn und vergrößert seine Selbstwirksamkeit – was wiederum ein guter Prädiktor für geringe Rückfallhäufigkeit ist.

5.3 Ätiologie – häufige Beratungsanlässe

In Tab. **A-5.1** sind häufige Beratungsanlässe zusammengestellt, die der Hausarzt als Chance zur Gesundheitsberatung nutzen kann. Den jeweiligen Erkrankungen sind dort spezifische Empfehlungen für verschiedene Verhaltensbereiche zugeordnet.

A-5.1 Gesundheitsberatung zur Prävention und Therapie anwendbar

Erkrankung	Verhaltensbereich	Spezifische Empfehlung
Adipositas	Ernährung	kalorienreduziert, langfristig ausgewogen und fettarm, initial sowohl fettarm als auch kohlenhydratarm
	Bewegung	langfristig erhöhtes Aktivitätsniveau notwendig, mindestens 3×/Woche 30 min Ausdauersport oder mind. 200 min/Woche verteilt auf mind. 5 Tage flottes Gehen/erhöhte körperliche Aktivität
Diabetes mellitus	Ernährung	kalorienreduziert, fettarm, geringer Anteil schnell resorbierbarer Kohlenhydrate
	Bewegung	s. Adipositas. Bei manifester Erkrankung ist die Therapie wegen evtl. Hypoglykämiegefahr an die aktuelle körperliche Aktivität anzupassen.
Hypertonie	Ernährung	s. Adipositas, reich an Obst und Gemüse, zusätzlich Reduktion der Kochsalzaufnahme auf ca. 6 g/d Alkoholkonsum < 30 g (Männer)/ < 20 g (Frauen).
	Bewegung	s. Adipositas
	Stress	Verhaltensprogramme zur Stressreduktion/-Bewältigung
Arterielle Durchblutungsstörungen (AVK, KHK, ischämischer Insult)	Ernährung	bei begleitender Adipositas/Hypertonie s. dort, mediterrane Ernährung (reich an einfach ungesättigten Fettsäuren und Gemüse/Obst/Salate)
	Genussgifte	Nikotinstopp
	Bewegung	s. Adipositas. Bei manifester Erkrankung langsamer Belastungsaufbau in speziell geführten und überwachten Gruppen/Einrichtungen.
Osteoporose	Ernährung	mindestens 1000 mg (postmenopausale Frauen/Gravidität/Pubertät 1500 mg) Calcium/d, Vitamin-D-reiche Ernährung (fettreicher Meeresfisch) oder möglichst täglicher Aufenthalt im Freien, Vermeidung von Untergewicht
	Bewegung	s. Adipositas, dabei Formen mit Belastung des Bewegungsapparates wählen (Gewicht tragend), Bei Senioren Kraft- und Koordinationstraining
	Genussgifte	Verzicht auf Rauchen oder hohen Alkoholkonsum
Rückenbeschwerden	Bewegung	s. Adipositas
Arthrose	Ernährung	s. Adipositas
	Bewegung	regelmäßig mit möglichst geringer Belastung der arthrotischen Gelenke
COPD	Ernährung	s. Adipositas
	Bewegung	s. arterielle Durchblutungsstörung
	Genussgifte	Rauchstopp
Refluxösophagitis	Ernährung	s. Diabetes
Endemische Struma	Ernährung	Meeresfisch 2 × pro Woche.
	Genussgifte	Meiden von Nikotin/Alkohol
Depression	Bewegung	s. Adipositas
	Stress	s. Hypertonie
Bronchialkarzinom	Genussgifte	Rauchverzicht
Magenkarzinom	Genussgifte	Rauchverzicht, Alkoholverzicht, bes. hochprozentige Sorten
Kolonkarzinom	Ernährung	ballaststoffreich, vermeiden roher Wurstsorten
Mammakarzinom	Ernährung/Genussgifte	s. Adipositas, Vermeiden von Alkoholkonsum > 20 g/d
Karzinom Niere/HNO	Gifte	Nikotinstopp, Vermeiden von Phenolen

5.4 Abwendbar gefährliche Verläufe

Im Alltag bleiben Chancen zur Gesundheitsberatung oft ungenutzt, z. B. der ausbleibende Hinweis an den grippekranken Raucher bezüglich des Nikotinkonsums. Gründe für das Unterlassen der Beratung durch den Arzt können vielfältig sein, z. B. akuter Zeitmangel, Unsicherheit über Beratungsinhalte oder Beratungsstrategien, negative frühere Erfahrungen mit (erfolglosen) Beratungsversuchen, Befürchten negativer Reaktionen der Patienten. Andererseits besteht die Chance, dass akut vorhandene Beeinträchtigungen Patienten besonders empfänglich für Anregungen machen, das eigene Verhalten zu ändern (teachable moment). In den meisten Fällen wird es von Patienten als angemessen erachtet, wenn der Arzt auf bestehende Risiken aufmerksam macht.

Allerdings ist das klare Setzen von Prioritäten erforderlich: Motivation zu allgemein gesunder Lebensführung unter Ausnutzung vorhandener Angebote: Check-up- und Vorsorgeuntersuchung für Kinder und Jugendliche, anlassbezogene Kurzintervention, intensivierte Angebote bei Hochrisikopatienten und in der Therapie manifester Erkrankungen.

Während wohl dosiertes und positioniertes Anbieten von Beratung durchaus zielführend ist, kann andererseits die Durchführung unnötiger (vor allem invasiver) Diagnostik die Rat suchenden Patienten verunsichern. Auch eine inadäquate Form der Beratung kann die Auseinandersetzung mit evtl. sinnvollen Verhaltensänderungen eher behindern als fördern. So führt starkes Bedrängen vor allem bei nicht änderungsbereiten Patienten oft zu Reaktanz, was in einem Sichverschließen gegenüber weiteren Beratungsangeboten und einer Verschlechterung der Arzt-Patienten-Beziehung resultieren kann.

5.5 Diagnostisches Vorgehen

Die Diagnostik beginnt mit der Einschätzung, ob eine allgemeine Beratung angebracht ist oder der Patient einer Hochrisikogruppe angehört. Bezüglich der kardiovaskulären Prävention können Risikotabellen eingesetzt werden (Framingham-Score, Sheffield-Tabellen u. ä.). Für die Patientenberatung ist die Visualisierung absoluter Risiken und ihrer möglichen Reduktion durch spezifische Interventionen hilfreich. Hier werden derzeit spezielle Konzepte und Umsetzungshilfen für die Hausarztpraxis erarbeitet.

Bevor man weitere Risikomarker erhebt oder eine somatische Diagnostik vorantreibt, sollte man prüfen, ob sich hieraus überhaupt für den Patienten relevante und voraussichtlich günstige Interventionsmöglichkeiten ableiten lassen.

Bei der Erfassung von Risikofaktoren sollten folgende Fragen beantwortet werden:
- Ist der Faktor direkt mit einem erhöhten Risiko verknüpft?
- In welcher Beziehung steht er zu anderen/bisherigen Risikofaktoren?
- Führt das Risikomerkmal zu einer deutlich besseren kurativen Therapie?
- Führt das Risikomerkmal zu einer deutlich besseren symptomatischen Therapie?
- Wird der Risikofaktor durch eine Therapie verändert, ist er also zur Therapiekontrolle geeignet?
- Ist der Risikofaktor zumindest von prognostischem Wert (z. B. Familienanamnese)?
- Ist die Nutzung des Risikofaktors unter Kosten-Nutzen-Betrachtung effektiv?

Wie die Tab. **A-5.1** zeigt, gelten für die meisten Risikofaktoren bzw. Erkrankungen die gleichen Empfehlungen. Daher ist eine allgemeine Beratung zu gesundheitsbewusster Lebensweise und Ermittlung des Stadiums der Verhaltensänderung immer sinnvoll.

Anamnese

Erhebung relevanter Vorerkrankungen, insbesondere des kardiovaskuären Systems und des Bewegungsapparates sowie frühzeitige kardiovaskuläre Ereignisse oder Stoffwechselstörungen bei Verwandten 1. und 2. Grades. Erfassung folgender Risikofaktoren: Nikotingebrauch, Hinweise auf Fehlernährung, Bewegungsmangel oder Substanzabusus? Geeignet hierfür ist insbesondere die Gesundheitsuntersuchung „Check-up 35", die alle 2 Jahre ab dem 35. Geburtstag als GKV-Leistung durchgeführt werden kann und extrabudgetär vergütet wird. Hierfür entfällt auch die Praxisgebühr, wenn keine weiteren Leistungen erbracht werden.

Körperliche Untersuchung

Bei Vorsorgeuntersuchungen zur Gesundheit bzw. bei Kindern und Jugendlichen ist ein orientierender Ganzkörperstatus obligat. Als Sporttauglichkeitsuntersuchung kann man sich außer bei Risikosportarten oder Hochrisikopatienten zunächst auf den Umfang dieser Check-ups beschränken, wobei der Bewegungsapparat sportartspezifisch genauer beurteilt werden sollte. Ansonsten erfolgt die Untersuchung anlassbezogen.

Zusatzuntersuchungen

Der Check-up 35 sieht einen Urin-Streifentest vor (obwohl meist nicht zielführend), die Bestimmung von Gesamt-Cholesterin (bei Werten über 200mg/dl soll auch HDL-Cholesterin bestimmt werden, obwohl dies die Aussagekraft der Risikobestimmung kaum erhöht) und Blutzucker. Darüber hinausgehende Untersuchungen sind nur in Ausnahmefällen erforderlich.

5.6 Therapieoptionen

5.6.1 Therapieziele

Die Basis bildet eine Beratung über gesunde Lebensweise. Diese beinhaltet:
- ausgewogene Ernährung mit geringem Anteil gesättigter Fette (< 10% der Gesamtkalorien) und schnell resorbierbarer Kohlenhydrate, d.h. pro Tag 5 Portionen Obst/Gemüse/Salat, Vollkornprodukte, außerdem mehrmals pro Woche Meeresfisch, Bevorzugung einfach ungesättigter Speiseöle (Oliven- oder Rapsöl) natriumarme und kalziumreiche Ernährung (entsprechendes Mineralwasser, magere Milchprodukte),
- angepasst an den Kalorienbedarf, regelmäßige sportliche (mindestens 3 × wöchentlich 30 Minuten Ausdauerbelastung) oder körperliche Aktivität (mehr als 200 min pro Woche, verteilt auf mind. 5 Termine flottes Gehen),
- Verzicht auf Genussgifte mit allenfalls moderatem Alkoholkonsum,
- adäquater Umgang mit erhöhter Stressbelastung z.B. über Entspannungsverfahren.

Bei speziellen Risiken oder Gesundheitsstörungen sollte dann noch auf Spezifika (s. Tab. A-5.1) eingegangen werden. Eine Supplementierung mit Vitamin A ist eher schädlich, die von Vitamin E ohne Nutzen. Möglicherweise günstig ist eine zusätzliche Zufuhr von Kalium, Fischöl und Folsäure (Letztere nur präkonzeptionell nachgewiesen). Insgesamt werden Supplementierungen von Nahrungsbestandteilen, insbesondere Vitaminen eher kritisch gesehen, da sie möglicherweise die Aufnahme so genannter sekundärer Pflanzenstoffe, bei denen günstige Wirkungen vermutet werden, behindern.

Auch die Kombination von Ernährungsumstellung und regelmäßiger körperlicher Effektivität hat bei intensiv begleiteten Programmen erhebliche Effekte gezeigt: Patienten mit pathologischer Glukosetoleranz entwickelten im Beobachtungszeitraum nur halb so häufig einen manifesten Diabetes mellitus wie die Kontrollgruppe. Der Einsatz von Medikamenten (Metformin bzw. in einer anderen Studie Acarbose) war nur halb so wirksam wie diese Verhaltensänderung.

Für eine dauerhafte Gewichtsreduktion ist die Kombination aus ausgewogener Ernährung und langfristiger körperlicher Aktivität unerlässlich. Um Gewicht abzunehmen, ist es grundsätzlich erforderlich, dass die Energiezufuhr geringer ist als der Energieverbrauch und danach ein Gleichgewicht stabilisiert wird. Wie dies der Einzelne am besten realisieren kann, muss er selber herausfinden. Der Hausarzt kann hier Lösungswege gemeinsam mit dem Patienten erarbeiten. Es gibt aber kein Patentrezept für alle, sondern im Gegenteil sehr unterschiedliche Wege, die gleichermaßen zum Ziel führen können. Wichtig ist in jedem Fall ein aktives Einbinden des Patienten in den Entscheidungsprozess (shared decision making). Verfügbare Leitlinien wie die der Deutschen Gesellschaft für Adipositasforschung können wertvolle Hilfestellungen für Patienten und Ärzte geben.

Hinsichtlich erreichbarer Risikoreduktion ist eine erfolgreiche Beratung zum Nichtrauchen am effektivsten. Die Mehrzahl der durch Rauchen bedingten Schädigungen ist bei anhaltender Abstinenz reversibel und nach ca. 10 Jahren Tabakabstinenz ist das kardiovaskuläre Risiko wieder vergleichbar mit dem eines Nichtrauchers. Besonders für stark abhängige Raucher hat sich das Einsetzen von Nikotin-Ersatz-Präparaten (Nikotinpflaster, -kaugummi usw.) bewährt.

5.6.2 Beratungsinhalte und -strategien

Eine Beratung, die explizit die Veränderungsbereitschaft der Patienten berücksichtigt, ist ökonomisch, schont die (Zeit-)Ressourcen des Arztes und ist bedürfnisgerecht auf den Patienten ausgerichtet. Gesundheitsberatung muss nicht zwangsläufig viel Zeit in Anspruch nehmen; in den meisten Fällen genügen einige wenige Minuten. Umso wichtiger ist es jedoch, in der kurzen zur Verfügung stehenden Zeit, möglichst gezielte Strategien einzusetzen, die den Patienten aktivieren, ihn selbstverantwortlich einbinden und den Prozess der Veränderung unterstützen. Eine Chance für einen solchen Ansatz bietet eine Beratung, die sich an den Stufen der Verhaltensänderung (s. Kap. 5.2.1) orientiert. Beratungsziel ist es zunächst immer, den Patienten zu helfen, die nächste Stufe zu erreichen.

5.6.3 Weitere Maßnahmen

Allgemein haben Informationsmaterialien zur Gesundheitsberatung wie z. B. Broschüren in der Allgemeinarztpraxis nur teilweise zu verbesserten Ergebnissen geführt. Am ehesten waren Interventionen über das Praxispersonal erfolgreich. Bei der konkreten Erfassung des Verhaltens oder erreichter Verhaltensänderungen sind Tagebücher hilfreich. So können dann z. B. das Ernährungsverhalten und mögliche Veränderungen besprochen werden.

Eine Studie in Belgien zeigte, dass Patienten mit einem Hausarzt ein besseres Gesundheitsverhalten aufwiesen als solche mit primärer Inanspruchnahme von Spezialisten. Dies ist ein wichtiger Hinweis auf die Bedeutung einer vertrauensvollen und kontinuierlichen Arzt-Patienten-Beziehung in diesem Kontext.

Eine sinnvolle Selektion von Hochrisiko- oder veränderungsbereiten Patienten, die besonders von einer verhaltensorientierten Gesundheitsberatung profitieren, ist kosteneffektiv und bringt auch für den Arzt am ehesten ein Erfolgserlebnis. Allerdings sollte der Arzt darauf achten, auch noch nicht veränderungsbereite Personen immer wieder zu ermutigen, ihr Verhalten zu reflektieren; außerdem ist es sinnvoll, wenn der Arzt weiter Beratungsgebote macht, ohne diese Patienten zu bedrängen. Gelingt es beispielsweise, einen Raucher um eine Veränderungsstufe voranzubringen, erhöht dies langfristig die Wahrscheinlichkeit eines erfolgreichen Abstinenzversuches um 75 %; das Voranbringen um zwei Stufen erhöht die Erfolgswahrscheinlichkeit um 300 %!

In der Praxis können den veränderungsbereiten Patienten Gruppenschulungen sowie Betreuung durch speziell geschultes Praxispersonal angeboten werden oder sie können an gesundheitsorientierte Sport- oder Ernährungsberatungsangebote durch Krankenkassen, Vereine u. ä. verwiesen werden.

Bei prinzipiell veränderungsbereiten Patienten mit verhaltensbedingten Gesundheitsstörungen oder einem hohen Risiko, die durch einfache hausärztliche Gesundheitsberatung nicht ausreichend gebessert werden, sollten folgende Optionen geprüft werden: in der eigenen Praxis oder im Verbund mit anderen Praxen (bewährt bei Diabetes und Hypertonie), Betreuung durch speziell geschultes Praxispersonal, Verweis an gesundheitsorientierte Sport- oder Ernährungsberatungsangebote durch Krankenkassen, Vereine oder private Institutionen, Überweisung zur Verhaltenstherapie oder Psychotherapie bzw. Gruppenangeboten (Gesprächsgruppe, autogenes Training, progressive Muskelrelaxation nach Jacobson).

5.7 Prognose, Nachsorge

Ein langfristig stabiler Prozess der Verhaltensänderung beinhaltet vielfältige Veränderungen auf kognitiver, affektiver und verhaltensbezogener Ebene. Diese Veränderungen benötigen Zeit und eine kontinuierliche Begleitung durch den Berater. Es ist unrealistisch zu erwarten, dass Personen in der Stufe der Absichtslosigkeit nach einem kurzen Gespräch veränderungsbereit werden (Stufe der Vorbereitung) oder eine langfristig stabile Abstinenz erreichen. Ebenso muss mit Ausrutschern und Rückfällen bei den Patienten gerechnet werden; diese gehören zum Veränderungsprozess. Im Kontext des Rauchens beispielsweise ist die Rückfallgefahr extrem hoch; Raucher benötigen oft etliche Versuche, bevor sie eine dauerhafte Abstinenz erzielen. Je konstruktiver diese Vorfälle in der Beratung aufgegriffen werden können, desto günstiger sind die langfristigen Erfolgsaussichten.

Um den Prozess der Veränderung zu unterstützen, sollten unabhängig von der Stufe der Verhaltensänderung Nachsorgetermine vereinbart werden. In vielen Fällen erweist sich ein etwas größerer Abstand zwischen einzelnen Beratungsterminen günstig für Personen mit geringer Veränderungsmotivation; bei konkreten Veränderungsansätzen ist ein dichterer Beratungsplan zur Unterstützung der Umsetzung sinnvoll. Die Abstände zwischen den Terminen sollten gemeinsam mit dem Patienten festgelegt werden. Empfehlenswert ist das Anknüpfen an die Veränderungsbereitschaft in der vorausgegangenen Beratung; auch kleinste Fortschritte sollten immer gewürdigt und verstärkt werden.

Eine allgemeine Gesundheitsberatung ohne spezifische Erkrankung/Erkrankungsrisiken ist ab dem 35. Lebensjahr alle 2 Jahre als GKV-Leistung vorgesehen. Dieser Check-up bietet eine gute Gelegenheit, mit dem Patienten das Gespräch über Verhaltensänderung zu suchen.

Bei guter Kompetenz und einfühlsamem Verständnis für den Prozess der Veränderung durch den Arzt kann die Beratung für den einzelnen Patienten entscheidend für die Aufnahme gesundheitsrelevanten Verhaltens sein. Allerdings ist es auch wichtig zu bedenken, dass die erreichbaren Erfolge für die Gesamtheit der Patienten auf den ersten Blick oft gering erscheinen können.

Weiterführende Literatur zu diesem Kapitel finden Sie unter www.thieme.de/specials/dr-allgemeinmedizin/

6 Impfungen

Carla Rosendahl

Durch das Prinzip der Immunisierung konnten in der zweiten Hälfte des vergangenen Jahrhunderts einige Infektionskrankheiten stark zurückgedrängt und sogar eliminiert werden. Insbesondere bei den Viruskrankheiten (z. B. Pocken, Poliomyelitis, Hepatitis B) aber auch bei einigen bakteriellen Erkrankungen (z. B. Diphtherie und Tetanus) sind die Impferfolge eindrucksvoll. Umso erstaunlicher ist die Beobachtung, dass gerade in einem Wohlstandsland wie Deutschland die Grundimmunisierungen der Kinder, die Auffrischimpfungen bei Schülern und Erwachsenen, ja selbst die Reiseimpfungen keine Selbstverständlichkeiten geworden sind. Stattdessen nimmt Impfmüdigkeit in der Bevölkerung zu.

> ▶ **Merke:** Mit der Entwicklung neuer Impfstoffe und Kombinationspräparate bis hin zu Sechsfachimpfstoffen wird eine differenzierte ärztliche Beratung und Abwägung immer wichtiger, um immer wieder aufkeimender Impfskepsis (bis hin zur Ablehnung) zu begegnen.

6.1 Grundlagen

Im Jahr 2000 wurde das **Infektionsschutzgesetz** (IfSG) verabschiedet, das spezielle Vorschriften zu Schutzimpfungen enthält, ihre Dokumentation durch die impfenden Ärzte regelt sowie die Aufgaben der Ständigen Impfkommission (STIKO) und die Berufung ihrer Mitglieder festlegt. Demgemäß hat die STIKO alle in Deutschland zugelassenen Impfstoffe bzw. deren unerwünschte Wirkungen nach Risikograden kategorisiert:

- **Lokal- und Allgemeinreaktionen:** Solche Reaktionen sind generell Ausdruck der normalen Auseinandersetzung des Organismus mit dem Impfstoff. Die Erkenntnisse resultieren aus klinischen Studien im Zusammenhang mit der Zulassung und aus klinischen Beobachtungen nach der Markteinführung des Impfstoffs.
- **Komplikationen:** Darunter versteht man in zeitlichem Zusammenhang mit einer Impfung beobachtete Krankheiten/Krankheitserscheinungen, bei denen aufgrund der gegenwärtig vorliegenden Erkenntnisse ein kausaler Zusammenhang als gesichert oder überwiegend wahrscheinlich angesehen wird. Sie sind ein für diese Impfung „spezifisches" Risiko, auf das vom Impfarzt – laut Entscheidung des Bundesgerichtshofes vom Februar 2000 – in jedem Falle hingewiesen werden muss.
- **Krankheiten/Krankheitserscheinungen in ungeklärtem ursächlichen Zusammenhang mit der Impfung:** Hier sind vorwiegend Einzelfallberichte (Kasuistiken) zu nennen, bei denen ein zeitlicher Zusammenhang zu Krankheiten/Krankheitserscheinungen besteht, jedoch bisher keine Evidenz für einen ursächlichen Zusammenhang vorliegt.
- **Hypothesen und unbewiesene Behauptungen:** Es werden Hypothesen und Behauptungen über Kausalzusammenhänge zwischen einer bestimmten Impfung und Folgeerscheinungen publiziert. Dem steht jedoch eine Vielzahl qualifizierter Studien gegenüber, die keine wissenschaftliche Evidenz für einen derartigen Zusammenhang finden konnten. Beispiele sind Hypothesen, dass Autismus oder Morbus Crohn durch die MMR-Impfung, Diabetes mellitus durch die Hib-Impfung oder multiple Sklerose durch die Hepatitis-B-Impfung ausgelöst werden würden.

Durch die immens gewachsenen Möglichkeiten, Krankheiten vorzubeugen, kommt den Beratungs- und Aufklärungsgesprächen des Hausarztes eine immer größere Bedeutung zu. Für einen ausreichenden Impfschutz der von ihm betreuten Personen zu sorgen, ist ein wichtiger Teil dieser Präventionsarbeit. Die ärztliche Impfleistung umfasst neben der Impfung:

- Informationen über die zu verhütende Krankheit und über den Nutzen der Impfung,
- Hinweise auf mögliche Nebenwirkungen und Komplikationen,
- Erhebung der Anamnese und Impfanamnese einschließlich der Befragung über das Vorliegen möglicher Kontraindikationen,
- Ausschluss akuter Erkrankungen,
- Empfehlungen über Verhaltensmaßnahmen im Anschluss an die Impfung,
- Aufklärung über Beginn und Dauer der Schutzwirkung,
- Hinweise zu notwendigen Auffrischimpfungen,
- Dokumentation im Impfausweis bzw. Ausstellen einer Impfbescheinigung.

6.2 Impfstofftypen

Die derzeit zugelassenen Impfstoffe lassen sich unterteilen in:
- **Lebendimpfstoffe** aus vermehrungsfähigen Erregern (entweder apathogene humane Mutanten der ursprünglich pathogenen Erreger oder tierische Virusvarianten, die auch beim Menschen immunogen wirken, aber nicht humanpathogen sind) und
- **Totimpfstoffe** aus nicht mehr vermehrungsfähigen Keimen, Keimbestandteilen oder aus Toxoiden.

Von der Art des Impfstoffes hängen seine speziellen Eigenschaften und seine Besonderheiten bei der Kombinationsmöglichkeit oder dem zu beachtenden zeitlichen Abstand zu anderen Impfungen ab.

Eine Übersicht der unterschiedlichen Impfstofftypen zeigt Tab. **A-6.1**.

A-6.1 Übersicht unterschiedlicher Impfstofftypen gegen virusbedingte und bakterielle bzw. toxische Erkrankungen

	Viruserkrankungen	Bakterielle Erkrankungen
Lebendimpfstoffe		
- Attenuiert[1]	Masern, Mumps, Röteln, Poliomyelitis[3], Gelbfieber, Varizellen	Tuberkulose, Typhus, Cholera
- Nicht attenuiert	Adenoviren-Infektion	
- Tierischer Herkunft	Pocken, Rota-Enteritis	
- Rekombinant[2]	HIV/AIDS[4]	
Totimpfstoffe		
Komplette Erreger		
- mit Adsorbat	FSME[6], Hepatitis A, Poliomyelitis[3]	Pertussis
- ohne Adsorbat	Tollwut	Cholera
Nur Komponenten des Erregers[5]		
- Spaltimpfstoff (aus Erreger)	Influenza	
Extraktimpfstoff (an Konjugat)		Pertussis[3], Haemophilus-influenzae-b-Infektion (Hib), Meningokokken-, Pneumokokken-Infektion
Subunitimpfstoff	Influenza, Typhus (aus Erreger) Hepatitis B (gentechnisch)	
Toxoidimpfstoff		Diphtherie, Tetanus (mit Adsorbat)

[1] vermehrungsfähige, apathogene Mutanten der krankmachenden Erreger
[2] Gen für immunologisch relevante Proteine des Erregers in Genom eines vermehrungsfähigen Keimes eingefügt
[3] Prophylaxe mit verschiedenen Impfstofftypen (Lebend- oder Tot- bzw. Ganzkeim- oder Komponentenvakzine)
[4] bisher tierexperimentelle Impfstoffe
[5] nur die immunologisch relevanten Anteile eines Erregers werden zur Immunisierung benutzt. Herstellung durch Abtrennen von Spaltprodukten, Extraktion aus Bakteriensuspension oder Benutzung frei vorliegender Antigene (Subunits)
[6] Frühsommer-Meningo-Enzephalitis

A-6.2 Eigenschaften von Lebend- und Totimpfstoffen

	Lebendimpfstoff	Totimpfstoff
Inokulationsweg	Imitation des natürlichen Infektionsweges möglich (z. B. durch orale Gabe wie bei OPV)	Injektion
Adjuvans nötig?	nein	ja
Kombination möglich	ja	ja
Erforderliche Impfdosen	eine (wenige)	mehrere
Entwicklung von Immunität	schnell	langsam
Dauer der Immunität	viele Jahre	meist kürzer
Immunität durch	IgG und ggf. IgA (bei OPV)	IgG
T-Zell-Immunität, Speicherung in Gedächtniszellen	gut	nein
Belastung des Geimpften mit Virusgenom	ja	nein
Hitzeempfindlich? (Tropen)	ja	nein
Weiterverbreitung des Impfvirus durch Geimpfte	möglich (z. B. bei OPV)	nein
Entstehung virulenter Mutanten	möglich	nein
Impfkrankheit (z. B. Impf-Masern, -Polio)	möglich	nein
Impfung in der Schwangerschaft	generell nicht (Ausnahme OPV)	ja
Impfung immungeschwächter Patienten?	generell nicht	ja
Kosten	geringer	eher höher

OPV = oraler Poliovirus-Lebendimpfstoff, induziert lokale Schleimhautimmunität über IgA-Antikörper

Die Vor- und Nachteile von Lebend- und Totimpfstoffen, sowie ihre jeweilige Zubereitung führen zu verschiedenen Eigenschaften der einzelnen Impfstoffe, die nicht generalisierbar sind. Sie werden in Tab. **A-6.2** aufgelistet.

Zu Vor- und Nachteilen von Lebend- und Totimpfstoffen siehe Tab. **A-6.2**.

6.3 Aktive Immunisierung (Impfung)

▶ **Definition:** Unter aktiver Immunisierung, der Impfung im eigentlichen Sinne, versteht man die Gabe von Antigen.

Dadurch wird eine eigene spezifische Antikörperproduktion induziert und – je nach Erreger und bei kompletter Grundimmunisierung – auch eine zellvermittelte Immunantwort ausgelöst. Der Schutz beginnt erst, wenn ein entsprechend hoher **Antikörpertiter** erreicht ist und kann – für jede Impfung und bei jeder geimpften Person unterschiedlich – zwischen einigen Monaten und lebenslang anhalten (bei einem kleinen Prozentsatz von Geimpften aber auch gar nicht zustande kommen).

6.3 Aktive Immunisierung (Impfung)

◀ Definition

Dadurch wird eine eigene spezifische **Antikörperproduktion** induziert und auch eine zellvermittelte Immunantwort ausgelöst.

6.4 Passive Immunisierung

▶ **Definition:** Unter passiver Immunisierung versteht man die Gabe fremder Antikörper.

Es entsteht nur eine **vorübergehende Immunität,** da keine eigene Antikörperproduktion induziert wird. Diese Leihimmunität nimmt relativ rasch ab und verschwindet schließlich ganz. Analog verhält es sich bei der diaplazentar von der Mutter erworbenen **Leihimmunität** Neugeborener, dem so genannten

6.4 Passive Immunisierung

◀ Definition

Es entsteht nur eine **vorübergehende Immunität,** da keine eigene Antikörperproduktion induziert wird.

Nestschutz. Wie lange eine solche passiv erworbene Immunität vorhält, ist abhängig von Art und Menge der zugeführten Antikörper, von der Tatsache, ob es zu einer Kontamination mit dem betreffenden Erreger kommt (wobei Antikörper „verbraucht" werden) und von der Geschwindigkeit der Antikörperelimination. Die Zeitspannen liegen zwischen Tagen und Monaten. Der Schutz beginnt bei intravenöser Gabe von Immunglobulinen sofort, bei intramuskulärer Applikation erst nach einigen Stunden.

▶ **Merke:** Eine passive Immunisierung ist nur dann sinnvoll, wenn eine prä- oder postexpositionelle oder nur eine temporäre Prophylaxe benötigt wird und dazu kein Impfstoff zur Verfügung steht, oder wenn eine aktive Immunisierung nicht (mehr) erfolgreich durchgeführt werden kann.

▶ Merke

Zur **passiven Immunisierung** sind geeignet:
- **Standardimmunglobuline** (SIG)
- **Hyperimmunglobuline** (HIG)
- **Heterologe (tierische) Hyperimmunglobuline** (Antiseren).

Zur passiven Immunisierung sind geeignet:
- **Standardimmunglobuline** (SIG), humane (homologe), aus einem Spenderpool gewonnene Proteinlösungen mit hohem Immunglobulinanteil, der dem durchschnittlichen Antikörpergehalt der Spender entspricht. Es gibt SIG zur i. m. oder i. v. Applikation, sowie Präparate mit Anreicherung bestimmter Immunglobulinklassen, z. B. IgM oder IgA. Eine typische Indikation zur passiven Immunisierung durch SIG-Gabe stellte bisher die Hepatitis-A-Prophylaxe vor der Reise in ein Land mit hoher Infektionsmöglichkeit dar. Seit der Verfügbarkeit der Hepatitis-A-Vakzine ist jedoch die aktive Impfung vor einer längeren oder wiederholten Reise in ein solches Land sinnvoller. Eine weitere Indikation für SIG-Gaben (meist als i. v. Kurzinfusion in regelmäßigen Abständen) ist der Schutz immunsupprimierter Patienten (z. B. Tumorkranke oder Patienten nach Chemotherapie bzw. Transplantation).
- **Hyperimmunglobuline** (HIG), ebenfalls humane (homologe), aber von speziellen Spendern gewonnene Globulinlösungen mit einem garantiert hohen Antikörpertiter gegen einen definierten Erreger. Auch hier stehen i. m. oder i. v. applizierbare Präparate zur Verfügung. Beispiel einer Indikation zur HIG-Gabe: Hepatitis-B-Prophylaxe bei engen Kontaktpersonen – z. B. Geschlechtspartner – eines frisch Erkrankten (sinnvollerweise mit einer aktiven Immunisierung kombiniert oder bei Neugeborenen von Müttern mit chronischer Hepatitis B [s. u. „Simultanimpfung"]).
- **Heterologe (tierische) Hyperimmunglobuline,** von entsprechend immunisierten Tieren gewonnene **Antiseren,** z. B. gegen Diphtherie, Gasbrand, Botulismus oder auch Schlangengifte. Ihr Einsatz ist nur gerechtfertigt, wenn humane (= homologe) Präparate nicht zur Verfügung stehen.

6.5 Simultanimpfung

6.5 Simultanimpfung

▶ Definition

▶ **Definition:** Unter einer Simultanimpfung versteht man die gleichzeitige passive und aktive Immunisierung gegen einen Erreger oder ein Toxin.

Der Sofortschutz durch die Gabe der Antikörper überbrückt die Phase bis zur aktiven Antikörperproduktion des Geimpften.

In einigen Situationen, in denen ein sofortiger Schutz erreicht werden muss (z. B. Tetanusschutz nach Verletzung einer nicht grundimmunisierten Person oder Hepatitis-B-Impfung bei Neugeborenen), ist eine Simultanimpfung sinnvoll. Der Sofortschutz durch die Gabe der Antikörper überbrückt die Phase bis zur aktiven Antikörperproduktion des Geimpften. Um die Immunisierungseffekte nicht aufzuheben, sollte aktive und passive Immunisierung **an unterschiedlichen Körperstellen appliziert** werden.

Die folgenden Fallbeispiele sollen die Problematik von Impfungen, wie sie dem Allgemeinarzt in seiner Praxis häufig begegnen, veranschaulichen.

6.6 Standardimpfungen für Säuglinge, Kinder und Jugendliche

Standardimpfungen werden bei Säuglingen, Kindern und Jugendlichen gegen Diphtherie, Tetanus, Pertussis, Haemophilus influenzae Typ b, Hepatitis B und Poliomyelitis durchgeführt.

▶ **Fallbeispiel.** Eine Mutter kommt mit ihrem ersten Kind, einem gerade drei Monate alten Säugling, zur vierten Vorsorgeuntersuchung (U4) in die Praxis. Das Kind ist gesund, gut ernährt und in seiner statomotorischen Entwicklung altersgemäß. Nach der Untersuchung schlage ich der Mutter vor, heute die Grundimmunisierung gegen die Krankheiten Diphtherie, Keuchhusten (Pertussis), Wundstarrkrampf (Tetanus), Kinderlähmung (Poliomyelitis), sowie gegen Infektionen mit Hepatitis B und Haemophilus influenzae b vorzunehmen. Dies sei durch die Gabe von Kombinations-Impfstoffen möglich. Solche stehen als Sechsfach- (hexavalente) oder Fünffach- (pentavalente) Impfstoffe zur Verfügung. Für ihr Kind sei heute also nur **eine Injektion** nötig.

Die junge Mutter ist jedoch „prinzipiell gegen Impfungen" und begründet dies folgendermaßen: Diphtherie sei doch so gut wie ausgerottet. Mit Tetanus könne sich der Kleine in der Wohnung noch gar nicht infizieren. Und die Keuchhustenimpfung sei doch nur bei Heimkindern nötig, außerdem nicht ungefährlich. Die habe doch sogar Hirnschäden verursacht! Sie sei deshalb gegen jede „überflüssige und zudem noch gefährliche Piekserei". Von Haemophilus-influenzae-b-Erkrankungen hatte sie noch nichts gehört, wohl aber von Hirnhautentzündungen und Kehlkopfinfektionen. Auch die Notwendigkeit der Hepatitis-B-Impfung sah sie nicht ein. Es sei doch während ihrer Schwangerschaft ein HBV-Screening durchgeführt worden. Danach sei sie keine Virusträgerin und ihr Kind nicht gefährdet. Folgende Argumente zu den einzelnen Impfungen sollten die Mutter umstimmen:

6.6.1 Impfung gegen Diphtherie

Diphtherie ist in der Bundesrepublik Deutschland keineswegs ganz ausgerottet: In verschiedenen deutschen Großstädten sind – durch die nachlassende Durchimpfung der Bevölkerung – in den letzten 20 Jahren immer wieder kleine Diphtherie-Endemien mit einer Sterblichkeit von durchschnittlich 22 % (!) beobachtet worden. Teilweise wurde die Erkrankung aus osteuropäischen Ländern eingeschleppt: Nach dem Ende der UdSSR und dem teilweisen Zusammenbruch der dortigen Impfprogramme brachen in den Nachfolgestaaten der Sowjetunion **Diphtherie-Epidemien** mit tausenden Toten aus. Weltweit gibt es 50 Mio. Erkrankungsfälle pro Jahr!

Nur durch eine möglichst vollständige Immunisierung der Bevölkerung und durch regelmäßige Auffrischimpfungen können schützende Antikörper-Titer aufrechterhalten und ein Wiederauftreten der Infektion verhindert werden. Der Schutz nach einer kompletten Grundimmunisierung hält etwa 10 Jahre an. Zur Auffrischimpfung im Erwachsenenalter wird ein Impfstoff mit reduziertem Diphtherie-Toxoid-Gehalt (d) verwendet, in der Regel kombiniert mit Tetanustoxoid und/oder weiteren Antigenen.

6.6.2 Impfungen gegen Wundstarrkrampf (Tetanus)

Ein Mangel an Tetanus-Antikörpern bei der Mutter kann bei schlechten hygienischen Geburtsverhältnissen zu Nabel-Tetanien bei Neugeborenen führen, einem Krankheitsbild mit meist tödlichem Ausgang. Dies ist in Entwicklungsländern leider immer noch ein häufiges Ereignis. Spätere Infektionsmöglichkeiten bestehen für Kinder ab dem Krabbelalter überall auf der Welt. Die Notwendigkeit einer Impfung gegen Wundstarrkrampf wird prinzipiell von den meisten Menschen eingesehen.

▶ **Merke:** Der Beginn des dritten Lebensmonats ist der günstigste Zeitpunkt für die Grundimmunisierung gegen Diphtherie und Tetanus. Der Nestschutz ist dann in der Regel verschwunden und eine gute eigene Antikörperbildung zu erwarten.

In dem Fallbeispiel erschien der Mutter der Zeitpunkt unnötig früh. Ich erklärte meiner Patientin – auch im Hinblick auf zukünftige Schwangerschaften –, dass die Immunität von Neugeborenen (der sog. „Nestschutz") von der Menge der diaplazentar übergegangenen mütterlichen Antikörper abhänge und dass diese passiv erworbene Immunität beim Neugeborenen nur einige Wochen bis Monate anhalte. Bei diesem familienmedizinischen Gespräch stellte sich heraus, dass die Mutter selbst seit ihrer frühen Schulzeit keine Auffrischimpfungen gegen Diphtherie und Tetanus mehr erhalten hatte. Damit war ihr Sohn möglicherweise bisher ohne derartige „Leihimmunität" gewesen.

6.6.3 Impfung gegen Pertussis

▶ **Merke:** In Anbetracht der Schwere des klinischen Verlaufs einer Keuchhusten-Infektion im Säuglingsalter ist es dringend geboten, die Grundimmunisierung zum frühest möglichen Zeitpunkt, d. h. nach Vollendung des zweiten Lebensmonats, zu beginnen.

Die Ganzkeimvakzine war mit einigen unerwünschten Wirkungen verbunden und wurde zwischenzeitlich durch einen **azellulären Pertussis-Impfstoff** ersetzt, der 2–6 Antigene des Erregers enthielt und eine vergleichbare immunogene Wirkung hatte. Seit 1991 besteht erneut die uneingeschränkte Impfempfehlung gegen Keuchhusten. Azelluläre Pertussis-Impfstoffe in **monovalenter Form** werden jedoch im Jahr 2006 vom Markt genommen und stehen nur noch als Kombination mit DT oder DT und Hib, oder auch in penta- oder hexavalenten Zubereitungen mit DT, Hib, HB und/oder IPV zur Verfügung.

▶ **Merke:** Alle Kombinationsimpfungen müssen insgesamt viermal in den ersten zwei Lebensjahren durchgeführt werden. Erst mit der vierten Gabe ist die Grundimmunisierung abgeschlossen (Abb. **A-6.1**).

A-6.1 Impfkalender für das Kindesalter. Regel- und Indikationsimpfungen

Impfstoff/Antigen-kombinationen	Alter in vollendeten Monaten						Alter in vollendeten Jahren	
	Geburt	2	3	4	11–14	15–23 siehe [1]	4–5 siehe [1]	9–17 siehe [1]
DTaP *		1.	2.	3.	4.			
DT/Td **							A	A
aP								A
Hib *		1.	siehe [2]	2.	3.			
IPV *		1.	siehe [2]	2.	3.			A
HB *	siehe [3]	1.	siehe [2]	2.	3.			G
MMR ***						1.	2.	
Varizellen						1.		

Um die Zahl der Injektionen möglichst gering zu halten, sollten vorzugsweise Kombinationsimpfstoffe verwendet werden. Impfstoffe mit unterschiedlichen Antigenkombinationen von D/d, T, aP, HB, Hib, IPV sind bereits verfügbar. Bei Verwendung von Kombinationsimpfstoffen sind die Angaben des Herstellers zu den Impfabständen zu beachten.

[1] Zu diesen Zeitpunkten soll der Impfstatus überprüft und gegebenenfalls vervollständigt werden.
[2] **Antigenkombinationen, die eine Pertussiskomponente (aP) enthalten, werden nach dem für DTaP angegebenen Schema benutzt.**
[3] Neugeborene von HBsAg-positiven Müttern erhalten simultan unmittelbar nach der Geburt (d. h. innerhalb von 12 Stunden) die erste Dosis HB-Impfstoff und HB-Immunglobulin. Bei Neugeborenen von Müttern, deren HBsAg-Status nicht bekannt ist und bei denen noch vor bzw. sofort nach der Geburt die serologische Kontrolle nicht möglich ist, wird ebenfalls unmittelbar post partum die Grundimmunisierung mit HB-Impfstoff begonnen. Bei nachträglicher Feststellung einer HBsAg-Positivität der Mutter kann beim Neugeborenen innerhalb von 7 Tagen postnatal die passive Immunisierung nachgeholt werden.

A Auffrischimpfung: Diese sollte möglichst nicht früher als 5 Jahre nach der vorhergehenden letzten Dosis erfolgen.
G Grundimmunisierung aller noch nicht geimpften Jugendlichen bzw. Komplettierung eines unvollständigen Impfschutzes.
* Abstände zwischen den Impfungen mindestens 4 Wochen; Abstand zwischen vorletzter und letzter Impfung mindestens 6 Monate.
** Ab einem Alter von 5 bzw. 6 Jahren wird zur Auffrischimpfung ein Impfstoff mit reduziertem Diphtherietoxoid-Gehalt (d) verwendet.
*** Mindestabstand zwischen den Impfungen 4 Wochen.

6.6.3 Impfung gegen Pertussis

▶ Merke

Verwendet wird ein azellulärer Pertussis-Impfstoff, der 2–6 Antigene des Erregers enthielt. Pertussis-Impfstoffe stehen nur noch in Kombination mit anderen Impfstoffen zur Verfügung.

▶ Merke

Eine Auffrischimpfung wird für die Altersgruppe der 9–17-Jährigen (z.B. im Rahmen der Jugend-Vorsorge-Untersuchung [U10]) empfohlen.

6.6.4 Impfung gegen Haemophilus influenzae Typ b (Hib)

Seit 1991 ist für Säuglinge und Kleinkinder die Impfung gegen Haemophilus influenzae Typ b (Hib) öffentlich empfohlen. Mit ihr sollen die gefürchteten Hib-Meningitiden bei Säuglingen, aber auch Epiglottitiden bei Kleinkindern verhindert werden.

▶ **Merke:** Die Hib-Impfung kann zeitgleich und/oder auch als Kombinationsimpfstoff mit der DT- oder Td- sowie der HB-, IPV- und Hib-Impfung verabreicht werden.

Zur Grundimmunisierung gehören bei Anwendung der Vier-, Fünf- oder Sechsfach-Kombinationsimpfung – da weniger immunogen – vier Injektionen. Wird die Impfung erst nach dem ersten Lebensjahr begonnen, so genügen 2 Injektionen, nach dem 18. Lebensmonat ist sogar eine einmalige Hib-Impfung ausreichend. Ab einem Alter von 5 Jahren ist die Hib-Impfung nur noch in Ausnahmefällen indiziert (z.B. bei funktioneller oder anatomischer Asplenie). Sonst ist sie nicht mehr sinnvoll, da der Erkrankungsgipfel der gefürchteten Meningitis vorüber ist.
In dem Fallbeispiel stimmten die Kombinations-Impfungen in einer Spritze und die dadurch reduzierte Injektionszahl die Mutter versöhnlich. Ich erklärte ihr den neuen azellulären Keuchhusten-Impfstoff, der nicht die Nebenwirkungen der Ganzkeimvakzine hat. Auch vermittelte ich ihr den Zusammenhang zwischen Haemophilus influenzae b und den ihr bekannten Krankheiten Meningitis und Epiglottitis, vor denen sie nun ihr Kind schützen könne.

6.6.5 Impfung gegen Poliomyelitis

▶ **Merke:** Der orale Polio-Lebendimpfstoff wird wegen der aufgetretenen Fälle von vakzineassoziierter paralytischer Poliomyelitis nicht mehr empfohlen.

An seine Stelle ist eine zu injizierende **inaktivierte Polio-Vakzine (IPV)** mit gleicher Wirksamkeit getreten. Die Grundimmunisierung ist als Kombinationsimpfung nach der vierten Injektion vollständig.
Die WHO ist kurz davor, nach den Pocken nun auch die Poliomyelitis weltweit eradiziert zu haben. Globale Bemühungen haben die Polioerkrankungen von etwa 350 000 im Jahr 1988 auf nur noch 1266 in 2004 gesenkt. Die WHO zertifiziert eine Region als „Poliofrei", in der über drei Jahre keine Zirkulation (Weitergabe) von Polioviren nachgewiesen wurde. Da der Mensch das einzige Reservoir für das Poliovirus ist, wird die Zirkulation durch die Schutzimpfung unterbrochen. Ende des Jahres 2003 war die Polio nur noch in sechs Ländern der Erde endemisch: Nigeria, Ägypten, Niger, Äthiopien, Indien und Pakistan. Leider sind durch Kriege, wirtschaftliche, politische und soziokulturell veränderte Bedingungen nach Jahren der Poliofreiheit 2004 erneut Erkrankungsfälle in sechs Nachbarstaaten dieser Länder aufgetreten: Burkina Faso, Elfenbeinküste, Mali, Sudan, Tschad und der Zentralafrikanischen Republik. Außer in diesen afrikanischen Ländern wurden auch in Saudi-Arabien zwei importierte Fälle bekannt und zwei noch anhaltende Ausbrüche aus dem Jemen und aus Indonesien berichtet. Diese derzeitige Situation verdeutlicht die dringende Notwendigkeit, eine hohe Populationsimmunität aufrechtzuerhalten, um so vor dem Import von Erkrankungen geschützt zu sein.
Im Fallbeispiel willigte die Mutter in die Grundimmunisierung ihres Kindes ein und erhielt selbst eine Auffrischimpfung gegen Diphtherie, Tetanus und Polio.

6.6.4 Impfung gegen Haemophilus influenzae Typ b (Hib)

Seit 1991 wird für Säuglinge und Kleinkinder die Impfung gegen Haemophilus influenzae Typ b (Hib) empfohlen.

◀ Merke

6.6.5 Impfung gegen Poliomyelitis

◀ Merke

Zur Impfung gegen Poliomyelitis wird heute eine zu injizierende **inaktivierte Polio-Vakzine (IPV)** verwendet.

Dosierungen der Grundimmunisierung und mögliche Kombinationen.

Für die Grundimmunisierung des Säuglings empfahl ich eine Fünffach-Kombinationsimpfung. Die Hepatitis-B-Impfung wurde zu einem gesonderten Termin vereinbart.

Meine Entscheidung basiert auf Studien, die für beide derzeit verfügbaren Sechsfach-Impfstoffe (Hexavac und Infanrix Hexa) eine schlechtere Antikörper-Antwort gegen Hib und für einen (Hexavac) darüber hinaus eine deutlich niedrigere Immunogenität der HBV-Komponente nachgewiesen haben als bei der jeweiligen Einzelimpfung parallel zu einem Fünffach-Impfstoff.

Auch ist die Diskussion um die möglicherweise kausale Verbindung von Sechsfach-Impfungen mit ungeklärten Todesfällen noch nicht endgültig abgeschlossen. Die Zulassung von Hexavac ruht seit September 2005. Die Herstellerfirma hat alle noch nicht verimpften Dosen vom Markt zurückgerufen.

6.6.6 Impfung gegen Hepatitis B

▶ **Fallbeispiel.** Meine Arzthelferin kommt eines Tages ganz bedrückt mit folgendem Problem zu mir: Sie sei seit kurzem schwanger, habe sich damals nach ihrer Einstellung aber – trotz meiner Aufforderung zur Hepatitis-B-Impfung – nicht impfen lassen. Nun habe ihr Gynäkologe im Rahmen der Schwangerenvorsorge neben der Bestimmung der Röteln-Antikörper auch ein Hepatitis-B-Screening durchgeführt und dabei das Oberflächen-Antigen HBs-Ag festgestellt. Von den übrigen Hepatitis-B-Markern habe sie Antikörper gegen HBc- und HBe-Antigen. Wann und bei wem sie sich angesteckt habe, sei ihr unklar; eine Gelbsucht sei aber nie aufgetreten.

Ich rate ihr, den Marker-Status nochmals im dritten Trimenon ihrer Schwangerschaft kontrollieren zu lassen, da eine spontane Elimination des HBs-Antigen und die Bildung von Antikörpern durchaus möglich ist. Bleibt ein HBs-Ag-Trägerstatus bei ihr bestehen, so sollte ihr Kind unmittelbar nach der Geburt passiv und aktiv gegen Hepatitis B geimpft werden.

Der HBs-Ag-Trägerstatus der Mutter ist die typische Indikation zur Simultanimpfung eines Neugeborenen. Entwickelt die Schwangere während der Gravidität aber doch noch Antikörper gegen HBs-Ag (anti-HBs), so erübrigt sich die passive Immunisierung ihres Kindes. Eine Suche nach der Infektionsquelle (evtl. Screening weiterer zum Haushalt gehörender Personen) und die aktive Hepatitis-B-Impfung des Kindes (siehe Standardimpfungen für Säuglinge) sind aber zu empfehlen.

In Deutschland gibt es zwischen 0,7 und 1,3 % HBs-Antigenträger und -trägerinnen. In Gesundheitsfachberufen Tätige sind deutlich überrepräsentiert. Deshalb wird die Impfung gegen Hepatitis B seit den 1980er-Jahren besonders diesen stärker gefährdeten Gruppen empfohlen. Indikationen zur Impfung gegen Hepatitis B für besonders gefährdete Personen sind in Tab. **A-6.3** dargestellt. Ein HBs-Ag-Screening aller Schwangeren ist seit 1994 in den Richtlinien der Vorsorgeuntersuchungen enthalten, sollte also bei jeder Schwangeren durchgeführt werden. Durch postnatale passiv-aktive Immunisierung des Neugeborenen wäre dann die vertikale Transmission des Virus (Virusübergang von der Mutter auf ihr Kind) zu durchbrechen.

Deutschland ist wie andere Industrieländer (z. B. USA, Kanada, Frankreich) seit 1995 dem Ziel der WHO verpflichtet, die Hepatitis weltweit zu eradizieren. Die STIKO empfiehlt daher die Hepatitis-B-Impfung generell als Regelimpfung. Die Indikations-Impfempfehlungen und das Schwangerenscreening hatten nur zu einer geringfügigen Abnahme der Hepatitis-B-Fälle geführt. Nach zuverlässigen Schätzungen treten in Deutschland 50 000 Infektionen pro Jahr mit ca. 5000 chronischen Verläufen auf. Von diesen chronisch infizierten Patienten entwickelt etwa ein Viertel die chronisch-aktive Form, d. h. bei 1000 Menschen pro Jahr führt die Hepatitis B meist zur Leberzirrhose. Die generelle Empfehlung zur Hepatitis-B-Impfung aller Kinder ist inzwischen obligater Bestandteil des Impfkalenders und durch die Entwicklung der Kombinationsimpfstoffe ohne zusätzliche Injektionen durchführbar. Trotz der massenhaften Anwendung ist die von den Impfstoffherstellern angekündigte Preissenkung des Hepatitis-B-Impfstoffes um 50 % – inzwischen 8 Jahre nach allgemeiner Impfempfehlung – allerdings noch nicht erfolgt!

A-6.3 Empfehlungen zur Hepatitis-B-Immunisierung

Indikationen zur aktiven Hepatitis-B-Impfung

- Medizinisches und zahnmedizinisches Personal
- Patienten und Personal in Institutionen für geistig Behinderte, in denen Hepatitis-B-Infektionen gehäuft sind
- Dialysepatienten und Kranke, denen häufig Blut oder Blutprodukte transfundiert werden
- Personen mit engem Kontakt zu Hbs-Antigen-Trägern
- Personen mit häufigem Wechsel des Sexualpartners
- Drogenabhängige
- Reisende in Hepatitis-B-Endemiegebiete, bei denen ein enger Kontakt zur einheimischen Bevölkerung zu erwarten ist
- Länger einsitzende Strafgefangene

Indikationen zur passiv-aktiven Impfung

- Neugeborene HBs-Antigen-positiver Mütter
- Intimpartner von Hepatitis-B-Virusträgern
- Nach Inokulation mit HBs-Antigen-positivem Material
- Personen, die in eine Risikosituation kommen, ohne dass genügend Zeit zur Verfügung steht, um sie vorher aktiv zu impfen

Dauer des Hepatitis-B-Impfschutzes und Empfehlung zur Wiederimpfung

Ergebnis der Anti-HBs-Bestimmung (IU/l)	empfohlenes Vorgehen
< 10	Wiederimpfung, Anti-HBs-Kontrolle nach 4 Wochen
11–100	Anti-HBs-Kontrolle nach ½ Jahr, ggf. Wiederimpfung
101–1000	Anti-HBs-Kontrolle nach ½–1,5 Jahren, ggf. Wiederimpfung
1001–10000	Anti-HBs-Kontrolle nach 1,5–3,5 Jahren, ggf. Wiederimpfung
> 10000	Anti-HBs-Kontrolle nach 3,5–6 Jahren, ggf. Wiederimpfung

Die Antikörper-Entwicklung nach Hepatitis-B-Impfung ist individuell recht unterschiedlich. Daher ist auch eine generelle Aussage über den Zeitpunkt einer Auffrischimpfung nicht möglich. Bei Entwicklung eines hohen Anti-HBs-Titers kann der Impfschutz 10 Jahre und länger anhalten. Es sollte deshalb frühestens 4–6 Wochen nach kompletter Grundimmunisierung (oder bei anderen Gelegenheiten im Zusammenhang mit Routineblutabnahmen) eine quantitative Anti-HBs-Bestimmung erwogen werden. Empfehlungen zur Auffrischimpfung entsprechend dem vorhandenen Anti-HBs-Titer siehe Tab. **A-6.3**.

6.6.7 Impfungen gegen Masern, Mumps, Röteln

Impfung gegen Röteln

▶ **Fallbeispiel.** Auf einer Fortbildungsveranstaltung treffe ich einen von mir sehr geschätzten Kollegen, der niedergeschlagen folgenden Fall aus seiner hausärztlichen Praxis schildert: Er hatte eine 32-jährige Patientin, die trotz des ausgeprägten Kinderwunsches nicht ein zweites Mal schwanger wurde, zur Abklärung der Infertilität zu einem gynäkologischen Kollegen überwiesen. Nach den entsprechenden Untersuchungen wurde bei dem Paar eine extrakorporale Fertilisation vorgeschlagen und von einem darauf spezialisierten Team durchgeführt. Beim vierten Versuch war der Eingriff erfolgreich und führte zu einer intakten Gravidität. In der 12. Schwangerschaftswoche erkrankte die Frau jedoch an Röteln – sie hatte sich bei ihrem kleinen Sohn angesteckt. Nach abwägenden Gesprächen zwischen Virologen, Gynäkologen und meinem Kollegen, wurde in der 21. Woche ein Schwangerschaftsabbruch durchgeführt.

Der Kollege war bis zu diesem Erlebnis, **entgegen den öffentlichen Impfempfehlungen,** der Ansicht, die Kombinationsimpfung Masern-Mumps-Röteln (M-M-R) sei lediglich für Mädchen angemessen; Jungen hingegen brauchten nur den Schutz vor Masern und Mumps (M-M). Entsprechend hatte er den Sohn seiner Patientin nur mit der Zweifachkombination M-M geimpft.

Auch unter Kinderärzten, die noch häufiger als Allgemeinärzte die Impfungen in den ersten zwei Lebensjahren durchführen, wird bisweilen die Meinung vertreten, dass Knaben die Röteln (Abbildung S. 181) ruhig durchmachen sollten. Diese Kinderkrankheit würde doch im Gegensatz zu Mumps und Masern ohne Komplikationen verlaufen. Die Mädchen hingegen müssten – wegen der Gefahr der Rötelnembryopathie – unbedingt im Schulalter nochmals eine Auffrisch-Impfung erhalten, damit ein schützender Titer für die gesamte Reproduktionsperiode erreicht wird.

In dem geschilderten Fall war diese Auffrischimpfung bei der Mutter nicht erfolgt. Der Titer während der ersten, 7 Jahre zurückliegenden Schwangerschaft war im schützenden Bereich gewesen (1:32 im Hämagglutinationshemmtest). Es sei für diesen Fall noch angemerkt, dass sowohl der Gynäkologe, als auch das auf die extrakorporale Fertilisation spezialisierte Team eine Immunität angenommen und keinen erneuten Test auf Rötelnantikörper veranlasst hatten.

Die Weltgesundheitsorganisation (WHO) hat das Ziel formuliert, das kongenitale Rötelnsyndrom (CRS, Erkrankung eines ungeborenen Kindes) in Europa bis zum Jahre 2010 ganz zu eliminieren.

Die Seronegativrate für Röteln bei Schwangeren liegt in Deutschland zurzeit bei 3%. Somit ist das Risiko an akuten Röteln in der Schwangerschaft zu erkranken und das Risiko einer Rötelnembryopathie in Deutschland gering geworden. Dennoch ist es ein Trugschluss, auf den 100%igen Schutz der gesamten weiblichen Bevölkerung im gestationsfähigen Alter zu bauen und sie der Ansteckungsgefahr vorwiegend durch die nicht geimpften Jungen auszusetzen.

▶ **Merke:** Röteln sind nur durch Impfung von Jungen **und** Mädchen völlig zu eliminieren! Nur die Rötelnimpfung **aller Kinder** schützt die Schwangeren vor einer Infektion!

Impfung gegen Masern

Der Verdacht auf Masern (Abbildung S. 181) ist in Deutschland durch den beobachtenden Arzt meldepflichtig (die Erkrankung durch das Labor). Im Jahre 2003 wurden noch 779 Krankheitsfälle gemeldet, im ersten Halbjahr 2004 nur 76 Fälle. Bundesweit lag 2003 die Inzidenz bei 0,9 Erkrankungen pro 100 000 Einwohner. Es ist heute vielen Menschen nicht mehr so bewusst wie früher, dass das Masernvirus durch seinen Pneumotropismus, Neurotropismus und seine deutliche Immunsuppression belastend und gefährlich für den Organismus sein kann. Auf 500–2000 Masernerkrankungen ist mit einer Enzephalitis zu rechnen (Letalität 10–20%; Defektheilungsrate 30%). Die bundesweite Erfassung von Impfraten und von Masernerkrankungen zeigt gravierende regionale Unterschiede auf. Die Masernimpfrate beträgt bei Schuleintritt im Mittel 90,3%, sie kann jedoch in einzelnen Landkreisen 15% niedriger liegen und ist damit weit entfernt von der notwendigen Impfrate von > 95%. Die MMR-Impfraten liegen in den alten Bundesländern niedriger als in den neuen, besonders bei der insgesamt zu wenig akzeptierten 2. Dosis (18,8 vs. 37,1%). Als Spätfolge (15–20 Jahre nach Erkrankung) wird die **subakute, sklerosierende Panenzephalitis (SSPE)** dem Masern-Virus zugeschrieben. Diese Erkrankung wurde noch nie bei Geimpften beobachtet. Die Bevölkerung in Deutschland ist nur suboptimal durchgeimpft, was das Phänomen einer Verschiebung der Erkrankungen in höhere Altersklassen mit sich bringt. Um die Zirkulation des Masernvirus wirkungsvoll zu unterbinden, sind bei der 1. MMR-Impfung Impfraten von 95% und mindestens 80% bei der 2. Impfung nötig. Mit der relativen

---

▶ Merke

Impfung gegen Masern

Der Verdacht auf Masern ist in Deutschland durch den beobachtenden Arzt meldepflichtig (die Erkrankung durch das Labor).
Das Masernvirus ist durch seinen Pneumotropismus, Neurotropismus und seine deutliche Immunsuppression belastend und gefährlich für den Organismus.

Sicherheit, die auch in einer suboptimal durchimpften Population besteht, ist die klinische Verdachtsdiagnose „Masern" vor allem für jüngere Ärzte schwierig zu stellen. Dies mag der tragische Verlauf einer nachfolgend geschilderten Jugendgruppen-Reise nach Schweden veranschaulichen (Editorial: Gruppenerkrankung veranschaulicht: Masern sind keine harmlose Kinderkrankheit. Epidem. Bulletin 12/1997; 77–78).

▶ **Fallbeispiel.** Vom 19.7. bis 4.8.1996 reisten 29 Jugendliche im Alter von 13–19 Jahren gemeinsam nach Schweden. Am Abreisetag erkrankte eine Teilnehmerin mit einer katarrhalischen Symptomatik, trat jedoch nach Konsultation eines Arztes die Reise an. Nachdem 2 Tage später in Schweden ein Exanthem hinzutrat, erfolgte die Vorstellung im örtlichen Krankenhaus. Dort wurde die Diagnose „Lebensmittelallergie" gestellt. Die besorgten Eltern dieses Mädchens organisierten am 23.7. ihren Rückflug nach Deutschland. Ein Hausarzt stellte hier ein morbilliformes Exanthem fest und sicherte die Diagnose „Masern" durch eine serologische Untersuchung. Wenige Tage später erkrankte auch die zu Hause gebliebene Schwester des Mädchens an Masern. Am Aufenthaltsort der Gruppe erkrankten drei weitere Jugendliche mit Fieber und generalisiertem Hautausschlag und wurden am 1. und 2.8. ebenfalls im Krankenhaus vorgestellt. Dort wurde in zwei Fällen der Verdacht auf „Scharlach" und in einem Fall die sichere Diagnose „Scharlach" gestellt und eine entsprechende antibiotische Behandlung eingeleitet. Die zweite Patientin, ein 15-jähriges Mädchen, trat am 4.8. mit den anderen die Heimreise in einem Bus an. Auf der Überfahrt von Rodby nach Puttgarden verschlechterte sich ihr Zustand rapide: Das Mädchen war nicht mehr ansprechbar und starb trotz Reanimationsmaßnahmen im Rettungswagen auf der Fahrt in das Krankenhaus Burg auf Fehmarn. Die Obduktion ergab eine Enzephalitis. In nachträglich entnommenem Sektionsmaterial, das an das Nationale Referenzzentrum für Masern, Mumps und Röteln (Robert-Koch-Institut) geschickt wurde, konnten IgM-Masernantikörper nachgewiesen werden. Der Tod dürfte infolge eines zentralen Regulationsversagens bei Masernenzephalitis eingetreten sein. Die zwei anderen Erkrankten wurden in das Krankenhaus Eutin aufgenommen, wo bei beiden die Diagnose „hämorrhagische Masern" gestellt wurde. Alle vier Erkrankten waren **nicht gegen Masern geimpft!**

◀ **Fallbeispiel**

Impfung gegen Mumps

Im Jahre 2003 betrug die Mumps-Inzidenz 0,8 Erkrankungen pro 100 000 Einwohner; am häufigsten waren 1- bis 4-jährige Kinder betroffen (Abbildung S. 181). Mumps hat relativ häufig einen durch Meningitis oder Orchitis komplizierten Verlauf. Bei bis zu 70 % der Erkrankten werden meningitische Zeichen beschrieben, nur in einigen Fällen sind Hörstörungen die Folge. Bei ca. 20 % der erkrankten Jungen im vorpubertären Alter kommt es zu schmerzhaften Orchitiden, die immer mit der Gefahr bleibender Fertilitätsstörungen verbunden sind. Durch die Impfung lassen sich diese schweren Komplikationen vermeiden. Bei Mumpsepidemien konnte auch eine Zunahme der Erstmanifestation des Diabetes mellitus Typ 1 beobachtet werden, allerdings ohne dass bis heute eine entsprechende Kausalität bewiesen wäre. Gelegentlich wird dieser Zusammenhang auch für den Impfstoff geäußert. Hier liegt jedoch eine Vielzahl qualifizierter Studien vor, die keine Evidenz für einen Kausalzusammenhang belegen.

Impfung gegen Mumps

Mumps hat relativ häufig einen durch eine Meningitis oder Orchitis komplizierten Verlauf. Bei ca. 20 % der erkrankten Jungen im vorpubertären Alter kommt es zu schmerzhaften Orchitiden, die immer mit der Gefahr bleibender Fertilitätsstörungen verbunden sind.

▶ **Merke:** Die MMR-Impfung sollte – insbesondere wegen der komplizierten Verläufe bei Masern und Mumps – zweimal zwischen dem 11. und 23. Lebensmonat verabreicht werden. Dabei soll die erste Impfung möglichst nicht vor dem 11. Lebensmonat, auf keinen Fall aber vor dem 9. Lebensmonat gegeben werden, da persistierende maternale Antikörper die Impfviren neutralisieren könnten.

◀ **Merke**

Erst durch zwei Impfungen wird eine maximale und lang anhaltende Sicherheit erreicht. Die zweite Impfung soll den wenigen Geimpften, die bei der ersten Impfung nicht reagiert haben, eine weitere Chance zur Antikörperentwicklung geben und führt auch erfahrungsgemäß bei diesen zur Immunität (siehe Impfkalender Abb. **A-6.1**).

6.6.8 Impfung gegen Varizellen

Seit Juli 2004 empfiehlt die STIKO erstmals die Varizellenimpfung für Kinder im Alter von 11–14 Monaten als Standardimpfung (Abbildung S. 181). Sie kann entweder simultan mit der MMR-Impfung oder frühestens 4 Wochen nach dieser verabreicht werden. Für ungeimpfte ältere Kinder und Jugendliche ohne Varizellen-Anamnese wird der Altersbereich einer Varizellen-Indikationsimpfung auf 9–17 Jahre erweitert. Nach dem 13. Lebensjahr sind zwei Impfdosen im Abstand von 6 Wochen erforderlich.

Die Einführung der Varizellen-Impfung als generelle Impfung wird derzeit in den Fachgesellschaften Deutschlands und im Europäischen Pädiaterverband kontrovers diskutiert. Seit über 10 Jahren gibt es für die Indikationsfälle (perinatale kindliche Infektion, Varizellenausbruch bei Schwangeren präpartal, immungeschwächte Patienten, u. a.) sowohl eine passive Immunisierung (Varizella-Zoster-Immunglobulin) als auch einen Impfstoff. Bei Ausschöpfen der bisher geltenden Impfempfehlungen scheinen die schweren Komplikationen der Varizellen beherrschbar. Eine Eradikation der Varizellen durch die generelle Impfempfehlung bedarf einer Durchimpfungsrate von über 90 % und erscheint bei dem Impfzeitpunkt und den zahlreichen anderen Impfungen momentan nicht erreichbar. Durch die Impfempfehlung wird insbesondere eine Verschiebung der Varizellen-Erkrankung ins Erwachsenenalter befürchtet. Die Verläufe sind dort aber erfahrungsgemäß schwerer und komplikationsreicher. Auch könnte ein Rückgang der Varizellen-Inzidenz die natürliche Boosterung der Bevölkerung vermindern und damit das Risiko eines Zosters im Erwachsenenalter erhöhen. Es fehlen noch Langzeitbeobachtungen, die über 20 Jahre hinausgehen.

Unter ökonomischen Gesichtspunkten spricht für die Varizellenimpfung, dass die Einsparungen (Krankheitstage, Arbeitsausfälle, Behandlungskosten, etc.) 4-mal höher eingeschätzt werden als die Kosten einer generellen Impfung.

6.6.9 Auffrischimpfungen, Schließung von Impflücken im Kindes- und Jugendalter

Die bisher beschriebenen Standardimpfungen für Säuglinge, Kleinkinder und Jugendliche sowie die besonderen Fälle der postpartalen Simultanimpfung sind von hohem Wert für den Gesundheitsschutz der Einzelnen, aber auch der Allgemeinheit. Abweichungen von dem empfohlenen Impfalter sind möglich und unter Umständen auch indiziert. Die Erfahrung zeigt aber, dass die später als empfohlen begonnenen Impfungen bisweilen nicht zeitgerecht zu Ende geführt werden. Bis zur Feststellung und Schließung solcher Impflücken, z. B. bei der Schuleingangsuntersuchung, verfügen unzureichend geimpfte Kinder nur über einen mangelhaften Impfschutz und sind darüber hinaus im Erkrankungsfall mögliche Ansteckungsherde für ihre Umgebung. Es muss daher Ziel der impfenden Ärzte und Ärztinnen sein, die Kinder möglichst bis zum 14. Lebensmonat einer Grundimmunisierung zuzuführen. Unabhängig von den im „Impfkalender" empfohlenen Terminen sollten, wann immer eine Arztkonsultation erfolgt, die Impfdokumentation überprüft und fehlende Impfungen nachgeholt werden.

Generell soll der **Diphtherie- und Tetanus-Schutz** bei Schuleintritt und 10 Jahre später (Beginn der Berufsausbildung oder des Studiums) mit reduziertem Diphtherietoxin-Gehalt (Td) aufgefrischt werden. Auch muss der **Antikörpertiter gegen Pertussis, Poliomyelitis und Hepatitis B** geboostert werden.

Zum **Hepatitis-B-Schutz** kann auch bei Jugendlichen erst mit der Grundimmunisierung begonnen werden. Dies ist dann der Fall, wenn hauptsächlich die sexuelle Übertragung befürchtet und der Schutz im Kindesalter noch nicht für notwendig erachtet wird.

Anamnestisch angegebene Masern- oder Röteln-Erkrankungen sind ohne mikrobiologisch-serologische Dokumentation unzuverlässig und kaum verwertbar. Hinweise auf vermehrte Nebenwirkungen nach mehrmaliger MMR-

Impfung existieren nicht. Bei Mädchen wird mit der zweimaligen MMR-Impfung zudem auch der unverzichtbare Schutz vor einer Röteln-Embryopathie weitgehend gesichert. Eine zusätzliche monovalente Rötelnimpfung im Jugendalter erübrigt sich dadurch.

6.7 Auffrisch- und Standard-Impfungen im Erwachsenenalter

Im Erwachsenenalter ist **alle 10 Jahre ein Auffrisch-Impfung gegen Diphtherie und Tetanus mit abgeschwächter Diphtherie-Komponente erforderlich (Td)**, um den Schutz lückenlos aufrechtzuerhalten. Sind diese Auffrischimpfungen nicht erfolgt, so muss bei Verletzungen eine simultane passiv-aktive Immunisierung gegen Tetanus durchgeführt werden. Die Aktiv-Komponente kann dann auch aus der Kombination (Td) bestehen. Bei vollständig erfolgter Polio-Immunisierung wird eine Auffrischimpfung ab dem 18. Lebensjahr nicht mehr empfohlen.

Erwachsene sollten sich ab dem 60. Lebensjahr jährlich mit dem von der WHO empfohlenen **aktuellen Influenza-Impfstoff** schützen. Neben dieser Standardempfehlung wird derselben Altersgruppe die **Impfung gegen Pneumokokken-Erkrankungen** empfohlen. Diese muss im Abstand von 6 Jahren aufgefrischt werden (die wissenschaftlichen Belege für letztere Empfehlung sind allerdings mager!).

6.7 Auffrisch- und Standard-Impfungen im Erwachsenenalter

Im Erwachsenenalter ist **alle 10 Jahre eine Auffrisch-Impfung gegen Diphtherie und Tetanus mit abgeschwächter Diphtherie-Komponente erforderlich (Td)**.

Ab dem **60. Lebensjahr** empfiehlt die WHO jährlich die **Impfung** mit dem **aktuellen Influenza-Impfstoff** und alle 6 Jahre die Impfung gegen **Pneumokokken.**

6.8 Impfpolitik, öffentliche Impfempfehlungen, Indikationsimpfungen und Reiseimpfungen

6.8.1 Impfpolitik und öffentliche Impfempfehlungen

Die Förderung von Impfstoffentwicklungen, Zulassung von Impfstoffen und öffentliche Impfempfehlungen hängen von vielen ökonomischen und gesundheitspolitischen Erwägungen ab. Sie sind für jedes Land recht unterschiedlich. In Tab. **A-6.4** werden die wichtigsten Überlegungen für die Bundesrepublik Deutschland genannt.

Die WHO versucht über nationale Interessen hinausgehend einzelne Krankheiten weltweit auszurotten. Das ist bei den Pocken, gegen die eine Impfpflicht bestand, gelungen. Bei der Hepatitis B versucht die WHO ihre Mitgliedstaaten zur generellen Empfehlung der Impfung zu veranlassen, um auch diese über Sexualkontakt und vertikale Transmission sich ausbreitende Krankheit zu eradizieren. Dabei wird gleichzeitig das Ziel **Prävention des virusassoziierten Leberzellkarzinoms** verfolgt. Auch bei den Masern besteht das Ziel, sie weltweit zu

6.8 Impfpolitik, öffentliche Impfempfehlungen, Indikationsimpfungen und Reiseimpfungen

6.8.1 Impfpolitik und öffentliche Impfempfehlungen

Zulassung von Impfstoffen und öffentliche Impfempfehlungen sind für jedes Land unterschiedlich.

Die Weltgesundheitsorganisation WHO versucht über nationale Interessen hinausgehend einzelne Krankheiten weltweit auszurotten.

A-6.4 Gesundheitspolitische/-ökonomische Überlegungen zu öffentlichen Impfempfehlungen

- Ist mit der Impfung der Impferfolg (schützende Antikörperentwicklung) gesichert?
- Wird die Krankheit durch die Impfung eines genügend großen Bevölkerungsanteils ausgerottet?
- Was geschieht mit den Nicht-Geimpften?
- Ist es ein Routine-Impfstoff, der allen nützt, oder Indikationsimpfstoff für nur wenige Impflinge?
- Wie lange hält der Impfschutz vor? Sind Auffrisch-Impfungen notwendig?
- Wird die Krankheit durch die Impfung nur ins höhere Lebensalter verschoben?
- Kann der Impfstoff in Kombination mit anderen gegeben werden oder steht er nur monovalent zur Verfügung?

eradizieren, was aber Durchimfungsquoten von über 95 % erfordert. Sobald diese unter 80 % sinken, kommt es wieder zu Masernendemien. Auch die Poliomyelitis ist durch die weltweiten Impfungen bereits erfreulich vermindert worden. So erkrankten 1988 noch etwa 350 000 Menschen weltweit an Poliomyelitis, 2003 wurden hingegen nur noch 748 Neuerkrankungen registriert.

In Deutschland sind momentan keine Impfungen gesetzlich vorgeschrieben (wie es z. B. die Pockenimpfung war). Allerdings gibt es – wie ausgeführt wurde – eine Reihe **öffentlich empfohlener** Impfungen: Dies sind so genannte **Standard- oder Regelimpfungen für verschiedene Altersgruppen** und **Indikationsimpfungen** für bestimmte Zielgruppen oder Situationen allgemein (Abb. **A-6.1**), für Hepatitis B und für weitere Impfungen (Tab. **A-6.5**) oder besondere **Reiseimpfungen** (Tab. **A-6.7**). Die Gruppen können sich überschneiden, da Standard- und Indikationsimpfungen auch bei Reisen indiziert sein können (z. B. Polio, Hepatitis A und B, FSME).

In Deutschland sind momentan keine Impfungen gesetzlich vorgeschrieben, es gibt aber eine Reihe **öffentlich empfohlener Impfungen** (Standard- oder Regelimpfungen für verschiedene Altersgruppen).

6.8.2 Indikationsimpfungen

Personenkreis für Indikationsimpfungen siehe Tab. **A-6.5**.

Zum Schutz vor Hepatitis A steht neben der passiven Immunisierung mit Standard-Immunglobulin auch ein Aktiv-Impfstoff, monovalent oder in Kombination mit der Hepatitis-B-Vakzine zur Verfügung.

6.8.2 Indikationsimpfungen

Indikationsimpfungen, an die vom Hausarzt öfter gedacht werden sollte, sind mit dem entsprechenden Personenkreis, für den sie infrage kommen, in Tab. **A-6.5** nochmals gesondert aufgeführt:

Zum Schutz vor Hepatitis A steht nicht mehr nur die passive Immunisierung mit Standard-Immunglobulin zur Verfügung, sondern ein Aktiv-Impfstoff, monovalent oder in Kombination mit der Hepatitis-B-Vakzine. In Tab. **A-6.5** ist der Personenkreis, für den eine aktive Hepatitis A-Impfung indiziert ist, aufgelistet. Aus Tab. **A-6.5** wird ersichtlich, dass sich für einige Gruppen die Kombinations-Impfung mit der Hepatitis-B-Impfung anbietet.

A-6.5 Indikationsimpfungen (Sonderimpfungen)

Impfung und Impfstoffe	Beispiele gefährdeter Personen
Hepatitis A 3 Impfungen zur Grundimmunisierung nötig Passive Immunisierung möglich (mit SIG) Kombinationsimpfstoff mit Hepatitis B erhältlich	▪ HA-gefährdetes Personal in Kliniken, Labors, Kindertagesstätten ▪ Kontaktpersonen von HA-Erkrankten ▪ Homosexuelle Männer ▪ HA-Antikörper-negative Hämophile ▪ HA-Antikörper-negative Kinder mit chronischer Lebererkrankung ▪ Geistig behinderte Kinder (evtl. auch Erwachsene) in Heimen
Hepatitis B 3 Impfungen zur Grundimmunisierung nötig Simultanimpfung möglich Passive Immunisierung möglich (mit HIG) Kombinationsimpfstoff mit Hepatitis A erhältlich	▪ Siehe S. 54
Frühsommer-Meningoenzephalitis (FSME) 3 Impfungen zur Grundimmunisierung nötig Simultanimpfung möglich Passive Immunisierung möglich (mit HIG)	▪ Personen, die sich länger in Endemiegebieten aufhalten, z. B. in Österreich, Tschechien, Slowakei, Südosteuropa, Bereiche in Süddeutschland, Südschweden ▪ Jäger, Waldarbeiter
Influenza Jährliche Impfung nötig	▪ Personen über 60 Jahre ▪ Patienten mit chronischen Grundleiden (z. B. Herz-, Lungenerkrankung, Diabetes mellitus)
Windpocken (Varizellen)	▪ Patienten mit geplanter Immunsuppression ▪ Nichtimmune Frauen vor geplanter Schwangerschaft
Pneumokokken	▪ Patienten vor Splenektomie oder mit Asplenie, mit Hämodialyse, nach Organtransplantation, mit Sichelzellanämie, mit multiplem Myelom
Meningokokken Impfstoff erfasst nur die Serogruppen A und C	▪ Reisende in Endemiegebiete der Serogruppen A und C (Meningitisgürtel quer durch Afrika, Brasilien und den Südhimalaya)
Tuberkulose	▪ Neugeborene und Tuberkulin-negative Menschen mit bekannter Expositionsgefahr
Tollwut Postexpositionelle Simultanimpfung (mit HIG) evtl. nötig (Tab. **A-6.6**)	▪ Tierärzte, Forstpersonal, Jäger, Höhlenforscher (Einatmen von Fledermauskot!)

A-6.6 Postexpositionelle Tollwutimmunprophylaxe

Grad der Exposition	Art der Exposition		Immunprophylaxe
	Durch ein tollwutverdächtiges oder tollwütiges Wild- oder Haustier	Durch Tollwutimpfköder	
I	Berühren/Füttern von Tieren, Belecken der intakten Haut	Berühren von Impfstoffködern bei intakter Haut	Keine Impfung
II	Knabbern an der unbedeckten Haut, oberflächliche, nicht blutende Kratzer durch ein Tier, Belecken der nicht intakten Haut	Kontakt mit der Impfflüssigkeit eines beschädigten Impfstoffköders mit nicht intakter Haut	Impfung (Beipackzettel beachten)
III	Jegliche Bissverletzung oder Kratzwunden, Kontamination von Schleimhäuten mit Speichel (z. B. Lecken, Spritzer)	Kontamination von Schleimhäuten und frischen Hautverletzungen mit der Impfflüssigkeit eines beschädigten Impfstoffköders	Impfung und simultan mit der 1. Impfung passive Immunisierung mit Tollwut-Hyperimmunglobulin (20 IE/kg Körpergewicht)

Anmerkungen:
- Möglicherweise kontaminierte Körperstellen und alle Wunden sind unverzüglich und großzügig mit Seife oder Detergenzien zu reinigen, mit Wasser gründlich zu spülen und mit 70 %igem Alkohol oder einem Jodpräparat zu behandeln; dies gilt auch bei einer Kontamination mit Impfflüssigkeit eines Impfstoffköders. Bei Expositionsgrad III wird das Tollwut-Hyperimmunglobulin soweit möglich in und um die Wunde instilliert und der Rest intramuskulär verabreicht; Wunden sollten möglichst nicht primär genäht werden.
- Bei erneuter Exposition einer Person, die bereits zuvor vollständig mit Tollwut-Zellkulturimpfstoffen geimpft wurde, ist folgendes Vorgehen zu empfehlen: wenn die letzte Impfung weniger als 1 Jahr zurückliegt, je eine Impfung an den Tagen 0 und 3; wenn die letzte Impfung 1–5 Jahre zurückliegt, je eine Impfung an den Tagen 0, 3 und 7; wenn die letzte Impfung mehr als 5 Jahre zurückliegt, vollständige Immunprophylaxe entsprechend dem Grad der Exposition.
- Bei Impfanamnese mit unvollständiger Impfung oder Impfung mit nicht zugelassenen Impfstoffen wird entsprechend o. g. Schema eine vollständige Immunprophylaxe durchgeführt.
- Bei gegebener Indikation ist die Immunprophylaxe unverzüglich durchzuführen: kein Abwarten bis zur Klärung des Infektionsverdachts beim Tier. Wird der Tollwutverdacht beim Tier durch tierärztliche Untersuchung entkräftet, kann die Immunprophylaxe abgebrochen oder als präexpositionelle Impfung weitergeführt werden.
- Zu beachten ist die Tetanus-Impfdokumentation bei bestehender Notwendigkeit gleichzeitiger Tetanus-Immunprophylaxe (S. 51)

Die Indikation zur **FSME-Impfung** sollte in Deutschland in enger Anlehnung an die ständig fortgeführten Landkarten über die Endemiegebiete der Frühsommer-Meningoenzephalitis gestellt werden (im Internet stehen unter www.zecke.de aktuelle Karten zur Verfügung). Das sind z. B. Gegenden Bayerns und Baden-Württembergs. Zecken, die das für FSME kausale Arbovirus übertragen, sind an bestimmte Feuchtbiotope gebunden und (anders als Zecken, die Borrelien als Krankheitserreger übertragen!) **nicht ubiquitär.** Aktualisierte Karten für Indikationsgebiete der FSME-Impfung sind vom RKI zu beziehen.

Die **Tollwutimmunprophylaxe** richtet sich bei unklarer oder negativer Impfanamnese nach der Art der Exposition und ist in Tab. **A-6.6** differenziert dargestellt.

Gegen **Meningokokken der Serogruppen A, C, W 135 und Y** steht ein Polysaccharid-Impfstoff zur Verfügung, mit dem Kinder ab dem Alter von zwei Jahren geimpft werden können. Ein Konjugatimpfstoff kann bereits Säuglingen verabreicht werden, schützt aber nur gegen die Serogruppe C. Die Impfung gegen Meningokokken wird von der STIKO als Indikationsimpfung u. a. für gesundheitlich gefährdete Personen mit angeborenen oder erworbenen Immundefekten mit T- oder B-zellulärer Restfunktion, für gefährdetes Laborpersonal und für Reisende in epidemische oder hyperendemische Länder empfohlen (S. 63).

6.8.3 Reiseimpfungen

Zuletzt seien noch die reinen **Reiseimpfungen** gegen **Gelbfieber, Typhus, Meningokokken und Cholera** erwähnt. Weitere Impfungen, die bereits als Standard- oder Indikationsimpfungen besprochen wurden, kommen bei den meisten

Reisezielen hinzu. Ihre Indikationen ergeben sich aus der Art der Reise (Wohnmöglichkeiten, Lebensmittelhygiene, ländliche oder städtische Gebiete, etc.).

Nur für **Gelbfieber** sind im internationalen Reiseverkehr noch Impfbescheinigungen nötig, die bestimmten Vorschriften unterliegen und von einer autorisierten Gelbfieber-Impfstelle ausgestellt worden sein müssen. Manche Länder verlangen den Nachweis sogar von Transitreisenden, wenn diese aus Gelbfieber-Endemiegebieten einreisen. Die genauen Bestimmungen zu allen Reiseimpfungen werden regelmäßig von der Weltgesundheitsorganisation (www.who.int) veröffentlicht, da sich laufend Änderungen ergeben können.

Gegen **Typhus** ist neben dem Lebendimpfstoff zur oralen Applikation seit 1994 ein neuer, zu injizierender Totimpfstoff zugelassen. Antikörper sind nach 7–15 Tagen nachweisbar. Studien belegen einen Impfschutz von drei Jahren. Es wird keine Immunität gegen Paratyphus A und B erreicht. Der Impfstoff bietet im Vergleich zum oralen Typhus-Schutz (je 1 Kapsel an den Tagen 1, 3 und 5) den Vorteil der einmaligen Gabe, zeigt aber die typischen Nachteile der parenteralen Applikation wie lokale Reizreaktionen.

Nur für **Gelbfieber** sind im internationalen Reiseverkehr noch Impfbescheinigungen nötig.
Die aktuellen Bestimmungen sind im Internet unter: www.who.int zu finden.

Gegen **Typhus** ist neben dem Lebendimpfstoff zur oralen Applikation seit 1994 ein neuer, zu injizierender Totimpfstoff zugelassen. Es wird keine Immunität gegen Paratyphus A und B erreicht.

A-6.2 Das internationale Impfbuch

A-6.7 Reiseimpfungen

Impfung gegen	Indikation bzw. Reiseziel	Anwendungshinweise
Cholera	Auf Verlangen des Ziel- oder Transitlandes (selten, da keine WHO-Empfehlung mehr), bei hoher Gefährdung in Epidemiegebieten	1. Injektion 0,5 ml 2. Injektion 1,0 ml Abstand 1–4 Wochen
Diphtherie	Bei Reisen in Länder mit Diphtherie-Risiko (z. B. Nachfolgestaaten der UdSSR)	Jeder zweite Erwachsene in Deutschland hat keinen serologisch messbaren Impfschutz, obwohl in der Kindheit eine Grundimmunisierung stattgefunden hat
FSME	Die Impfung empfiehlt sich außerhalb Deutschlands bei Reisen in bestimmte Regionen der Schweiz, Österreichs, der Tschechischen Republik, der Slowakei, Italiens, Schwedens, Norwegens und Finnlands (siehe auch www.zecke.de). Zu den Gebieten in Deutschland geben genaue Landkarten Auskunft (www.zecke.de)	Grundimmunisierung: 2 Injektionen im Abstand von 4 Wochen 3. Injektion 9–12 Monate danach
Gelbfieber	Entsprechend den Impfanforderungen der Ziel- oder Transitländer (tropisches Afrika, Südamerika mit endemischem Gelbfieber)	Einmalige Impfung in den von den Gesundheitsbehörden benannten Gelbfieber-Impfstellen
Hepatitis A	Bei Reisen in Gebiete mit HAV-Durchseuchung: Mittelmeerraum, Türkei, osteuropäische Länder, naher Osten, Südostasien, Afrika, Lateinamerika, u.a.	Wenn keine passive Immunisierung erfolgt, sollte die Reise erst nach der 2. Impfung beginnen. Nach der Rückkehr die Grundimmunisierung vervollständigen
Hepatitis B	Bei Reisen in Hepatitis-B-Endemiegebiete bei zu erwartenden engen und Intimkontakten zur einheimischen Bevölkerung	Impfschema s.S. 55
Meningokokken	Exponierte Personen, z. B. Entwicklungshelfer im Meningitisgürtel Afrikas	Impfung nach Angaben des Herstellers
Poliomyelitis	Länder mit Infektionsrisiko sind zur Zeit: Türkei, alle Balkanstaaten, Nachfolgestaaten der UdSSR, Afrika mit Ausnahme der meisten arabischen Staaten; Ägypten, Iran, Irak, Syrien, Jemen; die meisten asiatischen Länder (WHO-Angaben beachten)	Vollständige Grundimmunisierung und letzte Auffrischimpfung weniger als 10 Jahre zurückliegend
Tollwut	Reisen in Gefährdungsgebiete	Postexpositionell s. Tab. A-6.6 und S. 60
Typhus	Reisen in Endemiegebiete	Oraler oder s. c. Impfstoff

Seit 2003 ist ein Kombinationsimpfstoff gegen Typhus und Hepatitis A erhältlich, der bei Reisen in manche Zielländer sinnvoll sein kann.

Die **Cholera-Impfung** ist offiziell nicht mehr in den internationalen Gesundheitsvorschriften enthalten, da die konventionellen Impfstoffe nur eine eingeschränkte Schutzwirkung haben und die Verträglichkeit zu wünschen übrig lässt. Gelegentlich wird sie aber von einzelnen Ländern bei der Einreise aus Infektionsgebieten verlangt. Inzwischen gibt es gentechnisch hergestellte Cholera-Lebendimpfstoffe, die wirksamer und besser verträglich sind. In Schweden und der Schweiz sind sie bereits im Handel, in Deutschland sind sie noch nicht zugelassen, aber über internationale Apotheken erhältlich.

Eine Zusammenstellung der Reiseimpfungen zeigt Tab. **A-6.7**.

Alle Impfungen sollten vom impfenden Arzt in einem internationalen Impfausweis mit genauem Impfdatum, Angabe der Dosis und der Charge des Impfstoffes, sowie Stempel und Unterschrift dokumentiert werden (Abb. **A-6.2**). Auch die Dokumentationen von quantitativen Antikörper-Bestimmungen (z. B. bei Hepatitis B) und von kutanen Tuberkulintest-Ergebnissen sind für die Indikation späterer Auffrischimpfungen oder bei der Diagnostik einer möglichen Tuberkulose von Bedeutung.

Weiterführende Literatur zu diesem Kapitel finden Sie unter www.thieme.de/specials/dr-allgemeinmedizin/

Die **Cholera-Impfung** ist offiziell nicht mehr in den internationalen Gesundheitsvorschriften enthalten, da die konventionellen Impfstoffe nur eine eingeschränkte Schutzwirkung haben und Unverträglichkeiten auftreten.

Reiseimpfungen s. Tab. **A-6.7**.

Alle Impfungen sollten vom impfenden Arzt in einem internationalen Impfausweis mit genauem Impfdatum, Angabe der Dosis und der Charge des Impfstoffes, sowie Stempel und Unterschrift dokumentiert werden (Abb. **A-6.2**).

7 Arbeitsunfähigkeit, Vorsorgemaßnahmen, Rehabilitation, Gutachten

Gernot Lorenz, Marion Jordan, Thomas Fischer

7.1 Arbeitsunfähigkeit

▶ **Definition:** Arbeitsunfähigkeit ist die insbesondere auf Krankheit beruhende Unfähigkeit des Arbeitnehmers, seine Arbeitsleistung zu verrichten. Arbeitsunfähigkeit ist Voraussetzung für den Anspruch auf Krankengeld aus der Krankenversicherung und für den Anspruch auf Entgeltfortzahlung nach dem Entgeltfortzahlungsgesetz.

Arbeitsunfähigkeit liegt vor, wenn der Versicherte:
- Aufgrund von Krankheit seine ausgeübte Tätigkeit **nicht mehr** oder nur unter der **Gefahr der Verschlimmerung der Erkrankung** ausführen kann.
- Aufgrund eines bestimmten Krankheitszustandes, der für sich allein noch keine Arbeitsunfähigkeit bedingt, es aber absehbar ist, dass aus der Ausübung der Tätigkeit für die Gesundheit oder die Gesundung abträgliche Folgen erwachsen, welche die Arbeitsunfähigkeit unmittelbar hervorrufen.
- Zwischen der Krankheit und der dadurch bedingten Unfähigkeit zur Fortsetzung der ausgeübten Tätigkeit muss ein kausaler Zusammenhang erkennbar sein.
- Arbeitsunfähigkeit besteht auch während einer stufenweisen Wiedereingliederung fort.

Arbeitsunfähigkeit besteht nicht:
- wenn andere Gründe als eine Krankheit des Versicherten Ursache einer Arbeitsverhinderung sind,
- bei Beaufsichtigung, Betreuung oder Pflege eines erkrankten Kindes (hier erfolgt eine Bescheinigung auf dem hierfür vereinbarten Vordruck, Muster Nr. 21),
- für Zeiten, in denen ärztliche Behandlungen zu diagnostischen oder therapeutischen Zwecken stattfinden, ohne dass diese Maßnahmen selbst zu einer AU führen,
- bei Inanspruchnahme von Heilmitteln (z. B. physikalischer Therapie),
- Teilnahme an ergänzenden Leistungen zur Rehabilitation (z. B. Koronarsport),
- wenn Beschäftigungsverbote nach dem Infektionsschutzgesetz oder dem Mutterschutzgesetz ausgesprochen wurden,
- bei kosmetischen und anderen Operationen ohne krankheitsbedingten Hintergrund (und ohne Komplikationen).

▶ **Fallbeispiel.** Eine **33-jährige Erzieherin** kommt am Montagvormittag in die Sprechstunde und gibt an, von ihren Kolleginnen nach Hause bzw. zum Arzt geschickt worden zu sein. Seit drei Tagen fühle sie sich nicht wohl wegen **Gliederschmerzen, Brennen im Hals** und so **häufigem Reizhusten,** dass sie nicht mehr richtig sprechen könne. Eine Kollegin und eine Reihe von Kindern sei in der vorigen Woche ähnlich erkrankt gewesen. Über das Wochenende habe sie gehofft, mit heißen Bädern und Inhalationen eine Besserung herbeizuführen. Sie habe sich aber im Laufe des Vormittags nur mühsam auf den Beinen halten können, sei zunehmend heiser geworden und habe eingesehen, dass sie so nicht arbeiten könne.
Die Patientin ist mir seit langem bekannt und klagt sonst wenig. Sie bittet nicht direkt um eine „Krankschreibung", sondern überlässt mir die Befunderhebung und -bewertung sowie das Ansprechen von Notwendigkeit und Dauer der erforderlichen Arbeitsruhe. Sie beeinflusst also den Arzt nicht vorweg und testet, ob er zur gleichen Einschätzung ihres Krankheitszustandes kommt wie sie selbst.
Die Befunde der Untersuchung lassen die **Diagnose eines respiratorischen Virusinfektes am wahrscheinlichsten** sein. Die Patientin stimmt dieser von ihr erwarteten Feststellung zu.

7 Arbeitsunfähigkeit, Vorsorgemaßnahmen, Rehabilitation, Gutachten

Die Therapie konnte nur symptomatisch sein. Die erforderliche und verordnete **Arbeitsruhe** von einer Woche ist **therapeutisch** die wichtigste Maßnahme, da sie der Patientin die Möglichkeit gibt, diesen Infekt zu Hause auszukurieren. Auch für die sich andeutende Laryngitis ist die Ruhigstellung des Sprechapparates angezeigt.

Zur angebotenen Kontrolle nach Ablauf der Arbeitsunfähigkeitsbescheinigung (AU) erschien sie später nicht mehr, sodass ich die Wiederherstellung der Arbeitsfähigkeit und Gesundung annehmen musste, was sich bei späteren Kontakten mit Familienangehörigen auch bestätigte.

▶ **Fallbeispiel.** Seit 10 Jahren betreue ich einen **Patienten, der wegen einer sich entwickelnden Demenz frühberentet ist** und im Lauf der Jahre immer mehr ständiger Hilfe und Aufsicht bedarf. Bei der letzten Beratung berichtete die ihn überwiegend betreuende Ehefrau, sie müsse in absehbarer Zeit wegen eines gynäkologischen Eingriffes eine gewisse Zeit ins Krankenhaus. Die mir bekannte Tochter sei bereit, den Vater in dieser Zeit zu betreuen. **Ob ich da „etwas machen" könne?**

Auf Nachfrage bestätigte die Frau meine Vermutung: Sie wolle wissen, ob es mir als Hausarzt nicht möglich wäre, angesichts der komplexen Situation die Tochter für die fragliche Zeit krankzuschreiben, damit sie den Vater zu Hause versorgen könne.

Die Antwort musste Verständnis für die scheinbare Ausweglosigkeit der Situation zeigen, aber auch klarmachen, dass ich nach persönlicher Überzeugung und nach Standesrecht unmöglich auf das Anliegen der Familie eingehen könne. Schließlich gelang es mir, die Frau zu überzeugen, dass **Hilfe von Seiten der Diakoniesozialstation die beste Lösung für das Problem** darstellte, ggf. auch eine Unterbringung in der **Kurzzeitpflege**.

◀ **Fallbeispiel**

▶ **Fallbeispiel.** Eine **28-jährige Verkäuferin** kommt in die Sprechstunde und berichtet, **ihr Mann sei in der letzten Nacht nach einer Auseinandersetzung ausgezogen**, wahrscheinlich zu einer Freundin, von deren Existenz sie bei dieser Gelegenheit zum ersten Mal gehört hätte. Sie habe den Rest der Nacht nicht schlafen können, sei völlig durcheinander und hätte Angst, in dieser Verfassung an der Kasse des Supermarktes zu arbeiten.

Die Patientin war offensichtlich von ihrer psychischen Verfassung her nicht in der Lage, den Anforderungen ihres Arbeitsplatzes gerecht zu werden. Ich habe sie für drei Tage krankgeschrieben, um ihr zu ermöglichen, diese für ihr Leben entscheidenden Probleme wenigstens ansatzweise anzugehen. Bei derartigen „Befundkonstellationen", insbesondere in Verbindung mit einem evtl. schon angespannten Arbeitsverhältnis, werden vom Arbeitgeber gelegentlich Zweifel an der AU gegenüber der zuständigen Krankenkasse geäußert. Diese schaltet dann den Medizinischen Dienst (MDK) zur Klärung des Sachverhaltes ein. Durch den MDK erfolgt dann ggf. eine erneute körperliche Untersuchung der Patientin zur Überprüfung der AU-Indikation.

Am nächsten Morgen rief der Filialleiter bei mir an und fragte, weshalb ich diese Frau krankgeschrieben hätte; er habe sie ohne eine Beeinträchtigung durch die Stadt gehen sehen. Ich wies ihn auf meine Schweigepflicht hin, empfahl ihm aber, selbst mit der Patientin zu reden und in diesem Augenblick mit ihr Geduld zu haben – möglicherweise gewinne er auf diese Weise eine in Zukunft besonders loyale Mitarbeiterin. Der weitere Verlauf hat dies dann bestätigt.

◀ **Fallbeispiel**

7.2 Das Verfahren der Arbeitsunfähigkeitsbescheinigung

7.2.1 Bescheinigung einer Arbeitsunfähigkeit

Die Arbeitsunfähigkeit (AU) ist für den Bereich der kassenärztlichen Tätigkeit in den „Richtlinien des Gemeinsamen Bundesausschusses über die Beurteilung der Arbeitsunfähigkeit und die Maßnahmen zur stufenweisen Wiedereingliederung" vom 1.12.2003 definiert.

Für die Bescheinigung der Arbeitsunfähigkeit wird bei Angehörigen von Gesetzlichen Krankenkassen ein **gelbes Formular** benutzt (Abb. **A-7.1**), das im Durchschreibeverfahren auf der **oberen Hälfte dem Arbeitgeber und der Krankenkasse** die Personendaten des Patienten und die **voraussichtliche AU-Dauer** mitteilt. Besteht an arbeitsfreien Tagen eine AU, z. B. an Samstagen, Sonntagen, Feiertagen oder Urlaubstagen, ist sie auch für diese Tage zu bescheinigen.

7.2 Das Verfahren der Arbeitsunfähigkeitsbescheinigung

7.2.1 Bescheinigung einer Arbeitsunfähigkeit

Für die Arbeitsunfähigkeitsbescheinigung wird ein **gelbes Formular** benutzt (Abb. **A-7.1**).
Auf der **oberen Hälfte** des Formulars werden die **Personendaten des Patienten** und die **voraussichtliche AU-Dauer** eingetragen.

A-7.1

A-7.1 Arbeitsunfähigkeitsbescheinigung

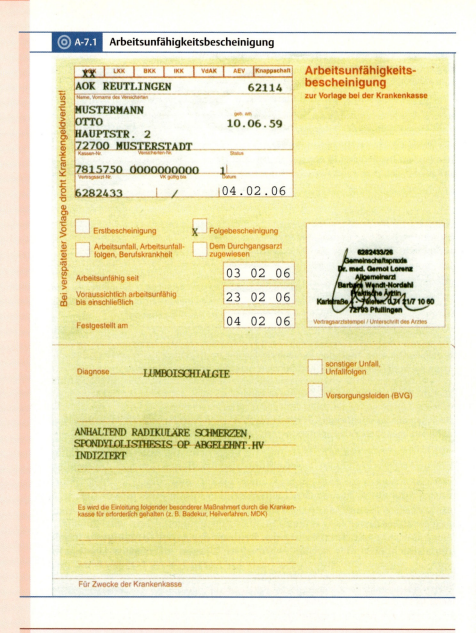

▶ Merke

▶ **Merke:** Eine **Rückdatierung** des Beginns der Arbeitsunfähigkeit ist nur in Ausnahmefällen und in der Regel nur bis zu 2 Tagen zulässig.

Dies hat insofern Bedeutung, als Arbeitnehmer nach **Tarifrecht** bis zu 3 Tagen ohne eine ärztliche Bescheinigung dem Arbeitsplatz fernbleiben können. In diesem Zusammenhang sei darauf verwiesen, dass § 106 Abs. 3a SGB V eine ausdrückliche Schadensersatzpflicht des Arztes gegenüber dem Arbeitgeber und der Krankenkasse in dem Fall vorsieht, in dem die AU grob fahrlässig oder vorsätzlich attestiert wird, obwohl die Voraussetzungen dafür nicht gegeben sind. Die wissentliche Ausstellung einer falschen AU stellt zudem einen Strafbestand dar (§ 278 StGB).

Die Angabe, ob ein Arbeitsunfall bzw. dessen Folgen oder eine Berufskrankheit vorliegen, ist ein Hinweis auf eventuelle andere Kostenträger (z.B. Berufsgenossenschaft).

Bei einem Arbeitsunfall oder einer Berufskrankheit sind evtl. andere Kostenträger zuständig.

▶ Merke

▶ **Merke:** Bei Feststellung oder Verdacht des Vorliegens eines **Arbeitsunfalls** ist der Versicherte unverzüglich einem zur berufsgenossenschaftlichen Heilbehandlung zugelassenen Arzt vorzustellen.

7 Arbeitsunfähigkeit, Vorsorgemaßnahmen, Rehabilitation, Gutachten

Auf der **unteren Hälfte** des gelben Formulars müssen der Krankenkasse **inhaltliche Angaben zur Krankheit** wie z. B. Befunde (die etwa eine Verlängerung rechtfertigen) gemacht werden sowie die **Diagnose** (kodiert nach ICD 10). Kommen während der Dauer der AU Erkrankungen hinzu, sollten diese bei Verlängerungen der AU-Dauer hier ergänzt werden (um eine Verlängerung z. B. gegenüber dem MDK [Medizinischer Dienst der Krankenkassen – früher „Vertrauensarzt"] plausibel zu machen).
Wird keine Diagnose gestellt, sondern Symptome wie z. B. „Fieber" oder „Übelkeit" als Grund für die Arbeitsunfähigkeit angegeben, so sind diese spätestens nach 7 Tagen durch eine (Verdachts-)Diagnose auszutauschen.
Folgt einer AU-Zeit unmittelbar eine zweite mit unterschiedlicher Diagnose, ist für die zweite AU erneut eine **Erstbescheinigung** auszustellen.
Die Markierung **„sonstiger Unfall"** bzw. **Unfallfolgen** oder **„Versorgungsleiden"** weisen die Gesetzliche Krankenkasse auf die Möglichkeit der Kostenerstattung durch Dritte hin.
Bei medizinisch nicht nachvollziehbaren, langwierigen Krankheitsverläufen besteht bei Verdacht auf Simulation die Möglichkeit, auf dem unteren Teil der Arbeitsunfähigkeitsbescheinigung **Überwachungsmaßnahmen** der Krankenkasse anzufordern, so dass diese eine **Kontrolluntersuchung durch den Medizinischen Dienst** der Krankenkassen veranlasst. Das kann z. B. erforderlich sein, wenn der Allgemeinarzt vom Patienten nicht selbst verlangen möchte, dass er seine Arbeit wieder aufnimmt. Häufig steht hinter derartigen Verläufen ein Arbeitsplatzkonflikt oder ein Rentenbegehren. Es empfiehlt sich, sehr zurückhaltend mit dieser Maßnahme umzugehen und vielmehr mit dem Patienten über seine Probleme ins Gespräch zu kommen, um mögliche Alternativen zu entwickeln. Keinesfalls sollte man sich jedoch als Arzt zum bloßen Erfüllungsgehilfen eines Rentenbegehrens „degradieren" lassen.
Im unteren Teil der Arbeitsunfähigkeitsbescheinigung ist auch ein Hinweis darauf möglich, dass durch **Rehabilitationsmaßnahmen** die Arbeitsfähigkeit möglicherweise früher wiederhergestellt werden kann.
Auf dem Formular für die Bescheinigung der Arbeitsunfähigkeit ist klar zu unterscheiden zwischen:
- **allgemeinen Angaben und Daten** für den Arbeitgeber **und** die Krankenkassen und
- **krankheitsbezogenen Daten** wie der Diagnose und dem Hinweis auf mögliche andere Kostenträger, die **nur der Krankenkasse** mitzuteilen sind.

Das Durchschreibeverfahren lässt dem Arzt eine Kopie dieses ausgefüllten Formulars, die er **mindestens 1 Jahr** aufzubewahren hat.
Rückfragen von Krankenkassen dürfen frühestens nach 21 Tagen der AU mittels der vereinbarten Vordrucke an den Vertragsarzt gerichtet werden. Auf Anfragen des MDK muss der Vertragsarzt in der Regel innerhalb von 3 Werktagen antworten.

> ▶ **Merke:** Bei **Privatpatienten** werden Arbeitsunfähigkeitsbescheinigungen üblicherweise ohne Angabe der Diagnose auf Privatrezepten ausgestellt.

Der über 6 Wochen hinausgehende Verlauf der AU wird auf versicherungseigenen Formblättern im 1–2-wöchigen Abstand bestätigt, die vom Patienten dem Arzt jeweils zur Bescheinigung vorgelegt werden („Auszahlschein"). Dieses Formular ist leider nicht standardisiert und daher jeweils kassenspezifisch formatiert. Bei Selbstständigen besteht Anspruch auf Krankengeld zumeist nur bei 100%iger Arbeitsunfähigkeit.

> ▶ **Merke:** Die Ausfertigung einer Arbeitsunfähigkeitsbescheinigung betrifft nicht nur den Patienten, sondern regelt auch die Beziehungen zwischen Arbeitgeber und Krankenkasse.
> **Der Patient** soll in körperlicher und seelischer Ruhe die Krankheit überwinden und gesunden können.

A-7.2 Formular über Maßnahmen zur stufenweisen Wiedereingliederung in das Erwerbsleben (Wiedereingliederungsplan)

Maßnahmen zur stufenweisen Wiedereingliederung in das Erwerbsleben (Wiedereingliederungsplan)

XX AOK	LKK	BKK	IKK	VdAK	AEV	Knappschaft
AOK REUTLINGEN						62114

Name, Vorname des Versicherten
MUSTERMANN
OTTO   geb. am 10.06.59
HAUPTSTR. 2
72700 MUSTERSTADT

Kassen-Nr. 7815750 Versicherten-Nr. 0000000000 Status 1
Vertragsarzt-Nr. 6282433 VK gültig bis / Datum

Zuletzt ausgeübte Tätigkeit: **DREHER**

Wieviel Std. tgl.: **7,5**

Durch eine stufenweise Wiederaufnahme seiner Tätigkeit kann der o. g. Versicherte schonend wieder in das Erwerbsleben eingegliedert werden. Nach meiner ärztlichen Beurteilung empfehle ich mit Einverständnis des Versicherten und nach dessen Rücksprache mit dem Arbeitgeber folgenden Ablauf für die stufenweise Wiederaufnahme der beruflichen Tätigkeit:

von	bis	Stunden täglich	Art der Tätigkeit (ggf. Einschränkungen)
14.04.05	05.05.05	4	HEBEN UND TRAGEN BIS ZU 7,5 KG
06.05.05	25.05.05	4	HEBEN UND TRAGEN BIS ZU 15 KG
25.05.05	06.06.05	6	VOLLE BELASTUNG – ZEIT ZU
			PHYSIKAL. THERAPIE

Zeitpunkt der Wiederherstellung der vollen Arbeitsfähigkeit absehbar?

[X] ja, ggf. wann 07.06.2005   [ ] z. Z. nicht absehbar

Vertragsarztstempel / Unterschrift des Arztes

Erklärung des Versicherten
Mit dem vorgeschlagenen Wiedereingliederungsplan bin ich einverstanden. Falls nachteilige gesundheitliche Folgen erwachsen, kann nach Absprache mit dem behandelnden Arzt eine Anpassung der Belastungseinschränkungen vorgenommen oder die Wiedereingliederung abgebrochen werden.

Datum   Unterschrift des Versicherten

Erklärung des Arbeitgebers
Mit dem vorgesehenen Wiedereingliederungsplan bin ich einverstanden   [ ] ja   [ ] nein

[ ] nur unter folgenden Voraussetzungen:

Datum   Stempel und Unterschrift des Arbeitgebers

– Für die Erstellung des ärztlichen Wiedereingliederungsplanes ist die Nr. 77 BMÄ/E-GO berechnungsfähig –

Ausfertigung für den Arbeitgeber

Muster 20a (7.1993)

Der Arbeitgeber hat gemäß dem Lohnfortzahlungsgesetz während 6 Wochen nach Beginn der Krankheit die Bezüge des Patienten weiter zu bezahlen und muss sehen, wie der Arbeitsausfall in dieser Zeit kompensiert werden kann. Die Zahlungspflicht des Arbeitgebers beschränkt sich auf max. 2 × 6 Wochen im Jahr für dieselbe Krankheit, allerdings nur, wenn zwischen den beiden AU-Phasen mindestens 6 Monate keine AU wegen derselben Krankheit bestand.
Die Krankenkasse muss ab der 7. Woche nach Beginn dieser bescheinigten Krankheit die Zahlung des „Krankengeldes" beginnen und bis zu einer Dauer von 18 Monaten fortführen. Sie wird darüber hinaus über Möglichkeiten der Kostenerstattung durch andere Kostenträger informiert wie z. B. Berufsgenossenschaften, Rentenversicherungsträger oder Unfallversicherungen.

Versuchen Arbeitgeber vom Arzt direkt Auskünfte über die Art der Erkrankung oder die Dauer zu erhalten, ist der Arzt zu strengster Wahrung des Arztgeheimnisses verpflichtet. **Auskunftsberechtigt ist allein der Patient.** Bezüglich der Krankheitszusammenhänge oder -dauer kann der Arbeitgeber die Krankenkasse befragen.

Der Arzt ist gegenüber dem Arbeitgeber zu strengster Wahrung des Arztgeheimnisses verpflichtet.

7.2.2 Stufenweise Wiedereingliederung

Nach länger dauernder Erkrankung kann ein schrittweises Heranführen an die volle Arbeitsbelastung sinnvoll sein. Vorraussetzungen für die stufenweise Wiedereingliederung sind, dass der Patient in der Lage ist, seine bisherige Arbeit zumindest teilweise zu verrichten und dass er damit einverstanden ist. Die Eingliederung erfolgt dann auf der Grundlage der vom Vertragsarzt gegebenen Empfehlungen über Art und Umfang der möglichen Tätigkeiten. Der Vertragsarzt kann hierzu vom Betriebsarzt, vom Betrieb oder über die KK eine Beschreibung der Tätigkeit des Versicherten an seinem Arbeitsplatz einholen (Abb. **A-7.2**).

7.2.2 Stufenweise Wiedereingliederung

Nach länger dauernder Erkrankung kann ein schrittweises Heranführen an die volle Arbeitsbelastung sinnvoll sein.

7.3 Epidemiologie der Krankschreibung

In den letzten Jahren ist es zu einem nahezu kontinuierlichen Rückgang des **Krankenstands** gekommen. So betrugen die jährlichen Krankheitstage pro Mitglied anfangs der 1990er-Jahre noch ca. 24 Tage und sanken im Jahr 2002 auf 15 Tage (BKK Bundesverband) (Abb. **A-7.3**). Die Krankenstandquote sank 2003 auf unter 4%. Für diese Entwicklung werden vor allem Ängste vor einem Arbeitsplatzverlust verantwortlich gemacht. Zunehmend häufiger werden Hausärzte in den letzten Jahren von Patienten aufgesucht, die eine AU mit dieser Begründung ablehnen und auch unter Gefährdung ihrer Gesundheit weiterarbeiten wollen. Eine zunehmend wichtige Aufgabe des Hausarztes ist es daher, mit den Arbeitgebern Rücksprache zu nehmen und ggf. zu vermitteln (natürlich erst nach Zustimmung des Patienten).

Über 70 % der Arbeitsunfähigkeitsbescheinigungen (AU) mit ihren hohen Folgekosten für die Volkswirtschaft und die Krankenkassen werden durch Allgemeinärzte ausgestellt. Der früher höhere Krankenstand bei Frauen (u. a. durch Doppelbelastungen im Haushalt) hat sich nach neueren Daten mittlerweile weitgehend nivelliert. Die Verteilung der AU-Tage auf die Wochentage zeigt (s. Abb. **A-7.4**), dass die frühere Annahme eines „blauen Montags" nicht bestätigt werden kann. Die AU-Häufigkeit nimmt dagegen eher zum Wochenende zu.

Die meisten Krankheitstage sind durch Erkrankungen des **Muskel-Skelett-Systems** (27%) bedingt, gefolgt von **Erkrankungen der Atemwege** (17%) (Abb. **A-7.5**). Auffällig ist in den letzten Jahren die Zunahme des Anteils **psychischer Erkrankungen.** Ihr Anteil an den Krankheitstagen hat sich seit 1990 etwa verdoppelt. Dabei sind Frauen nahezu doppelt so häufig betroffen.

7.3 Epidemiologie der Krankschreibung

Die AU-Häufigkeit nimmt eher zum Wochenende zu.

*Erkrankungen des **Muskel-Skelett-Systems** und der **Atemwege** verursachen die meisten Krankentage. Der Anteil der **psychischen Erkrankungen** nimmt zu.*

A Spezifische Problemfelder in der Allgemeinmedizin

Der Krankenstand wird maßgeblich durch die **Art der beruflichen Tätigkeit** beeinflusst.

Der Krankenstand wird maßgeblich durch die **Art der beruflichen Tätigkeit** beeinflusst (Abb. **A-7.6**). So weisen Beschäftigte in Abfallbeseitigungsberufen doppelt so hohe Krankenstände auf wie Beschäftigte in Banken und Versicherungen. Die öffentliche Verwaltung ist gegenüber früheren Untersuchungen nicht mehr Spitzenreiter im Krankenstand.

Für die Gesamtzahlen der AU sind die Langzeit-Erkrankten von wesentlicher Bedeutung.

Für die Gesamtzahlen der AU sind die Langzeit-Erkrankten von wesentlicher Bedeutung. So verursachten im Jahr 2002 die 10 % am längsten erkrankten Beschäftigten 62 % aller AU-Tage. Auf nur 20 % der erwerbstätigen Pflichtmitglieder entfallen 80 % aller AU-Tage. Der Anteil der Arbeitnehmer, die keine AU-Tage in Anspruch nehmen, erhöht sich dabei ständig (in 2002: 43 %).

A-7.3

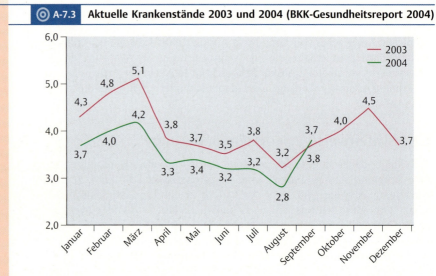

A-7.3 Aktuelle Krankenstände 2003 und 2004 (BKK-Gesundheitsreport 2004)

Monatsdurchschnitte der beschäftigten BKK-Pflichtmitglieder (Repräsentativerhebung)

A-7.4

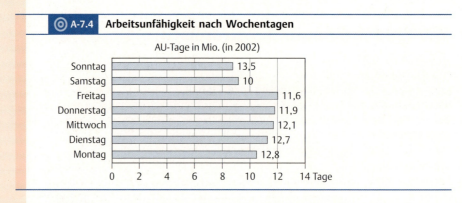

A-7.4 Arbeitsunfähigkeit nach Wochentagen

A-7.5

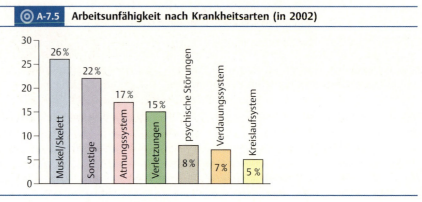

A-7.5 Arbeitsunfähigkeit nach Krankheitsarten (in 2002)

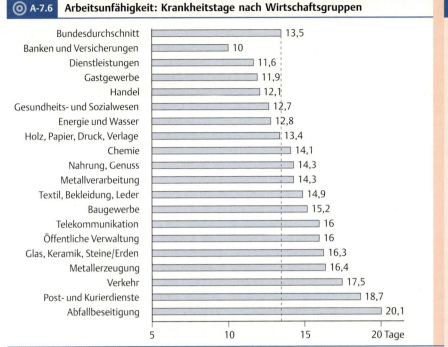

A-7.6 Arbeitsunfähigkeit: Krankheitstage nach Wirtschaftsgruppen

7.4 Arbeitsunfähigkeit und Rehabilitation

▶ **Fallbeispiel.** Ein **29-jähriger Angestellter** mit wahrnehmbarem Nikotin- und Alkoholabusus war über Wochen mehrmals wegen Infekten der oberen Luftwege, Traumen und schlechtem Allgemeinzustand krankgeschrieben worden. Da auf den Arbeitsunfähigkeitsbescheinigungen dadurch verschiedene Diagnosen angegeben worden waren, trat jedes Mal neu die Lohnfortzahlung in Kraft.
Nach Kündigung eines Arbeitsverhältnisses versank er ohne strukturierten Tagesablauf immer tiefer in seinen Alkoholismus. Krankschreibungen des Hausarztes dienten nun dazu, seinen Anspruch auf Arbeitslosengeld möglichst lange zu erhalten, da Zeiten der Arbeitsunfähigkeit davon abgezogen werden. Aber mit der jetzt fortlaufend als Grunderkrankung genannten „Alkoholkrankheit" auf der Arbeitsunfähigkeitsbescheinigung wurde auch die Krankenkasse informiert, sodass sie nach einigen Wochen den Patienten durch den Medizinischen Dienst der Krankenkassen untersuchen ließ. Der **MDK empfahl dringend ein Rehabilitationsverfahren.** Als Hausarzt erstellte ich ein Formulargutachten für die BfA, ergänzt durch aktuelle Facharztbefunde. Die BfA befürwortete eine Rehabilitationsmaßnahme in einer psychosomatischen Klinik. Der Patient trat etwas widerstrebend nach weiteren Wochen seine Reha an und **brach sie nach kurzer Frist ab.**
Ich zeigte ihm meinen Ärger und verlangte nun kategorisch eine enge Zusammenarbeit mit der Suchtberatungsstelle als Voraussetzung für weitere Bescheinigungen zum Erhalt des Krankengeldes. Mit dem Einfluss von Seiten der Suchtberatungsstelle sowie seiner Ehefrau und dem Druck der Krankenkasse (die auf das Ende der Bezugsberechtigung für Krankengeld nach 18 Monaten und die **Möglichkeit einer sofortigen Beendigung der Zahlungen bei fehlender Mitwirkung des Patienten** hinwies) gelang es, ihn zu einem erneuten Antrag auf eine sechsmonatige Rehabilitationsmaßnahme in einer Fachklinik für Suchtkranke zu bewegen. Dieser Antrag wurde nun von der Suchtberatungsstelle mit ihrem sozialen Gutachten und den erforderlichen Befunden und Bescheinigungen des Hausarztes bei der BfA eingereicht. Diese sechsmonatige Rehabilitationsmaßnahme und Wiedereingliederungsmaßnahmen des Arbeitsamtes im Anschluss daran führten zum Erfolg.

Wie dieser Fall illustriert, haben die **Arbeitsunfähigkeitsbescheinigung** und die **Bescheinigung zum Bezug des Krankengeldes** (der „Auszahlschein") eine **Funktion in der Arzt-Patienten-Beziehung.** Sie sind beide häufig der Anlass für einen Arztbesuch, bei dem nicht nur bescheinigt, sondern vor allem behandelt wird. Beide dürfen **nur nach Untersuchung und Beratung** ausgestellt werden. Die Formblätter für den Auszahlschein variieren je nach Krankenkasse.

7.5 Das Rehabilitationsverfahren

▶ **Fallbeispiel.** Einem 52-jährigen Maurer wurde nach 30-jähriger Tätigkeit bei einer Firma betriebsbedingt gekündigt. Kurz nach erneuter Anstellung in einer anderen Baufirma erfolgte eine AU aufgrund einer zunehmenden Lumboischalgie. In der Anamnese fanden sich wiederholte AU-Phasen mit ähnlichen Beschwerden in den letzten 8 Jahren, zuletzt auch zunehmende Schmerzen und Reizergüsse im Knie rechts mit auch radiologisch sichtbarer Gonarthrose. Zu Beginn der AU erfolgte eine hausärztliche Behandlung mit Analgetika und der Verordnung von Krankengymnastik, anschließend aufgrund einer Persistenz eine Weiterbehandlung von einem Orthopäden. In einem durchgeführten NMR ließ sich ein lumbaler Bandscheibenprolaps nachweisen; aber aufgrund eines fehlenden neurologischen Defizits wurde von einer Operation abgeraten. Bei der Landesversicherungsanstalt (LVA) wurde erfolgreich eine **stationäre Rehabilitation** beantragt. Nach inzwischen 3,5-monatiger AU-Dauer war es erkrankungsbedingt zu einer Kündigung gekommen.

Am Ende des Heilverfahrens bestanden weiterhin deutliche, objektivierbare, schmerzhafte Bewegungseinschränkungen der LWS und des rechten Kniegelenks. Die Entlassung erfolgte mit einer „AU auf Dauer" für die zuletzt ausgeübte Tätigkeit als Maurer. Es wurde ein **Leistungsbild für den allgemeinen Arbeitsmarkt erstellt:** Leichte bis mittelschwere Tätigkeit vollschichtig, ohne dauernde Wirbelsäulen-Zwangshaltung, Knien sowie häufiges Heben und Tragen schwerer Lasten.

Zu Hause stellte der Patient wegen persistierender Schmerzen umgehend einen Rentenantrag. Dieser wurde mit dem Hinweis auf das im Reha-Verfahren festgestellte Restleistungsvermögen abgelehnt. 6 Monate nach Beschäftigungsende wurde der Patient mit dem beschriebenen Leistungsbild an das Arbeitsamt zur weiteren Vermittlung verwiesen und ist nun bereits längerfristig arbeitslos.

▶ **Merke:** Die komplexe multiprofessionelle Behandlung einer chronischen Grundkrankheit mit dem Ziel der Wiederherstellung bzw. der Aufrechterhaltung der Arbeitsfähigkeit wird als Rehabilitationsmaßnahme vom Rentenversicherungsträger bezahlt.

Rehabilitation erfolgt dabei nach den Grundsätzen:
- Reha vor Rente,
- Reha vor Pflege,
- ambulant vor stationär.

Im Rehabilitationsverfahren sind zu prüfen:
- **Reha-Bedürftigkeit:** Es besteht nicht nur eine vorübergehende Störung der „Alltagsfähigkeit" und es sind alle ambulanten Maßnahmen bereits vollständig ausgeschöpft worden.
- **Reha-Fähigkeit:** Die Patienten müssen körperlich und seelisch den Anforderungen der Reha gewachsen sein (z. B. müssen sich Patienten nach Hüftgelenkersatz-OP zumindest waschen und anziehen können).
- **Reha-Prognose:** Es muss eine angemessene Wahrscheinlichkeit vorliegen, dass die Maßnahme zur Beseitigung oder zumindest Besserung der Beschwerden führt (in diesem Zusammenhang ist auch die Motivation des Patienten zu berücksichtigen).
- **Reha-Ziel:** Möglichst frühzeitige Beseitigung alltagsrelevanter Tätigkeitsstörungen bzw. Verhütung einer Verschlimmerung.

Voraussetzung ist die Berechtigung des Versicherungsnehmers nach zumindest 60 eingezahlten Monatsbeiträgen und die medizinische Notwendigkeit, die in einem **Gutachten** festgestellt werden muss. Während der Rehabilitationsmaßnahmen erhalten die Patienten statt des „Krankengeldes" von der Krankenkasse ein sog. Übergangsgeld vom Rentenversicherungsträger. Der formale Ablauf des Rehabilitationsverfahrens kann der Abb. **A-7.7** entnommen werden.

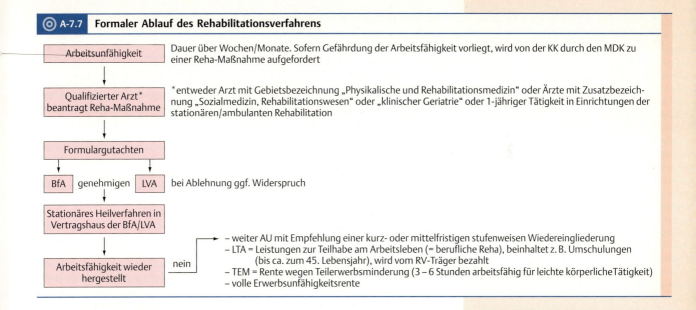

7.6 Frühberentung

▶ **Fallbeispiel.** Die **51-jährige**, aus Donauschwaben stammende **adipöse Patientin** hatte mit ihrer Akkordarbeit als angelernte Schleiferin jahrelang zum Unterhalt des Mehrgenerationenhaushaltes beigetragen. Nun wurde wegen eines **Karpaltunnelsyndroms (CTS)** ein operativer Eingriff erwogen, den sie aber zunächst vermeiden wollte. Sie belastete dann vermehrt den linken Arm, bis an diesem eine **Tendinitis stenosans** akut operiert werden musste. Eine **Strumaoperation wegen eines autonomen Adenoms** wurde außerdem notwendig und die operative Sanierung des CTS schließlich unvermeidlich. Diese war aber dann durch eine Infektion bei einer Neigung zu Lymphödemen kompliziert. Um nach bereits mehrmonatiger Erkrankungszeit ihre Arbeitsfähigkeit umfassend wiederherzustellen, wurde ein **Rehabilitationsverfahren** bei der LVA als Eilantrag mit einem Formulargutachten beantragt und auch genehmigt. Nach 12-monatigem Krankenstand konnte sie diese „Kur" in einer Klinik der LVA in einem Thermalbad antreten. Dort trat allerdings ein **Erysipel** auf, sodass sie nur unzureichende physikalische Maßnahmen bekommen konnte und nur wenig gebessert nach Hause kam.

15 Monate nach Beginn der kontinuierlichen Krankschreibung habe ich ihr geraten, vor Ablauf des Krankengeldes nach 18 Monaten einen **Rentenantrag auf Erwerbsunfähigkeitsrente** zu stellen. Nach einer klinischen Begutachtung in einer LVA-eigenen Klinik erhielt sie einen Rentenbescheid, in dem eine Erwerbsunfähigkeitsrente abgelehnt wurde, da „ihr im Beruf als Hilfsarbeiterin Arbeiten überwiegend im Sitzen, ohne besonderen Zeitdruck, ohne schweres Heben und Tragen vollschichtig zumutbar" seien. Der Tenor des Bescheides war für die Patientin verletzend. Mir, als betreuendem Hausarzt, schien eine vollschichtige Arbeit wegen der Rückfallgefahr der Tendinosen nicht zumutbar. Auf dem Arbeitsmarkt besteht bei einem eingeschränkten Leistungsbild auch keine Aussicht auf einen entsprechenden Arbeitsplatz. Eine erneut ausgestellte Arbeitsunfähigkeitsbescheinigung hatte eine Vorladung beim Medizinischen Dienst der Krankenkasse zur Folge. Dieser stellte eine auch mir bekannte psychovegetative Labilität mit depressiver Verstimmung fest, die das Krankheitsbild verstärke.

Auf meinen Rat hin legte die Frau daraufhin **Widerspruch gegen den ablehnenden Rentenbescheid der LVA** ein, der von mir in einem ausführlichen Attest begründet wurde. Als auch dieser Widerspruch von der LVA abgelehnt worden war, ging die Patientin mithilfe einer Rechtsanwältin der Gewerkschaft vor das Sozialgericht. Dieses zog einen Psychiater als Gutachter zu, der die angstbeladene und verdrängte Vergangenheit der Kriegs- und Nachkriegszeit aufdeckte, die zu einer „Verkrampfung" bei der Arbeit geführt hatte, und die sie auch gegenwärtig mehr beeinträchtigte, als bis dahin wahrnehmbar gewesen war. Das Gericht erkannte ihr die Berechtigung einer Rente wegen teilweiser Erwerbsminderung (TEM) zu. Das Widerspruchsgutachten durch einen Psychiater führte dann unter den Diagnosen Angsterkrankung und somatisierter Depression zur Gewährung einer Erwerbsunfähigkeitsrente, zunächst für die Dauer von 2 Jahren.

Grundsätzlich gibt es eine **volle Erwerbsunfähigkeitsrente und eine Rente wegen teilweiser Erwerbsminderung (TEM).**

Kommentar: Vor Frühberentung sind Krankheitszeiten gehäuft, insbesondere auch bei Mehrfacherkrankungen. Nach Feststellung der Gefährdung der Erwerbsfähigkeit entscheidet der Rentenversicherungsträger über die Gewährung einer Reha-Maßnahme (oder auch über die primäre Umwandlung des Reha-Antrags in einen Rentenantrag). Die Beurteilung der Arbeitsfähigkeit bei der Entlassung aus der Rehabilitationsklinik ist relativ verbindlich. In diesem Fall war durch das Reha-Verfahren keine Besserung eingetreten und eine weitere auch nicht in Aussicht. Deshalb musste ich der Patientin vor Ablauf des Anspruches auf Krankengeld zu einem Rentenantrag raten. **Wird die Rente später genehmigt, gilt sie vom Tag der Antragstellung an.** Grundsätzlich gibt es eine **volle Erwerbsunfähigkeitsrente und eine Rente wegen teilweiser Erwerbsminderung (TEM).** Rentenbescheide für Frührenten zielen häufig nur auf den Ausbildungsberuf und sind dann oft nur eine TEM. Sie muten, wie auch in diesem Fall, eine weitere allgemeine Arbeitsfähigkeit unter eingeschränkten Bedingungen voll-, halb- oder teilschichtig zu. Die Tatsache, dass bei Massenarbeitslosigkeit solche Arbeitsplätze für Arbeitslose in höherem Alter nicht vorhanden sind, begründet nach der Rentenreform 2001 nur einen Rentenanspruch, wenn auch leichte körperliche Tätigkeiten nur unter 6 Stunden täglich durchgeführt werden können. Die Durchsetzung einer Rente gelingt häufig erst vor dem Sozialgericht und bei der Begleitung durch den Instanzenweg sollte der Hausarzt sowohl medizinisch als auch sozialmedizinisch kompetente Auskunftsperson und Stütze sein. Dies lässt sich im Alltag nicht immer sicherstellen. Die wünschenswerte Integration einer Sozialarbeiterin in die hausärztliche Versorgung dürfte sich in den nächsten Jahren allerdings kaum realisieren lassen.

Weiterführende Literatur zu diesem Kapitel finden Sie unter www.thieme.de/specials/dr-allgemeinmedizin/

8 Umgang mit Arzneimitteln

Michel M. Kochen

8.1 Arzneiverordnungsdaten im primärärztlichen Sektor

Die **Kosten** für verschreibungspflichtige Medikamente steigen seit 1997 kontinuierlich an (insgesamt um ca. 30%), während die **Verordnungen** im gleichen Zeitraum um etwa 10% gefallen sind (Abb. **A-8.1**). Für diese Entwicklung gibt es mehrere Gründe: Zum Beispiel befinden sich unter den umsatzstärksten 25 Arzneimitteln überwiegend neue, patentgeschützte und teure Substanzen, die keineswegs alle therapeutisch sinnvoll sind: Einigen fehlt ein zweifelsfrei nachgewiesener Langzeitnutzen, einige sind Analogpräparate, die oft nur vermarktet werden, weil das ursprüngliche Patent abgelaufen ist. Viele kostenintensive Analogpräparate werden auch mit hohen Rabatten oder sogar kostenlos an Krankenhausapotheken geliefert und bei der Entlassung eines Patienten im Arztbrief für die ambulante Weiterverordnung empfohlen.

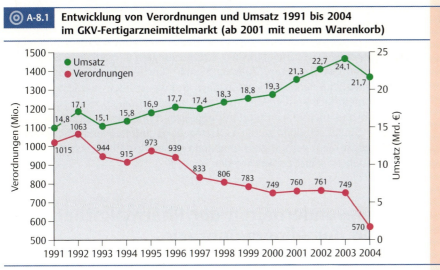

A-8.1 Entwicklung von Verordnungen und Umsatz 1991 bis 2004 im GKV-Fertigarzneimittelmarkt (ab 2001 mit neuem Warenkorb)

Mengenmäßig werden rund **70% aller Arzneimittel im ambulanten Sektor unseres Gesundheitswesens von Allgemeinärzten und Internisten verordnet**. Auf den einzelnen Vertragsarzt dieser Gruppe entfallen durchschnittlich ca. 6400 Verordnungen pro Jahr und ein Jahresumsatz zwischen 234 000 und 253 000 €. Ein deutliches Einsparpotenzial wird in steigendem Maße durch die Anwendung preiswerter Generika (Arzneimittel mit patentfreien Wirkstoffen) erzielt, die im Jahre 2004 einen Anteil an den Verordnungen von 55% und am Umsatz von 34% aufweisen (Abb. **A-8.2**).

Der Konsum an Medikamenten wird allgemein als viel zu hoch angesehen, was durch wenige Beispiele erläutert werden soll. So fanden englische Wissenschaftler in einer Studie an 40 000 Patienten aus Allgemeinpraxen, dass innerhalb eines Jahres ein Drittel aller Frauen zwischen 45 und 49 Jahren ein Hypnotikum und 10% ein Antidepressivum verordnet bekamen. In Großbritannien wird jeder zehnte Nachtschlaf durch ein Schlafmittel induziert, und jedem Kind wird während der ersten 6 Lebensjahre jährlich ein Antibiotikum verschrieben. Jeder Bundesbürger bezieht während seines Lebens etwa 36 000 Einzeldosen von Medikamenten aus Apotheken, wobei die Medikation in Krankenhäusern noch nicht berücksichtigt ist. Bekannt ist, dass ältere Menschen

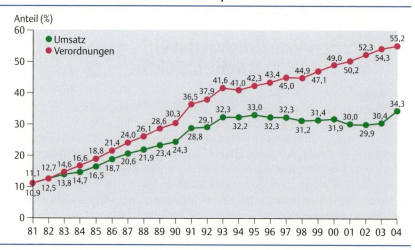

A-8.2 Anteil der Zweitanmelder am Gesamtmarkt 1981 bis 2004 nach Verordnungen und Umsatz (ab 1991 mit neuen Bundesländern, ab 2001 mit neuem Warenkorb)

(und hier besonders Frauen, die den Arzt häufiger konsultieren als Männer) deutlich mehr Arzneimittel verbrauchen als jüngere.

Obwohl bei der Verschreibung viele verschiedene und z. T. vom Arzt unabhängige Faktoren – wie Zunahme der stressbedingten Erkrankungen, Alter und Geschlecht des Patienten, Zulassung und Kontrolle von Arzneisubstanzen durch staatliche Behörden – ineinander greifen, wenden sich kritische Stimmen vornehmlich an den Arzt. Ihm wird vorgeworfen, zu viele, zu teure und zu einem Teil auch Arzneimittel mit ungesicherter Wirksamkeit zu verordnen. Aufgrund einer seit 2004 gültigen Gesetzgebung sind frei verkäufliche Medikamente nicht mehr verordnungsfähig und müssen (bis auf wenige Ausnahmen) vom Patienten selbst bezahlt werden.

8.2 Besonderheiten der Pharmakotherapie in der Allgemeinpraxis

Theoretisch könnte der Allgemeinarzt (hier wird synonym der Begriff Hausarzt verwendet) dieselben Medikamente wie der Krankenhausarzt verschreiben; jedoch unterscheiden sich die für Arzneimittelverordnungen maßgebenden „Umgebungsbedingungen" der Allgemeinpraxis deutlich von denen des Krankenhauses.

Solche **allgemeinärztlichen Besonderheiten** umfassen:
- das unterschiedliche Spektrum von Patientenproblemen,
- die unterschiedliche Weiterbildung der Allgemeinärzte,
- die Isolation vieler Allgemeinärzte von Zentren der Forschung und Lehre,
- lokale und regionale Einflüsse und Traditionen, z. B. die Verschreibungen bestimmter Spezialisten oder Kliniken, zu denen der Allgemeinarzt überweist (wobei den meisten dieser Kollegen primärärztliche Erfahrung fehlt),
- die in der Allgemeinpraxis häufig verspürte Notwendigkeit, geringfügige Befindlichkeitsstörungen symptomatisch zu behandeln,
- das Engagement des Allgemeinarztes bei der Dauertherapie chronischer Erkrankungen,
- in der Allgemeinpraxis besteht kaum eine Möglichkeit zur kontinuierlichen Kontrolle der Patienten, da diese nicht immer zu einem Folgebesuch erscheinen, deshalb ist ein schnell wirkendes, „sicheres" Medikament erforderlich,
- die häufig notwendige Rücksichtnahme auf besondere Umgebungseinflüsse (z. B. Schichtarbeit), denen einige Patienten unterliegen,

- die potenziellen Pressionen, denen der Allgemeinarzt von Seiten des Patienten oder der Medien ausgesetzt sein kann und die kontinuierliche persönliche „Bewerbung" durch Pharmareferenten.

Weitere Probleme erschweren den Umgang mit Arzneimitteln in der Allgemeinpraxis, wie z. B. die Tatsache, dass die vom Allgemeinarzt angewendeten Arzneimittel meist nicht bei Patienten in den primärärztlichen Praxen, sondern bei Patienten in Krankenhäusern bzw. Universitätskliniken getestet wurden. Die Entwicklung neuer Medikamente für typische, jedoch oft als banal angesehene therapeutische Probleme der hausärztlichen Praxis findet in wissenschaftlichen Institutionen wenig Interesse.

8.3 Einflüsse auf das Verordnungsverhalten niedergelassener Allgemeinärzte

Auf den ersten Blick erscheint die Verordnung eines Arzneimittels nur dann gerechtfertigt, wenn es dafür einen unmittelbaren und nachvollziehbaren Grund gibt, z. B. eine bestimmte Erkrankung, die durch das Medikament geheilt werden kann oder die gezielte Linderung von Beschwerden. In der Allgemeinpraxis können allerdings weitere, recht unterschiedliche Gründe für die Verordnung eines Arzneimittels maßgebend sein (Tab. **A-8.1**). Das Verordnungsverhalten des Allgemeinarztes wird durch eine Vielzahl von Faktoren beeinflusst, von denen die wenigsten mit den biochemischen Eigenschaften eines Medikamentes zu tun haben (Tab. **A-8.2**).

8.3 Einflüsse auf das Verordnungsverhalten niedergelassener Allgemeinärzte

Für die Verordnung eines Arzneimittels können in der Allgemeinpraxis unterschiedliche Gründe maßgebend sein (Tab. **A-8.1**).

A-8.1 Gründe für die Verordnung eines Arzneimittels in der Allgemeinpraxis (nach McCormick in Kochen)

- Symptomatische Linderung von Beschwerden
- Erwartung des Patienten
- Vom Patienten gewünschte Aufrechterhaltung der „Krankenrolle"
- Beendigung der Konsultation
- Ärztliches Sicherheitsbedürfnis
- Heilung von Krankheiten

A-8.1

A-8.2 Einflussfaktoren auf die Arzneimittelverordnung des Allgemeinarztes

Medizinische Faktoren	*Vom Arzt abhängige Faktoren*	*Vom Patienten abhängige Faktoren*
▪ Verfügbarkeit/Wirksamkeit einer nichtpharmakologischen Therapie bzw. einer Arzneibehandlung für die vom Patienten vorgebrachten Beschwerden ▪ Gesetzliche Verordnungen (z. B. Negativlisten) ▪ Umfang des Arzneimittelangebotes	▪ Alter und Geschlecht des Arztes ▪ Art der Weiterbildung ▪ Fortbildung/Literaturkenntnis ▪ Medizinische Orientierung (z. B. „Ganzheitsmedizin" versus „Organmedizin") ▪ Fähigkeit des Arztes, mit dem Patienten zu kommunizieren ▪ Wahrnehmung der Patientenerwartung ▪ Kenntnis des Patienten und Empathie mit dem Patienten ▪ Kenntnisse und Vertrauen in nichtpharmakologische Behandlungsmöglichkeiten ▪ Anwendung von Pseudoplazebos ▪ Werbung der pharmazeutischen Industrie ▪ Anwendung der Arzneimittelverordnung zur Beendigung einer Konsultation	▪ Alter, Geschlecht, soziale Schicht und Zahl der Patienten ▪ Erwartung eines Rezeptes ▪ Beschwerden des Patienten ▪ Arzneimittelkosten

Weitere Einflussfaktoren auf die Arzneimittelverordnung sind z. B. längere Lebenserwartung, gestiegene Überlebensraten von Patienten mit angeborenen und chronischen Erkrankungen und Anstieg von stressbedingten Erkrankungen.

Zusätzlich zu den in der Tab. **A-8.2** genannten Einflussfaktoren müssen noch weitere soziale und epidemiologische Entwicklungen erwähnt werden. Die vermehrte Beanspruchung medizinischer Ressourcen, bedingt z. B. durch die allgemein längere Lebenserwartung, die gestiegenen Überlebensraten von Patienten mit angeborenen und chronischen Erkrankungen oder die freie Verfügbarkeit medizinischer Versorgung, spielt bei der „Übermedikalisierung" unserer Gesellschaft eine Rolle, deren genaue Quantifizierung außerordentlich schwierig ist. Bedeutsam ist auch der Anstieg von stressbedingten Erkrankungen und Befindlichkeitsstörungen, die durch soziale Faktoren wie Armut und Arbeitslosigkeit verstärkt werden können.

8.3.1 Erwartungen des Patienten

Besondere Erwartungen werden in psychotrope Substanzen gesetzt.

8.3.1 Erwartungen des Patienten

Das Konzept des Medikamentes als zentralem Bestandteil der medizinischen Praxis ist schon von alters her, insbesondere aber seit der Ära der Antibiotika tief in der (Erwartungs-)Haltung des Patienten verwurzelt (Tab. **A-8.3**). **Besondere Erwartungen werden dabei offenbar in psychotrope Substanzen gesetzt**, die weite Kreise der Bevölkerung inzwischen als „rosa Brille" ansehen. Die Konflikte des Arztes bei der Verordnung dieser Mittel sind von dem britischen Allgemeinarzt Marshall Marinker mit folgenden Worten kritisch kommentiert worden: „Einer Bevölkerung, die ein überwältigendes Bedürfnis hat, das Erlebnis ihrer Umwelt chemisch zu verändern, wird der Arzt in Zukunft hilflos gegenüberstehen."

Patienten können im ambulanten Bereich auch wirtschaftlichen Druck auf ihre Ärzte ausüben (Wunschverordnung).

Anders als im Krankenhaus können Patienten im ambulanten Bereich auch wirtschaftlichen Druck auf ihre Ärzte ausüben, um bestimmte Arzneimittelwünsche erfüllt zu bekommen („**Wunschverordnung**"). Im extremsten Fall wählt sich der Patient zunächst ein bestimmtes Medikament und erst dann seinen Arzt aus, ein Verhalten, das in der angelsächsischen Literatur als **Doctor-Shopping** bezeichnet wurde. Dies wiederum läuft den Bemühungen um rationales Verordnungsverhalten und Kosteneinsparungen z. T. diametral entgegen. Auf der anderen Seite steht die Erfahrung, dass „ein Patient eher ein Medikament regelmäßig einnimmt, an das er glaubt, als ein möglicherweise wirksameres Präparat, dem er misstrauisch gegenübersteht" (Goepel).

In verschiedenen Studien wurde gezeigt, dass zwar Patienten nicht selten mit Rezeptwünschen an ihren Arzt herantreten (bei deren Nichterfüllung der Arzt u. U. riskiert, seinen „Kunden" zu verlieren), einige Ärzte aber zu oft fälschlicherweise annehmen, dass ihre Patienten solche Wünsche hegen, ohne konkret nachgefragt zu haben.

Medikamente werden von Patienten oft als Kompensation für bereits geleistete Krankenkassenbeiträge angesehen.

Zumindest in Ländern mit einem Krankenversicherungssystem wie dem der Bundesrepublik spielt es sicherlich auch eine Rolle, dass viele Patienten die ärztliche Leistung und das verordnete **Medikament als Kompensation für**

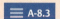

 A-8.3 Thesen zum Einflussfaktor Patient (nach Hackenthal u. Schipperges)

Patienten...

- ... haben das zunehmende Bedürfnis, jede Form der Befindlichkeitsstörung durch Einnahme von Medikamenten zu beseitigen
- ... sind andererseits schnell bereit, die verordnete Medikation abzubrechen, falls Beschwerden verschwinden, echte oder vermeintliche Nebenwirkungen auftreten oder der Therapieerfolg ausbleibt
- ... zeigen durch ihre Fixiertheit auf Medikamente häufig wenig Bereitschaft, sich am Therapieprozess aktiv zu beteiligen
- ... fordern oft die Rezeptur eines bestimmten Medikamentes, das u. U. von Bekannten oder den Medien empfohlen wurde (im Falle der Verweigerung droht Doctor-Shopping)
- ... betrachten das verordnete Arzneimittel oft als Kompensation für bereits geleistete Krankenkassenbeiträge

bereits geleistete Krankenkassenbeiträge ansehen. In den letzten Jahren sind die Zuzahlungen für verordnete Arzneimittel jedoch stark gestiegen (die Rezeptgebühr beträgt 10 % des Arzneimittelpreises, mindestens 5 und maximal 10€), sodass auch bei Patienten ein gewisses Interesse an entsprechenden Arzneimitteleinsparungen unterstellt werden kann. Hinzu kommt, dass für bestimmte Arzneimittel (z. B. Präparate, deren Patentschutz abgelaufen ist, oder solche, für die trotz unterschiedlicher chemischer Zusammensetzung eine gleiche therapeutische Wertigkeit angenommen wird) Festbeträge bestehen. Liegt der Preis eines Arzneimittels oberhalb dieses Festbetrages, muss die Differenz zum tatsächlichen Preis zusätzlich zur Rezeptgebühr vom Patienten getragen werden. Frei verkäufliche Medikamente können, wie bereits erwähnt – von Ausnahmen abgesehen – seit 2004 nicht mehr ärztlich verordnet, d. h. müssen vom Patienten selbst gekauft werden.

Frei verkäufliche Medikamente können – von Ausnahmen abgesehen – seit April 2004 nicht mehr ärztlich verordnet werden.

Die Bedeutung der Pharmakotherapie wird deutlich, wenn man bedenkt, dass zwischen 60 und 75 % aller Konsultationen in der Hausarztpraxis mit dem Ausstellen eines Rezeptes verbunden sind. Die im Kapitel beschriebenen Fallbeispiele sollen exemplarisch zeigen, mit welchen Problemen der Allgemeinarzt beim Umgang mit Arzneimitteln konfrontiert wird. Dabei geht es mehr um die spezifischen Bedingungen der primärärztlichen Praxis als um klassische pharmakologische Abhandlungen (wie z. B. die Therapie der koronaren Herzkrankheit), wie sie in Lehrbüchern der Pharmakologie zu finden sind.

8.4 Arzneimittelformularsystem (Individualliste)

8.4 Arzneimittelformularsystem (Individualliste)

◀ **Fallbeispiel.** Eine **39-jährige adipöse Hausfrau**, die seit 3 Jahren wegen einer **essenziellen Hypertonie** und **rezidivierenden Lumbalgien** in meiner Betreuung ist, bittet telefonisch um einen Hausbesuch, da sie sich – wie schon des Öfteren – wegen Rückenschmerzen nicht mehr aufrichten könne. Ein ähnliches Ereignis hatte sich in den letzten 2 Jahren schon viermal ereignet. Neurologische Auffälligkeiten wurden nie beobachtet. Der Hochdruck ist mit einer fixen Kombination aus einem Betablocker und einem Diuretikum (Atenolol und Chlortalidon) eingestellt.

◀ **Fallbeispiel**

Die Patientin ist mit einem Lagerverwalter verheiratet und hat vier Kinder im Alter von 6, 9, 10 und 12 Jahren zu versorgen. Ihre Eltern, die ebenfalls zu meinen Patienten zählen, sind wie sie deutlich übergewichtig. Sie hatte schon **mehrfach erfolglos Versuche einer Abmagerungsdiät** unternommen, es aber schließlich aufgegeben, da „gegen die Vererbung sowieso nichts zu machen" sei. Körperliche Aktivitäten, die über ihre tägliche Hausarbeit hinausgingen, seien aufgrund der Fettleibigkeit zu anstrengend. Bei der körperlichen Untersuchung ist die aktive und passive Beweglichkeit der Lendenwirbelsäule stark eingeschränkt; neurologische Auffälligkeiten ergeben sich nicht.

Zweifellos erfordert die akute Lumbago eine umgehende Behandlung, bei der man nur selten auf die Anwendung nichtsteroidaler Antirheumatika (NSAR) verzichten kann (auf andere Ratschläge, wie z. B. körperliche Aktivierung bzw. Verzicht auf bildgebende Verfahren soll hier nicht weiter eingegangen werden). Welches NSAR aber soll man auswählen? Die Rote Liste enthält über 30 unterschiedliche Substanzen, die einschließlich aller Generika in mehr als 150 verschiedenen Handelspräparaten vermarktet sind. In Deutschland sind ca. 45 000 Arzneimittel zugelassen, annähernd 20 % davon sind in der Roten Liste aufgeführt. Der Hausarzt verschreibt durchschnittlich pro Quartal annähernd 600 verschiedene Arzneimittel, viele Kollegen das Zwei- bis Dreifache. Kein Arzt kann von den vielen Medikamenten die wichtigsten pharmakokinetischen und -dynamischen Eigenschaften, unerwünschte Wirkungen und Interaktionen so vieler Medikamente (davon „nur" 30 Antirheumatika) im Kopf behalten.

Zur Lösung dieses Problems sind Anfang der 1980er-Jahre sog. Formularsysteme (auch Individuallisten genannt) für die primärärztliche Praxis geschaffen worden. Das wichtigste Ziel solcher Listen ist ein rationales Verordnungsverhalten durch umfassende Erfahrung mit wenigen Substanzen (Tab. **A-8.4**).

A-8.4 Ziele eines Formularsystems (Individualliste) in der Allgemeinpraxis

- Systematisierung des Umgangs mit Medikamenten
- Gewinnung **umfassender Erfahrung** mit **wenigen Substanzen**
- Erzielung einer optimalen Übersicht über das eigene Verordnungsrepertoire
- Erreichung eines rationaleren Verordnungsverhaltens

▶ **Merke:** Formularlisten bzw. Individuallisten sind systematische Zusammenstellungen von Arzneimitteln, deren Auswahl von wissenschaftlichen Erkenntnissen der klinischen Pharmakologie, den spezifischen Erfordernissen der Allgemeinpraxis, persönlichen Erfahrungen und durch bewusste Beschränkung auf notwendige, erprobte, möglichst nebenwirkungsarme und kostengünstige Medikamente bestimmt ist.

Jeder Allgemeinarzt kann – idealerweise zusammen mit anderen Kollegen desselben Fachgebietes und unter Zuhilfenahme der Literatur und von Experten – für seine Praxis ein persönliches Formularsystem erstellen. Eine systematische Anweisung haben de Vries u. Mitarbeiter gegeben (s.S. 93). Sie empfehlen zunächst eine möglichst spezifische Beschreibung des Patientenproblems und die Definition des Behandlungszieles (Heilung? Symptomatische Linderung? Änderung physiologischer Parameter wie z.B. des Blutdrucks?). Danach sollen **verschiedene Arzneimittelgruppen** – im Falle der NSAR z.B. Salizylate, Arylpropionsäurederivate u.a. – zusammengestellt und **nach den Kriterien Wirksamkeit, Sicherheit, Eignung und Kosten verglichen** werden. Nach der Auswahl einer oder mehrerer Gruppen erfolgt dieselbe Prozedur für die jeweiligen Einzelsubstanzen dieser Gruppe. Dabei werden für jedes ausgewählte Präparat internationale Kurzbezeichnung (INN), Handelsnamen, Wirkstoffgehalt, Applikationsart, Dosierung und Gesamtmenge der Wirksubstanz aufgelistet und, falls möglich, mit in den Vergleich einbezogen. Mit dieser vergleichenden Methode ist es möglich, aus der verwirrenden Vielzahl von z.T. sehr ähnlichen Medikamenten eine beschränkte, aber sinnvolle Auswahl zu treffen.

Beispiel nichtsteroidale Antirheumatika (NSAR)

Bei der praktischen Anwendung der beschriebenen Technik auf **NSAR** (für die Patientin im Fallbeispiel) sind **folgende Aspekte von Bedeutung:** Die wenigen Studien, in denen die Wirksamkeit verschiedener NSAR verglichen wurde, ergaben nur geringfügige Unterschiede. Größere Differenzen existieren aber offensichtlich im Ansprechverhalten von Patienten auf NSAR, sowohl in Bezug auf Schmerzfreiheit als auch auf unerwünschte Wirkungen. In dieser Situation gewinnt die Dauer der Marktpräsenz eine entscheidende Bedeutung. **Je länger ein Präparat in Benutzung ist, desto größer wird in der Regel auch die Zahl der behandelten Patienten und die Bekanntheit von Nebenwirkungen sein.** Diese – arzneimitteltherapeutisch konservativen – Überlegungen gelten natürlich auch für andere Indikationsgruppen, die eine Vielzahl von Analogpräparaten umfassen (z.B. Antibiotika, Betablocker, ACE-Hemmer). Solche „Me-too"-Analogpräparate werden meist nur aus marktpolitischen Gründen entwickelt („Anteil am Kuchen") und weisen gegenüber bewährten Standardmedikamenten nur selten relevante Unterschiede auf.
Alle NSAR können gastrointestinale Irritationen bis hin zum peptischen Ulkus und zur Blutung auslösen. Wenn sie zusammen mit Diuretika gegeben werden, kann eine Flüssigkeitsretention infolge einer Nierenfunktionsstörung auftreten (Gewichtszunahme!). NSAR fördern außerdem die renale Kaliumreabsorption. Daher ist Vorsicht bei der Therapie mit kaliumsparenden Diuretika angezeigt, weil sie, besonders bei älteren Menschen, die antihypertensive Wirksamkeit von Diuretika, Alpha- und Betablockern sowie ACE-Hemmern – nicht jedoch

von Kalziumantagonisten – vermindern können. Unsere Patientin war davon glücklicherweise nicht betroffen.

Das Ulkus- bzw. Blutungsrisiko ist im Übrigen nicht an den Kontakt des Medikamentes mit der Magenschleimhaut gebunden, sondern kann auch auftreten, wenn NSAR als Injektion oder Suppositorium gegeben werden. Dieses Risiko ist besonders hoch, wenn Patienten zusätzlich freiverkäufliche Analgetika einnehmen, wonach immer gefragt werden sollte.

Legt man diese Überlegungen und die genannten Kriterien zugrunde, kommen für die NSAR-Auswahl am ehesten **Diclofenac** und **Ibuprofen** infrage; Letzteres hat nach vorliegenden Studien eine gegenüber anderen Präparaten geringere Inzidenz gastrointestinaler Nebenwirkungen zu verzeichnen (die in mancher Hinsicht problematischen COX2-Hemmer sollen an dieser Stelle unberücksichtigt bleiben). Zusätzlich bietet sich für stärkere Schmerzen (z. B. beim Gichtanfall oder bei Spondylarthritiden) **Indometacin** oder **Naproxen** an – Ersteres löst allerdings häufiger unerwünschte zentralnervöse Wirkungen aus. Insgesamt erfüllen die genannten Präparate weitgehend die Erwartungen an rationale Therapeutika: Sie sind bei unterschiedlichen Schmerz- und Entzündungszuständen nachgewiesen wirksam, haben eine langjährige Marktpräsenz und eine akzeptable Rate an unerwünschten Wirkungen, und schließlich sind sie in verschiedenen Applikationsarten (oral, parenteral, Suppositorien) und als kostengünstige Generika verfügbar.

Am Krankenbett meiner Patientin habe ich, trotz ihres Wunsches, auf eine Spritze verzichtet, da die Injektion – wenn auch nur selten – zusätzliche Nebenwirkungen wie z. B. einen Spritzenabszess verursachen kann. Die Arzneimittelkommission der Deutschen Ärzteschaft rät aus diesen Gründen auch von intramuskulären NSAR-Injektionen ab. Die parenterale Gabe eines NSAR weist zwar u. U. einen besonders ausgeprägten Plazeboeffekt auf, ist jedoch aus pharmakologischen Gründen – auch bei akuten Situationen wie im geschilderten Fall – praktisch nie notwendig.

8.5 Plazeboverordnungen

▶ **Definition:** Die Plazebotherapie wird als Behandlungsmaßnahme definiert, die „subjektiv einen Effekt auf den Patienten oder ein Symptom, objektiv aber keine spezifische Wirkung auf die jeweilige Krankheit ausübt".

Definition: Das amerikanische Standardwerk der klinischen Pharmakologie schreibt jeder pharmakotherapeutischen Behandlung (unabhängig davon, ob die benutzte Substanz pharmakologisch aktiv ist oder nicht) einen Plazeboeffekt zu.

▶ **Fallbeispiel.** Ein **23-jähriger Bankkaufmann**, den ich nur selten sehe, kommt in die Praxis und gibt an, seit **2 Tagen Schnupfen, Halsschmerzen, trockenen Husten und Gliederschmerzen** zu haben. Er könne sich momentan keine Abwesenheit vom Betrieb erlauben und möchte ein Medikament, mit dem er „schnell wieder fit" werde. Schon bei den bislang wenigen Praxiskontakten war mir seine **Überzeugung** aufgefallen, **dass es doch für jede Erkrankung und Befindlichkeitsstörung eine „gute und wirksame Arznei" geben müsse**. Bei der Untersuchung des Patienten, der seit 2 Jahren nicht mehr raucht und bislang nie ernsthaft krank gewesen war, fällt ein Fließschnupfen auf, Rachenring und Tonsillen sind mäßig gerötet, die Halslymphknoten etwas druckempfindlich. Die Temperatur beträgt axillär 38,3 °C.

Die Beschwerden des Patienten und auch die Untersuchungsbefunde lassen wenig Zweifel an der Diagnose einer Virusinfektion. Bis auf wenige Ausnahmen (z. B. bei Herpesviren, Hepatitis B/C und HIV) gibt es bis heute noch keine sehr effektive Therapie bei Viruserkrankungen. Bei Tonsillitis und Pharyngitis ist – wie mehrere europäische und amerikanische Studien zeigten – die klinische Differenzierung eines Virusinfektes von einer Streptokokkenangina relativ unzuverlässig (s. S. 290 ff.). Daher ist es bei Fehlen eitriger Beläge und in Kenntnis der Epidemiologie von Rachen- und oberen Luftwegsinfektionen (rund 80 % sind viral bedingt) meist gerechtfertigt, auf Antibiotika zu verzichten.

Eine symptomatische Behandlung kann hingegen durchaus angebracht sein. Die Rote Liste führt unter den vier infrage kommenden Indikationsgruppen Antitussiva und Expektorantia, Grippemittel, Mund- und Rachentherapeutika sowie Rhinologika mehrere hundert verschiedene Präparate auf. Addiert man noch die bei Virusinfekten ebenfalls häufig ge- bzw. missbrauchten Umstimmungsmittel hinzu, kommt man auf die imposante Zahl von über 700.

Für eine hartnäckig verstopfte Nase können Sympathomimetika wie z.B. Xylometazolin, auf wenige Tage beschränkt, angenehme Linderung bringen. Oft kann man mit Nasentropfen aus 0,9 %iger NaCl-Lösung Borken der Nasenschleimhaut lösen. Mit Kochsalzlösung kann auch gegurgelt werden. Lutschtabletten sind dagegen sinnlos, da eine **äußerliche „Desinfektion" der entzündeten Tonsillen nicht möglich** ist und die häufig in diesen Medikamenten enthaltenen Antibiotika eine Kontaktsensibilisierung auslösen können. Der oft als angenehm empfundene vermehrte Speichelfluss kann statt mit Lutschtabletten mit Salbeibonbons oder auch normalen sauren Drops angeregt werden. **Systemische Rhinologika und Grippemittel (oft Antihistaminika) sind wegen möglicher unerwünschter Wirkungen bei gleichzeitiger Harmlosigkeit und Selbstheilung des Virusinfektes nicht angezeigt.** Ein quälender Reizhusten kann, wenn der Nachtschlaf gestört ist, mit abendlichen Kodeinpräparaten behandelt werden; tagsüber sollte man damit – um das Abhusten des Sekretes nicht zu behindern, aber auch wegen der eingeschränkten Reaktionsfähigkeit im Straßenverkehr – zurückhaltend sein. Die Empfehlung der populären und seit kurzem nicht mehr verschreibungsfähigen **Mukolytika** ist in dieser Situation irrational. Neben den bereits erwähnten **Hausmitteln** (Gurgeln mit Kochsalzlösung, Lutschen von Salbeibonbons, vermehrte Flüssigkeitszufuhr) kommen noch Inhalationen mit Wasserdampf oder ätherischen Ölaufgüssen, die Anwendung einer Rotlichtlampe im Gesichtsbereich (Sinusitis), verschiedene Halswickel und unter Umständen Bettruhe infrage. Wie bereits erwähnt, muss der Patient die Kosten für frei verkäufliche Arzneimittel – mit wenigen Ausnahmen – selbst tragen.

Gerade in der Allgemeinpraxis stellt sich daher die Frage, ob alle Patienten mit respiratorischen Virusinfekten davon überzeugt werden können, dass – bis auf die wenigen genannten Ausnahmen – keine pharmakologischen Präparate, sondern überwiegend Hausmittel für die Linderung der Beschwerden ausreichend sind.

Der Allgemeinarzt wird, nicht nur bei grippalen Infekten, häufig mit Patienten konfrontiert, die von der Verfügbarkeit einer wirksamen Therapie für jede Beschwerde überzeugt sind, sich durch entsprechende ärztliche Verordnungen in dieser Sicht immer wieder bestätigt fühlen und die Praxis grundsätzlich nicht ohne ein Rezept verlassen wollen. Da Studien vermuten lassen, dass diese Rezept-Erwartungen seltener vorkommen als manche Ärzte annehmen, empfiehlt es sich immer wieder, den Patienten über seine Vorstellungen zur Therapie zu befragen. Einige überängstliche Menschen sind durch reißerisch aufgemachte Berichte in der Laienpresse verunsichert und lassen sich bei jeder Gelegenheit untersuchen, um „schwere Gesundheitsschäden" auszuschließen. Andere fühlen sich bei der Empfehlung von Hausmitteln nicht ernst genommen oder nehmen an, der Doktor wolle sparen und vorenthalte ihnen deswegen ein teures, aber wirksames Medikament. Manche Ärzte befürchten auch Einkommensverluste, wenn Patienten, denen bei Befindlichkeitsstörungen nur noch Hausmittel empfohlen werden, beim nächsten Mal keinen Grund mehr sehen, deswegen in die Praxis zu kommen.

Durch die genannten Umstände und trotz seines Wissens um die Wirkungslosigkeit bestimmter Arzneitherapien sieht sich der Allgemeinarzt nicht selten zur Verordnung bzw. Empfehlung eines **Plazebos** genötigt, um die Arzt-Patienten-Beziehung aufrechtzuerhalten.

Drei Varianten der Plazebotherapie (nach Müller-Oerlinghausen):
- „Die bewusste Gabe einer pharmakologisch inerten Substanz (z. B. Milchzucker). Hier wird der magische Glaube des Patienten an die ärztliche Handlung als solche und in moderner, eingeengter Form an die Pille oder Spritze als ihr chemisches Vehikel ausgenutzt."
- „Es wird eine Therapie betrieben mit abseits der Schulmedizin liegenden Medikamenten, weil der Therapeut selbst daran glaubt und damit seine eigenen Erfahrungen gemacht hat. Das Prinzip des statistischen Wirksamkeitsnachweises von Arzneimitteln wird implizit oder explizit abgelehnt zugunsten der Überzeugung, dass die Therapie immer nur auf individueller Erfahrung beruhen kann."
- „Die nach allgemeinen Leitlinien und derzeitigem Wissen unterdosierte Gabe akzeptierter Pharmaka. Solche Unterdosierung geschieht aus Angst vor Nebenwirkungen oder aus der Erfahrung heraus, dass diese Dosen wirksam sind."

▶ **Merke:** In der Bundesrepublik darf der Apotheker auf ärztliche Aufforderung hin zwar „reine Plazebos" herstellen und an den Patienten abgeben. Rezeptieren kann der Arzt sie aber nicht.

Zudem wird der Patient vergeblich einen Beipackzettel suchen und möglicherweise das Vertrauen zum Arzt verlieren, wenn er die Verordnung des Scheinmedikamentes entdeckt.

Insbesondere aus diesen Gründen herrscht in der ärztlichen Praxis die Verordnung von „unreinen" oder **Pseudoplazebos** vor, die in der Apotheke als „normale" Arzneimittel mit entsprechendem Beipackzettel gekauft werden können. Es handelt sich hier um Substanzen mit pharmakologischen Wirkungen, die aber bei der jeweiligen Indikation nicht als spezifisch wirksam gelten (z. B. weil in üblicher oder gar absichtlich reduzierter Dosierung die Bioverfügbarkeit zu gering ist) oder die „nur" auf die subjektive Symptomatik (z. B. Schmerz), nicht jedoch auf den objektiven Befund (z. B. EKG) wirken.

Positive Plazeboeffekte sind in unterschiedlichem Ausmaß beobachtet worden (7 % bei Schlafstörungen, 17–48 % bei Hypertonie, 50–60 % bei Kopfschmerzen, 18–90 % bei Angina pectoris). Plazebos können aber auch Probleme mit sich bringen. Zu nennen sind unerwünschte Wirkungen (die auch bei pharmakologisch inerten Substanzen auftreten können), die Arzneikosten, die Gefahr, dass der Arzt den Plazebocharakter dieser Behandlungsart vergisst, und schließlich, „weil hier die Nachbarschaft zur Scharlatanerie und zum Quacksalbertum schnell überschritten ist" (Gross).

▶ **Merke:** Obwohl die Plazebotherapie in der Allgemeinpraxis gelegentlich notwendig ist, darf sie sich nicht zur unreflektierten Routine entwickeln, sondern muss in jedem Einzelfall abgewogen werden.

Basierend auf den genannten Überlegungen und einer daraus abgeleiteten Anwendungsregel (Tab. **A-8.5**) empfahl ich dem Patienten, der seine Gliederschmerzen als störendstes Symptom bezeichnete, ein „Erfahrungshomöopathi-

≡ **A-8.5 Voraussetzungen für den Einsatz von Pseudoplazebos**

- Kein Medikament mit dokumentierter Wirksamkeit verfügbar bzw. für den Patienten geeignet
- Patient besteht trotz entsprechender Aufklärung auf Arzneimittel (Gefährdung der Arzt-Patienten-Beziehung)
- Gewähltes Pseudoplazebo annähernd frei von unerwünschten Wirkungen
- Gewähltes Pseudoplazebo kostengünstig (Tagestherapiekosten i. d. R. < € 1,-)

kum" (Kollegen, die nach den Grundsätzen der klassischen Homöopathie arbeiten, werden mit diesem Vorgehen sicher nicht einverstanden sein). Ob unausgesprochene Bedenken des Arztes gegen die Anwendung von Plazebos (unter Umständen sogar ein niedriger Preis) die Suggestivkraft einer solchen Verordnung schwächen, mag dahingestellt bleiben. Der Patient schien von der Nützlichkeit des Medikaments überzeugt zu sein und war nach drei Tagen wieder auf den Beinen.

8.6 Multimorbidität

▶ **Fallbeispiel.** Am Donnerstagmorgen werde ich von einem Mann angerufen, der um einen **Hausbesuch bei seiner Mutter** bittet. Deren Hausarzt hätte seine Praxis vor kurzem aufgegeben und sie bräuchte jetzt ärztliche Betreuung. Der Sohn gibt zu verstehen, dass seine Mutter „allein nicht mehr zurechtkommt" und er es für besser hielte, wenn sie „in ein Altersheim" käme. Die **74-jährige Dame ist seit 12 Jahren verwitwet und lebt alleine in einer Dreizimmerwohnung**. In Briefen des früheren Hausarztes, welche die Frau als Privatpatientin bei sich zu Hause aufbewahrt hat, finden sich folgende Diagnosen (die sich bei den nachfolgenden Untersuchungen bestätigen):

- Hypertonie (letzte Werte maximal 170/90 mmHg)
- Diabetes mellitus Typ 2 (Nüchternwert ca. 140 mg%, postprandiale Werte immer unter 200 mg%)
- Adipositas (85 kg bei 172 cm Körpergröße)
- armbetonte Hemiparese rechts bei Zustand nach zerebralem Insult
- Hyperurikämie (Harnsäure maximal 7,2 mg%)
- schmerzhafte Gehbehinderung bei Koxarthrose links
- Varikosis
- Struma diffusa Grad I–II
- habituelle Obstipation
- chronische Schlaflosigkeit

Im Gespräch mit der alten Dame stellt sich heraus, dass sie oft Schwierigkeiten hatte, die vielen Tabletten auseinander zu halten, die ihr früher verordnet wurden. Ansonsten aber verrichte sie ihren Haushalt noch ganz gut selbst und war von der Idee des Altenheimes nicht sonderlich angetan. Die körperliche Untersuchung und weiteren Laborbestimmungen wie z. B. das Serumkreatinin ergaben keine zusätzlichen Auffälligkeiten.

Besonderheiten der Pharmakotherapie im Alter siehe Tab. **A-8.6**.

Bevor ich zum Rezeptblock griff, las ich noch einmal die beeindruckende Fülle der aufgeführten Diagnosen und überlegte, ob jede dieser Behinderungen, Erkrankungen bzw. Auffälligkeiten einer Arzneibehandlung bedürfe. Außerdem dachte ich an die Besonderheiten der Pharmakotherapie im Alter (Tab. **A-8.6**).

A-8.6	Pharmakotherapie im Alter
Dosierung	▪ „Start low and go slow": mit niedriger (i. d. R. der Hälfte der üblichen) Dosis beginnen und bei Bedarf behutsam steigern. ▪ Ist mit der gewählten Handelsform (z. B. Tabletten, Zäpfchen, Tropfen) eine individuelle Dosierung möglich? ▪ Möglichst einfaches Behandlungsschema!
Halbwertzeit (HWZ)	▪ Bei langer HWZ treten unerwünschte Wirkungen häufiger auf.
Nierenfunktion	▪ Aufgrund der eingeschränkten Nierenfunktion des alten Menschen (bei bis zu 50 % Reduktion der glomerulären Filtrationsrate noch normales Serum-Kreatinin!) ist die Dosis renal eliminierter Substanzen zu reduzieren!
Polypharmazie	▪ Kann der ältere Patient **alle** verordneten **Arzneimittel** einnehmen? ▪ Nimmt er noch zusätzlich andere (ggf. rezeptfreie) Arzneimittel?
Hilfsmittel	▪ Kann der ältere Patient seine Arzneimittel selbst verwalten? ▪ Sind Hilfsmittel nötig (z. B. „Kalenderschachtel")?

8.6.1 Die Diagnosen des Fallbeispiels im Einzelnen

Hypertonie

Die langjährige **Hypertonie** der Patientin hielt ich, besonders angesichts der Tatsache, dass sie bereits einen zerebralen Insult erlitten hatte, an Diabetes litt und in jüngsten Studien eine deutliche Reduktion von Morbidität wie Mortalität auch bei Personen bis zu 85 Jahren beobachtet wurde, für durchaus behandlungsbedürftig. Als normal gilt heute ein Blutdruck unter 140/90 mmHg (bei Diabetikern unter 130/80 mmHg). Hinzugefügt werden muss jedoch, dass die Behandlung älterer Patienten mit isoliert systolischer Hypertonie nur bei Werten über 160 mmHg wissenschaftlich gesichert ist (darunter jedoch nicht!). Die Erfolgsaussichten einer Blutdruckreduktion durch Gewichtsabnahme und verminderte Kochsalzzufuhr schätzte ich bei dieser Frau nicht besonders hoch ein, obwohl immer ein entsprechender Versuch unternommen werden sollte.

Diuretika sind bei älteren Personen immer noch die Mittel der ersten Wahl. Aufgrund des Diabetes kann als initiale Behandlung durchaus auch ein ACE-Hemmer erwogen werden, und bei vielen Patienten wird man gleich mit einem Kombinationspräparat, hier aus ACE-Hemmer und Diuretikum, beginnen. Ich verordnete zunächst 12,5 mg Hydrochlorothiazid. Dosen über maximal 25 mg haben selten einen zusätzlichen antihypertensiven Effekt, verursachen jedoch oft metabolische Nebenwirkungen, die bei Bestehen von Diabetes mellitus und Hyperurikämie besonders unerwünscht sind. Sollte sich bei der Laborkontrolle nach etwa 3–4 Wochen kein erniedrigter Kaliumspiegel herausstellen, sind kaliumsparende Diuretika unnötig. Gerade bei einer Kombination aus ACE-Hemmer und kaliumsparendem Diuretikum ist bei älteren Personen mit eingeschränkter Nierenfunktion das Risiko einer Hyperkaliämie zu beachten.

Diabetes mellitus

Beim **Diabetes mellitus** der Frau wollte ich pharmakotherapeutische Zurückhaltung üben und verordnete kein orales Antidiabetikum (infrage käme – wenn keine Kontraindikationen vorliegen – z. B. Metformin). Nüchtern- und postprandiale Werte waren nicht besorgniserregend hoch und hätten wohl durch eine deutliche Gewichtsreduktion weitgehend normalisiert werden können. Trotz meiner Skepsis gegenüber dem zu erwartenden Erfolg beriet ich die Patientin diätetisch (sowohl bezüglich der Adipositas als auch des Diabetes) und zeigte ihr, wie sie ihren Harnzucker durch Teststreifen selbst kontrollieren konnte. Da sie noch leidlich gut sah, bereitete das auch keine übermäßigen Schwierigkeiten. Wie nachfolgende Kontrollen ergaben, blieb der Glukosestoff-

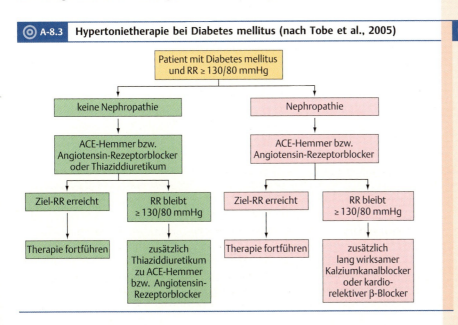

A-8.3 Hypertonietherapie bei Diabetes mellitus (nach Tobe et al., 2005)

wechsel der Patientin im geschilderten Bereich stabil; sie erzielte sogar eine – wenn auch geringe – Gewichtsreduktion, für die ich ihr meine Anerkennung aussprach (andere, nichtpharmakologische Aspekte der Diabetesbetreuung sollen hier ausgeklammert werden).

Hemiparese nach zerebralem Insult

> Hemiparese nach zerebralem Insult
>
> Nach vorliegenden Leitlinien sollen Patienten zur Verhütung eines weiteren zerebralen Insultes eine Sekundärprophylaxe mit einem Thrombozytenaggregationshemmer erhalten. Dabei ist immer daran zu denken, dass selbst niedrige ASS-Dosen bei älteren Menschen gelegentlich eine Magenblutung verursachen können.

Für die armbetonte Hemiparese rechts nach zerebralem Insult verspricht kein Arzneimittel Linderung, zumal eine Spastik fehlte. Obwohl der Schlaganfall schon über 3 Jahre zurücklag und bislang keine physikalische Therapie erfolgt war, entschloss ich mich – mehr aus sozialen Gründen, um der einsamen Frau etwas Zuwendung von außen zu verschaffen –, ein Rezept über Krankengymnastik auszuschreiben. Die Krankengymnastin machte regelmäßig Hausbesuche und kam mit der Frau gut zurecht. Nach vorliegenden Leitlinien sollen Patienten zur Verhütung eines weiteren zerebralen Insultes eine Sekundärprophylaxe mit einem Thrombozytenaggregationshemmer erhalten. Dabei ist immer daran zu denken, dass selbst niedrige ASS-Dosen bei älteren Menschen gelegentlich eine Magenblutung verursachen können, insbesondere wenn auch noch nichtsteroidale Antirheumatika eingenommen werden. Trotz dieser Bedenken entschloss ich mich, der Patientin 100 mg dieser Substanz zu verordnen (bei anamnestischer Ulkuserkrankung bzw. auftretenden Oberbauchbeschwerden sollte zusätzlich Omeprazol verordnet werden).

Hyperurikämie

> Hyperurikämie
>
> Behandlungsbedürftig ist eine vermehrte Serumharnsäure erst, wenn anamnestisch ein Gichtanfall bzw. eine Uratnephropathie wahrscheinlich ist.

Die Hyperurikämie ist gerade bei älteren Patienten ein häufiger Befund und kann durch Adipositas und Einnahme eines Diuretikums noch verstärkt werden. Behandlungsbedürftig ist die vermehrte Serumharnsäure (zumindest unter 8–10 mg%) aber erst, wenn anamnestisch ein Gichtanfall bzw. eine Uratnephropathie wahrscheinlich gemacht werden kann – bei einer Frau eine Rarität. Die oft geübte Praxis, einem Patienten mit asymptomatischer Hyperurikämie quasi automatisch Allopurinol zu verordnen, entspricht reiner Laborkosmetik und ist medizinisch nicht zu rechtfertigen.

Koxarthrose

> Koxarthrose
>
> Die schmerzhafte Gehbehinderung bei linksseitiger Koxarthrose stellt Patient und Therapeut vor die Wahl, sich entweder für die Implantation eines künstlichen Hüftgelenks oder für eine ausreichende konservative Schmerzbehandlung zu entscheiden.

Die schmerzhafte Gehbehinderung bei linksseitiger Koxarthrose stellt Patient und Therapeut vor die Wahl, sich entweder für die Implantation eines künstlichen Hüftgelenks oder für eine ausreichende konservative Schmerzbehandlung zu entscheiden. Bei der heute angenommenen Haltbarkeitsdauer von ca. 15 Jahren für sog. Totalendoprothesen käme solch eine Operation für eine ältere Frau durchaus infrage, zumal der Krankenhausaufenthalt durch rasche postoperative Mobilisierung relativ kurz gehalten werden kann. Trotzdem kann der Eingriff mit unerwünschten Folgen verbunden sein, von denen die vielleicht gefährlichsten thromboembolische Komplikationen (tiefe Beinvenenthrombose, Lungenembolie) sind. Die Patientin entschied sich allerdings aus ganz anderen Gründen gegen die Operation: Ihr früherer Ehemann war nach einem operativen Eingriff im Krankenhaus verstorben, und sie fürchtete sich vor einem ähnlichen Schicksal. Zudem waren Schmerzen und Gehbehinderung auch noch nicht so stark, dass ihr jede Behandlungsform recht wäre. Die Fortbewegung mithilfe eines Gehstocks ist ihr zwar nicht sehr angenehm, sie hat sich aber inzwischen damit abgefunden.

> Zur **Schmerztherapie** bei Koxarthrose kommen bewährte nichtsteroidale Antirheumatika (ggf. auch Paracetamol) infrage.
> Bei älteren Menschen (besonders Männern), die NSAR einnehmen, sollte in regelmäßigen Abständen die Nierenfunktion kontrolliert werden.

Zur **Schmerztherapie** kommt eines der bewährten nichtsteroidalen Antirheumatika infrage (versucht werden kann auch Paracetamol). Die Patientin akzeptierte meinen Vorschlag, Diclofenac nicht regelmäßig, sondern nur bei Bedarf (Einzeldosis: 25 mg) einzunehmen. Das hat große Vorteile: Zum einen treten dadurch gastrointestinale Nebenwirkungen – bis hin zu blutenden peptischen Geschwüren – seltener als sonst auf, wobei man sich im Klaren sein sollte, dass diese unerwünschten Wirkungen keineswegs nur bei Kontakt einer Tablette mit der Magenschleimhaut, sondern natürlich auch bei Gabe eines Zäpfchens oder einer Injektion entstehen können. Man vergesse auch nicht, dass die Patientin bereits ein anderes potenziell magenunverträgliches Medikament einnimmt: 100 mg ASS/d. Zum anderen ist auch das Risiko einer Interaktion mit dem Diuretikum (Reduktion der antihypertensiven Wirkung) niedriger als bei kontinuierlicher Zufuhr. Auch bei normalem Serumkreatinin – das ja erst ansteigt, wenn die glomeruläre Filtrationsrate über 50 % eingeschränkt ist – sollte man bei älteren Menschen (besonders Männern), die NSAR einnehmen, in regelmäßigen Abständen die Nierenfunktion kontrollieren.

Varikosis

Die Varikosis der Patientin war nur gering ausgeprägt. Da eine klinisch relevante Wirkung von oralen Venentherapeutika bislang nicht zweifelsfrei gesichert ist, verbleibt – neben der Operation – nur die konsequente Kompressionsbehandlung mit Gummistrümpfen. Leider ist schon das Anziehen von Kompressionsstrümpfen recht zeitaufwendig und das Tragen – besonders bei warmem Wetter – nicht sehr angenehm, sodass die Compliance von Venenkranken oft schlecht ist. Heparinsalben oder -gele, für die es keinen Wirksamkeitsbeweis gibt, können in einzelnen Fällen als Plazebotherapie eingesetzt, müssen jedoch wie alle nicht verordnungspflichtigen Arzneimittel vom Patienten selbst bezahlt werden. Ich verordnete der Patientin ein Paar Kompressionsstrümpfe, nahm aber gleichzeitig Rücksprache mit der Sozialstation, die der Frau bei den täglichen Besuchen entsprechend behilflich sein sollte.

Struma diffusa

Das Wachstum einer Struma diffusa Grad I–II kann, falls keine Kontraindikation vorliegt und die Patientin – wie in der großen Mehrzahl der Fälle – euthyreot ist, mit der regelmäßigen Gabe von L-Thyroxin oder mit Jod (physiologischer) gehemmt werden. Dass der Kropf der Patientin, trotz fehlender Medikation, nur so gering ausgeprägt war, sprach gegen eine starke Wachstumstendenz. Zudem sollten Patienten ab dem 50. Lebensjahr nicht mehr pharmakologisch behandelt werden. Lediglich bei einer anatomischen Behinderung, die hier nicht vorlag, würde man einen operativen Eingriff erwägen.

Habituelle Obstipation

Eine habituelle Obstipation weist bei älteren Personen häufig auf unzureichende Flüssigkeitszufuhr hin, die durch ein eingeschränktes Durstgefühl zustande kommt. Dieses Problem ist bei allein stehenden Menschen nur selten ganz in den Griff zu bekommen, da oft niemand da ist, der sie immer wieder zum Trinken auffordert. Trotzdem sollte man eine entsprechende Empfehlung aussprechen und gleichzeitig zu Füllstoffen wie Obst, Salaten und Gemüse raten.

> ▶ **Merke:** Die Einnahme von Weizenkleie muss von einer Trinkmenge von minimal 1,5 Litern begleitet sein, da sonst ein Ileus auftreten kann.

Sicherer (aber auch teurer und bei Diabetikern u. U. nicht indiziert) ist die Verordnung von Laktulose in einer täglichen Dosierung von 2–3 × 30–50 ml. Die gelegentliche Verabreichung eines Bisacodyl-Suppositoriums wird sich jedoch nicht immer ganz vermeiden lassen.

Chronische Schlaflosigkeit

Trotz der Angabe einer **chronischen Schlaflosigkeit** sollte – gerade bei älteren Patienten – die Verordnung eines Benzodiazepins möglichst vermieden werden. Die Gefahren einer iatrogen ausgelösten Suchtentwicklung sind ebenso bedenklich wie ein möglicher „Überhang" am nächsten Morgen, was u. a. zu folgenschweren Stürzen führen kann. Oft helfen schon Baldriantropfen (der Geruch kann einen möglichen Plazeboeffekt verstärken) oder andere pflanzliche Mischpräparate, wie auch bei dieser Patientin. Bei depressiven Patienten ist die abendliche Gabe eines niedrig dosierten, sedierenden Antidepressivums wie z. B. Amitriptylin (10–25 mg) zu erwägen. (Zu Details über Schlafanamnese und -bedürfnisse siehe S. 374 ff.)

8.6.2 Resümee

Insgesamt erhielt diese ältere Frau mit der eindrucksvollen Liste von zehn chronischen Erkrankungen und Behinderungen „nur" drei Dauermedikamente: 12,5 mg Hydrochlorothiazid (ggf. durch einen ACE-Hemmer ergänzt), 100 mg ASS und ein pflanzliches Hypnotikum. Hinzu kamen 25 mg Diclofenac bei Bedarf. Selbst wenn die Verordnung zusätzlicher Arzneimittel noch zwingender erschienen wäre als im geschilderten Fall, sollte man sich immer die Frage stellen, wie viele Medikamente multimorbiden Patienten zuzumuten sind. Zwar lässt sich der vernünftige **Grundsatz: „Je älter der Patient, desto weniger Medikamente"** nicht immer mit voller Konsequenz verwirklichen. Detaillierte Überlegungen über Sinn und Unsinn einer Pharmakotherapie in der individuellen psychosozialen Umwelt des Patienten führen aber oft zur Vermeidung schädlicher Polypragmasie und unnötiger Complianceprobleme. Anzufügen wäre noch, dass ich (nicht etwa in meiner Funktion als Pharmakotherapeut, sondern als Allgemeinarzt!) der Patientin empfohlen habe, nicht ins Altersheim zu ziehen, sondern zumindest zu versuchen, in ihrer gewohnten Umgebung zu bleiben und die Hilfe ambulanter Dienste in Anspruch zu nehmen.

8.7 Compliance und Concordance

▶ **Definition:**
- **Compliance:** Therapietreue.
- **Concordance:** Gemeinsame Entscheidungsfindung von Arzt und Patient.

▶ **Fallbeispiel.** Es ist schon fast 20 Uhr, als der **48-jährige Prokurist** als letzter Patient der Abendsprechstunde mein Sprechzimmer betritt. Seit 2 Jahren ist bei ihm eine **Hypertonie** bekannt, die mit 50 mg Metoprolol eingestellt ist. Erst vor wenigen Wochen, als er mich wegen eines Versicherungsgutachtens konsultierte, war mir beim Durchblättern seines Krankenblattes positiv aufgefallen, dass sein Blutdruck bei jeder Messung im optimalen Bereich lag. Gleichzeitig stellte ich jedoch zu meiner Verwunderung fest, dass er **zum letzten Mal vor fast 9 Monaten ein Rezept für ein Antihypertensivum abgeholt** hatte. Um diesen Widerspruch aufzuklären, hatte ich ihn in die Praxis gebeten.
Als ich dem Patienten meine „Entdeckung" schilderte, wurde er zunächst etwas verlegen, rückte aber dann mit der Sprache heraus. Vor etwa einem halben Jahr habe ihn seine Frau, mit der er sich auch sexuell sehr gut verstand, „durch die Blume" auf seine **häufiger werdenden Potenzstörungen** angesprochen, für die es keine offensichtliche Erklärung gab. Als aufmerksamer Patient hatte er aber noch die unerwünschten Wirkungen (u. a. Potenzstörungen) seines Hochdruckmittels im Gedächtnis, die im Beipackzettel aufgeführt waren. Gemeinsam mit seiner Frau beschloss er dann, das Medikament abzusetzen, was auch bald zu einer Behebung der geschilderten „Störung" führte. Auf die Frage, warum er mit diesem Problem nicht zu mir gekommen sei, gab er zu verstehen, dass ihm das zunächst peinlich gewesen sei. Aus Sorge, sein Blutdruck würde nach Absetzen des Medikaments wieder steigen, hatte er diesen einige Male in der Apotheke messen lassen und erstaunt festgestellt, dass die Werte vollkommen normal waren. Dies habe ihn dann **bestärkt, die Sache auf sich beruhen zu lassen,** zumal er auch wenig Zeit für Arztbesuche gehabt habe.

▶ **Fallbeispiel.** Als die **48-jährige Asthma-Patientin** zum dritten Mal innerhalb von 2 Wochen wegen kaum gebesserter Luftnot in die Sprechstunde kommt, werde ich etwas stutzig. Die extrem übergewichtige Frau, Verkäuferin in einem nahe gelegenen Lebensmittelgeschäft, war erst vor kurzem wegen beruflicher Veränderung ihres Mannes (eines Fernfahrers) in die Stadt gezogen und seit 14 Tagen in meiner Behandlung. Sie litt seit Jahren an **hohem Blutdruck** und **häufigen Asthmaanfällen,** wobei bislang keine allergische Genese festgestellt werden konnte. Ihr früherer Hausarzt hatte sie mit oralen, retardierten Theophyllinpräparaten behandelt und „bei Bedarf" Kortikosteroide und Theophyllin i. v. appliziert. Von mir hatte sie erstmalig ein topisches Kortikosteroidpräparat (sowie ein nur bei Bedarf anzuwendendes inhalierbares Beta-2-Sympathomimerikum) verordnet bekommen.

Auf meine vorsichtige Frage, wie oft sie denn das Spray bisher angewendet habe, antwortet die Frau mit leiser Stimme: „Erst einmal." Ich hatte ihr aber empfohlen, regelmäßig zweimal pro Tag aus dem Dosier-Aerosol zu inhalieren. „Wissen Sie, Herr Doktor, ich will mich gleich gar nicht an dieses Zeug gewöhnen, da ist ja Kortison drin." Etwas betroffen höre ich die Patientin berichten, dass sie in der Sprechstunde (trotz meiner wohl zu kurzen Erklärung) eigentlich noch einmal nachfragen wollte, was genau in dem Inhalator enthalten sei. Aber da so viele Leute in der Praxis gewesen seien und ich auch einen etwas ungeduldigen Eindruck gemacht hätte, habe sie am selben Nachmittag mit ihrer Freundin telefoniert. Die habe im Internet nachgelesen, dass im Spray Kortison sei. (Die „Kortisonangst" der Frau macht die Probleme einer adäquaten Asthmatherapie besonders deutlich, da **heute topische Kortikosteroide frühzeitig zur Anwendung kommen.**)

Insbesondere das zweite Fallbeispiel zeigt, dass es **zur Erzielung einer größtmöglichen Compliance bzw. Concordance keineswegs ausreicht, dem Patienten lediglich ein Rezept in die Hand zu drücken und vielleicht eine kurze Erläuterung hinzuzufügen.** Man darf sich auch nicht darauf verlassen, dass der Kranke die wesentlichen Zusammenhänge dem Beipackzettel entnimmt, der mögliche Nebenwirkungen häufig unzureichend gewichtet und den Patienten eher ängstigt. Vielmehr sollte der Hausarzt – auf der individuellen Verständnisebene jedes Kranken – Wirkung, Applikation und Einnahmedauer eines Medikamentes möglichst genau erklären sowie Ängste des Patienten vorhersehen und ansprechen. Außerdem sollten Anweisungen gegeben werden, was getan werden muss, falls z. B. eine (un-)erwünschte Wirkung auftritt. Weitere Hilfsmittel zur Erzielung einer größtmöglichen Compliance – **durchschnittlich nehmen 50 % aller Patienten ihre Medikamente nicht richtig, unregelmäßig oder überhaupt nicht ein** – sind Broschüren, kurze bebilderte Beschreibungen, schriftliche Einnahmeanweisungen und **Dosierungsschachteln.**
Trotz aller Hilfsmittel wird sich „**Noncompliance**" aber nie ganz vermeiden lassen, ist sie doch **Ausdruck dafür, dass der Patient in der Mehrdimensionalität seines Krankseins andere Gewichtungen vornimmt als der Arzt.**
Sexuelle Funktionsstörungen können, wie im ersten Fall, bei allen antihypertensiv wirksamen Arzneimitteln – insbesondere bei Betablockern – auftreten. Nach neueren Studien beruht eine diesbezügliche erektile Dysfunktion meist nicht auf pharmakologischen Wirkungen des Antihypertensivums, sondern auf psychologischen Momenten, die mit der Lektüre z. B. des Beipackzettels zusammen hängen.
Das Argument, bei ängstlichen Personen könne allein schon der Hinweis darauf zu entsprechenden Ausfällen führen, muss allerdings relativiert werden: Ein aufmerksamer Patient wird spätestens beim Durchlesen des Beipackzettels die unerwünschte Wirkung erwähnt finden. Deshalb ist es meist besser, wenn der Arzt die Aufklärung selbst vornimmt und von vornherein die Wahrscheinlichkeit reduziert, dass sich der Patient zweifelhafte Erklärungen von Freunden oder Bekannten holt, wie im zweiten Fall geschehen.
Da bis zu 50 % der Patienten mit der **Diagnose Hypertonie** nach einigen Jahren wieder normotensiv werden, sollte man die Möglichkeit der Dosisreduktion oder einer Beendigung der Behandlung schon von Beginn an erwähnen. Auf diese Weise kann man Complianceprobleme oft vermeiden.

8.8 Patientenwünsche

▶ **Fallbeispiel.** In der stark frequentierten Abendsprechstunde – es war Spätherbst und viele Patienten mit Atemwegsinfekten saßen im Wartezimmer – ruft mich eine meiner Arzthelferinnen verzweifelt über das Praxistelefon. Eine **67-jährige Frau** sei **erstmals in die Sprechstunde gekommen, um sich Bromazepam aufschreiben zu lassen (ein mittellang wirksames Benzodiazepin).** Auf die Bitte, im Wartezimmer Platz zu nehmen, habe sie unwillig bemerkt, dass sie ja doch nur ein Rezept brauche und nicht ins Sprechzimmer wolle. Trotz des Zeitdrucks, unter dem ich stehe, gehe ich zur Anmeldung und versuche, die Patientin (die sich mir gegenüber etwas konzilianter gibt als gegenüber meiner Arzthelferin) davon zu überzeugen, dass in unserer Praxis neue Patienten kein Medikament – zumal Benzodiazepine – ohne Rücksprache mit dem Arzt erhielten. Mürrisch stimmt sie schließlich dem Vorschlag zu, sich noch etwas zu gedulden.

Zur Erzielung einer größtmöglichen **Compliance** bzw. **Concordance** reicht ein Rezept mit einer kurzen Erläuterung nicht aus.
Hilfsmittel zur Erzielung einer größtmöglichen Concordance sind Broschüren, kurze bebilderte Beschreibungen, schriftliche Einnahmeanweisungen und Dosierungsschachteln.

„Noncompliance" ist ein Ausdruck dafür, dass der Patient in der Mehrdimensionalität seines Krankseins andere Gewichtungen vornimmt als der Arzt und ist nie ganz zu vermeiden.

Bis zu 50 % der Patienten mit der **Diagnose Hypertonie** werden nach einigen Jahren wieder normotensiv.

8.8 Patientenwünsche

◀ Fallbeispiel

Bei der Anamnese stellt sich heraus, dass der **Ehemann der Frau vor 18 Monaten verstorben** war und sie **wegen Schlafstörungen seither Bromazepam** verordnet bekommen hatte. Ohne ihre regelmäßige halbe Tablette (3 mg) könne sie abends nicht einschlafen, würde nachts öfter aufwachen und morgens nicht aus dem Bett kommen. Ihren bisherigen Hausarzt habe sie gewechselt, weil sie „kein Vertrauen" mehr gehabt habe, darüber wolle sie sich im Moment aber nicht weiter auslassen. Schon in diesem relativ kurzen Gespräch macht die Patientin einen **ausgesprochen depressiven Eindruck** auf mich (was sich bei der späteren Diagnostik bestätigt). Die körperliche Untersuchung ergibt hingegen keine Besonderheiten.

Die unerwünschten Wirkungen einer langfristigen Benzodiazepin-Einnahme sind: starke Müdigkeit am Tage, Gangunsicherheit, Gedächtnis- und Orientierungsstörungen, innere Unruhe und eine mögliche Suchtentwicklung (bei 40–50 %).

Die **potenziellen unerwünschten Wirkungen einer langfristigen Benzodiazepin-Einnahme sind** – zumal für ältere Patienten – gut bekannt: **starke Müdigkeit am Tage, Gangunsicherheit, Gedächtnis- und Orientierungsstörungen, innere Unruhe und eine mögliche Suchtentwicklung** (bei 40–50 %) (s.S. 374 ff.). Die Verordnung des Arzneimittels unmittelbar nach dem Tode ihres Mannes hatte bei dieser Patientin vielleicht eine natürliche Trauerreaktion unterbunden und dadurch der Entwicklung einer Depression Vorschub geleistet. Litt die Frau aber unter einer Depression, wofür einiges sprach, wären kaum jemals Benzodiazepine, sondern Antidepressiva (und ggf. eine begleitende Psychotherapie) zur Behandlung geeignet. In dieser Situation lag es nahe, der Frau dringend von der weiteren Einnahme des Medikamentes abzuraten. Trotzdem unterließ ich es bei dieser ersten Konsultation, die Patientin auf einen Benzodiazepin-Entzug anzusprechen und verschrieb ihr – trotz meiner Bedenken – das gewünschte Arzneimittel. Die unmittelbare Konfrontation schon beim ersten Kontakt hätte Ängste und Widerstände ausgelöst und den Aufbau einer vertrauensvollen Beziehung – als Voraussetzung für die Beendigung der Medikamenteneinnahme – wesentlich behindert. Auch kommt es nach 18 Monaten nicht auf den Tag an.

Zum **Abbau des Benzodiazepins** gehören regelmäßige Gespräche und die langsame Reduktion des Medikamentes über einen Zeitraum von 6–8 Wochen.

Nach etwa 3 Monaten – zwischenzeitlich hatte ich die Patientin gezielt zu längeren Gesprächen in die Praxis gebeten, was sie auch gerne annahm – machte ich die ersten konkreten Vorschläge zum **Abbau des Benzodiazepins.** Dazu gehörten die Fortsetzung der regelmäßigen Gespräche (unter Umständen ist eine Überweisung zur Psychotherapie notwendig), die Anleitung zum autogenen Training und die langsame Reduktion des Medikamentes über einen Zeitraum von 6–8 Wochen.

Zu Beginn des „Entzuges" verordnete ich der Patientin 10 mg Amitriptylin, was später auf 25 und schließlich 50 mg erhöht wurde. Beim Einsatz eines sedierenden Antidepressivums ist zu beachten, dass die schlafanstoßende Wirkung rasch einsetzt (und – zusammen mit der Restdosis des Benzodiazepins – vorübergehend zu morgendlichem Schwindel bzw. verstärkter Müdigkeit führen kann), der stimmungsaufhellende Effekt aber erst nach etwa 2 Wochen beginnt. **Entzugssymptome** wie z. B. vermehrte Angstgefühle, Schlafstörungen,

Entzugssymptome wie z. B. vermehrte Angstgefühle, Schlafstörungen, Licht- und Geräuschempfindlichkeit erreichen ihren Höhepunkt rund 3 Wochen nach Beginn der Dosisreduktion.
Je langsamer der Entzug vonstatten geht, umso geringfügiger sind die Beschwerden. Wesentlich ist jedoch immer die Mitteilung an den Patienten, dass der **Hausarzt** für Probleme **jederzeit ansprechbar** ist.

Licht- und Geräuschempfindlichkeit erreichen ihren Höhepunkt rund 3 Wochen nach Beginn der Dosisreduktion; je langsamer diese vonstatten geht, umso geringfügiger sind die Beschwerden. Beim Einsatz eines trizyklischen Antidepressivums ist im Übrigen – besonders bei älteren Patienten – auf Herzrhythmusstörungen, Harnverhaltung und Auslösung eines Glaukomanfalls zu achten. Bei nicht depressiven Patienten kann man zur Angstlösung auch einen Betablocker einsetzen. Wesentlich ist jedoch immer die Mitteilung an den Patienten, dass der **Hausarzt** für Probleme **jederzeit ansprechbar** ist.

Bei Arzneimittelwünschen der Patienten entstehen beim Arzt oft Gewissenskonflikte, die Entscheidung muss für jeden Fall individuell getroffen werden.

Anzufügen ist hier, dass Arzneimittelwünsche nicht immer so geartet sind, dass der Kranke wieder „auf den Weg der Tugend" zurückgebracht werden kann. Oft entstehen beim Arzt Gewissenskonflikte, ob er der Forderung eines Patienten nachkommen soll, um die Arzt-Patienten-Beziehung aufrechtzuerhalten, oder ob er die Erfüllung des Wunsches ablehnen muss, dabei jedoch riskiert, den wegbleibenden Patienten überhaupt nicht mehr beeinflussen zu können. Patentrezepte lassen sich hier nicht anführen, in jedem Fall muss individuell entschieden werden.

8.9 Nichtpharmakologische Behandlung

▶ **Fallbeispiel.** Eine **20-jährige Lebensmittelverkäuferin**, die ich seit etwa 5 Jahren – überwiegend wegen **verschiedener funktioneller Beschwerden** – betreue, kommt in die Abendsprechstunde. Sie klagt darüber, dass ihr beim **Aufstehen aus dem Liegen** öfter „schwarz vor Augen" werde und sie sich besonders bei warmem Wetter „immer so schwummrig" fühle. Bewusstlos geworden sei sie bislang zwar noch nicht, sie wäre aber mehrmals „nahe dran" gewesen.
Die Vorgeschichte ist unauffällig, zwei ältere Geschwister sind verheiratet, die junge Frau lebt noch bei ihren Eltern. Die körperliche Untersuchung ergibt einen normalen Befund. Der Blutdruck im Sitzen beträgt 115/80 (bei einem Puls von 78/min) und erreicht beim Schellong-Test minimal 95 mmHg systolisch (Puls 88/min).

Blutdruckwerte unter 100 mmHg werden häufig als „hypoton" definiert, obwohl die meisten Menschen bei diesen Werten keinerlei Beschwerden haben. Die „chronische Hypotonie", für die in der Bundesrepublik sympathomimetisch wirksame Antihypotonika im Wert von vielen Millionen Euro verordnet wurden, ist daher auch als „nichtexistente Krankheit" bezeichnet worden. Jüngste Untersuchungen bestätigen den Zusammenhang zwischen niedrigen Blutdruckwerten und persistierender Müdigkeit bzw. psychologischen Auffälligkeiten. Orthostatische Kreislaufstörungen (die mit hypotonen Blutdruckwerten einhergehen können, aber nicht müssen) sind ein gutes Beispiel für in der Praxis häufig geäußerte Beschwerden, die nur selten eine medikamentöse Therapie erfordern. Meistens reicht es aus, dem Patienten die regelmäßige Anwendung physikalischer Maßnahmen (z. B. morgendliche Wechselduschen mit kurzer Bürstenmassage, Sauna, isometrisches Training der Beinmuskulatur) zu empfehlen.
Bei der Beratung der Patientin betonte ich, dass sich eine Besserung der Beschwerden nicht schon nach wenigen Tagen einstellt. Es ist auch wichtig, dass – trotz der Abneigung vieler Menschen insbesondere gegen die kalte Abschlussdusche – die Maßnahmen jeden Tag durchgeführt werden müssen. Obwohl die Konsultation etwas länger dauert, sollte man der Patientin nicht einfach „physikalische Therapie" empfehlen, sondern detailliert auf die einzelnen Schritte eingehen. Zwar ist es durchaus angebracht, auf die Harmlosigkeit der Störung hinzuweisen, es wäre allerdings ein Fehler, zu sagen, die Patientin habe „nichts". Dies könnte dazu führen, dass sich die Frau nicht ernst genommen fühlt und die Compliance niedrig bleibt. Gerade in der Allgemeinpraxis sollte man auch daran denken, dass sich hinter dem Präsentiersymptom „Hypotonie" andere psychosoziale Probleme verbergen können, die der Patient von sich aus nicht anspricht.

8.10 Umgang mit Werbestrategien der pharmazeutischen Industrie

▶ **Fallbeispiel.** Kurz nach Ende der lebhaften Vormittagssprechstunde, ich will mich gerade ein wenig zurücklehnen, klopft meine Arzthelferin vorsichtig an die Tür und legt mir die **Visitenkarte eines Pharmareferenten** auf den Tisch. Ich hatte ganz verdrängt, dass der Außendienstmitarbeiter eines großen Arzneimittelherstellers sich schon vor 3 Wochen bei einer meiner Praxispartner angemeldet hatte. Die war aber in Urlaub, so dass ich wohl oder übel die Aufgabe übernehmen musste, mit ihm zu sprechen. Ich selbst hatte **mich schon vor Jahren dazu entschlossen, Pharmareferenten nicht zu empfangen** (außer wenn ich Informationen benötigte, die ich aus anderen Quellen nicht erhalten konnte).
Heute sollte, wie ich gleich erfuhr, ein **neuer Angiotensinblocker („Sartan") vorgestellt** werden (ich könnte an dieser Stelle durchaus auch einen neuen Protonenpumpenhemmer oder andere Beispiele nennen).
Zunächst legte der „Ärztebesucher" – wie beiläufig – einige Muster des angesprochenen Präparates auf den Tisch und begann, **unter gleichzeitiger Demonstration einiger bunter Grafiken, mir die Vorzüge „seines" Arzneimittels zu schildern**, die sich angeblich von anderen „Standardpräparaten" und natürlich von den „eigentlich veralteten" ACE-Hemmern unterscheiden würde.

Beim eloquenten Vortrag des Pharmareferenten erinnerte ich mich an einige Werbeanzeigen des neuen Präparates, die mir beim Durchblättern von Fachzeitschriften aufgefallen waren. Dort hieß es, dass „jeder Patient seine Eigenheiten habe" (zweifellos wahr) und jetzt ein neues Sartan mit „individuellen Eigenschaften" verfügbar sei. Weiterhin wurde versichert, dass das neue Medikament „natürlich" den ACE-Hemmern überlegen sei (was allerdings nicht durch wissenschaftliche Studien belegt ist. Die Indikation besteht meist nur dann, wenn Patienten ACE-Hemmer nicht vertragen, z. B. weil sie Reizhusten entwickeln).

Anzeigenlose Arzneimittelblätter, z. B. Arzneitelegramm, Arzneimittelbrief, Pharmakritik informieren objektiv über neue Medikamente oder auch neue Indikationen bewährter Substanzen.

Der „Eroberungsstrategie" des Außendienstmitarbeiters war ich deswegen nicht schutzlos ausgeliefert, weil ich es mir trotz der Belastung durch die Praxis seit vielen Jahren zur Angewohnheit gemacht habe, regelmäßig die anzeigenlosen Arzneimittelblätter (z. B. Arzneitelegramm, Arzneimittelbrief, Pharmakritik) zu lesen, die objektiv über neue Medikamente oder auch neue Indikationen bewährter Substanzen informieren.

8.10.1 Arzneimittelinformation

▶ **Merke**

▶ **Merke:** Die für Arzneimittelinformationen benutzten Quellen stellen nach wie vor das wichtigste Kriterium für die pharmakotherapeutischen Kenntnisse von Ärzten dar.

Eine Befragung von 855 Allgemeinärzten und Internisten in der deutschsprachigen Schweiz ergab, dass sich die meisten Kollegen in Kompendien und allgemeinen Nachschlagewerken orientieren. Auch Fachzeitschriften besaßen einen hohen Stellenwert. Allerdings wurden Informationen z. B. über unerwünschte und Wechselwirkungen nur ausnahmsweise in industrieunabhängigen Quellen gesucht. 67 % der antwortenden Ärzte äußerten den Wunsch nach vermehrt neutraler und industrieunabhängiger Arzneimittelinformation. In einer amerikanischen Untersuchung wurden randomisiert ausgewählte Allgemeinärzte und Internisten nach den wichtigsten Einflüssen auf ihr Verordnungsverhalten gefragt. 88 % nannten dabei Erfahrung, 62 % wissenschaftliche Publikationen und 48 % den Rat anderer Kollegen. Werbung, Pharmareferenten und Patientenwünsche wurden dagegen als nicht relevant eingestuft. Bei der kritischen Nachprüfung dieser Angaben ergab sich jedoch ein anderes Bild. Fast die Hälfte der Kollegen, die zuvor den Einfluss von Werbung und Pharmareferent als unbedeutsam eingestuft hatten, folgte in Wirklichkeit deren Argumenten.

Der niedergelassene Allgemeinarzt wird von **pharmazeutischer Werbung** in der Regel auf **drei Wegen** erreicht: Über direkt an ihn gerichtete Postsendungen, Besuche von Pharmareferenten (dabei auch ausgehändigtes Informationsmaterial) und schließlich Anzeigen in Fachblättern, sog. Streuzeitschriften, die meist kostenlos verschickt werden.

Objektive und herstellerunabhängige Arzneimittelinformationen sind von eminenter Bedeutung.
Empfehlungen für den Umgang mit Werbung:
- Sich vor dem Besuch von Pharmareferenten in Fachzeitschriften informieren, um einer einseitigen Information vorzubeugen.
- Beim Interesse an einer neuen Substanz sollten darüber Originalarbeiten angefordert werden.

Dass Ärzte, aber auch schon Medizinstudierende, auf Werbung der pharmazeutischen Industrie treffen, ist in unserem Gesundheitssystem fast unvermeidlich. Abgesehen von durchaus nicht so selten vorkommenden unseriösen und irreführenden Marketingstrategien ist Werbung für ein Unternehmen, das mit anderen Konkurrenten im Wettbewerb steht, durchaus legitim. Ärzte sollten sich aber **auf den Umgang mit Werbung vorbereiten**. Für diese Vorbereitung lassen sich folgende **Empfehlungen** geben:
- Da die Verordnung eines Medikamentes eine der wichtigsten Behandlungsmöglichkeiten darstellt, aber auch – besonders bei unsachgemäßer Handhabung – erhebliche Schäden verursachen kann, ist für den Hausarzt eine **objektive und herstellerunabhängige Arzneimittelinformation von eminenter Bedeutung**. Falls er sich dazu entschließt, seine meist knapp bemessene Zeit auch für Gespräche mit Pharmareferenten zu verwenden (manche Kollegen lehnen dies prinzipiell ab), kann er durch regelmäßige Lektüre bestimmter Fachzeitschriften einen Informationsgleichstand, besser noch -vorsprung erzielen und einseitiger Information „vorbeugen".

- Ist der Arzt daran interessiert, eine neue Substanz näher kennen zu lernen, sollte er sich nicht mit firmeneigenen oder unveröffentlichten Untersuchungen zufrieden geben, sondern Originalarbeiten anfordern. Die Publikation von entsprechenden Studien in renommierten Zeitschriften mit Gutachterwesen („peer review") kann als gewisses Qualitätsmerkmal angesehen werden.

8.10.2 Arzneimittelmuster

Arzneimittelmuster sollten nur in begründeten Ausnahmefällen angenommen werden (z. B. bewährte Antibiotika, die einem Patienten mitgegeben werden können, wenn die regulären Apotheken schon geschlossen sind; kleinere Packungen eines Medikamentes aus dem Verordnungsrepertoire des Arztes, wenn eine Therapie erst einmal erprobt werden soll, bevor eine große Packung verschrieben wird). Da von einer Handelsform (z. B. Tabletten, Suppositorien) eines Arzneimittels maximal zwei Muster pro Jahr abgegeben werden dürfen, ist ein relevantes Einsparpotenzial über die Ausgabe von Mustern nur eingeschränkt zu erzielen.

Große Zurückhaltung ist angebracht, wenn der Arzt vom Pharmareferenten aufgefordert wird, sich durch Musterweitergabe eines neuen Medikamentes an den Patienten „ein eigenes Bild zu machen". Da die Beweiskraft persönlicher Erfahrung meist durch geringe Patientenzahl und suggestive Plazebowirkung begrenzt ist, sollte man sich zu diesem Schritt nur dann entschließen, wenn man nach der Lektüre wissenschaftlicher Literatur davon überzeugt ist, dass die neue Substanz gegenüber bewährten Präparaten deutliche Vorteile hat.

Ist diese Überzeugung nicht vorhanden, sollte man sich auch nicht dadurch zur „Anwendungserprobung" überreden lassen, dass Universitätskliniken, „renommierte Spezialisten" oder „Kapazitäten" ein bestimmtes Medikament empfehlen. Solche Stellungnahmen können durchaus eher ökonomisch als medizinisch begründet sein. Zudem erhalten Klinikapotheken manche Arzneimittel mit hohen Rabatten (manchmal auch kostenlos), da sich der Hersteller durch die Weiterempfehlung in Arztbriefen einen Schneeballeffekt verspricht.

8.11 Zehn Empfehlungen zur rationalen Arzneimitteltherapie

Rationale Arzneiverordnung kann nicht isoliert von der Beziehung des Hausarztes zu seinem Patienten, dessen Beschwerden, Erwartungen und psychosozialem Umfeld, aber auch nicht getrennt von den Zwängen der primärärztlichen Versorgung gesehen werden. Die pharmakotherapeutische Option – so bedeutsam sie in der Praxis auch sein mag – ist immer (nur) Teil der ärztlichen Problemlösung.

Zum Abschluss dieses Kapitels werden die Arzneiverordnungen – angelehnt an die Systematik von de Vries u. Mitarbeitern – in 10 getrennte Schritte aufgeschlüsselt dargestellt.

Schritt 1: Definieren Sie das Problem des Patienten.
Dieser Schritt ist von eminenter Bedeutung, da alle weiteren Schritte von seiner Genauigkeit abhängen. Die sorgfältige Erhebung der Anamnese und einfühlsame Kommunikation mit dem Patienten werden in vielen Fällen zusammen mit körperlicher Untersuchung und ggf. technischen Zusatzbefunden eine Problemdefinition möglich machen. Hinter diesem Problem können z. B. Ängste, Befindlichkeitsstörungen, Symptome, Krankheiten, versteckte psychosoziale Schwierigkeiten oder unerwünschte Arzneimittelwirkungen stehen. Denken Sie daran, dass der häufigste Grund zur Konsultation des Hausarztes nicht der Wunsch nach Behandlung, sondern nach einer Erklärung für Beschwerden ist. Nur selten (in rund 20 %) wird es gelingen, eine klassische Diagnose zu stellen. Diese typisch hausärztliche, „diagnostische Unsicherheit" wird durch sorgfältige Überwachung sowie langfristige Kenntnis eines Patienten und seiner Familie reduziert.

Schritt 2: Definieren Sie das Behandlungsziel.
Ein klares Ziel (z. B. die Heilung eines Kranken mit bakterieller Pneumonie, die symptomatische Linderung von Schmerz und Bewegungseinschränkung bei Menschen mit rheumatoider Arthritis oder die Änderung physiologischer Parameter wie des Blutdrucks bei Patienten mit Hypertonie) begrenzt die Zahl der therapeutischen Möglichkeiten und erleichtert die Arzneimittelauswahl. Zudem ist es für die Überwachung der Therapie wichtig.

Schritt 3: Erstellen Sie ein Verzeichnis möglicher therapeutischer Optionen.
Im Allgemeinen kennt man 6 Alternativen:
1. Information bzw. Beratung
2. Nichtpharmakologische Behandlung
3. Pharmakotherapie
4. Überweisung zum Spezialisten oder Einweisung ins Krankenhaus
5. Überprüfung der momentanen Arzneibehandlung (einschließlich rezeptfreier Medikamente)
6. Kombination der Punkte 1–5.

Schritt 4: Prüfen Sie, ob Ihr Patient einer „Risikogruppe" angehört (Tab. **A-8.7**).
Bei den sieben Gruppen von Personen, die in Tab. A-8.7 aufgeführt sind, ist das Risiko – entweder ganz allgemein oder bei Einnahme bestimmter Arzneimittel – höher als bei anderen Patienten.

Schritt 5: Prüfen Sie, ob diese Patienten ein „Risikomedikament" einnehmen (Tab. **A-8.7**).

Schritt 6: Wählen Sie eine (Arznei-)Therapie.
Die richtige Behandlung sollte folgende Kriterien möglichst optimal erfüllen:
- **Wirksamkeit,**
- **Sicherheit,**
- **Eignung für den individuellen Patienten** und
- **Wirtschaftlichkeit.**

Prüfen Sie, ob wirklich ein Arzneimittel benötigt wird, oder ob es andere Alternativen (z. B. physikalische Therapie) gibt. Falls Sie sich für eine medikamentöse Therapie entscheiden, sollten Sie wie bei der Konstruktion einer Individualliste (s. S. 79) zunächst mit der Zusammenstellung geeigneter Arzneimittelgruppen beginnen und sie nach diesen Kriterien vergleichen. Nach der Auswahl einer (oder evtl. mehrerer) Gruppen erstellen Sie eine Liste von Einzelsubstanzen und vergleichen Sie nach denselben Kriterien wie zuvor. Beim Kriterium Sicherheit ist zu berücksichtigen, dass bei einer lebensbedrohlichen Erkrankung unerwünschte Wirkungen in bestimmtem Ausmaß durchaus vertretbar sein können, bei einer harmlosen Befindlichkeitsstörung jedoch nicht akzeptabel sind.

Schritt 7: Diskutieren Sie die ausgewählte Behandlung mit dem Patienten.
Ein großer Teil der Complianceprobleme entsteht dadurch, dass Patienten nicht genau wissen, was sie von einer (Pharmako-)Therapie erwarten können. Die Checkliste in Tab. **A-8.8** führt einige der Informationen auf, die ein Kranker bei der Arzneimittelverordnung benötigt.

Schritt 8: Schreiben Sie ein Rezept.
Ein Rezept sollte klar und lesbar ausgefüllt sein, Adresse, Geburtsdatum, Krankenkasse und Versichertenstatus des Patienten sowie den Stempel des Arztes enthalten (heute werden praktisch alle Rezepte mit dem Computer ausgestellt und ausgedruckt). Empfehlenswert ist – besonders bei älteren Patienten – auch die Angabe der Dosierung, die der Apotheker dann auf die Packung schreibt.

Schritt 9: Vereinbaren Sie mit dem Patienten einen neuen Termin.
Auch nach der Verordnung eines Arzneimittels sollte dem Patienten klar sein, wie es weitergeht. Er muss wissen, ob er überhaupt wiederkommen soll, und wenn, zu welchem Zeitpunkt (früher, falls Probleme auftreten!). Patienten sollten auch informiert werden, was beim nächsten Mal besprochen wird und dass sie ihre Medikamente zu jeder Konsultation mitbringen müssen. Vergessen Sie nicht, den Patienten zu fragen, ob er alles verstanden hat und ob er noch etwas wissen möchte. Erst danach sollten Sie ihn verabschieden.

A-8.7 Risikogruppen für Medikamentennebenwirkungen

Risikopatienten	Risikomedikamente
Alte, Kinder	• Arzneimittel, die renal oder hepatisch metabolisiert werden • Arzneimittel mit oft unterschiedlichen oder unerwarteten Nebenwirkungen: Benzodiazepine, Neuroleptika, Antidepressiva, Anticholinergika, Antihistaminika, einige Antihypertensiva
Schwangere	• Antibiotika, Chemotherapeutika, Antimykotika, Virustatika • Hormone • Hypnotika, Antipsychotika, Antiepileptika
Stillende Mütter	• Antidiabetika • Antikoagulanzien • Antihistaminika • Antihypertensiva • Kortikosteroide • Digitalisglykoside • Laxanzien • Mutterkornalkaloide • Thyreostatika, Jod
Patienten, die Medikamente einnehmen	• Viele (arzneimittelspezifisch)
Patienten mit bestimmten Erkrankungen	• Viele (arzneimittelspezifisch)
Patienten mit Leberfunktionsstörungen	• (Orale) Antidiabetika • Antikoagulanzien • Narkotika • Arzneimittel mit ausgeprägtem „first pass effect"
Patienten mit Nierenfunktionsstörungen	• Antibiotika: Aminoglykoside, Cephalosporine, Sulfonamide • Betablocker • Diuretika • Andere Substanzen: z. B. Cimetidin, Digoxin, Lithium, Methotrexat, Procainamid, Ranitidin

* Die Liste erhebt keinen Anspruch auf Vollständigkeit. Nicht alle aufgeführten Arzneimittel sind immer Risikomedikamente; sie können aber dazu werden, wenn sie von einem Risikopatienten eingenommen werden.

A-8.8 Checkliste zur Patienteninformation bei Arzneimittelverordnung

Information über die Wirkung	• Welche Beschwerden verschwinden? • Wann tritt die Wirkung auf? • Wie wichtig ist diese Behandlung? • Was geschieht, falls das Medikament nicht eingenommen wird?
Informationen über Nebenwirkungen	• Welche unerwünschten Wirkungen? • Wie lange halten sie an? • Können sie unangenehm werden? • Was tun, falls unerwartete Nebenwirkungen auftreten?
Warnhinweise	• Wann soll das Medikament nicht eingenommen werden? • Genau Dosierung einhalten. • Arzneimitteleinnahmen nicht ohne Rücksprache mit dem Arzt unterbrechen.
Instruktionen	• Wie und wann muss das Medikament eingenommen werden? • Für wie lange? • Wie sollte das Arzneimittel aufbewahrt werden? • Was tun, wenn …?

Schritt 10: Überwachen (und beenden?) Sie die Therapie.
Beim folgenden Termin sollten Sie durch Anamnese, Untersuchung und ggf. technische Befunde die Wirksamkeit, Sicherheit und Eignung der Therapie einschließlich der ausgewählten Medikamente überprüfen. Ist der Patient geheilt, muss die Behandlung beendet werden. Zu beachten ist jedoch, dass einige Arzneimittel nicht abrupt abgesetzt werden dürfen, sondern ausgeschlichen werden müssen. Dazu zählen: Antiepileptika, Antidepressiva, Betablocker, Kalziumantagonisten, Clonidin, Kortikosteroide, Hypnotika wie Benzodiazepine und Barbiturate, Neuroleptika, Opiate und Vasodilatanzien.
Bei chronischen Erkrankungen muss die Behandlung fortgesetzt werden. Sind Zweifel an der ausgewählten Therapie und den Arzneimitteln angebracht,

sollte die Therapie verändert oder beendet und ggf. Diagnose, Arzneimittelwahl bzw. Compliance des Patienten überprüft werden.

In der Allgemeinpraxis ist die Ausstellung von **Wiederholungsrezepten** für chronisch Kranke – in der Regel ohne ärztliche Konsultation – ein übliches Verfahren. Patienten können dadurch längere Wartezeiten vermeiden, aber gleichzeitig trotz minimalen Kontaktes zum Arzt ihre Beziehung zur Praxis aufrechterhalten.

▶ **Merke:** Um das Risiko von Verordnungsfehlern und Überverschreibung zu reduzieren, sollte der Arzt die Dauermedikamente eindeutig kennzeichnen und regelmäßige Intervalle bis zur nächsten Kontrolle der Notwendigkeit einer fortgesetzten Arzneitherapie festlegen.

▶ Merke

Wichtige ergänzende Punkte:
- Individualliste
- überlegter Umgang mit Plazebos
- industrieunabhängige Information
- Anwendung internationaler chemischer Kurzbezeichnungen statt Handelsnamen
- regelmäßige Fortbildung.

Zuletzt sei nochmals auf **die wichtigsten Punkte hingewiesen, durch welche die 10 genannten Schritte ergänzt werden:**
- Erstellung einer Individualliste,
- überlegter Umgang mit Plazebos,
- Benutzung industrieunabhängiger Informationsquellen,
- möglichst Anwendung internationaler chemischer Kurzbezeichnungen statt Handelsnamen und
- regelmäßige Fortbildung (nicht nur auf dem Arzneimittelsektor).

Weiterführende Literatur zu diesem Kapitel finden Sie unter www.thieme.de/specials/dr-allgemeinmedizin/

9 Umgang mit physikalischer Therapie

Peter von Kutzschenbach, Thomas Fischer

Der niedergelassene Hausarzt verfügt über umfangreiche therapeutische Möglichkeiten, dazu gehören neben der medikamentösen Therapie, die vorzugsweise allopathisch, aber auch phytotherapeutisch oder homöopathisch orientiert sein kann, die Neuraltherapie, chirotherapeutische Maßnahmen, Psychotherapie, physikalische Therapie sowie kleine chirurgische Behandlungen. Die physikalische Therapie gehört dabei zu den Maßnahmen, die in Deutschland in den letzten Jahrzehnten zugunsten eines zunehmenden pharmakotherapeutischen Angebotes ins Hintertreffen geriet. In anderen Gesundheitssystemen wie z. B. den USA blieben physikalische Maßnahmen dagegen unvermindert erste Wahl in zahlreichen Indikationsbereichen. Dort wird zudem vermehrt bezüglich der Wirkung, aber auch der Nebenwirkungen physikalischer Therapiemaßnahmen geforscht. Daher liegen mittlerweile einige evidenzbasierte Erkenntnisse über die physikalische Therapie vor, die wir im folgenden Kapitel – soweit verfügbar – berücksichtigen, um den Stellenwert hausärztlicher Therapiemaßnahmen einzuordnen (Tab. **A-9.1**).

A-9.1 Wirkungsnachweis physikalischer Therapie durch wissenschaftliche Studien modifiziert nach Philadelphia Panel Evidence-Based Clinical Practice Guidelines (2001) und Cochrane-Reviews (Stand Juni 2005)

Maßnahme	Nackenschmerzen[1] akut	Nackenschmerzen[1] chronisch	Knieschmerzen Patellofemorale Schmerzen[2]	Knieschmerzen Post-Chirurgie[3]	untere Rückenschmerzen Osteoarthritis[4]	untere Rückenschmerzen akut	untere Rückenschmerzen subakut	untere Rückenschmerzen chronisch	untere Rückenschmerzen Post-Chirurgie	Schulterschmerzen kalzifizierte Tendinitis	Schulterschmerzen Kapselschaden, Bursitis, Tendinitis, unspezifischer Schmerz
Krankengymnastik		✓	–	✓	–	✓	✓	✓			(+)
Traktion	–	–			–						
Massage											(+)
Thermotherapie			–	–							(+)
Therapeutischer Ultraschall	–	–			–			–		✓	–
TENS	–		–	✓	–		–				(+)
Elektrische Stimulation					–						
Kombinierte Reha-Maßnahmen											

(✓ = Wirkung nachweisbar, – = keine Wirkung nachweisbar, (+) = Hinweise für positive Wirkung bei schwacher Studienlage, [1]inkl. Schleudertrauma, [2]inkl. Chondropathia patellae, [3]inkl. Meniskektomie, Kniegelenks-Ersatz, Kreuzbandplastik, Zustand nach Arthroskopie und Materialentfernung, [4]exkl. rheumatoide Arthritis, TENS = transkutane elektrische Nervenstimulation)

Es liegen einige evidenzbasierte Erkenntnisse über die physikalische Therapie vor, die wir im folgenden Kapitel – soweit verfügbar – berücksichtigen, um den Stellenwert hausärztlicher Therapiemaßnahmen einzuordnen.

9.1 Einige grundlegende Prinzipien

Adaptationsfähigkeit ist das intakte Regulationsverhalten auf Reize aus der Umgebung mit adäquater vegetativer Gegenregulation.

Der menschliche Organismus ist so ausgelegt, dass er auf permanente Reize seiner Umgebung mit einer adäquaten vegetativen Gegenregulation antwortet. Ein intaktes und vitales Regulationsverhalten bezeichnet man als Adaptationsfähigkeit. Sie ist die Voraussetzung für die Existenz jedes biologischen Systems.

Die **natürlichen Reize** betreffen: Temperatur, relative und absolute Luftfeuchtigkeit, atmosphärischen Druck, Windrichtung und Stärke, Sauerstoffdruck, eventuell CO_2-Gehalt, elektrische Energie und Ionisation, tages- und jahreszeitlich wechselnde Änderung des Sonnenstrahlenspektrums. Zu den Reizen, die mit zunehmender Industrialisierung gewachsen sind, gehören einerseits Staub, Abgase, Allergengehalt der Luft, Eingriffe in den zirkadianen Rhythmus (Schichtarbeit oder Transkontinentalflüge), Reaktionen auf hohe Geschwindigkeiten durch Motorisierung sowie andererseits besteht eine zunehmende Abschirmung von natürlichen Reizen durch Aufenthalte in klimatisierten Räumen.

Ein Organismus kann mit verminderter Adaptation oder aber mit Überreaktion seines Vegetativums reagieren.

Ein Organismus kann mit verminderter Adaptation oder aber mit Überreaktion seines Vegetativums reagieren. Physikalische Maßnahmen eignen sich in diesem Sinne nicht nur als dominierende oder flankierende Behandlungsmaßnahme bei Erkrankungen, sondern auch präventiv im Sinne einer Gesundheitshygiene.

Vorteile physikalischer Maßnahmen:
- Bewährt, große Erfahrung.
- Geringe Nebenwirkungsrate.
- Aktive Beteiligung des Patienten.
- Motivierte Patienten.
- Rein symptomorientierter Einsatz möglich, wissenschaftliche Diagnose nicht immer notwendig.

Vorteile physikalischer Maßnahmen:
- Zum Teil jahrhundertelange empirische Erfahrung und Beobachtung.
- Nebenwirkungsarmut bei richtiger Dosierung und Indikation.
- Aktive Beteiligung des Patienten am Heilungsgeschehen, Stärkung von Motivation und Selbsterfahrung.
- Patienten sind zunehmend zu physikalischen Maßnahmen motiviert, dagegen kritisch sensibilisiert gegen Toxizität von Pharmaka.
- Physikalische Therapie kann sich an der Symptomatik einer Krankheit oder Störung orientieren und setzt nicht in jedem Fall eine exakte wissenschaftliche Diagnose voraus.

Welche physikalischen Verfahren haben sich besonders bei der hausärztlichen Betreuung (Tab. **A-9.2**) bewährt?

Physikalische Maßnahmen ermöglichen in manchen Fällen differenzialdiagnostische Rückschlüsse.

So kann z. B. bei unklaren subakuten Abdominalbeschwerden eine feuchtwarme Kompresse von 10 Minuten diagnostisch hilfreich sein. Bei einem entzündlichen Geschehen verstärken sich die Beschwerden, bei einem spastischfunktionellen Krankheitsbild tritt bereits nach dieser kurzen Zeit eine Linderung ein.

Physikalische Reize wirken meist über körpereigene Reaktionen auf die Krankheit ein.

Je nach Erkrankung und Indikation zur physikalischen Therapie kann ein Reiz auf den gesamten Organismus, auf einen Teil seiner Systeme oder lokal ausgeübt werden. Man beachte dabei, dass die meisten Reize nicht direkt auf das Krankheitsgeschehen, sondern indirekt über körpereigene Reaktionen wirken.

A-9.2 Physikalische Therapiemaßnahmen

- Lokale Wärme- und Kälteanwendung
- Elektrotherapie
- Inhalationstherapie
- Phototherapie
- Massagen
- Krankengymnastik
- Isometrische Dehnungen
- Hydro- und Balneotherapie
- Klimatherapie

▶ **Merke:** Als Faustregel kann für jede physikalische Maßnahme der Grundsatz von Kneipp gelten: **„Kleine Reize regen an, große Reize lähmen, stärkste Reize schaden."**

Bei dem Einsatz von physikalischen Behandlungen müssen die **Art, die Dosierung** und die **Intensität** einer **physikalischen Maßnahme** mit der Erkrankung, der Disposition und der Reaktion des Patienten abgestimmt werden.

▶ **Merke:** Jede physikalische Maßnahme beruht darauf, einen adäquaten Reiz und eine spürbare Reaktion zu bewirken.

Das Empfinden von Heilungsvorgängen bedeutet für jeden Erkrankten ein besonderes Erlebnis, auch für den Patienten in einer modernen Zivilisationsgemeinschaft. Physikalische Maßnahmen, die dem Patienten in eigener Regie übertragen werden, stärken Selbstverantwortung, Selbsterfahrung und Gesundheit.

9.2 Die einzelnen Therapieformen

9.2.1 Thermotherapie

Wärmetherapie

▶ **Fallbeispiel.** Ein **58-jähriger Patient** sucht wegen **Schmerzen im linken Kniegelenk** die Praxis auf. Vor 12 Jahren erfolgte eine Meniskusoperation und vor 4 Jahren eine arthroskopische Knorpelrevision. Jetzt treten Schmerzen nach längerer Ruhe auf, Besserung nach kurzem Laufen; bei längerer Steh- oder Gehbelastung wieder Zunahme der Schmerzen.
Befund: Keinerlei Erguss, keine Überwärmung, keine wesentliche endgradige Bewegungseinschränkung, retropatellares Krepitieren. Bei 90°-Beugung ist ein leichtes Schubladenphänomen festzustellen. Kälteempfindlichkeit.
Differenzialdiagnostische Erwägung: Es liegen keine exsudativ-entzündlichen Zeichen vor. Die Beschwerden dürften einerseits durch die Knorpelläsionen an den Kondylen, andererseits durch eine Retropatellararthrose ausgelöst sein. Ich entschließe mich zu einer **Bestrahlungsserie mit Dezimeterwellen,** die in niedriger Dosierung begonnen und dann gesteigert werden. Für den Abend wird ein **feucht-heißer Umschlag** und zusätzlich eine heiße Gummiwärmflasche verordnet. Innerhalb von 14 Tagen tritt eine deutliche Besserung der Beschwerden ein.

Wirkung: Lokale **Wärme wirkt hyperämisierend,** stimuliert die Phagozytose und Diffusion, verbessert die Dehnbarkeit des kollagenen Bindegewebes. Sie wirkt lindernd bei entzündlichen und degenerativen Prozessen, bei denen eine ischämische Minderperfusion des Gewebes vorliegt.

Indikationen: Empirisch hat sie sich bei degenerativen Gelenkerkrankungen, u. U. im Wechsel mit Kaltreizen bewährt. Bei Abszessen wird eine Reifung beschleunigt. Bei Spasmen der abdominellen Hohlorgane, die oft von einer Ischämie begleitet werden, wirken feuchtheiße Kompressen über den kutiviszeralen Reflex spasmolytisch und schmerzlindernd.

Kältetherapie

Wirkung: Sie wirkt antiödematös, analgetisch und antiphlogistisch.

Indikationen: Kältetherapie ist indiziert bei allen **akuten traumatischen Geschehen, Hämatomen, Distorsionen, Kontusionen,** bei denen Ödembildung und reaktive Hyperämie vermieden werden sollen.

Material: Anwendungen können vom Patienten sehr einfach selber durchgeführt werden, indem eine Gummiflasche mit zerhackten Eiswürfeln und etwas Kaltwasser gefüllt wird oder mehrere nasse Lappen in ein Gefrierfach gegeben und in gewissen Abständen auf die erkrankte Stelle aufgelegt werden.

Im Winter bietet sich die Verwendung von Schnee an, was bei Skiunfällen eine besonders schnelle und hilfreiche Erstmaßnahme sein kann. Darüber hinaus haben sich Gelbeutel bewährt (diese sind sowohl zur Kälte- als auch zur Wärmeapplikation geeignet).

Konkrete Anwendungen:
- **Verbrennungen:** Ziel ist das Verhindern einer Nachwärmebildung.
- **Kniegelenkarthrose:** Hier soll die Auflage eines tiefgekühlten Kohlblatts schmerzlindernd wirken (BMJ 2004).
- **Tonsillitis bzw. Pharyngitis:** Hier hat sich das Lutschen von Eisstücken oder Speiseeis bewährt.
- Jede oberflächliche **Thrombophlebitis oder Periphlebitis** spricht günstig auf lokale Kälteapplikation an.
- Jede **einfache Varikose** mit Stauung und orthostatischer Ödemneigung sollte neben der Kompressionstherapie mindestens einmal täglich mit 10–15 Sekunden Kaltwassertreten bis zum Knie behandelt werden. Eine Alternative ist das Bürsten der Beine in Richtung zum Körper mit einer weichen nasskalten Bürste bei Beinhochlagerung. Vorbedingung ist eine intakte Haut, die nicht durch trophische Ekzeme oder Stauungsdermatosen verändert ist.
- Die dankbarste Indikation für Kälteanwendung ist sicher die sog. **essenzielle Hypotonie** mit Orthostasesyndrom, insbesondere bei Vagotonikern.
- **Fieber:** Vor allem bei Kindern stellen **Wadenwickel** eine gute Alternative dar zur heute oft „reflexartigen" Gabe von Paracetamol bei Fieber.

▶ **Exkurs Wadenwickel:** Die Anwendung des altbewährten Wadenwickels bei fiebernden Patienten muss sich an deren Kreislaufsituation orientieren. **Die Temperatur des verwendeten Wassers sollte um 20 °C liegen, da zu kaltes Wasser zu einer peripheren Vasokonstriktion und damit zu einer verminderten Wärmeableitung führen würde.** Das nasse Tuch sollte von den Kniekehlen bis zum Knöchelbereich triefnass angelegt werden, um die oberflächlich verlaufenden Gefäße zu erfassen, und mit einem trockenen Tuch fixiert werden. Anwendungsdauer ca. 20 Minuten, danach Temperaturkontrolle, nach 10 bis 20 Minuten Intervall erneutes Anlegen des Wickels. Bei Kreislauflabilität, Zentralisation und peripherer Vasokonstriktion wie bei Schüttelfrost, aber hoher Kerntemperatur, kann ein Wickel mit 30 °C Wärme versucht werden. Dabei muss jedoch wie bei jedem heftig reagierenden Patienten die weitere Reaktion sorgfältig beobachtet werden.

Evidenz der Thermotherapie

Es liegen (z. T. randomisierte) kontrollierte Studien mit Nachweis einer Wirkung bei der Kniegelenksarthrose sowie nach Knieoperationen vor. Eine tendenziell positive Wirkung zeigt sich bei chronischen Schulterschmerzen; die Anzahl und Qualität der Studien ist hier jedoch unzureichend für eine definitive Aussage.

9.2.2 Massagen

▶ **Fallbeispiel.** Ein **38-jähriger Maurer**, häufig im Akkord arbeitend, klagt über **zunehmende Schmerzen im LWS-Bereich**. Er bittet um die Verordnung von Massagen und Fangopackungen, die ihm bereits vor einem Jahr geholfen hätten.
Befund:
- Hyperlordose der LWS, deutliches Übergewicht (alkoholtoxische Leberschädigung),
- keine Hinweise auf eine radikuläre Reizung, dagegen eine gestörte Temperaturdissoziation am Fuß und am Knöchelaußenrand beidseits,
- röntgenologisch starke Spondylosis deformans, verschmälerter Intervertebralraum L3–S1 (Bilder stammen aus einer früheren, orthopädischen Konsulation).

Die Beschwerden lassen sich zwar durch Massagen lindern (Evidenzgrad Ib), die multifaktoriellen Ursachen – Hyperlordose, falsches Bewegungsmuster beim Heben und Tragen, Übergewicht, metabolische Faktoren durch Fehlernährung – werden jedoch nicht beeinflusst. Hier empfiehlt sich ein polypragmatisches Vorgehen. Mit dem Patienten muss einerseits seine berufliche Belastung besprochen und Alternativen aufgezeigt werden (Umschulung, etc.), andererseits gilt es, den Patienten zu aktivieren (Rückenschule, Gewichtsreduktion). Ausführlich werden mögliche Maßnahmen beim Kreuzschmerz im Kapitel B-10, S. 349, behandelt. Insbesondere sei auf die rechtzeitige Einleitung eines Heilverfahrens durch den Rentenversicherungsträger des Patienten verwiesen.

Massagen werden in angelsächsischen Ländern der Komplementärmedizin zugerechnet, während sie in europäischen Ländern zum Teil ein anerkanntes Heilverfahren sind.

Wirkung: Sie soll über eine Veränderung des hydrostatischen Druckes und der Blutverteilung in der Muskulatur sowie eine nachfolgende Hyperämie und Lockerung der Muskulatur entstehen.

Indikationen: Traditionell werden Massagen bei Patienten mit starker **muskulärer Verspannung und Fehlbalance** eingesetzt. Hierbei sollte jedoch beachtet werden, dass diesen Beschwerden sehr häufig eine Somatisierung von Konflikten auf den Bewegungsapparat zugrunde liegt. Charakteristisch ist der verspannte Schultergürtel bei Patienten, die „sich zu viel aufladen", oder im Dorsolumbalbereich bei sehr willensstarken, zur Überforderung neigenden Menschen. Bei einer Massageverordnung in derartig gelagerten Fällen sollte in einem Gespräch mit dem Patienten die Frage nach einer psychosomatischen Erkrankung gestellt und erörtert werden.

Evidenz der Massagetherapie: Die Beurteilung der Wirksamkeit von Massagen wird dadurch eingeschränkt, dass verschiedene Massagemethoden existieren (Schweden-Massage, etc.), die nur bedingt miteinander vergleichbar sind. Ein weiteres Problem ist das Fehlen eines akzeptablen Plazebos, mit dem Massagen verglichen werden können. Die bisherige Studienlage ist daher bislang für definitive Aussage mager. Lediglich für Schulterschmerzen gibt es tendenzielle Hinweise auf eine positive Wirkung. Eine randomisierte Studie zeigte kürzlich eine überlegene Wirkung der Massage bei lumbalen Rückenschmerzen, verglichen mit Akupunktur und Selbstbehandlung (inkl. NSAR). Für die häufig genutzte Indikation Nackenschmerzen gibt es bislang nur unzureichende Evidenz.

9.2.3 Krankengymnastik und isometrische Dehnungsbehandlungen

Verkürzungen großer Muskelpartien führen nicht nur zu Beschwerden im Bereich des Bewegungsapparates, sondern lösen auch Organbeschwerden wie Kopfschmerzen oder therapieresistente Beschwerden im Becken- und Genitalbereich aus. Besonders betroffen ist die autochthone Muskulatur wie die Mm. pectorales major und minor, levator scapulae und trapezius; mit am häufigsten verkürzt und dadurch Auslöser von LWS- bzw. Beckenbeschwerden sind die Mm. iliopsoas, glutei, piriformes, gemelli und triceps surae.

▶ **Fallbeispiel.** Eine **38-jährige Sekretärin,** die vorwiegend am Bildschirm arbeitet, sucht die Praxis wegen **Schmerzen im HWS-Schultergürtelbereich** auf, die im Lauf der letzten Wochen unerträglich geworden seien. Morgens verspüre die Patientin beim Aufwachen eine zunehmende Steife der HWS/BWS, tagsüber nähmen die Beschwerden weiter zu.
Befund: Extrem verspannter Schultergürtel, Insertionsbereiche von Mm. levator scapulae und latissimus dorsi druckempfindlich, Mm. pectorales, sternocleidomastoidei und scaleni verkürzt. Die Patientin bittet um Verordnung von Massagen, da ein Masseur in ihrer Nachbarschaft arbeitet.
Differenzialdiagnostische Erwägung: Massagen und Fangopackungen bewirken in diesem Fall eine momentane Erleichterung, lösen vorübergehend die Verspannung, beseitigen aber nicht die muskuläre Fehlbalance. Die Patientin klagt über ständig leichten Zug in dem klimatisierten Großraumbüro, deren Arbeit am Bildschirm hohe Konzentration erfordert.
Die psychosoziale Anamnese ergibt eine Neigung zur Selbstüberforderung, einem hohen Über-Ich, Ängste vor Fehlern oder Versagen. Im familiären Bereich neigt die Patientin zu Sauberkeit, Gründlichkeit und Perfektion im Haushalt und, soweit möglich, zur Verwöhnung des Ehemannes und des einzigen, jetzt 14-jährigen Sohnes. Offensichtlich liegt eine zwanghaft-depressive, phobische Struktur mit Neigung zur Selbstbestrafung vor. Neben physikalischen

Maßnahmen sollte eine teils explorativ-analytisch, teils stützende Gesprächstherapie erfolgen. Die Patientin lässt sich überzeugen, dass trotz längerem Weg zum Krankengymnasten eine derartige Behandlung die kausale und effektivere ist. Nachdem sie sich selber nie Verwöhnung zukommen lässt, werden zusätzlich 6 Handmassagen mit Fangopackungen verordnet. Nach Abschluss der Behandlungen bittet die Patientin, auch auf dringendes Anraten des Krankengymnasten, um weitere 5 Verordnungen. Von der Verordnung derartiger Gefälligkeiten muss jedoch gewarnt werden, da der Vertragsarzt bei zu großzügigen Verordnungen rasch über seinen statistischen Falldurchschnitt gerät und den Krankenkassen gegenüber regresspflichtig werden kann. Es ist zudem ethisch fragwürdig, die beschränkten Ressourcen im Gesundheitswesen für das „Verwöhnen" Einzelner einzusetzen. Sinnvoller wäre es, die Patientin „zu aktivieren", sie zur selbstständigen Ausübung krankengymnastischer Übungen anzuhalten. Es ist eine wesentliche hausärztliche Aufgabe, Patienten ihre Krankheit nicht nur „abzunehmen", sondern sie gerade bei Erkrankungen, die wesentlich durch unseren Lebensstil mitbedingt sind, selber in die Verantwortung zu nehmen.

Mittel- bis langfristig bietet sich hier bei berufstätigen Patienten ein Heilverfahren an, dessen Kosten voll von der Rentenversicherung übernommen werden. Neben den regelmäßigen und intensiven physikalischen Anwendungen kann ein völliger Milieuwechsel von Beruf und Familie sowie das Gruppenerlebnis kurativ wirksam werden. Bei nicht berufstätigen Patienten besteht die Möglichkeit, eine sog. offene Badekur zu beantragen, bei der ein Kurort hausärztlicherseits vorgeschlagen werden kann. In diesem Fall trägt die Krankenkasse die Kosten für die Kurbehandlung und die Anwendungen und gewährt einen Zuschuss für die Unterbringung. Allerdings hat der finanzielle Druck im Gesundheitswesen dazu geführt, dass derartige Maßnahmen zuletzt immer seltener genehmigt werden.

▶ **Merke:** Eine gezielt verordnete Krankengymnastik erweist sich bei richtiger Indikationsstellung langfristig als wesentliches Standbein der Therapie.

Auf der Verordnung muss exakt definiert werden, welche Systeme evtl. nach vorheriger Kälte- oder Wärmeapplikation therapiert werden sollen. Die Art und Anzahl der Behandlungen wird aktuell durch einen Katalog vorgegeben, Abweichungen sind nur bei ausführlicher Begründung im Einzelfall möglich. Die Indikationen betreffen vorwiegend pathologisch gestörte Balancen zwischen muskulären Agonisten und Antagonisten (z. B. LWS) oder Verkürzung im Bereich der Schulter- oder Beckengelenkkapsel nach Trauma oder Totalendoprothese.

▶ **Merke:** Der Patient sollte dabei nicht passiv „bedient" werden. Vielmehr sollte er die Fähigkeit erlernen, sich selbst zu helfen, Fehlhaltungen zu erkennen und selbstständig auszugleichen.

Evidenz der Krankengymnastik: Verglichen mit anderen physikalischen Therapieformen ist die Studienlage bei der Krankengymnastik relativ breit und abgesichert. Auf der Basis von randomisierten Kontrollstudien besteht Evidenz für den Einsatz krankengymnastischer Übungen bei chronischen Nackenschmerzen, Kniegelenksarthrose, akute und chronische Rückenschmerzen sowie eine tendenzielle Wirkung bei chronischen Schulterbeschwerden.

▶ Merke

▶ Merke

Evidenz der Krankengymnastik: Der erfolgreiche Einsatz bei chronischen Nackenschmerzen, Kniegelenksarthrose, akuten und chronischen Rückenschmerzen ist relativ abgesichert.

9.2.4 Elektrotherapie

▶ **Fallbeispiel.** Ein **73-jähriger Patient,** der seit vielen Jahr unter einem **Diabetes mellitus Typ 2** (diätetisch und medikamentös gerade ausreichend eingestellt) und einer **Hypertonie** leidet und als ehemaliger Kettenraucher seit 5 Jahren Nichtraucher ist, hat vor 6 Wochen eine **Ballondilatation** der **A. tibialis** erhalten. Die peripheren Fußarterien sind jedoch im Arteriogramm kaum sichtbar. Er klagt über nächtliche Dysästhesien und Ermüdung beider Füße beim Spazierengehen. Dem Patienten werden Wechselbäder verordnet, zusätzlich wird eine **Reizstrombehandlung** mit Elektrodenanlage an beiden Fußsohlen begonnen. Nach der Behandlung deutliche Verschlechterung der Beschwerden; die Inspektion der Fußsohlen zeigt punktuelle Verbrennungen 1.–2. Grades. Genauere Recherchen ergeben, dass **aufgrund eines Missverständnisses eine Gleichstrom- statt einer Niederfrequenztherapie durchgeführt** wurde. Wegen seiner diabetischen peripheren Polyneuropathie spürte der Patient die stark reizende lokale Wirkung nicht. Erfreulicherweise heilen die Hautläsionen komplikationslos ab. Unter einer niedrig dosierten Mittelfrequenzanwendung kam es anschließend zur allmählichen Verbesserung des Gehvermögens. Der Fallbericht soll verdeutlichen, dass der Einsatz der physikalischen Therapie keineswegs gefahrlos ist.

Prinzip: Die **Reizstrombehandlung** kann mit **Gleichstrom, nieder- oder mittelfrequentem Wechselstrom** erfolgen (Abb. A-9.1).
Der menschliche Körper wirkt aufgrund seines hohen Wasser- und Elektrolytgehaltes als Leiter zweiter Klasse. Der Körperwiderstand sinkt bei **Gleichstrom** und **niederfrequentem Wechselstrom** bei steigender Spannung und Einwirkzeit. Über die Polarisation kommt es zu einer Ionenverschiebung im elektrodennahen Bereich, die bei Überdosierung zu Verätzungen oder Verbrennungen führen kann. Um die starke Reizwirkung an den Elektroden zu mindern, werden **niederfrequente** Ströme als Dreiecks-, Rechteck- oder frequenzmodulierte Impulse abgegeben. Sie bewirken eine elektrodennahe Stimulation von Haut, Nerven und Muskulatur. Im **Mittelfrequenzbereich**, d. h. bei Frequenzen von 2000–5000 Hz, verläuft der Stromweg gebündelter und führt im tieferen Gewebe zu höheren Stromdichten. Die physikalisch-therapeutische Reizwirkung entfaltet sich hier mehr zwischen den Elektroden in den tieferen Gewebsschichten.

Wirkung: Je nach gewählter Stromform können durch den elektrischen Reiz folgende Wirkungen erzielt werden:
- Schmerzlinderung,
- motorische Reizwirkung,
- Durchblutungsförderung,
- Stoffwechselbeeinflussung,
- Entzündungshemmung,
- Regenerationsförderung.

A-9.1 **Abhängigkeit der Polarisation und Wärmeentwicklung vom Frequenzbereich (nach Gillmann 1981)**

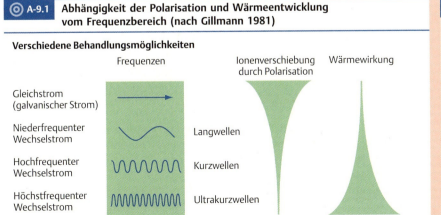

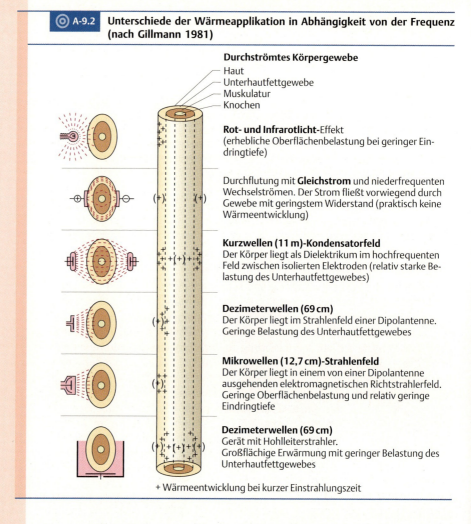

A-9.2 Unterschiede der Wärmeapplikation in Abhängigkeit von der Frequenz (nach Gillmann 1981)

Durchströmtes Körpergewebe
– Haut
– Unterhautfettgewebe
– Muskulatur
– Knochen

Rot- und Infrarotlicht-Effekt (erhebliche Oberflächenbelastung bei geringer Eindringtiefe)

Durchflutung mit **Gleichstrom** und niederfrequenten Wechselströmen. Der Strom fließt vorwiegend durch Gewebe mit geringstem Widerstand (praktisch keine Wärmeentwicklung)

Kurzwellen (11 m)-Kondensatorfeld
Der Körper liegt als Dielektrikum im hochfrequenten Feld zwischen isolierten Elektroden (relativ starke Belastung des Unterhautfettgewebes)

Dezimeterwellen (69 cm)
Der Körper liegt im Strahlenfeld einer Dipolantenne. Geringe Belastung des Unterhautfettgewebes

Mikrowellen (12,7 cm)-Strahlenfeld
Der Körper liegt in einem von einer Dipolantenne ausgehenden elektromagnetischen Richtstrahlerfeld. Geringe Oberflächenbelastung und relativ geringe Eindringtiefe

Dezimeterwellen (69 cm)
Gerät mit Hohlleiterstrahler. Großflächige Erwärmung mit geringer Belastung des Unterhautfettgewebes

+ Wärmeentwicklung bei kurzer Einstrahlungszeit

Die Anwendung von Reizstrom setzt Grundkenntnisse der physikalischen und elektrophysiologischen Vorgänge voraus. Eine praxisorientierte Anleitung würde den Rahmen dieses Buches sprengen, deshalb sei auf die einschlägige Literatur verwiesen.

Hochfrequenzströme werden über sog. Bestrahlungsgeräte als **elektromagnetische Strahlen** auf den Körper übertragen, wo sie eine Wärmeentwicklung bewirken. Je nach Wellenlänge differenziert man **Kurz-, Dezimeter-** und **Mikrowellen,** die sich in ihrer Eindringtiefe und Energieabgabe auf Haut, Subkutangewebe, Muskulatur oder Knochen voneinander unterscheiden (Abb. **A-9.2**). Die Anwendung von Hochfrequenzströmen gehört zu den einfachsten physikalischen Therapieprinzipien, die in einer Allgemeinpraxis eingesetzt werden können.

Evidenz der Elektrotherapie: Die Datenlage für die Elektrotherapie ist trotz der breiten Anwendung schwach. So gibt es lediglich für die Gonarthrose positive Evidenz auf der Basis von randomisierten Kontrollstudien.

9.2.5 Ultraschallbehandlung

Prinzip: Bei der Ultraschallbehandlung werden von einem Schallkopf mechanische Schwingungen – im Gegensatz zu den elektromagnetischen Schwingungen der Hochfrequenzgeräte – ausgelöst. Innerhalb des Schallfeldes entstehen Energieverluste, die in Wärme umgesetzt werden und besonders an Grenzschichten der Übergänge von Weichteilen zu Knochengewebe, Bindegewebe und Gefäßen oder Nervengewebe wirksam werden. Die Eindringtiefe beträgt je nach Gewebedichte 3–5 cm.

▶ **Merke:** Indikation und Dosierung dieser Behandlungsmethode müssen sorgfältig vorgenommen werden, da insbesondere bei Überdosierungen sehr heftige und schmerzhafte Reaktionen mit anhaltenden Beschwerdeverschlechterungen ausgelöst werden können.

Bei allen Gewebeläsionen oder Schädigungen, z. B. nach Distorsionen und Kontusionen, muss besonders zurückhaltend dosiert werden, solange der Patient eine Wärmeintoleranz beobachtet. **Im akuten Stadium** sollte deshalb zunächst bis zu Ödem- und Hämatomresorption **nur Kälte** angewendet, nach Abklingen der Schwellungen die Testdosis ermittelt, und dann die Ultraschalltherapie in langsam steigender Dosierung durchgeführt werden.

Empirisch besonders dankbare **Indikationen** sind chronische Insertionstendopathien wie bei der Epicondylitis radialis, Insertionstendopathien der Schultergelenke, „Pericoxitis" (Trochanter), Reizzustände bei Fersensporn, Tarsalgie oder posttraumatische Läsionen im Bereich der kleinen und mittelgroßen Gelenkkapseln.

Evidenz der Ultraschallbehandlung: Es gibt auf der Basis randomisierter Kontrollstudien positive Evidenz für die Anwendung bei chronischen Nackenschmerzen, patellofemoralen Schmerzen, akuten und chronischen unteren Rückenschmerzen sowie für Schulterschmerzen (inkl. der kalzifizierten Tendinose).

9.2.6 Inhalationsbehandlung

Im Wesentlichen werden Feucht- und Aerosolinhalationen unterschieden. Die **Feuchtinhalation** bewährt sich wegen ihrer hohen Partikelgröße besonders zur Behandlung der **oberen Luftwege**: Nasennebenhöhlen, Rhinopharynx, Larynx und Trachea. Sie ist leicht durchführbar – in einem Topf mit heißem/kochendem Wasser wird etwas Kochsalz, Emser-Salz oder Meersalz aufgelöst. Der heiße Dampf wirkt hyperämisierend und sekretolytisch, die salinischen Zusätze bewirken einen osmotischen Reiz.

Die **Aerosolbehandlung** dagegen setzt die Verwendung eines Druckluft- oder Ultraschallvernebelungsgerätes voraus, um die optimale Teilchengröße von 2–5 µm zu erzeugen und den bronchioalveolären Bereich zu erreichen. Über die erzeugten Partikelgrößen der einzelnen Geräte siehe Abb. **A-9.3**. Diese Behandlungsmethode kann an erster Stelle bei jeder **bronchopulmonalen Erkrankung mit mukoziliärer Störung** regelmäßig vom Patienten selber durchgeführt werden. Neben einer Wirkung über Viskosität und Osmose erlaubt sie den Zusatz diverser Medikamente wie Mukolytika, β-Sympathomimetika, Anti-

A-9.3 Abhängigkeit der Tropfengröße von der Art des Gerätes (nach Gillmann)

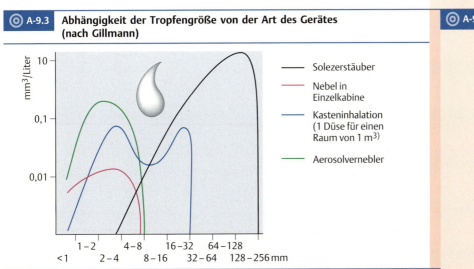

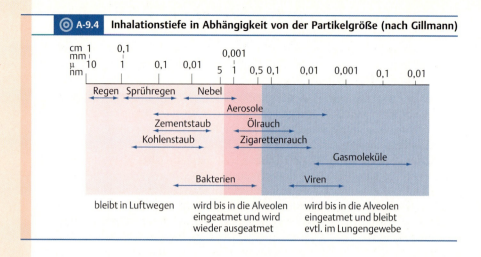

A-9.4 Inhalationstiefe in Abhängigkeit von der Partikelgröße (nach Gillmann)

Evidenz der Inhalationsbehandlung: Es liegen nur wenige kontrollierte Studien vor, keine relevanten Ergebnisse.

biotika und viele andere. Über die Abhängigkeit von Partikelgröße und Inhalationstiefe siehe Abb. **A-9.4**.

Evidenz der Inhalationsbehandlung: Zu dieser Therapie, die überwiegend in Deutschland angewendet wird, liegen nur wenige kontrollierte Studien vor. Während ein Cochrane-Review der Dampfinhalation bei Atemwegsinfektionen eine geringfügige Wirkung auf die typischen Symptome zuschreibt, kommt eine andere Übersichtsarbeit zum gegenteiligen Ergebnis. Beide Arbeiten stimmen jedoch darin überein, dass diese Maßnahmen (bei richtiger Anwendung) weitestgehend ungefährlich sind.

Weiterführende Literatur zu diesem Kapitel finden Sie unter www.thieme.de/specials/dr-allgemeinmedizin/

10 Komplementärmedizin und Naturheilverfahren

Detmar Jobst, Edzard Ernst

Vorbemerkung

Naturheilverfahren (NHV), international auch als Komplementär- und Alternativmedizin (complementary/alternative medicine: CAM) bezeichnet, wurden durch die Neufassung der deutschen Ärztlichen Approbationsordnung (ÄAppO) seit 2003 reguläres akademisches Lehrfach. In der allgemeinmedizinischen Praxis ergeben sich viele, nicht nur historisch begründete Zusammenhänge zu den besonderen Therapierichtungen wie Naturheilverfahren, Homöopathie und anthroposophische Medizin. Die Zusammenhänge zwischen der Allgemeinmedizin und den Naturheilverfahren werden in diesem Kapitel dargestellt. In Deutschland praktizieren mehr als 8000 Ärzte Naturheilverfahren und mehr als 3000 Ärzte üben Homöopathie aus.

▶ **Fallbeispiel.** Ihr 50-jähriger Patient sucht Sie wegen Oberbauchbeschwerden auf. Morgens verspüre er eine Abneigung gegen das Frühstück, esse wegen seiner engen Termine fast den ganzen Tag über nichts. Dann nage es in seinem Magen, der sich in der letzten Zeit schon mal krampfhaft zusammenziehe. Am Abend jedoch lange er üblicherweise kräftig zu. Seit einigen Wochen verspüre er nach dem Essen ein unbekanntes Völle- und Druckgefühl und könne auch nicht mehr die üblichen Portionen schaffen.

Sie wissen von Ihrem Patienten, dass er wochentags an anderem Ort einer Vertretertätigkeit nachgeht, indem er Disponenten die neue Kollektion seiner Sportartikelfirma vorstellt. Zwischen den Verkaufsgesprächen sitzt er im Auto und fährt zum nächsten Kunden. Nur an Wochenenden kommt er nach Hause, zu seiner Frau und seinen fast erwachsenen Kindern. Der Patient hat eine skeptische Sicht auf verschiedene ärztliche Maßnahmen und vor allem auf Antibiotika, Kortison und andere „giftige Hämmer", wie er sich ausdrückt. Sein ältester Sohn sei an einer solchen Behandlung „beinah mal gestorben". Wie schon in seiner Jugend, versuche seine Familie bei Krankheiten lieber die „natürlichen Mittel".

Auf diesem Hintergrund ist es durchaus bemerkenswert, dass der 50-Jährige seit 30 Jahren Zigaretten raucht und abends regelmäßig zwei bis drei Gläser Rotwein trinkt. Diese Informationen erhielten Sie bei vorangegangenen Konsultationen wegen eines infizierten Insektenstiches und einer Gesundheits-Vorsorgeuntersuchung.

Aktuell bringen Sie nun in Erfahrung, dass seine Verdauung ziemlich träge ist und der Stuhl fest, aber ohne Schwarzfärbung oder Blutauflage sei. Saures Aufstoßen oder Sodbrennen träten nur selten auf. Am Gewicht habe sich in den letzten Monaten nichts geändert. Allerdings hätten die beruflichen Anforderungen enorm zugenommen. Er sei dem Job kaum noch gewachsen. In häuslicher Umgebung z.B. an Wochenenden „gehe es besser mit seinem Bauch".

Bei der körperlichen Untersuchung sind die Bauchdecken adipös, die Leber zeigt eine normale Größe und Konsistenz ohne pathologische Resistenzen. Im Epigastrium und über dem duodenalen C besteht ein mäßiger Druckschmerz. Die Peristaltik ist lebhaft und unauffällig, die Bruchpforten sind geschlossen, die Nierenlager nicht klopfschmerzhaft, die Milz lässt sich nicht tasten. Anlässlich eines routinemäßig erhobenen Blutdruckes von 175/95 mmHg fällt ihnen wieder ein, dass der Patient die von Ihnen angeregte medikamentöse Blutdrucksenkung unter verschiedenen Vorbehalten gegen die „Schulmedizin" und Furcht vor Nebenwirkungen abgelehnt hat. Und nun kramt der Mann eine frische Packung mit Protonenpumpenhemmern aus der Tasche der abgelegten Hose: „Ehe ich's vergesse: Von einem Ihrer Kollegen. Aber bevor ich das Teufelszeug nehme, wollte ich noch mal mit Ihnen als Naturheilkundler sprechen. Haben Sie gelesen, was da alles auf dem Beipackzettel steht?"

Im Beispiel fällt das Konsultations-Kriterium „Naturheilkundler" des Patienten auf. Angesichts der Problemstellung eröffnet sich eine spannende Aufgabe für den naturheilkundlich ausgerichteten Hausarzt. Als nicht mit NHV befasster Arzt, z.B. in einer Vertretungssituation, sollte man seine mangelnde Kompetenz klarstellen, aber möglichst auf abfällige Äußerungen gegen „Kräutermedizin" und „Kaffeesatzleserei" verzichten.

Wir kommen noch nach einigen grundsätzlichen Überlegungen auf den Fallbericht zurück.

10.1 Grundlagen

Es ist schwierig, eine allgemeingültige Definition für den Begriff Komplementärmedizin zu geben. Er wird meistens als Gegensatz zur Schulmedizin beschrieben, z. B. als etwas, das bisher kein Teil des Medizinstudiums war, als zweifelhaft oder zumindest wissenschaftlich nicht erwiesen oder als Außenseitermethode.

Solche negativen Definitionen sind weder korrekt noch befriedigend. Positiv könnte die Komplementärmedizin als „Ergänzung zur Schulmedizin, die zu einem gemeinsamen Ganzen beiträgt, indem sie durch die Schulmedizin nicht befriedigte Bedürfnisse erfüllt oder deren Bezugssystem erweitert" betrachtet werden.

Die Komplementärmedizin schließt eine große Breite von Verfahren ein, die wenig gemeinsam haben, außer dass sie
- zum großen Teil von der Schulmedizin ausgeschlossen sind,
- dass sie beanspruchen, bei bestimmten Erkrankungen zu helfen, und
- dass sie auf ihren ganzheitlichen (holistischen) Ansatz Wert legen (Tab. **A-10.2**).

Einige sind ausschließlich therapeutische (z. B. Phytotherapie), andere sind diagnostische Verfahren (z. B. Irisdiagnostik) und viele schließen sowohl diagnostische als auch therapeutische Ansätze ein (z. B. Akupunktur).

10.1.1 Verbreitung und Akzeptanz von Komplementärmedizin

Angesichts des unbestreitbaren Erfolgs der modernen Medizin erscheint es erstaunlich, dass so viele Patienten sich der Komplementärmedizin zuwenden. Genutzt wird sie in den Industriestaaten vorwiegend von Menschen, die eher einer sozioökonomisch höheren Schicht angehören und die ihre eigene Gesundheit in hohem Maße beachten. Unter den Nutzern sind überwiegend Frauen und ältere Menschen. Für Deutschland dokumentiert das demoskopische Institut Allensbach seit Jahren zunehmendes Interesse und Eigenerfahrung der Bundesbürger mit NHV. Dementsprechend stieg die Zahl von Ärzten mit entsprechenden Zusatztiteln an (Abb. **A-10.1**; Daten der Bundesärztekammer – zum Vergleich: Anzahl der Heilpraktiker und aller tätigen Ärzte).

In den Vereinigten Staaten ist der Anteil der Patienten, die Komplementärmedizin nutzen, von 1990 bis 1997 von 33 % auf 42 % der Bevölkerung angestiegen, mit einem jährlichen Ausgabevolumen von 20 Milliarden Dollar. In Großbritannien nutzen gegenwärtig 20 % komplementärmedizinische Methoden und geben hierfür 1,6 Milliarden englische Pfund aus.

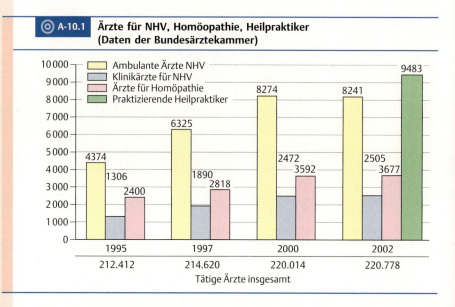

A-10.1 Ärzte für NHV, Homöopathie, Heilpraktiker (Daten der Bundesärztekammer)

NHV bedeuten für viele Patienten und für viele Ärzte eine wünschenswerte Ergänzung zu Standardtherapien. Es wird von beiden Seiten angenommen, dass Risiken und Nebenwirkungen bei der Anwendung von NHV geringer seien. Konzeptionell basiert diese Erwartung auf:
- der Auffassung, dass in jedem chemischen oder künstlichen Therapieverfahren erkannte oder verborgene Nebenwirkungen stecken, die vermeidbar sind,
- den Erfahrungen aus historischen Langzeitanwendungen ohne (erfasste) Schäden („Erfahrungsheilkunde"),
- dem Wissen um selbstregulierende Körpermechanismen, wie sie z. B. in der Salutogenese-Lehre oder im Reiz-Reaktions-Modell zum Ausdruck kommen. Die Anwendungen der NHV werden hier als Stimuli aufgefasst.

Weitere Gründe können ausschlaggebend sein:
- Ablehnung von Standardtherapien, aber trotzdem etwas „Medizinisches" ausprobieren wollen, das nicht angstbesetzt ist.
- Hoffnung haben, aus einem (magischen) Heilungsprozess zu schöpfen, etwa bei unklaren oder nicht (mehr) behandelbaren Erkrankungen.
- Keine Möglichkeit unversucht zu lassen, die Kontrolle über die eigene Gesundheit zu behalten, z. B. bei psychischen Störungen.
- Der Wunsch, mit NHV ohne Risiko auch prophylaktisch mehr Gesundheit für sich zu erwerben, womöglich eigenes Risikoverhalten zu kompensieren, ohne es aufgeben zu müssen.
- Die eigene Gesundheit in Harmonie mit einer individualistischen Weltsicht zu bringen.
- Das Besondere (Exzentrische) zu suchen und dafür Zeit, Verständnis und Einfühlungsvermögen der Hausärzte für Naturheilverfahren zu verlangen und zu bekommen.

10.1.2 Ethnomedizin, klassische Naturheilverfahren, alternative/esoterische Medizin

NHV sind stark ethnokulturell geprägt. Sie dokumentieren nicht nur ihre Herkunftsregionen, sondern auch deren naturgegebene Ressourcen wie einheimische Pflanzen, Mineralien, Tiere und Werkstoffe. Zugleich besitzt die Volksmedizin stets eine historische Vorläuferrolle mit mehr oder weniger erhaltenen Einflüssen auf die aktuelle Krankenversorgung.

Es gibt erhebliche nationale Unterschiede im Verständnis dessen, was als komplementärmedizinisch betrachtet wird. Massage und Phytotherapie beispielsweise gelten in englischsprachigen Ländern – anders als in Deutschland – als komplementärmedizinisch. Akupunktur gilt als komplementärmedizinisch im Westen, ist aber in China eine voll akzeptierte Methode. In Frankreich ist die Homöopathie weit verbreitet und viel stärker akzeptiert als z. B. in England, während die Therapie mit Bach-Blüten in den angelsächsischen Ländern bekannter ist.

Die Nähe zu NHV variiert bei Ärzten und Patienten: Überwiegend naturheilkundlich arbeitende Ärzte binden Patienten mit ebensolchen Erwartungen. Andere, hierunter auch Spezialisten z. B. für Onkologie, Gynäkologie oder HNO-Medizin setzen NHV komplementär, additiv und/oder den Patientenwünschen entsprechend ein. Viele Patienten probieren außerdem komplementärmedizinische Maßnahmen neben einer konventionellen Behandlung, informieren ihren Hausarzt aber nicht immer darüber. Eine ausführliche Anamnese sollte deshalb die Nutzung von Komplementärmedizin einschließen (s. S. 113).

Speziell in den deutschsprachigen Ländern werden die „Klassischen Naturheilverfahren" nach Sebastian Kneipp (1821–1897) mit folgenden fünf „Säulen" definiert:
- Balneologie/Hydrotherapie,
- Phytotherapie,
- Diätetik,
- Bewegungslehre,
- Ordnungstherapie.

A Spezifische Problemfelder in der Allgemeinmedizin

Diese Heilmittel klassischer NHV entstammten der ländlichen Lebensumwelt der Menschen, hatten nichts Künstliches und waren allen Schichten preisgünstig zugänglich. Auf ihrer Basis wurde das fast nur im deutschsprachigen Raum übliche Kurwesen entwickelt. Es fällt auf, dass die „fünf Säulen" kaum einen diagnostischen Anteil enthalten, die Therapie steht wie selbstverständlich im Vordergrund.

Balneologie/Hydrotherapie, Phytotherapie, Diätetik und Bewegungslehre haben einen so großen Einfluss auf die Entwicklung der praktischen Medizin und der Pharmakologie genommen, dass sie bis nach dem 2. Weltkrieg in Deutschland authentischer Teil der Schulmedizin, insbesondere der Inneren Medizin waren. Wenn sich seitdem besonders die Akutmedizin durch intensivmedizinische, chirurgische und medikamentöse Maßnahmen weiter entwickelt hat und viele Subspezialitäten entstanden sind, kommt doch den genannten naturheilkundlichen Maßnahmen in der Rehabilitation, der Rekonvaleszenz und der Versorgung chronisch Kranker in der hausärztlichen Praxis immer noch eine tragende Bedeutung zu. Auch die Therapie mit Heilpflanzen besteht auf teils hohem pharmakologischen Niveau weiter.

> Die **Ordnungstherapie** trägt als nichtstoffliches Verfahren ein Entwicklungspotenzial in sich (Entspannungsverfahren, Verhaltensschulung, psychotherapeutische Beratung oder Soziotherapie).

Die **Ordnungstherapie** nimmt eine Sonderstellung ein, weil sie als nichtstoffliches Verfahren ein quasi zeitloses Entwicklungspotenzial in sich trägt. Entspannungsverfahren, Verhaltensschulung, psychotherapeutische Beratung oder Soziotherapie konkretisieren heute das Bemühen von Kneipp um Einordnung und Bewältigung von Krankheit. Ordnungstherapie kann also auch aktuell als zentraler Teil (haus)ärztlichen Handelns begriffen werden.

Der Zentralverband der Ärzte für Naturheilverfahren (Freudenstadt) und andere Fachgesellschaften sorgen heutzutage entsprechend der gültigen Weiterbildungsordnung der Bundesärztekammer für den Nachwuchs von Ärzten mit dem Zusatztitel „Naturheilverfahren". Durch die Auswahl der Dozenten und die Vorgabe von Unterrichtsthemen bleibt das traditionelle Gedankengut im Wesentlichen unverändert, allerdings angereichert durch wissenschaftliche Ergebnisse.

> Zu den NHV werden Akupunktur, (Komplex-)Homöopathie, Eigenblutbehandlungen einschließlich Ozontherapie sowie manualtherapeutische Verfahren gezählt. Ausleitende Verfahren haben an Bedeutung verloren.

Nach heutiger Auffassung werden in Deutschland Akupunktur, (Komplex-)Homöopathie, Eigenblutbehandlungen einschließlich Ozontherapie sowie manualtherapeutische Verfahren ebenfalls zu den NHV gezählt. Ausleitende Verfahren wie die Kolonhydrotherapie, der Einsatz von Blutegeln und das Schröpfen, die ebenfalls den Naturheilverfahren zugehörig sind, haben hingegen etwas an Bedeutung verloren.

> Kommerziell werden Mittel in Form von Nahrungsergänzungsmitteln, z. B. homöopathisierte Nosoden, Spurenmineralstoffe, auch in Mischung mit Vitaminen oder sogar Hormonen als NHV angeboten.

Eine Reihe anderer Mittel und Verfahren mit eher alternativ-esoterischem Hintergrund werden kommerziell angeboten, wobei häufig ungeklärt ist, ob sie zum Wohlbefinden beitragen können. Von den Mitteln werden hier beispielhaft homöopathisierte Nosoden (homöopathisierte Arzneimittel aus Eiter, Sputum oder erkrankten Organen) genannt und Spurenmineralstoffe, auch in Mischung mit Vitaminen oder sogar Hormonen (orthomolekulare Therapie), denen auch ohne nachgewiesene Mangelsituation gesundheitsfördernde Wirkungen nachgesagt werden.

> Beispiele für Verfahren sind manuell modulierte elektromagnetische Wellen, in Deutschland vorwiegend von Heilpraktikern eingesetzt.

Von den Verfahren sei beispielhaft der Einsatz von teils manuell modulierten elektromagnetischen Wellen (Bioresonanzmessung mittels Wünschelrute, Pendel, Bicom, Mora u. a.) genannt.

In Deutschland werden solche Mittel und Verfahren insbesondere von Heilpraktikern verwendet. Im Gegensatz zu den Gesetzlichen Krankenkassen erstattet eine Reihe von Privatkassen die Behandlung durch Heilpraktiker.

▶ **Fallbeispiel**

▶ **Fortsetzung Fallbeispiel.** Die beschriebene Sachlage lässt die Wünsche und Motive unseres Patienten leicht einordnen. Es handelt sich keineswegs um einen Einzelfall.
Aus ärztlicher Sicht sieht man vor allem auf das unphysiologische Verhalten des Mannes, das durch beruflich bedingte Hetze, körperliche Immobilität, ungesunde Ernährungsweise sowie schädliches Konsumieren von Genussmitteln gekennzeichnet ist. Die Symptomatik klingt nach einer Magen- und/oder Duodenalschleimhautentzündung. Auch ein Ulkus erscheint nicht ausgeschlossen. In etwa 50 % der in Allgemeinpraxen geklagten Oberbauchbeschwerden kann allerdings mit vertretbarem diagnostischen Aufwand kein körperliches Korrelat für solche Beschwerden gefunden werden!

10 Komplementärmedizin und Naturheilverfahren

Man erkennt ebenfalls, dass die Krankheitskonzepte des Patienten von seiner Herkunftsfamilie naturheilkundlich geprägt wurden. Dies kann ein Wissen über Hausmittel begründen und ermöglicht im günstigen Fall einen kompetenten autonomen Umgang mit Gesundheitsstörungen wie Fieber, Kopfschmerzen, kleineren Verletzungen und den Umgang mit kranken Familienangehörigen.

Später wurde diese Einstellung durch eine existenzielle Erfahrung mit seinem Sohn bestätigt. Sie bestärkte eine durch Skepsis oder Ängste geprägte Grundhaltung der (Schul-)Medizin gegenüber, die Ärzte übrigens nicht selten vorfinden und kanalisieren müssen. Die gesetzlich vorgesehenen Medikamentenbeschreibungen auf Beipackzetteln beispielsweise verursachen bei nahezu allen Menschen eine Verstärkung solch skeptischer oder ängstlicher Haltungen.

Es mag erstaunen, dass keine kritische Selbstsicht des Mannes existiert. Die wenigsten Menschen können eigene Fehler oder eigenes Fehlverhalten ohne äußere Anstöße erkennen und schon gar nicht ihr Fehlverhalten ändern. Es bietet sich hier der entscheidende therapeutische Ansatz, der zugleich der hausärztlichen wie der naturheilkundlichen Medizin angehört: Als Arzt wird man versuchen, die Auslöser „in Ordnung" zu bringen, da ja bereits die häusliche Umgebung an den Wochenenden den Reizzustand verbessert!

Der Mann müsste über folgende Körperfunktionen und -reaktionen in Kenntnis gesetzt werden:

1. Am Morgen erwarten physiologischerweise größere Mengen von Magen-Nüchtern-Sekret, eine gefüllte Gallenblase und entsprechende Pankreas-Puffer-Kapazität die Aufnahme eines Frühstückes.
2. Der obere Verdauungsapparat sollte alle 3–4 Stunden mit einer Zwischenmahlzeit beschäftigt werden, um autoaggressive Tendenzen der Verdauungssekrete zu vermindern. Die Menge der Verdauungssäfte beträgt in 24 Std. 1,5–2,5 Liter.
3. Zigarettenrauch verstärkt noch die Ausschüttung von Verdauungssekreten.
4. Autofahren unter Zeitdruck übersteuert das sympathische Nervensystem. Das freigesetzte körpereigene Cortisol vermindert die Schutzfaktoren der Magen- und Duodenalschleimhäute.
5. Alkohol vermindert den Tonus des Mageneingangssphinkters und ermöglicht den Übertritt von saurem Mageninhalt auf die ungeschützte ösophageale Schleimhaut.

Da die Physiologie des Magens und der Oberbauchdrüsen in Grundzügen seit dem Ende des 19. Jahrhunderts bekannt ist, haben Hausarzt- und Komplementärmedizin ähnliche Strategien entwickelt: Ruhe und Entspannung, geregeltes Essen ohne Reizstoffe, Förderung der Schleimhautschutzfaktoren durch Einnahme verschieden wirksamer Medikamente. Gegen Ende der 1970er-Jahre endlich gelang die Herstellung eines wirksam die Magensäure hemmenden Medikamentes (Cimetidin).

Erst hier trennen sich, bezogen auf unser Fallbeispiel, die Wege von Schulmedizin und Naturheilverfahren konzeptionell. Ein Arzt kann es heute durchaus bei einem säurehemmenden Medikament bewenden lassen (seit 2004 sind H_2-Blocker in geringen Dosierungen rezeptfrei erhältlich!). Diese Medikamentengabe kann unter Umständen sehr erfolgreich die geklagten Symptome abstellen, aber nichts an der ungesunden Lebenssituation verändern.

Bei Oberbauchproblemen wird der Allgemeinarzt evtl. nur ein säurehemmendes Medikament, z. B. einen H_2-Blocker empfehlen (Selbstmedikation).

Der naturheilkundliche Arzt wird vor allem bemüht sein, den Arbeitsalltag und das Konsumverhalten des Patienten zu verändern. Zusammen mit einer wünschenswerten beruflichen Entlastung versucht der Arzt, einen Ernährungsplan zu etablieren. Hierzu kann er sich an „natürlicher Nahrung" (z. B. nach Werner Kollath oder Maximilian Bircher-Benner) orientieren. Um eine C_2H_5OH- und Nikotinentwöhnung in Gang zu bringen, setzt er unterstützend die Nadelakupunktur, z. B. mit Dauernadeln als Aurikuloakupunktur ein. Lokale epigastrische Beschwerden und Krämpfe reagieren günstig auf eine Quaddeltherapie der Head-Zone, Übersäuerung bessert sich durch Süßholzwurzelextrakt (Cave: erhöht den Blutdruck bei Dauereinnahme), eine Dyspepsie durch Bitterstoffe oder Carminativa. Man kann bei dem geschilderten Procedere durchaus von einem ganzheitlichen Ansatz sprechen, gemessen an der Gabe eines Medikamentes als Einzelmaßnahme.

Der naturheilkundliche Arzt wird bei Verdauungsproblemen vor allem bemüht sein, einen Ernährungsplan zu etablieren und auf Alkohol- und Nikotinverzicht hinwirken sowie weitere Maßnahmen nach Bedarf einsetzen, wie z. B. Nadelakupunktur, Quaddeltherapie der Head-Zonen, Gabe von Süßholzwurzelextrakt oder Bitterstoffe bzw. Carminativa.
Dieses Vorgehen entspricht durchaus einem ganzheitlichen Ansatz.

Besonders risikobewusste Ärzte würden vielleicht eine Magenspiegelung durchführen lassen. Dies ist für den Hausarzt jedoch keine obligate Maßnahme. Bei nicht chronischen Oberbauchbeschwerden und ohne Alarmzeichen ist das Risiko für pathologische Befunde, beispielsweise eine kritische Helicobacterbesiedlung, ein blutendes Ulkus oder ein malignes Lymphom gering.

10.2 Typische Behandlungsanlässe

Bagatellerkrankungen, Befindlichkeitsstörungen mit und ohne Krankheitshintergrund, psychische und somatoforme Störungen leichteren bis mittleren Schweregrades und chronische Krankheiten aller Schweregrade sind die Indikationen für NHV, ebenso wie die Prophylaxe und die Rehabilitation.

Besonders chronische Probleme, gerade solche ohne etablierte wirksame Behandlungsmöglichkeiten und mit entsprechend langem Verlauf führen die Patienten zu den NHV. Die Spanne reicht von gutartigen Störungen bis hin zu lebensbedrohlichen Erkrankungen wie Krebs und AIDS, bei denen Patienten alles ausprobieren, was Heilung verspricht.

Prophylaxe, Befindlichkeitsstörungen, psychische Probleme, minder schwere Krankheiten, chronische oder nicht (mehr) behandelbare Krankheitszustände machen auch einen großen bzw. typischen Teil der Beratungsanlässe in der allgemeinmedizinischen Praxis aus (Tab. **A-10.1**). Diese partielle Deckungsgleichheit zwischen typischen Prävalenzen in der Hausarztpraxis und typischen Indikationen der NHV machen plausibel, warum NHV in der hausärztlichen Medizin so präsent sind.

A-10.1 Beispiele typischer Behandlungsanlässe in der hausärztlichen Praxis

Sog. Bagatell-erkrankungen	Befindlichkeits-störungen	Psychische und somatoforme Störungen	Chronische Beschwerdebilder/Krankheiten	Prophylaxe
▪ Grippale Infekte ▪ Halsschmerzen, Aphonie, Tubenkatarrh der Tuba Eustachii ▪ Aphthen ▪ Dekompensierter Senkfuß ▪ Orthostasebeschwerden ▪ Warzen und andere harmlose Hautveränderungen ▪ Reizblase ▪ Oberflächliche Hautverletzungen, Sonnenbrand, Insektenstiche ▪ Prämenstruelles Syndrom	▪ Schwindel ▪ Kopfschmerzen ▪ Schlafstörungen ▪ Inappetenz, Völlegefühle, Übelkeit ▪ Vergesslichkeit ▪ Glieder- und Muskelschmerzen nach ungewohnter Arbeit ▪ Adynamie, Leistungsknick ▪ Stuhlverhaltung, Blähungen ▪ Hautjucken	▪ Depressive Episoden ▪ Reaktionen bei Trauer und Verlust ▪ Überforderung ▪ Ängste, ängstliche Realitätsverkennung ▪ Herzrasen, Herzstolpern, Herzdruck ▪ Parästhesien ▪ Weichteilrheuma ▪ Diarrhö und Durchfälle im Wechsel ▪ Globusgefühl am Hals	▪ Wiederholte Kreuzschmerzen ▪ Infektanfälligkeit ▪ Migräne ▪ Pollenallergie ▪ Atopische Dermatitis ▪ Symptomatische Prostatahyperplasie ▪ (Früh-)demenzielle Symptome, multiple Sklerose ▪ Arthrose ▪ Nicht therapierbare Malignome	▪ Allgemeine Gesunderhaltung ▪ Stoffwechselstörungen inkl. Diabetes Typ 2, Dyslipoproteinämie ▪ Übergewicht und Fehlernährung ▪ Kardiovaskuläre Schäden ▪ Gefährdung durch Abhängigkeit und Sucht ▪ Vegetative Fehlsteuerung ▪ Orthopädische Probleme wie Rundrücken, Haltungsschwäche ▪ Einseitige berufliche oder körperliche Belastung ▪ Burn-out

10.3 Abwendbar gefährliche Verläufe

Die meisten NHV werden als zusätzliche Maßnahme, also komplementär oder ergänzend eingesetzt. Komplementärmedizin erscheint daher als ein treffender Begriff. Werden NHV tatsächlich ausschließlich (alternativ) zu den üblichen Maßnahmen der medizinischen Praxis eingesetzt, resultiert daraus nicht selten eine Gefährdung für die Patienten. Es gilt für den naturheilkundlich orientierten Allgemeinarzt daher, die folgenden Punkte zu berücksichtigen, damit sein Enthusiasmus nicht in Enttäuschungen und sogar in Schäden für die Patienten mündet.

- Die ideelle Nähe zu den erlernten und ausgeübten NHV sollte nicht zu deren ideologischem Einsatz führen.
- Die Grenzen des Verfahrens können am besten durch die Wahrnehmung des aktuellen Forschungsstandes berücksichtigt werden.
- Anamnese und Diagnostik sollten den später beschriebenen Grundsätzen (s. S. 113) folgen.
- Eine gute Ausbildung des Arztes ist Vorbedingung für die Anwendung und kann die Leistungsfähigkeit des Verfahrens erheblich steigern.

- Schulmedizinisches und naturheilkundliches Wissen können und sollten in sinnvoller Weise kombiniert werden. Dadurch kann die Überforderung nur einer Methode (z. B. Homöopathie, Neuraltherapie) wegen monomaner Anwendung vermieden werden. Therapeutische Leitlinien sind hilfreich und möglichst zu beachten!
- Das in Klinik und Praxis erlernte Wissen bedarf der regelmäßigen Auffrischung, wie durch die Zertifizierung bereits von den Ärztekammern vorgesehen. Während dieses Prozesses kommt es über die Jahre trotzdem zum Verlust von Wissen, häufig allerdings zugunsten von Schwerpunktbildungen (z. B. Phlebologie, Proktologie, Behandlung Drogenkranker, Homöopathie, Akupunktur).

▶ **Fallbeispiel.** Eine 38-jährige iranische Patientin wird unter der Vermutung einer Mittelfußknochenarthrose einige Monate lang zweimal wöchentlich mit neuraltherapeutischer Quaddeltherapie behandelt. Die Vorfußbeschwerden pendeln zwischen passagerer Besserung und Schongang (Humpeln) hin und her. Ein schließlich angefertigtes Röntgenbild zeigt eine arthroseuntypische knöcherne Arrosion, bei der es sich um eine Knochentuberkulose handelt. Dieser Befund bedarf einer kombinierten infektiologisch-chirurgischen Behandlung außerhalb der Reichweite von Allgemeinmedizin oder NHV.

◀ Fallbeispiel

▶ **Fallbeispiel.** Eine naturheilkundlich fixierte 69-jährige, privat versicherte Patientin mit einem Ulcus cruris wird heilpraktisch über einige Wochen mit lokalem Aufbringen von Farblösungen und palisadenförmiger Applikation von Akupunkturnadeln am Ulkusrand behandelt. Die offene Stelle vergrößert sich trotzdem und nässt den Verband durch.
Bei der Konsultation eines naturheilkundlich orientierten Allgemeinarztes zeigt sich das Ulkus (an typischer Stelle im distalen Unterschenkelbereich der Cockett-Venengruppe) schmierig belegt und mit Problemkeimen bewachsen. Es besteht eine ausgeprägte Astvarikose der V. saphena magna. Die aufgesetzte Taschendopplersonde ergibt das Signal einer insuffizienten Perforansvene.
Die (erfolgreiche) Therapie besteht in der lokalen Venenligatur (durch Spezialisten) und Kompressionsverbänden unter vorübergehender Anwendung antiseptischer Wundsalben. Es bedurfte einiger Überzeugungsarbeit, um die Patientin von den notwendigen Schritten zu überzeugen. So bleibt fraglich, ob eine Rezidivprophylaxe (Venenoperation oder Kompressionsbehandlung), über welche die Patientin aufgeklärt wurde, jemals erfolgen wird. Komplementärmedizinische Möglichkeiten wurden der Patientin ebenfalls mitgeteilt.

◀ Fallbeispiel

Erläuterung: Die Reepithelialisierung durch (Nadel-) Reizung eines Ulkusrandes ist ein wenig bekanntes, erfahrungsgemäß bei nicht infizierten und gut entstauten Ulcera cruris wirkungsvolles Verfahren. Antibakterielle Farblösungen wie Gentianaviolett oder Lugol-Lösungen sind veraltet, werden aber im Einzelfall oder bei besonderen Indikationen in der Dermatologie oder in der HNO-Heilkunde weiterhin verwendet.
Mehrere pflanzliche Extrakte (z. B. aus Mäusedorn oder aus Rosskastanie) vermindern wirkungsvoll ein Unterschenkelödem bei venöser Insuffizienz, z. B. bei langem Stehen oder an heißen Tagen (obwohl ein zweifelsfreier wissenschaftlicher Beleg dafür noch aussteht). Dasselbe vermögen Kaltwasserschenkelgüsse für einige Stunden.

10.4 Diagnostisches Vorgehen

10.4.1 Anamnese im Bereich der Naturheilverfahren

Für den naturheilkundlich orientierten Arzt in der ambulanten Medizin ist es ökonomisch empfehlenswert, durch konzentriertes Zuhören und gezielte Fragen das zentrale Anliegen der Patienten möglichst früh zu erfassen. Bei den nicht selten komplexen Krankengeschichten, den chronischen, auch schicksalhaften Verläufen kann ein Anamnesegespräch durchaus eine halbe Stunde dauern. Anamnesen bei akuten Beschwerden, Bagatellproblemen oder Notfällen sind nicht typisch für NHV, d. h., sie unterscheiden sich nicht vom üblichen hausärztlichen Vorgehen.

10.4 Diagnostisches Vorgehen

10.4.1 Anamnese im Bereich der Naturheilverfahren

Im Anamnesegespräch ist durch konzentriertes Zuhören und gezielte Fragen das zentrale Anliegen der Patienten zu erfassen.

Wesentliche anamnestische Aussagen sollen mitgeschrieben werden, sodass auch ein Vertreter oder Nachfolger sie verwenden kann (evtl. Benutzen eines Standardanamnesebogens mit vorgegebenen Fragen, aber auch frei auszufüllendem Teil). Von den Patienten selbst auszufüllende Fragebögen müssen jedenfalls ärztlicherseits sorgfältig gelesen werden, um zu erfassen und aufzunehmen, was Patienten mitteilen.

Die ärztlichen Ziele der Anamneseerhebung beziehen sich außer auf die vom Patienten geklagten Beschwerden auf die Ursachen und Gründe dahinter, auf die mögliche weitere Diagnostik, die Weiterleitung an Spezialisten und/oder auf eine therapeutische Intervention. Im Nebenschluss erfährt man menschliche Eigenheiten der Erzählenden, fragt nach der Familie, dem Beruf, der vegetativen Anamnese etc.

In der hausärztlichen Praxis kennen wir auch die nachholbare bzw. ergänzungsfähige „erlebte" Anamnese (s. S. 22), die andere Menschen (oder Umstände) einbeziehen kann. Falls eine umfangreiche Vorgeschichte besteht, gibt es meist auch umfangreiche Vorbefunde. Hier gilt: Anfordern, Sichten, Lesen!

10.4.2 Körperliche Untersuchung und weiterführende Diagnostik

Eine gute Anamnese schafft häufig bereits fundiert begründete Arbeitshypothesen und führt zu gezielten Fragen an die Diagnostik oder verweist in ein anderes Fachgebiet, z. B. die Kardiologie oder die Rheumatologie.

Diagnostisches Tun berücksichtigt inhärent die Möglichkeiten des jeweiligen Untersuchers – ein Homöopath wird eventuell auf eine körperliche Untersuchung verzichten – ein Manualtherapeut nie. In der allgemeinmedizinischen Praxis sollte immer eine körperliche Untersuchung erwogen werden. Hierfür gibt es Gründe:

- Feststellen von Übereinstimmung oder Differenzen zwischen den geklagten Beschwerden und den körperlichen Befunden.
- Erheben nicht berichteter (Neben-)Befunde oder relevanter Abweichungen von der Norm.
- Erhärten oder Relativieren der Arbeitsdiagnose aufgrund des körperlichen Befundes.
- Erfüllen einer ärztlichen Sorgfaltspflicht, deckungsgleich mit den Erwartungen der Patienten.

Ausnahmsweise kann die körperliche Untersuchung zeitnah nachgeholt werden, z. B. im Rahmen einer Gesundheitsvorsorgeuntersuchung (vgl. Kap. A-4, S. 25).

Die weitere Diagnostik sollte sich nicht an den Möglichkeiten der Praxis orientieren, sondern an den Notwendigkeiten des Falles. Die Hauptfragen lauten: Wem nützt die Diagnostik? Wozu kann sie (therapeutisch) führen?

Im Bereich der klassischen Naturheilverfahren muss man die Diagnostik als im Konzept integriert verstehen (s. S. 109). Manche komplementärmedizinischen Diagnosesysteme erscheinen ausgefeilt und ergänzen oder übersteigen die Leistung konventioneller Diagnostik, z. B. in den verschiedenen manual- und körpertherapeutischen Disziplinen (Chirotherapie, Osteopathie, Atemtherapie, Kinesiologie) oder in der Traditionellen Chinesischen Medizin (TCM). Im Allgemeinen verhält es sich jedoch anders:

Im Randbereich der Naturheilverfahren hin zur alternativ-esoterischen Medizin tummeln sich fragwürdige Diagnoseverfahren wie Irisdiagnostik, Bioresonanzmessung, Terminalpunktdiagnostik/Kirlianfotografie, Thermografie etc.

Bei anderen Verfahren geht die Diagnostik unmittelbar in die Therapie über, etwa bei der Elektroakupunktur nach Voll, beim Extinktionsphänomen (vgl. Bioresonanzmessung), in der Bach-Blüten-Medizin, in der TCM und bei den manualtherapeutischen Verfahren.

Jedes Diagnostikum besitzt Werte für die Genauigkeit, mit dem es Kranke und Gesunde unterscheidet (Sensitivität und Spezifität). Für die meisten der genannten diagnostischen Verfahren fehlen diese Werte zur Einschätzung der diagnostischen Güte (Validität). Die Irisdiagnostik, die Thermografie und die (manuelle oder instrumentelle) Erfassung von elektromagnetischen Wellen sind in Vergleichsuntersuchungen als nicht valide eingeschätzt worden. Aus diagnostisch unsicheren Verfahren können gravierende Fehlentscheidungen in Diagnose und Therapie erwachsen, da die Anzahl der fehlerhaft als krank oder gesund Befundenen gefährlich hoch ausfällt. Komplementärmedizinische Diagnoseverfahren wie die genannten werden in Deutschland im Wesentlichen von Heilpraktikern angewendet. Für Hausärzte sind sie wenig empfehlenswert.

Für **Laborwerte** gilt: Sie sind nur gut, solange sie Qualitätssicherungsmaßnahmen unterliegen und mit hoher Sensitivität bzw. Spezifität für den Ausschluss oder die Feststellung einer Krankheit stehen.

Die Kenntnis der Validität eines Laborwertes ist nicht trivial, entscheidet sie doch über den Anwendungsnutzen der in Deutschland üblichen Ausschlussdiagnostik („high sensitivity rules out") oder eines guten Erkennungsmarkers für eine bestimmte Erkrankung („high specifity rules in").

Als pathologisch missinterpretierte Diagnostik wie der Nachweis von Candida-Pseudo-Hefen im Stuhl sollte nicht mehr durchgeführt werden. In internistischen Abteilungen sollte aus dem gleichen Grund z. B. die Bestimmung von Tumormarkern als Routinediagnostik verlassen werden.

Zusammenfassend gilt: Je konkreter die Fragestellung, je valider die hierfür gewählte Diagnostik, desto erfolgversprechender der Erkenntnisgewinn. Ausschlussdiagnostik ist bis auf die Anwendung empfohlener Screenings, z. B. im Rahmen der Krebsvorsorgeuntersuchungen, im allgemeinmedizinischen Verständnis wenig sinnvoll, da seltene Erkrankungen und schwere Krankheitsbilder in der Allgemeinmedizin seltener vorkommen. Wenn sie im komplementärmedizinischen Bereich doch vorkommen, ist in fast allen Fällen die Diagnostik bereits komplett.

10.5 Therapeutische Optionen

Die folgende Tabelle **A-10.2** gibt einen Einblick in die Vielfalt der komplementärmedizinischen Konzepte. Einige in Deutschland populäre Methoden werden im Text ausführlicher behandelt.

10.5.1 Akupunktur

Entsprechend den Theorien der Traditionellen Chinesischen Medizin (TCM) fließt die „Lebensenergie" („Qi") in speziellen Kanälen (Meridiane) durch den menschlichen Körper. „Lebensenergie" ist eine westliche Vereinfachung des Begriffs „Qi". Bildhaft wird der Begriff „Qi" in der chinesischen Schrift als Piktogramm für den Dampf über einer heißen Reisschale dargestellt. Eine andere Variante zeigt den Dunst über einem Reisfeld am Morgen eines Tages. Krankheit wird in der TCM als Dysbalance der gegensätzlichen Zustände Yin (z. B. Dunkelheit, Kälte) und Yang (z. B. Licht, Wärme) interpretiert. Eine Methode, die Balance wieder herzustellen, ist das Einstechen von Nadeln in definierte Akupunkturpunkte entlang der Meridiane. Anstelle der Nadeln können auch andere Stimuli wie Druck (Akupressur), Laserlicht (Laserakupunktur), elektrischer Strom (Elektroakupunktur) oder Wärme (Moxibustion) verwendet werden. Weder die Meridiane noch die Akupunkturpunkte haben ein morphologisches Korrelat. Die Theorie von Yin und Yang erscheint zudem aus westlicher Sicht eher als ein philosophisches denn als ein physiologisches Konzept.

A-10.2 Hauptindikationen und Eigenschaften therapeutischer und diagnostischer Methoden der Komplementärmedizin

Methoden und Verfahren	Hauptindikationen	Prinzip	Effektivität	Sicherheit	Risiko-Nutzen-Abwägung für die bestbelegte Indikation
Aromatherapie	Entspannung	Anwendung essenzieller Öle, gewöhnlich mit leichter Massage	ein systematischer Review war unentschieden	allergische Reaktionen gegen die Öle möglich, aber selten	unsicher
Autogenes Training	Stressmanagement	eine Form der Selbsthypnose zur Entspannung und Stressreduktion	effektiv bei mäßiger bis guter Evidenz	keine ernsten Nebenwirkungen	positiv
Manuelle Therapie	Schmerzen der Wirbelsäule	populäre Form der manuellen Therapie, die auf der Annahme fußt, dass die meisten Gesundheitsprobleme durch Blockaden der Wirbelsäule bedingt sind und durch deren Manipulation behandelt werden können	keine einheitlichen Schlussfolgerungen in systematischen Übersichtsarbeiten	seltene schwere Nebenwirkungen wurden berichtet, (Dissektionen der A. vertebralis)	unsicher
Kolonhydrotherapie	verschiedene Indikationen	Reinigung des Dickdarms mit Wassereinläufen, um den Körper von „Giften" zu befreien	kein guter Nachweis der Effektivität	einzelne schwere Nebenwirkungen wurden berichtet	negativ
Hypnotherapie	verschiedene Indikationen	Induktion von tranceartigen Zuständen, um das Unterbewusstsein zu beeinflussen	Hinweise auf Effektivität	schwere Nebenwirkungen sind wahrscheinlich selten	positiv
Irisdiagnostik	Diagnostik	Diagnosetechnik, die auf Unregelmäßigkeiten in der Iris basiert	keine valide Methode	kann eine wichtige Diagnose verzögern	negativ
Makrobiotische Diät	Prävention	auf dem Yin-Yang-Prinzip beruhende Diät, hauptsächlich Vollkorn und Gemüse	positive Effekte auf kardiovaskuläre Risikofaktoren	schwere Fehlernährungen wurden berichtet	indikationsabhängig
Massage	muskuloskeletale Probleme	verschiedene Techniken zur manuellen Stimulation von kutanen und subkutanen muskulären Strukturen	mäßige Evidenz für muskuloskeletale und psychische Probleme	wenige unerwünschte Nebenwirkungen	positiv
Osteopathie	Kreuzschmerzen	verschiedene Techniken zur Wirbelmobilisation	systematische Reviews für Osteopathie bei Kreuzschmerzen waren unentschieden	weniger ernste Nebenwirkungen im Vergleich zur Chiropraktik	unentschieden
Reflexzonentherapie	Entspannung	innere Organe entsprechen Gebieten auf der Fußsohle, die durch Massage beeinflusst werden können	ein systematischer Review war unentschieden	keine ernsten Nebenwirkungen	unentschieden
Geistheilung	Wiederherstellung einer ganzheitlichen Balance	Überbegriff für Techniken zur Heilung durch die „Übertragung" heilender Energien auf einen Patienten von einem Heiler	widersprüchliche klinische Studien, die besten Studien waren eher negativ	keine ernsten Nebenwirkungen	negativ
Yoga	verschiedene Indikationen	meditative Haltungs- und Atemtechniken aus Indien	vielversprechende Belege für Wirksamkeit bei Asthma, kardiovaskulären Risikofaktoren und anderen Erkrankungen	keine ernsten Nebenwirkungen	positiv

Wie funktioniert Akupunktur? Moderne neurophysiologische Untersuchungen haben zwei bedeutende Konzepte für die Wirkweise der Akupunktur erarbeitet: Aktivierung von Hirnkernstrukturen mit der Freisetzung von Neurotransmittern und Hirnendorphinen sowie die Aktivierung inhibitorischer neuronaler Kontrollsysteme.

Zwischen der ursprünglichen chinesischen und der westlichen Variante der Akupunktur bestehen erhebliche Unterschiede. In der chinesischen Form werden (zumeist) keine Diagnosen gestellt. Die Behandlung ist hochgradig individualisiert, entsprechend der jeweiligen Yin-Yang-Dysbalance und wird oft als ganzheitliche Heilung aller geschilderten Beschwerden verstanden. Die diagnostischen Techniken umfassen neben einer sehr ausführlichen Anamnese die Puls- und Zungendiagnostik. Westliche Akupunkteure konzentrieren sich dagegen zumeist auf die konventionelle Diagnostik und streben dann eine Verknüpfung zu Diagnosekomplexen der TCM an.

Evidenz der Wirksamkeit: Aussagekräftige Studien sind möglich, werden aber durch methodische Probleme beeinflusst. So stellt sich die Frage der Plazebo-Behandlung (sog. Sham-Akupunktur, z. B. die Nadelung an Nicht-Akupunkturpunkten) und der Verblindung des Patienten und des Arztes. Etwa 200 Studien, die diese Kriterien berücksichtigt haben, sind derzeit verfügbar. Die Resultate sind jedoch widersprüchlich.

Systematische Reviews und Metaanalysen kommen zu den Ergebnissen, dass Akupunktur wirksam ist bei folgenden Krankheiten: Rückenschmerzen, Übelkeit und Erbrechen, Zahnschmerzen, Migräne, Kniegelenkarthrose. Für alle anderen untersuchten Krankheitszustände ist die Datenlage gemäß systematischen Reviews nicht überzeugend oder negativ.

Evidenz der Sicherheit: Relevante Komplikationen der Akupunktur umfassen traumatische Verletzungen (z. B. Herzbeuteltamponade, Pneumothorax) und Infektionen (z. B. virale Hepatitiden). Diese Ereignisse sind jedoch extrem selten, solange die Akupunktur von Geübten ausgeführt wird. Milde Komplikationen wie Schmerzen und geringfügige Blutungen (Hämatome) an den Stichstellen treten mit einer Häufigkeit von etwa 7 % auf.

10.5.2 Pflanzenheilkunde (Phytotherapie)

Pflanzenmedizin umfasst die Behandlung mit ganzen Pflanzen, Teilen derselben oder Pflanzenextrakten. Die Behandlung mit einzelnen Bestandteilen wie der Salicylsäure (z. B. gewonnen aus der Weidenrinde) ist definitionsgemäß keine Pflanzenheilkunde. Da alle Pflanzen zahlreiche chemische Substanzen enthalten, erfolgt die Behandlung immer mit einer Mixtur von potenziell aktiven Substanzen.

In vielen Fällen besteht nach wie vor Unsicherheit über die wirksamen Bestandteile und ihre pharmakologischen Wirkungen. Anhänger der Pflanzenheilkunde beanspruchen häufig, dass die ganze Pflanze wirksamer sei als isolierte Bestandteile (Synergismus). In einigen Fällen gibt es Evidenz, dass Synergien von Einzelbestandteilen bestehen, als generelle Regel ist ein solcher Synergismus eher zweifelhaft.

Alle medizinischen Kulturen verfügen über ihre spezielle Version der Pflanzenheilkunde, z. B. die Traditionelle Chinesische Medizin oder die japanische Version des Kampo. Die indische Tradition hat die ayurvedische Medizin hervorgebracht, die ebenfalls stark auf pflanzlichen Heilmitteln beruht. Die europäische Pflanzenheilkunde hat eine Tradition, die so alt ist wie die europäische Medizin selbst. Kontrollierte Studien an diesen Wirkstoffen sind jedoch eine Entwicklung der letzten Zeit.

Wie funktionieren Phytotherapeutika? Zwischen den Prinzipien der Pharmakotherapie und der Pflanzenheilkunde existieren nur wenige prinzipielle Unterschiede. Pflanzliche Heilmittel bestehen aus multiplen Komponenten, deren multiplen Komponenten, deren Wirkweise und Interaktionen sehr komplex sind. In einigen Fällen konnte die spezifische Wirkweise der Präparate bereits geklärt werden, in anderen bleibt sie hypothetisch.

Evidenz der Wirksamkeit: Systematische Reviews und Metaanalysen kontrollierter Studien haben gute, z. T. überzeugende Evidenz für die Wirksamkeit pflanzlicher Extrakte gezeigt:
- Knoblauch bei Hypercholesterinämie,
- Ingwer bei Übelkeit und Erbrechen,
- Ginkgo biloba bei Claudicatio intermittens,
- Ginkgo biloba zur Verlangsamung des klinischen Verlaufs bei Demenz,
- Weißdorn bei leichter bis mittelgradiger Herzinsuffizienz,
- Rosskastanie bei chronisch venöser Insuffizienz,
- Kava Kava bei Angststörungen (derzeit vom Markt genommen wegen Hepatotoxizität),
- Pfefferminze bei Reizdarmsyndrom sowie extern bei Kopfschmerzen,
- Sägepalme bei benigner Prostatahyperplasie,
- Johanniskraut bei milder bis moderater Depression.

Für viele andere Phytotherapeutika konnte der Wirksamkeitsnachweis noch nicht erbracht werden, häufig wegen methodischer Schwächen der Studien (niedrige Fallzahl, fehlende Verblindung). Teilweise sind die Ergebnisse der Studien widersprüchlich. So ist die Wirksamkeit so populärer Substanzen wie Baldrian, Aloe vera und Ginseng bislang unklar.

Evidenz der Sicherheit: Pflanzliche Präparate sind keineswegs pauschal nebenwirkungsärmer als klassische schulmedizinische Wirkstoffe. Viele pflanzliche Heilmittel sind potenzielle Verursacher schwerer Nebenwirkungen. So konnte gezeigt werden, dass Akonit und Ginster kardiotoxisch sind, Aristolochia und Eichenpräparate können nephrotoxisch sein, Schwarzwurz, Kava und Frauenminze sind potenziell hepatotoxisch. Als Medikamente zugelassene Phytotherapeutika unterliegen in Deutschland dem Arzneimittelgesetz wie andere Medikamente auch. Die genannten problematischen Phytotherapeutika sind nicht zugelassen. Für pflanzliche Mittel zur traditionellen Anwendung gelten weniger strenge Regeln; sie sind nicht apothekenpflichtig.

Eine Vielzahl pflanzlicher Substanzen ist mit milden Nebenwirkungen assoziiert. Einige Präparate sind zudem bekannt für Interaktionen mit anderen Wirkstoffen. In vielen Ländern, neuerdings auch in Deutschland, werden pflanzliche Mittel als Nahrungsergänzungsmittel angeboten und unterliegen geringeren Qualitätskontrollen, was zu Sicherheitsproblemen führen kann. Asiatische und indische Pflanzenheilmittel sind häufig mit Schwermetallen belastet.

10.5.3 Homöopathie

Vor etwa 200 Jahren hat Samuel Hahnemann die zwei wesentlichen Prinzipien der Homöopathie beschrieben. Das „Aut-simile"-Prinzip (Ähnlichkeits-Prinzip) postuliert, dass eine Substanz, die bei Gesunden Krankheits-Symptome induziert, bei Kranken eingesetzt werden kann. Sie wird als Medikament bei Kranken eingesetzt, wenn sie an diesen Symptomen leiden, unter der Vorstellung, die Arzneiwirkung werde die Symptome oder sogar die Ursachen aufheben helfen. Das zweite Prinzip beschreibt, dass „Potenzieren" (Verschütteln oder Verreiben unter schrittweiser Verdünnung) einer Substanz. Diese Zubereitung soll die Wirksamkeit steigern und die Nebenwirkungen reduzieren. Dabei wird sogar Verdünnungen (homöopathische „Potenzen"), die statistisch kein Molekül der Ausgangssubstanz mehr enthalten, eine Wirkung zugeschrieben. Von wissenschaftlicher Seite wird daher eine Wirkung bezweifelt und Heilungserfolge werden mit dem Plazeboeffekt erklärt. Homöopathen argumentieren, diese Mittel enthielten zwar nicht mehr die Ausgangssubstanz der Verdünnung, jedoch sei die „energetische Signatur" der Substanz in das Medium transferiert (Theorie des „Wassergedächtnisses").

Ähnlich der TCM beanspruchen Homöopathen, dass sie den ganzen Patienten behandeln und nicht einzelne Symptome. Basis hierfür ist eine sehr ausführliche Anamnese beim Erstkontakt. Daran orientiert wird ein Heilmittel verordnet, dessen Charakteristika (Modalitäten) möglichst mit den wesentlichen Symptomen und Charaktereigenschaften des Patienten übereinstimmen soll. Viele, aber nicht alle homöopathischen Heilmittel beruhen auf Pflanzenextrakten, prinzipiell kommen alle Materialien wie Salze, tierische Präparate, Körpersekrete und synthetische Substanzen infrage.

Evidenz der Wirksamkeit: Eine Metaanalyse aus 89 randomisierten, plazebokontrollierten klinischen Studien errechnete 1997 eine Wirksamkeit (mittlere Odds Ratio von 2,45) für die Homöopathie verglichen mit Plazebo. Diese Studie wurde von Homöopathen gerne als Wirksamkeitsnachweis angeführt. Eine erneute Metaanalyse 2005 kam aufgrund weiterer randomisierter Studien zu wesentlich ungünstigeren Einschätzungen der therapeutischen Wirksamkeit von Homöopathika.

Evidenz der Sicherheit: Hochpotenzierte Homöopathika sind aus toxikologischer Sicht unbedenklich. Laut Homöopathen treten anfängliche Verschlechterungen der Beschwerden bei bis zu 20 % der Patienten auf und werden als Zeichen eines guten Ansprechens der Therapie gewertet. Aus schulmedizinischer Sicht bedenklich ist jedoch die von vielen Homöopathen geäußerte Ablehnung von Impfungen.

10.6 Ausblick

NHV sind zwar populär. Der Herkunftswurzel Volksmedizin fehlt jedoch in den Industriestaaten nahezu jede Basis der Weiterentwicklung. Dies liegt an der Organisation medizinischen Fortschrittes und vor allem an den enormen Geldmitteln, mit denen die konventionelle Forschung weit voraneilt. Deren Erfolge auch auf schwierigen Gebieten werden z. B. dokumentiert durch die medikamentöse Kombinationstherapie der bis vor einigen Jahren tödlichen HIV-Infektion.

Waren es früher Einzelerfinder, die mit ihren Ideen zum Schatz der NHV beitrugen – man denke an Sebastian Kneipp oder seinen Zeitgenossen Erdmann L. E. Felke (klassische Naturheilverfahren), an Rudolf Steiner (Anthroposophie), Ferdinand Hunecke (Neuraltherapie), an die Ordnung der Nahrung („Vollwertkost") von Werner Kollath, die ingeniöse Ordnung der Krankheiten von Reckeweg, an Pischingers Beschreibung der Zwischenzellsubstanz, Wolffs klinische Arbeiten mit proteolytischen Enzymen, Nissles Schlüsselversuch mit E.-coli-beimpften Typhusratten, August Biers Eigenblutanwendungen und v. Ardennes Hämatooxygenierung – können heutzutage fast nur größere Forschungsgruppen Ergebnisse bis zur Marktreife bringen, allen voran besonders in der pharmazeutischen Industrie. Diese kann sogar unerwünschte Entwicklungen bremsen oder aufkaufen, was aus Konkurrenzgründen auch geschieht.

Der Fundus der Volksmedizinen besitzt allerdings einen beachtlichen Umfang, der bisher nur zum kleineren Teil wissenschaftlich aufgearbeitet wurde. Bei Anwendung randomisierter kontrollierter Methoden erweist sich allerdings nur ein Bruchteil der erforschten NHV als wirksam (s. S. 115).

So eliminierte eine Kommission („E") beim ehemaligen Bundesgesundheitsamt zwischen 1978 und 1995 133 von 341 Pflanzen durch die Veröffentlichung sog. Negativ-Monografien im Bundesgesetzblatt, obwohl das gesamte damals zur Verfügung stehende Wissen von eher geringerer methodischer Schärfe war.

Es darf weiterhin vermutet werden, dass NHV mehr und mehr in den kommerziellen Gesundheitssektor außerhalb der regulären Versicherungsmedizin geraten. Erst vor kurzem hat es die allgemeine Geldknappheit der Politik ermöglicht, ohne großen Protest in Deutschland die Erstattungen für komplementärmedizinische Medikamente zum Großteil aus der Gesetzlichen Krankenversicherung auszugliedern.

Naturheilverfahren sind heutzutage so gut erforscht wie nie zuvor. Positive und negative Forschungsergebnisse sollen ärztlich in adäquatem Umfang bekannt sein, wofür die aktuelle ÄAppO schon in der Ausbildung der Medizinstudenten sorgt. Auf diese Weise wird die Neigung der Menschen zu Naturheilverfahren aus medizinischer Warte besser berücksichtigt als zuvor.

Das Tun von Ärzten sollte nicht medikamentenzentriert, übereifrig in Therapie und Diagnose oder gar angstschürend sein und nicht den (kommerziellen) Interessen Dritter folgen. Ängste von kranken Menschen sollen mit einer Sanftheit und Umfassenheit berücksichtigt werden, wie es sich jeder von uns für den Fall einer eigenen Erkrankung wünscht.

Die Vermittlung von plausiblen Heilungsprinzipien, evtl. verbunden mit fühlbaren Erleichterungen – wie durch hydrotherapeutische Kälte- oder Wärmeanwendungen oder durch Schmerzakupunktur – kann die Genesungshoffnung von Patienten stärken, eine Verschlechterung bei aussichtslosen Erkrankungen kann besser verstanden, sogar akzeptiert werden. Die Beachtung von Ordnungsprinzipien bei der Erläuterung einer Krankheit und ihrer Behandlung trägt zur besseren Verarbeitung der schlechten Nachricht bei.

Bisweilen reicht beobachtendes Zuwarten oder die Anwendung von „Hausmitteln". Die Eigenanwendung von naturheilkundlichen (Haus-)Mitteln soll als Teil einer Patientenautonomie aufgefasst, gefördert und ggf. korrigiert werden, anstatt sie vielleicht auch aus Unwissenheit zu belächeln. Wenn Medikamente und medizinische Maßnahmen angewendet werden, sollen die Nebenwirkungen, gemessen an den Indikationen, gering sein – wie es für viele pflanzliche Medikamente gilt. Im hausärztlichen Bereich spielt die Motivation zum gesunden Essen (Diätetik) und mehr körperlicher Bewegung (Bewegungslehre, Gesundheitssport) eine zentrale präventive Rolle. Schließlich soll sich die Krankenbetreuung deutlich mehr an den Patienten orientieren als an den Organisationsbedürfnissen der Praxis oder Praxisklinik.

Wenn dies auch für Patienten erkennbar wird, sehen wir alte Gräben gegenüber der Schulmedizin überwunden; die Naturheilverfahren hätten den wünschenswerten und zeitgemäßen Einfluss genommen, der ihnen zukommt.

Weiterführende Literatur zu diesem Kapitel finden Sie unter www.thieme.de/specials/dr-allgemeinmedizin/

11 Psychotherapeutische Aspekte in der Allgemeinmedizin

Thomas Fischer, Beate Rossa, Michael M. Kochen

▶ **Fallbeispiel.** Klaus, ein **21-jähriger zierlicher, blasser Patient,** leidet **seit 5 Jahren an Gewichtsabnahme** und wiegt bei einer Größe von 168 cm jetzt nur noch 47 kg. Er kann nicht schlafen und ist hochgradig unruhig. Bis zu seinem 16. Lebensjahr war er gesund. Dann begann er zu rauchen (30 Zigaretten) sowie Kaffee (20 Tassen) und Bier zu trinken (3 Flaschen). Er isst wenig und unregelmäßig.

Er kam in die Sprechstunde, um herauszufinden, „warum er nicht zunimmt, da muss doch eine **körperliche Krankheit** dahinter stecken".

Bei der gründlichen körperlichen Untersuchung und ergänzenden Zusatzdiagnostik fand sich keinen Anhalt für eine organische Genese der Gewichtsabnahme. Vielmehr ließen sich soziale und seelische Faktoren als Krankheitsursache vermuten. Im weiteren Verlauf des Gespräches erzählte Klaus, dass er eine schwere, chaotische Kindheit ohne Liebe hatte. Seinen Vater lernte er trotz vieler Bemühungen nicht kennen, was ihn sehr schmerzte. Die Mutter baute eine hohe Mauer auf und ließ niemanden an sich heran. Drei ältere Schwestern nahmen ihn nicht für voll. Frühere Freundschaften und Partnerschaften endeten mit Enttäuschungen, sodass er immer mehr vereinsamte. Statt einer Freundin widmete er sich Hobbys wie Gitarre spielen, Gedichte schreiben, Lesen, Billard spielen und dem Besuch von Spielhallen. Die Arbeit als Maschinenarbeiter am Band macht ihm wegen ihrer Einförmigkeit keine Freude. Besonders deprimierte es ihn noch immer, dass er seinen Wunschberuf (Gärtner) wegen schlechter schulischer Leistungen nicht erlernen konnte. Er lebte so, als ob jeder Tag der letzte sei, dachte oft über den Tod nach, besonders abends vor dem Einschlafen.

Gespräche und ergänzende Fragebogendiagnostik erbrachten den Verdacht auf eine chronisch-depressive neurotische Entwicklung bei Partner-, familiärer und Berufsproblematik. Differenzialdiagnostisch musste eine strukturelle Ich-Störung mit falschem Essverhalten und Genussmittelabusus sowie eine Anorexia nervosa erwogen werden. Die Überweisung zu analytisch orientierter Psychotherapie erschien indiziert, um die Diagnose weiter abzuklären und eine adäquate Behandlung einzuleiten. Klaus wurde über Untersuchungsergebnisse, Bedrohlichkeit seiner Erkrankung und die dringende Notwendigkeit psychotherapeutischer Behandlung ausführlich informiert (Letztere führte er in einer Psychotherapieklinik nach anfänglicher Ablehnung mit gutem Erfolg durch).

Die Behandlung von Patienten mit psychischen Krankheiten in der Allgemeinpraxis beabsichtigt Linderung und Heilung von Beschwerden durch Beeinflussung seelischen Erlebens und Verhaltens. Sie ist unverzichtbar integriert in ein umfassendes biopsychosoziales Behandlungskonzept und hebt die strenge Trennung zwischen Diagnostik und Therapie auf. Als **Behandlungsmethoden kommen Psychotherapie und Psychopharmaka in Betracht.**

Psychotherapie bedeutet die gezielte, methodisch begründete Anwendung der „Droge Arzt" in Gesprächen und verschiedenen anderen Psychotherapieverfahren. Eine isolierte Behandlung mit Psychopharmaka ohne begleitende Gespräche ist wann immer möglich zu vermeiden. Deshalb erfordert praktisches ärztliches Handeln unter Beachtung von Grenzen **besondere Sorgfalt und Kompetenz.**

11.1 Psychotherapie

▶ **Definition:** Psychotherapie in der allgemeinärztlichen Praxis ist ein gezielter Prozess zwischen dem Patienten und dem Arzt, in dem Beschwerden und Befindlichkeitsstörungen im Kontext der gegenwärtigen Lebenssituation und der Lebens- und Krankheitsgeschichte des Patienten besprochen werden. Die Information des Patienten über seine Krankheit, die Vermittlung von Einsicht in die biopsychosozialen Zusammenhänge des Krankheitsgeschehens – insbesondere in die pathogene Bedeutung auslösender Konflikte –, aber auch die Motivation des Patienten zur Einstellungs- und Verhaltensänderung sind Voraussetzung für eine Beschwerdenbesserung.

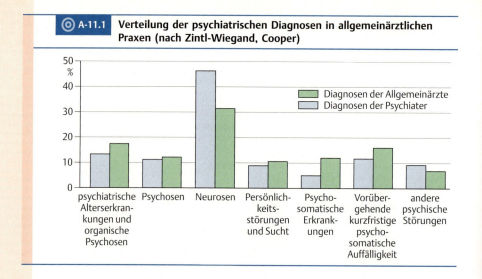

Abb. A-11.1 Verteilung der psychiatrischen Diagnosen in allgemeinärztlichen Praxen (nach Zintl-Wiegand, Cooper)

Indikation zur Psychotherapie ist abhängig von folgenden Faktoren:
- Dauer und Art der Beschwerden
- Leidensdruck
- Behandlungsmotivation.

Indikation zur Psychotherapie: Psychotherapie wird patientenorientiert durchgeführt, d. h. sie bezieht sich auf die **Behandlung des leidenden Patienten** mit seiner Lebensgeschichte und seinem sozialen Umfeld, nicht auf bestimmte Symptome oder Krankheitsdiagnosen. Sie erfordert immer Bereitschaft zur Mitarbeit. Methode und Dauer psychotherapeutischer Maßnahmen sind bei jedem Patienten in Abhängigkeit von Art und Schwere seines Leidens (Leidensdruck) und seiner Behandlungsmotivation individuell festzulegen.

Obwohl Patienten keineswegs immer zu einer solchen Behandlung bereit sind, benötigen 25–50 % von ihnen in der allgemeinärztlichen Praxis Psychotherapie. Die Diagnoseverteilung ist in Abb. **A-11.1** dargestellt.

Patientengruppen, bei denen Psychotherapie notwendig ist, zeigt Tab. **A-11.1**.

Eine Zusammenstellung von Patientengruppen, bei denen Psychotherapie notwendig ist, zeigt Tab. **A-11.1**. Vielfältige Kombinationen von Ursachen, Symptomen und Krankheitsbildern sind in der Allgemeinpraxis typisch. Sie müssen daher als multidimensionales Krankheitsgeschehen möglichst umfas-

A-11.1 Indikationen zur Psychotherapie

Ursache	Sekundärsymptom	Diagnose
1. Körperliche Erkrankung	**Psychische Reaktion**	
Mit besonderer Belastung oder Bedrohung	Gestörte Krankheitsbewältigung mit Angst, Verleugnung, Depression, Aggressivität	Somatopsychische Störung, z. B. bei symptomatischer Psychose, chronischem Schmerzsyndrom, Organverlust, lebensbedrohlicher Erkrankung, Sterbenden
2. Psychische Störung	**Körperliche Reaktion**	
z. B. Angst, Depression, Aggressivität, Zwang, Sucht	Mit Schädigung am Organsubstrat	Psychosomatische Störung
	Ohne Schädigung am Organsubstrat	Funktionelle oder somatoforme Störung, dissoziative (Konversions-)Störung
	Persönlichkeits- und Verhaltensstörung	
		Neurotische Störung Sucht Persönlichkeitsstörung Psychose
3. Soziale Problematik		
Mit Partner, Familie, Beruf, Gesellschaft	wie 2.	wie 2.

A-11.2	Hauptaufgaben allgemeinärztlicher Psychotherapie

1. Symptombeseitigung
2. Stabilisierung in Krankheits- und Krisensituationen
3. Hilfe zur Annahme und Bewältigung von chronischem Leiden, Defektzuständen, unheilbarer Krankheit und Sterben
4. Vermittlung von Einsicht in die pathogene Bedeutung auslösender Ursachen im seelischen Erleben und im sozialen Umfeld
5. Motivation des Patienten zur Änderung von Einstellung und Verhalten

send erkannt und in Zusammenarbeit mit Psychotherapeut oder Psychiater behandelt werden.

Der **Allgemeinarzt** ist als Arzt der Erstversorgung und Langzeitbetreuung **Stabilisator des Patienten.** Er leistet Hilfe zur Überwindung akuter Belastungssituationen und begleitet den Kranken bei chronischen Leiden und beim Sterben. Die Hauptaufgaben allgemeinärztlicher psychotherapeutischer Intervention vermittelt Tab. **A-11.2**.

Psychotherapeutische Fertigkeiten und Methoden des Allgemeinarztes

Die Anwendung psychotherapeutischer Methoden in der hausärztlichen Praxis **erfordert** eine vorherige **gezielte Fortbildung**, deren Umfang die Methodenauswahl im Einzelnen bestimmt. Neben theoretischen Kenntnissen in psychosomatisch orientierter Krankheitslehre müssen Fähigkeiten zur symptom- und konfliktorientierten Gesprächsführung und förderlichen Gestaltung der Arzt-Patienten-Beziehung beherrscht werden.

▶ **Merke:** Die in der Allgemeinpraxis häufig angewandten Psychotherapiemethoden beinhalten eine unterstützende Gesprächstherapie, die diagnostisch-therapeutische Nutzung der Arzt-Patienten-Beziehung (S. 548) und die verhaltenstherapeutisch orientierte Einzel- und Gruppenbehandlung.

Sie können in Abhängigkeit von der Symptomatik des Patienten und der Kompetenz des Behandelnden einzeln oder in Kombination angewandt werden.

11.1.1 Die psychosomatische Grundversorgung (PSGV)

Die PSGV ist eine Basistherapie in ganzheitlichem Sinn. Sie umfasst gleichrangig Somatotherapie und seelische Krankenbehandlung. Damit unterscheidet sie sich qualitativ von ärztlicher Beratung und Erörterung. In den Psychotherapierichtlinien wird PSGV definiert nach:

- **Diagnosestellung.** Ein komplexes Krankheitsgeschehen ist durch gleichzeitigen Einsatz von biopsychosozialer Anamnese, körperlicher Untersuchung, somatischer Zusatzdiagnostik und psychosomatischem Fragebogenscreening ätiologisch in Richtung einer „Gesamtdiagnose" zu klären (Tab. **A-11.3** und Tab. **A-11.4**).
- **Indikationsstellung.** Eine polare Zuordnung von Somatotherapie und seelischer Krankenbehandlung ist nach den Erfordernissen der aktuellen Krankheitssituation anzustreben. Erkrankungen und Zustandsbilder, bei denen PSGV indiziert ist, zeigt Tab. **A-11.5**.
- **Begrenzter Zielsetzung.** Sie umfasst Symptombeseitigung, Einsichtsvermittlung in pathogene Zusammenhänge zwischen Konflikt und Beschwerden und in die Notwendigkeit einer prophylaktischen Umorientierung des Patienten mit Änderung der Lebensweise.
- **Therapiemethoden** sind verbale Interventionen sowie übende und suggestive Techniken.

A-11.3 Schritte zur Diagnoseerhebung bei unklaren oder komplexen Beschwerden

Methode	Zielstellung
1. Psychosoziale Anamnese mit szenischer Information	Konkretisierung der Beschwerden und Krankheitsgeschichte im Kontext der jetzigen Situation und Lebensgeschichte
2. Körperliche und psychische Untersuchung	Gleichzeitige Erhebung eines körperlichen und psychischen Befundes
3. Beurteilung des Gefährdungs- und Chronifizierungsgrades	Einschätzung des aktuellen Behandlungsbedarfes zwecks Verhinderung bedrohlicher Krankheitsverläufe
4. Differenzialdiagnostische Überlegungen	Planung der erforderlichen Zusatzdiagnostik
5. Zusatzdiagnostik	Gleichzeitige Klärung eventueller somatischer, psychischer und sozialer Krankheitsfaktoren: Ausschluss oder Bestätigung psychosomatischer Störung, z. B.:
Psychosomatisches Fragebogenscreening mit z. B.: ■ Depressionsfragebogen ■ Angstfragebogen ■ Familienfragebogen ■ SCL-90-R	■ Depression ■ Zustandsangst und allgemeine Ängstlichkeit ■ familiäre Unterstützung ■ allgemeines psychosomatisches Screening
Überweisung in ambulante oder stationäre Psychotherapie/Psychiatrie	Ausschluss oder Bestätigung psychiatrisch-psychosomatischer Erkrankung
Somatische Zusatzdiagnostik: ■ Labor ■ apparative Diagnostik Überweisung zum Organspezialisten	Ausschluss oder Bestätigung somatischer Erkrankung
6. Biopsychosoziale Gesamtdiagnose	Ermittlung aller beteiligten somatischen, psychischen und sozialen Faktoren zwecks Berücksichtigung in Diagnose und im Therapieplan

A-11.4 Biopsychosoziale Anamnese

Anamnesedaten	Offene Fragen an den Patienten
1. Szenische Information	Der Arzt fragt sich: „Wie wirkt der Patient, welche Gefühle und Gedanken löst er in mir als Arzt aus?"
2. Jetzige Beschwerden und Beschwerden verändernde Faktoren	„Was führt Sie zu mir?" „Bitte beschreiben Sie Ihre Beschwerden möglichst genau: Welche Beschwerden haben Sie, seit wann, wo, wie stark, wie oft?" „Wodurch wurden Ihre Beschwerden ausgelöst, verstärkt oder vermindert?"
3. Bisherige Krankheitsgeschichte	„Was haben Sie bisher gegen Ihre Beschwerden getan?" „Welche Erkrankungen hatten Sie bereits?"
4. Erkrankungen in der Familie	„Welche Erkrankungen sind in Ihrer Familie aufgetreten?"
5. Patientensicht und Erwartungen	„Was halten Sie für die Ursache Ihrer Beschwerden?" „Hat sich Ihr Leben verändert vor bzw. nach Beginn Ihrer Erkrankung?" „Was erwarten Sie von der Behandlung?"
6. Lebensgeschichte und jetzige Lebenssituation	
Belastende Ereignisse in: ■ Kindheit, Jugend ■ Ausbildung, Beruf ■ Partnerschaft, Familie	„Denken Sie, dass belastende Ereignisse in Ihrem bisherigen Leben mit Ihren Beschwerden in Verbindung stehen, welche?"
Bisherige soziale Unterstützung, Ressourcen	„Werden oder wurden Sie mit Ihrer Krankheit und mit Ihren Problemen durch Ihre Umgebung unterstützt, durch wen?"

A-11.5 Therapieindikation bei psychischen Erkrankungen

Methode	Indikation	Beispiele
1. Psychosomatische Grundversorgung Verbale Intervention Suggestive Verfahren • autogenes Training • Progressive Muskelrelaxation • Hypnose	Seelische Krankheiten mit psychischer Symptomatik unterschiedlicher Ätiologie	Reaktive Depression nach Partnerverlust, bei Arbeitslosigkeit
	Neurosen mit Angst- und Zwangssymptomatik	Platzangst, Höhenangst zwecks Motivation zu Gesprächspsychotherapie
	Seelische Krankheiten mit funktioneller Symptomatik ohne wesentliche körperliche Ursache	Funktionelle Magenbeschwerden, Colon irritabile, Reizblase
	Psychosomatische Erkrankungen, bei denen eine psychische Mitverursachung anzunehmen ist	Asthma bronchiale, Hypertonie, Ulcus duodeni und ventriculi
2. Psychopharmaka Neuroleptika Antidepressiva Benzodiazepine	Erstversorgung als Kurzzeittherapie bei Patienten mit unerträglichen psychischen und körperlichen Symptomen	Akutes Paniksyndrom, akutes Hyperventilationssyndrom
	Psychose	Halluzinatorische Psychose, endogene Depression
3. Überweisung zur ambulanten Therapie beim Spezialisten (Psychiater/Psychotherapeut)	Psychose, Sucht, Borderline-Störung wie 1 bei Therapieresistenz	Schizophrenie, manisch-depressive Erkrankung, Alkohol-, Drogensucht
4. Sofortige Klinikeinweisung	Suizidgefahr	Suizidgedanken bei depressiver Erkrankung
	Lebensbedrohung für Patienten und Umgebung	Alkoholdelir, psychotische Dekompensation

▶ **Fallbeispiel.** Sabine (31 Jahre alt, seit 8 Jahren verheiratet, Hausfrau, eine 6-jährige Tochter) leidet seit 6 Monaten unter wiederholt auftretenden Anfällen von Atemnot, Herzklopfen, Ohnmachtgefühlen und Zittern der Hände und Beine. Da sie keine äußere Ursache ihrer Beschwerden erkennen konnte, befürchtete sie, lebensbedrohlich krank zu sein und bestellte mehrfach Notärzte, die Beruhigungsmittel spritzten. Aus Angst, plötzlich umzufallen und dann hilflos zu sein, konnte sie nicht allein bleiben. Ihr Haus verließ sie deshalb nur noch in Begleitung. Durch Anamnese, körperliche Untersuchung und Zusatzdiagnostik wurden eine **organische Erkrankung ausgeschlossen** und Sabine darüber informiert. Gleichzeitig wurden wegen des dringenden Verdachts auf das Vorliegen einer phobischen Neurose ein Fragebogenscreening eingesetzt und mit ihr insgesamt vier Gespräche als verbale Interventionen geführt. Sabine wurde angeregt, darüber nachzudenken, ob seelische Empfindungen oder Probleme mit den Anfällen im Zusammenhang stehen könnten. Sie führte deshalb ein Tagebuch, in dem sie Beschwerden und auslösende Lebenssituationen notierte und dann mit dem Arzt besprach. Bereits nach einem Gespräch erkannte sie erste Zusammenhänge zwischen ihrer Persönlichkeit, ihrer Lebensgeschichte und den Beschwerden, was in den folgenden Gesprächen ergänzt wurde.
Initiale Faktoren bestanden in häufigen Ängsten in den ersten Lebensjahren, da die Familie zu diesem Zeitpunkt isoliert im Walde lebte. Seitdem blieb Sabine immer ängstlich. **Stabilisierende Faktoren** in späteren Lebensjahren waren mehrere Verlusterlebnisse in der Familie durch plötzlichen frühen Tod von Angehörigen. Als **auslösende Ereignisse** ihrer jetzigen Anfallssymptomatik erkannte sie Verlustängste im Zusammenhang mit einer Partnerproblematik und der Krankheit des Vaters. **Chronifizierend** wirkten Erwartungsängste, dass die Beschwerden wieder auftreten könnten, und Vermeidungsverhalten. Bereits nach zwei Gesprächen war Sabine völlig beschwerdefrei. Sie wurde angeregt, Probleme in ihrer Familie selbst zu lösen. Besonders wichtig war es für sie, ihre Meinung äußern zu können, Neinsagen zu lernen, selbstständiger und selbstbewusster zu werden. Statt bisheriger passiver Abhängigkeit aus Angst vor Liebesverlust wurde sie auch in ihrer Ehe aktiver und lernte es, anfallende Probleme mit ihrem Mann zu klären. Sie bekam noch einen Sohn, pflegte frühere freundschaftliche Kontakte wieder und erlernte autogenes Training.

◀ **Fallbeispiel**

Der Bericht von Sabine zeigt die gute diagnostische und therapeutische Wirksamkeit sowie die praktische Durchführung verbaler Intervention bei Patienten, bei denen der Verdacht auf seelische Beschwerdeursachen besteht.
Die **verbale Intervention** ist eine besondere Form der ärztlichen Gesprächsführung. Sie wird nur in Einzelbehandlungen (Sitzungsdauer mindestens 20 Minuten) symptom- und konfliktzentriert durchgeführt und soll den Patienten

Verbale Intervention: Symptom- und konfliktzentrierte Gespräche regen zum Erkennen und Akzeptieren des Zusammenhangs zwischen Symptom und auslösenden Problemen oder Konflikten sowie zur Verhaltensänderung an.

über die Wahrnehmung seiner Beschwerden hinaus zur Introspektion über mögliche auslösende Ursachen, seelische Probleme oder Konflikte anregen. In einem nächsten Schritt muss dem Patienten geholfen werden, Zusammenhänge zwischen auslösendem Konflikt und Symptomatik zu akzeptieren. Dadurch kann er motiviert werden, Konflikte selbst zu lösen und sein Verhalten zu ändern. Unbewusste Widerstände des Patienten mit Festhalten an der Krankheit müssen erkannt und vorerst akzeptiert werden.

Das trifft besonders dann zu, wenn Krankheit für den Patienten Rückzugsmöglichkeit und unverzichtbaren Schutz vor innerer und äußerer Gefährdung darstellt oder Sicherung einer wesentlichen Lebensposition bzw. Flucht vor existenzieller Bedrohung bedeutet. Einfühlsame, geduldige, zeitgewährende Gespräche sind dann nötig. Die Behandlungsdauer erstreckt sich in akuten seelischen Krisen auf 4 bis 6 Wochen, bei chronischen Krankheiten über längere Zeit. Die verbale Intervention endet mit der Bewältigung der akuten Krankheitssituation bzw. der Durchführung eines Psychotherapieverfahrens.

Übende und suggestive Techniken

- Autogenes Training
- Progressive Muskelrelaxation nach Jacobson
- Hypnose.

Autogenes Training, progressive Muskelrelaxation nach Jacobson und Hypnose werden als übende und suggestive Techniken in ca. 2–3 % aller allgemeinärztlichen Praxen durchgeführt. Besonders das autogene Training, die am häufigsten verwendete Methode, sollte (in Gruppen) wegen des geringen zeitlichen Aufwandes, des guten Langzeiteffekts, der Ungefährlichkeit und der hohen Akzeptanz durch Patienten häufiger angewendet werden.

Der folgende Fallbericht soll einige wichtige Behandlungsindikationen übender und suggestiver Techniken, die Notwendigkeit des Erlernens der Methode, des regelmäßigen Übens und mögliche Erfolge bei Langzeitanwendung darstellen.

▶ **Fallbeispiel**

▶ **Fallbeispiel.** Manfred (49 Jahre alt, seit 23 Jahren verheiratet, Versicherungskaufmann) leidet seit Jahren an Bluthochdruck. Beruflicher Dauerstress in leitender Position führte im Laufe der Jahre zu allgemeiner Unruhe und Spannungszuständen mit Ein- und Durchschlafstörungen. Vom autogenen Training erwartete er, sich besser zu entspannen, besser zu schlafen, die allgemeine Unruhe abzubauen und den Blutdruck zu senken. Manfred wurde in eine Gruppe für **autogenes Training** mit 8 Doppelstunden in wöchentlichem Abstand aufgenommen. Er erlernte dort, Schwere-, Wärme-, Organ- und Stirnkühle-Übungen zu Hause selbstständig durchzuführen. Auch wurde er darüber informiert, dass er die Übungen nach Kursende regelmäßig ein- bis zweimal täglich weiterführen müsste, damit der Übungserfolg anhält. Als Einschlafhilfe verwendete er nach Erlernen des Gesamtprogramms mit gutem Erfolg eine formelhafte Vorsatzbildung: „Ich bin ganz müde, Schlaf kommt von selbst." Beim Treffen der Kursteilnehmer nach 9 Monaten berichtete er, dass er autogenes Training jetzt zweimal täglich als kurze prophylaktische Pause im Arbeitsstress und abends vor dem Einschlafen übte. Er fühlte sich seitdem weniger gehetzt, ruhiger und leistungsfreudiger. In den letzten 2 Monaten brauchte er keine Antihypertensiva mehr, weil sich der Blutdruck normalisiert hatte.

Übende und suggestive Techniken sind Behandlungsmethoden, die mittels Suggestion und Training neuroorganismische Umschaltvorgänge bewirken.

Übende und suggestive Techniken sind Behandlungsmethoden, die mittels Suggestion und Training neuroorganismische Umschaltvorgänge bewirken. Sie führen beim Übenden zu Ruhe, Entspannung und Erholung. Der Arzt führt den Patienten in die Technik ein, begleitet und unterstützt ihn beim Lernen und fortlaufenden Üben und erklärt therapeutisch bedeutsame Phänomene, die während der Behandlung auftreten.

Die **Teilnahme an der PSGV** setzt einen **Qualifikationserwerb** voraus.

Der **Qualifikationserwerb** zur Teilnahme an PSGV setzt voraus:
- eine mindestens dreijährige selbstverantwortliche, ärztliche Erfahrung,
- Erwerb von Kenntnissen in psychosomatisch orientierter Krankheitslehre,
- reflektierte Erfahrungen über die therapeutische Bedeutung der Arzt-Patienten-Beziehung durch kontinuierliche Teilnahme an einer Balint-Gruppe (35–40 Doppelstunden).

▶ **Definition**

▶ **Definition:** Balint-Gruppen sind ärztliche Fallbesprechungsgruppen unter besonderer Berücksichtigung der Beziehungsdynamik zwischen Arzt und Patient.

Die Teilnehmer berichten über Problempatienten aus der täglichen Arbeit, bei denen sie das Gefühl haben, dass neben Körperlichem auch Seelisches bedeutsam ist. Durch Widerspiegelung der vorgetragenen Arzt-Patienten-Beziehung im Gruppenprozess gewinnen die teilnehmenden Ärzte neue Einsichten in das Erleben und Handeln des Patienten und ihre eigenen Reaktionen darauf. Diese patientenorientierte Selbsterfahrung fördert psychotherapeutische Fähigkeiten beim Arzt.

11.1.2 Unterstützende Gesprächstherapie

Diese entlastende Psychotherapiemethode hilft dem Patienten, Krisen und akute oder chronische Krankheits- und Konfliktsituationen zu ertragen und zu überwinden. Der Patient wird ermutigt, über sein Problem zu sprechen. Durch aktives Zuhören versucht der Arzt, sich in die Situation des Patienten einzufühlen, ihn anzunehmen, ohne ihn zu verurteilen und ihn zu bekräftigen. Der Arzt ermöglicht dadurch Problementlastung und signalisiert Beistand. Das gilt in besonderem Maße für die Betreuung von Krebskranken und Sterbenden (vgl. Kap. A-20, S. 234). Eine Persönlichkeitsänderung wird hier nicht angestrebt. Diese Behandlungsmethode kann auch indiziert sein bei Patienten, die vorerst nicht zur Veränderung ihrer Haltungen und ihres Handelns bereit sind. Sorgende Anteilnahme, Echtheit, Offenheit, Aufrichtigkeit und Verständnis für den Patienten fördern oft die Motivation zu späterer analytisch orientierter Psychotherapie.

11.1.3 Diagnostisch-therapeutisches Instrument Arzt-Patienten-Beziehung

Der bewusste Einsatz der „Droge Arzt" auf der Basis einer reflektierten Arzt-Patienten-Beziehung hilft bei Diagnostik und Therapie. Behandlungsförderndes Verhalten des Arztes und bewusstes Wahrnehmen der Behandlungsszene „Patient-Arzt" können besonders durch Teilnahme an Balint-Gruppen erlernt werden (s.S. 126).
Als förderliches, **ärztliches Basisverhalten** gelten:
- Einfühlendes Verstehen ohne Bewerten,
- Offenheit, Echtsein, ohne Fassade sein,
- sorgende Anteilnahme an Krankheit und Schicksal des Patienten,
- aktives Zuhören (der Arzt hört aufmerksam zu und teilt dem Patienten mit eigenen Worten mit, dass er ihn akustisch und sinngemäß verstanden hat).

Die **szenische Information** ist die bewusste Wahrnehmung der Szene „Patienten-Arzt-Beziehung" durch den Arzt. Sie umfasst alle verbalen und nonverbalen Signale, die der Patient im Sprechzimmer des Arztes bewusst oder unbewusst aussendet. Die Art der Gestaltung der „Zweierbeziehung zwischen dem Patienten und dem Arzt" ermöglicht die Diagnostik und Therapie der Kommunikations- und Verhaltensstörung beim Patienten.
Der Patient offenbart durch die Art und Weise seines Umgangs mit dem Arzt immer auch wichtige Probleme, Konflikte und Hemmungen im Kontakt mit anderen Beziehungspersonen seiner Umgebung. Er vermittelt dem aufmerksamen Arzt hier Informationen, die einen unverzichtbaren Teil der Befunderhebung darstellen und durch folgende Fragen konkretisiert werden müssen:
1. Wie erlebe ich den Patienten, welche Gefühle überträgt er auf mich? **(Übertragung)**
2. Welche Gefühle, Gedanken, Impulse und Handlungen löst er in mir aus? **(Gegenübertragung)**
3. In welcher Rolle erlebe ich mich selbst? **(Rollenverhalten)**

Der Befund der szenischen Information wird dem Patienten annehmbar mitgeteilt mit der Maßgabe, darüber nachzudenken, inwieweit ähnliche Probleme in seinem persönlichen Leben auftreten und Bezug zu seinen Beschwerden haben.

▶ **Fallbeispiel**

▶ **Fallbeispiel.** Birgit (27 Jahre alt, unverheiratet) leidet seit 6 Monaten an stechenden Schmerzen in beiden Kniegelenken, die bis in die Füße ausstrahlen. Sie waren erstmalig nach einem Sturz vom Fahrrad aufgetreten und blieben bestehen, ohne dass sich dafür organische Ursachen fanden. Trotzdem war Birgit seitdem nicht einen Tag ihrer schweren körperlichen Arbeit in der Druckerei, die im Stehen ausgeführt werden musste, ferngeblieben. Die Patientin saß im Sprechzimmer völlig passiv, den Blick auf den Fußboden gerichtet, mit hängenden Schultern, sprach leise, abgehackt und wirkte auf mich wie ein trauriges, hilfloses, hoffnungsloses Kind. Sie löste in mir großes Mitgefühl mit ihrem offensichtlichen Leiden aus, das allein durch die Kniebeschwerden nicht zu erklären war. Ich empfand das Bedürfnis, für sie mehr zu tun, als nur die Knie anzusehen. Ich fühlte mich der Kranken gegenüber nicht nur als Ärztin, sondern auch als mütterliche, sorgende Freundin. Deshalb sagte ich ihr, dass sie so niedergeschlagen auf mich wirkte, so als schleppe sie eine große Last, welche die Füße und Knie nicht mehr tragen können. Birgit erhob ganz überrascht die Augen vom Fußboden, blickte mich an und sagte mit bitterer, aber fester Stimme: „Ja, das stimmt. Ich hatte noch nie eine Beziehung zu meinen Eltern." Auch später fiel es ihr schwer, Beziehungen zu anderen Menschen aufzubauen. Sie fühlte sich völlig wertlos, leer und deprimiert. Aus Angst, von anderen nicht verstanden, ausgelacht und verletzt zu werden, hatte sie sich immer mehr isoliert. Nun hielt sie es nicht mehr aus, konnte die Last nicht mehr tragen, nicht mehr so weiterleben. Sie wollte ein anderer Mensch werden. **Eine Gesprächspsychotherapie wurde begonnen.**

Der Bericht von Birgit soll zeigen, wie durch Wahrnehmung und Mitteilung der szenischen Information an die Patientin entscheidende Krankheitsursachen erkannt und adäquate Therapiemaßnahmen eingeleitet werden können.

11.1.4 Verhaltenstherapeutisch orientierte Gruppen

Zunehmend werden in der allgemeinärztlichen Praxis verhaltenstherapeutisch orientierte Einzel- oder Gruppenbehandlungen durchgeführt, in denen Patienten lernen, wie sie Fehlverhalten oder Ängste abbauen und ihre Gesundheit selbst fördern können.

In zunehmendem Maße werden in der allgemeinärztlichen Praxis für bestimmte Zielgruppen verhaltenstherapeutisch orientierte Einzel- oder Gruppenbehandlungen durchgeführt, in denen Patienten lernen, wie sie Fehlverhalten oder Ängste abbauen und ihre Gesundheit selbst fördern können. Das gilt z. B. für Phobiker, Adipöse, Hypertoniker, Raucher, Diabetiker, Patienten mit chronischer Bronchitis, koronarer Herzkrankheit und chronischen Schmerzzuständen. Auch Selbsthilfegruppen für verschiedene Probleme werden zunehmend durch Hausärzte initiiert und betreut. Eine entsprechende Weiter- und Fortbildung des Arztes ist dazu unumgänglich.

11.2 Psychopharmaka

Psychopharmaka sind Medikamente, die auf das Erleben und Verhalten des Menschen wirken und mit dieser Indikation therapeutisch eingesetzt werden.
Die Anwendung sollte nur in einem Therapiekonzept und in Kombination mit begleitenden Gesprächen erfolgen.

Psychopharmaka sind Medikamente, die auf das Erleben und Verhalten des Menschen wirken und mit dieser Indikation therapeutisch eingesetzt werden. Ihre Wirkung ist in Abhängigkeit von Substanz-, Dosis-, Applikationsart und vom Patienten nach Art und Dauer unterschiedlich. Psychopharmaka wirken in der Regel zeitlich befristet und symptomatisch, d. h. sie beseitigen nicht die Beschwerdeursachen. Deshalb sind sie nur im Rahmen eines umfassenden Therapiekonzeptes und in Kombination mit begleitenden Gesprächen anzuwenden. Wegen der Gefahr von Nebenwirkungen, Interaktionen mit anderen Medikamenten und Suchtentwicklung erfolgt ihre Anwendung **nach klarer Indikationsstellung** (Tab. **A-11.6**) unter Beachtung von therapeutischen Grundregeln (Tab. **A-11.7**).

Die in der Allgemeinpraxis bedeutsamen Pychopharmaka lassen sich in drei Gruppen einteilen:
- Benzodiazepine
- Antidepressiva
- Neuroleptika

Wirkungen, Nebenwirkungen, Kontraindikationen und Interaktionen sind in Tab. **A-11.8** und Tab. **A-11.9** zusammengestellt. Psychopharmaka unterscheiden sich in ihrer konkreten Wirksamkeit auch innerhalb einer Gruppe voneinander. Da sie keinem einheitlichen Wirktypus angehören, sind sie nicht beliebig austauschbar.

A-11.6 Mögliche Indikation für eine Psychopharmakabehandlung

1. Schizophrene und schizoaffektive Psychosen
2. Depressionen
3. Manien
4. Organische Psychosyndrome
5. Delirien
6. Zwangssyndrome
7. Angst- und Erregungszustände jeglicher Genese
8. Schmerzsyndrome
9. Neurosen
10. Psychosomatische Störungen

A-11.7 Grundregeln der Psychopharmakotherapie

1. Klare Behandlungsindikation
2. Beachtung medikamentöser Vorbehandlung
3. Erstellung eines komplexen Behandlungskonzeptes
4. Adäquate Medikamentenwahl in Abhängigkeit von Symptomatik und Diagnose, keine Kombinationspräparate
5. Einschleichende Dosierung mit individueller Dosishöhe und Verordnungsdauer: so gering wie möglich, aber so lange wie nötig
6. Verständliche Patienteninformation über Wirkung, Neben- und Wechselwirkungen mit anderen Medikamenten und Alkohol
7. Schnellstmögliche Therapiebeendigung mit ausschleichender Dosierung und Absetzversuchen
8. Besondere Vorsicht bei Patienten mit Suchtrisiko und Suizidtendenzen
9. Regelmäßige Arztkonsultation und psychotherapeutische Begleitung während und nach der Psychopharmakabehandlung

Für die Förderung und Unterstützung der Gesprächstherapie bei reaktiven Depressionen, Neurosen und psychosomatischen Störungen werden vorzugsweise depressionsaufhellende, angstlösende und entspannende Medikamente eingesetzt. Das gilt für die kurzzeitige Gabe von Benzodiazepinen (z. B. Oxazepam, Diazepam) und für die Behandlung mit Antidepressiva (angstlösend, dämpfend und schlafanstoßend: z. B. Amitriptylin; angstlösend aktivierend: z. B. Imipramin).
Benzodiazepine zeichnen sich durch prompte und zuverlässige Wirkung aus. Nachteilig sind hohe Suchtgefahr, Nebenwirkungen und Entzugssymptomatik. Eine gute Wirksamkeit bei praktisch fehlender Suchtgefahr weisen **Antidepressiva** aus. Jedoch wird eine Zeit von mehreren Wochen benötigt, ehe sie ihre volle Effektivität entfalten. In dieser Zeit besteht bei Verwendung von aktivierenden Antidepressiva eine erhöhte **Suizidgefahr**, da die aktivierende **vor** der stimmungsaufhellenden Komponente wirksam wird. Eine Kombination mit Benzodiazepinen für 2 Wochen ist deshalb bei erhöhter Suizidalität indiziert. Gefürchtete Nebenwirkungen der Neuroleptikatherapie sind Spätdyskinesien, die therapeutisch kaum beeinflussbar sind.
Daneben werden in geringer Zahl auch **andere Medikamentengruppen zur Angst- und Spannungsreduktion** verwendet, z. B. Betarezeptorenblocker, Antihistaminika und bestimmte Phytopharmaka. Zur Stimmungsaufhellung finden Psychostimulanzien und zur Erregungsdämpfung, besonders bei der Suchtentwöhnung und in der Geriatrie, z. B. Clomethiazol (Distraneurin) Anwendung. Letzteres sollte wegen enorm hoher Suchtgefahr unter keinen Umständen ambulant verschrieben werden. Klassische Hypnotika (z. B. Barbiturate) verlieren zunehmend an Bedeutung und sind heute wegen ausgeprägter Nebenwirkungen und Suchtgefahr als obsolet zu betrachten. Da es kein optimales, hoch-

Benzodiazepine wirken schnell und zuverlässig, allerdings besteht Suchtgefahr.
Antidepressiva brauchen zur vollen Wirkungsentfaltung länger, dafür besteht keine Suchtgefahr.

Andere Medikamentengruppen zur Angst- und Spannungsreduktion sind z. B. Betarezeptorenblocker, Antihistaminika und bestimmte Phytopharmaka und Clomethiazol.

Der Einsatz von Psychopharmaka sollte nach dem Grundsatz erfolgen: so kurzzeitig wie möglich, aber so lange wie nötig.

A-11.8 Psychopharmakawirkungen

I. Benzodiazepine	II. Antidepressiva	III. Neuroleptika
Anxiolyse	Psychomotorische Aktivierung	Schlafförderung
Antikonvulsive Wirkung	Depressionslösung, Stimmungsaufhellung	Psychomotorische Dämpfung
Sedierung	Psychomotorische Dämpfung	Antipsychotische Wirkung
Schlafförderung	Angstreduktion	Antiautistische Wirkung
Vegetative Dämpfung		
Zentrale Muskelrelaxation		

A-11.9 Psychopharmaka: Nebenwirkungen, Kontraindikationen, Interaktionen

Unerwünschte Wirkungen	Kontraindikationen	Interaktionen
I. Benzodiazepine		
Sedierung Leistungsbeeinträchtigung Muskelrelaxation Ataxie Verwirrtheit Paradoxe Reaktionen Entzugssymptome Abhängigkeit Alkoholpotenzierung Atemdepression Blutdruckabfall Libidoabnahme Allergie	Intoxikation (Alkohol, zentral dämpfende Pharmaka) Suchtrisiko Patienten über 60 Jahre Respiratorische Insuffizienz Leberschaden Ataxie Myasthenia gravis Stillzeit	**Wirkungssteigerung:** Alkohol Zentral wirksame Pharmaka Muskelrelaxanzien H_2-Rezeptorenblocker
II. Antidepressiva		
Psychische Symptome: Müdigkeit, Delirien, Schlafstörungen, Manie **Somatische Symptome:** Mundtrockenheit Obstipation Harnretention Potenzstörungen Akkommodationsstörungen Schwindel, Kopfschmerz, Herzklopfen Blutdruckabfall, Schwitzen	Intoxikation (Alkohol, zentral dämpfende Pharmaka) Delir MAO-Hemmer-Therapie Engwinkelglaukom Harnverhalten bei Prostataadenom Kardiale Reizleitungsstörung Krampfbereitschaft	**Wirkungssteigerung:** Alkohol Zentral wirksame Pharmaka Anticholinergika Katecholamine **Wirkungsabfall:** Guanethidin Clonidin
III. Neuroleptika		
Vegetative Störungen: Blutdruckabfall, Pulsfrequenzanstieg, Schwitzen, Verstopfung, Mundtrockenheit, Potenzstörungen **Extrapyramidal-motorische Störungen:** Frühdyskinesien, neuroleptisches Parkinsonoid (Akinese, Hypomimie, Rigor, Tremor), Spätdyskinesien, Akathisie (Unruhe, Bewegungsdrang)	Intoxikation (Alkohol, zentral dämpfende Pharmaka) Epilepsie Kardiale Reizleitungsstörung Morbus Parkinson	**Wirkungssteigerung:** Alkohol Zentral wirksame Pharmaka Antihypertensiva Pentetrazol Anticholinergika **Wirkungsabfall:** Guanethidin Dopamin-Antagonisten

wirksames, multifunktionales und unschädliches Psychopharmakon gibt, erfolgt der Einsatz immer individuell (so kurzzeitig wie möglich, aber so lange wie nötig).

11.3 Praktisches ärztliches Handeln

Psychodiagnostik und -therapie sind beim Umgang mit dem Patienten nicht zu trennen, sondern als Einheit zu betrachten. Alle ärztlichen Maßnahmen dienen gleichzeitig dem Erkennen der Krankheitszusammenhänge und der Symptombeseitigung durch Entlastung des Patienten und Vermittlung von Einsichten in die Krankheit. Sie sind Teil des ganzheitlichen Behandlungskonzepts des Allgemeinarztes und setzen eine genaue Einschätzung und Behandlung organischer Mitbeteiligung voraus (s. Kap. A-1).

▶ **Merke:** Die Psychotherapie erfolgt in drei Behandlungsschritten: dem patientenorientierten Erstgespräch, der gesprächsergänzenden Fragebogendiagnostik und der weiterführenden Therapie.

▶ **Fallbeispiel.** Bernhard (47 Jahre alt, Ingenieur, unverheiratet) **leidet seit einem Monat unter starken Schmerzen in der rechten Schulter,** die in den Arm und Brustkorb ausstrahlten und ihn bei der Arbeit behinderten. Er hatte 5 kg an Gewicht abgenommen **(Sachinhalt)** und wegen der Stärke und Dauer der Beschwerden zunehmend Angst bekommen. Er befürchtete, schwer krank zu sein **(Selbstoffenbarungsaspekt)**. Von mir erwartete er volles Engagement bei der Klärung der Krankheit und Information über die Ursachen **(Beziehungsaspekt)** und Heilung **(Appell um Hilfe)**. Die szenische Information zeigte einen schwerkranken Mann mit Angst. Die Übertragung der Angst des Patienten auf mich erzeugte bei mir als Gegenreaktion das Gefühl von drohender Gefahr und notwendiger Eile. Gründliche körperliche Untersuchung und ergänzende Zusatzuntersuchungen bestätigen den Verdacht auf das Vorliegen eines Bronchialkarzinoms. Der Patient wurde sofort in stationäre Weiterbehandlung überwiesen.

Der Fallbericht von Bernhard soll zeigen, welche Vorteile ein patientenorientiertes Erstgespräch gegenüber einem reinen symptomorientierten Gespräch bietet. Letzteres hätte bei dem per se wenig Gefährlichkeit signalisierenden Symptom Schulterschmerz nicht zur Eile und stationären Abklärung angetrieben. Lediglich die Erfassung der vollständigen Patientennachricht, die Wahrnehmung der szenischen Information und die Übertragung der Angst des Patienten auf mich initiierten sofortiges und umfassendes Handeln.

11.3.1 Patientenorientiertes Erstgespräch

Der Patient sucht den Arzt mit seinem konkreten Anliegen auf und berichtet über Art, Umfang und Dauer seines körperlichen oder seelischen Problems. Da der Hausarzt den Patienten in der Regel bereits schon längere Zeit kennt und deshalb umfangreiche Informationen über Vorgeschichte und Lebenssituation hat, sind nur aktueller Symptom- und Konfliktbezug zu ergänzen.
Die Erfassung der vollständigen Nachricht des Patienten mit Sachinhalt, Selbstoffenbarungs- und Beziehungsaspekt sowie Appell um Hilfe müssen durch aktives Zuhören, durch Wahrnehmungen der szenischen Information und durch Beachtung von Übertragung und Gegenübertragung vervollständigt werden.
Auf diese Weise kann der Arzt das Anliegen des Patienten, Dringlichkeit, Leidensdruck, Bedrohlichkeit und Gefährdung rasch analysieren, um eine adäquate **Ersttherapie** einzuleiten. Diese reicht von sofortiger Notfalltherapie mit unter Umständen parenteraler Gabe von Psychopharmaka und stationärer Einweisung über das therapeutische Gespräch mit oder ohne Psychopharmakotherapie bis hin zur Festlegung eines Kontrolltermins zwecks weiterführender Behandlung.

11.3.2 Gesprächsergänzende Fragebogendiagnostik

Fragebögen können im Gespräch erfahrene Zusammenhänge bekräftigen und stellen für den Kundigen eine wirkungsvolle ergänzende Hilfe dar. Die Anwendung von Screening-Fragebögen ist umstritten.

11.3.3 Weiterführende Behandlung

Patientenorientiertes Erstgespräch, Organdiagnostik und gesprächsergänzende Fragebogendiagnostik fördern die Problemklärung und geben Hinweise für die weiterführende Behandlung. Die Ergebnisse und die daraus resultierenden Behandlungsmöglichkeiten müssen dem Patienten in einem ausführlichen Gespräch mitgeteilt werden. In Abhängigkeit von Diagnose, Leidensdruck, Gefährdung des Patienten und Behandlungsmotivation werden gemeinsam mit ihm die Wege weiterführender Therapie erörtert. Für Erkrankungen mit psychischer Beteiligung sind sie in Tab. **A-11.5** zusammengefasst. Die Indikationskriterien zur ambulanten bzw. stationären Psychotherapie zeigt Tab. **A-11.10**.

11.4 Probleme und Grenzen von Psychotherapie in der allgemeinärztlichen Praxis

So notwendig eine frühzeitige Verwendung psychotherapeutischer Methoden in der hausärztlichen Praxis ist, so begrenzen vielfältige Probleme ihren optimalen Einsatz:

- Kompetenz und Bereitschaft des Arztes,
- Zeitmangel,
- Einsichtsfähigkeit und Motivation des Patienten.
- Unzureichende Vergütung von verbalen und übenden Verfahren, insbesondere des therapeutischen Gesprächs, des autogenen Trainings und verhaltenstherapeutischer Gruppenbehandlungen.

Bei zunehmender Kompetenz und Leistungsbereitschaft der Ärzte erweisen sich mangelnde Patientencompliance und die durch Zeitmangel und Gebührenordnung gesetzten wirtschaftlichen Rahmenbedingungen zurzeit als wesentliche Hemmfaktoren einer adäquaten und effektiven Psychotherapie.

Eine Zunahme psychosomatisch weitergebildeter Ärzte, verstärkte Aufklärung der Bevölkerung über die Rolle seelischen Erlebens bei der Krankheitsentwicklung, der Abbau von Vorurteilen gegenüber psychotherapeutischer Behandlung und eine Reform der Gebührenordnung könnten helfen, die Wirksamkeit psychotherapeutischer Verfahren im Vergleich bzw. Ergänzung zur Pharmakotherapie stärker in das Bewusstsein aller Beteiligten zu rücken.

Weiterführende Literatur zu diesem Kapitel finden Sie unter www.thieme.de/specials/dr-allgemeinmedizin/

A-11.10 Ambulante oder stationäre Psychotherapie bei Patienten mit psychosomatischen Störungen

Indikationskriterien für ambulante Psychotherapie	Indikationskriterien für stationäre Psychotherapie
Belastende Symptomatik und hoher Leidensdruck	Notwendigkeit einer multimodalen Psychotherapie unter Nutzung verschiedener Verfahren
Beschwerdenpersistenz trotz sechsmonatiger psychosomatischer Grundversorgung in der Hausarztpraxis	Beschwerdenpersistenz trotz sechsmonatiger ambulanter Fachpsychotherapie
Arbeitsunfähigkeit von mehr als 4 Wochen Dauer	Arbeitsunfähigkeit von mehr als 3 Monaten Dauer
Verdacht auf akuten Schub einer chronischen psychischen Störung	Sonstige Gefährdung der Berufs- und Erwerbsfähigkeit
Stark beeinträchtigende biografische Belastungsfaktoren	Komorbidität
Behandlungskomplikationen durch interaktionelle Probleme zwischen Patienten und Arzt	Motivationsaufbau und Vorbereitung einer ambulanten Langzeitpsychotherapie
Patient wünscht ambulante Psychotherapie	Behinderung ambulanter Psychotherapie durch körperliche Funktionsstörung

12 Der schwierige Patient: Paradoxe Strategien in der Sprechstunde

Wolfgang Rönsberg

▶ **Fallbeispiel.** Mir gegenüber sitzt eine freundliche, stämmige, **etwa 60-jährige Frau mit leichtem Übergewicht.** Frisch gewaschenes Haar zum Dutt zurückgebunden, das helle, im Dessin unauffällige Kleid gestärkt und makellos sauber, blanke Seniorinnenschnürschuhe mit Absatz, dezenter Duft wie frische Bügelwäsche versetzt mit einem Hauch von „4711". Nachdem ich ihr die unverändert hohen Zuckerwerte mitgeteilt habe, hebt sie zu einer längeren Erklärung an: „Gestern morgen hab' ich eine Scheibe Knäckebrot gegessen mit wenig Diätmarmelade …". Daumen und Zeigefinger berühren sich, als sie mir die Schichtdicke anschaulich macht. „… und dazu eine Tasse Kaffee ohne Milch und Zucker." – „Hm." – „Und nachmittags …"
Ich füge mich in mein Schicksal und beschließe zuzuhören, bis die Patientin wohl irgendwann bei ihrem heutigen kargen Mittagsmahl angelangt sein wird. Währenddessen schaue ich mit einem Auge nach innen:
Ungeduld ist da zu spüren – warum diese quälende Ausführlichkeit? Zweifel am Wahrheitsgehalt: Körpergewicht und Labor sprechen eine andere Sprache. Ärger über die anzunehmende Unwahrhaftigkeit.
Daneben auch ein Gefühl von Hilflosigkeit: Da erörtert man die Sache nun über Wochen und Monate, und kein Land kommt in Sicht.
Nicht zuletzt meine ich, hinter ihrem Report auch eine Nuance von Vorwurf zu hören – da soll ich wohl für ihren schlechten Zucker herhalten.
„… und heute Mittag einen Rohkostteller ohne Essig und Öl." Eine Sprechpause lädt zum Kommentar ein, aber zu welchem? Soll ich abermals fragen, wie sie sich denn ihre schlechten Werte erkläre? Oder belehren, dass es halt noch weniger werden müsse und dass man das dann nicht nur im Labor, sondern auch am Gürtel sehen werde? Das alles hätte seine Logik, aber ich habe es schon zu oft versucht und ohne Erfolg.
So entschließe ich mich zum Gegenteil: „Ich sehe, Sie geben sich unheimlich Mühe!" „Und was für eine Müh' ich mir geb'!" Erleichtert fällt mir die Patientin ins Wort um dann fortzufahren: „Den ganzen Tag lauf ich mit knurrendem Magen herum. Aber der soll knurren. Da bleib' ich hart." Den knurrenden Magen kann ich mir gut vorstellen, die konsequente Verzichtshaltung weniger. Dennoch beschließe ich, das Verzichten nicht zu bezweifeln, sondern im Gegenteil mit Verständnis zu bestärken: „Das ist bestimmt nicht leicht für Sie, immer so hart gegen sich sein zu müssen …" – „Dass Sie das wenigstens verstehen, wie schwer das ist! Und wenn man dann noch nicht mal Erfolge sieht …"

Der Leser wird es schon wahrgenommen haben: Charakter und Atmosphäre des Gesprächs haben sich gewandelt. Nicht mehr Lehrer – Schüler, trotzige Vorwurfshaltung, Sich-Verlieren in belanglosen Details, sondern partnerschaftliches Verständnis in prägnantem „Hier und Jetzt".
Der weitere Verlauf zeigt, dass das skizzierte Gespräch einen Bann brach. Die Beratungen der im Grunde sympathischen Patientin bleiben auch in der Folge unverkrampft und offen. Die Kooperation entwickelt sich messbar, indem sich auch die Zuckerwerte deutlich bessern.

12.1 Von der üblichen Verhaltenslogik und ihrem Gegenteil

Zufall oder Zauber? Wohl kaum – eine Vielzahl analoger Fälle zeigt, dass sich solche Erfolge reproduzieren lassen. Im weiteren Verlauf soll versucht werden, den Wirkmechanismus zu verstehen: Was geschieht, wenn der Arzt das Gegenteil dessen tut, was die übliche Verhaltenslogik nahe legt? Auf dem Wege zu einem tieferen Verständnis sollten wir uns zunächst genau dieser sog. Logik zuwenden. Abb. **A-12.1** verdeutlicht das Kräfteparallelogramm, das einem weiten Bereich üblichen Alltagsverhaltens als Denkmodell zugrunde liegt.

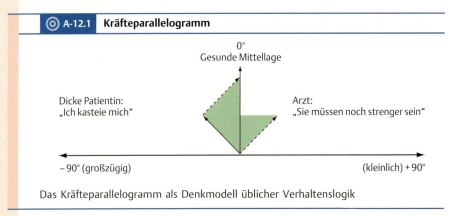

Das Kräfteparallelogramm als Denkmodell üblicher Verhaltenslogik

Die Ausprägung menschlicher Eigenschaften können auf einer polar aufgebauten Skala angeordnet werden. Bei einer ausgewogenen Mischung liegen die Anteile in der Mitte der Skala.

Zu den meisten menschlichen Eigenschaften lassen sich gegensätzliche Merkmale benennen, z. B. kleinlich und großzügig oder bescheiden und anspruchsvoll. Man kann die Ausprägung solcher Merkmale auf einer polar aufgebauten Skala so anordnen, dass eine ausgewogene Mischung beider Anteile in der Mitte liegt, während nach den Seiten hin der jeweils dominante Teil des Eigenschaftspaares immer ausgeprägter und schließlich pathologisch wird. In der Psychiatrie arbeitet man mit solchen polaren Modellen, z. B. im Gießen-Test, dessen Profilblatt etwa die Skalen von unkontrolliert bis zwanghaft oder von hypomanisch bis depressiv kennt.

Weicht bei einem Patienten das Verhalten von dem ab, was wir selbst für die „normale" Mittellage halten, so tendieren wir dazu, in unserer Reaktion das Gegenteil zu betonen.

Verhält sich nun ein Interaktionspartner mit einer gewissen Abweichung von dem, was wir selbst für die „normale" Mittellage halten, so tendieren wir dazu, in unserer Reaktion das Gegenteil zu betonen. Dem liegt die Annahme zugrunde, beide Effekte würden sich nach der Art eines Kräfteparallelogramms kompensieren; gerade so, wie ja auch der Segler nicht das Ziel selbst ansteuert, sondern mit seinem Kurs gegen den Wind vorhält.

Ist zum Beispiel ein Patient bei der Auslegung von Diätregeln zu großzügig, wird die penible Seite betont. Das führt meist nicht zu einem erfolgreichen Ergebnis, d. h. zu der gewünschten Verhaltensänderung.

In dem dargestellten Fallbeispiel scheint die Patientin, allen verbalen Beteuerungen zum Trotz, mit den ihr empfohlenen Diätregeln zu großzügig umzugehen. Als Arzt ist man also geneigt, mit der eigenen Reaktion gegen diese Abdrift vorzuhalten, indem man die penible Seite betont: „Sie müssten eben noch strenger mit sich sein …" Die Erfahrung lehrt aber: Im Umgang mit Patienten pflegt dieser „segelphysikalische" Verhaltensansatz oft zu scheitern.

Wo Widerstand das Handeln bestimmt, ist das rationale Kräfteparallelogramm entmachtet.

Offenbar geht es im beschriebenen Fall nicht um den vernunftgeleiteten Diskurs abstrakter Ideen, sondern um den gefühlsbeladenen Widerstreit handfester Absichten. Der Arzt will das Verhalten der Patientin beeinflussen; und sie setzt diesem Versuch der Freiheitsbeschneidung einen zunächst einmal ganz gesunden Widerstand entgegen. Wo aber Widerstand waltet, da ist das rationale Kräfteparallelogramm entmachtet.

12.2 Actio = Reactio

Strenge des Arztes führt nicht zur Annäherung an das gewünschte Ideal.

Stattdessen gilt jetzt wieder eine physikalische Metapher, das dritte Newton-Axiom: Actio = Reactio. Es scheint nicht nur in der Mechanik zu gelten, sondern auch in seiner Anwendung auf menschliche Dickschädel. Wie Abb. **A-12.2** zeigt, führt die Strenge des Arztes nicht zur Annäherung an das gewünschte Ideal. Im Gegenteil, es entfernen und verhärten sich die Positionen: „Strenger geht es überhaupt nicht mehr …" – „Aber ich sehe doch an Ihren Werten …" usw.

Lässt der Arzt statt kleinlicher Strenge eine großzügigere Milde walten, führt das eher zur erfolgreichen Verhaltensänderung beim Patienten (Abb. **A-12.3**).

Was geschieht aber, wenn ich statt kleinlicher Strenge eine noch großzügigere Milde walten lasse, als sie sich die Patientin selbst angedeihen lässt: „Ich sehe, Sie geben sich unheimlich Mühe!" Im Beispiel revanchiert sich die Patientin sofort mit dem höchst anschaulichen Mosaikstein, dass ihr den ganzen Tag der Magen knurrt. Verglichen mit der vorher ausschließlichen Betonung des knappen Speisezettels führt das deutlich zur Mittellage eines realistischen Gesprächs (Abb. **A-12.3**). Einige weitere Schritte im gleichen Sinne begründen schließlich den im Fallbeispiel beschriebenen Erfolg.

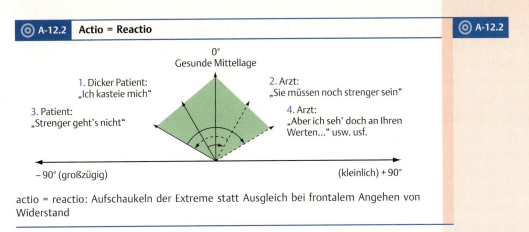

actio = reactio: Aufschaukeln der Extreme statt Ausgleich bei frontalem Angehen von Widerstand

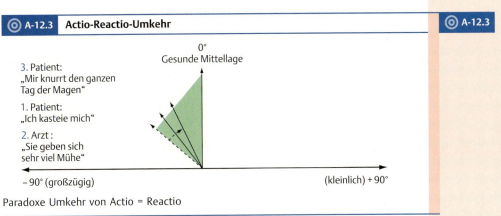

Paradoxe Umkehr von Actio = Reactio

12.3 Der eingebildete Kranke

Das Spiegelbild auf der kleinlichen Seite finden wir bei Molière. Argan, der eingebildete Kranke, fragt den Dr. Diafoirus: *„Und bitte, wie viel Salzkörnchen darf man zu einem Ei nehmen?"* Vielleicht wären wir als sein Arzt versucht, gegenzusteuern: *„Nun lassen Sie doch mal alle Fünfe gerade sein!"* Das Resultat der gut gemeinten Belehrung aber wäre höchstwahrscheinlich Unverständnis, wenn nicht gar – schlimmer noch – eine Kaskade neuer Klagen. Dr. Diafoirus hingegen: *„Sechs, acht, zehn, immer nur gerade Zahlen, wie bei den Medikamenten immer nur ungerade."* Auf diese umfassende Auskunft verabschiedet Argan den Arzt in Gnaden. Wir können nicht wissen, was er dabei denkt. Aber man könnte phantasieren, dass er Diafoirus für einen noch schlimmeren Übertreiber hält als sich selbst und dass ihn dieser Gedanke glücklich und zufrieden macht.

12.4 Definitionen paradoxen Verhaltens

Der bisherigen Darstellung liegen implizit zwei Definitionen von Paradoxie zugrunde: Die erste ging vom Arzt aus. So wurde paradoxes Verhalten eingangs als Gegenteil des üblichen sog. „logischen" Verhaltens hergeleitet. Der Vorzug dieses einfachen Ansatzes: Er erleichtert die praktische Umsetzung im Alltag. Nachteile ergeben sich aus der Unschärfe des Wortes „üblich". Verschiedene Menschen können in der gleichen Lage spontan auf sehr unterschiedliche Weise reagieren und das alles als durchaus übliches Verhalten erleben. Entsprechend breit wird dann auch das Spektrum der jeweiligen Gegenteile sein.
Die andere Definition hält sich an die Beobachtung des Patienten. Orientierungspunkt ist dessen pathologisches Verhalten. Es wird bei paradoxem Vorgehen nicht von der „gesunden" Mitte her als Feind bekämpft, sondern im Gegenteil von der Übertreibung her als Freund scheinbar bestärkt. Dieser zweite

Ansatz ist spezifischer. Er hat den Vorzug, vom Gegenüber auszugehen, im konkreten Beispiel vom Patienten als wünschenswertem Mittelpunkt der Medizin. Nachteilig wirkt sich aus, dass dieser Gedankengang nicht so einfach, fast ohne Nachdenken, in Handlung umzusetzen ist. Außerdem wirft er die Frage auf, welchen Sinn es denn machen soll, die Verhaltenspathologie des Patienten noch zu übertreiben. Nicht wenige Mediziner erleben das als unärztlich.

Wer diese Knoten lösen will, muss sich zunächst einmal auf noch größere Verwirrung einlassen. Der folgende Abschnitt lädt dazu ein.

12.5 Zum Verhältnis von Empathie und Paradoxie

Im eingangs zitierten Beispiel fällt die erste Entscheidung, nachdem die wohlgenährte Patientin den Marathon durch den knappen Speisezettel der letzten zwei Tage beendet hat. Der Arzt reagiert: „Ich sehe, Sie geben sich unheimlich Mühe." Nun könnte man sich vorstellen, dass durchaus nicht jeder diese Reaktion paradox finden muss. Wenn die Patientin so ausführlich ihr Verhalten schildert, so könnte ein Kritiker argumentieren, dann soll das doch wohl ausdrücken, wie viel Mühe sie sich gibt. Der Arzt signalisiere mit seinem Kommentar doch nur, dass er das versteht. Seine Reaktion, die wir als paradox herausgearbeitet haben, sei also in Wahrheit empathisch.

Umgekehrt kann überzogene Empathie vom Patienten paradox erlebt werden. So berichtet Devereux von einem Sozialarbeiter, der einer Klientin auf ihre Klagen über Menstruationskrämpfe antwortete: „Ich weiß sehr wohl, wie Sie sich fühlen."

12.6 Ambivalenz bei Patient und Arzt

Der Schlüssel zur Lösung des scheinbaren Widerspruchs findet sich im Patienten. Genauer: in seiner Ambivalenz. So ist die Diabetikerin mit den schlechten Werten sicher zu großzügig in ihren Ernährungsgewohnheiten. Aber viele Indizien zeigen uns, dass sie auch sehr genau sein kann: z. B. ihr ganzes wohlgeordnetes Erscheinungsbild und auch ihr minutiöser Bericht. Das reale, bislang erfolglose Verhalten ergibt sich aus der Überlagerung zweier polarer Vektoren. Ein regressiver Anteil, mit dem sie ihre alten Fehler zu wiederholen neigt, streitet mit einem progressiven, hier der Genauigkeit, an die sie sich in anderen Bereichen durchaus halten kann. Einfacher formuliert: „Der Geist ist willig, das Fleisch ist schwach" (Matth. 26,41).

Ähnlich gelingt eine solche Auflösung in ambivalente Motiv-Vektoren für fast jede menschliche Handlung. In diesem Zusammenhang sei eingeflochten, dass vier der zehn von Anna Freud beschriebenen Abwehrmechanismen polar oder paradox strukturiert sind: Reaktionsbildung (Beispiel: fassadenhafter Moralismus vor dem Hintergrund starker asozialer Impulse), Projektion (Beispiel: „Der Teddybär ist böse."), Wendung gegen die eigene Person (Beispiel: die gewendete Mordgier des Selbstmörders) und Verkehrung ins Gegenteil (Beispiel: Eifersucht als Vorwärtsverteidigung). Das Unbewusste selbst weist also paradoxe Züge auf. Wer mit ihm kommunizieren will, sollte sich darauf einstellen.

12.7 Positive Verstärkung des progressiven Vektors

Was nun die Bewertung angeht, so dürfte es kein Verhalten geben, an dem sich nicht wachen Geistes auch ein positiver Motivanteil finden ließe. Genau dieses Positivum aber ist das Nadelöhr zu Weiterem.

12.5 Zum Verhältnis von Empathie und Paradoxie

12.6 Ambivalenz bei Patient und Arzt

Der Schlüssel zur Lösung scheinbarer Widersprüche ist im Patienten zu finden, d. h. in seiner Ambivalenz.

12.7 Positive Verstärkung des progressiven Vektors

In jedem Verhalten ist auch ein positiver Motivanteil zu finden.

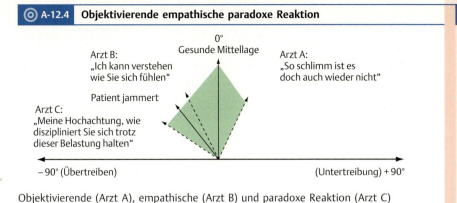

A-12.4 Objektivierende empathische paradoxe Reaktion

Objektivierende (Arzt A), empathische (Arzt B) und paradoxe Reaktion (Arzt C)

Mit einer paradoxen Intervention tut man also keineswegs etwas Absurdes, wie es auf den ersten Blick scheinen wollte. Sie ist vielmehr sinnreicher Widersinn: Man setzt verstärkend auf den positiven Vektor im Motivbündel des Patienten. Weckt ihn gewissermaßen, und sei er auch anfangs noch so klein. Damit entscheidet man sich zugleich über die daneben natürlich stets auch vorhandenen menschlichen Schwächen großzügig hinwegzusehen.

Betrachten wir als weiteres Beispiel die Möglichkeiten des Arztes, auf im Grunde tüchtige, in der Sprechstunde aber ausufernd klagsame Patienten zu reagieren (Abb. **A-12.4**).

- Objektivierend könnte der Arzt (A) dem Jammer entgegenhalten: „So schlimm ist es doch auch wieder nicht." Der Leser mag selbst entscheiden, ob das den Patienten wohl nachhaltig beeinflussen würde.
- Empathisch könnte der Arzt (B) aber auch bekunden: „Ich kann verstehen, wie Sie sich fühlen." Der Patient bzw. die Patientin würde das vermutlich zumindest entlastend erleben.
- Schließlich könnte der Arzt (C) noch etwas pointierter bis zum Paradox gehen: „Meine Hochachtung, wie diszipliniert Sie sich trotz dieser Belastungen halten." Man lenkt die Patienten so auf das Bewusstsein ihrer Stärken. Oft werden sie darauf mit Relativierung ihres Jammers reagieren können: „Ja, wenn ich meine Disziplin nicht hätt'! Mit der hab' ich schon ganz anderes durchgestanden: da werd' ich auch das packen!" Klagten sie hingegen unbeeindruckt weiter, so wäre das ein Hinweis auf eine schwere und bedrohliche Depression.

Therapeutische Paradoxie heißt also, die progressiven Ressourcen des Patienten zu fokussieren und dadurch zu mobilisieren. Das wirkt oft nur deshalb paradox, weil man sie auf den ersten Blick nicht gesehen hat. Nicht immer, aber meistens gelingt das Wecken eines gesunden Potenzials durch positive Verstärkung nach der Devise von Oscar Wilde „Man sollte immer etwas mehr loben, als man's aushält."

12.8 Weitere Fallbeispiele aus der täglichen Praxis

Einige weitere Beispiele aus der täglichen Sprechstunde mögen die breiten Einsatzmöglichkeiten paradoxen Verhaltens illustrieren.

▶ **Buttermilchdiät.** Wieder und wieder hatte der Arzt versucht, seiner **knapp vierzigjährigen schlanken Patientin** zu Maß und Vernunft zu raten. Es gelang ihm aber nicht, ihre **Neigung zu extremen Diäten** in irgendeiner Weise zu beeinflussen. Auch fachpsychotherapeutische Bemühungen waren wiederholt gescheitert, sowohl im ambulantem als auch im stationären Bereich. Jetzt kommt sie nach zwei Wochen ausschließlicher Buttermilchdiät und beklagt, immer noch nicht entschlackt zu sein. Der Arzt hält es für müßig, ein weiteres Mal seine

Meinung kundzutun. Stattdessen bestätigt er die Patientin diesmal in ihrem Unfug: „Konsequenter können Sie sich wirklich nicht ernähren!" Sie wirkt irritiert: „Meinen Sie das wirklich?!" beginnt die Reaktion. „Ich glaube manchmal, ich ernähre mich etwas einseitig." Und dann berichtet sie erstmals von ihren Ängsten, von der Essgier überflutet zu werden. Zu viel darf man von einem einzelnen situativen Paradox dieser Art sicherlich nicht erwarten. Im beschriebenen Fall führte es immerhin dazu, dass auf Monate hin von Diät keine Rede mehr war.

▶ **Fallbeispiel**

▶ **Suizidversuch.** Watzlawick berichtet von einem Gendarmen, dessen Verhalten ihn in seiner Kindheit beeindruckte. **Einem Selbstmörder, der von einer Brücke aus in die Donau gesprungen war, rief der Polizist zu: „Kommen Sie augenblicklich heraus oder ich schieße."** Der Mann schwamm ans Ufer.

Wie kann man sich den Erfolg dieses kuriosen Manövers erklären? Der Vorgang wird übersichtlicher, wenn man den Selbstmordversuch, selbst ein Paradox, in zwei Schichten auflöst: Eine konkrete des Verhaltens und eine tiefere der gemischten Gefühle. Auf der konkreten Ebene lautet die Frage: „Wie kann ich den Mann am Selbstmord hindern?" Hier wäre es konsequent und logisch, wenn der Gendarm samt Uniform in die Fluten spränge, um den Selbstmörder zurückzuholen. Aber wahrscheinlich wäre er erfolglos. Dass er zu spät käme, wäre nicht einmal das Entscheidende. Wichtiger erscheint die Reaktion, die sein Handeln im Gegenüber auslösen würde. Welche Aktivität könnte der Selbstmörder dem Retter entgegensetzen? Am ehesten doch wohl die, sein Abtauchen zu beschleunigen.

Stattdessen erscheint es vielversprechend, auf die tiefere Ebene der Motivation zu zielen. Dort könnte man sich fragen: „Wie kann ich mich noch aggressiver zu ihm verhalten, als er selbst es tut?", und so, in Verteidigung gegen mich, seine vitalen Impulse wecken. Mit der Gegenwehr wäre er erst einmal wieder im Leben drin, und dann könnte man weitersehen. Das Beispiel des Gendarmen zeigt, wie so etwas praktisch aussehen kann. Sein Gegenparadox katapultiert beide Akteure aus der Ausweglosigkeit hinaus und in neue Handlungsspielräume hinein.

Dass sich dieses Muster auch ohne Schusswaffe anwenden lässt, zeigt der bekannte Satz Victor Frankls: „Warum haben Sie sich nicht schon früher umgebracht?" Der verständliche Zorn des Patienten wird Affekte ableiten, die er jedenfalls kurzfristig nicht mehr gegen sich selbst wenden kann.

▶ **Fallbeispiel**

▶ **Logorrhö.** Überrannt vom Redeschwall eines Logorrhoikers mag man Zeichen der Ungeduld entwickeln – und damit die Silbenfrequenz des Gegenübers noch steigern. „Das ist hochinteressant, **was Sie da berichten. Das müssen Sie mir genauer beschreiben!"** Der Satz drückt das exakte Gegenteil des eigenen Gefühls aus.

Angewandt auf ein halbwegs geeignetes Detail des Patientenberichts, wird er nicht ohne Wirkung bleiben. In der Regel wird der Patient kurz innehalten. Mit etwas Glück zugunsten von Tiefe auf ein wenig Breite verzichten. Oft beginnt mit einem Signal des Interesses gar erstmals ein Anflug von Dialog.

▶ **Fallbeispiel**

▶ **Beipackzettel-Syndrom. Manche Patienten entwickeln regelmäßig und vorhersehbar alle Nebenwirkungen, die der Packungsprospekt ankündigt,** zuweilen gar noch zusätzlich die Kontraindikationen. Man kann das im Sinne einer Symptomverschreibung paradox vorwegnehmen: „Es wird Ihnen von diesem Mittel zunächst schlechter gehen, aber das ist ein gutes Zeichen. Denn es beweist, dass die Behandlung anschlägt." Die „Erstverschlimmerung" der Homöopathen beschreibt ein ähnliches Interpretationsmuster, das dort aber nicht psychologisch verstanden wird.

▶ **Fallbeispiel**

▶ **Hausmittel statt verordneter Medikamente. Nicht selten erregen Non-Complier den ärztlichen Unmut, indem sie statt der verschriebenen Medikamente diverse Hausmittelchen einsetzen.** Offener Kampf gegen die Unfolgsamkeit pflegt selten Früchte zu tragen; er wird das bekämpfte Verhalten eher noch steigern. Oft ist es erfolgversprechender, den Widerstand zum hilfreichen Beitrag umzudeuten und gar noch zu seinem intensiveren Einsatz anzuregen, z. B.: „Das finde ich ausgezeichnet, dass Sie sich so aktiv mit Ihrer Krankheit auseinander setzen. Ihren Versuch sollten Sie weiter verfolgen! Zuweilen zeigt der Knoblauch Erstaunliches; vor allem, wenn man ihn ausreichend dosiert. Ich gebe Ihnen leihweise ein Blutdruckmessgerät mit, damit Sie den Erfolg selbst überprüfen können. Sie steigern die Menge der Knoblauchtabletten so lange, bis der Blutdruck zuverlässig unter 150/90 ist."

12.9 Indikation und Kontraindikation

Die beschriebenen Fälle stammen aus den verschiedensten Bereichen der Allgemeinmedizin. So mag man sich fragen, wie sich Indikation und Kontraindikation paradoxen Vorgehens abstrakter beschreiben lassen.

Bei kooperativen Patienten ist Paradoxie nicht nur überflüssig, sondern unnötig riskant, da sie die Arzt-Patienten-Beziehung durch Zweideutigkeit belasten kann.

Verbündet sich ein Patient aber nicht mit dem Arzt gegen die Krankheit, sondern gegen ihn mit seinem Symptom, dann ist das in der Regel eine Indikation für paradoxe Strategien. Man findet das bei zwei Gruppen, die auch als Behandlungs-Süchtige auf der einen und Behandlungs-Saboteure auf der anderen Seite beschrieben wurden. In der Allgemeinpraxis tauchen Vertreter dieser beiden Lager, z. B. als Hypochonder und Non-Complier auf. Gelegentlich kommt gar beides in Personalunion vor. Die engste Anhänglichkeit an ihren jeweiligen Arzt führt stets zu dem gleichen Ziel, seine Bemühungen scheitern zu lassen.

In den Zusammenhang der Indikation gehören auch ethische und juristische Aspekte. Es scheint dabei notwendig, den Einsatz in psychotherapeutischen Fachpraxen von der Anwendung in der Allgemeinpraxis zu differenzieren, und das nicht nur wegen der unterschiedlichen Rückendeckung durch den jeweiligen Weiterbildungshintergrund. Vielmehr verdient es auch Beachtung, dass der „mündige Patient" einen Hausarzt in der Erwartung aufsucht, als solcher behandelt zu werden. Die juristische Betrachtungsweise gibt ihm darin recht.

Man sollte also schon triftige Gründe haben, wenn man vom Pfad üblicher Verhaltenslogik abweicht. Wenn ein Patient von seinen unbewussten Widerständen gehindert wird, sich zugunsten seiner Gesundheit zu verhalten, dürfte das gegeben sein. Denn seine Gesundheit zu fördern, hat er den Arzt ja beauftragt. Brisante Anlässe mit vitaler Bedrohung, wie die oben erwähnte Suizidalität, sind naturgemäß riskant, aber deshalb noch keine Kontraindikation. Wer allerdings die Juristen auch hier auf seiner Seite wissen will, tut gut daran, nicht alles auf eine Karte zu setzen. Er sollte vielmehr den paradoxen Drahtseilakt durch ein Netz von Maßnahmen absichern, die vom Modell des „mündigen Patienten" ausgehen.

12.10 Kurzleitfaden für die Sprechstunde

Möglicherweise wird der Leser Lust empfinden, Paradoxien in der eigenen Sprechstunde öfter und systematischer als bislang einzusetzen. Der folgende Kurzleitfaden könnte dabei hilfreich sein.

Das Vorgehen gliedert sich in drei Schritte:
- Ein **„Sackgassen-Gefühl"** beim Behandler weist in der Regel auf korrespondierende Blockaden beim Patienten hin, auf Kreisgänge des Denkens, Sackgassen des Verhaltens oder erstarrte Beziehungsmuster.
- Im nächsten Schritt geht es darum, das **Widerstandssymptom** zu lokalisieren. Es kann z. B. ein überdetaillierter Bericht sein, wie im Falle der Diabetikerin, oder eine absurde Laientheorie, etwa die Entschlackung durch Buttermilchdiät oder ein Hausmittelchen, wie der beliebte Knoblauch, vielleicht auch ein Redefluss, der jedes Nachdenken vereitelt.
- Auf das **Zielsymptom** wirkt man nun paradox ein; man nimmt es als Freund statt als Feind. Meist tut man damit das Gegenteil dessen, was normalerweise in dieser Situation vom Arzt erwartet wird. Man zeigt Anerkennung für die Mühe, statt sich durch die Ausführlichkeit gequält zu geben. Man lobt den Non-Complier – fürs Mitdenken –, wo er Tadel erwartet, veranlasst ihn, noch mehr von seinem Hausmittelchen zu nehmen, als er selbst vorschlägt. Oder man zeigt lebhaftes Interesse für ein belangloses Detail eines Redeschwalls.

Das Ergebnis kann eine Lockerung erstarrter Kommunikationsmuster oder im besten Fall sogar ein ausgeprägter Öffnungseffekt seitens des Patienten sein.

Das Mindeste, was man davon erwarten darf, ist die Lockerung erstarrter Kommunikationsmuster, und das ist oft schon sehr viel. Nicht selten beobachtet man aber auch einen ausgeprägten Öffnungseffekt. Patienten, vor deren widerspenstiger Fassade man längst resigniert hatte, werden plötzlich nahbar, entwickeln Initiative und Kooperationsbereitschaft. Wer solche Erfahrungen einige Male machen konnte, wird Paradoxie als elegantes und wirkungsvolles Instrument in seinem verbalen Werkzeugkasten nicht mehr missen wollen.

Weiterführende Literatur zu diesem Kapitel finden Sie unter www.thieme.de/specials/dr-allgemeinmedizin/

13 Sexualberatung

Wolfgang Rönsberg, Thomas Fischer

▶ **Fallbeispiel.** Ein 52-jähriger Lagerarbeiter ist seit einigen Jahren wegen einer Hypertonie in meiner Behandlung. Seine Familie wird von mir gleichfalls betreut. Die vorgealtert wirkende Ehefrau kommt selten, aber dann „intensiv" wegen multipler funktioneller Beschwerden. Der 23-jährige mehrfach behinderte Sohn lebt in der elterlichen Wohnung und arbeitet tagsüber in einer beschützenden Werkstatt. Bei einer Routinekontrolle des Blutdrucks verhält sich der sonst eher zurückhaltende Mann überraschend. Nach der Messung fragt er mit merkwürdigem Unterton: „Sind die Werte denn überhaupt genau, wenn Sie den Druck so schnell ablassen?" Ich bin unsicher, was ich von der Bemerkung halten soll, und reagiere: „Sie sind unsicher, ob es bei Ihrer Behandlung mit rechten Dingen zugeht …?" „Na ja, man wird doch mal fragen dürfen …", nimmt er sich zurück; „und außerdem wollte ich Ihnen schon lange mal sagen: Seit ich Ihre Tabletten nehme, ist es unten ziemlich flau." „Können Sie mir das genauer beschreiben?" „Na ja, Sie wissen schon, was ich meine. Unten klappt's halt nicht mehr so wie früher." Ich lasse zunächst vom Gegenstand ab und beziehe mich auf das zugrunde liegende Gefühl: „Es scheint Ihnen peinlich zu sein, genauer über Ihre Potenzprobleme zu reden …"
Offenbar fühlt er sich verstanden, denn er gibt jetzt eine deutlichere Beschreibung. Im Laufe einiger Jahre habe die Libido nachgelassen. Manchmal raffe er sich bewusst auf, denn: „So alt bin ich ja noch nicht." Besonders in solchen Situationen lasse ihn öfter einmal die Erektion im Stich. Das sei eine „Schlappe", die er „nicht auf sich sitzen lassen" könne. Er holt einen Zeitungsausschnitt über die Schwellkörperautoinjektionstherapie aus der Tasche und will meine Meinung dazu wissen.
Ich weiche in die Anamnese aus. Dabei erfahre ich von ihm unter anderem, dass sich nächtliche, besonders frühmorgendliche Erektionen gegenüber früher kaum abgeschwächt hätten. Ein sicherer zeitlicher Zusammenhang zum Beginn der antihypertensiven Behandlung mit einem Betablocker lässt sich im Gespräch nicht herstellen. Aus vielen Mosaiksteinen ergibt sich vielmehr das Bild, dass die Störung überwiegend Ausdruck einer überlasteten Partnerbeziehung sein dürfte. Immerhin erscheint es möglich, dass sich seine Medikation zusätzlich ungünstig auswirkt.
Ich erkläre ihm meine vorläufige Beurteilung. Sie scheint ihm plausibel zu sein. Er räumt auch ein, dass er vor der von ihm angesprochenen Selbstinjektionsbehandlung „Manschetten" habe. Stattdessen überlegen wir, wo es für ihn und seine Frau Freiräume und Entlastung geben könnte, um von dort aus eine gewisse Lust aneinander wiederzubeleben. Ich rege an, er solle darüber doch einmal mit seiner Frau sprechen.
Drei Monate später kommt der Patient mit dem stationären Entlassungsbericht einer chirurgischen Klinik, die ihn wegen einer Mittelfußfraktur behandelt hat. „Herr Doktor, die Pillen waren doch schuld", ist sein erster Satz. Im Krankenhaus wurde er auf andere Tabletten umgestellt – wie sich zeigt, auf denselben Betablocker unter anderem Handelsnamen. „Nach ein paar Tagen war es wieder so gut, dass ich gedacht hab', ich muss zwischendurch mal schnell nach Hause fahren." Mit dem Kurzkommentar „Toll!" beglückwünsche ich ihn zu seinem Erfolg und behalte das erotische Grundgesetz für mich, dass Entfernung nähert.
Vier Wochen später. Äußerlich ist alles wieder beim Alten. Dass offenbar der Abstand heilsam war und nicht die andere Tablette, ist dem Patienten inzwischen klar geworden. Er hat auch mit seiner Frau über das Problem gesprochen und von ihr erfahren, dass sie gut mit dem Status quo leben könne. Um etwas mehr Gemeinsamkeit möglich zu machen, hätten sie sich entschlossen, den Sohn erstmals auf eine mehrwöchige Freizeit der Beschützenden Werkstätte mitfahren zu lassen.
Die Folgezeit beschert erwartungsgemäß keine Wunder, aber doch die Erfahrung, dass sich mit gelegentlicher, dann liebevoller Sexualität besser leben lässt als mit äußerlichen Leistungsnormen.

Fallbeispiel. Eine 27-jährige Biologiestudentin kommt erstmals in die Sprechstunde. Sie ist in Begleitung ihres Freundes, der schon länger zu meinen Patienten gehört und den ich unter anderem wegen einer Ejaculatio praecox beraten habe. Bei der Begrüßung empfinde ich die neue Patientin spontan als sympathisch. Aussehen, Stimme und Körpersprache berühren mich angenehm. Es handele sich um ein etwas peinliches Problem, leitet sie ein; von ihrem Freund habe sie aber erfahren, dass man mit mir offen reden könne: Sie habe beim Geschlechtsverkehr noch nie einen Orgasmus gehabt und erlebe das zunehmend als persönlichen Mangel. Außerdem leide die Beziehung zu ihrem Freund darunter empfindlich. In früheren Jahren habe sie einige Zeit am Programm einer bioenergetischen Frauengruppe teilgenommen und dort viel für ihr Körpergefühl profitiert. Unter anderem komme sie seither bei der Masturbation regelmäßig zum Orgasmus. Eine Psychotherapie habe sie vor 3 Jahren abgeschlossen; ein Neubeginn komme für sie nicht infrage.
Die Patientin trägt ihren Bericht sicher vor, während der Freund irritiert wirkt, als sei er für das Problem verantwortlich. Die Beziehung der beiden macht aber keinen gespannten Eindruck, erinnert eher an ein harmonisches Geschwisterpaar. Mich selbst erlebe ich während der Beratung wie einen wohlwollend väterlichen Mentor. Im Rückblick vielleicht eine Spur zu gewährend.
Da das Problem den zeitlichen Rahmen der Sprechstunde überfordert, schlage ich ein Gespräch zu einem anderen Termin vor. Die Patientin kommt zum vereinbarten Zeitpunkt pünktlich und, wie verabredet, ohne Begleitung. Ins Auge springt ein luftiges Sommerkleid, das ihr sehr gut steht. Sie eröffnet das Gespräch mit einem Kompliment für die Farbe meines Hemdes. Als es später an die genauere Darstellung ihrer Störung geht, klingen im Vergleich zum Erstgespräch andere Töne an: In letzter Zeit habe sie eine Aversion gegen den Beischlaf entwickelt. Komme es doch dazu, so würde sie „am liebsten davonlaufen". Vom Kopf her schätze und achte sie ihren Freund, aber körperlich „passe es einfach nicht". Als sie das sagt, lächelt sie.
Vielleicht werde sich das Problem ja von selbst in Wohlgefallen auflösen, wenn nur der Richtige komme, fährt sie fort. Sie habe auch schon erwogen, sich von ihrem Freund zu trennen. Es folgt ein langer Blick in meine Richtung. Die irritierenden Manöver bescheren mir ungemütliche Gefühle, die auf dem Konflikt Therapeut versus Privatmann beruhen. Offensichtlich entwickelt sich der Gang der Dinge gegen meine therapeutische Intention und gegen meinen ursprünglichen Patienten, ihren Freund. Außerdem bin ich ohne bewusstes Zutun in eine Lage gekommen, die näher und persönlicher ist, als es zu meinem beruflichen Selbstverständnis passt. Ich scheue mich, das Thema offen anzusprechen, und versuche deshalb, durch Abstraktion Abstand herzustellen: Zunächst erscheine mir die Entscheidung notwendig, ob sie den anstehenden Schritt mit ihrem gegenwärtigen Partner machen oder bis zur nächsten Beziehung vertagen wolle. Auf dem Boden einer stabilen Partnerschaft könnte ich ihr dann einen Kollegen empfehlen, der in der Paartherapie sexueller Funktionsstörungen erfahren sei.
Auf meinen Vorschlag gibt es nur schwachen Widerhall. Sie werde darüber nachdenken, sagt meine Patientin, wirkt aber beim Gehen deutlich unzufrieden. Einige Tage später ist bei der Praxispost ein Brief an mich mit dem Vermerk „Persönlich!"; darin befindet sich eine Kunstpostkarte mit Klimts Judith. Im Textteil die Passage: „Ich hätte Sie sehr gerne wiedergesehen, aber solange es nicht sein muss, eben nicht als Patientin. Schade …"
Da ich meine eigene Undeutlichkeit jetzt klarer wahrnehme, ziehe ich es vor, nicht zu reagieren. Von der Patientin höre ich in der Folgezeit nur noch über ihren Freund, von dem sie sich kurz darauf trennt. Er selbst lernt wenig später eine neue Partnerin kennen. Vielleicht haben die Gespräche, die ich früher mit ihm geführt habe, Früchte getragen. Jedenfalls tritt seine Ejakulationsstörung nicht wieder auf.

13.1 Epidemiologie sexualmedizinischer Beratungsanlässe

Sexualberatung hängt in großem Umfang von der Fähigkeit und Bereitschaft des Arztes ab, Sexualität wahrzunehmen und zu thematisieren.

Anlässe für eine Sexualberatung sind Empfängnisverhütung bzw. -planung und sexuelle Funktionsstörungen.

Aufmerksamkeit ist bei **Verhaltensabweichungen von Kindern** ratsam, sie können ein Hinweis auf **sexuelle Handlungen mit Kindern in der Familie** sein.

Zur **Sexualberatung** in der Allgemeinarztpraxis gehört die Problematik zu **HIV-Tests, HIV-Infektion und AIDS**.

Exkurs: Mitteilung eines positiven HIV-Tests

Wichtige Regeln:
- Ein positives Ergebnis hat erhebliche Konsequenzen!
- Jeder Patient muss von einem HIV-Test informiert werden und einverstanden sein (Aktennotiz darüber).
- Ergebnisse sollten nur von Ärzten mitgeteilt werden, die sich mit dieser Thematik auskennen.
- Patienten mit der Diagnose HIV sollten einen Ansprechpartner haben, da Suizidgefahr besteht (vor der Mitteilung sich vergewissern).
- Ein positiver ELISA-Test (Suchtest) ist nicht gleichbedeutend mit einer tatsächlich vorliegenden HIV-Infektion. Es muss eine zweite Blutentnahme zur Wiederholung des Suchtests und anschließend ein Bestätigungstest durchgeführt werden.
- Der Patient mit einer frischen HIV-Diagnose ist darüber aufzuklären, dass er ohne Vorsichtsmaßnahmen andere Menschen infizieren könnte.

13.1 Epidemiologie sexualmedizinischer Beratungsanlässe

Störungen der Sexualität sind auch nach der so genannten Liberalisierungswelle der 1960er- und 1970er-Jahre nicht seltener geworden und ein Tabuthema geblieben. Die Häufigkeit von Sexualberatung hängt in großem Umfang von der Fähigkeit und Bereitschaft des Arztes ab, Sexualität wahrzunehmen und zu thematisieren.

Häufige Anlässe für eine Sexualberatung sind Fragen der Empfängnisverhütung bzw. -planung, aber auch sexuelle Funktionsstörungen und Konflikte mit sexuellen Regungen im Alter. Besonders nach Verlust des Partners wird man es oft erleben können, dass Patienten sich ihre sexuellen Impulse nicht mehr erlauben.

Ein vergleichsweise seltenes Thema stellen Probleme im Zusammenhang mit Homosexualität dar, am ehesten während des so genannten Coming-outs, der Phase also, in der Betroffene beginnen, sich zu ihrer Homosexualität zu bekennen, und in Partnerschaftskrisen. In den letzten Jahren kommt es außerdem gelegentlich zu Beratungen im Kontext von Safer sex (sicherem Sexualverhalten).

Abweichendes Sexualverhalten tritt als solches selten in den Gesichtskreis des Allgemeinarztes. Eine Ausnahme bilden **sexuelle Handlungen mit Kindern in der Familie**, in 85% der Fälle durch den Vater oder Stiefvater mit der Tochter. Handlungsbedarf ergibt sich bei jedem Verdacht auf eine Schädigung der körperlichen oder seelischen Gesundheit des Kindes. In 15 Jahren Allgemeinpraxis bin ich selbst fünfmal auf gravierende Fälle fortgesetzter sexueller Kontakte über die Generationsschranke hinweg gestoßen. Angesichts einer hohen Dunkelziffer ist **vermehrte Aufmerksamkeit für typische Symptome der betroffenen Kinder ratsam** (wie z. B. Apathie, Essstörungen, Schlafstörungen, schulischer Leistungsabfall, autodestruktives Verhalten, auch sexuell forsches Auftreten).

Einen gewissen Umfang an **Sexualberatung** nimmt die Diskussion um **HIV-Tests, HIV-Infektion und AIDS** ein. Dominierend ist das weite Spektrum von einfacher Verhaltensunsicherheit bis hin zur AIDS-Hypochondrie. „Auch wenn – bedingt durch die bisherige Testpolitik – die meisten schon mit dem Testwunsch zum Arzt kommen, muss dieser sich zunächst Zeit für ein ausführliches Gespräch nehmen" (s. Exkurs HIV-Test).

Exkurs: Mitteilung eines positiven HIV-Tests

Wichtige Regeln:
- Ein positives Testergebnis hat trotz des therapeutischen Fortschritts noch immer erhebliche seelische Konsequenzen für den Betroffenen. Machen Sie sich das vorher bewusst!
- Jeder Patient, den sie testen, muss darüber vorher informiert werden! Ohne explizites Einverständnis bzw. eine entsprechende Aktennotiz über die erfolgte Zustimmung könnte es sonst juristische Konsequenzen geben.
- Ergebnisse sollten nur von Ärzten mitgeteilt werden, die sich mit dieser Thematik auskennen, bzw. zumindest wissen, zu wem sie Patienten mit einer frischen HIV-Diagnose überweisen können. Der Betroffene braucht intensive und rasche Unterstützung. Eine Überweisung z. B. in eine entsprechende Schwerpunktpraxis oder Ambulanz darf nicht Wochen dauern. Informieren Sie sich vorher (!) über entsprechende Beratungsangebote vor Ort, die Sie dem Patienten mitteilen können (z. B. Selbsthilfegruppen, www.aidshilfe.de).
- Vergewissern Sie sich, dass ein Patient, dem Sie die Diagnose HIV mitteilen, danach nicht alleingelassen ist, bzw. Ansprechpartner hat (Suizidgefahr).
- Teilen Sie ein positives Testergebnis niemals telefonisch mit! (sollte eigentlich selbstverständlich sein)
- Ein positiver ELISA-Test (Suchtest) ist nicht gleichbedeutend mit einer tatsächlich vorliegenden HIV-Infektion. Gemäß Leitlinienempfehlung muss hier zum Ausschluss einer Verwechslung eine zweite Blutentnahme zur Wie-

A-13.1 Prävalenz sexueller Dysfunktionen in der hausärztlichen Versorgung (nach Nazareth)

Sexuelle Dysfunktion (ICD-10)	Männer (%, 95%-CI-Intervalle)	Frauen (%, 95%-CI-Intervalle)
Mangel oder Verlust sexueller Begierde (F52.0)	6,7 (4,6–9,4)	16,8 (14,6–19,1)
Sexuelle Aversion (F52.1)	2,5 (1,2–4,4)	4,2 (3,0–5,5)
Versagen genitaler Reaktion (F52.2)		
• männliche Erektionsstörungen	8,8 (6,4–11,8)	–
• Störungen der sexuellen Erregung der Frau	–	3,6 (2,5–4,9)
Orgasmusstörungen (F52.3)		
• gehemmter Orgasmus	2,5 (1,2–4,4)	18,9 (16,5–21,3)
• vorzeitige Ejakulation (F52.4)	3,7 (2,1–5,7)	–
Nichtorganischer Vaginismus (F52.5)	–	4,6 (3,3–5,9)
Nichtorganische Dyspareunie (F52.6)	1,1 (0,4–2,6)	2,9 (2,0–4,1)
Zumindest eine ICD-10-Diagnose	21,7 (17,9–25,5)	39,6 (36,7–42,6)

derholung des Suchtests und anschließendem Bestätigungstest durchgeführt werden (zunehmend wird – bei Vorliegen entsprechender Konstellationen, z. B. klinisches Bild einer HIV-Primärinfektion – die gleichzeitige Durchführung einer HIV-PCR empfohlen; die neueren Testgenerationen enthalten die PCR bereits). Sie sollten der betroffenen Person bei dieser Gelegenheit eindringlich klar machen, dass sich der zunächst positive Suchtest letztlich doch als HIV-Negativität herausstellen kann. Oft, aber keineswegs immer, kann die vorangehende sorgfältige Anamnese klären, ob Verhaltensrisiken eine HIV-Infektion wahrscheinlich machen.
- Vergessen Sie nie, Betroffene darüber aufzuklären, dass sie ohne Vorsichtsmaßnahmen andere Menschen infizieren können.

Eine Übersicht über häufige bzw. wichtige sexualmedizinische Beratungsanlässe gibt Tab. A-13.1. Die dortigen Zahlenangaben beziehen sich auf das Vorkommen in der Bevölkerung bzw. der betroffenen Geschlechts- oder Altersgruppe. Die Häufigkeit als Beratungsanlass in der Allgemeinpraxis ist deutlich seltener.

13.2 Diagnostische Überlegungen

„Eine gute Anamneseerhebung ist in vielen medizinischen Fächern die halbe, bei psychisch bedingten Störungen beinahe die ganze Diagnose. Das gilt auch für die Mehrheit sexueller Störungen" (Bräutigam u. Clement). Beim Gespräch über sexuelle Probleme lohnt es sich besonders, auf Gefühlssignale des Patienten und die eigene Befindlichkeit zu achten.

Schon der Gesprächseinstieg kann durch Aufmerksamkeit für ungewöhnliche Verhaltensweisen gelingen, wie der erste Fall zeigt. Der Umweg über die Kritik am Blutdruckmessen verrät, dass dem Patienten ein direkter Weg nicht zur Verfügung steht, ihm das Thema also peinlich ist. Patienten wählen oft Formulierungen, die eher umschreibend, herantastend sind („Ich brauche einen Check-up, bei mir stimmt etwas nicht", „Ach, da ist noch etwas, da unten habe ich so ein (Stechen, Jucken, Brennen)…". Diese Kommentare sind häufig eingebettet in eine Konsultation über ein anderes Problem und es ist Aufgabe des Arztes zu entscheiden, ob er auf diesen neuen Aspekt sofort eingeht oder (evtl. aus Zeitgründen) dies auf einen neuen Termin verschiebt. Der Zeitaufwand für eine ausführliche Sexualanamnese darf hierbei nicht unterschätzt werden, manche Autoren empfehlen, hierfür 45–60 Minuten einzuplanen, eine Zeitspanne, die im Praxisalltag häufig nicht leicht zu organisieren ist.

13.2 Diagnostische Überlegungen

Eine gute Anamneseerhebung ist bei sexuellen Störungen eine wichtige Basis für die Diagnose.

A-13.2 Wichtige Bestandteile einer Sexualanamnese (nach Tomlinson)

Sozialanamnese	Eine detaillierte Sozialanamnese hilft, den Patienten im Kontext seiner Lebensumstände korrekt wahrzunehmen (Kinder, Wohnumstände, Beruf, etc.). Außerdem gibt die Erhebung der Sozialanamnese dem Patienten die Gelegenheit, sich zu entspannen. Selbst wenn der Patient langjährig in der Praxis bekannt ist, kann ein „Update" der Informationen hochrelevant sein.
Medizinische Anamnese	Einige Zeit wurde der psychosomatische Aspekt sexueller Störung sehr betont. Aktuell verschiebt sich dies und es wird allgemein akzeptiert, dass körperliche Ursachen einen hohen Anteil an der Pathogenese haben, wenngleich psychogene Aspekte fast immer vorhanden sind. Daher ist es wichtig, eine detaillierte medizinische Anamnese zu erheben mit dem speziellen Fokus auf Krankheiten, die die sexuellen Fähigkeiten beeinflussen können (s. Tab. **A-13.3**). Die Störung sollte vom Patienten möglichst genau beschrieben werden. Es sollte erfragt werden, ob die Beschwerden chronisch oder situationsabhängig, ob sie partner- oder praktikenabhängig, phasisch oder progredient sind. Die Geschwindigkeit der Entwicklung der Beschwerden kann hier wichtige Informationen liefern. So kann orientierend festgestellt werden, dass sich organische Ursachen eher langsam bemerkbar machen, während sich psychische Ursachen schneller manifestieren.
Patientensicht (und Partnersicht) der Problematik	Eheprobleme oder „sexuelle Langweile" nach vielen Jahren des Zusammenlebens können wichtige Ursachen sexueller Probleme sein. Es ist daher wichtig, den Zustand der Beziehung bei der Anamnese zu berücksichtigen. Eine strenge Religiosität, gerade wenn sie nicht bei beiden Partnern vorhanden ist, kann verheerende Auswirkungen auf die sexuelle Beziehung haben. Ängste, z.B. vor äußeren Ereignissen wie Arbeitslosigkeit, aber auch Ängste vor dem Verlust der eigenen körperlichen Attraktivität sind wichtige Aspekte. Die Einstellung zum eigenen Körper kann auch durch die Menopause oder eine Hysterektomie oder bei Männern durch eine Vasektomie negativ beeinflusst werden. Wichtig ist zu erfahren, welchen Stellenwert die Sexualität in der aktuellen Beziehung hat, ob die Probleme in vorherigen Beziehungen bereits vorhanden waren, ob die Partner miteinander darüber sprechen können oder ob Schuldzuweisungen getroffen werden. Alle diese Aspekte sollten möglichst einfühlsam mit dem Patienten besprochen werden.
Medikamentenanamnese	Von einer Reihe von Medikamenten ist bekannt, dass sie negative Auswirkungen auf sexuelle Funktionen haben können (s. Tab. **A-13.3**).
Lebensstil-Anamnese	Alkohol- und Nikotinabusus haben erheblichen Einfluss auf die sexuellen Fähigkeiten. Cannabisprodukte können zwar eine euphorisierende und damit sexuelle stimulierende Wirkung haben, eine negative Auswirkung auf die zugehörige körperliche Fähigkeit ist jedoch ebenfalls ausgeprägt. Schlafmangel (Schichtarbeit, „kleine Kinder") kann ein wesentlicher Aspekt sexueller Inappetenz sein.

A-13.3 Übersicht über Medikamente, die häufig Nebenwirkungen auf die Sexualität haben (nach Kinzel)

Diuretika	Thiaziddiuretika können – vor allem in Kombination mit Betablockern – sexuelle Störungen auslösen. Aldosteronantagonisten verursachen – bedingt durch ihre Steroidstruktur – ausgeprägte sexuelle Dysfunktionen.
Sympatholytika	Guanethidin, Clonidin und Methyl-Dopa können Libido und Orgasmusfähigkeit beeinträchtigen.
Betablocker	Erektionsstörungen, Verminderung des Ejakulatvolumens, retrograde Ejakulation und Libidostörungen sind möglich.
Antidepressiva	Durch die Beeinflussung multipler Neurotransmitter (Serotonin, Noradrenalin) aber auch durch muskarinerge und cholinerge Nebenwirkungen können Antidepressiva vor allem Orgasmusstörungen (bis hin zur Anorgasmie) auslösen; aber auch Libido- und Erektionsstörungen sind beschrieben worden. Die „Nebenwirkung" der Ejakulationsverzögerung kann therapeutisch bei der Ejaculatio praecox ausgenutzt werden (hier vor allem SSRI).
Antipsychotika	Durch die gesteigerte Prolaktinsekretion (durch Wegfall der dopaminergen Hemmung) können beim Mann Veränderungen der sexuellen Appetenz, der Ejakulation, des Orgasmus sowie Hodenschwellungen und Gynäkomastie beobachtet werden. Bei Frauen können eine Galaktorrhö, Zyklusunregelmäßigkeiten, Brustvergrößerung und Appetenzstörungen auftreten.
Benzodiazepine	Libidostörungen und Orgasmusverzögerungen werden bei bis zu 50% der Patienten angegeben. Außerdem können sexuelle Träume ausgelöst werden (Häufigkeit bei Benzodiazepinnarkosen 1:200).

In Tab. **A-13.2** finden sich Anregungen für thematische Schwerpunkte des diagnostischen Gesprächs. Im Rahmen der Allgemeinpraxis wird eine Exploration kaum jemals so ausführlich sein, dass sie alle dort zusammengestellten Inhalte anspricht. Trotzdem ist es wichtig, sich der Komplexität der Problematik bewusst zu sein.

In Tab. **A-13.2** sind Anregungen für thematische Schwerpunkte für das diagnostische Gespräch zu finden.

13.2.1 Besonderheiten der Gesprächstechnik

Ein kurzer Grundriss einer Gesprächstechnik für die Allgemeinpraxis findet sich an anderer Stelle (S. 551). Wegen des Tabu-Charakters von Sexualität empfehlen sich für die Sexualberatung einige Ergänzungen:

- Zunächst ist Hellhörigkeit gefordert. Bei anderen Themen wird es meist ausreichend sein, wenn man dem Patienten Raum gibt, seine Probleme selbst anzusprechen. Will man über sexuelle Schwierigkeiten ins Gespräch kommen, ist nicht selten ein **aktiveres, enttabuisierendes Vorgehen** nötig, etwa: „Ich könnte mir denken, dass sich Ihr Problem auf die Sexualität auswirkt."
- Als Nächstes bewährt sich eine **offene, unbefangene Sprache**, mit der man die Dinge beim Namen nennt. Wer vage Umschreibungen des Patienten wie „beziehungsmäßig", „nicht klappen", „körperlich Zusammensein" usw. aufgreift, signalisiert, dass er das Tabu selbst scheut. Vermeiden Sie die Verwendung von Umgangsjargon. Dasselbe gilt für die Flucht in den medizinischen Fachjargon. Begriffe wie „orgasmische Dysfunktion" oder „erektile Dysfunktion" sind hier wenig hilfreich, Orgasmusprobleme und Impotenz, wenngleich aus psychologischer Sicht im Wortsinn negativ belegt, sind hier z. B. mögliche Alternativen. Gelegentlich verwenden Patienten selbst medizinischen Jargon. Es ist hierbei wichtig abzuklären, ob diese Begriffe inhaltlich korrekt verwendet werden oder wofür sie gegebenenfalls stehen. Trotz inflationärer Anwendung mancher Begriffe in den Medien fehlt vielen Patienten ein Verständnis für die Bedeutung. So wird beispielhaft der Begriff „Orgasmus" vor allem von jungen Frauen häufig nicht korrekt verstanden. Hier muss z. T. auf übliche Formulierung wie „beim Sex kommen" ausgewichen werden, um sicherzustellen, dass Arzt und Patient nicht inhaltlich aneinander vorbeireden. Begriffe wie „Fellatio" oder „Cunnilingus" werden umgangssprachlich nicht benutzt, eine Alternative zu möglicherweise zu legeren Varianten wäre hier „Oralverkehr", was üblicherweise von Männern und Frauen akzeptiert wird.
- Nötigenfalls hilft es, wie im ersten Beispiel, die **Peinlichkeit offen anzusprechen**. Nicht selten wird sie allein dadurch überwunden. (Beispiel: „Das ist jetzt auch für mich als Frau nicht einfach, über ihre sexuellen Probleme als Mann zu sprechen. Ich bin aber davon überzeugt, dass dies ein wichtiges und Sie möglicherweise sehr belastendes Thema ist...").
- Im weiteren Verlauf ist es dann wichtig, das eigentliche **Problem möglichst konkret herauszuschälen**. Der Begriff „Impotenz" ist z. B. eine viel zu farblose Abstraktion. Wann genau setzt das Problem ein? Welche Umstände tragen dazu bei? Wie erlebt der Patient die Störung? Oft führt allein das detaillierte Beschreiben des Problemfeldes den Patienten über die „Verfertigung der Gedanken beim Reden" zu Lösungsansätzen.

Erfahrungsgemäß ist die **Gesprächseröffnung** bei der Sexualanamnese eine Hürde, gerade für Berufsanfänger.
Im Folgenden werden einige Beispiele genannt, die hilfreich sein können.
Eröffnende Fragen:
- „Sexualität ist ein wichtiger Aspekt der Gesundheit. Daher möchte ich Ihnen hierzu ein paar Fragen stellen. Bitte teilen Sie mir mit, wenn Ihnen das unangenehm ist."
- „Ich möchte Ihnen einige persönliche Fragen stellen, die mir wichtig sind, um Sie besser behandeln zu können. Wenn Sie darauf nicht antworten möchten, sagen Sie es mir."
- Bei Patienten mit zugrunde liegenden Erkrankungen, die für eine Beeinflussung der Sexualität bekannt sind (z. B. Diabetes mellitus) bietet sich beispiel-

13.2.1 Besonderheiten der Gesprächstechnik

Zu allgemeinen Informationen s. S. 551. Speziell zur Sexualberatung folgende Tipps:

- Um über sexuelle Schwierigkeiten ins Gespräch zu kommen, ist ein aktiveres, enttabuisierendes Vorgehen nötig.

- Wichtig ist eine offene, unbefangene Sprache, mit der man die Dinge beim Namen nennt.

- Manchmal ist es nötig, Peinlichkeit offen anzusprechen.

- Das Problem ist möglichst konkret herauszuschälen. Eine detaillierte Beschreibung des Problemfeldes führt den Patienten oft zu Lösungsansätzen.

Bei der Sexualanamnese ist die **Gesprächseröffnung** für Berufsanfänger oft schwierig.

haft folgende Frage an: „Andere Patienten mit Ihrer Erkrankung leiden unter Einschränkungen ihrer Sexualität. Haben Sie ähnliche Beschwerden?"
- „Haben Sie Probleme mit ihrer Sexualität?" (Cave: sehr direkt…)
- „Haben Sie einen (Sexual-)Partner?"
- „Haben Sie derzeit eine sexuelle Beziehung?" (Vermeiden Sie Formulierungen, die eine heterosexuelle Beziehung implizieren, dies könnte wertend verstanden werden.)
- „Wie zufrieden sind Sie mit ihrem Sexualleben?"

Fragen zu sexuell übertragbaren Krankheiten:
- „Welche Methoden verwenden Sie, um sich vor sexuell übertragbaren Krankheiten zu schützen?"
- „Sind Sie bereits einmal wegen einer sexuell übertragenen Krankheit behandelt worden?"
- „Glauben Sie, sich beim Sex immer ausreichend vor Infektion geschützt zu haben?"

Wer sollte befragt werden?

> Bei der Erstanamnese eines Patienten sollte man auf die Befragung nach dem Sexualleben eher verzichten.

Darauf gibt es keine einfache Antwort. Es macht wenig Sinn, bei der Erstanamnese eines Patienten diesen über sein Sexualleben zu befragen, nur weil es der Vollständigkeit halber dazugehört. Ein gewisses „Gefühl" für die richtige Situation ist hier erforderlich:

Bei **akuten Erkrankungen** ohne anhaltenden Effekt auf die Sexualität ist eine Einbeziehung der Sexualanamnese nur sinnvoll, wenn konkrete Probleme vermutet werden.

> Bei chronischen Erkrankungen sollten Fragen nach der Sexualität immer Bestandteil der Anamnese sein.

Bei **chronischen Grunderkrankungen** (z. B. Diabetes mellitus) bzw. Medikation mit typischen Nebenwirkungen auf die Sexualität (z. B. Betablocker) sollten Fragen nach Libido (Verlangen) und Potenz (Vermögen) immer Bestandteil der Anamnese sein (aber auch hier gilt: „Fingerspitzengefühl").

Bei psychogenen Störungen und/oder bekannter Sexualstörung sollte die Sexualanamnese obligat sein.

Ein **Beispiel aus der Praxis:** Ein Patient kam nach einer Konsultation beim Assistenten seines Hausarztes zurück zur Sprechstundenhilfe und sagte: „Ich möchte diesen Arzt nicht wieder sehen. Ich ging zu ihm wegen eines Schnupfens und er fragte mich nach meinem Sexualleben" (nach Tomlinson).

13.2.2 Einbeziehung des Partners

Bestehen sexuelle Störungen im Rahmen fester Partnerschaften, so kann man fast immer von einer Beteiligung des Partners an Entstehung oder Aufrechterhaltung des Symptoms ausgehen. Nicht selten ist der Rat suchende Teil sogar der relativ Gesündere, indem er als erster den Mut findet, Veränderung anzustreben.

> In einer Partnerschaft besteht oft neben der sexuellen Störung auch eine Kommunikationsstörung.

Neben der sexuellen Störung besteht oft auch eine Kommunikationsstörung. Oft wird das Problem konsequent totgeschwiegen. Es kann aber auch andere Funktionen in der Paarbeziehung erfüllen, z. B. als willkommene Gelegenheit zu ein- oder gegenseitiger Demütigung. Eine solche aggressive Tönung der Beziehung stellt eine schwierige Hürde der Beratung dar.

Während eine intakte Sexualität durch aggressive Beimischungen sehr beflügelt werden kann, lässt sich das für die Beratung bei Störungen nicht sagen. Offenbar ist zuweilen der Lustgewinn durch Austausch von Feindseligkeiten so groß, dass er nur ungern zugunsten eines Beratungserfolgs aufgegeben wird. Auch der wohlmeinende Hausarzt wird hier gelegentlich in „Kampfhandlungen" verstrickt.

> Die Einbeziehung des Partners ist schon in der diagnostischen Phase wichtig.

Trotz dieser Schwierigkeiten ist zu einer Einbeziehung des Partners schon in der diagnostischen Phase zu raten. Das kann indirekt geschehen, indem man dem Patienten vorschlägt, selbst ein Gespräch mit seinem Partner herzustellen. Bei motivierten Paaren lohnt es sich, ein Gespräch zu dritt anzuregen. Die Rolle des Arztes in einem solchen Dreiergespräch lässt sich fern jeder Parteinahme als die eines Dolmetschers beschreiben.

13.2.3 Bedeutung somatischer Diagnostik

Zu Störungen der sexuellen Funktion können sowohl seelische als auch körperliche Faktoren beitragen. Die Gewichtung wird dabei kontrovers diskutiert, aktuell wird den somatischen Diagnosen wieder mehr Bedeutung beigemessen. Aber auch bei offensichtlich somatischer Genese sind zumeist psychogene Aspekte vorhanden. In Tab. **A-13.4** sind wichtige somatische Ursachen sexueller Störungen zusammengestellt.

Patienten selbst führen gelegentlich das **Climacterium virile**, den „Männerwechsel", als Interpretation ins Feld. Zuweilen wünschen sie in diesem Zusammenhang einen Hormonstatus, gelegentlich unter Verweis auf eine mitgebrachte Laienpublikation. Einige Patienten fühlten sich aber in ihrer Annahme schon dadurch bestätigt, dass ihre Werte im unteren Normalbereich angesiedelt waren. Das ganze weitere Streben richtete sich dann darauf, medikamentös an die obere Normgrenze befördert zu werden. Von einem derartigen Vorgehen kann nur abgeraten werden. Weder ist bislang glaubhaft belegt, dass niedrige männliche Hormonspiegel sicher an der Pathogenese beteiligt sind, noch ist zweifelsfrei geklärt, ob eine Hormonersatztherapie hier wirksam ist. Vor allem liegen keine ausreichenden Langzeiterfahrungen vor, welche Auswirkungen eine derartige Hormontherapie hat.

▶ **Merke:** Es ist vor dem Fehlschluss zu warnen, das Bestehen eines somatischen Faktors mache ihn auch schon als Ursache plausibel.

Patienten klammern sich gerne an solche Erklärungen (z. B. der Hypertoniker des ersten Beispiels mit seinem Betablocker). Sorgfältige Prüfung führt jedoch oft zur Widerlegung der somatischen Hypothese. Eine randomisierte Studie zeigte, dass mit Betablocker behandelte Hypertoniker in Kenntnis des Beipackzettels signifikant häufiger Erektionsprobleme entwickelten als diejenigen, die diese Gebrauchsinformation nicht lesen konnten. Immerhin erinnere ich mich einiger Fälle von Erektionsschwäche, die medikamentös bedingt waren. Begründete Verdachtsfälle klärt der Auslassversuch. Jedoch sollte, wie der erste Fall zeigt, nicht voreilig geurteilt werden, sondern erst nach Anhalten eines initialen Erfolgs.

≡ A-13.4	Zusammenhang somatischer Erkrankungen und sexueller Störungen
Arthritis	Gelenkschmerzen können die sexuelle Aktivität einschränken. Eine Hüftgelenkarthrose kann den Sexualverkehr erschweren oder unmöglich machen. Eine Handgelenkarthrose kann die sexuellen Möglichkeiten massiv beschränken.
Asthma	Sexuelle Erregung (und/oder Anstrengung) kann einen Anfall herbeiführen.
Kardiovaskuläre Erkrankungen	Angina-Symptome und Ängste vor Herzinfarkt können die sexuelle Kompetenz erheblich beschränken. Entsprechende Medikamente sind zudem häufig mit entsprechenden Nebenwirkungen verknüpft (Tab. **A-13.3**).
Depression	Eine Depression verhindert oft sexuelle Wünsche. Einige Antidepressiva können zudem entsprechende Nebenwirkungen auslösen (Tab. **A-13.3**).
Diabetes mellitus	Beeinflussung der Erregbarkeit ist häufig, bei Männern häufig erektile Dysfunktion.
Hypertonie	Hier sind Nebenwirkungen der Medikation ein wesentliches Problem.
Multiple Sklerose	Mögliche neurologische Beeinflussung durch Demyelinisierung und Entzündung aller sexuellen Zyklusphasen. In fortgeschrittenen Krankheitsstadien kann eine genitale Anästhesie auftreten. Weiterhin kann die sich z. T. entwickelnde Inkontinenz problematisch sein.
Neurologische Verletzungen	Folgen sind abhängig vom Ausmaß der Schäden.
Chronisch obstruktive Lungenerkrankungen	Dyspnoe kann die sexuelle Aktivität einschränken. Eine aufrechte Haltung während des Sexualverkehrs kann hier hilfreich sein.
Schlafapnoe	Müdigkeit und körperliche Schwäche können das sexuelle Verlangen reduzieren.
Vaskuläre Erkrankungen	Häufig tritt eine erektile Dysfunktion auf.

Ein abschließender Aspekt stützt sich auf erlebte tägliche Praxis: Ich fühle mich nicht selten verführt, vorzeitig in somatische Diagnostik auszuweichen. Immerhin befreit mich das kurzfristig von den Zumutungen eines schwierigen Themas. Schon mittelfristig führt ein solches Vorgehen aber in Sackgassen, sei es, dass sich der Patient dadurch, also iatrogen, auf somatische Konzepte versteift, oder sei es nur, dass eine Gesprächschance vertan wird, von der man nicht wissen kann, ob sie sich in dieser Form wieder bietet.

13.3 Therapeutische Optionen

13.3.1 Relevanz

Die Kompetenz des Allgemeinarztes zur Sexualberatung ist heute wichtiger als noch vor 10–15 Jahren. In dieser Zeit ist ein Trend machtvoll vorangeschritten, der medizinsoziologisch als Medikalisierung oder Medizinalisierung von Sexualität bezeichnet wird. Ein ursprünglich privater Erlebnisbereich wurde und wird durch technischen Zugriff zunehmend therapeutisch „beherrschbar" gemacht, im doppelten Wortsinn von (erwünschter) Überwindung und (unerwünschter) Herrschaft.

Als Beispiele mögen die **Schwellkörperautoinjektionstherapie (SKAT)** dienen, die **Implantation von Penisprothesen,** die **Behandlung mit selektiven Phosphodiesterasehemmern** (z. B. Sildenafil/Viagra) (s. hierzu ausführliche Hinweise auf S. 485) oder auch (auf psychotherapeutischer Seite) die verschiedenen **Verfahren zur „Sexualtherapie".**

Das Setting der Allgemeinpraxis bietet mehr als das anderer Fachdisziplinen die Chance unvoreingenommener Psychosomatik im Sinne eines „Primat(s) des Subjektes vor der Methode, d. h., dass sich Berater oder Behandler der Subjektivität und Individualität des Patienten stellen müssen, bevor sie bestimmte Behandlungstechniken heranziehen, seien sie organmedizinisch oder psychotherapeutisch".

13.3.2 Definition von Sexualberatung

Theorie und Praxis der Sexualberatung sind nicht auf dem Boden der Allgemeinmedizin gewachsen. So fehlt eine realistische Definition, die ihre Möglichkeiten und Grenzen in der Allgemeinpraxis deutlich macht. Ein reines Aufklärungsgespräch, vergleichbar etwa der Beratung von Hypertonikern, kann im Einzelfall einiges bewirken, wird aber oft hinter dem Möglichen zurückbleiben.

▶ **Merke:** Eine Psychotherapie sexueller Störungen überschreitet den Rahmen von Sexualberatung. Sie ist nur sinnvoll, wenn der Arzt psychotherapeutisch ausgebildet ist.

Zwischen den beiden Polen, der Arbeit mit Information auf der einen und mit Psychodynamik auf der anderen, liegt ein Terrain, das auszuloten und zu nutzen sich lohnt. Es handelt sich um denselben Beziehungsraum, der sich auch sonst im intensiven ärztlichen Gespräch entfaltet. Im Kontext von Sexualität sind oft mehr Hemmungen zu überwinden, um diesen Beziehungsraum zu betreten. Die Kräfte, die dort – unterhalb der Schwelle von Psychotherapie – wirken, sind in einem eigenen Kapitel über die Arzt-Patienten-Beziehung dargestellt (S. 548). Sexualberatung in diesem Sinne bedeutet, dass Arzt und Patient vor dem Hintergrund eines ärztlichen Informationsvorsprungs eine „gemeinsame Wirklichkeit" aufbauen (v. Uexküll u. Wesiack).

Geschieht das zu einem möglichst frühen Zeitpunkt, so lässt sich chronischen Verläufen vorbeugen. Störungen, die nach langjähriger Verfestigung auch den Fachpsychotherapeuten vor unüberwindbare Probleme stellen können, zeigen „in statu nascendi" oft noch eine überraschende Plastizität. Es kann hier ausreichen, wenn man die spontane Lernfähigkeit des Patienten mit der Bereitschaft zu offenen, vertrauensvollen Gesprächen flankiert.

13.3.3 Normendistanz

Der Begriff „Beratung" birgt das Risiko des Missverständnisses, es gehe dabei um Rat(-schläge) des Arztes an den Patienten. Bei der Sexualberatung ist das aber noch weniger angebracht als bei anderen Themen. Es geht vielmehr um eine gemeinschaftliche Beratung über das Sexualproblem: Der Patient bringt seine persönlichen Erfahrungen und sein Wertsystem ein, der Arzt Gesprächsfähigkeit und Fachkompetenz.

Der Verzicht auf ausgesprochene oder unausgesprochene Wertungen stellt eine Tugend dar, die erfahrungsgemäß nur schwer und gegen innere Widerstände zu erwerben ist. So empfinde ich die im ersten Fall angesprochene Schwellkörperautoinjektionstherapie persönlich als barbarisch. Mein Patient würde jedoch in einer ihm gemäßen Urteilsfindung nur behindert, wenn ich ihn diese Wertung spüren ließe.

Auch wenn es gelingt, moralische Urteile im Zaum zu halten, haben wir bei ungewöhnlichen sexuellen Praktiken oft Vorstellungen über deren Gesundheit oder Krankhaftigkeit. Sie mögen biologischer oder statistischer Natur sein, sind aber deshalb nicht minder normativ. Im ersten Fall war es der Patient, der sich mit der im Wesentlichen demoskopischen Norm quälte, in seinem Alter müsse man stets erektionsbereit sein. Ähnlich neigen aber auch wir Ärzte dazu, das Verlassen einer gewissen Streubreite als pathologisch zu interpretieren, sei es nun nach unten als „Asthenie" oder nach oben im Sinne eines „Hypersexualismus" – was auch immer man sich darunter vorstellen mag. Weiterhin kann auch der eigene Generations- und Geschlechtsstandpunkt den Arzt in der unparteiischen Wahrnehmung behindern.

Ungeachtet ihrer jeweiligen Quelle erweisen sich ärztliche Wertvorstellungen oder Parteinahmen in der Sexualberatung als hinderlich. Sie irritieren den Gesprächskontakt oft nachhaltig. Ein Problem verliert dann manchmal nur scheinbar an Bedeutung, weil der Patient es vorzieht, nicht mehr darauf zurückzukommen. **Positiv formuliert, fördert es Sexualberatung, wenn es dem Arzt gelingt, die individuelle Wertnorm des Patienten zu akzeptieren.** Hat man es mit zwei Partnern zu tun, die ihr Problem teilen, so wird entsprechend die „duale Norm" dieses speziellen Paares maßgeblich sein.

13.3.4 Katalytische Wirkung von Sexualberatung

Wenn weder Empfehlungen gefragt sind, noch hygienische oder moralische Stellungnahmen, und auch Medikamente keinen sinnvollen Platz haben, was wirkt dann eigentlich in der Sexualberatung, und zwar – um das noch einmal zu betonen – unterhalb der Schwelle fachpsychotherapeutischen Vorgehens? Die große und noch längst nicht geklärte Frage, was überhaupt Menschen beim Lernen oder Wachstum fördert, kann hier nur angedeutet werden. Immerhin lassen sich einige **veränderungswirksame Elemente** identifizieren, die die Überwindung sexueller Probleme katalysieren. Zu nennen sind:
- Lockerung tabubedingter Denk- und Verhaltensblockaden,
- entlastende Kommentare,
- Milderung erlernter Erwartungsängste,
- Förderung des Gesprächs unter den Partnern,
- positive Verstärkung vorwärts weisender Verhaltensweisen und nicht zuletzt
- Verhinderung von Schlimmerem.

Die sechs genannten Prinzipien lassen sich sämtlich anhand des ersten Beispiels illustrieren. So erlebt sich der Patient mit der Erektionsschwäche durch den Tabucharakter seines Problems isoliert. Er hat es bisher nicht geschafft, sich anderen Menschen darüber mitzuteilen und selbst ein Gespräch mit seiner Frau gescheut. Auch bei mir kostet es ihn Überwindung, die Tabu-

schranke zu durchbrechen. Nachdem es ihm mit meiner Unterstützung gelungen ist, kommt sein eigener innerer Dialog in Gang.
Er kann sich von der bisherigen einseitigen Perspektive lösen, es handle sich um ein quasi schuldhaftes Versagen. Entsprechende Selbstvorwürfe haben das Problem in der Vergangenheit verstärkt und seine Überwindung in unerreichbare Ferne gerückt. Indem er die Erektionsschwäche jetzt als gewissermaßen natürliche Folge seiner überdurchschnittlich belasteten Familiensituation zu sehen lernt, gewinnt er neue Freiheitsgrade. **Entlastende Kommentare** können diesen Prozess unterstützen, z. B.: „Das ist doch völlig normal, dass die Sexualität unter solchen Belastungen irgendwann leidet. Den meisten Menschen würde das nicht anders ergehen." Es geht hier keineswegs darum, die Störung zu bagatellisieren, sondern darum, sie vom kontraproduktiven Schuldcharakter zu befreien.
Neben Schuldgefühlen gibt es weitere Selbstverstärkungsmechanismen sexueller Störungen. Gesonderte Erwähnung verdient die erlernte **Erwartungsangst**. Schon eine einmalige, „zufällig" aufgetretene Störung kann den Betroffenen nachhaltig verunsichern. Beim nächsten Beischlaf wird er eine Wiederholung unter Umständen so lebhaft befürchten, dass sie allein dadurch erneut auftritt – Sexualität und Angst vertragen sich nun einmal schlecht.
Es gibt verschiedene Wege, Erwartungsangst zu mildern. So kann es für den Patienten schon hilfreich sein, wenn er sich zum **Gespräch mit dem Partner** durchringt. In der Regel ist die Reaktion verständnisvoller als befürchtet. Weiterhin kann Vertrautheit mit Entspannungstechniken zu souveränerem Umgang mit Angst beitragen. Ich erinnere mich eines sehr unsicheren Patienten, der es lernte, seine Erwartungsangst, wenn sie ihn wieder einmal überfiel, mit einer einzigen Exspiration wegzuatmen. Die Angstentlastung im Rahmen von Paartherapien weist über die Sexualberatung hinaus und gehört in den Bereich des weitergebildeten Psychotherapeuten.
Positive Verstärkung von vorwärts weisendem Verhalten – auch sonst eine **ärztliche Tugend – ist bei der Sexualberatung besonders vielversprechend,** weil der Patient hier eine ausgeprägt motivierende „vis mediatrix naturae" in Form seiner sexuellen Triebwünsche in sich trägt. In diesem Sinne war es im Beispiel richtig, den Patienten nach seinen trennungsbedingt positiven Erfahrungen in seinem Selbstgefühl zu bestärken.

13.3.5 Überweisung zur Psychotherapie

Eine Reihe sexueller Probleme wird schon durch das bisher geschilderte Vorgehen lösbar gemacht. Die Chance ist umso besser, je weniger die Störung bisher zu verhärteten Beziehungsstrukturen geführt hat. In anderen Fällen mag die allgemeinmedizinische Sexualberatung nicht zur Überwindung des Problems ausreichen. Die Unterscheidung ist anhand einiger Kriterien wie Schweregrad, Dauer oder Verbitterung manchmal schon primär möglich. Oft ergibt sie sich jedoch erst aus dem Verlauf.

Ist die gestörte Sexualität nur ein Teilaspekt eines größeren Problems, wird die **Überweisung zur Psychotherapie** angezeigt sein.

Dann lassen sich wiederum zwei Varianten unterscheiden: Da ist zunächst die sexuelle Störung im Zusammenhang einer breiter angelegten Psychopathologie. Wenn es auch der Patient so erlebt, dass seine gestörte Sexualität nur einen Teilaspekt eines größeren Problems darstellt, dann wird eine **Überweisung zur Psychotherapie** angezeigt sein.

Tritt eine sexuelle Störung als isoliertes Symptom auf, ist eher eine **symptomorientierte Therapie** geeignet.

Findet sich eine sexuelle Störung aber als isoliertes Symptom bei einem sonst gesund wirkenden und sich auch so erlebenden Menschen oder Paar, dann wird man eher an die **Überweisung zu einer symptomorientierten Therapie** denken. Das gilt besonders, wenn eine Störung überwiegend als Erfahrungsdefizit interpretiert werden kann, oder wenn der angesprochene Selbstverstärkungsmechanismus einer konditionierten Erwartungsangst eine wichtige Rolle spielt.
Symptomorientierte Verfahren, z. B. die Paartherapie nach Masters und Johnson, führen oft überraschend schnell zum erwünschten Ergebnis einer unge-

störten Funktion – bei hoher Termindichte und intensiver Mitarbeit des Paares nicht selten innerhalb weniger Wochen.

Gelegentlich werden Bedenken geäußert, symptomnahes Vorgehen sei zu oberflächlich. Entweder führe es nur zu kurzfristiger Besserung oder es komme zum Symptomwandel: Der zugrunde liegende, aber unbearbeitete Konflikt breche sich also die Bahn zu einem anderen Symptom. Ich habe das in der praktischen Erfahrung nicht bestätigt gefunden, sondern im Gegenteil den Eindruck, dass die Fähigkeit zum intensiven sexuellen Erleben ihrerseits das Persönlichkeitswachstum fördert. Eine gelungene symptomorientierte Therapie kann dann in ihrer Langzeitwirkung zu umfassenderen Entwicklungsschritten führen, als vom begrenzten Behandlungsansatz her zu erwarten wäre.

13.4 Weitere Verhaltensregeln

Sexualität gehört zu den persönlichsten privaten Themen. Um sich darüber auszutauschen, braucht es im alltäglichen Umgang ein erhebliches Maß an Vertrautheit und Nähe, die ihrerseits wieder durch ein solches Gespräch vertieft werden. Beides gilt umso mehr, wenn die Gesprächspartner verschiedenen Geschlechts sind, oder allgemeiner ausgedrückt, wenn sie von ihrer Geschlechtspräferenz her als potenzielle Partner infrage kommen.

Im Vergleich zum privaten Gespräch sind bei der ärztlichen Sexualberatung Sicherungen vorgesehen. Schon im hippokratischen Eid wird gelobt, die ärztliche Arbeit frei von Gedanken an „aphrod'isia 'erga", an Werke der sinnlichen Liebe mit Patienten, zu erbringen. Nun verweist jedes Gebot auf die Möglichkeit seiner Übertretung. So verwundert es nicht, dass Ärzten die geforderte Abstinenz nicht immer gelingt. In einer kalifornischen Studie gaben 7,2 % der befragten Ärzte an, gelegentlich sexuellen Umgang mit Patientinnen zu haben. Lange Zeit wurde diese Grauzone der Standespraxis verdrängt – getreu der Devise von Morgensterns Palmström, dass „nicht sein kann, was nicht sein darf". In den letzten Jahren lässt sich ein Trend beobachten, das Problem durch moralische Verurteilung in den Griff zu bekommen. Als Bewältigungsstrategie dürfte das jedoch kaum wirkungsvoller sein als Verdrängung; und zwar unabhängig davon, ob man sich auf ewige Werte bezieht oder – zeitgemäßer – auf Standards von Professionalität.

Die öffentliche Liberalisierung der Sexualtabus hat dem Arzt also zwei neue Forderungen beschert. Erstens wird von ihm die Fähigkeit erwartet, sexuelle Probleme offen anzusprechen. Zweitens soll er aber auch imstande sein, die Geister, die er rief, wieder loszuwerden. Verlangt wird damit nicht weniger als die Bereitschaft zu Gratwanderungen, ohne dass in Aus- oder Weiterbildung ein Balanciertraining stattgefunden hätte.

Weiterführende Literatur zu diesem Kapitel finden Sie unter www.thieme.de/specials/dr-allgemeinmedizin/

14 Ausländische Patienten

Pinar Topsever, Ulrich Schwantes, Markus Herrmann

14.1 Geschichte und soziokultureller Hintergrund der Migration

Gegen Ende des 19. Jahrhunderts setzte ein verstärkter globaler Trend zur Migration ein, der von den besseren Erwerbsmöglichkeiten und Lebensbedingungen im Migrationsland (Pullfaktoren) und von ökologisch, politisch oder wirtschaftlich ungünstigen Verhältnissen im Heimatland (Pushfaktoren) ausgelöst worden war. Das führte zu einer verstärkten ethnischen Pluralisierung der Bevölkerungen. In den Jahren von 1950–1960 kamen Millionen von Menschen, hauptsächlich aus südeuropäischen Ländern als Arbeitskräfte nach Deutschland. Diese Einwanderungstendenz hält zahlenmäßig bis dato an (zwischen 1991–2002 sind ca. 2,5 Millionen ausländische Zuzüge in die Bundesrepublik verzeichnet worden), wobei sich die Beweggründe und somit das Profil der Einwanderer in den letzten 10–15 Jahren geändert haben. Waren es früher hauptsächlich „Pull"-Faktoren, die die Menschen nach Deutschland führten, sind es nunmehr gehäufter „Push"-Faktoren, die neue ethnische Gruppen aus anderen Gebieten, teilweise ohne geregelten Aufenthaltsstatus, zur Migration bewegen. In den 90er Jahre erfolgte eine Migration verstärkt als Asylbewerber oder als Bürgerkriegsflüchtling, besonders aus Ex-Jugoslawien und Sri-Lanka. Seit dem Zusammenbruch des Sozialismus und der Öffnung der EU nach Osteuropa kommen verstärkt Menschen aus Osteuropa, oft als Pendelmigranten mit zeitlich befristeten, aber sich wiederholenden Aufenthalten aus Erwerbsgründen.

14.1.1 Aktueller Stand

Mit ca. 7 Millionen ausländischen Einwohnern bewegt sich der Ausländeranteil der Bevölkerung in Deutschland zurzeit bei ca. 8,5 %. Großstädte und Ballungsgebiete wie Hamburg (14,6 %), Bremen (12,7 %) und Berlin (13,2 %) weisen generell die höchste Ausländerdichte auf. Aufgrund deutlich höherer Geburtenraten als bei der deutschen Bevölkerung ist der Anteil von Migranten und Kindern und Jugendlichen noch höher. 42 % der ausländischen Bevölkerung sind im erwerbstätigen Alter (ein Drittel ist älter als 40 Jahre), was zu einer epidemiologischen Verlagerung der Morbidität in Richtung vermehrter chronischer Erkrankungen und somit wachsendem primärmedizinischen Versorgungsbedarf führt. Die Gruppe der älteren Migranten (> 60 Jahre) gilt als die am schnellsten wachsende Bevölkerungsgruppe. Waren Ende der 1990er Jahre noch insgesamt 570.000 Migranten älter als 60 Jahre, so wird diese Zahl im Jahre 2010 bereits auf 1,3 Millionen und 2030 auf 2,8 Millionen geschätzt.

Türkische Migranten in Deutschland: Laut Angaben des statistischen Bundesamtes sind mit ca. 2 Millionen Einwohnern über ein Drittel der in Deutschland angesiedelten Ausländer türkischer Abstammung und stellen somit die größte ethnische Minorität in Deutschland dar. Ein Drittel der türkischen Minorität ist geboren und befindet sich in der 2.–3. Migrantengeneration.

14.2 Ethnizität und Gesundheit – Kultur und Krankheitsempfinden

Die beschriebenen gesellschaftlichen Entwicklungen haben für die hausärztliche Versorgung große Bedeutung. Allgemeinärzte müssen sich auf Patienten aus Bevölkerungsgruppen unterschiedlicher kultureller Herkünfte und Identitäten einzustellen. Mit dem schnell wachsenden Anteil älterer Migranten kommt dem Versorgungsbedarf dieser Bevölkerungsgruppe immer mehr Gewicht zu, da im Alter Krankheit und Gebrechlichkeit zunimmt.

Menschen verschiedener ethnischer Abstammung unterscheiden sich nicht nur in epidemiologischer, sondern auch in soziokultureller Hinsicht.

Hauptaspekte in der hausärztlichen Versorgung von Patienten verschiedener ethnischer Zugehörigkeiten sind:
- Epidemiologische Faktoren wie Morbidität und Mortalität, die für rationale, evidenzbasierte klinische Entscheidungsprozesse maßgebend sind,
- soziokulturelle Faktoren (z. B. Alter, Geschlecht, Bildungsstand und folkloristische oder religiöse Mythen, Stigmata, moralische/religiöse Wertvorstellungen), die große Unterschiede im Krankheitsverständnis und Krankheitserleben, ja sogar der Definition von „Krankheit" und „Kranksein" bedingen können.

14.2.1 Epidemiologische Faktoren

Besondere Gesundheitsgefährdungen bei ausländischen Mitbürgern beruhen auf verschiedenen Faktoren der Lebensbedingungen und der sozialen Integration. Zunächst kann einmal der unterschiedliche Aufenthaltsstatus Anlass sein, dass bei Asylbewerbern, Bürgerkriegsflüchtlingen oder Personen ohne geregelten Aufenthaltsstatus eingeschränkte finanzielle Behandlungsmöglichkeiten oder Abschiebeängste bestehen. Mangelnde Sprachkompetenz bei unzureichender Sprachvermittlung in der hausärztlichen Versorgung kann bedeuten, dass abwendbar gefährliche Verläufe zu spät erkannt werden. Bei der zweiten oder dritten Generation der ehemaligen Gastarbeitergeneration ergeben sich nicht selten erhebliche Identitätskonflikte aufgrund der elterlichen kulturellen Traditionen aus dem Heimatland und der außerhalb der Familie erlebten Sozialisation in Deutschland. Ungleiche Bildungschancen haben ebenfalls Auswirkungen auf Gesundheit.

> **Fallbeispiel.** Ein **38-jähriger türkischer Patient,** der einen Feinkostladen betreibt, kommt nachmittags leicht verärgert in die Sprechstunde. Er beschwert sich, dass er eigentlich überhaupt keine Zeit hat, zum Arzt zu gehen und schon gar nicht **wegen einer „einfachen Grippe".** Auf die Frage nach seinen genauen Beschwerden und deren Werdegang, erzählt er, dass er sich, nachdem er **vor ca. 1 Monat mit seiner Familie aus dem türkischen Sommerurlaub in das „kalte deutsche Klima" zurückgekommen war,** anscheinend eine Erkältung zugezogen hat, die er seit einer Woche nicht mehr los wird. Da nach dem Urlaub geschäftlich viel zu tun war, gibt er an, seine Beschwerden (wiederholte Kopf- und Muskelschmerzen, Frösteln und Fieber, manchmal gepaart mit Übelkeit) anfänglich selbst mit Antipyretika behandelt zu haben. Da jedoch die Beschwerden anhielten und mit zunehmendem Leistungsabfall einhergingen und seine Frau zu einem Arztbesuch gedrängt habe, sei er heute in die Sprechstunde gekommen. Während der körperlichen Untersuchung des augenblicklich fieberfreien Patienten, fallen eine Hepatosplenomegalie und subikterische Skleren auf. Auf Nachfrage erfährt der Arzt, dass die Familie aus der südostägäischen Çukurova-Region der Türkei stammt, in der sie auch den diesjährigen Sommerurlaub verbracht hat. Der Hausarzt erinnert sich, dass dies immer noch eine Malariaregion ist. Mit dieser Hintergrundinformation, gepaart mit dem klinischen Bild des Patienten, stellt der Hausarzt die Verdachtsdiagnose Malaria, die durch labortechnische Untersuchungen bestätigt wird.

Es ist zu erwarten, dass bedingt durch demographische Veränderungen und dem wachsenden Anstieg älterer Migranten, die Häufigkeit chronischer Erkrankungen in den nächsten 20 Jahren zunehmen wird; hingegen die Relevanz übertragbarer Krankheiten dürfte hingegen abnehmen.

A Spezifische Problemfelder in der Allgemeinmedizin

▶ **Fallbeispiel**

▶ **Fallbeispiel.** Ein **35-jähriger, tamilischer Patient** kommt erstmalig mit starken Bauchschmerzen in die hausärztliche Sprechstunde. Da der Allgemeinärztin die Art und Weise, wie der Patient seine Beschwerden präsentiert ungewöhnlich vorkommt, schickt sie ihn zur weiteren Abklärung unter dem Verdacht einer Psychose in die Aufnahme eines städtischen Krankenhaus. Der Patient wird dort zunächst von einem Internisten untersucht und anschließend nach einer orientierenden Untersuchung zusammen mit dem Befund der Hausärztin an den psychiatrischen Konsiliararzt überwiesen. In Ermangelung eines freien Betts schickt dieser den Patienten zur Aufnahme in die Psychiatrie eines anderen Krankenhauses. Dort wird der Patient abermals zunächst von einem Internisten gesehen und untersucht. Dieser kann nach der körperlichen, laborchemischen und elektrokardiographischen Untersuchung des Patienten keinen Anhalt für eine organische Ursache der Beschwerden finden und übergibt den Patienten unter weiter bestehendem Psychoseverdacht dem Dienst habenden Psychiater. Dieser nimmt den Patienten am selben Abend noch in der Kriseninterventionsstation auf. Am folgenden Morgen befragt und untersucht ein in allgemeinärztlicher Weiterbildung befindliche Stationsarzt der Kriseninterventionsstation den Patienten erneut, nun als sechster Arzt. Die Verständigung gestaltete sich aufgrund sprachlicher Verständigungsprobleme äußerst schwierig. Ein Dolmetscher oder anderer Sprachmittler steht nicht zu Verfügung. Da dem Arzt die Erklärung einer Psychose für die von dem Patienten recht ungewöhnlich präsentierten Beschwerden nicht schlüssig erscheint und er Zweifel an der Diagnose einer Psychose hegt, entschließt er sich die mittlerweile durch fünf Kollegen gebahnte Diagnose in Frage zu stellen. Mithilfe der Verständigung über Zeichensprache stellt sich heraus, dass bereits Jahre zuvor mehrfach eine Magenspiegelung durchgeführt und jeweils ein Magengeschwür diagnostiziert worden war. Die unter dem dringenden Verdacht eines Ulkusrezidivs s noch am selben Tag veranlasste Verlegung in die gastroenterologische Abteilung ergibt endoskopisch ein blutendes Magenulcus. Die Blutungsquelle wird endoskopisch gestillt.

14.2.2 Soziokulturelle Faktoren

Gesundheitsindikatoren können auch durch soziokulturelle Faktoren beeinflusst werden. Die unterschiedliche Konzeptionalisierung von Krankheit in verschiedenen Kulturen kann, verstärkt durch sprachliche Barrieren, zu Verständigungsproblemen und somit zu einer unbefriedigenden Arzt-Patienten-Beziehung und einer ineffizienten medizinischen Versorgung von ausländischen Patienten führen.

Für Ärztinnen und Ärzte sind häufig noch isoliert biologische Krankheitsfaktoren die Grundlage der Kommunikation mit dem Patienten. Für den Kranken hingegen ist das persönliche Kranksein die biopsychosoziale Grundlage für die Interaktion mit dem Arzt. Während Ärzte in der Arzt-Patienten-Kommunikation den Begriff „Krankheit" oft nur auf das einzelne betroffene Individuum beziehen, und subjektive Beschwerdebilder des Kranken in objektive klinische Symptome umdeuten, steht das „Kranksein" für den Patienten in einem direkten sozialen und kulturellen Kontext. Dabei werden auch noch andere Menschen, z. B. Familienangehörige, Freunde, usw. mit einbezogen – ein Aspekt, der während des ärztlichen Gespräches nicht immer offen dargelegt wird. Das ist besonders bei Patienten aus südlichen Ländern ausgeprägt, da dort kulturellen Einflüssen, z. B. dem sozialen Umfeld eine andere Rolle zugeordnet wird und Krankheiten häufig mit einem Stigma verbunden sind. Damit aber verschärft sich bei Migranten die ohnehin asymmetrische Arzt-Patient-Beziehung, so dass aufgrund der unterschiedlichen Bezugssysteme Verständigungsprobleme resultieren können.

Kulturspezifische Syndrome (culture-bound disorders)

Symptomrepräsentation und Krankheitsverarbeitung ist kulturell oft sehr verschieden. Je größer die Unterschiede zwischen Herkunftskultur und Gastkultur sind, desto größer werden auch die Schwierigkeiten der Krankheitsbewältigung (Coping). „Kolonienbildung" im Gastland (eigene Lebensmittelgeschäfte, Handwerker und Heiler, Restaurants, Kirchen/Moscheen und andere Begegnungsräume) ermöglichen die Etablierung einer Mikrostruktur innerhalb der fremden Kultur, die sich günstig auf die Krankheitsverarbeitung auswirken kann. Beschwerdekomplexe, die in ihrer Bedeutung nur im Rahmen ihres kulturellen bzw. subkulturellen Kontextes verstanden werden können, werden als kulturspezifische Syndrome (culture-bound disorders) bezeichnet. Ihre Ätiologie symbolisieren zentrale Bedeutungsfelder und Verhaltensnormen der jeweiligen Gesellschaft und fassen diese zusammen. Ein Beispiel dafür ist der „böse Blick". In vielen Mittelmeerländern wird der böse Blick als Krankheitsursache bei seelischen Störungen, körperlichen Missempfindungen, Fruchtbarkeits- und Schwangerschaftsproblemen, Säuglings- und Kleinkinderkrankheiten sowie bei Unfällen aller Art angesehen. Ob eine Krankheit dem Wirken des bösen Blicks zugeschrieben wird, hängt allein vom sozialen Kontext des Geschehens ab. Im Phänomen des bösen Blicks erfüllt Krankheit zwei Funktionen. Zum einen dient sie als Mittel zum Verständnis der sozialen Umwelt und der eigenen Stellung in ihr. Zum anderen dient Krankheit der sozialen Sanktion, Neid und Missgunst der sozialen Nivellierung. Andere kulturspezifische Syndrome, die z. B. bei türkischen Migranten auftreten, bei denen seelische Beeinträchtigungen und körperliche Beschwerden Hand in Hand gehen, sind: Nabelfall (Bauch- und Magenbeschwerden, die mit Übelkeit, Schwindel, Schwäche und Müdigkeit einhergehen); Sikinti, ein Beklemmungsgefühl (Kopf-, Herzschmerzen, Enge-, Globus- und Erstickungsgefühl sowie Kurzatmigkeit aufgrund von Sorgen, Ärger, Sehnsucht oder Schuldgefühlen), Lebervergrößerung (Leber- und Oberbauchschmerzen aufgrund von Traurigkeit, Sorgen und schwerem Leid).

Auch in der mitteleuropäischen Kultur werden Beschwerdebilder als kulturspezifische Syndrome beschrieben. Die Magersucht beispielsweise kann als Ausdruck einer spezifischen Dynamik betrachtet werden, eine Familie zusammenzuhalten. Ebenfalls lässt sich eine Beziehung zwischen dem Fasten der christlich geprägten Kultur und dem Hungern aus psychogenen Gründen herstellen.

den können, werden als kulturspezifische Syndrome (culture-bound disorders) bezeichnet (z. B. die Vorstellung des „bösen Blicks" in vielen Mittelmeerländern oder der Nabelfall und Sikinti bei türkischen Migranten).

14.3 Migration und Gesundheit

14.3.1 Stellenwert der primären Gesundheitsversorgung bei der Betreuung von ausländischen Patienten

Schwierige Lebensumstände vor, während und nach der Migration, sowie Akkulturations- und Assimilationsprobleme im Gastland können negative Auswirkungen auf die Gesundheit von Migranten haben. Da diese in der Regel aus ärmeren Ländern mit unzureichenden Lebensverhältnissen und mangelnder Gesundheitsversorgung stammen, bringen sie dementsprechende Gesundheitsrisiken (z. B. „Armutserkrankungen" wie Tuberkulose) in das Gastland mit. Zahlreiche Studien zeigen einen deutlichen Zusammenhang zwischen Migration und erhöhter Morbidität und Mortalität. Im Vergleich zu deutschen Patienten, werden bei Migranten eine erhöhte Morbidität sowohl von körperlichen, als auch psychosomatischen Erkrankungen sowie häufigere (Arbeits-)Unfälle beobachtet. Dies wiederum führt oft zu vorzeitiger Berentung. Das Gesundheitssystem im Gastland kann, so gut es auch organisiert sein mag, nicht immer alle Aspekte der medizinischen Versorgung von Migranten ideal und auf Anhieb bewältigen. Umso wichtiger ist die hausärztliche Primärversorgung.

Die Prinzipien der Allgemein- und Familienmedizin bilden auch bei der Versorgung der Migranten die Basis für eine effiziente Arzt-Patienten-Beziehung, Diagnose und Therapie. Dazu gehören:
- Biopsychosoziale Beurteilung der vorgebrachten Beschwerden,
- patienten-zentrierte Vorgehensweise,
- Kontinuität der Versorgung,
- umfassende Betreuung.

14.3 Migration und Gesundheit

14.3.1 Stellenwert der primären Gesundheitsversorgung bei der Betreuung von ausländischen Patienten

Schwierige Lebensumstände vor, während und nach der Migration, sowie Akkulturations- und Assimilationsprobleme im Gastland können negative Auswirkungen auf die Gesundheit von Migranten haben.

Die Prinzipien der Allgemein- und Familienmedizin bilden auch bei der Versorgung der Migranten die Basis für eine effiziente Arzt-Patienten-Beziehung, Diagnose und Therapie.

14.3.2 Besondere Gesundheitsrisiken von Migranten

Infektionserkrankungen: Im Vergleich zu Deutschen weisen türkische Migranten eine höhere Rate an Infektionserkrankungen wie perinatalen Infektionen, Tuberkulose, Hepatitis A und B auf. HIV/AIDS hingegen werden bei türkischen Migranten seltener gesehen.

Reproduktive Gesundheit: Schwangerschaften und Geburten verlaufen bei Migranten oft anders als bei deutschen Frauen. Am deutlichsten sind die Unterschiede bei türkischen Frauen. Die Raten an Tot- und Frühgeburten aber auch der Säuglingssterblichkeit sind höher. Beratungen der Familienplanung und Vorsorgeuntersuchungen werden seltener in Anspruch genommen. Die Risiken korrelieren mit der sozialen Schichtung.

Chronische Erkrankungen: Risikofaktoren für kardiovaskuläre Erkrankungen wie Fettstoffwechselstörungen sowie hoher Raucheranteil, ungesunde Ernährung und sedentäre Lebensweise, die bei türkischen Mitbürgern ausgeprägt sind, zeigen laut neueren Studien (noch?) keine ungünstigen Auswirkungen auf deren kardiovaskuläre Mortalität. Die entsprechenden Sterblichkeitsraten weisen einen stabilen/absteigenden Trend auf, und sind im Vergleich niedriger als in der deutschen Bevölkerung. Das mag daher rühren, dass seinerzeit bedingt durch die mit der Anwerbung erfolgte Gesundheitsuntersuchung nur die gesündesten Migranten nach Deutschland kamen. Ein besserer Gesundheitszustand von Migranten gegenüber Deutschen wird als Healthy Migrant Effekt bezeichnet und ist durch Selektion besonders gesunder und Rückwanderung kranker Migranten bedingt. Vergleichsdaten des sozioökonomischen Panels 1984–1992 haben gezeigt, dass dieser Effekt mit der Zeit geringer wird. Die epidemiologische Verteilung maligner Erkrankungen türkischer Patienten in Deutschland nähert sich an die Umstände im Gastland und zeigt mit Tumoren des Gastrointestinaltraktes (hauptsächlich Magen und Dickdarm), der Brust und Prostata, der Lunge und des blutbildenden Systems eine ähnliche Ausprägung wie bei der einheimischen Bevölkerung. Obwohl Inzidenz und Mortalität bösartiger Erkrankungen bei türkischen Migranten einen steigenden Trend verzeichnen, sind sie dennoch niedriger als im deutschen Bevölkerungsanteil.

Berufserkrankungen, Arbeitsunfälle: Über 30 % aller Arbeitsunfälle, die zu bleibenden Gesundheitsschäden führen, werden bei Migranten beobachtet. Höhere berufliche Risiken ergeben sich daraus, dass ausländische Arbeitnehmer verstärkt monotonen und körperlich schweren Arbeiten (häufiger im Stehen oder in Zwangshaltungen) sowie Arbeiten unter Zugluft nachgehen als Deutsche. Magen-Darm-Erkrankungen, Infektionskrankheiten und Wirbelsäulenerkrankungen werden mehr als doppelt so häufig wie bei Deutschen registriert.

Kinder: Migrantenkinder sind häufiger in Verkehrs- und häusliche Unfälle verwickelt, leiden verstärkt unter Infektionskrankheiten und weisen vermehrt psychische Auffälligkeiten (Ängste, Verhaltensstörungen, Identitätskrisen und psychosomatische Befindlichkeitsstörungen) auf.

Mentale/psychosoziale Gesundheit: Bei Migranten, die aufgrund politischer, religiöser oder anderer Motive geflohen sind, nicht selten auch Traumatisierungen durch Krieg, Verfolgung und Folter erlebt haben sowie durch einen unklaren Aufenthaltsstatus von Abschiebung bedroht sind, zeigen sich psychische Störungen in Form von Ängsten, Depressionen oder funktionellen psychosomatischen Beschwerden. Bei türkischen Migranten wird eine hohe Prävalenz an Somatisation, Depression und Suiziden beobachtet, letzteres (aufgrund von Akkulturations- und Assimilationsproblemen) besonders in der zweiten Migrantengeneration. Alkohol- und Drogenkonsum ist bei osteuropäischen Männern überhäufig.

14.4 Kultursensible Kommunikation zur besseren und befriedigenderen Verständigung

Die Gesundheitsversorgung ist in Deutschland vor allem geprägt durch die Konzepte und Systematisierungen einer naturwissenschaftlich begründeten Medizin. Krankheit wird auf biologische Veränderungen im menschlichen Organismus zurückgeführt. Wir haben dabei gelernt, in erster Linie nach biologischen Ursachen der Beschwerden zu suchen und setzen dafür spezifische diagnostische Techniken ein. Migranten, die noch stark traditionell-vormoderenen Auffassungen verbunden sind, tun sich oft schwer mit Auffassungen und Herangehensweisen, die uns selbstverständlich erscheinen. Hingegen fällt es uns oft schwer, die Bedeutung der traditionell-folkloristisch anmutenden Krankheitsauffassungen zu verstehen und ihre Bedeutung für subjektive Erklärung von Krankheit und Leiden anzuerkennen. Aus ethnomedizinischer Sicht erlauben kulturell verankerte Krankheitsvorstellungen dem einzelnen, sein Leiden in einen sozial vermittelbaren Kontext zu stellen und ihm subjektive Erklärungen für sein Leiden zu geben. Ähnliches versuchen wir heute, wenn wir beispielsweise Magersucht in einen familiensystemischen Kontext stellen und daraus Behandlungsansätze entwickeln.

Im Zuge der Anpassung an unsere Kultur geht bei Migranten der komplexe Zusammenhang traditioneller Krankheitsbilder verloren. Dies kann als eine Art Anpassungsleistung der Migranten an unsere Kultur verstanden werden. Ärzte in unseren Breitengraden verstehen die symbolische Dimension der körperlichen Beschwerden meist nicht. Komplexe Beschwerdebilder werden, wenn keine organische Ursache gefunden wird, nicht selten auf eine reine Somatisierung zurückgeführt. Die bei uns seit vielen Jahrhunderten konzeptionell verankerte Trennung von Psyche und Soma ist vielen Kulturen fremd. Erklärungen, körperliche Beschwerden seien als Reaktionen auf psychische Konflikte zu verstehen, erzeugen bei Migranten oft Unverständnis und bedeuten nicht selten Stigmatisierung als „Verrückte". Auch Themen, die Sexualität oder die persönliche Ehre betreffen, sind heikel und sollten vorsichtig angesprochen werden.

Um Verständigungsprobleme aufzudecken und ein besseres Verstehen eigener und fremder Krankheitserfahrungen zu ermöglichen, sind ausführliche Gespräche zwischen Arzt und Patient erforderlich. Eine reine Sprachvermittlung alleine ist nicht ausreichend. Vielmehr ist es notwendig, sich für einen interkulturellen Vermittlungsprozess zu sensibilisieren (kultursensible Kommunikation). Dadurch erst können gesundheitliche Probleme besser verstanden und bedarfsgerechter interveniert werden. Eine hilfreiche Gesprächstechnik stellt der von Rogers entwickelte personenzentrierte Ansatz der Gesprächsführung dar. Die von Empathie, Kongruenz und Akzeptanz geprägte Haltung kann dabei zu einer erfolgreichen und befriedigenden Arbeit im interkulturellen Kontext führen. Sie ermöglicht es, den anderen so zu verstehen, zu akzeptieren und zu respektieren, wie er ist. Eine Adaptation an das hausärztliche Handeln findet durch einen Gesprächsansatz statt, der sich „gesundheitsorientiert" nennt (GOG = Gesundheitsorientierte Gesprächsführung). Hier verbindet sich die Wertschätzung des Patienten für seine (in diesem Fall im kulturellen Zusammenhang) erbrachten Leistungen mit der Akzeptanz der jeweils aktuellen Bedürfnisse und den damit verbundenen Anforderungen an das Gesundheitssystem. GOG zielt darüber hinaus darauf ab, den Handlungsspielraum des Individuums unter Berücksichtigung des jeweiligen sozialen Kontextes zu erweitern. Auch sollen gerade schwierige Gefühle des Patienten in der Arzt-Patienten-Beziehung thematisiert werden, um dadurch ein besseres gegenseitiges Verstehen zu ermöglichen.

14.5 Leitfaden für die ärztliche Gesprächsführung mit ausländischen/türkischen Patienten

Wichtige anamnestische Fragen bei Migranten

Biographie:
- Herkunft,
- Traditionen,
- familiäre Einbindung/eheliche und familiäre Konflikte,
- Pläne für die Zukunft.

Migrationserfahrungen:
- Was waren die Motive der Migration?
- Inwieweit wurden die mit der Migration verfolgten Ziele erreicht?
- Wie gestaltete sich die Migration?
- Welcher Aufenthaltsstatus liegt vor?
- Welche kulturellen Gepflogenheiten werden ausgeübt?
- Woran glauben Sie (religiöser Kontext)?
- Welche Anpassungsleistungen waren migrationsbedingt nötig?

Arbeit/Beruf:
- Berufsausbildung,
- Arbeitsplatzbeschreibung,
- auf den Arbeitsplatz bezogene Beschwerden,
- zwischenmenschliche Beziehungen zu Kollegen/Vorgesetzten,
- Diskriminierungen/Fremdenfeindlichkeit,
- Arbeits-/Erwerbsunfähigkeit,
- Rentenwunsch.

Krankheitsverständnis:
- Worin sieht der Patient die Ursachen seiner Beschwerden?
- Wie werden die Beschwerden von deren Angehörigen gedeutet?
- Wie würden die Beschwerden im Herkunftsland gedeutet?
- Wie würde darauf reagiert werden?

Bisherige medizinische Versorgung:
- Wer wurde bisher zu Rate gezogen und mit welchem Erfolg?
- Welche Art von Einschränkungen erleben Sie aufgrund Ihrer Beschwerden?
- Woran würden Sie erkennen, dass es Ihnen besser geht?

Fehler, die man im Umgang mit bzw. Betreuung von ausländischen Patienten vermeiden sollte

- Vermeiden Sie distanzierte, negativ assoziierte Verhaltensweisen.
- Gehen sie nicht davon aus, dass ausländische Patienten ihr Hauptanliegen immer als Erstes vortragen.
- Deuten Sie Beschwerden nicht ohne vorherige Erklärung des Patienten sofort in Symptome um.
- Vermeiden Sie suggerierende Fragestellungen (d. h. legen Sie Ihren Patienten die Antworten nicht „in den Mund").
- Vermeiden Sie dogmatische und autoritäre/patriarchalische Vorgehensweisen (vor allem bei der Therapieplanung).
- Legen sie sich nicht frühzeitig auf die erstwahrscheinliche diagnostische Hypothese fest; Sie könnten dabei epidemiologische Besonderheiten ihrer ausländischen Patienten übersehen haben.

Wichtige anamnestische Fragen bei Migranten

Die **wichtigen Fragen** für die Anamnese bei Migranten betreffen:
- Biographie
- Migrationserfahrungen
- Arbeit/Beruf
- Krankheitsverständnis
- Bisherige medizinische Versorgung.

Fehler, die man im Umgang mit bzw. Betreuung von ausländischen Patienten vermeiden sollte

Distanzierte Verhaltensweisen sowie suggerierende Fragen sind zu vermeiden. Zu vermeiden sind auch dogmatische und autoritäre/patriarchalische Vorgehensweisen.
Epidemiologische Besonderheiten dürfen bei ausländischen Patienten nicht übersehen werden.

Ratschläge für die Betreuung türkischer Patientinnen und Patienten

Arzt-Patienten-Beziehung: Sie sollte patientenorientiert, langfristig und kulturspezifisch abgestimmt sein.

Kommunikation: Sprach- und Kulturbarrieren abbauen/umgehen (Aufklärungsgespräche! Offene Fragestellung beachten). Professionelle Sprachmittler bei mangelnder Sprachkompetenz einbinden; nach Möglichkeit keine Angehörigen oder Kinder.

Anamnese: Nehmen sie sich ein wenig mehr Zeit für die Anamnese von ausländischen Patienten (siehe „Leitfaden"). Empathische Vorgehensweise ist angesagt. Während des Gespräches dienen häufige Rückfragen durch den Arzt der besseren Verständigung. Versuchen Sie herauszufinden, was der Patient sich von seinem Besuch bei Ihnen erwartet! Lassen Sie Ihren Patienten ausreden.

Untersuchung: Bei der körperlichen Untersuchung sollten kulturelle Besonderheiten (wie z. B. Schamgefühl) berücksichtigt werden. Versichern Sie sich, dass ihr Patient das Aufklärungsgespräch über die geplante(n) Untersuchung(en) gut verstanden hat.

Klinische Entscheidungsführung: Epidemiologische Besonderheiten der entsprechenden Population berücksichtigen.

Versorgung/Therapie: Kultursensible Kommunikation von Behandlungsmethoden!

Langfristige Betreuung: Durch eine vertrauensvolle Arzt-Patienten-Beziehung, bessere Compliance und effektive Diagnostik/Therapie sollte eine verbesserte Qualität der primären medizinischen Versorgung von ausländischen Patienten angestrebt werden.

▶ **Merke:** Diskrepanzen (verstärkt durch Kulturunterschiede) der Erwartungen von Arzt und ausländischen Patienten sind in der Arzt-Patienten-Beziehung immer zu berücksichtigen!

▶ **Fallbeispiel.** Der Patient, ein **64 Jahre** alter Ingenieur, verheiratet, Vater von 2 erwachsenen Töchtern (die beide in Deutschland leben) stammt aus Istanbul, lebt aber seit seiner Studienzeit in Deutschland. Seit 13 Jahren hat er einen **Diabetes mellitus Typ 2** und wird mit **oralen Antidiabetika** behandelt. Der Patient ist **adipös**, hat einen **erhöhten Blutdruck** und hält seine **Diät nicht ausreichend konsequent** ein. Die letzte Kontrolluntersuchung ergibt eine **Retinopathie** und eine Mikroalbuminurie. Aufgrund der beginnenden Organkomplikationen und der unbefriedigenden Blutzuckerwerte sowie der Aussichtslosigkeit von Gewichtsinterventionen empfiehlt der Hausarzt dem Patienten eine Insulintherapie. Dieser reagiert abweisend und verärgert und weigert sich, diese überhaupt in Erwägung zu ziehen. Als der Hausarzt, überrascht über diese Reaktion, nach deren Grund fragt, erzählt der Patient, dass er einst in einem Magazin gelesen hätte, dass Insulin aus Schweinepankreasgewebe gewonnen wird. Er erinnert seinen Hausarzt an die Tatsache, dass er, obwohl seit Jahren in Deutschland ansässig, doch gläubiger Moslem sei, und aufgrund seiner religiösen Überzeugung keine Produkte vom Schwein zu sich nehme. Er fügt hinzu, dass dies nicht nur für Lebensmittel, sondern auch für Medikamente gelte. Nachdem der Hausarzt seinen Patienten über synthetische Insuline aufgeklärt hat, ist dieser bereit, sich einer Schulung zu unterziehen und mit der Insulintherapie zu beginnen.

Ratschläge für die Betreuung türkischer Patientinnen und Patienten

Bei der Betreuung von ausländischen Patienten sind folgende Empfehlungen zu berücksichtigen:

- **Kommunikation** (offene Fragestellungen; Einbeziehung von professionellen Sprachmittler erwägen bei Übersetzungsproblemen)
- **Anamnese** (Zeit nehmen, emphatische Vorgehensweise, Rückfragen, herausfinden, was der Patient erwartet)
- **Untersuchung** (Berücksichtigung kultureller Besonderheiten, versteht der Patient die geplanten Untersuchungen)
- **Therapie** (transkulturelle/kultursensitive Behandlungsmethoden berücksichtigen)
- **Langfristige Betreuung:** (Aufbau einer vertrauensvollen Arzt-Patienten-Beziehung, bessere Compliance und effektive Diagnostik und Therapie).

◀ Merke

◀ Fallbeispiel

▶ **Merke**

▶ **Merke:** Im Zeitalter der Globalisierung und der damit verbundenen Migration kommt es auch in der Hausarztpraxis zu häufigeren Kontakten mit Menschen unterschiedlicher kultureller Herkunft. Die Art der Schilderungen von Beschwerden erscheint uns fremdartig, durch Sprachbarrieren ist die Kommunikation mit den Patienten schwierig. Missverständnisse und Fehldeutungen können die Folge sein. Diskrepanzen zwischen Patienteneinschätzung und ärztlicher Bewertung sind oftmals größer als bei Patienten des eigenen Kulturkreises. Deshalb ist bei der Patienteninformation besondere Sorgfalt erforderlich, Vordiagnosen sollten hinterfragt und dahingehend überprüft werden, inwieweit sie es ermöglichen, die Facetten der geschilderten Symptomatik in einem sinnvollen und nachvollziehbaren Zusammenhang erscheinen lassen. Familienangehörige, besser Dolmetscher sollten nach Möglichkeit einbezogen, gegebenenfalls auch Zeichensprache genutzt werden. Bei diskrepanten Befunden, die zu keiner sicheren Diagnose führen, sollte die Diagnose offen gehalten und die Befunde dezidert dokumentiert werden.

Der Hausarzt muss nicht unbedingt immer eine Diagnose stellen, aber er muss gemeinsam mit dem Patienten nach realistischen Lösungen für seine Beschwerden und Probleme suchen und gemeinsam mit ihm Entscheidungen zu treffen.

Weiterführende Literatur zu diesem Kapitel finden Sie unter www.thieme.de/specials/dr-allgemeinmedizin/

15 Krankheit bei alten Menschen

Hanna Kaduszkiewicz, Cadja Bachmann

▶ **Fallbeispiel.** Eine 83-jährige, gepflegte, allein lebende Patientin sucht die Praxis auf, um sich ein Folgerezept für ein Antihypertensivum ausstellen zu lassen. Die Arzthelferin bemerkt, dass die Patientin schon lange keinen Kontakt zur Ärztin gehabt hatte und bittet sie, sich kurz vorzustellen. **Bei der Konsultation klagt die Patientin beiläufig über seit längerem bestehende Verdauungsstörungen** und Blähungen. Sie führt die Symptome darauf zurück, dass sie insgesamt älter und kraftloser geworden sei und sich nicht mehr so viel bewege. Die Ernährung habe sie inzwischen auf leichte Kost umgestellt. Fieber, Gewichtsverlust und Appetitlosigkeit werden verneint. Bei der körperlichen Untersuchung findet sich ein geblähtes Abdomen, pathologische Resistenzen sind nicht zu tasten. Die rektale Untersuchung ist unauffällig. Die Patientin erhält Dimeticon, die Empfehlung, mehr zu trinken und wird gebeten, sich bei fehlender Besserung nach einer Woche wieder vorzustellen. Eine Woche später erscheint die Patientin erneut in der Praxis mit persistierenden Beschwerden. Die erneute Palpation des Abdomens ergibt eine fragliche Resistenz im linken Mittelbauch, weshalb eine Ultraschalluntersuchung des Abdomens angeordnet wird. Diese ergibt einen pflaumengroßen Tumor im Bereich des Colon descendens. Nach weiterer stationärer Diagnostik wird das Kolonkarzinom mittels Hemikolektomie links entfernt. Die Patientin erholt sich postoperativ gut und wird nach zwei Wochen aus der stationären Behandlung entlassen.

15.1 Grundlagen

Bei der Behandlung von alten Menschen bewegen sich Hausärztinnen und Hausärzte stets in einem Spannungsfeld. Einerseits müssen sie bei Gesundheitsstörungen immer von einer identifizierbaren, behandelbaren und verbesserungsfähigen oder gar reversiblen Situation ausgehen. Andererseits schränken sowohl normale Altersveränderungen als auch irreversible Funktionseinschränkungen die therapeutischen Möglichkeiten ein. Damit kann ggf. auch weiterführende Diagnostik überflüssig werden.

▶ **Merke:** Normales Altern von krankhaften Prozessen zu unterscheiden ist ebenso eine Herausforderung in der Behandlung von alten Menschen, wie das Erarbeiten einer altersadäquaten und für das Individuum optimalen Therapie.

Eine Definition des „alten Menschen" gibt es nicht. Eine übliche Annahme war bisher, dass das Altern vor allem durch einen Rückzug aus dem Erwerbsleben und aus anderen sozialen Funktionen gekennzeichnet ist (Defizitmodell). Neuere empirische Untersuchungen zeigen jedoch, dass ältere und alte Personen so differenziert und heterogen ist, wie kaum eine andere Bevölkerungsgruppe. Ältere Menschen verfügen laut der Gesundheitsberichterstattung des Robert-Koch-Instituts zur Situation der älteren Generation über „erstaunliche Kompetenzen zur Problembewältigung und vermögen mit Unterstützung durch geeignete Maßnahmen ein hohes Maß an Autonomie, an Lebensqualität und an Lebenszufriedenheit zu bewahren oder zurückzugewinnen."

Ebenso wenig, wie es „den alten Menschen" gibt, gibt es eigenständige „Alterskrankheiten." Im Prinzip können alle Krankheiten bei jungen wie bei alten Erwachsenen auftreten.

Besonderheiten bei Erkrankungen im Alter

Schleichender Beginn: Neben vielen Erkrankungen, die per se schleichend beginnen, wie z. B. die Demenz vom Alzheimer-Typ oder bösartige Erkrankungen, können im Alter auch akute Erkrankungen, wie Infektionskrankheiten, einen schleichenden Beginn aufweisen.

Atypische Symptomatik: Krankheitsbilder im Alter weisen oft ein verändertes klinisches Bild auf.

Atypische Symptomatik: Vielfach ist zu beobachten, dass Krankheitsbilder mit charakteristischer Symptomatik im Alter ein verändertes klinisches Bild zeigen. Ein häufiges Symptom ist die Verwirrtheit. Sie stellt ein relativ unspezifisches Symptom im Alter dar, hinter dem sich eine ganze Reihe nichtpsychiatrischer Krankheitsbilder, wie z. B. Pneumonie, Exsikkose, Myokardinfarkt etc. verbergen können.

▶ **Fallbeispiel**

▶ **Fallbeispiel.** Eine **79-jährige Patientin** lebt im Haushalt der Tochter und kann mit deren Hilfe selbstständig für sich sorgen und auch die Praxis aufsuchen. Die hausärztliche Behandlung beschränkt sich auf die Pharmakotherapie einer Herzinsuffizienz und gesundheitsfördernde Beratungsmaßnahmen. **Anlässlich eines von der Tochter erbetenen Hausbesuches wird die Kranke zeitlich und örtlich desorientiert und deutlich verwirrt im Bett vorgefunden.** Bis auf einen leicht reduzierten Allgemeinzustand ergibt sich weder bei der klinischen noch bei der Laboruntersuchung ein pathologischer Befund. Am Folgetag zeigt sich ein im Wesentlichen unverändertes Bild, es fällt lediglich eine Tachykardie auf. Die im Rahmen der Gesamtdiagnostik veranlasste Röntgenuntersuchung des Thorax deckt eine zentrale Pneumonie auf. Die Therapie kann ambulant durchgeführt werden, die Patientin erholt sich gut und ist bereits nach wenigen Tagen wieder voll orientiert.

Verborgene Morbidität: Gründe für „altersspezifisches underreporting" sind, dass
- Störungen nicht bemerkt oder „dem Alter" zugeschrieben werden,
- Ängste vor invasiver Diagnostik, Therapie und den möglichen sozialen Folgen einer Erkrankung bestehen und
- zunächst Selbsthilfe versucht wird.

Verborgene Morbidität: Typischerweise wird nur eine begrenzte Zahl von Gesundheitsstörungen ärztlich behandelt. Dieses Phänomen tritt bei alten Menschen verstärkt auf und wird „altersspezifisches underreporting" genannt. Die Ursachen hierfür sind vielfältig. Häufig werden geringfügige Funktionsminderungen von den Patienten selbst als altersbedingt abgewertet oder aufgrund der veränderten Schmerzwahrnehmung oder des schleichenden Verlaufes gar nicht bemerkt. Auch Ängste vor invasiver Diagnostik, Therapie und den möglichen sozialen Folgen einer schweren Erkrankung spielen beim „underreporting" eine Rolle. Darüber hinaus versuchen alte Menschen – ebenso wie junge – sich vielfach zunächst selbst zu helfen: Selbstmedikation, abwarten, hinnehmen und erdulden, bagatellisieren. Somit bleiben viele Gesundheitsstörungen dem Allgemeinarzt verborgen und müssen deshalb gezielt erfragt werden. Dies ist ein wichtiger Grundsatz beim Umgang mit Krankheit im Alter. Anstelle der bei jüngeren Patienten eher typischen Ausschluss- und Differenzialdiagnostik bei vorgetragenen Beschwerden, tritt hier also eine gezielte Suche von behandelbaren Störungen in den Vordergrund.

Chronizität: Nicht alle chronischen Erkrankungen im Alter bedürfen einer Dauerbehandlung.

Chronizität: Die häufigsten Erkrankungen des alten Menschen sind zugleich chronische Erkrankungen. So litten 1998 etwa 13 % der 60–79-jährigen Männer, 11 % der 60–69-jährigen und 19 % der 70–79-jährigen Frauen in Deutschland an Diabetes mellitus. Weiterhin hatten 6 % der 60–69-jährigen und rund 9 % der 70–79-jährigen Männer und Frauen einen oder mehrere Herzinfarkte gehabt (Bundes-Gesundheitssurvey 1998). In der Berliner Altersstudie (1996) betrug die Prävalenz der Hypertonie bei über 70-jährigen Männern und Frauen zwischen 46 und 59 %. Wichtig ist zu beachten, dass keineswegs alle chronischen Krankheiten im Alter einer Dauerbehandlung bedürfen. So sollten z. B. Beschwerden, die sich aus degenerativen Skelettveränderungen ergeben, kurzfristig gezielt behandelt werden, um dann ein möglichst langes behandlungsfreies Intervall folgen zu lassen.

Multimorbidität: Bei Multimorbidität besteht die Gefahr, dass unterschiedliche Störungen sich gegenseitig potenzieren.

Multimorbidität: Entsprechend der Häufigkeit chronischer Erkrankungen bei alten Menschen spielt Multimorbidität eine große Rolle. 60–69-jährige Männer und Frauen haben in der Regel zwischen 5 und 6 Erkrankungen. Bei multimorbiden Kranken besteht die Gefahr, dass unterschiedliche Störungen sich gegenseitig potenzieren und bereits „geringfügige" Gesundheitsstörungen schwerwiegende Auswirkungen haben können. So birgt eine Schilddrüsenüberfunktion bei älteren Patienten mit einer ischämischen Herzkrankheit zunehmend die Gefahr einer Tachyarrhythmie, eines Myokardinfarktes oder einer kardialen Dekompensation. Beim jungen und ansonsten gesunden Patienten sind das eher geringe Risiken.

Die Multimorbidität geht mit dem Problem der **Vielfachmedikation** einher. Neben der Tatsache, dass die Wechselwirkungen von den bei alten Menschen häufigen „Medikamentencocktails" nicht genau erforscht sind, können physiologische und pathologische Alternsprozesse erhebliche Einflüsse auf die Pharmakokinetik von Medikamenten haben – mit der Folge zahlreicher Nebenwirkungen. Insbesondere die im Alter abnehmende Nierenfunktion begrenzt den Einsatz vieler Medikamente.

Weiterhin führt Multimorbidität häufig zur **Pflegebedürftigkeit.** Im Jahre 2002 waren in Deutschland rund 1,9 Millionen Menschen pflegebedürftig. Die Einschränkungen der Hör-, Seh- und Bewegungsfähigkeit, chronische Schmerzzustände, emotionale und intellektuelle Behinderung stellen einschneidende Veränderungen im Leben alter Menschen dar und haben weitreichende psychologische und soziale Auswirkungen. Die Übersiedlung in ein Alten- oder Pflegeheim gehört dabei zu den fundamentalsten Lebensveränderungen im Alter überhaupt.

Psychische Störungen: In der Berliner Altersstudie, die den Gesundheitszustand von über 70-jährigen Bewohnern der Stadt erfasste, wurden bei 24 % aller Untersuchten psychiatrische Diagnosen nach DSM-III-R1 gestellt. Die häufigste psychiatrische Diagnose war mit 14 % an der Gesamtstichprobe die Demenz, gefolgt von Depressionen, die bei 9 % der Untersuchten festgestellt wurden.

Wechselwirkungen mit psychosozialen Faktoren: Als weiterer Grundsatz kann gelten, dass psychologische Einflüsse wie Streitereien, empfundene Demütigungen oder Zurückweisungen und Änderungen von Bezugspersonen oder äußerer Umgebung zu plötzlichen, nachhaltigen Gesundheitsstörungen einschließlich Verwirrtheit führen können.

Unerwartete Erholung: Es entspricht einer durchaus typischen Erfahrung, dass sich eine infaust erscheinende Krankheitslage insbesondere bei Hochbetagten unerwartet und nachhaltig verbessern kann. Dies trifft selbst für Zustände hochgradiger Verwirrtheit, schwerster kardialer Dekompensation und langer Krankheitsphase zu.

15.1.1 Psychologische Gesichtspunkte der Betreuung

Nach den Erkenntnissen der modernen Gerontologie wird das Wohlbefinden älterer Menschen mehr vom erlebten Gesundheitszustand als von der objektiven medizinischen Befundlage bestimmt, wobei beides erheblich voneinander abweichen kann.

> ▶ **Merke:** Die hausärztliche Betreuung hat demnach nicht nur eine medizinische Zielsetzung, sondern sollte darüber hinaus wesentlich auf den subjektiven Gesundheitszustand des Kranken ausgerichtet sein.

Das **Gespräch** mit dem alten Patienten ist hierbei von besonderer Bedeutung. Im Zentrum des Gespräches stehen Anamneseerhebung und Informationsvermittlung über Erkrankung, Therapieziele und Therapieschritte. Aber auch der Wunsch nach Sachinformationen über die (normalen) körperlichen Vorgänge im Alter ist sehr groß. Solche Informationen müssen für den Patienten verständlich sein und unter Umständen häufig wiederholt werden. Es sollte sichergestellt sein, dass der Patient die Informationen auch akustisch versteht – was häufig vergessen wird.

Offenheit im Gespräch ist bei alten Patienten bei schwerwiegender oder infauster Prognose ebenso angebracht, wie bei jüngeren. Einen alten Patienten nicht aufzuklären, nimmt ihm möglicherweise die Chance, wichtige Entscheidungen für sein weiteres Leben, wie auch für den Todesfall, zu treffen.

Neben dem gegenseitigen Informationsaustausch besteht ein wichtiger **Beratungsinhalt** darin, den Patienten sowohl die Krankheit als auch seine persönliche Situation in einem größeren Kontext erleben zu lassen. Der Hausarzt ist nicht selten der Einzige, der die früheren Verhältnisse des alten Patienten noch kannte, z. B. den verstorbenen Ehepartner, die Geschwister, das alte Haus, ehemalige Nachbarn oder Arbeitskollegen. Hieran anzuknüpfen zeigt den Wert der Erinnerung und den Wert des gelebten Lebens. Vergleiche zwischen damals und heute zeigen die Tendenz der Entwicklung – auch zum Guten! – und lassen jetzige Bedürfnisse und Möglichkeiten deutlich werden. Krankheit und Lebenssituation des Patienten in einen größeren Kontext zu stellen, bedeutet konkret:

- den biographischen Stellenwert der Krankheit zu ermitteln,
- noch vorhandene Fähigkeiten herauszustellen und daran anzuknüpfen,
- die Therapieziele mit den Wünschen und Bedürfnissen des Patienten in Einklang zu bringen,
- psychosoziale Zielsetzungen mit der Therapie zu verknüpfen.

> Ein wichtiger Beratungsinhalt des alten Menschen besteht darin, den Patienten sowohl die Krankheit als auch seine persönliche Situation in einem größeren Kontext erleben zu lassen.

▶ **Fallbeispiel.** Eine **76-jährige Patientin** wird als noch relativ mobile und kontaktfreudige Bewohnerin eines Altenheimes hausärztlich versorgt. Anlässlich eines Arztbesuches wird von der Betreuungskraft darüber geklagt, dass die Patientin sich in letzter Zeit immer mehr in ihr Zimmer zurückziehe, nicht mehr fernsehe und im Gegensatz zu früher nur noch wenig Kreuzworträtsel löse oder handarbeite.
Bei eingehender Anamnese stellt sich heraus, dass die **Sehfähigkeit deutlich nachgelassen hat.** Vom Augenarzt wird die Diagnose eines grauen Stars bestätigt.
Die hausärztliche Aufgabe besteht jetzt vor allem darin, die Patientin zu der indizierten (Linsenersatz-) Operation zu motivieren, der sie zunächst ängstlich und abwehrend gegenübersteht. Dies gelingt durch eine plastische Erörterung all dessen, was nach der Operation wieder möglich sein wird: fernsehen, lesen, handarbeiten, andere Mitbewohner und ihre Reaktionen besser erkennen und mit ihnen in Kontakt bleiben. „Besseres Sehen" als solches oder die Feststellung, der Star „müsse operiert werden", hätten wohl kaum ausgereicht, die Patientin zur Operation zu motivieren. Erst dadurch, dass für ihr eigenes Leben wichtige Ziele formuliert wurden, konnte die Patientin überzeugt werden.

▶ **Fallbeispiel**

Die **Therapieziele** sind so zu wählen, dass sie mit Wahrscheinlichkeit erreicht werden, unter Umständen sogar früher, als dem Patienten in Aussicht gestellt wurde. Weiterhin sollten Therapieziele möglichst konkret formuliert werden. Anstelle einer undeutlichen Formulierung, wie „etwas tun", sollte dem Patienten eine konkrete Vorstellung vermittelt werden, z. B. „das Herz soll gestärkt werden". Bei chronischen Krankheiten ist es hilfreich, die Therapieziele in mehrere Stufen zu zerlegen, so dass dem Patienten einzelne Behandlungsabschnitte deutlich werden. Ehrlichkeit bezüglich begrenzter oder fehlender Hilfsmöglichkeiten ist sicher besser als ein wiederholtes Vertrösten und die Anwendung verschiedener ineffektiver Maßnahmen. Denn unwirksame Behandlungen können beim alten Menschen Frustration, Resignation und schließlich Depression mit allen lebensblockierenden Auswirkungen hervorrufen bzw. festigen.
Therapieerfolge sollten im Gespräch eine wichtige Rolle spielen. Dabei können schon kleine Verbesserungen als Erfolg gewertet werden. Bei schwerwiegenden Krankheitssituationen mit ausgeschöpften Therapiemöglichkeiten, z. B. einer globalen Herzinsuffizienz im Stadium III-IV nach NYHA, kann der Therapieerfolg auch in der möglichst langen Aufrechterhaltung des momentanen Zustands bestehen, wobei jeder Monat, unter Umständen jede Woche zum „Erfolg" werden kann.

> Die **Therapieziele** sind so zu wählen, dass sie mit Wahrscheinlichkeit erreicht werden.
> Therapieziele sollten so konkret wie möglich formuliert werden.
> Ehrlichkeit bezüglich begrenzter Hilfsmöglichkeiten ist besser als ein wiederholtes Vertrösten und die Anwendung ineffektiver Maßnahmen.

> **Therapieerfolge** sollten den Patienten im Gespräch ausführlich und umfassend bewusst gemacht werden.

▶ **Fallbeispiel.** Ein **81-jähriger Patient,** geistig noch sehr frisch und dem Leben zugewandt, lebte mit seiner etwa gleichaltrigen Ehefrau in einem kleinen Häuschen. Trotz zweier Myokardinfarkte war die kardiale Situation stabil und der Patient bei gutem Wohlbefinden und mäßig körperlich belastbar.
Von einem weiteren Infarkt erholte sich der Patient im Krankenhaus nur sehr langsam. Besonders schwierig war es, die linksventrikuläre Herzinsuffizienz zu beherrschen. Erst nach vielen Wochen konnte der Patient in die hausärztliche Behandlung entlassen werden. Der Patient hatte mit seiner Entlassung unbewusst die Vorstellung verbunden, zu Hause sei wieder alles „wie früher", und kam durch inadäquate körperliche Belastung im Garten an den Rand einer erneuten Dekompensation.

▶ **Fallbeispiel**

Es galt nun, ihn vorsichtig, aber bestimmt, mit der Schwere der Situation und der relativ schlechten Prognose vertraut zu machen. Allmählich begriff das Ehepaar, dass der Zustand nicht mehr wesentlich gebessert werden konnte. Das neue Therapieziel war, den Status quo so lange wie irgend möglich zu erhalten. Das Ehepaar richtete die Tagesplanung nun weitgehend nach dem Zustand des Patienten. So wurden kleinere Autotouren in Gegenden unternommen, die früher erwandert worden waren, Besuche von und bei alten Freunden vereinbart und Entscheidungen hinsichtlich des großen Gartens getroffen. Das Ehepaar lernte, auch diese Ereignisse mit großer Dankbarkeit zu erleben.

Sicherheit, Vertrauen und ein überschaubares Ordnungsgefüge in der Beziehung sind für den alten Menschen wichtige indirekte Hilfen. Regelmäßigkeit sollte deshalb bei der Gestaltung des Behandlungsfortgangs, vor allem bei der Festlegung weiterer Sprechstunden- bzw. Besuchstermine ein wichtiger Grundsatz sein. Sie vermittelt das Gefühl kontinuierlicher Gesundheitsfürsorge. Damit wird der Patient von der oft schwer zu treffenden Entscheidung entlastet, ob seine Beschwerden unerhebliche Alterserscheinungen oder aber behandlungsbedürftige bzw. sogar gefährliche Symptome sind. Selbst bei fehlender Symptomatik besteht ein wesentlicher Gewinn regelmäßiger Beratung darin, das Arzt-Patienten-Gespräch zu pflegen.

Der Arzt muss sich der Rolle bewusst sein, die er als **medizinische „Instanz"** im Bewusstsein des Kranken einnimmt. Indem er sich seiner Beschwerden annimmt, verliert die Situation für den Kranken etwas von ihrer Bedrohlichkeit. Die körperliche Untersuchung, die Formulierung einer Diagnose und eine entsprechende Anweisung tragen entscheidend zur Reduktion von Angst bei. Die Krankheit, so zum medizinischen Normalfall geworden, erscheint damit als ein überschaubares, gesetzmäßig verlaufendes Geschehen, das offenbar von vielen anderen ähnlich erlebt wird. Auf diese Weise kommt der Anwesenheit des Arztes und dem bloßen Sich-Befassen mit der Situation eine wichtige Rolle zu.

▶ **Fallbeispiel.** Eine **multimorbide 74-jährige Patientin** litt u. a. an einer **Arthrose beider Kniegelenke,** die im Bewusstsein der Patientin ganz im Vordergrund stand. Die ärztliche Aufmerksamkeit war jedoch vorrangig auf den instabilen Hypertonus, einen Diabetes mellitus, das erhebliche Übergewicht und eine beginnende Linksherzinsuffizienz gerichtet. Erst bei einem Hausbesuch bemerkte der Hausarzt, dass die Patientin in erheblichem Umfang eine Selbstmedikation mit Einreibungen, Wärme- und Kälteanwendungen sowie frei erhältlichen Analgetika und Antirheumatika betrieb. Auch die Schwestern der Sozialstation waren in die Versorgung der Kniegelenkbeschwerden einbezogen, indem sie zweimal wöchentlich Einreibungen und Packungen beider Kniegelenke vornahmen. Die Beschwerden nahmen einen wesentlichen Teil der Tagesgestaltung und der Aufmerksamkeit der allein stehenden Patientin in Anspruch.

Es bedurfte großer Mühe, der Patientin deutlich zu machen, dass der gesamte Aufwand nur begrenzt hilfreich und erforderlich war. Anstelle der undurchsichtigen Dauereinnahme verschiedenartiger Wirkstoffe wurde ein intensives Behandlungsprogramm von 10 Tagen durchgeführt. Erst beim Auftreten erneuter Beschwerden seien weitere Maßnahmen nötig. Mit der Patientin wurde ein Behandlungsrhythmus von anfangs einmal monatlicher Therapiesequenz ausgemacht. Gegen diese Art der Behandlungs-„Verordnung" bildete sich bei ihr bald Widerstand, so dass die Phasen einer medikamentösen Behandlung immer seltener wurden.

15.1.2 Geriatrisches Assessment

▶ **Definition:** Das Geriatrische Assessment wurde in angloamerikanischen Ländern als Instrument zur Verbesserung der Diagnostik- und Behandlungsplanung bei alten Patienten entwickelt. Dem Konzept liegt ein ganzheitlicher Ansatz zugrunde, dem entsprechend Gesundheitsprobleme des individuellen Patienten auf physischer, psychischer und sozialer Ebene erfasst werden. Daneben werden auch der Selbsthilfestatus des Patienten sowie seine Wertvorstellungen erfragt und dokumentiert.

Studien zeigen, dass geriatrische Assessment-Programme die Selbstständigkeit älterer Patienten verbessern, den Verbleib in der häuslichen Umgebung verlän-

Selbstständigkeit älterer Patienten verbessert und der Verbleib in der häuslichen Umgebung verlängert sich.

Indikationen für ein geriatrisches Assessment:
- drohende Unselbstständigkeit.
- Multimorbidität.
- 2 ungeplante Krankenhausaufenthalte in 3 Monaten.
- Immobilität, Stürze.
- Krankheiten mit Reha-Notwendigkeit.

Ausschlusskriterien sind z. B. Akuterkrankungen ohne drohende Einschränkung der Selbstständigkeit und terminale Erkrankungen.

▶ Merke

gern und die Mortalität reduzieren können. Das geriatrische Assessment ist zeitaufwändig; es wird zwar meist in spezialisierten Einrichtungen durchgeführt, kann jedoch auch vom Hausarzt vorgenommen werden.

Indikationen für ein umfassendes geriatrisches Assessment sind nach von Renteln-Kruse (2004):
- funktionelle Beeinträchtigungen mit drohender Unselbstständigkeit,
- Multimorbidität,
- mindestens zwei ungeplante Krankenhauseinweisungen innerhalb von drei Monaten,
- zunehmende Immobilität,
- wiederholte Stürze,
- Erkrankungen mit erforderlichen Rehabilitationsmaßnahmen.

Ausschlusskriterien sind Akuterkrankungen ohne drohende Einschränkung der Selbstständigkeit, terminale Erkrankungen, medizinisch instabile Situationen, die eine Akuttherapie erfordern, und Erkrankungen ohne wirksame Behandlung.

▶ **Merke:** Wenn bei einem alten Patienten Unselbstständigkeit droht, sollte ggf. die Kooperation mit einer geriatrischen Einrichtung erwogen werden.

15.2 Demenz als besondere Versorgungsaufgabe

15.2 Demenz als besondere Versorgungsaufgabe

▶ Fallbeispiel

▶ **Fallbeispiel.** Eine 76-jährige, allein lebende Patientin erscheint nach längerer Zeit in der Praxis. Bereits bei der Anmeldung fällt der Arzthelferin auf, dass die Patientin in ihrer Handtasche wiederholt nach der Krankenversicherungskarte sucht. Dabei holt sie verschiedene Dinge hervor, z. B. Tablettenschachteln, eine Untertasse und einen verschimmelten Apfel. Mehrfach fragt sie nach, wo der Doktor sei, obwohl ihr versichert wird, dass sie in Kürze aufgerufen würde. Beim Betreten des Behandlungszimmers fällt auf, dass die Patientin zwei verschiedene Strümpfe trägt, sich die Strickjacke falsch herum angezogen hat, und insgesamt leicht verwahrlost wirkt. **Im Konsultationsgespräch ist die Patientin fahrig und versucht, eine intakte Fassade aufrechtzuerhalten.** Einen Konsultationsgrund kann sie nicht nennen, sie hätte nur mal vorbeischauen wollen. Angesprochen auf eine mögliche zunehmende Vergesslichkeit reagiert die Patientin abwehrend mit der Äußerung, sie hätte sich schon immer viel aufschreiben müssen. Im nachfolgend durchgeführten Uhrzeichentest erreicht die Patientin 5 von 10 möglichen Punkten. Aufgrund der drohenden Verwahrlosung kontaktiert die Hausärztin die Tochter der Patientin, der die langsam zunehmende Vergesslichkeit ihrer Mutter bereits seit mehreren Monaten aufgefallen war. Die Patientin stimmt einer erneuten Wiedervorstellung gemeinsam mit der Tochter am nächsten Tag zu. In diesem Gespräch willigt die Patientin in eine körperliche Untersuchung und eine Blutentnahme ein. Sie ist auch mit der Einschaltung eines Pflegedienstes zur Sicherung der Grundpflege und des hauswirtschaftlichen Bedarfes einverstanden. Dadurch kann die berufstätige Tochter entlastet werden.

15.2.1 Grundlagen

15.2.1 Grundlagen

▶ Definition

▶ **Definition:** Die Diagnose eines Demenz-Syndroms nach DSM-IV setzt die Erfüllung folgender vier Kriterien voraus:
Kriterium A: Entwicklung multipler kognitiver Defizite, die sowohl 1. als auch 2. betreffen:
1. **Beeinträchtigung des Gedächtnisses** (verminderte Fähigkeit, neue Informationen zu lernen oder zuvor erlerntes Material abzurufen).
2. **Mindestens eines der folgenden kognitiven Störungsbilder:**
   - **Aphasie** (Störung des Sprechvermögens und Sprachverständnisses bei erhaltener Funktion des Sprechapparates und des Gehörs),
   - **Apraxie** (verminderte Fähigkeit, sinnvolle und zweckmäßige Bewegungen auszuführen, obwohl die Bewegungsfunktionen intakt sind),

- **Agnosie** (Unvermögen, Sinneswahrnehmungen als solche zu erkennen, obwohl die betreffenden Sinnesorgane intakt sind),
- **Beeinträchtigung der exekutiven Funktionen** (Planen, Organisieren, Reihenfolgen einhalten, Abstrahieren).

Kriterium B: Die kognitiven Defizite in Kriterium A1 und A2 verursachen in bedeutsamer Weise Beeinträchtigungen in sozialen oder beruflichen Funktionsbereichen und stellen eine bedeutsame Verschlechterung gegenüber dem früheren Leistungsniveau dar.

Kriterium C: Die Defizite treten nicht ausschließlich im Verlauf eines Delirs auf.

Kriterium D: Aufgrund der Hinweise aus Anamnese und körperlicher Untersuchung wird eine ätiologische Zuordnung getroffen. Andere Erkrankungen, wie z. B. eine Hyperthyreose, eine Depression oder eine Psychose müssen ausgeschlossen sein.

Für eine sichere Diagnose sollten die genannten Veränderungen über einen Zeitraum von 6 Monaten bestehen.
Die Kriterien für die Diagnose eines demenziellen Syndroms nach ICD-10 sind umfangreich in den von der WHO publizierten klinisch diagnostischen Leitlinien wie auch in den diagnostischen Forschungskriterien beschrieben. Aufgrund der Ähnlichkeit mit den DSM-IV-Kriterien wird auf ihre Darstellung verzichtet.

Die Veränderungen sollten seit mindestens 6 Monaten bestehen.

Epidemiologie: Der größte Risikofaktor für die Entwicklung einer Demenz ist das Alter. Nach Bickel (2001) verdoppelt sich ab dem Alter von 65 Jahren die altersspezifische Prävalenzrate etwa alle fünf Jahre (Tab. **A-15.1**).

Epidemiologie: Ab dem Alter von 65 Jahren verdoppelt sich die altersspezifische Prävalenzrate etwa alle fünf Jahre.

A-15.1 Mittlere Prävalenzrate von Demenzerkrankungen in Deutschland in Abhängigkeit von der Altersgruppe (nach Bickel)

Altersgruppe	65–69	70–74	75–79	80–84	85–89	90+
Prävalenz (%)	1,2	2,8	6,0	13,3	23,9	34,6

A-15.1

Auf der Basis von groß angelegten Feldstudien in westlichen Industrieländern schätzte Bickel die Zahl der Demenzkranken in der Altenbevölkerung Deutschlands für das Jahr 1996 auf etwa 930 000. Infolge der demographischen Entwicklung erhöht sich der Krankenbestand um durchschnittlich 20 000 pro Jahr, beträgt im Jahre 2004 etwa 1,1 Millionen und wird bis zum Jahr 2030 auf etwa 1,56 Millionen zunehmen.

Für die hausärztliche Praxis bedeutet diese Entwicklung, dass immer mehr Patienten mit Demenzen behandelt werden müssen. Angesichts der hohen ökonomischen und zeitlichen Belastungen, welche die Versorgung Demenzkranker mit sich bringt, werden Hausärzte Strategien entwickeln müssen, den Versorgungsbedarf von Demenzpatienten und ihren Angehörigen mit den gegebenen finanziellen Ressourcen in Einklang zu bringen.

Die häufigste Demenzform ist die Alzheimer-Krankheit mit einem Anteil von etwa zwei Dritteln an allen Demenzerkrankungen, 15–30 % der Demenzen entfallen auf Demenzen vom vaskulären Typ und Mischformen vom degenerativ-vaskulären Typ. Die Vielzahl sonstiger Ursachen kommt mit einem Gesamtanteil von bis zu 15 % deutlich seltener vor. Erfahrungsgemäß wird der Anteil von Demenzen vom vaskulären Typ in der Praxis überschätzt.

Im Jahre 2004 lebten in Deutschland etwa 1,1 Millionen Demenzkranke.

*Die häufigste Demenzform ist die **Alzheimer-Krankheit** mit einem Anteil von etwa zwei Dritteln an allen Demenzerkrankungen.*

Klassifikation (nach ICD-10): Für eine Auswahl s. Tab. **A-15.2**.
In der Wissenschaft vielfach diskutiert, aber noch nicht in den ICD-10 eingegangen, sind Bezeichnungen wie „mild cognitive impairment (MCI)" oder „minimal dementia", gleichzusetzen etwa mit „leichter kognitiver Beeinträchtigung". Diese Bezeichnungen beschreiben kognitive Störungen, welche die Diagnose einer Demenz nicht erlauben, sich aber von Veränderungen des normalen Alterns quantitativ unterscheiden sollen. Das DSM-IV sieht für diese

Klassifikation: Tab. **A-15.2**.
Es existieren viele Bezeichnungen für kognitive Störungen, die die Diagnose einer Demenz nicht erlauben, sich aber von Veränderungen des normalen Alterns quantitativ unterscheiden sollen.

A-15.2 Klassifikation von Demenzen (Auswahl)

ICD-10	Bezeichnung
F 00	DAT (Demenz vom Alzheimer-Typ)
F 00.0	DAT mit frühem Beginn (Typ 2)
F 00.1	DAT mit spätem Beginn (Typ 1)
F 00.2	DAT, atypische oder gemischte Form
F 01	VD (vaskuläre Demenz)
F 01.0	VD mit akutem Beginn
F 01.1	MID (Multi-Infarkt-Demenz, vorwiegend kortikal)
F 01.2	Subkortikale VD
F 01.3	Gemischte (subkortikale und kortikale VD)
F 02	Demenz bei andernorts klassifizierten Krankheiten (z. B. Demenz bei Pick-Krankheit, Morbus Parkinson, HIV, multipler Sklerose, Vitamin-B_{12}-Mangel etc.)
F 10.73	Alkoholbedingte Demenz

Störungen die Diagnose „Age-related cognitive decline" vor. Einige Wissenschaftler sehen diese Veränderungen als Vorstufe einer künftigen Demenz oder zumindest als einen Risikofaktor an, andere halten die Veränderungen für gutartig und verwenden für leichte kognitive Beeinträchtigungen eher Umschreibungen wie z. B. „Age Associated Memory Impairment" (AAMI). Eine Unterscheidung zwischen normalem Altern, gutartiger Altersvergesslichkeit und beginnender Demenz ist derzeit letztlich nur durch Verlaufsbeobachtung möglich.

Die im ICD-10 unter der Nummer F 06.7 als „leichte kognitive Störung" bezeichnete Diagnose entspricht nicht dem diskutierten Übergangsstadium zwischen Normalität und Demenz. Diese Diagnose soll laut ICD-10 nur in Verbindung mit einer körperlichen Krankheit gestellt werden.

15.2.2 Stadieneinteilung

Übereinstimmend unterscheiden der ICD-10 und DSM-IV **drei Schweregrade der Demenz:**

- **Leicht:** Die Leistungsfähigkeit bei gewohnten Tätigkeiten, beruflichen und sozialen Aktivitäten ist deutlich beeinträchtigt, dennoch kann der Patient selbstständig leben. Die persönliche Hygiene und das Urteilsvermögen sind erhalten.
- **Mittelschwer:** Die selbstständige Lebensführung ist nur mit Schwierigkeiten möglich und Aufsicht teilweise erforderlich. Der Patient benötigt Hilfe bei der täglichen Lebensführung wie Einkaufen und Umgang mit Geld. Seine Interessen sind stark eingeschränkt.
- **Schwer:** Eine dauerhafte Aufsicht ist erforderlich. Die Patienten sind unfähig, minimale persönliche Hygiene aufrechtzuerhalten, das Denk- und Urteilsvermögen ist hochgradig eingeschränkt.

15.2.3 Ätiologie – differenzialdiagnostischer Überblick

▶ **Merke:** Für die hausärztliche Differenzialdiagnostik ist die Frage leitend, inwieweit ein kausal behandelbares Demenzsyndrom vorliegt.

A-15.3 Differenzialdiagnosen bei kognitiven Störungen

Mögliche Ursachen einer kognitiven Störung	Klinische Differenzierungskriterien
Depression	Ausschluss einer depressiven Erkrankung mittels eines Screening-Tests, z. B. der Geriatrischen Depressions-Skala (Sheik u. Yesavage 1986) und weitergehender Anamnese: Verluste? Psychische Belastungen durch Beziehungspersonen? Änderung der Verhältnisse, z. B. der Wohnung, der Bezugs- oder Betreuungspersonen? Depressive Symptome wie gedrückte Stimmung, Verminderung von Antrieb und Aktivität, Schlafstörungen, Schuldgefühle, Gefühle von Wertlosigkeit, etc.?
Medikamentöse Ursachen	Zusammenhang mit einer Veränderung der Medikation bzw. einer Veränderung der Flüssigkeitsaufnahme? Anticholinerge Nebenwirkungen z. B. bei trizyklischen Antidepressiva?
Verschlechterung einer bereits bekannten Erkrankung	Schleichende Dekompensation?
Verschlechterung sensorischer Funktionen	Untersuchung von Sehkraft und Gehör
Herz-Kreislauf-Erkrankungen (z. B. Herzrhythmusstörungen, Herzinsuffizienz, Hyper- bzw. Hypotonie)	EKG, Blutdruck, periphere Ödeme?, Herz- und Lungenauskultation
Lungenerkrankungen	Zyanose? Atemfrequenz? Untersuchung der Lungen
Stoffwechselerkrankungen bzw. -entgleisungen (Nieren-, Leberinsuffizienz, Schilddrüsenfunktionsstörung, Hyperparathyreoidismus, Diabetes mellitus, Dehydratation)	Elektrolyte (Na, K, Ca), Harnstoff/Kreatinin, GOT, GPT, Gamma-GT, Blutzucker, HbA1c, TSH, klinischer Aspekt: Hautturgor? Hautkolorit? Geruch?
Infektionen	Pneumonie?, Harnwegsinfekt? CRP, Blutbild, BSG, je nach Verdacht weitere Untersuchungen
Substanzmissbrauch	Schlafmittel? Beruhigungsmittel? Alkohol?
Anämie	Blutbild, ggf. Vitamin B_{12} und Folsäurespiegel
Neurologische Erkrankungen: Raumforderungen im ZNS, subdurales Hämatom, Normaldruck-Hydrozephalus, Morbus Parkinson, multiple Sklerose, Epilepsie, Enzephalitiden, Insult, Lues	Anamnese: Zustand nach Sturz? Plötzliche Verschlechterungen der Symptomatik können auf vaskuläre Ursachen hinweisen. Neurologische körperliche Untersuchung: z. B. Tonuserhöhung der Muskulatur und Reflexdifferenzen als Hinweis auf Hirninfarkte oder einen zerebralen Tumor, ggf. CT/MRT oder Überweisung zum Neurologen, ggf. Luesserologie.

Daher sind durch Anamnese, Fremdanamnese, körperliche Untersuchung und gezielte weitere Untersuchungen behandelbare Ursachen einer kognitiven Störung auszuschließen (Tab. **A-15.3**). Die ätiologische Differenzierung des Demenzsyndroms, also die Entscheidung, ob es z. B. eine Demenz vom Alzheimer-Typ, eine vaskuläre Demenz oder eine Demenz bei Morbus Pick ist, bleibt dem Spezialisten überlassen.

Für die hausärztliche Differenzialdiagnostik ist die Frage leitend, inwieweit ein kausal behandelbares Demenzsyndrom vorliegt.

15.2.4 Abwendbar gefährliche Verläufe

Abwendbar gefährliche Verläufe sind bei Patienten mit kognitiven Störungen nur allgemein zu beschreiben. Ihre Gemeinsamkeit ist das Übersehen:
- Übersehen eines reversiblen bzw. behandelbaren Demenz-Syndroms,
- Übersehen eines Betreuungs- und Pflegebedarfs,
- Verkennen von Selbst- und Fremdgefährdung,
- Übersehen einer Überlastung der pflegenden Angehörigen.

15.2.5 Diagnostisches Vorgehen

Basisdiagnostik

▶ **Merke:** Wichtig für die hausärztliche Basisdiagnostik ist neben der Objektivierung des Verdachtes auf eine Demenz der Ausschluss von behandelbaren Ursachen.

Der Verdacht, dass ein Patient an einer Demenz leiden könnte, kann in der hausärztlichen Praxis in vielerlei Situationen auftreten. Selten beklagt der Patient von sich aus Symptome wie Vergesslichkeit oder Wortfindungsstörungen. Häufiger berichten Angehörige, dass sie Veränderungen der Persönlichkeit oder des Verhaltens bemerkt haben und sich Sorgen machen. Aber auch während einer Konsultation aus einem anderen Anlass können kognitive Defizite oder bereits soziale Folgen dieser Defizite deutlich werden.

Um den Verdacht auf Demenz zu objektivieren, sollte in der hausärztlichen Praxis ein Screening-Test durchgeführt werden. Der bekannteste Screening-Test ist der **MMSE (Mini-Mental-State-Examination)**. Er beinhaltet 30 Fragen und Aufgaben, bei denen der Patient maximal 30 Punkte erreichen kann. Der Test überprüft vorwiegend die Orientierung, das Gedächtnis und visuokonstruktorische Funktionen und ist mit etwas Übung in 5–10 Minuten durchführbar. Der MMSE ist das am besten untersuchte Screening-Instrument mit der bekannten Schwäche, dass eine mangelnde Motivation des Patienten sowie ein geringer Bildungsstand zu einer geringen Anzahl von Punkten führen können und damit fälschlicherweise den Verdacht auf eine demenzielle Erkrankung unterstützen können. Eine weitere Schwäche ist, dass frühe Stadien einer Demenz unerkannt bleiben. Entsprechend schwierig ist es, eine Punktzahl zu definieren, ab der bei Nichterreichen eine Demenz angenommen werden sollte. Der Graubereich liegt bei 23 bis 25 Punkten. Bei 22 und weniger Punkten erhärtet sich der Verdacht auf eine Demenz. Dieses Ergebnis sollte weitere Untersuchungen nach sich ziehen. Angaben zu Sensitivität und Spezifität des MMSE sind erheblich davon abhängig, an welcher Population die Untersuchungen vorgenommen wurden. Sie reichen bei der Sensitivität von 20–90 %, bei der Spezifität von 80–100 %.

Der MMSE kann auch zur groben Verlaufsbeurteilung eingesetzt werden. Veränderungen von 3–4 Punkten pro Jahr erhärten den Verdacht auf ein Demenz-Syndrom.

Ein kürzerer Test zur Objektivierung des Verdachts auf eine Demenz ist der **Uhrzeichentest.** Der Patient erhält einen Stift, ein weißes Blatt Papier (mit oder ohne vorgezeichneten Kreis) und folgende Anweisung: „Bitte zeichnen Sie das Zifferblatt einer Uhr mit allen Zahlen und stellen Sie die Zeiger auf 11:10 Uhr ein." Bei der Durchführung muss der Untersucher darauf achten, dass der Patient keine Uhr im Blickfeld hat, die er abzeichnet. Die Aussagekraft dieses Tests birgt wie beim MMSE Schwierigkeiten. Je nach Autor und Forschergruppe variieren auch die Beurteilungsskalen.

Beide Tests und Anweisungen zur Auswertung sind im Internet leicht zu finden und herunterzuladen (s. „Weiterführende Informationen" am Ende dieses Kapitels).

Neben den beiden beschriebenen Tests existiert inzwischen eine Reihe ähnlicher Testverfahren, die unter anderem Elemente aus dem MMSE und dem Uhrzeichentest kombinieren bzw. abwandeln und häufig etwas kürzer sind als der MMSE. Der DemTect, der TFDD und der 7-Minuten-Screen wurden speziell für die hausärztliche Praxis entwickelt und sind über Pharmafirmen erhältlich. Allerdings wurden sie bisher noch nicht an großen Populationen untersucht, weshalb für ihren Einsatz zurzeit keine Empfehlung gegeben werden kann.

Zur Vervollständigung des Eindrucks vom Patienten sollten bei objektivierbaren kognitiven Defiziten, wenn nur irgend möglich, **fremdanamnestische Angaben** von nahen Verwandten oder Freunden des Patienten eingeholt werden. Von Interesse ist der Zeitpunkt des Beginns der Symptome sowie die Dynamik des Verlaufs: Langsam progredient oder plötzlicher Beginn mit stufenförmi-

15 Krankheit bei alten Menschen

A-15.1 Mini Mental-State Examination

Mini-Mental-Status-Test

		richtige Antwort = 1 Punkt	total Punkte
Orientierungsvermögen			
1. Fragen Sie nach:	Jahr?	....	1
	Jahreszeit?	....	1
	Datum?	....	1
	Tag?	....	1
	Monat?	....	1
2. Fragen Sie nach:	Staat (Land)?	....	1
	Bundesland (Kanton)?	....	1
	Stadt bzw. Ortschaft?	....	1
	Spital, Altersheim?	....	1
	Stockwerk?	....	1

Merkfähigkeit

3. Nennen Sie 3 Gegenstände, 1 Sekunde pro Objekt. Der Patient soll sie wiederholen (1 Punkt für jede korrekte Antwort). Wiederholen Sie die 3 Namen, bis der Patient alle gelernt hat: 3

Aufmerksamkeit und Rechnen

4. Beginnend mit 100, jeweils 7 subtrahieren (1 Punkt für jede korrekte Antwort; Stopp nach 5 Antworten) Andere Möglichkeit: Lassen Sie ein Wort mit 5 Buchstaben rückwärts buchstabieren 5

Erinnerungsfähigkeit

5. Fragen Sie nach den Namen der unter (3) genannten Gegenstände (je 1 Punkt pro richtige Antwort). 3

Sprachvermögen und Verständnis

6. Zeigen Sie einen Bleistift und eine Uhr. Der Patient soll sie beim Zeigen benennen (je 1 Punkt pro richtige Antwort) 2

7. Lassen Sie nachsprechen „Bitte keine Wenn und Aber". 1

8. Lassen Sie einen 3teiligen Befehl ausführen, z. B. „Nehmen Sie das Blatt Papier, falten Sie es in der Mitte und legen Sie es auf den Boden" (max. 3 Punkte). 3

9. Der Patient soll folgende auf einem Blatt (groß) geschriebene Aufforderung lesen und sie befolgen: „Schließen Sie die Augen". 1

10. Lassen Sie den Patienten einen Satz eigener Wahl schreiben (mit Subjekt, Verb und Objekt; soll einen Sinn ergeben. Bei der Bewertung spielen Schreibfehler keine Rolle) 1

11. Vergrößern Sie die untenstehende Zeichnung auf 1–5 cm pro Seite und lassen Sie den Patienten sie nachzeichnen (1 Punkt, wenn alle Seiten und und Winkel richtig sind und die Überschneidungen ein Viereck bilden). 1

Gesamtpunktzahl   30

„Schließen Sie die Augen!"

---

gem Verlauf? Weiterhin ist wichtig zu erfragen, ob und wie sich die kognitiven Defizite auf die Aktivitäten des täglichen Lebens auswirken. Denn nur, wenn die kognitiven Defizite in bedeutsamer Weise Beeinträchtigungen in sozialen oder beruflichen Funktionsbereichen darstellen und als eine bedeutsame Verschlechterung gegenüber dem vorbestehenden Leistungsniveau gesehen werden können, kann die Diagnose einer Demenz gestellt werden (s. Kriterium B der Definition auf S. 167).

Die **Unabhängigkeit bei den Aktivitäten bzw. Verrichtungen des täglichen Lebens** kann mithilfe der nachfolgend genannten Untersuchungsinstrumente auch standardisiert erhoben werden:

Barthel-Index: Erfasst Grundfunktionen wie Essen, sich bewegen, Treppensteigen, Körperpflege, Bad- und Toilettenbenutzung sowie Kontinenz. Der Gesamtpunktescore reicht von 0–100 (0 = völlige Abhängigkeit, 100 = völlige Selbstständigkeit und sichere Durchführung der beobachteten Tätigkeiten).

IADL (Instrumentelle Aktivitäten des täglichen Lebens, nach Lawton u. Brody 1969): Erfasst speziellere Verrichtungen als der Barthel-Index, wie Telefonie-

Die Aktivitäten bzw. Verrichtungen des täglichen Lebens können auch standardisiert erhoben werden.

*Der **Barthel-Index** erfragt Grundfunktionen, der **IADL** instrumentelle Aktivitäten des täglichen Lebens.*

ren, Kochen, Einkaufen, Transportmittel benutzen, etc. Die maximale Punktzahl beträgt bei Frauen 8, bei Männern 5 Punkte.

> ▶ **Merke:** Ein generelles Screening aller über 65-Jährigen auf kognitive Störungen wird aufgrund der geringen Sensitivität und Spezifität der zur Verfügung stehenden Tests im unausgelesenen Patientenkollektiv nicht empfohlen.

Bildgebende Verfahren: Im deutschsprachigen Raum gibt es bisher eine evidenzbasierte Leitlinie zu Fragen der Diagnostik und Therapie der Demenzen in der hausärztlichen Versorgung. Sie wurde an der Universität Witten-Herdecke entwickelt und kann unter www.evidence.de eingesehen und heruntergeladen werden. Ein kraniales CT bzw. MRT wird in dieser Leitlinie bei folgenden Patienten empfohlen:
1. jünger als 65 Jahre
2. älter als 65 Jahre, wenn eines der folgenden Kriterien erfüllt ist:
A. Symptomatik seit weniger als einem Jahr,
B. schnell voranschreitende und unerklärbare Verwirrtheitszustände,
C. unerklärbare fokalneurologische Zeichen,
D. den Symptomen vorangehende Kopfverletzung,
E. neu aufgetretene Urininkontinenz und/oder Gleichgewichtsstörungen,
F. unklare bzw. atypische Verläufe.

Das MRT hat eine höhere Sensitivität für chronisch-vaskuläre Prozesse, bietet eine bessere Auflösung der Hirnstrukturen und ermöglicht eine bessere Beurteilung der Hippocampusregion. In Abhängigkeit von der Fragestellung sollte daher ggf. schon initial ein MRT durchgeführt werden.

Weiterführende Diagnostik, Schnittstellenproblematik

Die Diagnose **Demenz** kann nur nach sorgfältiger Anamnese, körperlicher Untersuchung, Laboruntersuchungen sowie einer psychiatrisch-klinischen Beurteilung gestellt werden. Ein in der hausärztlichen Praxis durchgeführter, positiver Screening-Test auf kognitive Störungen sowie der Ausschluss reversibler Ursachen des Demenzsyndroms reichen für die Diagnosestellung im Allgemeinen nicht aus. Allerdings muss in jedem Einzelfall abgewogen werden, welche konkreten Vorteile von der Überweisung eines Patienten zum Facharzt bzw. in Spezialambulanzen erwartet werden.

Eine Überweisung zum niedergelassenen Facharzt für Neurologie, Psychiatrie bzw. zum Geriater empfiehlt sich z. B. bei:
- Verdacht auf eine zugrunde liegende neurologische/psychiatrische Erkrankung, sofern diese vom Hausarzt nicht weiter abgeklärt werden kann, z. B. Ausschluss einer Enzephalitis,
- bleibender Unsicherheit über die Diagnose,
- starkem Wunsch des Patienten.

Der Spezialist wird dann ggf. die Weiterüberweisung in eine auf kognitive Störungen spezialisierte Ambulanz (Gedächtnissprechstunde, Memory-Clinic) empfehlen.

Die in vielen Städten neu entstandenen Gedächtnissprechstunden bzw. Memory-Clinics führen neben einer umfangreichen somatischen und psychiatrischen Abklärung neuropsychologische Testungen durch. Eine **neuropsychologische Testung** kann neben einer Diagnosestellung und Schweregradeinschätzung differenzialdiagnostische Hinweise geben, z. B. ob es sich eher um eine Demenz vom Alzheimer-Typ, eine Lewy-Körperchen-Demenz oder frontotemporale Demenz handelt. Damit können unter Umständen detailliertere Hinweise auf den weiteren Verlauf der Erkrankung gegeben werden. Häufig können aber auch die neuropsychologische Testung und psychiatrische Untersuchung des Patienten keine sichere Diagnose erbringen. Dann ist die Diagnose nur im zeitlichen Verlauf zu stellen.

▶ Merke

Bildgebende Verfahren: Ein kraniales CT bzw. MRT wird nach einer Leitlinie empfohlen bei:
- Alter < 65 Jahre
- Alter > 65 Jahre und eines der folgenden Kriterien:
  - Symptomatik < 1 Jahr
  - schnell voranschreitend
  - unklare fokalneurol. Symptome
  - Kopfverletzung vor Symptombeginn
  - neue Urininkontinenz und/oder Gleichgewichtsstörungen
  - unklare/atypische Fälle

Wegen besserer Darstellbarkeit bestimmter Strukturen ggf. schon initial MRT.

Weiterführende Diagnostik, Schnittstellenproblematik

Überweisung zum Facharzt für Neurologie, Psychiatrie bzw. zum Geriater bei:
- Verdacht auf neurologische/psychiatrische Erkrankung
- Unsicherheit der Diagnose
- Wunsch des Patienten

Eine neuropsychologische Testung wird von Spezialisten durchgeführt und kann differenzialdiagnostische Hinweise geben.

15.2.6 Therapieoptionen

Kognitive Störungen und Demenz gelten als Tabu, sowohl bei den Betroffenen als auch häufig beim medizinischen Personal. Die bagatellisierende oder gar aggressive Abwehr vieler Patienten, sich mit ihren Defiziten auseinander zu setzen, kann einerseits als Copingstrategie der Patienten verstanden werden, die respektiert werden muss. Andererseits liegt der Abwehr vieler Patienten aber auch Angst zugrunde, die durch Information über Diagnose und Therapieplanung ggf. gelindert werden kann. Daher sollte der Hausarzt dem Patienten immer wieder **Aufklärungsangebote** machen, um ihm die Chance zur weiteren Lebensplanung zu geben, so lange er dazu noch in der Lage ist. Insbesondere geht es hierbei um die frühzeitige Regelung von rechtlichen und finanziellen Fragen, aber auch um Entscheidungen hinsichtlich der Wohnsituation.

Allgemeine Maßnahmen

Im Anfangsstadium einer Demenz können für den Patienten folgende **allgemeine Maßnahmen** hilfreich sein:
- Gedächtnishilfen, z. B. ein Tagebuch, Notizblock,
- Versehen der Umgebung mit Orientierungshilfen,
- kognitive und motorische Aktivierung zur Nutzung der erhaltenen Fähigkeiten, z. B. Bewegungs- oder Ergotherapie, Üben von regelmäßigen Tätigkeiten wie Essen, Waschen, Anziehen, Toilettengang (je mehr beim Training motorische Elemente angesprochen werden, desto eher ist ein Erfolg zu erwarten),
- Strukturierung des Tagesablaufs,
- zuverlässige und konstante Betreuungsperson.

Prinzipien für den Umgang mit Demenzpatienten (nach Ehrhardt und Plattner):
- wissen, womit man dem anderen Freude bereiten kann,
- in kurzen und einfachen Sätzen und über konkrete Dinge sprechen,
- Humor einsetzen,
- den Patienten ermutigen,
- Körperkontakt einsetzen.

▶ **Merke:** Nicht empfohlen wird explizites Gedächtnistraining, weil die Patienten davon häufig überfordert werden. Im Grundsatz geht es darum, die erhaltenen Fähigkeiten zu üben und damit möglichst lange zu erhalten. Es geht nicht um den Versuch, verlorene kognitive Fähigkeiten wiederzuerlangen.

Da die Demenz eine chronische und progrediente Erkrankung ist, muss der Patient kontinuierlich hausärztlich betreut und die Therapie den Umständen immer wieder angepasst werden. Einer sorgfältigen Kontrolle bedürfen die Nebenerkrankungen des Patienten, die – bei schlechter Einstellung – kognitive Defizite des Patienten vergrößern könnten. Der Hausarzt muss besonders hier die angemessene Medikamenteneinnahme sicherstellen, ggf. durch Einschalten eines Pflegedienstes (Vorsicht bei Digitalisglykosiden, Antiarrhythmika, Diuretika, Antihypertensiva, NSAR, Spasmolytika oder Antitussiva).

Neben dem Patienten sollte den **pflegenden Personen und Angehörigen** große Aufmerksamkeit mit dem Ziel geschenkt werden, ihre Ressourcen zu schonen und möglichst lange zu erhalten. Neben einer persönlichen Beratung und ggf. dem Einschalten eines ambulanten Pflegedienstes sollte der Hausarzt bzw. die Hausärztin auf begleitende, **externe Beratungsangebote** zurückgreifen. So sollte den Angehörigen die Kontaktaufnahme zur lokalen Niederlassung der Deutschen Alzheimer-Gesellschaft oder einer anderen spezialisierten Beratungsstelle für Angehörige bzw. Pflegende von Dementen empfohlen werden. Diese Beratungsstellen können häufig Kontakte zu Gesprächs- bzw. Selbsthilfegruppen vermitteln, bieten aber auch Angehörigenkurse an, in denen die Angehörigen einen positiven Umgang mit den Defiziten des Erkrankten erlernen. Die gegebenen Informationen ermöglichen es den Angehörigen, bereits vor dem Eintreten neuer Symptome auf typische Ausfallerscheinungen des Dementen vorbereitet zu sein. Weiterhin bieten solche Beratungsstellen im Allgemeinen Informationen über Kurzzeit-, Tages- und Heimpflege oder vermitteln stundenweise Betreuungen für Demenzkranke, um die pflegende Person zu entlasten.

Die Integration von Beratungsstellen in das Therapiekonzept soll nicht nur zu einer besseren Betreuung der Angehörigen führen, sondern auch den Hausarzt hinsichtlich seiner Beratungs-Verpflichtungen entlasten.

Der Hausarzt sollte gemeinsam mit den Angehörigen klären, wieweit sie willens und in der Lage sind, die Betreuung und evtl. die Pflege des Demenzkranken auf sich zu nehmen.

Im Rahmen der Therapieplanung ist es wichtig, dass die Angehörigen klare Entscheidungen treffen, wie viel Begleitung und Pflege sie leisten können. Folgende Fragen können dabei hilfreich sein:
- Wie war die Beziehung zum Angehörigen bisher? (Dauerhaft gespannte Beziehungen etwa zwischen Kindern und Eltern stellen z. B. keine gute Basis dar.)
- Welche persönlichen Bedürfnisse/Tätigkeiten (z. B. Beruf, Ehrenämter, Hobbys, Reisen) der Hauptbetreuungsperson müssen zurückgestellt evtl. aufgegeben werden?
- Ist der nötige Freiraum (räumlich: eigenes Zimmer, zeitlich: mindestens ein- bis zweimal pro Jahr einige Wochen „Urlaub") gewährleistet?
- Kann die Hauptbezugsperson Unterstützung erwarten, z. B. von Partnern, Kindern, Nachbarn, Freunden?
- Wie ist die finanzielle Situation?

Die frühzeitige Beantwortung dieser Fragen soll verhindern, dass die Familie und vor allem die Hauptbetreuungsperson in eine nicht gewollte Lebensform mit einer irreversiblen Blockierung der eigenen Entfaltungsmöglichkeiten hineingleitet. Die Belastung der Angehörigen ist bei der Betreuung Demenzkranker groß und zugleich vielfältig. Sie betrifft neben sozialen und psychologischen auch finanzielle Bereiche.

Medikamentöse Therapie

*Für Patienten mit leichter bis mittelschwerer Alzheimer-Demenz werden die 3 **Cholinesterasehemmer** Donepezil, Galantamin und Rivastigmin empfohlen. Typische Nebenwirkungen dieser Medikamente sind Übelkeit, Erbrechen, Durchfall und Gewichtsverlust.*

Zur Behandlung der **Demenz vom Alzheimer-Typ** sind viele Medikamente zugelassen. Bei leichtem bis mittlerem Schweregrad der Erkrankung werden zurzeit in den meisten Leitlinien die **Cholinesterasehemmer** Donepezil, Galantamin und Rivastigmin empfohlen. Sie erhöhen die Konzentration des Botenstoffes Acetylcholin im synaptischen Spalt und sollen Kognition und Aktivitäten des täglichen Lebens verbessern. Häufigste Nebenwirkungen sind Übelkeit, Erbrechen, Durchfall und Gewichtsverlust, die zum Teil durch eine einschleichende Dosierung über mehrere Wochen gemildert werden können. Die wissenschaftliche Kontroverse um diese Medikamente ist allerdings noch lange nicht abgeschlossen. In einer eigenen Untersuchung aller randomisierten, kontrollierten, doppelblinden Studien (RCT) zu den 3 Cholinesterasehemmern fanden sich in den Publikationen gravierende methodische Mängel, die zu dem Fazit führten, dass ein wissenschaftlicher Nachweis für die Wirksamkeit dieser drei Wirkstoffe noch nicht geführt worden ist. Umgekehrt bedeutet das aber nicht, dass der Nachweis für ihre Nichtwirksamkeit erbracht worden wäre.

Die wissenschaftliche Kontroverse um die Wirksamkeit der Cholinesterasehemmer ist allerdings noch nicht abgeschlossen. Ihre Wirksamkeit ist höchstens als „begrenzt" zu bezeichnen.

Doch auch, wenn man die Diskussion um die methodische Qualität der Studien ausblendet, bleibt die Frage, inwieweit die in den Publikationen postulierten positiven Wirkungen von klinischer Relevanz sind. So finden sich in 5 Studien zu Donepezil Unterschiede zwischen Behandlungs- und Plazebogruppe in einer Größenordnung von 1,5 bis 3,2 Punkten auf der 70-stufigen ADAS-cog Skala (Alzheimer's Disease Assessment Scale). Bei Rivastigmin beträgt der Unterschied maximal 3,8, bei Galantamin 3,9 Punkte. Die klinische Relevanz dieser Unterschiede erscheint zumindest fragwürdig.

Eine letzte Bemerkung betrifft die Kosteneffektivität. Bislang existiert auch noch keine doppelblinde, randomisierte, kontrollierte Studie, die nachgewiesen hätte, dass der Einsatz von Cholinesterasehemmern kosteneffektiv wäre im Sinne einer Verzögerung der Heimeinweisung.

Zur Behandlung der mittleren bis schweren Alzheimer-Demenz ist der Wirkstoff Memantine zugelassen. Die wissenschaftliche Kontroverse ist ähnlich wie bei den Cholinesterasehemmern und soll hier nicht detaillierter dargestellt werden.

Wer einen **Behandlungsversuch** unternimmt, sollte ihn zunächst auf 3–6 Monate zeitlich beschränken und den Verlauf durch wiederholten Einsatz von Testverfahren beurteilen. Einerseits kann für die Verlaufsbeurteilung der MMSE (Mini-Mental-State-Examination) herangezogen werden, andererseits sollten aber auch Veränderungen in den Aktivitäten des täglichen Lebens beurteilt werden (Barthel-Index und IADL, siehe hierzu S. 171). Bei einer Verschlechterung unter Medikation oder Nebenwirkungen sollten die Antidementiva abgesetzt werden.

Ältere Nootropika bzw. Antidementiva wie Ginkgo biloba, Nimodipin oder Piracetam werden in den meisten evidenzbasierten Leitlinien nicht empfohlen. Zu beachten ist allerdings, dass Ginkgo biloba sich sowohl bei Patienten als auch bei Ärzten großer Beliebtheit erfreut. Gründe dafür sind die im Vergleich zu Cholinesterasehemmern wesentlich geringere Nebenwirkungsrate, die „Natürlichkeit" und der relativ geringe Preis des Pflanzenextraktes. Es sollte aber beachtet werden, dass als seltene Komplikation Blutungen auftreten können.

Bei einer vaskulären Demenz ist die Kontrolle der vaskulären Risikofaktoren wichtig. Acetylsalicylsäure zur Prophylaxe einer weiteren Verschlechterung ist indiziert.

Bei der **Demenz vom Lewy-Körperchen-Typ** wird gemeinhin angenommen, dass Cholinesterasehemmer besser wirken, als bei der Demenz vom Alzheimer-Typ. Die Indikationsstellung zur Therapie dieser Form der Demenz sollte allerdings Spezialisten überlassen bleiben. Unstrittig ist, dass Patienten mit Lewy-Körperchen-Demenz keine Neuroleptika erhalten sollten, da Überempfindlichkeitsreaktionen sehr häufig sind.

Liegen Verhaltensstörungen wie z.B. Agitation oder eine Psychose, Schlafstörungen oder eine Depression vor, die medikamentös behandelt werden sollen, wird Rücksprache und Mitbehandlung durch einen Facharzt empfohlen.

Andere Therapieoptionen

Die spezielle Verhaltenstherapie für Demente kann nur durch entsprechende Fachkräfte und Versorgungseinheiten durchgeführt werden. Drei Beispiele seien hier genannt.

Realitätsorientierungstherapie (ROT): Zwei Methoden werden bei der ROT alternativ oder kombiniert eingesetzt. Bei der klassischen ROT werden im Rahmen einer Gruppenarbeit Informationen, die Person, Zeit und Ort betreffen, immer wieder wiederholt und aufs Neue gelernt. Dies hat sich als wenig nützlich erwiesen. Bei einer lebensnäheren Variante dieser Therapie bieten die betreuenden Personen dem Patienten bei jeder Gelegenheit sog. „Realitätsanker".

Musik- und Kunsttherapie: Diese Therapieformen zielen auf die Emotionen der dementen Patienten. So kann bis in späte Phasen der Erkrankung ein therapeutischer Zugang zum Patienten erhalten werden. Bei starker psychomotorischer Unruhe des Patienten kann diese Therapieform einen beruhigenden Effekt haben (Abb. **A-15.2**).

Selbst-Erhaltungs-Therapie (SET): Diese Form der Therapie setzt an individuell weniger beeinträchtigten Kompetenzen des Patienten an und hat zum Ziel, Erfolgserlebnisse zu ermöglichen. Dadurch soll die Persönlichkeit des Patienten länger erhalten bleiben.

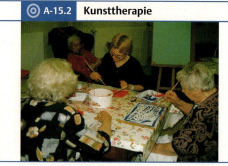

A-15.2 Kunsttherapie

Malen in der Gruppe.

15.2.7 Prognose, Nachsorge

Aus hausärztlicher Sicht tauchen im weiteren Krankheitsverlauf immer wieder typische Fragen auf:

Kann der Kranke noch allein leben? Zur Beantwortung sollten nach Füsgen folgende Punkte überprüft werden:
- Nimmt der Patient regelmäßig seine Mahlzeiten ein? Trinkt er genügend Flüssigkeit?
- Werden die verordneten Medikamente ordnungsgemäß eingenommen?
- Vernachlässigt der Patient die Körperpflege?
- Ist die Wohnung in einem gepflegten Zustand oder herrscht ein unüberschaubares Chaos?
- Heizt der Patient bei kaltem Wetter? Ist die Kleidung adäquat?
- Gefährdet sich der Patient durch den Umgang mit Feuer oder elektrischen Geräten?
- Wie verhält sich der Patient anderen Menschen gegenüber? Zeigt er eine kritiklose Zutraulichkeit Fremden gegenüber?
- Ist er Bekannten gegenüber sehr misstrauisch und fühlt sich von anderen verfolgt?

Fallen die Antworten zu Ungunsten des Erkrankten aus, ist ein Alleinleben kaum mehr möglich. Entsprechende Fragen müssen auch bei Patienten, die nicht allein leben, gestellt werden. Sind die pflegenden Personen noch in der Lage, die Versorgung zu gewährleisten? Brauchen sie ggf. zusätzliche Unterstützung (Antrag auf Bewilligung einer Pflegestufe?) oder sind alle Hilfsmöglichkeiten erschöpft und eine Heimunterbringung unausweichlich?

Folgende Fragen können Anhaltspunkte für die Entscheidung bieten, wann zu einer Heimunterbringung des Kranken zu raten ist:
- nicht kontrollierbare Gefährdung des Kranken und seiner Umgebung,
- Angst der Betreuungsperson vor Aggressionen und Fremdheit des Kranken,
- körperliche Überforderung der Betreuungsperson mit Gefährdung ihres Gesundheitszustandes,
- psychosoziale Überforderung der Betreuungsperson: depressive Verstimmung, häufig rezidivierend oder länger als eine Woche anhaltend, Sinnverlust, geklagter Mangel an Anerkennung und Dankbarkeit der Tätigkeit („wozu mache ich das alles?"), unbezwingbare Trauer um den Verlust der Persönlichkeit des „Partners" im Kranken, belastende Schuldgefühle,
- sozialer Rückzug der Betreuungsperson (Scham, Zeitmangel, Interessenverluste, Erschöpfung),
- Hinweise auf gleichgültiges, vernachlässigendes oder aggressives Verhalten gegenüber dem Kranken.

Die angeführten Kriterien können nur als Hinweis dienen. Entscheidend für oder gegen eine Heimunterbringung ist ein sorgfältiges Abwägen von persönlichem Gewinn und Verlust durch die Betreuung, das in einem gezielt vorbereiteten Gespräch erfolgen kann. Wesentlich ist dabei, die Sicht des Angehörigen zu verstehen und ihm seine Vorstellungen, Bedürfnisse und Erlebnisse bewusst zu machen.

Von großer praktischer Bedeutung ist auch die Frage des **Autofahrens.** Die Einsichtsfähigkeit in eigene Leistungseinbußen fällt dem Kranken hierbei oft besonders schwer. Viele demente Patienten beharren, vor allem im Anfangsstadium ihrer Erkrankung, auf dem Autofahren. **Folgende Voraussetzungen sollten jedoch in jedem Fall gewährleistet sein:**

- erhaltenes Seh- und Hörvermögen,
- hinreichend schnelle und treffsichere Reaktionsfähigkeit,
- ungestörte Koordination, d. h. Abstimmung von Einzelabläufen,
- konstante Aufmerksamkeit,
- Entscheidungsfähigkeit.

Bei Unklarheiten sollten fremdanamnestische Angaben herangezogen werden und ggf. Beratungen und Testmöglichkeiten durch technische Überwachungsämter oder den ADAC in Anspruch genommen werden.

Besonders bei fortgeschrittenen Krankheitsverläufen, auch im Zusammenhang mit einer Heimunterbringung, taucht die Frage der „**Betreuung**" im Sinne des Betreuungsgesetzes von 1999 auf. „Betreuung" ist nicht identisch mit Entmündigung und bezieht sich lediglich auf bestimmte Bereiche, wie z. B. die Fragen der Unterbringung und der Vermögenssorge.

> ▶ **Fallbeispiel.** Der **Familienvater** einer sozial hochgestellten Familie klagte etwa 3 Jahre vor seiner regelhaften Pensionierung gelegentlich über **rasche geistige Ermüdbarkeit, „Konzentrationsschwäche",** gelegentlich auch über **Wortfindungsstörungen,** insbesondere für komplexere, abstrakte Begriffe. Patient und Hausärztin interpretierten die Symptome als Zeichen von Erschöpfung durch eine hohe berufliche Belastung und wenig Freizeit. Diese Interpretation schien durch eine Besserung der Symptome in Erholungsphasen bestätigt zu werden. Erst unmittelbar nach der Pensionierung fiel anlässlich der Behandlung eines grippalen Infektes des nunmehr 66-jährigen Patienten dessen ungewohnt starres, von betonter formeller Freundlichkeit geprägtes Verhalten auf.
>
> Während eines kurz darauf folgenden Hausbesuches fand ein ausführliches Gespräch mit der Ehefrau über die familiäre Situation statt, in dem die Hausärztin vorsichtig die wahrgenommenen Auffälligkeiten bei dem Ehemann ansprach. Die Ehefrau berichtete, dass sie sich bereits große Sorgen angesichts weiterer Persönlichkeitsveränderungen ihres Mannes machte. Teilweise zeige er mürrische Rückzugstendenzen und würde gelegentlich äußerst geläufige Worte, wie z. B. die Namen der Kinder vergessen. Die sehr gebildete und gut informierte Ehefrau äußerte den Verdacht einer beginnenden Demenz bei ihrem Mann.
>
> Der Patient zeigte einen erheblichen Widerstand gegen weiterführende Diagnostik, die erst etwa ein halbes Jahr später mit seiner Zustimmung durchgeführt werden konnte. Es bestätigte sich der Verdacht eines demenziellen Syndroms und unter Hinzuziehung weiterer Fachspezialisten ergab sich die Diagnose einer Demenz vom Alzheimer-Typ.
>
> Die umfassende Versorgung unter Nutzung aller vorhandenen Hilfsmöglichkeiten einschließlich ergotherapeutischer Maßnahmen hat es bisher ermöglicht, die familiäre Situation stabil zu halten, d. h. das Ehepaar lebt weiterhin allein im eigenen Haus. Dank der günstigen sozialen Situation ist für eine ständige Betreuung des Patienten durch Hilfspersonen gesorgt. Die Ehefrau besucht regelmäßig eine Selbsthilfegruppe für betreuende Angehörige Demenzkranker. Der Patient kann das Haus zwar nicht mehr allein verlassen, findet sich aber in der gewohnten Häuslichkeit noch weitgehend zurecht. Er benötigt Hilfe beim Waschen und Ankleiden, für den Bereich der Vermögenssorge wurde eine Betreuung beantragt.

Weiterführende Literatur zu diesem Kapitel finden Sie unter www.thieme.de/specials/dr-allgemeinmedizin/

16 Kinder und Jugendliche in der hausärztlichen Praxis

Elke Jäger-Roman

16.1 Grundlagen

▶ **Definition:** Als Kinder- und Jugendzeit wird die Zeit von der Geburt bis zum abgeschlossenen Längenwachstum bezeichnet. Diese Grenzen sind fließend einerseits zur Frühgeborenenzeit (insbesondere der extrem Frühgeborenen) und andererseits zur Adoleszenz (das gesetzliche Jugendalter reicht vom 14. bis zum 18. Lebensjahr).

Die volle biologische, sexuelle, psychische und soziokulturelle Reife wird in unserem Kulturkreis oft erst bis zum 25. Lebensjahr erreicht. Allgemeinärztliche Betreuung von Kindern und Jugendlichen schließt neben der Behandlung von körperlichen und seelischen Gesundheitsstörungen daher auch die besondere Beachtung von Wachstum und Entwicklung mit ein.

Epidemiologie des Praxisalltags mit Kindern

In den letzten Jahrzehnten haben sich die Schwerpunkte der medizinischen Versorgung von Kindern erheblich verschoben. Während noch bis in die 1950er-Jahre die Behandlung und Verhütung von lebensbedrohlichen infektiösen Krankheiten die wichtigste Aufgabe der kinderärztlich-hausärztlichen Versorgung ausmachte, nehmen heute mit dem Rückgang von kindlicher Mortalität und Morbidität Gesundheitsberatung, Vorsorgeuntersuchungen, Impfungen, Beratungen zur kindlichen Entwicklung, zu psychosozialen Problemen, Verhaltensstörungen, Lernstörungen usw. ebensoviel Zeit in Anspruch wie der Umgang mit akut kranken Kindern. Schwerkranke Kinder sieht der ambulant tätige Arzt selten, dementsprechend selten sind auch Krankenhauseinweisungen geworden.

Die Anzahl der Arzt-Patienten-Kontakte pro Jahr ist altersabhängig – in den ersten 3 Lebensjahren mit bis zu 15 Vorstellungen am höchsten. Vom 3. bis 5. Lebensjahr sind es etwa 10 Arztkontakte, danach sinken diese auf wenige Vorstellungen im Jahr ab. In der jeweiligen Altersgruppe werden 15 % der Kinder noch häufiger vorgestellt, auch wenn sie nicht kränker sind als altersgleiche Kinder. Dies sollte Anlass sein, nach möglichen Belastungen in der Familie zu suchen (diese Daten wurden anlässlich eines Qualitätszirkels von 6 Berliner Kinderarzt-Gemeinschaftspraxen erhoben). Mit Beginn der Kindergartenzeit machen Kinder etwa 8–12 Infekte pro Jahr durch.

A-16.1 Prozentualer Zeitaufwand für die Haupttätigkeitsgruppen (6 große Berliner Kinderarzt-Gemeinschaftspraxen)

Akut kranke Kinder	Vorsorgeuntersuchungen, Impfungen, psychosoziale Beratungen	Betreuung chronisch kranker und behinderter Kinder und Jugendlicher
ca. 50 %	ca. 30 %	ca. 20 %

16.2 Ätiologie – differenzialdiagnostischer Überblick

▶ **Merke:** Bei **akutem Fieber** ist differenzialdiagnostisch zuerst die Frage zu klären, ob eine virale oder bakterielle Erkrankung vorliegt (Tab. **A-16.2**).

Bei bakteriellen Erkrankungen ist die Kenntnis des betroffenen Organs für die Wahl des Antibiotikums wichtig.

A-16.2	Die häufigsten Ursachen für akutes Fieber im Kindesalter (Rangfolge nach Häufigkeit)
Viral	ca. 70 % durch ein großes Spektrum an viralen Erkrankungen (z. B. Erkältungskrankheit, Pharyngitis, Bronchitis)
Bakteriell häufig	Otitis media
	Streptokokkenangina und Scharlach
	Bronchitiden/Bronchopneumonien
	Harnwegsinfekte (bei Fieber ohne Fokus: immer Urinuntersuchung veranlassen!)
Bakteriell selten	Meningitiden; okkulte Mastoiditis; Sepsis/Osteomyelitis

Bei **lang anhaltendem Fieber** (> 7 Tage) müssen Kawasaki-Syndrom, Still-Syndrom, EBV-/CMV-Infektionen, Leukämien, Typhus, Erkrankungen wie Malaria nach Fernreisen etc. in Betracht gezogen werden.

Die hohe Kunst des differenzialdiagnostischen Sortierens beginnt mit „mein Kind hustet schon so lange" oder „mein Kind macht beim Atmen/Husten so komische Geräusche" (Tab. **A-16.3**). Wann Eltern durch Husten beunruhigt sind, folgt oft nicht einer medizinischen Betrachtungsweise. Eine türkische Mutter mag nach wenigen Stunden Husten mit ihrem Kind in der Praxis erscheinen, weil sie insbesondere die Bronchitis fürchtet. Eine deutsche Mutter

A-16.3	Ursachen des kindlichen Hustens (abhängig vom Lebensalter und der Jahreszeit; Rangfolge nach Häufigkeit)	
Akut		**Infekte der oberen Luftwege** (≥ 90 %) Husten durch retronasalen „drip"*
		Obstruktive Bronchitiden
		Tracheitis (Bellhusten) ± Krupp (inspiratorischer Stridor)
		Bronchopneumonien (cave: auskultatorisch stumm: retrokardial, basal und apikal)
Chronisch		**„Chronisch" durch rezidivierende Infekte der oberen Luftwege:** Kindergartenkinder
	Häufige Ursachen	Hyperreagible Bronchien (rezidivierende obstruktive Bronchitiden) ▪ bei Kleinkindern infektbedingt ▪ bei älteren Kindern infektbedingt oder allergisch
		Chronische Sinusitis (retronasaler „drip"): ältere Kinder und Jugendliche
		Irritativ (rauchende Eltern): insbesondere bei Säuglingen und Kleinkindern
		Ticstörung (kein Husten in der Nacht): ältere Kinder
		Keuchhusten („schlimmer" Anfallshusten; Kinder wirken völlig gesund)
	Seltene Ursachen	Gastroösophagealer Reflux
		Fremdkörperaspiration (schwerer initialer Hustenanfall meist länger zurückliegend)
		Kongenitale Fehlbildungen an Herz (ASD!), Trachea und Lunge
		Tuberkulose (meist Migrantenfamilien; anamnestisch TBC in der Umgebung)
		Zystische Fibrose (bei unklarem chronischen Husten Schweißtest veranlassen)

* Jedes Kleinkind mit Schnupfen hustet auch, ohne dass tiefere Atemwege betroffen sind.

A-16.4 Die häufigsten Ursachen für Hautausschläge im Kindesalter

Exanthematische Erkrankungen (in Schlagworten)	Dreitagefieber	Säuglinge; zartes morbilliformes **Exanthem nach Fieberabfall**, während der Erkrankung sind Kinder auffallend quengelig.
	Masern	Jedes Alter; kräftiges morbilliformes **Exanthem zu Beginn des hohen Fiebers**; sehr krank wirkende Kinder
	Röteln	Jedes Alter; **buntes makulo-papulöses Exanthem**; druckempfindliche **Lymphadenopathie** retroaurikulär, okzipital, nuchal; meist geringes Krankheitsgefühl; keine Diagnose ohne Antikörperbestätigung!
	Windpocken	Jedes Alter; **Bläschen stammbetont**, auch an **Kopfhaut und Schleimhäuten**; Keine Diagnose ohne Wasserblasen! (DD: multiple Insektenstiche)
	Ringelröteln	Meist Kindergarten- und Schulkinder; **kreisrundes Erythem der Wangen** (Clown); zartes makulöses Exanthem am Stamm und vor allem **netzartig** an den Extremitätenstreckseiten; kaum konstitutionelle Krankheitssymptome
	Hand-, Fuß- und Mund-krankheit	Meist Kindergartenkinder; Beginn mit **papulösen Effloreszenzen** über den Knien, dem Gesäß, den Extremitätenstreckseiten; später **Aphthen** am Gaumenbogen; **Bläschen** an **Handflächen und Fußsohlen**
	Scharlach	Kindergarten- und Schulkinder; punktförmiges **feinst-papulöses Exanthem**, Leisten betont; blasses Mittelgesicht; hochroter Rachen; Fieber; meist **starkes Krankheitsgefühl**
Hautkrankheiten	Windeldermatitis/ Soordermatitis	Säuglinge/Kleinkinder
	Atopische Dermatitis/ Neurodermitis	Alle Altersgruppen, hauptsächlich junge Kinder
	Impetigo	Kindergarten- und Schulkinder
	Pityriasis rosea	Schulkinder
	Insektenstiche/Krätze/ Mollusken	Alle Altersgruppen

kommt manchmal entschuldigend in die Praxis, weil sie das muntere Kind nach Wochen des Hustens „doch einmal abhören lassen möchte" und ist erschrocken, wenn das Kind eine Bronchitis hat. Alle Eltern sind beunruhigt, wenn die Kinder in der Nacht „Geräusche beim Atmen" machen, „schwer" geatmet haben, „so tief" oder „in Anfällen" husten.

16.2.1 Husten

Die **Abklärung von Husten** beginnt mit einer genauen Anamnese, einschließlich der Identifikation der genannten nächtlichen Geräusche (am besten ist, wenn der Arzt ein Repertoire an Geräuschen wie Giemen, inspiratorischer Stridor, Keuchhustenanfall mit staccato und reprise vormachen kann). Auch die leichteste Dyspnoe ist beim Kleinkind zu sehen, sie wird durch den Auskultationsbefund bestätigt. Ein schreiendes Kind kann gut auskultiert werden, das stille Kind muss zum tiefen Ein- und Ausatmen (z. B. mithilfe von „Otoskop-Ausblasen") bewegt werden, damit man überhaupt etwas hört.

Die Beschreibung von **Hauterscheinungen** durch Eltern am Telefon kann einem Bilderrätsel gleichen. Deshalb sollte man **am Telefon keine diagnostische Einordnung von Hauterscheinungen geben** (Tab. **A-16.4**). Oft wollen Eltern nur wissen, ob das Kind ansteckend ist (Inkubations- und Ansteckungszeiten im Kopf haben!). Da Hauterscheinungen Teil einer schweren Allgemeinerkrankung sein können, sollte insbesondere **ein fieberndes Kind mit Hautausschlag sofort oder bald vorgestellt werden.** Die rechtzeitige Erkennung der ersten Hautblutungen bei einer Meningokokkensepsis kann das Leben eines Kindes retten.

A-16.4 Die häufigsten Ursachen für Hautausschläge im Kindesalter (Fortsetzung)

Krankheiten mit Hautblutungen	Schoenlein-Henoch-Purpura	nicht so selten
	Immunthrombozytopenie	selten
	Meningokokkensepsis	selten
	Leukämie	selten

A-16.1 Beispiele für Kinderkrankheiten mit Exanthemen

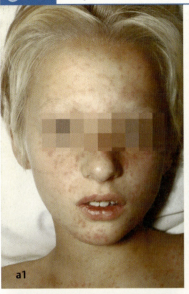
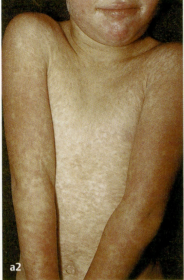
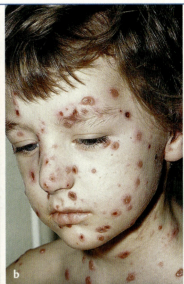
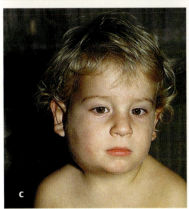
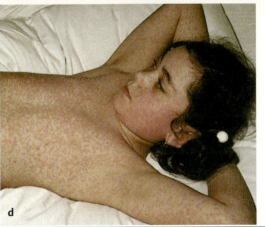

a Masern.
b **Windpocken (Varizellen)** bei einem Kleinkind.
c **Mumps.** Die Parotitis beginnt meist einseitig mit einer unscharf begrenzten teigigen Schwellung vor und hinter dem Ohr.
d **Röteln.** Runde und ovale, kleine bis mittelgroße, gering erhabene, einzeln stehende, rosarote Effloreszenzen.

16.3 Abwendbare gefährliche Verläufe

Wird dem Arzt ein **akut krankes Kind** vorgestellt, so ist seine wichtigste Aufgabe, unter all den Kindern mit banalen Erkrankungen/Infekten **das Kind mit einer schweren Erkrankung zu identifizieren**. Neben der sorgfältigen Anamnese, der körperlichen Untersuchung und ergänzenden Laboruntersuchungen gibt meist die Beobachtung des kindlichen Verhaltens die entscheidenden Hinweise auf die Schwere der Erkrankung (Tab. **A-16.5**).

16.3 Abwendbare gefährliche Verläufe

Bei der Vorstellung von **akut kranken Kindern** besteht die differenzialdiagnostische Aufgabe in der Identifizierung von schweren Erkrankungen.

▶ **Fallbeispiel.** Konstantin, **4 Monate,** wird von seiner Mutter frühmorgens in die Praxis gebracht, weil er **in der Nacht 41 °C Fieber** hatte. Andere Krankheitszeichen waren der Mutter nicht aufgefallen. Das Fieber begann am Abend zuvor. Die Mutter war in der Praxis nicht sonderlich beunruhigt, da die Temperatur morgens spontan (auch in der Praxis) nur noch 38,8 °C

◂ **Fallbeispiel**

betrug und das Kind an der Brust getrunken hatte. Ich sah das Kind im Vorbeigehen auf dem Arm der Mutter (während sie es anmeldete), ohne etwas Besonderes zu bemerken. Kurze Zeit später, während der Untersuchung auf der Liege, war das Kind auffallend blass, ruhig, ja teilnahmslos, auch bei intensiver Ansprache nahm das Kind keinen Kontakt auf, im Gegenteil, es fiel während der Untersuchung immer wieder in Schlaf. Die Fontanelle war gespannt, ansonsten fand sich kein pathologischer Befund. Ich wies das Kind unter der Verdachtsdiagnose einer Meningitis ein (es bestätigte sich eine Pneumokokkenmeningitis).

Bei Fieber > 40,5°C ist immer eine bakterielle Erkrankung auszuschließen.

Kommentar: Bei Fieber > 40,5°C – aktuell oder in der Anamnese – findet sich in 20% der Fälle eine Bakteriämie bzw. eine bakterielle Erkrankung. Diese gilt es immer auszuschließen. Außerdem hat sich dieses Kind sehr krank verhalten (s. Tab. **A-16.5**). Hinweisend für die Verdachtsdiagnose war die gespannte Fontanelle.

≡ A-16.5

≡ A-16.5 Verhalten/Aussehen von Kleinkindern während der ärztlichen Untersuchung, das auf eine ernste Erkrankung hinweist

Art des Weinens (Kind auf dem Arm getragen oder auf dem Schoß sitzend)	Schwach/stöhnend/schrill
Reaktion auf elterliche Zuwendung	Schreit unentwegt weiter oder reagiert nicht
Änderung der Vigilanz	Nicht erweckbar oder fällt während der Untersuchung in Schlaf
Hautfarbe	Blass/bläulich/grau/marmoriert
Hautturgor	Stehende Hautfalten oder teigige Haut; eingefallene Augen/Fontanelle; trockene Mundschleimhäute
Antwort auf soziale Angebote	Kein Lächeln; ängstlicher oder ausdrucksloser Gesichtsausdruck; Kind < 2 Monate wird nicht aufmerksam

▶ **Merke**

▶ **Merke:** Schwere Infektionen müssen umgehend behandelt werden.

Zur Behandlung von schweren Infektionen sind Kenntnisse über deren Häufigkeit erforderlich sowie der Zeitraum, in dem unbedingt mit der Behandlung begonnen werden muss.

Da schwere Infektionen entweder umgehend ambulant (mit unterschiedlichen Behandlungszeitfenstern) behandelt werden müssen oder der stationären Einweisung bedürfen, sollte der Arzt eine Vorstellung von der Häufigkeit der verschiedenen schweren Erkrankungen haben und ihrer Altersabhängigkeit vom Zeitfenster des Behandlungsbeginns kennen, das vor Folgekrankheiten schützt. Zum Beispiel muss die Behandlung der akuten Form der Gruppe-B-Streptokokkeninfektionen des Neugeborenen innerhalb von Stunden, der fieberhafte Harnwegsinfekt in den ersten 3 Tagen, die Behandlung des Kawasaki-Syndroms innerhalb der ersten 5 Tage und der Gruppe-A-Streptokokkenerkrankung innerhalb von 7 Tagen begonnen werden.

▶ **Merke**

▶ **Merke:** Die Kenntnis des aktuellen altersabhängigen Erregerspektrums hilft bei der Auswahl geeigneter Antibiotika.

Die Beobachtungen der Eltern sind für die Diagnose wichtig.

Aufklärung der Eltern über Warnzeichen möglicher schwerer Erkrankungen (Tab. **A-16.7**) sollten unbedingt erfolgen.

Wichtig ist ebenfalls die Kenntnis möglicher Langzeitfolgen, um entsprechende Nachuntersuchungen veranlassen zu können. In Tab. **A-16.6** sind entsprechende Beispiele aufgeführt.
Für die **Diagnose von Erkrankungen bei Kindern** ist auch der beste Arzt auf die Hilfe und vor allem die sensiblen **Beobachtungen der Eltern** angewiesen, um schwere Erkrankungen rechtzeitig diagnostizieren zu können.
Wiederholte mündliche und begleitende schriftliche Aufklärung über Warnzeichen möglicher schwerer Erkrankungen können dazu beitragen, bei den Eltern zunehmende Kompetenz in der Beurteilung von Krankheitssymptomen

A-16.6 Beispiele für Erkrankungen, die bei verspäteter Diagnose einen gefährlichen Verlauf nehmen können

Alter	Präsentierendes Symptom	Ursache	Fataler Verlauf
Neugeborene	Tachypnoe, Apnoe	Gruppe-B-Streptokokkeninfektion	Fulminante Sepsis
Männliche Säuglinge < 3 Monate	Fieber	Harnwegsinfekt, urogenitale Fehlbildung	Urosepsis
Mädchen < 4 Jahre	Fieber; Bauchschmerzen, Erbrechen	(Rez.) Harnwegsinfekte; vesiko-ureteraler Reflux	Reflux-Nephropathie
Klein-/Schulkinder	Fieber ± Ohrenschmerzen	Mastoiditis ± Otitis media	Mastoidosteitis, intrakranielle Infektion
Klein-/Schulkinder	Fieber, Halsschmerzen	Gruppe-A-Streptokokkeninfektion	Rheumatisches Fieber, Glomerulonephritis
Säuglinge, Klein-/Schulkinder	Fieber ± Banalinfekt	Bakterieämie	Sepsis, Meningitis
Kleinkinder	Anhaltendes Fieber, mukokutane Symptome, Lymphadenopathie	Kawasaki-Syndrom (Polyarteriitis)	Koronaraneurysmen
Säuglinge/Kleinkinder	Fieber, Schmerzen, Gelenkschonhaltung	Akute hämatogene Osteomyelitis (metaphysär = gelenknah)	Zerstörung der Epiphyse, Wachstumsstörung

A-16.7 Elterninformation: Wann sollten Eltern ihr Kind dem Arzt vorstellen?

Das Kind sollte bei folgenden Symptomen und Verhaltensweisen **sofort vorgestellt** werden:

Alter unter 2 Monate	Alter unter 4 Monate
▪ Fieber > 40,5 °C ▪ Untröstliches Schreien ▪ „Steifer" Hals ▪ Krampfanfall ▪ Purpurne (rote) Hautflecken ▪ Verwirrtes oder delirantes Verhalten ▪ Erschwertes Atmen, obwohl die Nase frei ist ▪ Sehr krankes Aussehen und Verhalten ▪ Risikofaktor für schwere Infektionen, z. B. angeborener Immundefekt, HIV-Infektion, Sichelzellanämie	▪ Fieber zwischen 40,0 °C und 40,5 °C ▪ Fieber länger als 3 Tage oder ▪ Fieber länger als 1 Tag ohne erkennbare lokale Krankheitszeichen ▪ Fieber kommt nach 1 fieberfreien Tag wieder ▪ Brennen beim Wasserlassen ▪ Starker Durchfall, Trinkschwäche

zu gewinnen und daraus zu lernen, welche Erkrankungen ihres Kindes sie alleine managen können, bzw. bei welchen Krankheitssymptomen es ratsam ist, ihr Kind dem Arzt vorzustellen (Tab. **A-16.7**).

16.4 Diagnostisches Vorgehen

Das Sammeln und die Interpretation von Daten für die Evaluation des Krankheitsbildes sind weitgehend abhängig vom Entwicklungsalter des Kindes. Dies gilt für Symptome einzelner Organsysteme (z. B. Herz- und Atemfrequenz), wie auch für das gesamte Erscheinungsbild einer Erkrankung (bei Vorschulkindern z. B. verläuft die Hepatitis A fast immer anikterisch und leicht; EBV-Infektionen verlaufen wie hochfieberhafte unklare Erkrankungen, jedoch nicht unter dem Bild der Mononukleose).
Das Gleiche gilt auch für das Verhalten der Kinder.

▶ **Merke:** Bestimmte Symptome können in einer Altersgruppe normal, in einer anderen Altersgruppe jedoch pathologisch sein.

16.4 Diagnostisches Vorgehen

Das Alter des Kindes ist für die Bewertung von Symptomen entscheidend.

◀ Merke

Der Saugreflex ist bei einem 1 Monat alten Kind normal, pathologisch beim Kleinkind. Die Trennungsangst bzw. Angst vor dem Untersucher ist altersentsprechend beim 2-jährigen Kind, jedoch nicht mehr altersentsprechend beim 5-jährigen Kind.

16.4.1 Anamnese

16.4.1 Anamnese

Bei Kleinkindern ist der Arzt auf die Eltern angewiesen (Fremdanamnese).

Bei jungen Kindern muss der Arzt die Eltern nach den Krankheitssymptomen fragen, d. h. danach, was sie an Verhaltensänderungen beim Kind beobachtet haben. (Tab. **A-16.8**)?

Die Dauer der Krankheitssymptome (z. B. von Fieber) sollte vermerkt werden, da die Dringlichkeit erweiterter diagnostischer Abklärung auch von der Dauer der akuten Erkrankung abhängt (ein 2. oder 3. Fiebertag ohne klinische Hinweise für eine bakterielle Erkrankung bedeutet „energisch abwarten", ein 5. Fiebertag sollte eine erweiterte Diagnostik nach sich ziehen).

Tab. **A-16.8** zeigt Verhaltensweisen bzw. Symptome von kranken Kleinkindern.

≡ A-16.8

≡ A-16.8 **Von Eltern berichtete Verhaltensweisen von Kleinkindern bei unterschiedlichen Schmerzen**

Verhaltensweise	*Schmerzlokalisation*
Irritiertes Weinen; Hin- und Herbewegen des Kopfes	Kopfschmerzen; Ohrenschmerzen
Steckt Hände in den Mund, „Sabbern"	Halsschmerzen; Mundschmerzen
Weinen, fasst Kopf oder Ohr an	Ohrenschmerzen; Kopfschmerzen
Wiederholtes plötzliches Aufweinen; zieht Beine an den Bauch	Bauchschmerzen
Ruhighalten einer Extremität (Pseudolähmung)	Skelettschmerzen (Osteomyelitis, Fraktur)
Beugehaltung von Gelenken	Gelenkschmerzen

▶ **Fallbeispiel**

▶ **Fallbeispiel.** Katharina, 14 Monate, wird von der Mutter vorgestellt, weil sie **sich nicht mehr an Möbeln hochziehe und ungewöhnlich krabble** (sie stütze sich auf das linke Knie und stoße sich mit dem rechten Bein ab.) Katharina sei ansonsten fröhlich, äße und spiele normal, habe kein Fieber oder andere erkennbare Krankheitszeichen gehabt. Katharina sitzt im Langsitz auf der Untersuchungsliege, untersucht intensiv ein angebotenes Spielzeug, schaut immer wieder rückversichernd zur neben ihr stehenden Mutter und „erzählt". Das rechte Kniegelenk wird bei jeder Bewegung des Kindes gebeugt gehalten, die Konturen wirken etwas verstrichen, die Haut fühlt sich wärmer an, beim Versuch, das Kniegelenk passiv zu strecken, weint das Kind. Die weiteren Untersuchungen und der klinische Verlauf bestätigen eine sog. Infektarthritis.

Angaben zu Organsymptomen können schon ältere Kinder (> 5 Jahre) machen. Angaben zu zeitlichen Zusammenhängen dagegen fallen selbst Schulkindern noch schwer.

Ältere Kinder (> 5 Jahre) können im Einzelnen schon gute Angaben zu Organsymptomen machen (z. B. Kopfschmerzen; Bauchschmerzen). Zeitliche Zusammenhänge wie „morgens nach dem Aufstehen", „abends", „nach dem Essen" oder genauere Lokalisationen wie „Schmerzen im Oberbauch", „Schmerzen im rechten Unterbauch" können außerhalb der Schmerzepisoden auch von **Schulkindern** oft nicht angegeben werden. Wenn es sich nicht um eine sofort klärungsbedürftige Krankheit handelt, kann man mithilfe des Kindes und der Eltern das vorübergehende Führen eines Symptomenkalenders mit entsprechenden Zeit- und Lokalisationsangaben vereinbaren.

Kommen **Jugendliche** in Begleitung der Eltern in die Arztpraxis, sollte er trotzdem der primäre **Ansprechpartner** sein.

Kommen **Jugendliche** (eigentlich „notorische Arztmeider") in die Praxis, allein oder in Begleitung ihrer Eltern, sollte der Jugendliche der primäre Ansprechpartner des Arztes sein, auch wenn die Eltern wie selbstverständlich das Wort führen. Es gilt, dem Jugendlichen möglichst schnell seine Befangenheit zu nehmen; der Arzt sollte zeigen, dass er ihm Kompetenz für seine eigenen gesundheitlichen Belange zutraut.

Gut ist, den Jugendlichen auch einmal alleine zu sehen, um ihm Gelegenheit zu geben, über unausgesprochene Sorgen zu reden. Dazu muss der Arzt ihm jedoch Vertraulichkeit zugesichert haben. Will man das Vertrauen der Eltern behalten und das des Jugendlichen gewinnen, muss der Arzt Parteilichkeit vermeiden. Eltern sollten jedoch nicht übergangen werden, denn sie wissen vieles zur Familien- und Eigenanamnese des Jugendlichen. Die seltenen Besuche des Jugendlichen in der Arztpraxis – z. B. anlässlich von Impfungen oder Verletzungen – können genutzt werden, potenzielle Problemfelder abzuklopfen: andere physische Gesundheitsprobleme, sein Risikoverhalten (Rauchen, Alkohol, Drogen), die Qualität der Beziehung zur Familie, Schul- oder Lehrstellenprobleme, soziale Kompetenz (Freundschaften), sexuelle Aktivität und Aufklärungsstand zu Schwangerschaftsverhütung und sexuellen Infektionsrisiken.

Bei Jugendlichen sollten trotzdem die Eltern nicht übergangen werden, denn sie wissen vieles zur Familien- und Eigenanamnese des Jugendlichen.
Arztbesuche von Jugendlichen anlässlich von Impfungen oder Verletzungen können genutzt werden, um nach anderen Gesundheitsproblemen zu fragen oder das Risikoverhalten (Rauchen, Alkohol, Drogen) und sexuelle Aktivitäten anzusprechen.

16.4.2 Körperliche Untersuchung

Angst, Aufregung, Unruhe der Eltern und/oder des Kindes erschweren jedwede körperliche Untersuchung des jungen Kindes. Der Arzt sollte den Eltern schrittweise und beruhigend den Untersuchungsgang am Kind erklären, damit sich die Besorgnis der Eltern nicht auf das Kind überträgt. Gleichzeitig sollte er einen freundlichen und beruhigenden Kontakt zum Kind herstellen (nichts vermerken Eltern so negativ wie die Missachtung ihres Kindes). Die spezielle Untersuchungssituation muss an die Entwicklungsphase des Kindes angepasst sein. Der junge Säugling (von **0 bis 4 Monaten**) zeigt **artspezifisch gesichertes Bindungsverhalten**. Er nimmt mit jedem erfreut Kontakt auf, der auf ihn mit „Blicken-Nicken-GaGaGuGu" eingeht, wenn er wach, satt und warm ist. Er kann auf einer Liege untersucht werden. Neugeborene und Säuglinge der ersten Lebenswochen sind physiologischerweise kurzsichtig. Um mit ihnen Blickkontakt herstellen zu können, muss der Untersucher entsprechend nahe (beim Neugeborenen 20 cm; beim sechs Wochen alten Kind ca. 50 cm) an das Kind herantreten: „En-face"-Kommunikation. Vom **(4. –) 6. Lebensmonat bis ca. ins 4. Lebensjahr** geht das Kind durch seine **Individuationsphase:** die Zeit des sich entwickelnden „Ich-Bewusstseins" und damit „Fremdelns". Anfänglich lässt sich der Säugling noch durch angebotenes Spielzeug vom Untersucher ablenken (manipulieren), aber nicht mehr zwischen ca. 11/2 bis 21/2 Jahren. Dies ist die schwierigste Untersuchungszeit für den Arzt. Das Kind wird jetzt am besten auf dem Schoß oder Arm der Eltern auf gleicher Augenhöhe mit dem Arzt untersucht. Unangenehme Untersuchungen (wie Otoskopie und Inspektion des Rachens) werden zum Schluss durchgeführt. Ab dem 4./5. Lebensjahr ist das Kind in der Regel so selbstbewusst, dass es auf der Untersuchungsliege sitzend ohne Körperkontakt zu den Eltern untersucht werden kann.

16.4.2 Körperliche Untersuchung

Die spezielle Untersuchungssituation muss an die Entwicklungsphase des Kindes angepasst sein. Den Eltern sollte schrittweise der Untersuchungsgang am Kind erklärt werden.

▶ **Merke:** Säuglinge und Kinder sollten (insbesondere bei Fieber) weitgehend ausgezogen und immer ganz untersucht werden.

◀ Merke

Dies gilt auch in den Wintermonaten, wenn anscheinend endlose Hüllen von Kleidung dazu verleiten, den Untersuchungsgang abzukürzen. Grundsätzlich ist der körperliche Untersuchungsgang derselbe wie bei Erwachsenen, außer dass man die altersentsprechenden Normalwerte beachten muss (wie z. B. Herz- und Atemfrequenz, pueriles Atemgeräusch, Tonsillengröße, Leberstand etc).

Zu beachten sind die altersentsprechenden Normalwerte.

▶ **Fallbeispiel.** Lisa, 7 Jahre, wird vorgestellt, weil sie seit einigen Tagen öfter über **Bauchschmerzen** geklagt hat, **appetitlos** ist und seit heute auch **leicht fiebert.** Sie hat nicht erbrochen und normalen Stuhlgang gehabt. Die Mutter möchte hauptsächlich eine akute Blinddarmentzündung ausgeschlossen wissen. Lisa wirkt nicht sonderlich beeinträchtigt, sie hat keine Infektzeichen im HNO-Bereich. Das Abdomen ist auskultatorisch unauffällig, palpatorisch mäßig druckschmerzhaft; an den Fußgelenken finden sich einige Petechien, bei genauerer Inspektion der Haut finden sich weitere vereinzelte Petechien über dem Gesäß. Der Urin ist mikroskopisch o. B.; Leukozyten-, Thrombozytenzahl und Gerinnungsstatus sind ebenfalls in Ordnung. Die Petechien an typischer Lokalisation hatten die Diagnose einer Schoenlein-Henoch-Purpura bereits vermuten lassen (dies ist keine seltene Erkrankung im Kindesalter!).

◀ Fallbeispiel

Kommentar: Lisa wurde mit scheinbar banalen Bauchschmerzen vorgestellt – die zugrunde liegende Erkrankung wäre bei nur lokaler Untersuchung des Abdomens jedoch nicht entdeckt worden.

Jugendliche empfinden eine körperliche Untersuchung meist als außerordentlich „peinlich". Sie können natürlich sensible Körperteile bedeckt halten (Unter-/Sporthose, BH). Neben der normalen körperlichen Untersuchung verdienen Haut (Akne ansprechen), Schilddrüse und Wirbelsäule wegen möglicher Erkrankungen besondere Aufmerksamkeit. Auf eine altersentsprechende Pubertätsentwicklung (Tanner-Stadien, Abb. **A-16.2**) ist ebenfalls zu achten.

A-16.2 Pubertätsstadien (Tanner-Stadien)

Entwicklung der Schambehaarung bei Jungen und Mädchen

Ph 1 Kindliche Verhältnisse, keine Schambehaarung

Ph 2 Wenige, gering pigmentierte Haare an der Peniswurzel bzw. an den großen Labien

Ph 3 Kräftigere, dunklere gekräuselte Haare, bis über die Symphyse ausgedehnt

Ph 4 Ähnlich wie bei Erwachsenen, aber nicht auf die Oberschenkel übergehend

Ph 5 Ausdehnung und Dichte wie bei Erwachsenen, auf die Oberschenkel übergehend

Ph 6 Auf der Linea alba in Richtung Nabel weiterreichende Behaarung, in 80 % bei Männern, in 10 % bei Frauen

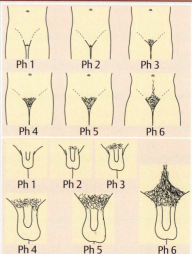

Brustentwicklung bei Mädchen

B 1 Kindliche Verhältnisse, lediglich Erhebung der Brustwarze

B 2 Brustdrüse vergrößert. Vorwölbung des Warzenhofs. Areola im Durchmesser größer

B 3 Weitere Vergrößerung, Volumen des Drüsenkörpers größer als das der Areola

B 4 Brustwarze und Areola bilden jetzt über dem Drüsenkörper eine zweite Vorwölbung

B 5 Vollentwickelte Brust mit kontinuierlichem Übergang vom Drüsenkörper zu Areola und prominenter Mamille

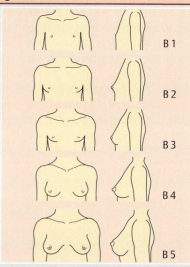

Genitalstadien bei Jungen

G 1 Hoden, Skrotum und Penis wie in der Kindheit
G 2 Hodenvolumen ca. 4 ml, Skrotum größer, Penis noch wie in der Kindheit
G 3 Hodenvolumen und Skrotum größer, Penis länger
G 4 Hodenvolumen ca. 12 ml, Skrotum dunkler pigmentiert, Penis länger und dicker
G 5 Hoden, Skrotum und Penis in Größe und Aussehen wie beim Erwachsenen

Es ist sinnvoll, einige Daten gesondert vom aktuellen Krankheitsgeschehen zu speichern, damit diese bei Bedarf synoptisch abgerufen werden können. Dazu gehören:
- **Erkrankungen in der Familie mit genetischem Einfluss:** Diese erfordern u. U. einen besonderen Beratungsbedarf hinsichtlich prophylaktischer Maßnahmen (z. B. atopische Erkrankungen: Stillen und frühkindliche Ernährung; Schilddrüsenkrankheiten: Jodversorgung; Fehlsichtigkeit: Sehteste).
- **Vorsorgeuntersuchungen:** Kinder, die in den gesetzlichen Krankenkassen versichert sind, haben derzeit Anspruch auf 9 Vorsorgeuntersuchungen in den ersten 5 Lebensjahren (U1–U9) (Tab. **A-16.9** und Abb. **A-16.3**) und die Jugendgesundheitsuntersuchung zwischen dem 12. und 14. Lebensjahr. Diese dienen der Früherkennung von Krankheiten, die die körperliche und geistige Entwicklung erheblich gefährden können (dies betrifft ca. 5 % aller Kinder). Die Ergebnisse der Untersuchung des Wachstums, der Entwicklung, des Organstatus und der Funktion der Sinnesorgane werden in einem Vorsorgeheft dokumentiert. Nicht alle Kinder werden zu den Vorsorgeuntersuchungen regelmäßig vorgestellt. Wesentliche Befunde zu Wachstum, Entwicklung und Funktion der Sinnesorgane sollten dann anlässlich anderer Vorstellungen erhoben und dokumentiert werden.
- **Wachstumskurven:**
  - **Größe:** Kinder wachsen in der Regel nach dem 12. Lebensmonat in einem sog. Wachstumskanal – deutliche Abweichungen davon: „Kreuzen der Perzentilen" (Abb. **A-16.4**) bedürfen der Abklärung. Es gibt charakteristische Hochwuchs- und Kleinwuchs-Wachstumsprofile, die bei Kenntnis der elterlichen Größe, der Geburtsgröße und eventuell einer Bestimmung des Skelettalters keiner weiteren Diagnostik bedürfen. Die Pubertätsentwicklung kann auf dieser Kurve vermerkt werden.
  - **Kopfumfang:** bei intrakraniellen raumfordernden Prozessen in den ersten Lebensjahren – bei noch offenen Schädelnähten – entsteht kein Hirndruck, sondern der Kopf wächst überproportional: „Kreuzen der Perzentilen".
  - **Gewicht:** um Gedeihstörungen und zunehmende Adipositas sichtbar zu machen.
- **Entwicklungsverlauf** von Motorik (Körper- und Handmotorik), kognitiver Entwicklung, Sprach- und Sozialisationsentwicklung. Als Suchmethoden, um entwicklungsauffällige Kinder im Praxisalltag zu identifizieren, kann ein Entwicklungsscreening (z. B. anhand des Denver-Tests) oder die Beobachtung der „essenziellen Grenzsteine (Meilensteine) der Entwicklung" angewandt werden. Kinder, die im Entwicklungsscreening auffallen oder die bestimmte Grenzsteine der Entwicklung nicht erreichen, sind diagnostisch weiter zu untersuchen, um die Auffälligkeiten abzuklären.
- **Hör- und Sehfähigkeit.**

Bestimmte anamnestische Daten sollten gesondert dokumentiert werden, z. B.
- Erkrankungen in der Familie mit genetischem Einfluss
- Vorsorgeuntersuchungen (Abb. **A-16.3**)
- Wachstumskurven für Größe, Kopfumfang und Gewicht
- Entwicklungsverlauf
- Hör- und Sehfähigkeit.

≡ **A-16.9** Untersuchungstermine für die Kinder-Vorsorgen

U2	3.–10. Lebenstag	U6	10.–12. Lebensmonat
U3	4.–6. Lebenswoche	U7	21.–24. Lebensmonat
U4	3.–4. Lebensmonat	U8	43.–48. Lebensmonat
U5	6.–7. Lebensmonat	U9	60.–64. Lebensmonat

≡ A-16.9

Risikofaktoren für die kindliche Entwicklung sind z. B.
- **pränatal:** Alkohol, bestimmte Medikamente, schwere Erkrankung der Mutter,
- **perinatal:** Frühgeburtlichkeit, Asphyxie,
- **postnatal:** chronische Krankheit, soziale Deprivation.

Risikofaktoren für die kindliche Entwicklung sind z. B. Alkohol (pränatal), Frühgeburt oder Asphyxie (perinatal) und chronische Krankheiten (postnatal).

A-16.3 Untersuchungsbefundbogen der Kindervorsorgeuntersuchung U2

U2

Bitte – falls zutreffend – die auffälligen Befunde bzw. Angaben ankreuzen

A Erfragte Befunde
- Atemstillstand/Krämpfe
- Schwierigkeiten beim Trinken, Schluckstörungen

B Erhobene Befunde

Körpermaße
(bitte Werte von U 1 in das Somatogramm eintragen)
- Untergewicht
- Übergewicht
- Dysproportion
- auffäll. Gesichtsausdruck (z. B. Hypothyreose)

Reifezeichen
- Unreifezeichen (fehl. Fußsohlenfurchung, klaffende Schamlippen, Hodenhochstand, unreife Nägel, unreife Ohrmuschel)
- Übertragungszeichen („Waschfrauenhände", überragende Nägel)

Haut
- auffällige Blässe
- Zyanose
- verstärkter oder verlängerter Ikterus
- Hämangiom
- Pigmentanomalie
- Ödem
- Exsikkose
- Fistel (Dermalsinus)
- Hautverletzung
- Kephalhämatom

Brustorgane

Hals/Herz
- Stridor
- Struma
- Herzgeräusch
- Herzaktion beschleunigt (>150/Min.) verlangsamt (<90/Min.), unregelmäßig
- Femoralispuls fehlt

Lunge
- path. Auskultationsbefund
- Dyspnoezeichen (z. B. thorakale Einziehungen)
- Atemfrequenzstörung (<30/Min., >50/Min.)

Bauchorgane
- Meteorismus
- Nabelveränderung
- Hernie re/li
- Lebervergrößerung
- Milzvergrößerung
- Anus abnorm
- anderer path. Befund

Geschlechtsorgane
- Hodenhochstand re/li
- andere Anomalie (z. B. Hypospadie, Klitorishypertrophie, Hymenalatresie)

Skelettsystem

Schädel
(bitte Schädelumfang in Diagramm eintragen)
- Mikrozephalie
- Makrozephalie
- auffällige Kopfform
- Fontanelle geschlossen oder vorgewölbt

Brustkorb/Wirbelsäule
- Schlüsselbeinbruch re/li
- Fehlhaltung
- Deformierung
- Spaltbildung

Hüftgelenke
- Ortolani-Zeich. pos. re/li
- andere Dysplasiezeich. re/li

Gliedmaßen
- abn. Gelenkbeweglichkeit
- Fehlbildung
- Fehlhalt. od. Deformierung (z. B. Klumpfuß, Hackenfuß, Sichelfuß)
- Fraktur

Sinnesorgane

Augen
- Motilitätsstörung (z. B. Nystagmus, Sonnenuntergangsphänomen, Pupillenreflexe fehlen)
- Anomalie (z. B. Katarakt, Mikro-/Makro-Ophthalmie, Kolobom)

Mund
- Lippen-Kiefer-Gaumenspalte
- große Zunge

Nase
- Nase undurchgängig re/li

Ohren
- Fehlbildung des Ohres

Motorik und Nervensystem
- Hypotonie (z. B. verminderter Beugertonus, geringer Widerstand gegen passive Bewegungen, auffälliger Schulterzugreflex: beim langsamen Hochziehen an den Händen kein Armbeugung – im Sitzen fehlt kurze Kopfbalance)
- Hypertonie (z. B. verstärkter Widerstand gegen passive Bewegungen, Opisthotonus)
- Apathie (z. B. schwacher Saugreflex, unvollständige Moro-Reaktion, pathologischer Fluchtreflex: kein Zurückziehen der Beine beim Kneifen in die Fußsohle, wimmerndes Schreien)
- Übererregbarkeit (z. B. starke Myoklonien, „Zittern" bei Moro-Reaktion, schrilles Schreien, Bewegungsunruhe)
- konstante Asymmetrie von Tonus, Bewegungen, Reflexen
- Periphere Lähmung (z. B. Facialis, Plexus brachialis)

Labor
- Fersenblut für TSH-Test entnommen

C Ergänzende Angaben
- Guthrie-Test durchgeführt
- BCG-Impfung durchgeführt
- Rachitis/Fluoridprophyl. besprochen

U2
3.–10. Lebenstag Neugeborenen-Basisuntersuchung

① AOK | LKK | BKK | IKK | VdAK | Knappschaft | Sonstige

② männl. weibl. — Körpergewicht g — Körperlänge cm — Kopfumfang cm — Geburtsjahr des Kindes 19 — Serie 1

③ Jetzige Früherkennungsuntersuchung: kein Anhalt für eine die Entwicklung gefährdende Gesundheitsstörung

④ Kennziffer der Gesundheitsstörung (laut Katalog)
1 = Verdacht
2 = gesichert
a, b, c

⑤ notwendige Maßnahmen: Kontroll-Untersuchung oder zusätzliche Diagnostik notwendig | Behandlung wird veranlaßt oder fortgeführt
Zustand: unverändert | unter Behandlung: kompensiert, teilweise kompensiert

⑥ Welche der oben angeführten Gesundheitsstörungen wurden erstmals bei dieser Früherkennungsuntersuchung entdeckt?
a b c
Sonstige Bemerkungen:
Datum 19
Stempel/Unterschrift

Bitte Kohlepapier einlegen

A-16.4 Somatogramm und Wachstumsprofile

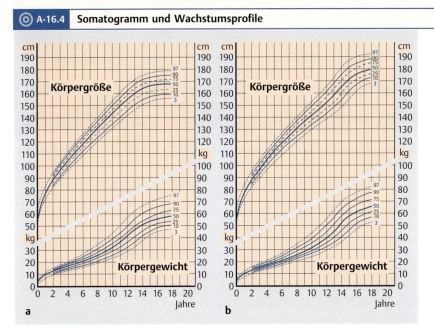

Nach den Perzentilenkurven können Längen- und Gewichtsentwicklungen der Kinder beurteilt werden. Perzentilenkurven sind Prozentkurven, die angeben, wie ein gemessener Wert sich innerhalb einer Vergleichsgruppe verhält. Beispiel: 97. Längenperzentile bedeutet, dass von 100 Kindern eines bestimmten Alters 96 kleiner sind und 3 größer als der abgelesene Wert. Als „normal" gelten Werte, die sich innerhalb des 3. und 97. Perzentilenwertes befinden.
a Mädchen 0–18 Jahre
b Jungen 0–18 Jahre

16.4.3 Zusatzuntersuchungen

Wenn unklare Erkrankungen abgeklärt werden müssen, sind im Praxisalltag meist nur wenige labormedizinische und bildgebende Untersuchungen notwendig.

▶ **Merke:** Es gilt, so viel ambulant und so wenig invasiv wie möglich zu untersuchen.

Die häufigsten Untersuchungen zur Abklärung akuter Krankheiten in Kinderarztpraxen sind: Streptokokkenschnelltest, mikroskopische Urinuntersuchung, Anlegen eines Uricult, Bestimmung von Blutbild, CRP bzw. BSG. Zur venösen Blutentnahme sollten jüngere Kinder gut gehalten werden, in den Wintermonaten lohnt sich die Mühe, Hände und Arme der Kinder zur Darstellung einer gut gefüllten Vene vorher aufzuwärmen. Alle für weitere therapeutische Überlegungen entscheidenden Informationen sollten möglichst durch eine einmalige Blutuntersuchung geklärt werden, da Blutentnahmen immer mit großem Stress und zukünftiger Angst der Kinder verbunden sind (ggf. kann Serum für weitere notwendige Untersuchungen eingefroren werden). Seit Ultraschall und Kernspintomographie verfügbar sind, gibt es wegen der Strahlenbelastung nur noch wenige Indikationen für Röntgen- und computertomographische Untersuchungen im Kindesalter (wie z.B. Röntgen des Thorax bei Verdacht auf eine auskultatorisch stumme Pneumonie oder Verdacht auf eine Aspiration; Miktionszystourogramm (MCU) zum Ausschluss eines vesikoureteralen Refluxes; Röntgen des Handskeletts (zur Bestimmung des Skelettalters; Frakturnachweis).

16.4.4 Weiterführende Diagnostik

Schwerkranke, chronisch kranke, behinderte, entwicklungs- oder verhaltensgestörte Kinder und Jugendliche und auch solche mit Schulversagen bedürfen der weiterführenden Diagnostik und einer korrekten Diagnosestellung, damit eine angemessene Therapie eingeleitet werden kann. Der **niedergelassene Pädiater** ist in der Regel der pädiatrische Generalist, der jedoch aufgrund seiner 5-jährigen Weiterbildung auch ein großes Spektrum spezieller pädiatrischer Kenntnisse erworben hat.

Kinder mit speziellen Erkrankungen der inneren Organe oder des Gehirns sollten den **pädiatrischen Subspezialisten** vorgestellt werden, die in Schwerpunktpraxen oder an universitären Kinder- und Jugendmedizinischen Polikliniken arbeiten.

Kinder mit Entwicklungsstörungen sollten zur genauen Diagnostik und Erstellung eines Behandlungsplanes in ein Sozialpädiatrisches Zentrum (SPZ) oder eine Frühförderstelle überwiesen werden.

Kinder mit ADHS, Verhaltensstörungen oder Schulproblemen können je nach regionalen Gegebenheiten zu den Kinder- und Jugendpsychiatern oder in die SPZ überwiesen werden.

Der Öffentliche Gesundheitsdienst hält unterschiedlichste Beratungsstellen vor einschließlich der Erziehungsberatungsstellen.

Andere helfende Institutionen sind die Kinderschutzzentren, Kinderschutzambulanzen oder die Ärztlichen Beratungsstellen gegen Vernachlässigung, Misshandlung und Missbrauch von Kindern.

16.5 Therapieoptionen

Aus dem eingangs beschriebenen Vorstellungs- und Krankheitsspektrum ist ersichtlich, dass nur wenige Kinder, die in die Arztpraxis gebracht werden, aus ärztlicher Sicht einer differenten und damit überhaupt einer Arzneitherapie bedürfen. Bei den **akuten Erkrankungen** sind dies hauptsächlich die bakteriellen Infektionen: Streptokokkenangina/Scharlach; ggf. akute Otitis media; Bronchopneumonie; Harnwegsinfekte. Antibiotika der ersten Wahl für diese häufigsten Infektionen sind nach wie vor: Penicillin V, Amoxicillin, Cefaclor, Erythromycin und Trimethoprim/Cotrimoxazol.

Die stete Flut neuer Antibiotika bietet für die Primärversorgung der Kinder z. Z. keinen Vorteil. Im Gegenteil, neu entwickelte Medikamente – dies gilt ganz allgemein – sind nicht nur wesentlich teurer, sondern auch hinsichtlich ihrer möglichen Nebenwirkungen im Kindesalter in der Regel gar nicht oder nur unzureichend getestet.

▶ **Merke:** Etwa 50 % aller im Kindesalter angewandten Medikamente sind nicht zugelassen für bestimmte Altersgruppen (da aus ethischen Gründen keine entsprechenden Arzneimitteltestungen an gesunden Kindern durchgeführt werden können).

„Renner" unter den Wunschverordnungen sind Präparate zur rein symptomatischen Therapie wie Hustensäfte, fiebersenkende Medikamente und Medikamente gegen Bauchschmerzen bei Säuglingen („Schreibabys").

Von großer elterlicher Sorge getragen sind oft z. B. Wünsche nach Abwehr stärkenden (deutsche Eltern) und appetitanregenden Medikamenten (türkische Eltern). Den vielen Medikamentenwünschen sollte durch ein ausführliches Gespräch über die Hintergründe der Besorgnis begegnet werden und eventuell Alternativen aus dem naturheilkundlichen Bereich aufgezeigt werden.

Bei den **chronischen Krankheiten**, die einer vorübergehenden oder längerfristigen medikamentösen Dauermedikation bedürfen, sind mit Abstand das Asthma bronchiale, die Epilepsien, Diabetes mellitus, angeborene Nierenfehlbildungen mit Harntransportstörung und die Refluxkrankheit zu nennen. Alle anderen medikamentös behandelbaren chronischen Krankheiten sind im Kindesalter sehr selten. Häufig (bei ca. 15 % der Kinder) dagegen sind kindliche Entwicklungsstörungen, die einer unterstützenden Therapie durch Krankengymnastik, Ergotherapie, Logopädie, sensorischer Integration u. dgl. mehr (Heilmittelverordnungen) bedürfen, und bei 5–8 % aller Kinder und Jugendlichen, zunehmend mehr beachtet, das ADHS (Aufmerksamkeits-Defizit-Hyperaktivitäts-Syndrom).

Weiterführende Literatur zu diesem Kapitel finden Sie unter www.thieme.de/specials/dr-allgemeinmedizin/

tus, angeborene Nierenfehlbildungen mit Harntransportstörung und die Refluxkrankheit zu nennen.

17 Chronisches Kranksein

Stefan Wilm, Heinz-Harald Abholz

▶ **Fallbeispiel 1.** Bei Herrn L., einem **54-jährigen Patienten**, ist seit über 10 Jahren ein **Diabetes mellitus Typ II** bekannt, den er mit Insulin in einem intensivierten Schema behandelt wird. Ich kenne ihn seit vier Jahren, seit er in meine Hausarztpraxis wechselte. Herr L. ist deutlich **übergewichtig** und seine Diabeteseinstellung ist unbefriedigend (HbA1c-Werte um 8,5%). Neben seiner Zuckerkrankheit bestehen seit vielen Jahren eine **arterielle Hypertonie** und eine **Hyperlipidämie**; u. a. nimmt er zuverlässig drei Antihypertonika ein. Über die Jahre hinweg sind als Komplikationen seiner Erkrankungen eine periphere arterielle Verschlusskrankheit und eine Neuropathie der Beine aufgetreten, wegen einer Gangrän musste eine Zehe amputiert werden. Seinen Beruf als LKW-Fahrer konnte Herr L. wegen des insulinpflichtigen Diabetes mellitus mit der Gefahr der Hypoglykämien im Straßenverkehr nicht mehr ausüben; er ist seither in einer Kfz-Werkstatt als Hilfsarbeiter beschäftigt. Die Arbeitsschuhe mit Stahlkappe, die er dort nach Auflagen der Berufsgenossenschaft tragen muss, haben schon wiederholt zu Drucknekrosen an den Zehen geführt; lange Arbeitsunfähigkeitszeiten mit Entlastung der Druckstellen waren unumgänglich. Der Orthopädieschuhmachermeister hatte mehrfach versucht, die Schuhe so umzugestalten, dass keine Nekrosen mehr auftraten – vergeblich. Schließlich wird Herr L. mit meiner Hilfe vorzeitig berentet, obwohl er eigentlich immer gern gearbeitet hat. Er kontrolliert täglich seine Füße, protokolliert zuverlässig seine Blutzuckerwerte und kommt regelmäßig in meine Praxis; er hat mehrfach an Diabetesschulungen im Krankenhaus und in einer diabetologischen Schwerpunktpraxis teilgenommen. Aber das Herumsitzen zu Hause macht ihm zu schaffen, er durchleidet depressive Phasen, zu mehr Bewegung kann er sich nicht aufraffen, und die Probleme mit dem Alkohol, die er im Berufsleben noch befriedigend im Griff hatte, nehmen zu. In diesem Zusammenhang mehren sich auch die Spannungen mit der Ehefrau. Der HbA1c-Wert steigt.

17.1 Grundlagen

17.1.1 Definition

Chronisch ist eine Krankheit, die nach Auftreten in verschiedener Ausprägung, aber lebenslang bestehen bleibt und die Komplikationen sowie nicht selten einen vorzeitigen Tod zur Folge haben kann. Dabei kann man **symptomatische** und **asymptomatische** chronische Erkrankungen unterscheiden. Aus Tab. **A-17.1** wird das entsprechende Spektrum ersichtlich. Sowohl für symptomatische als auch asymptomatische chronische Erkrankungen gilt, dass in der Regel eine lebenslange Betreuung und Begleitung des Patienten notwendig wird. Da wir keine Krankheiten, sondern kranke Menschen behandeln, sprechen wir in

A-17.1 Chronische Krankheit – eine Systematik
A. Symptomatische chronische Erkrankungen:
Mit zumeist **vorzeitigem Tod:** Krebserkrankungen, AIDS, Leberzirrhose, chronisch-obstruktive Lungenerkrankung, KHK, Herzinsuffizienz
Mit zumeist **normaler Lebenserwartung:** degenerative rheumatische Erkrankungen, Psoriasis, Neurodermitis, Neurosen, Nephrolithiasis
B. Asymptomatische chronische Erkrankungen:
Risikofaktoren-Erkrankung: Bluthochdruck, Polyposis coli, atypische Pigmentnävi
Frühformen von später oft manifest werdenden oder zu Komplikationen führenden Erkrankungen: chronische Hepatitis in frühen Phasen, interstitielle Nephritis, Diabetes mellitus
Früh entdeckte und **kurativ** behandelte Krebserkrankungen mit Rezidivgefahr, die weitere Begleitung erfordert: Mammakarzinom, Melanom

der patientenzentrierten Allgemeinmedizin vom chronischen Krank-*Sein*, wenn das Erleben des Patienten und sein Umgang mit der Krank*heit* gemeint sind. Dabei brauchen wir neben dem fundierten, evidenzbasierten Wissen über die Krankheiten gerade bei der Langzeitbetreuung chronisch Erkrankter eine auf Dauer angelegte, tragfähige Patient-Arzt-Beziehung (S. 548) und die erlebte Anamnese (S. 22). Betreuung beinhaltet hier:

- Unterstützung und Begleitung des Patienten bei der Bewältigung des Krank-Seins.
- Kontrollen bezüglich des Verlaufs der chronischen Krankheit, möglicher Komplikationen und Folgeerkrankungen.
- Gegebenenfalls kurative, symptomatische oder palliative Therapie.

Ziel der Betreuung ist die Vermeidung oder Reduktion akuter Symptome, von Komplikationen und vorzeitigem Tod sowie die Ermöglichung der erreichbaren Lebensqualität.

Versicherte der gesetzlichen Krankenversicherung, die schwerwiegend chronisch krank und wegen dieser Krankheit in Dauerbehandlung sind, werden bei der Ermittlung der Belastungsgrenze für Zuzahlungen im Gesundheitswesen besonders behandelt. Bei ihnen ist die Zuzahlung auf maximal ein Prozent ihrer jährlichen Bruttoeinnahmen zum Lebensunterhalt begrenzt. Die Belastungsgrenze für nicht chronisch kranke Menschen liegt dagegen bei zwei Prozent. Für diese Regelung musste durch den Gemeinsamen Bundesausschuss der Ärzte und Krankenkassen (erstmals 2004) definiert werden, wer gesetzlich als „chronisch krank" gilt. **Schwerwiegend chronisch krank** ist, wer mindestens einen Arztbesuch pro Quartal wegen derselben Krankheit wenigstens ein Jahr lang nachweisen kann und zusätzlich eines der folgenden Kriterien erfüllt:

- Pflegebedürftigkeit der Pflegestufe 2 oder 3 oder
- ein Grad der Behinderung (GdB) nach Bundesversorgungsgesetz (Versorgungsamt) beziehungsweise eine Minderung der Erwerbsfähigkeit (MdE) nach Sozialgesetzbuch VII von jeweils mindestens 60 % oder
- eine kontinuierliche medizinische Versorgung, ohne die nach ärztlicher Einschätzung eine lebensbedrohliche Verschlimmerung der Erkrankung, eine Verminderung der Lebenserwartung oder eine dauerhafte Beeinträchtigung der Lebensqualität zu befürchten sind.

17.1.2 Epidemiologie

In Tab. **A-17.2** sind die 10 häufigsten chronischen Erkrankungen in der Hausarztpraxis aufgeführt – nach Neuerkrankungen (Inzidenz) und nach vorliegenden Krankheitsfällen (Prävalenz). Zur Interpretation der Tabelle ist anzumerken, dass eine durchschnittliche Hausarztpraxis etwa 2000 Personen pro Jahr versorgt. Daraus ergibt sich z. B., dass mit etwa 100 Hochdruckpatienten pro Jahr zu rechnen ist. Weitere Erkrankungen wie z. B. chronische Hepatitis, chronisch entzündliche Darmerkrankungen, Anfallsleiden, Psychosen und Neurosen, Herzklappenfehler, entzündliche rheumatische Erkrankungen, chronische Nierenerkrankungen oder endokrinologische Erkrankungen sind in diesem Zusammenhang ebenfalls zu nennen.

Ein nicht unwesentlicher Teil dieser Patienten, besonders der älteren Menschen, hat nicht nur eine, sondern **mehrere chronische Erkrankungen;** man spricht dann von **Multimorbidität.** Deshalb kann man in Tab. **A-17.2** die Krankheitsfälle nicht einfach addieren. In Tab. **A-17.3** ist das **Phänomen der Multimorbidität** chronischer Erkrankungen anhand von drei Studien dargestellt. Etwa 60 % aller chronisch kranken Patienten in der Hausarztpraxis weisen zwei oder mehr chronische Erkrankungen auf. Dabei gibt es typische Ko-Morbiditäten, die häufiger zusammen auftreten, etwa im ‚metabolischen Syndrom' (Adipositas, arterielle Hypertonie, Hyperlipidämie und Diabetes mellitus) wie bei Herrn L. aus Fallbeispiel 1.

A-17.2

A-17.2 Häufigkeit chronischer Erkrankungen in der Hausarztpraxis (nach van Weel)

	Neuerkrankungen (Inzidenz)	Krankheitsfälle (Prävalenz)
	pro Jahr und 1000 Personen	
Arterielle Hypertonie	3	54
Adipositas	2	42
Ischämische Herzerkrankung (KHK)	5	37
Arthrose, Arthritis	5	33
Chronische Atemwegserkrankung (Bronchitis, Asthma)	5	32
Ekzem	5	23
Diabetes mellitus	2	21
Allergische Rhinitis etc.	5	18
Hyperlipidämie	4	17
Psoriasis	2	13

Alle Zahlen beziehen sich auf die Personen, die in einer holländischen Praxis eingeschrieben sind; nur ein Teil davon wird als Patient in der Praxis vorstellig. Zahlen über alle Altersgruppen!

A-17.3

A-17.3 Multimorbidität in der Hausarztpraxis

	Verdenstudie[1]	EVaS[2]	Niederlande[3]
	(Angaben in % abgerundet)		
Es liegen mindestens vor:			
• zwei chronische Erkrankungen	25	40	27
• drei chronische Erkrankungen	18	17	22
• vier chronische Erkrankungen	14	7	12

[1] Moehr, Haehn 1977;
[2] Schach, Schwartz, Kerek-Boden 1989;
[3] van Weel 1996

Von etwa 1000 Patienten, die ein typischer Hausarzt betreut, sind etwa 100 bis 150 chronisch krank.

Wenn man die Häufigkeit chronischer Erkrankungen in der Hausarztpraxis und das Phänomen der Multimorbidität zusammen sieht, kann man davon ausgehen, dass in der Regel von 1000 Patienten, die ein typischer Hausarzt betreut, etwa 100 bis 150 chronisch krank sind. Je mehr ältere und alte Menschen in der Praxis behandelt werden, desto höher liegt diese Zahl. Je nachdem, welcher Definition (siehe oben) man folgt, haben also mehrere Millionen Menschen in Deutschland eine chronische Krankheit. Diese Zahlen sind in den letzten 40 Jahren gestiegen.

▶ Merke

▶ **Merke:** Nicht alle chronischen Krankheiten sind jedes Mal auch Gegenstand des Patient-Arzt-Kontaktes, wenn ein Patient die Praxis aufsucht. Es gibt viele chronische Erkrankungen, die – weil sie z. B. gut ‚kontrolliert' sind – eher selten zu Arztkontakten führen, etwa Hypertonie, Arthrose oder Hyperlipidämie. Andererseits muss der Hausarzt diese chronischen Krankheiten als den epidemiologischen Hintergrund mit bedenken, wenn ihn die Patienten aus anderen akuten Behandlungsanlässen (z. B. Erkältungskrankheiten, gastrointestinale Beschwerden) konsultieren.

17.2 Umgang mit chronischer Krankheit und chronischem Kranksein

Bei chronischen Erkrankungen muss der Patient eine lebenslange psychische Auseinandersetzung und Anpassung an die Krankheit leisten.

Fallbeispiel 2. Ein **35-jähriger Patient,** den ich seit einigen Jahren immer wieder mit so genannten ‚banalen' Erkrankungen gesehen habe und der meist nur dann in der Praxis erschien, wenn die Symptomatik ungewöhnlich heftig und ausgeprägt war, kam diesmal zu mir, nachdem er über einige Wochen **"auf der Penisspitze" eine Entzündung** hatte. Die weitere Anamnese erbringt einen ausgeprägten Durst sowie sehr häufiges Wasserlassen. Bei der körperlichen Untersuchung ergeben sich – bis auf eine Balanitis – keine weiteren Auffälligkeiten. Der wegen des Verdachtes auf einen Diabetes mellitus durchgeführte Blutzuckertest ergibt einen Wert über 240 mg%. Ich bestelle den Patienten für den nächsten Tag, um genauere Untersuchungen durchzuführen. Der Nüchtern-Blutzucker ist dabei 320 mg%, der HbA1c-Wert um 11%. Das weitere Labor ist unauffällig; Aceton negativ. Am nächsten Tag – ausgestattet mit den Befunden – kläre ich den Patienten darüber auf, dass er eine Zuckererkrankung habe, beschreibe ihm die therapeutischen Möglichkeiten und entscheide mich aufgrund des Alters des Patienten dazu, ihm zu einer Insulin- und nicht zur oralen Medikation zu raten. Ich schließe aus, dass eine alleinige diätetische Behandlung bei dem nicht übergewichtigen Patienten einen ausreichenden Erfolg zeitigen könnte. Der Patient hört sich alles an, stellt Fragen und entscheidet sich dann relativ sicher dazu, „es doch erst einmal mit der Diät zu versuchen". Sein Vater habe auch einen Diabetes mellitus und sei über mehrere Jahre mit der Diät allein „hingekommen". Nach einigen Erkundigungen über seine Essensgewohnheiten weise ich darauf hin, dass ich kaum Möglichkeiten sehe, seine Zuckererkrankung mit Diät allein zu behandeln. Der Patient will es dennoch versuchen. Ich akzeptiere seinen Vorschlag und bitte ihn aber, bei Verschlechterung der Symptomatik sofort, ansonsten zu einem festen Termin in zwei Wochen zur Kontrolle zu kommen. Der Patient kommt nicht, ich rufe ihn in der dritten Woche an und erinnere ihn, aber er kommt immer noch nicht. Schließlich erreiche ich nach weiteren 2 Anrufen, dass er in der 7. Woche nach primärer Diagnosestellung erneut zur Blutzuckerkontrolle kommt. Der Blutzucker nüchtern liegt jetzt bei 280 mg%, der postprandiale Wert bei 380 mg%. Ich spreche mit dem Patienten über die Notwendigkeit einer Behandlung, er gibt mir jedoch zu verstehen, dass er glaube, der Zucker sei Ausdruck einer Auseinandersetzung mit seinem Vater, der mit einem Dickdarmkarzinom bald sterben müsse und ihn selbst unter Zeitdruck brächte, „einige Dinge noch mit ihm zu regeln". Er wolle dies erst erledigen, bevor er sich auf mehr als Diät einlasse.

Der Mann meldet sich dann – obwohl ein früherer Termin vereinbart ist – erst nach weiteren acht Wochen: Der Blutzucker liegt postprandial im gleichen Bereich wie bei der letzten Kontrolle. Der Vater des Patienten ist inzwischen verstorben, und der Patient möchte erst eine lange Reise machen, bevor er sich zu einer weitergehenden Behandlung durchringt. Er hat inzwischen wiederum eine Balanitis und fragt erneut nach entsprechenden Cremes. Ich kann ihn nicht zu mehr überreden und sehe den Patienten erst weitere drei Monate später mit ähnlichen Zuckerwerten. Nun versuche ich wiederum ins Gespräch zu kommen, warum er denn nicht bereit sei, sich behandeln zu lassen; ob es daran läge, dass er eigentlich tief gekränkt sei, eine Krankheit zu haben. Er lehnt dies und ähnliche Angebote ab und verweist darauf, dass er sich das Ganze auf einer anderen psychologischen Ebene erkläre, nämlich der Auseinandersetzung mit seinem Vater.

Nach weiteren zwei Monaten erscheint er dann wieder (nachdem ich ihn mehrmals angerufen habe) und möchte es – gegen meinen Rat – mit Acarbose „probieren". Die Therapieversuche hiermit ziehen sich über ein Vierteljahr hin – ohne auch nur annähernd ausreichenden Erfolg. Ich verweise nochmals auf die Sinnhaftigkeit einer Insulintherapie und schneide die Frage seiner „Kränkung" an. Der Patient ist diesmal lediglich zur zusätzlichen Einnahme von Glibenclamid bereit. Auch hierunter kommt es zu keiner ausreichenden Beeinflussung des Blutzuckers. Wir sprechen wieder einmal über die Zuckereinstellung, sein Verhältnis zu seiner Erkrankung, seiner Lebensperspektive. Schließlich, an einem Freitagabend, kommt er – ohne Aufforderung durch mich – in die Praxis und möchte mit Insulin anfangen. Ich erkläre ihm die verschiedenen Prinzipien, er entscheidet sich zu einer Basis-Bolus-Gabe; ich zeige ihm die Injektionstechnik, er möchte am nächsten Tag anfangen. Unglücklicherweise bin ich für eine Woche verreist, und bitte ihn, erst eine Woche später mit der Therapie zu beginnen, weil ich bei der Interpretation der Blutzuckerwerte und der Festlegung der Insulindosis behilflich sein müsse. Er lehnt dies hartnäckig ab und möchte sofort beginnen. Auch längere Überredungsversuche bringen ihn nicht davon ab, er müsse morgen oder spätestens übermorgen damit beginnen. Schließlich lasse ich mich darauf ein, organisiere einige Maßnahmen für den Notfall und er fängt an. Nach meiner Rückkehr kann er gut injizieren, und sein Blutzucker liegt in einem akzeptablen Bereich, in wenigen Wochen ist er gut eingestellt. Dies gilt auch – mit ganz wenigen Ausnahmen – für die Folgejahre.

Fallbeispiel 3. Eine **68-jährige Frau,** die ich seit einigen Jahren mit funktionellen Störungen, einem nicht zu klärenden Schwindel, unklarer Übelkeit sowie einem unklaren Brennen im Bereich der Oberschenkel regelmäßig betreue (ohne dass wir uns auf eine klare Diagnose einigen konnten) **klagt in letzter Zeit zunehmend über Kopfschmerzen.** Mehrere Blutdruckmessungen zeigen – im Vergleich zu früher – dass sich ein arterieller Hochdruck mit Werten um 160/95 bis maximal 170/100 mmHg entwickelt hat. Die Patientin sieht hier die Erklärung nicht nur für ihren Kopfschmerz, sondern auch für viele weitere Symptome einschließlich des häufig auftretenden Schwindels. Ich bin eher skeptisch und äußere dies auch. Sie ist aber überzeugt, dass hier die Erklärung für all ihr Leid zu suchen sei. Sie möchte behandelt werden, ich bin weiterhin zögerlich und versuche dies zu verhindern, verweise auf das Fehlen weiterer kardiovaskulärer Risikofaktoren und auf die Möglichkeit längerfristiger Kontrollen. Sie will aber jetzt behandelt werden. Schließlich entscheide ich mich zu einer milden Therapie (Thiazid-Diuretikum). Der Blutdruck lässt sich gut einstellen; dennoch hat sich die Patientin nach wenigen Wochen ein Blutdruckmessgerät zugelegt und misst nun täglich zwei- bis viermal. Dabei stellt sich ein Problem ein, das bei Selbstmessung nicht selten ist: Immer wieder kommen Werte mit für mich unplausibler Höhe oder Tiefe des Blutdrucks zustande. Die Patientin ist alarmiert, ja in Panik. Sie kommt in die Praxis und bespricht ihre einzelnen Werte im Detail. Mir gelingt es jedoch nicht, sie davon zu überzeugen, dass die Werte im Großen und Ganzen doch hervorragend gut seien. Sie sucht nacheinander zwei Kardiologen auf und wird umfangreicher Diagnostik bis zur Myokardszintigraphie unterzogen. Seitdem ist sie mit dem Thema des Hochdrucks in exakter Buchführung beschäftigt; es wird ein wesentlicher Lebensinhalt.

Der Patient aus Fallbeispiel 2 will nicht wahrhaben, krank zu sein und zieht alle möglichen anderen Erklärungen dafür heran.

Beide Patienten stellen die **Bandbreite des Problems chronischen Krank-Seins** dar. Zusammengefasst kann man von dem Patienten aus Fallbeispiel 2 sagen, dass er es nicht wahrhaben will, krank zu sein und alle möglichen anderen Erklärungen dafür heranzieht. Er glaubt im Grunde genommen daran, weiter gesund zu sein und nur einen kurzfristigen „Betriebsfehler" aufzuweisen. Am Schluss – als „Sturz in die Akzeptanz der Erkrankung" – will er unbedingt sofort mit der Behandlung beginnen, also die Krankheit akzeptieren.

Die Patientin aus Fallbeispiel 3 hingegen greift begierig die Diagnose einer chronischen Erkrankung auf.

Die Patientin aus Fallbeispiel 3 hingegen greift begierig die Diagnose einer chronischen Erkrankung auf, widmet sich ihr und meint, damit einen Großteil ihrer Symptomatik zu erklären, möglicherweise auch in irgendeiner Form zu bannen. Selbst wenn sich im Verlauf herausstellt, dass dies nicht gelingen kann, so hält sie doch an der Diagnose fest und versucht, bei der Betreuung der chronischen Erkrankung (Blutdruck messen) mitzuarbeiten – dies jedoch in einer Weise, die medizinisch inadäquat genau und detailliert erscheint.

Der Hintergrund, der so verschiedenes Verhalten verständlich macht, ist die **unterschiedliche „Umgangsform" mit chronischer Erkrankung, also das unterschiedliche chronische Krank-Sein**. In der Tab. **A-17.4** sind fünf verschiedene Formen des Umgangs mit chronischer Erkrankung aufgeführt, die eine Entwicklung (von 1 nach 5) beschreiben, aber auch von verschiedenen Patienten in unterschiedlicher Weise gewählt werden können.

In der Tab. **A-17.4** sind fünf verschiedene Formen des Umgangs mit chronischer Erkrankung aufgeführt.

Muster in den unterschiedlichen Umgangsformen mit einer chronischen Krankheit sind die in Tab. **A-17.5** aufgeführten Aspekte, die beschreiben, was

Zur Bedeutung des chronisch Krank-Seins für den Patienten s. Tab. **A-17.5**.

A-17.4 Umgang mit der chronischen Erkrankung

Patient	Arzt
1. Ausgliederung – Verdrängung/Verleugnen	Ausgliederung – Herunterspielen
2. Krankheit wird – selbst wenn sinnlos – bekämpft	Bekämpfung – auch Plazebo-Einsatz – mit allen Mitteln, Polypragmasie
3. Krankheit wird zum strukturierenden Mittelpunkt (Strafe/Schicksal)	Krankheit ist Zentrum, das selbst Nebenwirkungen/Lebensqualität vergessen lässt
4. Anpassung an die Einschränkung	Idem
5. Die Krankheit wird als Zerstörung erlebt, Resignation	Arzt leidet mit und wird resignativ

A-17.5 Aspekte von chronischem Krank-Sein

1. Für immer bestehende, zunehmend sich verschlechternde Krankheit mit Komplikationen, Folgen und ggf. vorzeitigem Tod
2. Einschränkung körperlicher Integrität/Wohlbefinden
3. Veränderung des Selbstkonzeptes, der Identität; Kränkung
4. Hilflosigkeit/Ausgeliefertsein
5. Eigene Krankheitskonzepte (S. 199)
6. Anpassungsnotwendigkeit an neue, verbleibende Möglichkeiten
7. Anpassungsnotwendigkeit an neues Selbstkonzept und neue soziale Rolle mit veränderten Rollen/Aktivitäten
8. Verändertes emotionales Gleichgewicht; Suche nach neuen „Werten", Zielen
9. Todesangst
10. Einsatz der Krankheit im Alltagsleben zum eigenen Nutzen (sekundärer Krankheitsgewinn)
11. Einsatz der chronischen Krankheit zum „Bannen" psychischer Ängste, Spannungen, Konflikte (körperliche Krankheit = psychische Stabilisierung)

chronisches Krank-Sein beinhaltet. Nur die Punkte 1 und 2 haben etwas mit der **konkreten Krankheit** und ihren unmittelbaren Auswirkungen zu tun; bei den so genannten asymptomatischen Erkrankungen entfällt sogar der Punkt 2 für lange Strecken des chronischen Krank-Seins.

Alle weiteren Aspekte betreffen die **psychologische Bearbeitung und Bewältigung (Coping)** einer chronischen Erkrankung. Chronisch krank zu sein, beinhaltet erst einmal eine **starke Bedrohung des bisherigen Selbstkonzeptes** eines Menschen, seiner Identität. Dies wird immer als starke Kränkung, als Ausgeliefertheit, also als Hilflosigkeit erlebt (Punkt 3 und 4). Der Betroffene steht unter der Anpassungsnotwendigkeit an die neuen verbleibenden Möglichkeiten in seinem Leben. Das Leben verändert sich mit der Diagnose einer chronischen Erkrankung – selbst einer asymptomatischen! – unmittelbar: Es muss ein neues Selbstkonzept, eine neue soziale Rolle gefunden werden, es müssen neue Perspektiven entwickelt werden, die möglichen oder gewollten Aktivitäten und Schwerpunkte im Leben müssen neu bestimmt, ausprobiert und akzeptiert werden (Punkt 6 bis 8).

Dabei fehlt im Prozess der chronischen Krankheit oft ein neues Gleichgewicht, denn die Krankheit schreitet fort mit zunehmender Einschränkung der Alltagsfähigkeiten (z. B. abnehmende körperliche Belastbarkeit bei chronisch-obstruktiver Lungenerkrankung); oder das mühsam neu gewonnene Selbstkonzept wird immer wieder erschüttert, oft mit Erschöpfung der Anpassungsfähigkeit und depressiver Reaktion (in Fallbeispiel 1 durch Verlust des Berufes). Und immer schwebt bei zahlreichen chronischen Erkrankungen eine Todesangst im Hintergrund (Punkt 9). Coping ist bei vielen chronischen Krankheiten also ein ständiger Prozess des Umgangs mit dem (anfangs neuartigen) chronischen Krank-Sein, der Sicherung des emotionalen Gleichgewichts und der Fortsetzung befriedigender Beziehungen mit anderen Personen (was Herrn L. aus Fallbeispiel 1 nicht gelingt).

Durch chronische Erkrankung ergibt sich aber auch die Möglichkeit, die Krankheit „nutzvoll" zu integrieren, um etwas in der Familie, in der Gesellschaft, am Arbeitsplatz etc. durchzusetzen (sekundärer Krankheitsgewinn) (Punkt 10). Dies kann bei Machtauseinandersetzungen in der Familie, aber auch im sozialmedizinischen Bereich im Sinne der Durchsetzung etwa von Rentenansprüchen genutzt werden. Noch komplizierter (Patientin aus Fallbeispiel 3) ist die Nutzung einer körperlichen Erkrankung zur „Bannung" psychischer Spannungen und Konflikte. Es scheint so zu sein, dass mit einer chronischen Erkrankung und mithilfe der Erklärungsmöglichkeit vieler, eigentlich funktioneller Störungen, auch psychische Konflikte verdrängt werden können (S. 219 ff.).

▶ **Merke:** Chronische Erkrankung beinhaltet neben der dazu notwendigen organischen Komponente wesentlich auch die gewählte Umgangsform mit der Erkrankung (Krank-Sein). **Ein Großteil der Probleme, die sich bei der Betreuung chronisch Erkrankter ergeben, ist nicht auf die Krankheitsdiagnose, sondern vielmehr auf die Umgangsweise des Patienten mit seiner chronischen Erkrankung zurückzuführen.**

▶ **Merke:** Dabei kommt dem Hausarzt in der Betreuung chronisch Kranker die **wichtige Rolle** zu, die **Patienten zu schützen** sowohl vor
- **Unterversorgung** (Übersehen oder verzögertes Diagnostizieren, unzureichende Motivation, Beratung und Begleitung (möglicherweise in Fallbeispiel 1), unzureichende medikamentöse/nicht-medikamentöse Behandlung, unzureichende Kooperation mit Spezialisten oder anderen Berufsgruppen im Gesundheitswesen, Verdrängung/Verleugnen durch den Patienten (Fallbeispiel 2) als auch vor
- **Überversorgung** (Fallbeispiel 3).

Die Gefahren einer medizinischen Überversorgung, vor denen der Hausarzt seine chronisch kranken Patienten schützen muss, liegen in mehreren Bereichen:
- Durch Vermehrung medizinischer Maßnahmen steigen Risiken und Gefahren wie z. B. unerwünschte Arzneimittelwirkungen bei Medikation (Diuretikum).
- Nicht indizierte Diagnostik führt zu falsch positiven Befunden, die mit zunehmender Invasivität abgeklärt werden müssen (Myokardszintigraphie).
- Durch den Verzicht auf Verlaufsbeobachtung und angemessene Beratung des Patienten droht eine somatische Fixierung auf die Krankheit mit Chronifizierung (neuer Lebensinhalt).

Durch die Mitteilung der Diagnose (s. u.) können auch Sorgen und Ängste ausgelöst werden; die Menschen werden an das Gesundheitswesen gebunden, „medikalisiert"; nur mit medizinischer Kontrolle scheint das Leben noch möglich (s.S. 203).

Gefahren einer medizinischen Überversorgung:
- *Mehr Maßnahmen vermehren auch Risiken und Gefahren.*
- *Falsch positive Befunde führen zu weiterer (invasiver) Abklärung.*
- *Gefahr der somatischen Fixierung.*

17.3 Mitteilung der Diagnose

Einem Patienten zu sagen, er habe eine rheumatoide Arthritis, beinhaltet, ihm auch mitzuteilen, dass er lebenslang Schmerzen haben werde und mit Deformationen zu rechnen habe. Einem Patienten zu sagen, dass ein Diabetes mellitus vorliege, bedeutet lebenslange Veränderung des Essverhaltens, Abhängigkeit von Medikamenten, möglicherweise sogar von täglichen Injektionen. Die vielfältigen Aspekte dessen, was chronisches Krank-Sein ausmacht (Tab. **A-17.5**), werden schlagartig für den Patienten wirksam: Plötzlich ist er nicht mehr der, der er war, er ist „Invalide", und damit werden Lebensgewohnheiten, berufliche und private Zielstellungen in Frage gestellt.

Ist alles noch so realisierbar, wie bisher vorgestellt, kann man noch in seinem Beruf arbeiten, wie lange lebt man überhaupt noch? Dies sind nur einige Fragen, die auftauchen. Die bisherige Identität ist gefährdet, es findet eine tiefe Kränkung statt.

All dies lässt sich beobachten, selbst wenn die chronischen Erkrankungen, um deren Mitteilung es geht, nicht symptomatisch sind. Die Information, es läge ein Hochdruck oder eine Hyperlipidämie vor, induziert bei einem Großteil der Patienten – insbesondere wenn sie jünger sind und Krankheit noch wenig in das Selbstbild passt – die oben beschriebenen Gefühle und Fragen.

Was liegt da näher, als von Seiten des Patienten an der Diagnose zu zweifeln, sie nicht wahrhaben zu wollen und über längere Zeit zu verleugnen. Man hat also immer mit einer Abwehr (im Sinne der ersten Stufe von Tab. **A-17.4**) zu rechnen. Ganz selten ist es so, dass ein Patient seine Diagnose emotional wirklich akzeptiert und primär mit einer anderen Abwehrstufe reagiert. Dies ist eher dann zu erwarten, wenn ein sekundärer Krankheitsgewinn oder eine psychische Stabilisierung durch die Organerkrankung zu erreichen ist (Tab. **A-17.5**, Punkt 10 und 11). Aus dem Wissen um diese Problematik liegt es daher nahe, den Patienten langsam auf die Diagnose und deren Tragweite vorzubereiten. Langsam bedeutet unter anderem auch, dass bereits bei verschiedenen Stufen der Diagnostik und zunehmender Wahrscheinlichkeit einer chronischen Erkrankung Hinweise auf mögliche Krankheiten und deren Konsequenzen gegeben werden. Dies gibt dem Patienten Gelegenheit, sich zunehmend mehr emotional auf das Vorliegen einer chronischen Erkrankung und damit die Notwendigkeit von erheblichen Veränderungen einzulassen. In dieser Situation ist es häufig von Vorteil, eine eher stufenweise und langsame Diagnostik mit möglichst vielen Patienten-Arzt-Kontakten durchzuführen.

17.3 Mitteilung der Diagnose

Bei der Mitteilung einer chronischen Erkrankung wird dem Patienten bewusst, dass sich sein Leben verändern wird.

Die bisherige Identität ist gefährdet, es findet eine tiefe Kränkung statt.

*Man muss immer mit einer Abwehr (im Sinne der ersten Stufe von Tab. **A-17.4**) rechnen. Ganz selten ist es so, dass ein Patient seine Diagnose emotional wirklich akzeptiert und primär mit einer anderen Abwehrstufe reagiert.*
Der Patient muss deshalb langsam auf die Diagnose und die Tragweite der Diagnose vorbereitet werden!

▶ **Merke:** Wichtig ist es auch, vom Patienten zu erfahren, was er von der jeweiligen Diagnose schon weiß, um hier gegebenenfalls Missverständnisse, Vorstellungen über besonders schwerwiegende, aber untypische Verläufe etc. aus dem Wege zu räumen. Bei derartigen Gesprächen wird dann auch das Krankheitskonzept des Patienten (sein Verständnis von der Erkrankung, seine Gefühle und sein Umgang mit dieser) transparenter. Dies ist für die Schaffung eines gemeinsam ausgehandelten und soliden Betreuungskonzeptes von größter Bedeutung (s. S. 199 und 200).

◀ Merke

Es kann auch richtig sein, dem Patienten noch eine Konsultation bei einem Spezialisten vorzuschlagen, um die Diagnose von einer anderen Seite bestätigen zu lassen. Dies wird bei einem Teil der Erkrankungen in Frage kommen, bei denen der Patient nicht schon durch nachvollziehbare Untersuchungsbefunde überzeugt ist, dass sein Arzt mit der Diagnose „richtig liegt".

Bei der Diagnosestellung einer rheumatoiden Arthritis zum Beispiel ist häufiger zu beobachten, dass Patienten – in dem Wunsch, die Krankheit zu negieren – einen anderen Arzt aufsuchen. Sie hegen dabei die Hoffnung, dass dieser sie von der Diagnose „befreit". Für eine längerfristig gute Patient-Arzt-Beziehung mag es in solchen Fällen dann in der Tat besser sein, man schlägt als Hausarzt eine derartige Konsultation selbst vor. Damit ist dann auch schon eine möglicherweise sinnvoll erscheinende Kooperation des Hausarztes mit dem Spezialisten gebahnt.

▶ **Merke:**
– Langsam zur Diagnose führen.
– Nach Krankheitskonzepten des Patienten zur Erkrankung fragen.
– Gegebenenfalls anderen Arzt konsultieren (lassen).

◀ Merke

17.4 Krankheitskonzept des Patienten

Krankheitskonzepte beinhalten die Gesamtheit der Gedanken, Gefühle und handlungsbezogenen Momente eines Menschen in Bezug auf (seine) Krankheit. Sie sind ein zentraler Einflussfaktor auf das Verhalten sowohl des Patienten als auch des Hausarztes und beeinflussen stark ihre Patient-Arzt-Beziehung, den Verlauf und das Ergebnis der Betreuung.

Die Vorstellungen, die Menschen von ihrem alltäglichen Krank-Sein haben, haben psychosoziale und Umwelteinflüsse immer schon sehr viel stärker einbezogen als das institutionelle medizinische Konzept, das wir als Ärzte vertreten. Dieser Unterschied zwischen dem subjektiven Morbiditätsbegriff (Patient) und dem medizinischen Morbiditätsbegriff (Arzt) bestimmt überwiegend die kurzen Kontakte zwischen den beiden Welten in unserer Sprechstunde.

Derjenige Anteil der „Krankheitsinformation", der sowohl der subjektiven Sicht des Patienten als auch der professionellen, aber ebenfalls subjektiven Beurteilung des Arztes entspricht, stellt damit nur eine Teilmenge des Problems dar und ist u. a. stark vom Sprachrepertoire der Beteiligten abhängig. Die Schwierigkeit, die daraus erwächst, spüren wir besonders, wenn wir z. B. Patienten beraten, die kaum Deutsch sprechen: Wir verstehen dann nicht, welche Vorstellung der türkische Patient von seinem Krank-Sein hat; wie können ihn zwar untersuchen, aber die Befunde nicht mit ihm zusammen deuten und qualifizieren die Krankheit dann als „Mittelmeersyndrom" ab.

Die Krankheitskonzepte des Patienten müssen deshalb auch in ihrem biografischen und soziokulturellen Kontext gesehen werden. Dabei steht der Hausarzt innerhalb des professionellen Gesundheitssystems im Idealfall durch Kenntnis von häuslichem Umfeld und Familie, durch Langzeitbetreuung und Gemeindebezogenheit der Lebenswelt des Patienten noch am nächsten. **Patient und Arzt haben verschiedene Konzepte von Wirklichkeit, von „Wahrheit", die gleichwertig und gleich wichtig sind.**

17.4 Krankheitskonzept des Patienten

Krankheitskonzepte beinhalten die Gesamtheit der Gedanken, Gefühle und handlungsbezogenen Momente eines Menschen in Bezug auf (seine) Krankheit.

Die Krankheitskonzepte des Patienten müssen in ihrem biografischen und soziokulturellen Kontext gesehen werden. Patient und Arzt haben verschiedene Konzepte von Wirklichkeit, von „Wahrheit", die gleichwertig und gleich wichtig sind.

Vermutlich gilt für Krankheitskonzepte ein hoher Veränderungswiderstand, wenn sie eine Rolle in der Krankheitsverarbeitung und -bewältigung bei den Patienten spielen. Das heißt, dass ich mit vermeintlich richtigen Argumenten ein vermeintlich abstruses Krankheitskonzept des Patienten nicht einfach ändern kann (Fallbeispiel 2).

Auseinandersetzung mit und Bewältigung von chronischer Krankheit (Coping) heißt für die Betroffenen nicht nur „Anpassung" an die Krankheit, indem man z. B. gewohnte Verhaltensweisen ändert; es heißt auch, die Krankheit „verstehen" zu lernen und sie dann als Bestandteil des eigenen Lebens akzeptieren zu können. Menschen formulieren im Zuge solcher Auseinandersetzungsprozesse Annahmen über das Wesen ihrer Krankheit, suchen nach Erklärungen und nehmen Deutungen vor – sie bauen also krankheitsbezogenes Wissen auf, das sich zu subjektiven Krankheitstheorien organisiert (Fallbeispiele 2 und 3). Sie dienen im Prozess des Coping dazu, das durch die Diagnose einer Krankheit erschütterte Vertrauen in eine geordnete, verstehbare und vorhersagbare Welt wiederzugewinnen, und sind damit auch gesundheitsfördernd (salutogen).

▶ **Merke:** Eine wichtige Frage im Patient-Arzt-Kontakt vor der Mitteilung einer Diagnose ist daher die **Frage an den Patienten: ‚Was denken Sie, was Sie haben?'** Wenn wir als Hausärzte Beschwerden des Patienten auf dem Hintergrund eines Krankheitskonzeptes behandeln, das *nicht* zum Krankheitskonzept des Patienten passt, wird die Therapie nicht helfen, und die Konkordanz (s.S. 201) des Patienten wird schlecht sein.

17.5 Aushandelung eines gemeinsamen Betreuungskonzeptes

Chronische Erkrankungen müssen behandelt und/oder durch entsprechende Untersuchungen kontrolliert werden. Hierzu muss es ein medizinisches Konzept geben, das für den Patienten in einer lebenslangen Begleitung aber nur dann wirksam werden kann, wenn es in Übereinstimmung mit dem eigenen Krankheitskonzept steht. Dies ist entweder dadurch möglich, dass man den Patienten vom ärztlichen Konzept überzeugen kann oder mit ihm ein gemeinsames, zwischen ärztlichen und Patientenvorstellungen liegendes Betreuungskonzept aushandelt. Ein Beispiel soll dies illustrieren:

▶ **Fallbeispiel 4.** Ein **24-jähriger Patient,** Student der Mathematik, hat eine **heftige, ungewöhnlich lang anhaltende Durchfallerkrankung,** bei der sich nach entsprechender Diagnostik die Diagnose eines Morbus Crohn stellen lässt. Nach Cortisontherapie und Sistieren von Durchfällen und Schmerzen zeigt sich, dass die schon anfänglich aufgefallene Erhöhung der alkalischen Phosphatase und der Gamma-GT sich nicht normalisiert.
Es wird daher eine weitergehende Diagnostik angeschlossen, mit dem Ergebnis einer sehr frühen Form einer primär sklerosierenden Cholangitis. Der Patient hat durch Lektüre schnell erfahren, dass diese Erkrankung – nach den Lehrbüchern – in kurzer Zeit eine Lebertransplantation nötig macht. Da ich ahne, dass der Patient, den ich schon lange kenne, sich alle erreichbare Literatur beschaffen würde, bereite ich ihn schon bei Diagnosemitteilung auf diese „katastrophalen" Aussichten vor, relativiere diese aber soweit wie möglich. Trotz meiner Relativierung gelingt es, den Patienten erneut zu einer Behandlung mit Kortikosteroiden und Ursodesoxycholsäure zu motivieren. Nach wenigen Wochen sind die Werte normal, Kortison kann reduziert werden, und schließlich kommt der Patient allein mit Ursodesoxycholsäure aus. Nun aber – der Patient ist völlig beschwerdefrei – will er mehr tun. Er will kämpfen und tut dies dann mit dezidierter Computeraufzeichnung aller erhobenen Kontrollwerte und verwendeten Dosierungen. Der Patient bewegt sich auf den Umgangsstufen 2 und 3 des Schemas, in Tab. **A-17.4.** Er schlägt von sich aus vor, eine Psychotherapie zu beginnen und lässt sich zudem durch eine Heilpraktikerin mit zahlreichen Spurenelementen und immer wieder durchgeführten so genannten Darmreinigungen behandeln. Sein Krankheitskonzept beinhaltet also Anteile, die von meinem Konzept deutlich abweichen, die ich aber kenne und akzeptiere. In der Abwägung meiner Aufgaben in der Unterstützung des Copings meines Patienten einerseits, des Schutzes vor Überversorgung andererseits entscheide ich mich sogar, ihn in seinem Krankheitskonzept zu bestätigen. Zu erwähnen ist, dass der Patient

bis heute (über fast fünf Jahre) nie mehr eine nennenswerte Darmsymptomatik erlitten hat. So läuft bei dem Patienten (gemessen an Labor, ERCP und Histologie mit gutem Erfolg) eine Therapie mit Gallensäuren, Spurenelementen, Psychotherapie und Darmreinigungen parallel.

Bei der **Aushandelung eines gemeinsam getragenen Betreuungskonzeptes** sind also folgende Fragen wichtig:
- Auf welcher Umgangsstufe mit chronischer Erkrankung steht der Patient (Tab. **A-17.4**)? Ein gemeinsames Konzept kann nie gefunden werden, wenn Arzt und Patient völlig unterschiedliche Umgangsformen haben, z. B. der Arzt eine sehr eingreifende Behandlung favorisiert (Stufe 3), der Patient sich jedoch noch im Bereich des Negierens und Verdrängens befindet (Stufe 1).
- Welche Coping-Kräfte stehen dem Patienten zur Verfügung?
- Welches Krankheitskonzept hat der Patient von der Erkrankung und welchen Teil davon muss der Arzt in seinem Medizinkonzept berücksichtigen?
- Welche möglichen zusätzlichen Motive gibt es auf Seiten des Patienten, einem Betreuungskonzept zu folgen? Dies ist insbesondere bei asymptomatischen Erkrankungen von großer Bedeutung, da hier die Beschwerden keine Motivation schaffen können.

Bei einem **gemeinsamen Betreuungskonzept** muss Folgendes beachtet werden:
- Auf welcher Umgangsstufe mit chronischer Erkrankung steht der Patient (Tab. **A-17.4**)?
- Welche Coping-Kräfte hat der Patient?
- Welches Krankheitskonzept hat der Patient, was muss der Arzt in seinem Medizinkonzept berücksichtigen?
- Welche möglichen Zusatzmotive gibt es auf Seiten des Patienten, einem Betreuungskonzept zu folgen?

17.6 Konkordanz oder Compliance

Der Begriff der Compliance wird gleichgesetzt mit „Gehorsamkeit des Patienten" in Bezug auf ärztliche Anordnungen, etwa Medikamentenverordnungen. Die Therapiebefolgung und -mitarbeit definiert also das „richtige" Denken und Handeln des Patienten gemessen an dem Expertenwissen des Arztes. Im Umkehrschluss heißt Non-Compliance fehlerhaftes, defizitäres Handeln des Patienten – gemessen am ärztlichen Standard.

Dieses Compliance-Verständnis stammt aus der Zeit einer paternalistischen, hierarchisch geordneten Arzt-Patienten-Beziehung, bei dem die Behandlungsempfehlungen und die Krankheitskonzepte des Arztes per se korrekt waren. Die Schwierigkeiten einer so geforderten Compliance zeigen sich vor allem in der Behandlung von chronischen Erkrankungen. Die Höhe der Non-Compliance, die zwischen 20 % (Asthma) und 70 % (rheumatische Erkrankungen) liegt, verdeutlicht die Problematik einer nicht geglückten paternalistischen Zusammenarbeit.

Der **Compliance-Begriff** hat sich im Laufe der Zeit gewandelt, er wurde zunehmend interaktiver definiert:
- Im **direktiven Modell** verordnet der Arzt, der Patient gehorcht (Therapiegehorsam).
- Im **passiven Modell** verordnet der Arzt, der Patient ‚glaubt an die Richtigkeit' (Therapietreue).
- Im **aktiven Modell** verordnet der Arzt, der Patient arbeitet mit (Therapiemitarbeit).
- Im **interaktiven Modell** findet ein wechselseitiger Austausch und Aushandelungsprozess zwischen Arzt und Patient statt (Therapiekooperation).

Der geglückte Aushandlungsprozess eines gemeinsam getragenen Betreuungskonzepts auf dem Boden einer vertrauensvollen Patient-Arzt-Beziehung mündet in **Konkordanz** zwischen Patient und Arzt, und statt von Behandlung sprechen wir in der patientenzentrierten Allgemeinmedizin von Betreuung und Begleitung.

Bei chronischen Erkrankungen, bei denen es einerseits um die Reduktion oder Vermeidung akuter Symptome, andererseits um die längerfristige Beeinflussung des Krankheitsgeschehens und die Verhinderung von Folgeerkrankungen, Komplikationen und vorzeitigem Tod geht, ist eine gute Konkordanz wesentliche Grundlage für einen Erfolg. Erst die genaue Kenntnis der Prognose der Erkrankung und des Nutzens therapeutischer Maßnahmen erlaubt eine angemessene Information des Patienten.

17.6 Konkordanz oder Compliance

Der Begriff der Compliance ist gleichbedeutend mit „Gehorsamkeit des Patienten" in Bezug auf ärztliche Anordnungen, etwa Medikamentenverordnungen.

Es gibt mehrere Compliance-Modelle.

Ein gemeinsam getragenes Betreuungskonzept mündet in **Konkordanz** zwischen Patient und Arzt.

In der Langzeitbetreuung chronisch kranker Menschen muss **für jeden Patienten ein ganz eigenes, individuelles Betreuungskonzept** entwickelt werden.

Der Arzt muss seinerseits das Krankheitskonzept des Patienten erfragen. Gemeinsam müssen die Auswirkungen der Erkrankung und einer möglichen Therapie auf die Lebensqualität des Patienten abgewogen werden, und gemeinsam werden die Fähigkeit des Patienten zum Selbstmanagement und die Unterstützungsmöglichkeiten des Arztes, beurteilt. Damit wird in der Langzeitbetreuung des chronisch kranken Menschen **für jeden Patienten ein ganz eigenes, individuelles Betreuungskonzept** entwickelt, das nicht nur von Patient zu Patient, sondern auch von den Empfehlungen der evidenzbasierten Medizin erheblich abweichen kann.

Zu weiteren Einflussbedingungen auf Compliance und Non-Compliance s. Tab. A-17.6.

In der Tab. **A-17.6** sind weitere wesentliche Einflussbedingungen auf Compliance und Non-Compliance festgehalten.

Allerdings führen Konkordanz und zuverlässiges Selbstmanagement des Patienten nicht automatisch zu einer optimalen Behandlung der chronischen

A-17.6 Weitere Faktoren, die die Compliance des Patienten beeinflussen können (nach Goeppert, Petermann)

Die Wahrscheinlichkeit von Compliance ist erhöht, wenn...	Die Wahrscheinlichkeit von Compliance ist herabgesetzt, wenn...
der Patient	**der Patient**
▪ von einer allgemeinen (oder spezifischen) Krankheitsanfälligkeit überzeugt ist ▪ die Ernsthaftigkeit seines Leidens erkennt ▪ an die Wirksamkeit der Therapie glaubt ▪ mit der medizinischen Betreuung zufrieden ist ▪ von seiner Familie in seinem Befolgungsverhalten unterstützt wird ▪ einen guten Wissenstand zur Therapie hat	▪ in seinen Erwartungen an die ärztliche Betreuung enttäuscht wird ▪ in seinem Auffassungsvermögen und seiner Merkfähigkeit eingeschränkt ist ▪ Angst vor Nebenwirkungen des Medikamentes hat, Nebenwirkungen erlitten hat und/oder befürchtet, abhängig zu werden ▪ Vorbehalte gegen bestimmte Behandlungsformen (z. B. medikamentöse Therapie) hat ▪ sich gesund fühlt ▪ einen hohen primären oder sekundären Krankheitsgewinn hat
die Krankheit	**die Krankheit**
▪ akut ist ▪ die Leistungsfähigkeit deutlich einschränkt	▪ (noch) symptomlos verläuft ▪ chronisch ist
die Behandlung	**die Behandlung**
▪ und die Konsultationstermine individuell mit dem Patienten abgestimmt werden ▪ mit Medikation in geringer Dosis/Tag und mit nur wenigen Präparaten erfolgt	▪ deutliche Verhaltensänderungen vom Patienten verlangt (z. B. das Rauchen aufgeben) ▪ sehr komplex ist ▪ lange dauert und lange Wartezeiten auftreten oder ein langer Zeitraum zwischen Überweisung und Konsultationstermin liegt ▪ zu unerwünschten Wirkungen führt ▪ Sprach- und Verständigungsprobleme aufweist
	der Arzt
	▪ den Patienten autoritär behandelt

Krankheit, wie Fallbeispiel 1 zeigt. Herr L. geht compliant und selbstverantwortlich mit der medikamentösen Therapie und den Kontrollen um. Aber chronisches Krank-Sein ist auch komplex von psychosozialen Aspekten, dem Ausmaß der Coping-Kräfte, sozialer Unterstützung u. a. abhängig.

Aus der Einschätzung, dass der Patient ein bestimmtes Betreuungskonzept nicht oder zumindest zum jetzigen Zeitpunkt nicht akzeptieren kann, resultiert meist, dass auf ein weniger gutes medizinisches Konzept zur Behandlung zurückgegriffen wird, weil für mehr „der Patient nicht zu gewinnen ist".

▶ **Fallbeispiel 5.** Ein **53-jähriger Mann** mit einem **endogenen Asthma bronchiale** erheblicher Ausprägung ist seit 10 Jahren in meiner Betreuung. Zu keinem Zeitpunkt ist eine ausreichende Einstellung des Patienten gelungen, bestenfalls für ganz wenige Wochen während und nach Klinikaufenthalten. Diese werden dadurch notwendig, dass der Patient immer wieder in einen Status asthmaticus gerät. Während des Klinikaufenthaltes wird dann optimal therapiert und die Einstellung hält für wenige Tage außerhalb der Klinik vor. Wieder zu Hause, setzt der Patient, beginnend mit dem Corticosteroid, jedes Mal seine Medikation sukzessive ab. Viele Gespräche haben nicht klären können, warum dies geschieht. Die einzige Antwort war: „Mir ging es doch gut, da brauche ich die vielen Medikamente nicht, die schaden nur." Der normal intelligente Patient ist nicht zur Einsicht zu gewinnen, dass dies keine vernünftige Position für die Behandlung seines Asthma bronchiale darstellt.

Erst langsam begreife ich, dass der Patient in seiner Familie – er lebt mit Frau und Schwiegermutter zusammen – durch seine Krankheit einen erheblichen Gewinn hat: Er wird schonend behandelt, kann schwere Arbeit vermeiden und die Dinge, die ihm ansonsten von Seiten seiner Frau und der Schwiegermutter erhebliche Klagen einbringen – Unzuverlässigkeiten, ja Vernachlässigung der Familie –, werden bei dem kranken und schwer nach Luft ringenden Patienten toleriert.

Da ich den Patienten häufiger wegen schwerer asthmatischer Zustände zu Hause besuchen muss, fällt es leicht, die Besuche auch auf Phasen auszuweiten, die nicht durch die Schwere der Erkrankung gerechtfertigt sind. Ich versuche – teilweise erfolgreich – mit der Familie und ihm ins Gespräch zu kommen. Mit vorsichtigen Andeutungen über die Schonung, die er mit seiner Erkrankung erreichen kann, und mit der Vermutung, dass er sich ansonsten gegen die „beiden Frauen" wohl nicht durchsetzen könne, gelingt es mir längerfristig, eine höhere Compliance zu erreichen, wenn sie bei weitem auch nicht perfekt ist.

◀ **Fallbeispiel**

Der in diesem Beispiel geschilderte Patient hat ganz offensichtlich einen sekundären Krankheitsgewinn von seinem Asthma bronchiale, der in starken Widerspruch zu einer hohen Compliance geraten muss.

17.7 Kontrollen

Es gibt zwei Gründe, Kontrollen chronischer Erkrankungen durchzuführen:
Beobachtungen des so genannten natürlichen Verlaufs der Erkrankung und gegebenenfalls daraus resultierende medikamentöse Therapieeinstellungen und Veränderungen: Dies betrifft z. B. die Medikamentendosierung bei Hypothyreose oder Bluthochdruck; es gilt aber gleichermaßen auch für die Medikation einer koronaren Herzerkrankung oder eines Diabetes mellitus. Die Frequenz der Kontrollen ergibt sich aus den zu erwartenden Veränderungen.

Zum Beispiel ist die Notwendigkeit zur niedrigeren oder höheren Dosierung von chronisch verabreichtem L-Thyroxin in der Regel nur alle ein bis zwei Jahre gegeben. Für den Bluthochdruck, der gut eingestellt ist, mögen Kontrollabstände von zwei bis drei Monaten völlig ausreichend, zumal wenn der Patient seinen Blutdruck selbst misst. Die koronare Herzerkrankung ist eine nicht kontinuierlich verlaufende Erkrankung, so dass sich aus der natürlichen Entwicklung der Erkrankung keinerlei Kontrollabstände herleiten lassen. Hier bestimmt – medizinisch gesehen – der Patient mit seiner Symptomatik die Kontrollabstände. Gleiches gilt für eine rheumatoide Arthritis oder eine chronische Durchfallerkrankung.

Um die Qualität der medizinischen Versorgung chronisch Erkrankter zu verbessern, haben die Leistungserbringer im Gesundheitswesen und die gesetzlichen Krankenkassen gemeinsam so genannte **Disease-Management-Programme (DMP)** eingeführt. Hier werden die (freiwillig) teilnehmenden Patien-

17.7 **Kontrollen**

Kontrollen sind sinnvoll, weil u. U. diagnostische und therapeutische Maßnahmen angepasst werden müssen.

Zur Verbesserung der Qualität der medizinischen Versorgung chronisch Erkrankter wurden so genannte **Disease-Management-Programme (DMP)** eingeführt.

ten strukturiert regelmäßig untersucht, beim Diabetes mellitus z. B. alle drei Monate. Solche DMP gibt es auch für KHK, chronisch-obstruktive Lungenerkrankungen, Mammakarzinom u. a. Wichtige Bestandteile der DMP sind Schulung der Patienten und definierte Kooperation von Hausarzt und Spezialisten.

Beistand beim Ertragen einer chronischen Erkrankung: Viele Patienten fühlen sich – und dies ist kulturell relativ unterschiedlich ausgeprägt – vernachlässigt, wenn man sie nicht regelmäßig in überschaubaren Zeitabständen sieht und sie zu ihrer Krankheit, der Symptomatik und der Medikation befragt. Sie erleben offensichtlich, mit ihrer Erkrankung allein gelassen zu sein. Diese Patienten werden deutlich häufiger einbestellt als medizinisch notwendig.

Damit diese Einbestellung für den Patient einen besonderen Wert erhält, werden auch technische oder Laboruntersuchungen häufiger durchgeführt. Es geht darum, dem Patienten die Geborgenheit ärztlicher Kontrolle vorzuführen. Man muss sich bei dieser Begründung für Kontrollen bewusst sein, dass hiermit eine Medikalisierung, d. h. Bindung an den Arzt, ohne medizinische Notwendigkeit und damit eine Überversorgung erfolgt. Sicher gibt es Patienten, die diese Art von Betreuung brauchen. Man muss sich allerdings davor hüten, von diesen Patienten auf alle Patienten mit dem entsprechenden Krankheitsbild Rückschlüsse zu ziehen.

Für viele Patienten ist es durchaus unangenehm oder gar schädlich (z. B. sekundärer Krankheitsgewinn), mit ihrer chronischen Erkrankung über das Medizinische hinaus medikalisiert zu werden. In dieser Sichtweise können auch die DMP, die die Qualität der Versorgung der gesamten Erkrankten-Population verbessern sollen, bei individuellen Patienten zu Medikalisierung und Überversorgung mit negativen Folgen führen. Auch hier ist es von besonderer Bedeutung, das Krankheitskonzept und die Umgangsform des Patienten mit seiner chronischen Krankheit als Zeitgeber für Kontrollabstände zu berücksichtigen.

17.8 Sonstige Hilfen, Rehabilitationsmaßnahmen und Berentung

Patienten, die eine (insbesondere symptomatische) chronische Erkrankung haben, können in der Adaptation an Alltagsbelastungen durch so genannte Hilfsmittel wie orthopädisches Gerät, Rollstuhl, Badewanneneinstieg, Diabetikerschuhe etc. unterstützt werden. Durch Rehabilitationsmaßnahmen, aber auch durch Krankschreibungen lässt sich das Leben mit der Behinderung durch eine chronische Erkrankung leichter meistern. Dies kann so weit gehen, dass wegen der Minderung der Erwerbsfähigkeit eine frühzeitige Berentung erfolgt. Bei allen derartigen Maßnahmen – vom Stützkorsett bis zur vorzeitigen Berentung – ist es von größter Bedeutung, sich des Spannungsfeldes zwischen Hilfe und Unterstützung einerseits und Entmündigung und Unselbstständigmachung andererseits bewusst zu sein (Fallbeispiel 1).

Orientierungsgebend für das, was für den einzelnen Patienten zu einer bestimmten Zeit und in einer bestimmten Situation sinnvoll ist, ist die Analyse der Umgangsform des Patienten mit seiner chronischen Erkrankung. Kämpft der Patient für Gesundheit und gegen seine Erkrankung, so ist z. B. der Vorschlag einer frühzeitigen Berentung völlig inadäquat. Hat der Patient eher resigniert, sich der Krankheit hingegeben, einen erheblichen und auch nicht revidierbaren sekundären Krankheitsgewinn, so ist ein Berentungsvorschlag eher sinnvoll.

Durch Kontrollen stehen die Patienten in regelmäßigem Kontakt zu ihrem Arzt und fühlen sich weniger allein gelassen.

17.8 Sonstige Hilfen, Rehabilitationsmaßnahmen und Berentung

Hilfsmittel können dem Patienten bei der Bewältigung seiner Erkrankung und dadurch entstehender Alltagsprobleme helfen.

Bei der Auswahl der angebotenen Hilfsmittel und Maßnahmen muss die individuelle Umgangsform des Patienten mit seiner chronischen Krankheit beachtet werden.

17.9 Hilfen außerhalb der hausärztlichen Betreuung

Auch außerhalb der medizinischen bzw. hausärztlichen Betreuung können chronisch Kranke Hilfen nutzen. Diese Hilfen können aus dem paramedizinischen, dem Heilpraktikerbereich kommen oder im Bereich der Selbsthilfe angesiedelt sein. Chronisch Krank-Sein ist das Leben des Patienten, und zum Leben gehört weitaus mehr als der Arzt und die Medizin, die nur einen sehr kleinen Teil des Alltags der Menschen ausmachen. So ist es auch verständlich, warum es für einen Teil von Patienten sehr hilfreich sein kann, z. B. in Selbsthilfegruppen Unterstützung durch Erfahrungen anderer, aber auch durch das kollektive Erleben gemeinsamer Betroffenheit zu gewinnen. Auch Unterstützung für andere geben zu können, kann helfen. Allerdings gilt auch hier, dass die ärztliche Beratung immer das Spannungsfeld zwischen Medikalisierung und Hilfestellung sehen und problematisieren sollte.

17.10 Medizinische Betreuungsprobleme

Medizinische Betreuungsprobleme können auf der Ebene der chronischen Krankheit entstehen: Zum Beispiel kann ein Hochdruck schwierig einstellbar, eine chronische Durchfallerkrankung bei Morbus Crohn kaum beherrschbar sein oder trotz aller Bemühungen ein diabetisches Fußsyndrom entstehen. Derartige medizinische Probleme treten aber im Alltag der Hausarztpraxis eher selten auf. Daher (und weil sie Fragestellung spezialisierter Medizin sind) wird an dieser Stelle nicht näher darauf eingegangen. Es sei wiederholt: **Ein Großteil der Probleme, die sich bei der Betreuung chronisch Erkrankter ergeben, ist nicht auf die Krankheitsdiagnose, sondern vielmehr auf die Umgangsweise des Patienten mit seiner chronischen Erkrankung, auf sein chronisches Krank-Sein zurückzuführen.**

Weiterführende Literatur zu diesem Kapitel finden Sie unter www.thieme.de/specials/dr-allgemeinmedizin/

18 Lebensbedrohliche chronische Erkrankungen am Beispiel Krebs und AIDS

Heinz Harald Abholz, Thomas Schindler, Michael M. Kochen

Die meisten Patienten mit lebensbedrohlichen chronischen Erkrankungen (wie z. B. Krebs und AIDS, Endphasen von Demenz oder chronisch neurologischen Erkrankungen wie Multipler Sklerose oder ALS, aber auch terminale Herz-, Leber-, Nieren- oder pulmonale Insuffizienz) werden im Verlauf ihrer Leiden mit einer Vielzahl von Fachkollegen, Institutionen und technischen Verfahren konfrontiert. Dabei steht ihnen in den hochspezialisierten medizinischen Zentren nur selten eine feste ärztliche Bezugsperson zur Verfügung. Gerade diese aber brauchen Menschen in höchster Not: Sie wollen über ihre Angst, ihre Zweifel, über das, was sie nicht verstehen, sprechen und beraten bzw. geführt werden.

Der Allgemeinarzt, der die Mehrzahl seiner Patienten schon über Jahre kennt, der über das jahrelange Verhältnis eine gewachsene Beziehung hat, ist die Person, die sich für diese Aufgabe anbietet. Hinzu kommt, dass er die Befunde und Vorschläge der verschiedenen Fachkollegen zusammenführen, integrieren und für den Patienten übersetzen kann. Im nachfolgenden Text geht es weniger um die Vermittlung medizinischer Tatbestände, vielmehr steht die Darstellung dieser spezifischen Betreuungsaufgabe allgemeinärztlicher Versorgung im Vordergrund.

18.1 Epidemiologie in der Allgemeinpraxis

Tab. **A-18.1** gibt einen Überblick zur Inzidenz (Neuerkrankungen pro Jahr) von bösartigen Erkrankungen. Dabei wird deutlich, dass Krebserkrankungen in der

A-18.1 Lebensbedrohliche chronische Erkrankungen in der Allgemeinpraxis (Neuerkrankungen pro 2500 Patienten und Jahr in einer durchschnittlichen englischen Allgemeinpraxis [nach Fry])

Malignome	Fallzahlen
Bronchial-Karzinom	2
Mamma-Karzinom	1
Kolorektal-Karzinom	2 alle 3 Jahre
Magen-Karzinom	1 alle 2 Jahre
Prostata-Karzinom	1 alle 2 Jahre
Blasen-Karzinom	1 alle 2 Jahre
Zervix-Karzinom	1 alle 4 Jahre
Ovarial-Karzinom	1 alle 5 Jahre
Ösophagus-Karzinom	1 alle 7 Jahre
Maligner Gehirntumor	1 alle 10 Jahre
Endometrium-Karzinom	1 alle 12 Jahre
Schilddrüsen-Karzinom	1 alle 15 Jahre
Malignes Lymphom	1 alle 15 Jahre
AIDS	ca. 1 alle 10 Jahre
HIV-Infektion	ca. 3 alle 2 Jahre

18 Lebensbedrohliche chronische Erkrankungen, z. B. Krebs und AIDS

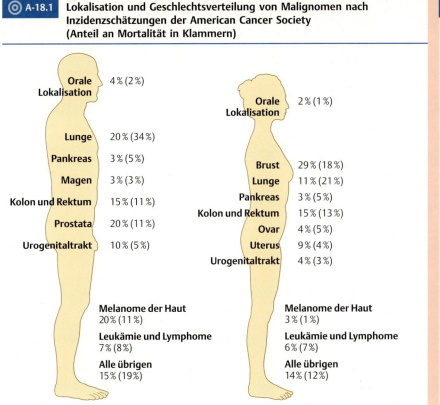

A-18.1 Lokalisation und Geschlechtsverteilung von Malignomen nach Inzidenzschätzungen der American Cancer Society (Anteil an Mortalität in Klammern)

Allgemeinpraxis selten sind. Übersehen werden darf jedoch nicht, dass die Mehrzahl der von einer bösartigen Erkrankung Betroffenen nach der Diagnosestellung noch einige Jahre lebt und auch an anderen Ursachen als der Grunderkrankung versterben kann. Daher liegt die Zahl der durch den Allgemeinarzt zu betreuenden Patienten (= Prävalenz) deutlich höher, als es durch die Inzidenzangaben (Neuerkrankungen) auf den ersten Blick erscheint.

18.2 Diagnostik

Bei Malignomverdacht oder einer Symptomatik, bei der differenzialdiagnostisch an einen Tumor zu denken ist, sollte eine möglichst schnelle und effektive Diagnostik erfolgen. Da jedoch nach dem allgemeinmedizinischen Arbeitsansatz der medizinische Aspekt des Krankseins nur ein Gesichtspunkt, wenn auch bei lebensbedrohlichen Erkrankungen der zentrale ist, gibt es berechtigte Ausnahmen von dieser Forderung. Gerade diese jedoch sollen im Zentrum der Darstellung stehen, illustrieren sie doch die Spezifika des Faches in seiner Unterscheidung von der spezialistischen Medizin.

18.2 Diagnostik

Wenn auch in den meisten Fällen von Malignomverdacht eine schnelle und effektive Diagnostik erfolgen sollte, so gibt es unter allgemeinmedizinischem Arbeitsansatz Ausnahmen.

▶ **Fallbeispiel.** Eine für ihr Alter noch sehr rüstige **68-jährige Patientin,** bei der **vor 7 Jahren ein Kolonkarzinom entdeckt und operiert** worden war, bekam zunehmend häufiger **Oberbauchbeschwerden im Sinne von leichten Schmerzen und Meteorismus.** Eine nach bislang unauffälligen Routinekontrollen durchgeführte Diagnostik erbrachte den Befund mehrerer **Metastasen im Bereich der Leber.** Da ein operatives Vorgehen nicht mehr möglich war, wurde eine lokale Chemotherapie versucht, die jedoch an wiederholten technischen Schwierigkeiten scheiterte. Schließlich entschloss sich die Klinik zu einer systemischen Zytostase, die ich dann ambulant vierwöchentlich über anderthalb Jahre fortführte. Vor der Feststellung der Lebermetastasen hatte die Patientin praktisch nie über ihr Tumorleiden gesprochen, das bis dahin als geheilt galt. Auch hatte ich kaum etwas von ihrem Leid in der Jahre zurückliegenden Ehe und mit den aus dieser Ehe entstammenden fünf Kindern erfahren. Zwar war mir aus Andeutungen klar, dass sie zu allen fünf Töchtern ein problematisches Verhältnis hatte, jedoch erfuhr ich erst

◀ Fallbeispiel

später, dass dieses Verhältnis zu vier der Töchter durch wirkliche Feindschaft charakterisiert war. Die Patientin arbeitete regelmäßig, um etwas zu ihrer kargen Rente hinzuzuverdienen. Im Verlauf unserer durch die entdeckte Metastasierung häufiger werdenden Kontakte stellte sich heraus, dass ihre Arbeit noch eine weitere Funktion hatte: Sie stabilisierte sie und hielt sie aus schweren depressiven Phasen heraus, in denen sie ihr Leben als total gescheitert ansah. Unter der ambulant durchgeführten Chemotherapie ging es der Patientin erstaunlich gut, so dass sie ihre Arbeit mehr oder minder ungehindert weiter durchführen konnte. Sonographische und computertomographische Kontrollen zeigten auch einen anfänglichen Stillstand und dann ein nur sehr langsames Wachstum der Lebermetastasen.

Nach etwa anderthalb Jahren kam jedoch der Zeitpunkt, zu dem sich **zunehmend neue Beschwerden** einstellten: verstärkter Meteorismus, Beinödeme und schließlich Aszites. Die Patientin fühlte sich immer schwächer und sprach in dieser Phase, die sich über Wochen erstreckte, eine weitere Verlaufsdiagnostik der Leberfiliae an. Da für mich keine andere als die laufende Therapie möglich erschien, verhielt ich mich der Durchführung dieser Untersuchungen gegenüber eher zurückhaltend. Ich hatte über die Zeit – da es doch relativ gut ging – zudem den Eindruck gewonnen, dass die Patientin die Wahrheit der nun versagenden Therapie und des baldigen Endes nicht verkraften könnte. Trotz objektiver Verschlechterung erschien sie psychisch relativ stabil – wobei sie die Entwicklung eher beschönigend sah. Sie berichtete über eine – subjektive – Besserung und nahm an, dass ihr Zustand vielleicht noch 1 oder 2 Jahre andauern könnte. Jede Diagnostik hätte mit aller Wahrscheinlichkeit diesen Glauben massiv bedroht und ihre Hoffnung als Selbstbetrug deutlich werden lassen. Denn es war von einem katastrophalen Befund der Leber auszugehen. Erst als sie ikterisch wurde und anhaltende Übelkeit sowie Hautjucken auftraten, wurde eine erneute Ultraschalluntersuchung durchgeführt, die das, was ich ahnte, bestätigte: Die gesamte Leber war von Metastasen durchsetzt.

Bei diesem Beispiel wird auch der „spezialistisch" denkende Mediziner noch nachvollziehen können, dass es hier nicht unbedingt um eine schnelle und effektive Diagnostik gehen musste. Denn es war von vornherein klar, dass sich keine weiteren **therapeutischen Konsequenzen** ergeben werden.

In diesem Fall war die Patientin über ihre Diagnose, nicht den Grad der Verschlechterung, informiert und tolerierte die zögerliche Haltung zur Verlaufsdiagnostik des Arztes. Schwieriger wird die Situation, wenn derartige Abwägungen nicht **mit** dem Patienten, sondern **für ihn** gemacht werden.

▶ **Fallbeispiel.** Eine **86-jährige Patientin,** die an ausgeprägter **chronisch-obstruktiver Lungenerkrankung,** einer **schweren peripheren arteriellen Durchblutungsstörung** sowie einer **koronaren Herzerkrankung** leidet, kommt seit etwa einem dreiviertel Jahr mit **gehäuften Klagen über Oberbauchschmerzen, Übelkeit, Inappetenz und Widerwillen gegen Fleisch.** An Gewicht hat sie bisher nicht nennenswert verloren. Obwohl die Patientin schwere, sie quälende Grunderkrankungen hat, habe ich sie als eine Frau kennen gelernt, die recht ängstlich ist und sehr am Leben hängt. Bei der körperlichen Untersuchung bin ich mir nicht ganz sicher, ob epigastral eine Resistenz palpabel ist oder nicht. Unter den Laborbestimmungen finden sich eine mittelgradig erhöhte Blutsenkungsgeschwindigkeit, ein niedriger Eisenwert und eine leichte normochrome Anämie sowie eine immer wieder geringfügig erhöhte Lipase. Die Leberwerte sind normal. In früheren Jahren hatte die Patientin nie ein Ulkus oder eine Gastritis gehabt.

Ich entscheide mich dazu, die Patientin zunächst symptomatisch mit Metoclopramid und schließlich mit H_2-Blockern zu behandeln: Die Symptomatik wird darunter nur zum Teil gebessert. Vor einer weitergehenden Diagnostik – Ultraschall und Gastroskopie – mache ich halt, weil mir jetzt nur noch Diagnosen in Frage zu kommen scheinen, die ich therapeutisch bei der alten Patientin nicht mehr angehen würde: Pankreas- oder Magenkarzinom mit Symptomen. Andererseits aber könnte es sich auch nur um funktionelle Beschwerden bei erheblichen psychischen Belastungen durch eine paranoid-psychotische Tochter handeln. Was hier vorliegt, wird der Verlauf entscheiden – so meine Haltung dazu. Ich meine aber auch, die Problematik mit der Patientin nicht besprechen zu können. Denn damit wäre sie vor die Situation gestellt, sich entweder zu einer Diagnostik zu entscheiden, die – bei positivem Ausfall – keine oder keine sinnvollen therapeutischen Konsequenzen hätte, oder eine solche Diagnostik abzulehnen, aber sich dann permanent von einer tödlichen Erkrankung bedroht zu erleben. Offen muss bei diesem Vorgehen allerdings bleiben, ob sich die im Allgemeinen schon recht ängstliche Patientin nicht doch auch ohne eine entsprechende Verlaufsdiagnostik erhebliche Sorgen bezüglich einer möglicherweise tödlich verlaufenden Erkrankung macht und lediglich die Aussprache darüber scheut. Patienten denken durchaus oft in diesen Kategorien und erhoffen sich manchmal auch, dass ihr Arzt diese für sie so schwierige Problematik anspricht.

Es wird deutlich, dass unter allgemeinmedizinischem Ansatz, nämlich der Berücksichtigung aller Aspekte des Krank-Seins und der Persönlichkeit des betroffenen Patienten – selbst bei lebensbedrohlichen chronischen Erkrankungen – teilweise Modifikationen und Abweichungen vom sog. „klinischen Standard" vorzunehmen sind. **Dies erklärt sich daraus, dass es dem Arzt nicht um die Stellung einer Diagnose an sich, sondern um die „beste Lösung" für diesen speziellen Patienten gehen muss.** Dass derartige Entscheidungen sehr problematisch und darum für die Arbeit des Arztes anstrengend sind, liegt auf der Hand; sie sind immer stark subjektiv gefärbt und setzen das Denken an alle differenzialdiagnostischen und daraus resultierenden therapeutischen Möglichkeiten voraus. Und immer wird der Arzt unsicher bleiben, ob er die Entscheidung richtig gefällt hat.

Die Entscheidung über die vorzunehmende Diagnostik ist für jeden Patienten erneut und speziell zu treffen – sie ist nicht – wie in der Klinik – Routine!

18.3 Die Bedeutung einer lebensbedrohlichen chronischen Erkrankung

Krank zu sein bedeutet immer, sich mit einer Krankheit auseinander zu setzen, sich mit ihr zu arrangieren, mit ihr zu leben. Dies gilt für alle Erkrankungen, insbesondere aber für chronische Erkrankungen – „begleiten" sie den Patienten doch lebenslang. Eine nochmalige Zuspitzung findet bei der lebensbedrohlichen chronischen Erkrankung statt, die unter Umständen zum baldigen Ende führt. Chronisch Kranksein ist damit nur zum Teil durch die eigentliche Krankheit, häufig vielmehr durch Reaktionen des Patienten darauf charakterisiert.
Die **Belastungen** bzw. **Anforderungen** an den Patienten bei einer chronischen Erkrankung lassen sich wie folgt charakterisieren:
- Einschränkung der körperlichen Integrität und des Wohlbefindens.
- Erleben der Hilflosigkeit und der Krankheit ausgeliefert zu sein.
- Notwendigkeit, sich an seine physische und soziale Umgebung neu anzupassen, eine neue Rolle und Funktion annehmen zu müssen.
- Veränderung des Selbstkonzeptes und der Zukunftspläne.
- Bedrohung des emotionalen Gleichgewichtes.
- Lebensbedrohung und Todesangst.

Nur die erstgenannte Belastung ist Ausdruck der medizinisch definierten Krankheit. Alle anderen Belastungen des chronisch, insbesondere des lebensbedrohlich chronisch Kranken sind auf der psycho-sozialen Ebene angesiedelt. Dies wird besonders dann sehr deutlich, wenn in der Anfangsphase einer chronischen lebensbedrohlichen Erkrankung körperliche Symptome fehlen oder wenig einschränkend sind. Gedacht ist hier z. B. an die krebskranke Frau mit einem nicht metastasierenden Mammakarzinom nach Operation; an den jungen Mann, der erfährt, dass er HIV-positiv ist; an die junge Frau, die erfährt, dass die nun schon wieder verschwundene Taubheit am rechten Unterschenkel und am linken Oberarm Symptome einer Multiplen Sklerose sind. Die Mehrzahl dieser Patienten weisen – auch ohne körperliche Symptome – alle anderen Zeichen einer chronischen Erkrankung auf.

18.3 Die Bedeutung einer lebensbedrohlichen chronischen Erkrankung

Chronisch krank zu sein bedeutet, sich mit der Krankheit auseinander zu setzen, sich mit ihr zu arrangieren, mit ihr zu leben.

Die Belastungen und Anforderungen an den Patienten sind:
- Einschränkung von körperlicher Integrität und Wohlbefinden.
- Hilflosigkeit und Ausgeliefert-Sein.
- Notwendigkeit, sich neu an seine Umgebung anpassen zu müssen.
- Veränderung von Selbstkonzept und Zukunftsplänen.
- Bedrohung des emotionalen Gleichgewichtes.
- Lebensbedrohung und Todesangst.

Die meisten dieser Belastungen sind psychosozialer Art.

18.4 Der Umgang des Patienten mit seiner Erkrankung

Folgende fünf **Grundformen** des Umgangs mit chronischer und somit auch mit chronisch lebensbedrohlicher Erkrankung lassen sich unterscheiden:
1. **Versuch der Ausgliederung der Krankheit** – ein Verdrängungs- oder Verleugnungsprozess. Krankheitszeichen werden nicht wahrgenommen, anders gedeutet; es wird verharmlost. Eine innere Auseinandersetzung

18.4 Der Umgang des Patienten mit seiner Erkrankung

Fünf Grundformen des Umgangs des Patienten mit seiner Erkrankung lassen sich unterscheiden:
1. **Ausgliederung**, Verdrängung, Verharmlosung;

2. Aktive **Bekämpfung** ohne Rücksicht auf die Aussichtslosigkeit der Lage;
3. Deutung von Krankheit als **Strafe**, Schicksal oder Prüfung;
4. **Integration** der Krankheit in den Alltag und Vorbereitung auf den Tod.
5. Krankheit als **Zerstörung**, auf die nur noch mit **Depression** reagiert wird.

Meistens findet man Mischformen der geschilderten Umgangsformen vor.

Aus Studien ist bekannt, dass die Lebenserwartung der Patienten, die den aktiven Umgang mit ihrer Krankheit „wählen" (also „Ausgliedern/Verleugnen" oder „Kampf"), länger ist, als die derjenigen, die sich anders verhalten.

18.5 Der Umgang des Arztes mit der lebensbedrohlich chronischen Erkrankung

Die lebensbedrohliche Erkrankung eines Patienten konfrontiert den behandelnden Arzt mit den beschränkten Möglichkeiten der Medizin und kann verunsichernd wirken.

Die Variabilität des Krankheitsverlaufs ist groß und die Prognose nur in sehr grobem Maße möglich. Trotzdem müssen zahlreiche schwerwiegende Entscheidungen gefällt werden..

Auch bei Ärzten beobachtet man fünf Reaktionsformen, die den Umgangsformen von Patienten ähneln:

wird abgelehnt oder gefürchtet; eine Beschäftigung mit der Krankheit wird als Zugeständnis an das Bestehen der Krankheit gesehen, das zudem den Verlauf ungünstig beeinflussen könnte.

2. **Die Krankheit wird durchgehend bekämpft.** Es werden immer wieder neue Behandlungen versucht, immer neue Therapeuten aufgesucht. Selbst Hinweise auf die Aussichtslosigkeit einer Therapie werden nicht wahrgenommen bzw. heruntergespielt.
3. **Die Erkrankung wird zum strukturierenden Mittelpunkt des Lebens,** entweder als existenzielle Entscheidung auf dem Hintergrund tief empfundener philosophischer bzw. religiöser Weltanschauung oder als neurotische Fehlhaltung. Die Deutung von Krankheit als Strafe oder Schicksal mit der daraus resultierenden Aufgabe, auch mit dieser „Prüfung" in irgendeiner Weise umzugehen, kann einerseits sinnstiftend, andererseits aber auch als zerstörend für den weiteren Prozess erlebt werden.
4. **Die Krankheit wird in den Lebensprozess integriert.** Es findet eine Anpassung an die erzwungenen Notwendigkeiten und Einschränkungen statt, bei gleichzeitigem Festhalten am Sinn auch eines eingeschränkten Lebens. Die verbleibenden Lebensmöglichkeiten werden jedoch bejaht bzw. die Vorbereitung auf den Tod als Teil eines sinnvollen Daseins erlebt.
5. **Die Krankheit wird als zerstörerischer, überwältigender Prozess erlebt,** gegen den es keine Chance gibt. Dies geschieht unter Umständen mit der Folge von **Depression** bis hin zum Suizid.

Der betroffene Patient „wählt" allerdings nicht **nur eine** Umgangsform des oben dargestellten Schemas: **In der Realität findet man zumeist Mischformen mit all ihren Widersprüchlichkeiten vor.** Zudem **wechselt die Umgangsform** auch im **Verlauf** des Krankseins.

In zahlreichen Studien an Menschen mit unterschiedlichen Krebserkrankungen ist immer wieder gezeigt worden, dass die Lebenserwartung der Patienten, die im Wesentlichen die beiden so unterschiedlichen Umgangsformen „Ausgliederung" oder „Kampf" (s.o.) aufwiesen, länger war als bei den Patienten mit den anderen Umgangsformen. Der aktive Umgang mit der Krankheit – sei es über ihre Verdrängung oder ihre Bekämpfung – scheint sich also positiv, das Sich-Ergeben in das Schicksal hingegen eher negativ auf den Krankheitsverlauf auszuwirken.

18.5 Der Umgang des Arztes mit der lebensbedrohlich chronischen Erkrankung

Die Lebensverlängerungen, die bei lebensbedrohlichen chronischen Erkrankungen erreicht werden können, sind nicht selten gering. In dieser Situation erlebt der Arzt das eigene Versagen, da seine Kunst – zumindest in unserem Kulturkreis – wesentlich auf Heilen und Lebensverlängerung ausgerichtet ist. Chronische Erkrankungen lassen sich aber – per definitionem – nicht heilen, sondern nur lindern und im Verlauf verlängern.

Bei jeder lebensbedrohlichen chronischen Erkrankung wird der Arzt verunsichert, weil die Variabilität des Krankheitsverlaufs groß und die Prognosestellung eines günstigen oder weniger günstigen Verlaufes nur in sehr grobem Maße möglich ist. Trotzdem sind im Verlauf der Betreuung zahlreiche schwerwiegende Entscheidungen zu fällen.

Schließlich kann die lebensbedrohliche chronische Erkrankung auch dem Arzt **Angst** machen, konfrontiert sie ihn doch mit der eigenen Endlichkeit.

Auf dem Hintergrund des Erlebens von Versagen, Unsicherheit und Angst kann es beim Arzt zu Reaktionen kommen, die denen für den Patienten geschilderten Grundformen des Umgangs mit chronischen lebensbedrohlichen Erkrankungen (s.S. 210) ähneln.

1. Versuch der **Ausgliederung der Bedrohlichkeit aus dem Betreuungsprozess.** Die Krankheit wird verharmlost, Symptome werden heruntergespielt oder auf andere Ursachen zurückgeführt. Günstige Verlaufsformen werden dem Patienten gegenüber besonders betont.
2. Die Krankheit wird – auch bei therapeutisch unbeeinflussbarem Voranschreiten – durchgehend **bekämpft**. Es werden dem Patienten immer wieder neue Behandlungen angeboten.
3. Die Krankheit wird zum **strukturierenden Mittelpunkt der Betreuung**. Der Patient wird in seiner entsprechenden Umgangsform (s. S. 209) unterstützt. Andere Erkrankungen werden in ihrer Bedeutung möglicherweise nicht adäquat eingeschätzt und vernachlässigt.
4. Die Krankheit wird in den **Betreuungsprozess integriert**, also als eine neben anderen Anliegen, Krankheiten und Beschwerden gesehen. Die Anpassung des Patienten an seine Einschränkungen und Behinderungen wird unterstützt.
5. Der **Arzt leidet mit** dem sich resignativ der Krankheit ergebenden und dabei depressiv reagierenden Patienten. Der Arzt vermeidet es, den Patienten häufiger als unbedingt notwendig zu sehen.

Bei der Betreuung ist immer ein Abgleich der Umgangsform des Arztes mit der des Patienten vorzunehmen, weil es ansonsten zu einem „Kampf um die Umgangsform" kommt, der wenig nützlich ist (s. spätere Fallbeispiele).

18.6 Palliativmedizinische Betreuung lebensbedrohlich chronisch Erkrankter

„**Palliativmedizin** ist die aktive, ganzheitliche Behandlung von Patienten mit einer nicht heilbaren, progredienten und weit fortgeschrittenen Erkrankung. Sie strebt die Besserung körperlicher Krankheitsbeschwerden ebenso wie psychischer, sozialer und spiritueller Probleme an. Das Hauptziel der palliativmedizinischen Betreuung ist die Verbesserung der Lebensqualität für die Patienten und ihre Angehörigen […] sie beinhaltet gleichwertig pflegerische, ärztliche und psychosoziale Kompetenz." Aus dieser von der Deutschen Gesellschaft für Palliativmedizin (DGP) im Jahr 2003 veröffentlichten Definition wird ersichtlich, dass palliativmedizinisches Wirken zum elementaren Bestandteil hausärztlicher Tätigkeit gehört.

Während früher die Vorstellung vorherrschte, dass im Verlauf von zum Tode führenden Erkrankungen so lange wie möglich ausschließlich kurative Therapiekonzepte zu verfolgen wären und dass erst dann im weiteren Verlauf, wenn die kurativen Bemühungen erfolglos bleiben, palliativmedizinische Ansätze zum Tragen kommen sollten (Abb. A-18.2), geht man heute von einem anderen Verständnis des Zusammenwirkens und des sich Überlappens kurativer und palliativer bzw. palliativmedizinischer Therapiekonzepte aus.

Schon frühzeitig im Krankheitsverlauf einer nicht heilbaren und progredienten Erkrankung sollen palliativmedizinische Elemente bedacht werden. Deren Bedeutung wird im weiteren Verlauf dann in dem Maße zunehmen, wie der Einsatz von Therapiemaßnahmen mit kurativer Zielsetzung abnimmt. Ein ähnliches wechselseitiges Verhältnis zeichnet auch den Einsatz rein palliativer, meist tumorspezifischer, **Therapien** (z. B. Chemotherapie, Strahlentherapie, Hormontherapie) einerseits und ein rein palliativmedizinisches **Vorgehen**

1. **Ausgliederung der Bedrohlichkeit** aus dem Betreuungsprozess.
2. Die Krankheit wird **durchgehend bekämpft,** auch bei therapeutisch unbeeinflussbarem Voranschreiten.
3. Die Krankheit wird zum **strukturierenden Mittelpunkt der Betreuung.**
4. Die Krankheit wird **in den Betreuungsprozess** neben anderen Anliegen, Krankheiten und Beschwerden **integriert.**
5. Der **Arzt leidet mit** dem sich resignativ der Krankheit ergebenden und dabei depressiv reagierenden Patienten.

18.6 Palliativmedizinische Betreuung lebensbedrohlich chronisch Erkrankter

Palliativmedizin ist die ganzheitliche Behandlung von Patienten mit einer nicht heilbaren, progredienten und weit fortgeschrittenen Erkrankung. Sie strebt die Besserung körperlicher Krankheitsbeschwerden ebenso wie psychischer, sozialer und spiritueller Probleme an.

Schon frühzeitig im Krankheitsverlauf einer nicht heilbaren und progredienten Erkrankung sollen palliativmedizinische Elemente bedacht werden.

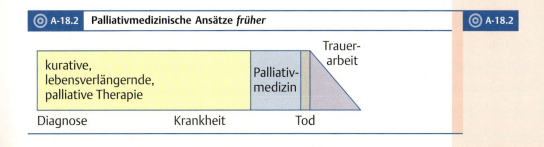

A-18.2 Palliativmedizinische Ansätze *früher*

Die wesentlichen Elemente palliativmedizinischen Denkens und Handelns:

- Medizinische Behandlung, vor allem Schmerztherapie und Symptomlinderung,
- Organisation einer bedürfnisgerechten Pflege,
- Soziale Hilfestellungen,
- Psychische Stützung von Patient und Angehörigen,
- Achtung der Autonomie und
- Beistand bei der Auseinandersetzung mit ethischen Fragen am Lebensende.

In den letzten Jahren haben sich in Deutschland Palliativstationen und Hospize etabliert, die ausschließlich Schwerkranke und Sterbende betreuen.

andererseits aus. Es besteht Konsens darüber, dass sich die verschiedenen Ansätze nicht durch ein Entweder/Oder ausschließen, sondern im Verlauf einer zum Tode führenden Erkrankung eine jeweils andere Gewichtung bekommen (Abb. **A-18.3**).

Schließlich sei noch darauf hingewiesen, dass auch im internationalen Vergleich immer häufiger von einer allgemeinen sowie einer spezialisierten Palliativversorgung gesprochen wird. Die große Mehrzahl aller Menschen mit zum Tode führenden Erkrankungen sollten von ihren Hausärzten im Sinne einer **allgemeinen Palliativversorgung** betreut werden. Die wesentlichen Elemente palliativmedizinischen Denkens und Handelns kommen auch hier zum Tragen:

- Medizinische Behandlung, vor allem optimale Schmerztherapie und Symptomlinderung;
- Organisation einer bedürfnisgerechten Pflege (sowohl in der häuslichen Versorgung als auch im Rahmen einer Heimpflege);
- Soziale Hilfestellungen (z. B. beim Umgang mit Kranken- und Pflegekassen);
- Psychische Stützung von Patient und Angehörigen;
- Respektierung von Autonomie und Selbstbestimmung bei der Auseinandersetzung mit schwierigen ethischen Fragestellungen am Lebensende;
- Beistand in der Auseinandersetzung mit existenziellen Fragestellungen.

Darüber hinaus haben sich in den letzten Jahren auch in Deutschland zunehmend Strukturen der **spezialisierten Palliativversorgung** etabliert (Palliativstationen, stationäre Hospize, ambulante Hospiz- und Palliativdienste), von denen ausschließlich Schwerkranke und Sterbende versorgt werden und die bei Bedarf jederzeit in das Versorgungsnetz eingebunden werden können.

Im Rahmen dieser Strukturen ist auch immer häufiger palliativmedizinische und palliativpflegerische Expertise im Sinne einer konsiliarischen Unterstützung abrufbar, wenn in der allgemeinen Palliativversorgung spezifische Probleme gelöst werden müssen oder Grenzen in der Organisation der Versorgung erreicht zu sein scheinen. Um eine bedürfnisgerechte Versorgung im ambulanten Sektor zu gewährleisten und Krankenhauseinweisungen in diesem Zusammenhang zu vermeiden, wird es also in der Regel nötig sein, mehrere Helfer so einzubinden, dass sich der Kranke und seine Angehörigen von einer teamartigen Netzwerkstruktur getragen fühlen können.

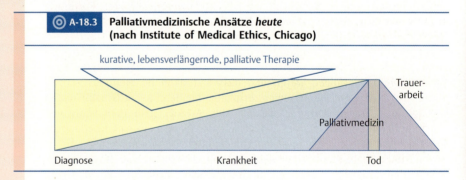

A-18.3 **Palliativmedizinische Ansätze** *heute* **(nach Institute of Medical Ethics, Chicago)**

18.6.1 Die Aufklärung des Patienten

Die Aufklärung des Patienten folgt dem ethischen Prinzip der **Autonomie**. In manchen Situationen ist es jedoch notwendig, zwischen dem Prinzip der Autonomie und dem der **Non-Malefizenz** abzuwägen.

Die Annahme, dass die Mitteilung der Wahrheit den Patienten einen reiferen Umgang mit seiner Krankheit erlaube, darf nicht verallgemeinert, sondern muss in jedem einzelnen Fall geprüft werden.

18.6.1 Die Aufklärung des Patienten

Dem Patienten die Wahrheit über seine Erkrankung zu sagen, entspricht dem ethischen Prinzip, die **Autonomie** des Betroffenen zu wahren. Aber es gibt auch noch ein weiteres ethisches Prinzip ärztlicher Betreuung: die **Verhinderung von Schaden und Leid**. Gerade bei der Betreuung von Patienten mit lebensbedrohlichen chronischen Erkrankungen kommt der Arzt in ein ethisches Dilemma zwischen den genannten zwei Prinzipien.

In den letzten 30 Jahren hat sich in unserem Kulturkreis die Tendenz entwickelt, der Wahrhaftigkeit dem Kranken gegenüber Priorität vor dem „nihil nocere" zu geben. Dabei wird häufig argumentiert, dass die **Mitteilung der Wahrheit** initial zwar schmerzhaft sei, den Patienten aber zu einer reiferen Umgangsform mit seiner lebensbedrohlichen Krankheit führen könne und

18 Lebensbedrohliche chronische Erkrankungen, z. B. Krebs und AIDS

letztlich sein Leid verringere. Diese Annahme darf jedoch nicht unreflektiert verallgemeinert werden, sondern **muss in jedem einzelnen Falle die individuellen Lebensumstände und Reaktionsmöglichkeiten des Patienten berücksichtigen.** Dies soll an zwei Patientenbeispielen illustriert werden.

▶ **Fallbeispiel.** Bei einer **72-jährigen Patientin** stellten sich relativ kurzzeitig nach der Operation eines **Dickdarmkarzinoms** vermehrt **Oberbauchbeschwerden** ein, die auf **Lebermetastasen** zurückzuführen waren. Ich kannte die Patientin als eine Frau, die überwiegend verdrängte und über eigene Aktivität die Krankheit in den Hintergrund zu schieben suchte. Kurz nach Beginn einer chemotherapeutischen Behandlung war die Kranke schon wieder in einem Zustand, in dem sie über Reisepläne und neue Arbeitsstellen sprach. Ich bestärkte sie darin und stellte den Erfolg der Chemotherapie eher positiv dar.
Die absolute Wahrheit hätte in dieser Situation bedeutet, darauf hinzuweisen, dass trotz einer Zytostase die mittleren Überlebenszeiten bei metastasierendem Dickdarmkarzinom kaum länger als zwei Jahre sind. Ich war also in gewisser Weise unwahrhaftig (durch das Zurückhalten weiterer Informationen), weil ich der Patientin damit nur Leid zugefügt hätte, ohne ihr ein Mehr an therapeutischer Chance bieten zu können. Zum anderen hatte ich mich gegen die Mitteilung der ungeschminkten Wahrheit entschieden, weil ich in der Umgangsform der Patientin – dem Ausgrenzen und Negieren der Krankheit – eine Schutzfunktion mit dem Ziel der Stabilisierung sah. Mit Wahrhaftigkeit und insbesondere einem Insistieren auf der Wahrheit hätte ich diesen Schutzmechanismus angegriffen oder zerstört. Die in dieser Phase der Erkrankung relativ geringen Beschwerden bestärkten die Frau in dem von ihr gewählten Umgang und unterstützten auch meine Position in dieser Situation.

◀ Fallbeispiel

▶ **Fallbeispiel.** Eine **71-jährige Patientin** mit einer **Metastasenleber** und entsprechender **Aszitesbildung** sowie massivem Hautjucken kommt nach einer kurzen Phase des Kämpfens gegen die Erkrankung (aggressives Einfordern aller nur möglichen Therapieversuche) sehr schnell in einen Zustand, in dem sie apathisch wird, ihr Leben insgesamt als gescheitert betrachtet und den Tod wie eine Erlösung erwartet.
Im Übergang von der Phase des Kampfes in die der Resignation hat sie mich nach ihren Chancen gefragt, und ich habe ihr die Wahrheit gesagt. Im Mittelpunkt der nachfolgenden Gespräche standen dann fast ausschließlich ihre Qual, die von ihr empfundene Ungerechtigkeit und ihr leidvolles Leben. Außer Mitleid konnte ich ihr wenig Trost spenden.
In der geschilderten Situation bin ich wahrhaftig geblieben, obwohl ich der Patientin Leid zufügen musste, ohne ihr eine therapeutische Hilfe anbieten zu können. Der wesentliche Unterschied zum vorausgegangenen Fallbeispiel besteht darin, dass sich diese Frau in einer anderen Krankheitsphase (schwere Symptomatik) befand und eine andere Umgangsform mit ihrer Erkrankung gewählt hatte. Wäre ich hier nicht wahrhaftig gewesen (durch die bewusste Vermittlung falscher Information), hätte ich durchschaubar schnell auch der „Unwahrheit" überführt werden können – nämlich bei der nicht mehr übersehbaren Verschlechterung. Die Patientin hätte sich betrogen gefühlt und ihr Vertrauen zu mir verloren.

◀ Fallbeispiel

Bei der Aufklärung des Patienten sind neben den berührten ethischen Prinzipien immer die therapeutischen Möglichkeiten, die Stärke des durch die Krankheit bedingten körperlichen Leides *und* die Umgangsform des Patienten mit seiner Krankheit zu berücksichtigen. Erst aus der – kompromisshaften – Berücksichtigung all dieser Aspekte kann ein adäquates Vorgehen resultieren. Die **Forderungen an ärztliche Aufklärung** hat Zielinski in fünf Punkten zusammengefasst:
1. **Der Arzt sollte nie das Mittel der Lüge anwenden.** Es widerspricht der Würde des Patienten, zerstört sein Vertrauensverhältnis zum Arzt und verbaut dem Patienten die Möglichkeit, sich nach und nach durch Fragen an die Wahrheit heranzutasten.
2. **Der Arzt muss und darf die ganze Wahrheit auch nicht „undosiert" sagen,** um wahrhaftig zu sein. Im Wahrhaftigsein muss der Arzt entscheiden, was er sagt, und vor allem, wie er es sagt.
3. **Ausmaß und Zeitpunkt der Mitteilungen sollten durch den Patienten bestimmt werden.** Das heißt aber nicht, dass der Arzt auf direkte Fragen des Patienten warten darf. Er sollte auch für nonverbale Fragen und indirekte Äußerungen sensibel sein. Damit der Patient das Ausmaß des Mitzuteilenden selbst bestimmen kann, darf der Arzt nicht alle Fakten in einem einzigen Gespräch an ihn herantragen wollen.

Die Forderungen an ärztliche Aufklärung umfasst fünf Punkte:
1. Der Arzt soll nie lügen.
2. Der Arzt muss und darf die ganze Wahrheit aber auch nicht „undosiert" sagen.
3. Ausmaß und Zeitpunkt der Mitteilung sollten durch den Patienten bestimmt werden.
4. Der Arzt sollte Aussagen über die voraussichtlich verbleibende Lebenszeit des Patienten vermeiden.

4. **Der Arzt sollte es vermeiden, Aussagen über die dem Patienten verbleibende Lebenszeit zu machen.** Er kann zwar Statistiken im Kopf haben, nicht aber den individuellen Verlauf der Erkrankung vorhersagen. Durch die Nennung einer statistischen Lebenserwartung kann er – vielleicht völlig zu Unrecht – die Hoffnung des Patienten lähmen. Wird er nach Zahlen gefragt, so sollte der Arzt sich bemühen, realistische Hoffnungen zu machen (indem er z. B. auf günstige Verläufe verweist) und auf jeden Fall auf die Unzulänglichkeit statistischer Werte für den Einzelfall hinweisen.

18.6.2 Die medizinische Behandlung des Patienten

In der medizinischen Versorgung werden im Verlauf der Erkrankung kurative Behandlungsansätze immer häufiger von palliativen Versorgungsansätzen überlagert und schließlich vollends abgelöst. Parallel dazu geht die Toleranz gegenüber einer potenziell kurativ wirkenden Therapie (die mit erheblichen Nebenwirkungen einhergehen kann) immer mehr zurück und der Erhalt einer möglichst guten Lebensqualität gewinnt eine immer größere Bedeutung. Palliativmedizinisches Bemühen ist in der Regel nicht auf die kausale Beseitigung eines Übels gerichtet, sondern in erster Linie symptomorientiert. Sie versucht, durch möglichst schonende Symptomlinderung die Belastung durch körperliche Beschwerden gering zu halten. Im engmaschigen Austausch mit dem Patienten ist das Ausmaß dieser Belastung – sowohl durch die Erkrankung und die durch sie verursachten Symptome als auch durch die Therapie – auszuloten und möglichst zu vermindern. Das medizinische Handeln bei unheilbarer und weit fortgeschrittener Erkrankung wird also vor allem ein symptomorientiertes Handeln sein.

> *Palliativmedizinisches Handeln geht symptomorientiert vor und versucht die Belastung durch körperliche Beschwerden gering zu halten.*

Dies kann durchaus bedeuten, dass es nicht immer das Ziel ist, völlige Symptomfreiheit zu erlangen. Schon eine erhebliche Symptomlinderung kann zu einer wesentlich besseren Lebensqualität beitragen – wenn sich gleichzeitig die Nebenwirkungen der Therapie in einem akzeptablen Rahmen bewegen. Auch hier kann durch eine adäquate Aufklärung dazu beigetragen werden, dass dem Patienten anfänglich nicht zu viel Hoffnungen gemacht werden („Das kriegen wir alles problemlos in den Griff"), die im weiteren Verlauf dann doch enttäuscht werden müssen. Besser ist es, die Therapieziele von vornherein etwas niedriger zu hängen. Dadurch lassen sich nicht nur sehr viel leichter realistische Therapieerfolge erzielen, sondern es wird auch vermieden, dass alle Beteiligten später an den zu hoch gesteckten Erwartungen scheitern.

Als Beispiel für diese Überlegungen sei der Patient mit starken Schmerzen genannt, der schon durch eine erhebliche Reduktion des Schmerzniveaus einen beträchtlichen Zugewinn an Lebensqualität erlebt. Möglicherweise ist bei dem gleichen Patienten eine völlige Schmerzfreiheit nur um den Preis einer ihn erheblich belastenden Müdigkeit (durch die weitere Erhöhung der Opioiddosis) zu erreichen. Hier muss individuell entschieden werden, welcher Wert im Einzelfall der höhere ist – und viele Patienten werden sich dann wohl **für** das Bestehenbleiben eines gewissen geringen Schmerzlevels „bei klarem Kopf" entscheiden. Und nur wenige werden in dieser Situation die völlige Schmerzfreiheit wählen, wenn sie gleichzeitig bedeutet, dass das Schlafbedürfnis auch am Tage überhand nimmt.

> *Das Ziel ist nicht, Symptomfreiheit um jeden Preis zu erlangen. Der Patient bestimmt mit, wie viel an Nebenwirkungen er toleriert, um sein individuelles Maß an Symptomfreiheit zu erreichen.*

18.6.3 Die Begleitung des Patienten

Die psychische Unterstützung des Patienten auf seinem Leidensweg wird dann als hilfreich empfunden, wenn die vom Kranken zunächst gewählten Umgangsformen akzeptiert werden, er aber auch – bei Kenntnis der jeweiligen medizinischen Möglichkeiten und des Verlaufs der Erkrankung – auf neue und dann adäquatere Umgangsformen vorbereitet wird. Dieser Weg der ärztlichen Begleitung entspricht also immer einer interpersonellen Auseinandersetzung.

18 Lebensbedrohliche chronische Erkrankungen, z. B. Krebs und AIDS

▶ **Fallbeispiel.** Ein **34-jähriger AIDS-kranker,** aber noch berufstätiger Unternehmensberater kommt in letzter Zeit immer häufiger wegen **Fieberschüben, rezidivierender Diarrhöen und deutlicher Gewichtsabnahme** in die Praxis. Trotz intensiver und wiederholter Diagnostik konnte keine spezifische Ursache dieser Symptomatik gefunden werden. Der Mann hatte bereits eine Pneumocystis-carinii-Pneumonie durchgemacht und wurde seither mit einer hochaktiven antiretroviralen Therapie sowie mit oralem Cotrimoxazol zur Prophylaxe weiterer Pneumonierezidive behandelt. Vorwiegend wegen einer geringen Compliance konnten multiple Kombinationsbehandlungen nie eine Unterdrückung seiner Viruslast (Viruskonzentration) erreichen. Selbst mit den letzten noch verbleibenden, ungewöhnlichen Behandlungsmöglichkeiten (sog. „Salvage"-Therapie) waren seine Helferzellen auf unter 100 abgesunken.

Obwohl der Patient, wie viele seiner Leidensgenossen, außergewöhnlich gut über seine Erkrankung und ihren Verlauf Bescheid wusste, hatte er nach Entlassung aus dem Krankenhaus den Wunsch geäußert, die Bedrohung durch AIDS und den Gedanken an den Tod nicht zu thematisieren. Er könne mit diesem Bild vor Augen seinen Beruf nicht mehr ausüben, der ihm eine wichtige Stütze in der Bewältigung des Alltags sei. Ich hatte diesem Verdrängungswunsch zugestimmt, und so unterhielten wir uns bei seinen initial vierwöchigen Praxisbesuchen zur Laborkontrolle (mit zwar schlechten, aber zunächst konstanten Befunden) über relativ belanglose Dinge. Der Patient wollte die Laborergebnisse auch nur dann wissen, wenn sich für ihn eine unvermeidbare Konsequenz ergab.

Nachdem die zunehmende Symptomatik dem Kranken eine Fortsetzung der Verdrängungsstrategie immer schwieriger machte, wurde ich – wenn auch nur vorübergehend – Ziel seiner Aggressionen. Ich hätte ihm nicht deutlich gemacht, wie bald es mit ihm „bergab" gehen würde, hätte ihn davon abgehalten, allgemein gesünder zu leben, und es versäumt, mit ihm therapeutische Alternativen (die es nicht gab) zu diskutieren. Ich akzeptierte diese Angriffe und verfiel nicht etwa auf die Idee, eine Rechtfertigungskampagne zu starten. In kurzer Zeit ging es dem Patienten so schlecht, dass er seine Wohnung nicht mehr verlassen konnte. Die Betreuung wurde nun gemeinsam mit einer erfahrenen, freiberuflich tätigen Krankenschwester organisiert: Sie besuchte den Patienten zweimal täglich und ich zwei- bis dreimal in der Woche. Freunde halfen bei der Pflege (besonders nachts) und wechselten sich am Krankenbett ab. Auf eine Krankenhauseinweisung, die erfahrungsgemäß keine neuen therapeutischen Konsequenzen gebracht hätte und der der Mann auch ablehnend gegenüberstand, hatte ich verzichtet. Zu Hause initiierte die ihm inzwischen vertraute Krankenschwester Gespräche, in denen sich der Mann intensiv mit seinem nahenden Ableben auseinander setzte. Bei einem meiner Hausbesuche äußerte der Kranke, dass er den Tod bei vollem Bewusstsein bis zum Ende miterleben wolle und keine unnötige Lebensverlängerung wünschte. Wenige Tage danach – inzwischen waren die Eltern und ein Bruder eingetroffen – trat bei dem Patienten eine Pneumonie auf. In einem gemeinsamen Gespräch, an dem neben dem stark geschwächten Mann die Krankenschwester, die Freunde und ich teilnahmen, wurde vereinbart, auf weitere therapeutische Maßnahmen zu verzichten. Kurz darauf verstarb der Patient.

◀ **Fallbeispiel**

Das Beispiel zeigt, wie intensiv und gleichzeitig flexibel der Allgemeinarzt auf die Vorstellungen des Patienten, auf seine individuellen Lebensumstände und seine Art des Umgangs mit der Krankheit eingehen muss. Die Betreuung eines Patienten mit einer chronischen lebensbedrohlichen Erkrankung bis hin zur Sterbebegleitung (Tab. **A-18.2**; s. auch Kap. A-20: Umgang mit Sterbenden, S. 234) beschränkt sich allerdings nicht auf die medizinische Behandlung und psychische Unterstützung. Der Allgemeinarzt muss sich auch um die damit einhergehenden sozialen Probleme sowie die Bedingungen einer evtl. häuslichen Pflege kümmern (Tab. **A-18.3**).

Die Betreuung eines Patienten mit einer chronischen lebensbedrohlichen Erkrankung beinhaltet sowohl die Sterbebegleitung (Tab. **A-18.2**) als auch die Klärung der Fragen zur häuslichen Pflege (Tab. **A-18.3**).

A-18.2 Sechs Prinzipien ärztlicher Sterbebegleitung

A-18.2

1. Symptomatische Behandlung und Linderung von Beschwerden (Schmerzen, Dyspnoe, Husten, Obstipation, Erbrechen usw.).
2. Ständige Kommunikation, um Patienten nicht zu isolieren.
3. Vermeidung unnötiger Behandlungen und Eingriffe.
4. Unterstützung der Angehörigen.
5. Kooperation mit Krankenschwestern/-pflegern, Sozialarbeitern, Physiotherapeuten usw.
6. Kontinuität und Fürsorge – regelmäßige Visiten durch Arzt und Pflegepersonal

A-18.3 Fragen zur häuslichen Pflege und Fürsorge

Patient:
Möchte der Kranke lieber zu Hause, in der Klinik oder einem Hospiz versorgt werden?
Benötigt er eine Behandlung, die nur unter stationären Bedingungen möglich ist?

Angehörige:
Wie viele?
Trauen sie sich die Pflege auch in der letzten Lebenszeit zu?
Leben sie mit dem Sterbenden in derselben Wohnung?
Arbeiten sie ganztägig?
Können sie den Patienten auch nachts versorgen?

Hilfen:
Stehen häusliche Pflegekräfte zur Verfügung?
Ist eine 24-Stunden-Versorgung durch mithelfende Freunde gewährleistet?
Stehen ausreichend Hilfsmittel für die häusliche Pflege zur Verfügung (z. B. Pflegebett, Bettpfanne, Nachtstuhl, Gehstützen)?
Werden Patient und Angehörige bei der Beantragung einer Pflegestufe ausreichend unterstützt?

18.6.4 Komplementäre Therapien

▶ **Fallbeispiel.** Ein **38-jähriger HIV-infizierter Mann,** den ich seit vielen Jahren betreue und der (bei erniedrigter Zahl der T-Helfer-Lymphozyten als Ausdruck seiner verminderten zellulären Immunität) mit einer gängigen Kombinationstherapie behandelt wurde, **offenbart mir eines Tages, dass er schon längere Zeit einen Heilpraktiker aufsuche.** Er würde dort mit verschiedenen Homöopathika und mit „Spritzen zur Blutreinigung" behandelt. Die Adresse habe er von einem AIDS-kranken Freund erhalten. Mit fast ängstlichem Unterton versucht der Mann zu begründen, warum er trotz anfänglicher Bedenken und nicht gerade niedriger Kosten diesen Weg gegangen sei. Er würde mich zwar als Hausarzt schätzen, fühle sich immer gut bei mir aufgehoben und habe ja glücklicherweise auch noch keine manifeste Immunschwäche (AIDS). Aber er hätte zunehmend Angst, dass die Krankheit bald bei ihm ausbrechen würde und außer den drei antiretroviralen Substanzen (die er bisher gut vertragen hat), einem Multivitaminpräparat sowie Cotrimoxazol zur Prophylaxe einer Pneumocystis-carinii-Pneumonie bzw. einer zerebralen Toxoplasmose könne ich ihm ja nichts anbieten.
Im weiteren Gespräch vermittle ich dem Patienten, dass ich sein Vertrauen, mir diese Mitteilung gemacht zu haben, schätzen würde und dass ich seine Entscheidung (zum Heilpraktiker zu gehen) akzeptieren und verstehen könne. Zwar sei ich dieser Alternativtherapie gegenüber skeptisch, er bräuchte aber nicht zu befürchten, dass ich ihn deswegen nicht mehr mit vollem Einsatz behandeln würde. Sichtbar erleichtert verlässt der Mann die Sprechstunde.

Aus der Literatur und eigener Erfahrung wissen wir, dass viele Krebs- und AIDS-Kranke in ihrem von Hoffnung getragenen Kampf mit der Erkrankung zu **alternativen Methoden** greifen, die nicht selten zu hohen Preisen von Quacksalbern und Scharlatanen – gelegentlich aber auch von seriösen Therapeuten – angeboten werden. Aus Angst, der Hausarzt würde diese „Konkurrenz" nicht akzeptieren und als Missachtung seiner Person bzw. seiner Behandlung interpretieren, verschweigen die meisten Betroffenen diese Paralleltherapie. Das tolerante Verständnis für solch eine Entscheidung seines Patienten wird sich bei manchem Arzt erst dann einstellen, wenn er sich vergegenwärtigt, wie er selbst handeln würde, wäre er von einer unheilbaren lebensbedrohenden Krankheit betroffen.
Durch das eigene Angebot alternativer Therapieformen versuchen manche Kollegen, Patienten vom Gang zu Heilpraktikern und anderen Therapeuten abzuhalten. **Solche Behandlungen können insbesondere dann eingesetzt werden, wenn sie weitgehend unschädlich sind, eine wirksame Standardtherapie nicht existiert und der Patient die Anwendung ausdrücklich wünscht, um sie in seinem Kampf gegen die Krankheit einzusetzen.**

Viele Krebs- und AIDS-Kranke greifen in ihrem Kampf gegen die Erkrankung zu alternativen Methoden.

Alternative Therapieformen können eingesetzt werden, wenn sie weitgehend unschädlich sind, eine wirksame Standardtherapie nicht existiert und der Patient sie ausdrücklich wünscht.

Ob die Überzeugung des Arztes von der Wirksamkeit der Alternativbehandlung eine notwendige Voraussetzung für deren Einsatz ist, kann nicht eindeutig beantwortet werden. Zieht man Parallelen zur Plazeboanwendung (S. 81), dann könnte der Glaube des Therapeuten durchaus suggestive Kraft besitzen. Aber auch Ärzte, die nicht von der Therapie überzeugt sind, können alternative Methoden mit Erfolg anwenden. Allein das langjährige Vertrauensverhältnis vieler Kranker zu ihrem Hausarzt, ihre individuellen Lebensumstände und ihr Umgang mit der Krankheit sind dafür oft hinreichende Voraussetzung.

▶ **Merke:** Einige Patienten blenden in ihrer verzweifelten Situation einen Teil ihrer Wahrnehmung und kritischen Urteilsfähigkeit aus, um ihrem Abwehrkampf gegen die Krankheit ungestört folgen zu können.

18.6.5 Selbsthilfegruppen

Durch die Gemeinschaft mit von der gleichen Krankheit Betroffenen kann der einzelne Patient an Stärke gewinnen. Dies gilt insbesondere für die **Umgangsform des Kampfes gegen die Krankheit**, aber auch für die Art und Weise, wie die Krankheit in irgendeiner Form in das Leben integriert werden kann. Der Arzt, der die Umgangsform seines Patienten akzeptiert, wird damit auch immer dessen Beteiligung an einer Selbsthilfegruppe begrüßen. Da es im Verlaufe des Krankseins zu einer Veränderung der Umgangsform kommen kann, sollte man mit dem Patienten regelmäßig in Kontakt bleiben, um einen solchen Wandel mit zu begleiten. Für die hier vorliegende Fragestellung heißt das: Findet eine Abwendung von der Selbsthilfe statt, so steht der Arzt sogleich wieder mehr zur Verfügung.

18.6.6 Krankschreibung, Rehabilitation und Berentung

Arbeit dient nicht nur dem Lebensunterhalt, sie bringt auch Anerkennung als Person. Der Arbeitsplatz ist für viele Menschen der einzige wesentliche Ort für Sozialkontakte.

▶ **Merke:** Arbeit als Medium der Identitätsdefinition und -stärkung ist somit für den Patienten mit einer lebensbedrohlichen chronischen Erkrankung auch **Stütze** der durch die Krankheit gefährdeten Identität und hilft aus der Isolation.

Die Herausnahme eines Patienten aus dem Arbeitsprozess sollte daher sehr vorsichtig gehandhabt werden.
Je nach Krankheitsstadium und nach gewählter Umgangsform des Patienten mit seinem Kranksein sollen Arbeitsunfähigkeit, Berentung und Rehabilitation eingesetzt werden. **Bei einem Patienten, der massiv gegen seine Krankheit kämpft, kann dieser Kampf eher dadurch unterstützt werden, dass man ihm zum Weiterarbeiten rät.** Wenn dies aus Gründen der körperlichen Gebrechlichkeit momentan nicht möglich ist, kann man eine kurzfristige Arbeitsunfähigkeit ausstellen, sollte jedoch nicht die endgültige Herausnahme aus dem Arbeitsleben, die Berentung, anstreben. Dies gilt selbst in den Situationen, in denen dem Arzt eine Rückkehr des Patienten in den Arbeitsprozess aussichtslos erscheint.
Ein Patient, der durch seine lebensbedrohliche chronische Erkrankung körperlich stark eingeschränkt ist und dessen Umgang mit der Krankheit ohnehin schon durch starke Resignation gekennzeichnet ist, kann hingegen durch die Herausnahme aus der Arbeitswelt gestützt werden, was sich oft als erleichternd und hilfreich erweist.
Der Arzt sollte jedoch immer prüfen, ob noch eine aktivere Umgangsform mit der Erkrankung zu erwarten ist. In einem solchen Fall stellt die Krankschreibung einen Kompromiss dar. Es gilt also auch hier, dass die **Berentung erst**

also auch hier, dass die **Berentung erst relativ spät** angestrebt werden sollte.

relativ spät angestrebt werden sollte. Selbstverständlich gibt es Patienten in so schlechtem Gesundheitszustand und mit einer so eindeutig gewählten Umgangsform des Rückzuges, dass Berentung auch sehr frühzeitig erfolgen kann.

Man sollte immer versuchen, mit dem Patienten sein Verhältnis zur Arbeit und ihre Bedeutung in seinem Leben abzuklären. Manchmal aber wird der Arzt dies auch aus der jahrelangen Kenntnis des Patienten **für** diesen entscheiden und die dann getroffene Entscheidung vorsichtig **mit** dem Patienten erproben.

In Tab. **A-18.4** sind die unterschiedlichen Möglichkeiten der Herausnahme aus dem Arbeitsleben mit ihren entsprechenden Bedingungen skizziert. Die Rehabilitation spielt in diesem Zusammenhang eine Sonderrolle, da sie auf die Stärkung des Patienten angelegt und damit auf die potenzielle Rückkehr in das Arbeitsleben ausgerichtet ist. Zudem kann die Rehabilitation auch als aktiver, gegen die Krankheit angehender Behandlungsansatz verstanden werden.

Die unterschiedlichen Möglichkeiten der Herausnahme aus dem Arbeitsleben werden in Tab. **A-18.4** beschrieben.

Weiterführende Literatur zu diesem Kapitel finden Sie unter www.thieme.de/specials/dr-allgemeinmedizin/

 Arbeitsunfähigkeit, Rehabilitation und Berentung bei lebensbedrohlich chronischen Erkrankungen

Arbeitsunfähigkeit:
Kann bis zu 78 Wochen dauern, sollte jedoch möglichst in kleineren Zeitperioden verordnet werden.

Anschlussheilbehandlung:
Es handelt sich um eine Rehabilitation im unmittelbaren Anschluss an eine Krankenhausbehandlung, die vom Krankenhausarzt beantragt werden muss. Sie dient der Wiedereingliederung in das Arbeitsleben.

Rehabilitation:
Rehabilitationen dienen entweder der allgemeinen Gesundung und Stärkung oder speziellen Behandlungen. Anträge können – je nach Zuständigkeit – bei der Krankenkasse, den Rentenversicherungsträgern und – in besonderen Fällen – bei Sozialhilfeträger, Hauptfürsorgestelle oder Berufsgenossenschaft gestellt werden. Sie dauern in der Regel 3 Wochen, evtl. auch länger.

Stufenweise Wiedereingliederung in das Erwerbsleben:
Soll ein Patient nur stufenweise belastet werden, so gibt es auch die Möglichkeit einer zeitlich begrenzten „teilweisen" Arbeitsfähigkeit. Der Patient erhält dann weiterhin eine Arbeitsunfähigkeitsbescheinigung, darf aber für eine bestimmte Stundenzahl bereits zur Arbeit gehen. Arbeitsentgelt und Krankengeld werden miteinander verrechnet. Eine solche Regelung muss bei der Krankenkasse beantragt werden, die ihrerseits mit dem Arbeitgeber klärt, ob er mit einer solchen Lösung einverstanden ist.

Berentung:
Der entsprechende Antrag muss beim Rentenversicherungsträger gestellt werden. Dabei kann es zu einer Rente wegen Berufsunfähigkeit (also Arbeit im erlernten oder über Jahre ausgeübten Beruf) oder wegen Erwerbsunfähigkeit (also für jegliche Arbeitstätigkeit) kommen. Bei einer Rente wegen Berufsunfähigkeit kann der Patient noch anderen Arbeitstätigkeiten bis zu einem bestimmten Einkommen nachgehen. Berentungen könnten auch auf Zeit ausgesprochen werden. Nach einer solchen Zeitfrist – meist zwei Jahre – wird erneut geprüft, ob die Gründe für die Berentung noch bestehen.

19 Funktionelle und somatoforme Störungen

Detmar Jobst, Heinz-Harald Abholz

19.1 Definition und Charakterisierung von funktionellen Störungen

▶ **Definition:** Funktionelle Störungen bezeichnen Krankheitszustände im Sinne eines Sammelbegriffes mit überwiegend oder ausschließlich körperlichen Symptomen, die durch körperliche Befunde nicht oder nicht ausreichend erklärbar sind.

Es handelt sich also um Störungen und Beschwerden, bei denen trotz herkömmlicher Diagnostik kein morphologisches Substrat mit pathologischem Befund feststellbar ist.
Solche Krankheitszustände werden in der Allgemeinpraxis sehr häufig angetroffen und gehören somit zu den typischen Beratungsanlässen.
In Tab. **A-19.1** sind einige funktionelle Störungen angegeben, die nicht selten auch kombiniert auftreten.
Aus Tab. **A-19.1** geht hervor, dass es ein erhebliches Abgrenzungsproblem zu körperlich begründbaren Krankheiten mit den genannten Krankheitszeichen gibt. Solange jedoch keine Krankheit als Ursache wahrscheinlich gemacht wird, kann man diese Symptome als funktionelle Störungen bezeichnen.

◀ Definition

Trotz Beschwerden lässt sich kein morphologisches Substrat mit pathologischem Befund feststellen.

Kann bei den in Tab. **A-19.1** genannten Symptomen keine Krankheit als Ursache gefunden werden, werden diese als funktionelle Störung bezeichnet.

A-19.1 Krankheitsbilder bzw. Symptome im Rahmen funktioneller Störungen

Gastrointestinal	▪ Aerophagie ▪ Durchfälle ▪ Meteorismus ▪ Mundgeruch ▪ Oberbauchbeschwerden ▪ Zungenbrennen
Urogenital	▪ Häufige oder schmerzhafte Miktion ▪ Impotenz ▪ Vaginismus
Atemabhängig	▪ Globusgefühl ▪ Hyperventilation ▪ Luftnot
Kardial/vaskulär	▪ Herzphobie ▪ Hypotone Kreislaufbeschwerden ▪ Kalte Akren ▪ Palpitationen ▪ Vertigo
Weitere	▪ Appetitstörungen ▪ Erschöpfungszustände ▪ Hautbrennen, Hautjucken ▪ Hitzewallungen ▪ innere Unruhe ▪ Kopfschmerzen ▪ Müdigkeit ▪ Ohrgeräusche ▪ Schlafstörungen ▪ Schwitzen

A Spezifische Problemfelder in der Allgemeinmedizin

Funktionelle Störungen im engeren Sinne (FSE) und somatoforme Störungen erscheinen häufig als identisch oder zumindest sehr ähnlich. Oft lässt sich erst im Verlauf entscheiden, um welche es sich handelt.

Die funktionellen Störungen bezeichnen als Ober- oder Sammelbegriff zwei Krankheitsgruppen: die **funktionellen Störungen im engeren Sinne (FSE)** und die **somatoforme Störungen**. Beide erscheinen häufig als identisch oder zumindest sehr ähnlich; teilweise lässt erst der Verlauf entscheiden, um welche der beiden es sich handelt.

Wir schlagen hier vor, die Bezeichnung **funktionelle Störung** nicht aufzugeben, wie vielfach gefordert, sondern sie zu spezifizieren. Dies gründet sich auf der Gewissheit, dass nicht alle Körperbeschwerden ohne Befund berechtigt in die psychiatrische ICD-10-Kategorie Somatoforme Störung (F 45.9) einzuordnen sind.

Konzeptionell sind **funktionelle Störungen (FSE)** im engeren Sinne von **somatoformen Störungen** zu unterscheiden.

Folgende Aufgliederung stellt **konzeptionell die zwei Kategorien** der **funktionellen Störung** vor:
- **Funktionelle Störungen** im engeren Sinn **(FSE)**,
- **Somatoforme Störungen**.

1. **FSE mit plausibler Ursache** sind vorübergehende, spontan verschwindende Funktionszustände, die sich einem diagnostischen Beweis entziehen. Beispiele sind ein flüchtiger Kniegelenkschmerz nach einer Wanderung bergab, Kneifen im Bauch nach einer zu üppigen Mahlzeit, Kreislaufbeschwerden nach Alkoholgenuss und zu wenig Schlaf.

1. **FSE mit plausibler Ursache:** Ein flüchtiger Kniegelenkschmerz nach einer Wanderung bergab, Kneifen im Bauch nach einer zu üppigen Mahlzeit, Kreislaufbeschwerden nach Alkoholgenuss und zu wenig Schlaf – solche oder ähnliche Symptome können der Anlass für eine Konsultation beim (Haus-)Arzt sein. Wegen der plausiblen Ursache-Wirkungs-Beziehung lassen sich diese funktionellen Beschwerden häufig leicht erklären.

   Auch psychogene Auslöser führen zu solchen funktionellen Beschwerden. Wird z. B. ein vorübergehendes Kribbeln in den Wangen und Steifigkeitsgefühl der Hände berichtet, so könnten wir anamnestisch dafür eine Hyperventilation und möglicherweise Angst machende Ursachen finden. Die Plausibilität der Erscheinung wird dadurch nicht gemindert, dass zum Zeitpunkt der Vorstellung beim Arzt kein Befund mehr vorhanden ist. Es handelt sich um vorübergehende, spontan verschwindende Funktionszustände, die sich einem diagnostischen Beweis entziehen.

   Solange der selbstheilende Verlauf und die Erklärung des Arztes übereinstimmen, wird der Betroffene die Harmlosigkeit der Beschwerden akzeptieren. In der hausärztlichen Praxis kann man, anders als in manchem Krankenhaus, ohne Bedenken von Patienten- oder Arztseite auf einen diagnostischen Beweis verzichten.

2. **FSE als Systemfehler mit Selbstkorrektur:** Eine umschriebene Ursache kann nicht wahrscheinlich gemacht werden. Beispiele sind Lageänderungsschwindel, Singen im Ohr, zuckendes Augenlid, kurze Spasmen der Hohlorgane.

2. **FSE als Systemfehler mit Selbstkorrektur:** Schwieriger wird es, wenn eine umschriebene Ursache nicht wahrscheinlich gemacht werden kann.

   Eine Erklärung dafür können nicht greifbare „Funktionsablaufstörungen" sein. Ein so komplexes System wie der Körper – der sowohl hierarchisch als auch netzwerkgesteuert ist, von einer Psyche wahrgenommen und von einem Vegetativum balanciert wird – kann solche Systemstörungen aufweisen. Meist sind sie nervaler Natur und werden spontan korrigiert (z. B. Singen im Ohr, zuckendes Augenlid, kurze Spasmen der Hohlorgane). Kybernetische Logik und neurophysiologische Befunde vermitteln eine hohe Plausibilität für Funktionelle Störungen dieser Art, sind also Erklärungsmodelle für die genannten und ähnliche Symptome, die wir nicht als Ausdruck eines psychiatrischen Krankheitsbilds ansehen. Diese Störungen verschwinden relativ schnell – sie scheinen also nicht Zeichen für schwerwiegende Ursachen zu sein.

▶ **Merke**

▶ **Merke:** Gegenüber manifesten Krankheiten werden solche funktionellen Beschwerden durch die Harmlosigkeit (kein pathologischer Befund, spontane Besserung, seltene Rezidive) abgrenzbar. Patienten sind in der Regel durch eine (plausible) Erklärung beruhigt, vor allem, wenn sich die Beschwerden spontan bessern und verschwinden.

3. **Andauernde oder wiederholte Funktionsstörung:**
A. **Ohne Eigennamen (unsystematische FSE):** Ein Muster wird nur bei einem Patienten beobachtet und tritt immer

3. **Andauernde oder wiederholte Funktionsstörung:**
A. *Andauernde oder wiederholte Funktionelle Störungen ohne Eigennamen (unsystematische FSE):* Wenn **ein Muster** nur **bei einem Patienten** beobachtet wird und die Störung **immer wieder** ohne Übergang in eine definierte Krankheit **auftritt,** sprechen wir ebenfalls von FSE.

Gemeint sind hier z. B. unerträgliches Jucken der Nase in Situationen der Übermüdung; plötzliche Schwindelattacken bei Genuss von Branntweinbohnen, Hautjucken bei warmem Wind, durchfälliger Stuhlgang bei kalten Getränken, Schläfenschmerz bei kalten Getränken etc.

Sicherlich kann man sich bei (fast) allen diesen Funktionsstörungen auch physiologische Erklärungen zurechtlegen. Sie bleiben aber letztlich spekulativ, weil die Mehrheit anderer Menschen diese Störungen nicht aufweist, obwohl die gleichen physiologischen Erklärungen gültig sein müssten.

Alternativ könnte man auch von individuellen erworbenen Verhaltens- oder Ablaufmustern ohne Krankheitswert ausgehen.

B. *Andauernde oder wiederholte funktionelle Störungen mit Diagnosebezeichnung (syndromale FSE):* Die Medizin hat immer dann, wenn funktionelle Störungen ein gewisses wiederkehrendes Muster von Symptomen aufweisen, Syndromnamen, also Diagnosen, dafür geschaffen. Diese heißen etwa Spannungskopfschmerz, Roemheld-Komplex, Effort-Syndrom, postvirales Syndrom etc. Damit werden funktionelle Störungen in den Stand einer eigenständigen Krankheit gebracht. Die Benennung unklarer Symptommuster gibt den Beteiligten Sicherheit, indem das Unerklärliche mit einem Etikett versehen wird.

Eine gemeinsame Sprachregelung hierzu bietet außerdem folgende Vorteile:
- Feste Begrifflichkeit statt eines Kataloges von Beschwerden. Damit sind einheitliche Aussagen etwa einem Arztkollegen oder einem Verwandten des Patienten gegenüber möglich.
- Innerärztlicher Konsens bei unklaren, im Prinzip aber harmlosen Krankheitsbildern.
- Dokumentierbarkeit, z. B. zur Begründung einer Diagnostik oder aus Abrechnungsgründen.
- Grenzziehung zu anderen Krankheitsbildern.
- Stillschweigendes Signal, dass der Patient ein psychisches Problem haben oder auch selber ein Problem darstellen könnte. Hier besteht eine Überschneidung zur autonomen Somatisierungsstörung nach ICD-10 (F45.3), vgl. S. 223 ff.

Anmerkung: Dieser letzte Punkt verdeutlicht eine eher problematische Funktion von fachsprachlichen Diagnosenamen: die geheime Konnotation oder den „Beigeschmack".

▶ **Merke:** Die Chronizität und die Beschwerdemuster charakterisieren diese Gruppe von funktionellen Störungen. Auch die fehlende spontane Besserung bzw. Heilung grenzt sie gegen die vorher beschriebenen beiden ab.
Chronizität und fehlende Selbstregulierung bestimmen die Schwere der Krankheitsbilder.

Die **Nomenklatur** für den allgemeinmedizinischen Gebrauch lautet also zusammengefasst folgendermaßen:
- **Funktionelle Störungen** bezeichnen deskriptiv einen **Ober- oder Sammelbegriff**, der die somatoforme Störung einschließt.
- Als **somatoforme Störung** wird eine psychiatrische Kategorie verstanden, wie sie die ICD-10 durch F 45.9 definiert, s. S. 224.
- Die nicht durch diese ICD-10-Vorgabe erfassten Beschwerden werden im Folgenden als eine neue **Kategorie FSE (funktionelle Störung im engeren Sinne)** mit folgenden Unterkategorien bezeichnet:
  – FSE mit plausibler Ursache,
  – FSE als Fehlsteuerung mit Selbstkorrektur,
  – andauernde oder wiederholte FSE als unsystematische und syndromale FSE (mit Diagnosebezeichnung).

Die Kategorien sind zueinander nicht trennscharf abzugrenzen. Das ist charakteristisch dafür, dass sich Leib und Seele nicht voneinander trennen lassen. Sie bilden ein Kontinuum.

---

wieder auf (z. B. Hautjucken bei warmem Wind, durchfälliger Stuhlgang bei kalten Getränken).
Alternativ könnte man auch von individuellen erworbenen Verhaltens- oder Ablaufmustern ohne Krankheitswert ausgehen.

B. **Mit Diagnosebezeichnung (syndromale FSE):** Bei immer wiederkehrenden Mustern von funktionellen Störungen wurden Syndromnamen, also Diagnosen, dafür geschaffen, z. B. Spannungskopfschmerz, Roemheld-Komplex, Effort-Syndrom, postvirales Syndrom etc.

◀ Merke

Nomenklatur für die Allgemeinmedizin:
- **Funktionelle Störungen:** Oberbegriff, der die somatoforme Störung einschließt.
- **Somatoforme Störung:** psychiatrische Kategorie, wie sie die ICD-10 durch F45.9 definiert wird, s. S. 224.
- **Funktionelle Störungen im engeren Sinne:** z. B. FSE mit plausibler Ursache oder als Fehlsteuerung mit Selbstkorrektur bzw. andauernde oder wiederholte FSE.

Leib und Seele bilden ein Kontinuum.

19.2 Fallgeschichten

Die Breite und Problematik kategorialer Einordnung werden durch zwei Fallbeispiele illustriert.

▶ **Fallbeispiel**

▶ **Fallbeispiel 1.** Eine **65-jährige Patientin** mit einer stabilen **koronaren Herzerkrankung** bei Zustand nach einem länger zurückliegenden Myokardinfarkt sowie einer milden arteriellen **Hypertonie** kommt etwa alle 4 bis 6 Wochen zu mir. Meist geht es um die Verschreibung der Medikamente, selten um medizinische Probleme. Wir reden dann über ihre drei Söhne und ein schon erwachsener Enkel, den sie mit groß gezogen hat. Ihr ganzes Leben ist auf diese „Kinder" hin orientiert, von denen sie regelmäßig besucht sowie zu Reisen und Veranstaltungen mitgenommen wird. Sie kocht für den einen oder anderen der Familie, und alle sind begeistert über das Essen „bei Muttern".

Doch über die Jahre gab es auch immer wieder kurz anhaltende Episoden von Erkrankungen: Da war ein hartnäckiges wiederkehrendes Ziehen im Bereich beider Unterschenkel, das von mir nach Anamnese und körperlicher Untersuchung weder auf ein venöses noch auf ein arterielles, orthopädisches oder neurologisches Leiden zurückzuführen war. Es begleitete die Patientin für etwa 3 bis 4 Wochen, um dann bei einer Reise zu ihrem ältesten Sohn für immer zu verschwinden.

Zwei- oder dreimal klagte die Patientin über ein Druck- und Völlegefühl im Oberbauch, Inappetenz und zeitweilig saures Aufstoßen. Ich verzichtete auf eine weitergehende Diagnostik und behandelte sie mit Antazida; die Symptomatik verschwand. Einmal meinte ich, einen deutlichen Zusammenhang mit einer Verstimmung über die kurzfristige Vernachlässigung durch ihren Enkel zu sehen. Dieser hatte eine neue Freundin und war kaum noch zu den regelmäßigen Essen gekommen. Inzwischen hat er die Freundin geheiratet und beide kommen, wenn auch nicht mehr so häufig, gemeinsam zum Essen. Von den Oberbauchbeschwerden war dann nicht mehr die Rede.

▶ **Fallbeispiel**

▶ **Fallbeispiel 2.** Eine **61-jährige Patientin,** die ich seit 6 Jahren kenne, sehe ich ein- bis zweimal in der Woche – zumeist bei Hausbesuchen. Sie hat seit vielen Jahren **Platzangst (Agoraphobie),** ein wesentlicher Grund für meine Besuche, da sie das Haus nur unter Benzodiazepin-Tabletten verlassen kann. In diesen 6 Jahren der Betreuung hat es keinen einzigen Tag ohne Krankheitssymptomatik gegeben.

Fast immer lagen mehrere Beschwerden zugleich vor: Anhaltende Oberbauchschmerzen, die auch bei ausführlicher Diagnostik keine Erklärung finden; über Tage anhaltende Übelkeit und Schwindel ohne eine auffindbare organische Ursache; Halbseitenlähmungen ohne neurologischen Befund; anhaltende Halsschmerzen oder Hustenreiz ohne erkennbaren Grund; nicht objektivierbare Sensibilitätsstörungen und Sehausfälle; massive und durch kein Analgetikum beherrschbare Kopfschmerzen; erhebliche Rückenschmerzen, Zustände von drohender Ohnmacht usw. Alle diese Beschwerden waren immer für eine Weile vorhanden und ließen sich mit üblichen therapeutischen Interventionen nicht beherrschen. Sie verschwinden mit dem Auftreten von Schluckstörungen, die keine Nahrungsaufnahme zulassen, nach einer Woche aber auch wieder weg sind. Gelegentlich gab es heftiges Brennen beim Wasserlassen – bei unauffälligem Urin.

Fast immer drängte die Patientin auf vollständige Abklärung; Hinweise auf fehlende Notwendigkeit weitergehender Diagnostik beantwortete sie – zumindest in der Anfangsphase unserer Beziehung – mit stärkeren Klagen. Dann habe ich immer wieder nachgegeben und die gewünschte Überweisung etc. ausgestellt.

Zweimal in dieser Zeit erwähnte die Frau ihre Symptome nicht mehr: Einmal in einer Phase, in der sie sich mit viel Aufwand bei den Behörden kämpferisch für ihren Sohn einsetzte, der fälschlicherweise eines geringfügigen Vergehens beschuldigt wurde. Ein andermal verschwanden fast alle Krankheitserscheinungen in einer Phase, in der sie sich um die mit ihr zusammenlebende Schwester kümmern musste, die einen leichten und sich völlig zurückbildenden zerebralen Insult erlitt. Die Patientin selbst fürchtet nichts so sehr, als „richtig verrückt zu werden". Ihre nicht endenden Beschwerden würden sie noch „in den Wahnsinn treiben". Dabei verweist sie auf das Schicksal ihres vor vielen Jahren psychotisch gewordenen und von ihr in die „Klinik gesteckten" Mannes, der dort verstarb.

Die zwei Fallbeispiele skizzieren das Spektrum funktioneller Störungen, zum einen in milder Form neben einer körperlich manifesten Erkrankung, zum anderen in ausgeprägter Form neben einer psychischen Krankheit.

Bei der ersten Patientin handelt es sich um ein jeweils kurzfristiges Geschehen, das nur einen Teil ihres Lebens einnimmt. Die Patientin lässt sich symptomatisch therapieren – verlangt nicht nach nennenswerten Abklärungen. Man ahnt auch noch Bezüge der Störungen zum Leben dieser Frau, zu Angespannt- und Unzufriedenheit – oder deuten wir dies nur so? Man ist sich nicht sicher.

Bei der anderen Patientin hingegen handelt es sich um einen chronischen Prozess, der das gesamte Leben bestimmt. Es ist etwas Beständiges, das zu dieser Frau gehört. Ein Symptom wird vom nächsten gefolgt, nichts hilft. Bei dieser Frau steht ganz offensichtlich ein manifestes angstgetöntes psychisches Krankheitsbild im Vordergrund. Daneben sind jedoch die dramatisch ausgeprägten funktionellen Beschwerden einer somatoformen Störung zu erkennen. Sie erinnern in ihrer Ausprägung an den (heute medizinisch nicht mehr gebräuchlichen) Begriff der Hysterie.

19.3 Verwendung der diagnostischen Kategorien in der Praxis

Aus dem Dargestellten lassen sich zwei diagnostische Hauptaufgaben der Allgemeinmedizin im Zusammenhang mit funktionellen Beschwerden ableiten:

- Es muss an umschriebene **körperliche oder psychische Erkrankungen gedacht** werden, die – besonders wenn abwendbar gefährliche Verläufe im Vordergrund stehen könnten – erkannt und versorgt werden.
- Es muss zwischen funktionellen Störungen im engeren Sinne (FSE) und den somatoformen Störungen unterschieden werden. Neben den im ersten Abschnitt (s. S. 219) genannten Erkennungsmerkmalen sind der Verlauf und der Umgang des Patienten mit seinen Beschwerden hierfür richtungsweisend.

Die **Erscheinungsähnlichkeit** der Krankheitsbilder bei Patienten aus den beiden Kategorien funktionelle Störungen im engeren Sinne (FSE) und somatoformen Störungen rechtfertigt, dass man in der Allgemeinpraxis häufig zunächst von **funktionellen Beschwerden** als Oberbegriff ausgeht, hier also eine Zuordnung noch nicht vornimmt. Häufig lässt sich erst im Verlauf zwischen beiden unterscheiden.

Dennoch gilt es im diagnostischen und therapeutischen Handeln deutliche Unterschiede.

Funktionelle Störungen im engeren Sinne (FSE) können nicht abgeklärt, aber behandelt werden. Wenn eine Behandlung erfolgt, dann meist symptomatisch oder durch das beruhigende Wort. Es gilt jedoch gleichzeitig immer neben dem **abwartenden Offenhalten das Bedenken und Meiden potenziell gefährlicher Verläufe.** Man muss also den Verlauf im Auge behalten!

Steht eine **somatoforme Störung** im Vordergrund, ist sie von anderen psychischen oder psychosomatischen Erkrankungen abzugrenzen, die möglicherweise differenziert behandelt werden müssen. Außerdem gilt es bei dieser Form der Störung, die psychosomatische Funktion und die damit verbundenen Besonderheiten schon beim diagnostischen, sicher aber beim therapeutischen Vorgehen zu beachten. Dieser Hintergrund macht die Betreuung solcher Patienten kompliziert. Die folgenden Abschnitte befassen sich daher genauer mit den somatoformen Störungen.

19.4 Somatoforme Störungen

Patienten mit somatoformen Störungen berichten über häufige Arztkontakte in den letzten Monaten oder sogar Jahren und äußern oft sinngemäß: „Keiner hat bisher herausgefunden, was mir fehlt. Ich hoffe sehr, dass Sie mir helfen können." Die Patienten wollen, dass mit einer körperbezogenen Diagnostik die Ursache der Beschwerden gefunden wird. Viele der Betroffenen setzen mit aller Kraft und teilweise jahrelang ihr Bemühen um eine Abklärung von Symptomen durch (vgl. Fallbericht 3, S. 231, 233) – auch unter Inkaufnahme invasiver Maßnahmen wie Biopsien oder Bauchspiegelungen.

Ein Grund hierfür liegt in der quälenden Weise, in der die Beschwerden und Symptome wahrgenommen werden. Diese wechseln oft in ihrer Lokalisation, treten z. B. heute als Bauchschmerzen, morgen als Herzbeschwerden oder in wechselnden anderen Körperbereichen auf. Beruhigt sich ein Bereich, meldet sich ein anderer. Beschwerdefreiheit gibt es fast nie.

Man bekommt den Eindruck, dass diese Beschwerden eine **(psychosomatische) Funktion** für die Betroffenen haben.

Der Fallbericht 4, S. 231, spricht auch die Besorgnis und Angst um den eigenen Körper an. Diese Facette der somatoformen Störung wird gewöhnlich als **Hypochondrie** bezeichnet, wenn der Anlass von außen als gering, die Besorgnis als übersteigert empfunden wird. Fremd- und Selbstbeurteilung über einen Krankheitszustand können allerdings erheblich auseinander klaffen. Die Hypochondrie als eigene Diagnose ist etwas abgesetzt von der somatoformen Störung zu sehen.

19.4.1 Definition und Klassifikation somatoformer Störungen

Die ICD-10 definiert und unterscheidet die somatoforme Störung folgendermaßen (Tab. **A-19.2** und **A-19.3**)

A-19.2 Somatoforme Störung nach ICD-10 F 45

- Wiederholtes Auftreten körperlicher Symptome
- Hartnäckige Forderungen nach medizinischen Untersuchungen
- Befunde erklären nicht die Art und das Ausmaß der Symptome

Die wichtigste Unterform ist die undifferenzierte Somatisierungsstörung F 45.1. Sie umfasst den weitaus häufigsten Teil der somatoformen Störungen in der Allgemeinpraxis. Definitionsgemäß bestimmen die Anzahl und die Dauer der Symptome, ihre Fluktuation sowie die psychosozialen Probleme der Betroffenen die Diagnose.

Weitere Unterformen bezeichnen Übergänge in stärker organ- oder symptombezogene psychosomatische Krankheitsbilder sowie in die Hypochondrie (Tab. **A-19.3**).

Die Auswahl der Unterkategorien der somatoformen Störungen ist hinsichtlich ihrer empirischen Validität und praktischen Relevanz umstritten. Allerdings diskutiert man darüber nicht so sehr in der Allgemeinmedizin als vielmehr in Psychiatrie, Psychosomatik und Psychotherapie.

A-19.1 Schematische Darstellung definitorischer Zusammenhänge

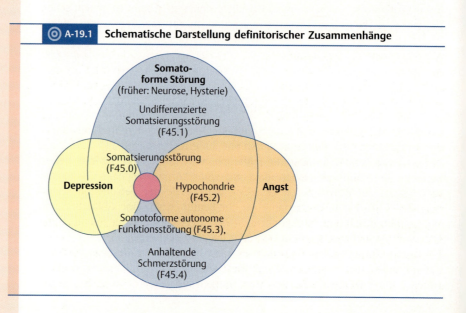

A-19.3 Somatoforme Störung nach ICD-10, Unterformen

Somatisierungsstörung (F 45.0)	• Multiple, wiederholt auftretende und häufig wechselnde Symptome jedes Körpersystems • Beginn vor mehr als zwei Jahren • Chronischer und fluktuierender Verlauf • Häufig langdauernde Störung des sozialen, interpersonalen und familiären Verhaltens
Undifferenzierte Somatisierungsstörung (F 45.1)	• Zahlreiche, unterschiedliche und hartnäckige Beschwerden ohne vollständige Erfüllung von F 45.0 (in der Hausarztpraxis häufigere Minorform)
Hypochondrische Störung (F 45.2)	• Beharrliche Beschäftigung mit der Möglichkeit, an einer schweren und fortschreitenden körperlichen Krankheit zu leiden. • Manifestation anhaltender körperlicher Beschwerden oder anhaltende Beschäftigung mit körperlichen Phänomenen. • Normale Körperwahrnehmungen und Symptome werden von dem betreffenden Patienten oft als abnorm und belastend interpretiert. • Depression und Angst finden sich häufig und können dann zusätzliche Diagnosen rechtfertigen.

Somatoforme autonome Somatisierungsstörung (F 45.3)	• Symptome eines überwiegend vegetativ innervierten Organs, z. B. im kardiovaskulären, im gastrointestinalen, im respiratorischen oder im urogenitalen System.
	• Zwei Symptomgruppen:
	  1. objektivierbare vegetative Symptome wie Herzklopfen, Schwitzen, Erröten, Zittern als Ausdruck der Furcht vor Beeinträchtigung.
	  2. subjektive Beschwerden wie flüchtige Schmerzen, Brennen, Schwere, Enge eines Organs und Gefühle, aufgebläht oder auseinander gezogen zu werden.

Anhaltende somatoforme Schmerzstörung (F 45.4)	• Andauernder, schwerer und quälender Schmerz, der durch einen physiologischen Prozess oder eine körperliche Störung nicht vollständig erklärt werden kann. • Tritt in Verbindung mit schwerwiegenden emotionalen Konflikten oder psychosozialen Belastungen auf. • Schmerzzustände mit vermutlich psychogenem Ursprung, die im Verlauf depressiver Störungen oder einer Schizophrenie auftreten, sollten hier nicht berücksichtigt werden.

Somatoforme Störungen werden häufig in der Primärmedizin diagnostiziert oder behandelt, seltener in der Psychiatrie.

Somatoforme Störungen zählen – anders als die bereits vorgeschlagene Kategorie funktionelle Störungen im engeren Sinne (FSE) – **zu den psychischen oder psychiatrischen Erkrankungen** mit starken Überschneidungen zu anderen psychiatrischen Diagnosen, die teilweise sogar der „Entstehungsort" der Störung sind. Die körperlichen Symptome sind dann eine Ausdrucksform dieser psychischen Erkrankung. Das Diagramm in (Abb. **A-19.1**) gibt einen Überblick über die der ICD-10 entnommenen definitorischen Zusammenhänge. Die Größe der Schnittmengen variiert von Fall zu Fall.

Somatoforme Störungen werden meist in der Primärmedizin diagnostiziert oder behandelt.
Somatoforme Störungen zählen zu den psychischen oder psychiatrischen Erkrankungen mit starken Überschneidungen zu anderen psychiatrischen Diagnosen.

19.4.2 Pathogenese somatoformer Störungen

Wie lässt sich die Entstehung somatoformer Störungen in ihrer formalen Pathogenese vorstellen? Die Grundannahme besteht darin, dass äußere Belastungen, Konflikte und Problemlagen zu einer psychischen Störung oder Erkrankung führen **können.** Dass dies nicht bei allen Menschen gleichermaßen geschieht, liegt an konstitutionellen (genetischen) Faktoren, im Laufe der Sozialisation erlerntem und geprägtem Verhalten, an Persönlichkeitsmerkmalen wie Ich-Stärke oder z. B. an situativer Widerstandskraft.
Dabei kann es zur **Somatisierung** kommen: Psychische Reaktionen auf Problemlagen und Konflikte äußern sich in körperlichen Symptomen.
Vermutlich handelt es sich um einen Entlastungsmechanismus zur Distanzierung seelischen Leidens. Warum das bei manchen Menschen geschieht, wird in psychologischen bzw. psychoanalytischen Theorien unterschiedlich erklärt. Allen gemeinsam ist jedoch die Feststellung, dass für Personen mit einer starken Somatisierungstendenz das Erleben oder Aushalten psychischer Konflikte nicht oder nur eingeschränkt möglich ist. Für diese Menschen hat die Somatisierung **eine stabilisierende Funktion.** Außerdem scheint es nach einigen

19.4.2 Pathogenese somatoformer Störungen

Äußere Belastungen, Konflikte und Problemlagen können zu einer psychischen Störung oder Erkrankung führen.
Psychische Reaktionen auf Problemlagen und Konflikte äußern sich in körperlichen Symptomen.

Vermutlich handelt es sich um einen Entlastungsmechanismus zur Distanzierung seelischen Leidens.
Für Personen mit einer starken Somatisierungstendenz ist das Erleben oder Aushalten psychischer Konflikte nicht oder nur eingeschränkt möglich. Für diese Menschen hat die Somatisierung **eine stabilisierende Funktion.**

A-19.4	Einige Vorstellungen über Entstehungsfaktoren der somatoformen Störung
Psychoanalytisch-psychodynamische Einordnung (modifiziert nach Arbeitskreis OPD 2001)	**Biopsychosozial-deskriptive Einordnung** (modifiziert nach AWMF-LL)
Störungen	**Auffälligkeiten**
im **Krankheitserleben**, z. B. zu großer Leidensdruck gemessen an der Beeinträchtigung, sekundärer Krankheitsgewinn;	im **Krankheitsverhalten**, z. B. hoher Medikamenteneinkauf bei gleichzeitiger Tablettenphobie, überdurchschnittliche Inanspruchnahme stationärer Leistungen;
in der **Realitätswahrnehmung**, d. h. verminderte analytische Wahrnehmung der eigenen Situation und Position;	durch einen **übertriebenen Gesundheitsbegriff** mit Fehldeutung von harmlosen Körpersignalen;
bei der **Verarbeitung** von Niederlagen, langdauernden oder nicht abgeschlossenen Konflikten, Traumata;	durch gehäuften emotionalen **Distress**, z. B. erhöhte allgemeine und biografische Belastungen;
in **Beziehungen**, z. B. Kränkung, Ohnmacht, Rivalität, Bevormundung;	in der **Arzt-Patienten-Interaktion**, z. B., Zweifel an den ärztlichen Fähigkeiten; beim Arzt Verärgerung, Abwehr, Ambivalenz;
der **Persönlichkeitsstruktur**, z. B. unrealistische Selbstwahrnehmung, Neigung zur Ich-Bezogenheit, mangelnde Integration.	in der (hypochondrischen) **Ursachenüberzeugung**.

Untersuchungen, als ob die psychischen Konflikte hinter dieser „Körperlichkeit" für das bewusste Erleben der Betroffenen verschwinden und verschwunden bleiben.

In der Tab. **A-19.4** sind neben die psychoanalytisch-psychodynamischen die deskriptiven Konzepte dargestellt.

Neben der jeweiligen psychischen Situation nehmen sowohl soziale Bedingungen als auch Organerkrankungen Einfluss auf den Prozess der Somatisierung. So kann z. B. eine **körperliche Fehlhaltung** mit entsprechenden Muskeldysbalancen und Myogelosen durch eine Somatisierung verstärkt den Weg für chronische Rückenschmerzen bereiten. Das Vorliegen von pektanginösen Beschwerden mag ähnliche Empfindungen von einer Somatisierung erleben lassen oder produzieren.

Neben der jeweiligen psychischen Situation nehmen sowohl soziale Bedingungen als auch Organerkrankungen Einfluss auf den Prozess der Somatisierung.

Wir wissen aus der Sozialanthropologie, dass Menschen aus unteren Sozialschichten sehr viel weniger in der Lage sind, Körpersignale als solche wahrzunehmen und deswegen meist erst spät zum Arzt kommen. Andererseits ist aber auch bekannt, dass diesen Menschen eine differenzierte Artikulation über psychisches Leid eher schwer fällt, so dass eine Ausdrucksform in körperlicher Symptomatik nahe liegt. Kulturen, die psychisches Leid und Elend eher auszudrücken erlauben, weisen eine höhere Prävalenz akzeptierter psychischer Störungen auf. In Kulturen hingegen, in denen psychisches Leid nicht explizit artikuliert werden darf und deren Sprache nur wenige Begriffe dafür bereithält, sind mehr somatische Erkrankungsmanifestationen vorhanden.

Psychosoziale Faktoren können den Prozess der Somatisierung verstärken oder vermindern.

Persönlichkeitsmerkmale spielen eine entscheidende Rolle. So weiß man, dass Menschen in der Wahrnehmung von Schmerz und Körpersignalen recht unterschiedlich sind: Diejenigen mit einem hohen Grad von Sensibilität für Körpersensationen und Schmerz neigen eher zu einer Somatisierung.

Persönlichkeitsmerkmale spielen eine entscheidende Rolle. Eine hohe Sensibilität für Körpersensationen führt eher zu einer Somatisierung.

▶ Merke

▶ **Merke:** Das ärztliche Krankheitsverständnis ist im Prozess der Somatisierung von wesentlicher Bedeutung: Ärzte, die großes Verständnis für die Darstellung psychischer Konflikte und Leiden haben, werden eher eine Somatisierung verhindern. Ärzte, die wenig Verständnis für psychische Probleme aufbringen, können eher zu einer Somatisierung beitragen.

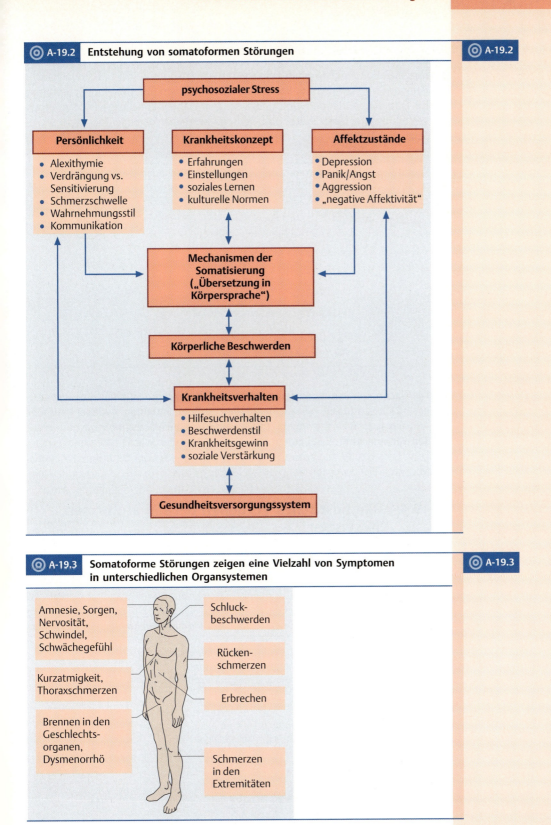

A-19.2 Entstehung von somatoformen Störungen

A-19.3 Somatoforme Störungen zeigen eine Vielzahl von Symptomen in unterschiedlichen Organsystemen

19.4.3 Epidemiologie

Das Phänomen der (multiplen) Beschwerden ohne nachweisbare körperliche Ursache kommt in der Allgemeinpraxis in ca. 20 % der Fälle vor (aber auch Zahlen bis zu 50 % der Fälle werden genannt). Das Vollbild einer Somatisierungsstörung (F 45.0) entsprechend der Definition in Tabellen **A-19.2** und **A-19.3** wird jedoch nur bei ca. 1 % in der Bevölkerung beobachtet.

19.4.3 Epidemiologie

Frauen sollen durch somatoforme Störungen deutlich häufiger betroffen sein als Männer.

Frauen sollen durch somatoforme Störungen deutlich häufiger betroffen sein als Männer.

Hingegen fand sich in einer repräsentativen Stichprobe von 600 erwachsenen Personen im Mannheimer Raum eine Häufigkeit von funktionellen Symptomen für Frauen und Männer von ca. 26 % pro Jahr (Jahres-Prävalenz). Die Symptomverteilung innerhalb dieser Untergruppe zeigt die folgende Tab. **A-19.5** (aus Schepank 1990).

A-19.5 Umschriebene Symptome (Teil A) und vegetative Symptome (Teil B) (Mehrfachnennungen waren möglich; in Klammern sind Zahlen der Nachuntersuchung 6 Jahre später angegeben)

Teil A:	Teil B:
38,7 % (31,6 %) Kopfschmerzen	41,5 % (41,4 %) Innere Unruhe
31,5 % (27,1 %) Oberbauchschmerzen	28,8 % (32 %) Müdigkeit
19,7 % (39,6 %) Schmerzen im Bewegungsapparat	25,3 % (22,9 %) Schlafstörungen
17,8 % (12,9 %) Herzschmerzen	14,2 % (21,6 %) Ess-/Appetitstörungen
16,2 % (18,2 %) Unterbauchbeschwerden	11,2 % (21,2 %) Störungen der peripheren Durchblutung
13,7 % (14 %) Palpitationen	11,2 % (19,1 %) Schwitzen
7,0 % (6,1 %) Globusgefühle	8,5 % (9,8 %) Schwindel

Die Nachuntersuchungen zeigen, dass zwischen 28 und 51 % der eingangs festgestellten Symptome – bezogen auf die einzelnen Patienten – wieder gefunden wurden. Jedoch zeigen sowohl Beschwerden als auch Leitsymptome eine große Schwankungsbreite. Bei einem Drittel der Probanden wurde eine neue psychogene Erkrankung diagnostiziert. Nur etwa ein Viertel der funktionellen/somatoformen Beschwerden heilte in sechs Jahren aus.

19.4.4 Diagnostisches Vorgehen bei somatoformen Störungen

Zur diagnostischen Orientierung siehe (Tab. **A-19.6**).

19.4.4 Diagnostisches Vorgehen bei somatoformen Störungen

Im (Erst-)Kontakt mit Patienten ergibt sich der Verdacht auf eine somatoforme Störung aus mehreren Anhaltspunkten, die z. T. bereits angesprochen wurden (Tab. **A-19.6**).

A-19.6 Diagnostische Orientierung beim Verdacht auf funktionelle Störungen

Symptomatik	• Vielfältige fluktuierende Symptomatologie • Häufig mehrere Organsysteme betroffen • Für Organerkrankungen untypische Zusammenhänge zu auslösenden Situationen (z. B. Herzschmerzen immer in Ruhe) • Wechselnde Beschwerden
Schilderung	• Dramatische oder ausmalende Darstellung • Häufig als sehr bedrohlich erlebt • Unschärfe in der Symptombeschreibung
Persönlichkeit des Patienten	• Ausgeprägte Selbstbeobachtung • Depressive oder zwanghafte Züge • Teilweise an Hypochondrie und Hysterie erinnernd • Das Umfeld – so auch den Arzt – in Krankheitsängste hineinziehend
Anamnese	• Multiple Beschwerden, monate- bis jahrelanger Verlauf, nicht selten chronifizierter Gebrauch des ambulanten und stationären Systems • Zum Teil erhebliche Störungen der personalen, familiären und sozialen Verhältnisse, häufig psychiatrische Komorbidität • Ursachenüberzeugungen teils deutlich, aber nicht immer differierend zu ärztlichen Konzepten

19 Funktionelle und somatoforme Störungen

Es sollte angestrebt werden, die Diagnose einer somatoformen Störung nach einer anfänglichen Vermutung explizit zu stellen. Eine **organische Ausschlussdiagnostik** ist als alleinige Basis der Diagnosestellung **ungeeignet.**

> ▶ **Merke:** Basis der Diagnostik ist eine **erweiterte Anamnese,** die den Verlauf der Beschwerden, deren Auslösesituationen und die bisherige Behandlung in Erfahrung bringt.

◀ Merke

Die Diagnose sollte explizit gestellt werden. Eine alleinige organische Ausschlussdiagnostik ist ungeeignet.

Patienteneigene Krankheitskonzepte sollten immer in Erfahrung gebracht werden. Auch wenn sie stark von den ärztlichen Konzepten abweichen sollten, bieten sie häufig wichtige Zusatzinformationen. Nicht ausdrücklich geäußerte Patientenanliegen für eine „zweckgebundene Somatisierung" sollten eruiert werden, etwa Entlastungswünsche vor Gericht durch ärztliche Atteste oder Rentenbegehren.

Die Krankheitskonzepte des Patienten sollten erfragt werden, da diese oft Zusatzinformationen enthalten.

Mitgebrachte Unterlagen müssen, ggf. auch außerhalb der Sprechstunde, penibel durchgelesen werden. Dies kann die Zeit bis zur Diagnosestellung verkürzen und den diagnostischen Impetus – für den Arzt heilsam – vermindern. Das **Erfragen von störungsunterhaltenden Faktoren** wie aktuellen psychosozialen Belastungen, von psychischen Beeinträchtigungen und die Orientierung über den biographischen Werdegang besitzt bereits einen **explorativen Charakter.** Zu einer solchen Exploration bedarf es sowohl einer inneren Bereitschaft als auch der Fertigkeit des Arztes, in einem überschaubaren Zeitrahmen die genannten Punkte in Erfahrung zu bringen und zu dokumentieren.

Mitgebrachte Unterlagen müssen genau geprüft werden.

Das **Erfragen von störungsunterhaltenden Faktoren** wie aktuellen psychosozialen Belastungen und die Orientierung über den biographischen Werdegang hat bereits einen explorativen Charakter.

> ▶ **Merke:** Die **Differenzialdiagnose** ist immer zu zahlreichen primär somatischen Erkrankungen sowie zu psychischen Erkrankungen zu stellen. Eine Reihe von körperlich bedingten Erkrankungen erzeugt unklare Beschwerden ohne ausreichende Befunde in der ärztlichen Basisdiagnostik.

◀ Merke

Dies gilt insbesondere für Erkrankungen mit längerer schleichender Entwicklung wie bestimmten Formen der Multiplen Sklerose oder Tumoren oder für Erkrankungen mit untypischen Verläufen. Hierzu zählen Hyperparathyreoidismus, Hyperthyreose, Hypothyreose, paraneoplastische Symptome, Lupus erythematodes visceralis, Morbus Boeck, Hirn- und Rückenmarktumoren, Akustikusneurinom, Erkrankungen peripherer Nerven, höhergradige Borreliose u. a. Schwierige psychiatrische Differenzialdiagnosen sind die Depression mit körperlichen Symptomen sowie die Angststörung in ängstlich-hypochrondrischer Selbstbeobachtung.

Besonders Erkrankungen mit einer längeren schleichenden Entwicklung wie Multiplen Sklerose oder Tumoren sind differenzialdiagnostisch zu berücksichtigen.

Die Depression mit körperlichen Symptomen ist eine schwierige Differenzialdiagnose.

Die ICD-10 kommt den Kategorieproblemen durch die Aufforderung an den Arzt entgegen, Krankheitsbilder mehreren Kategorien zuzuordnen. Ausgehend von dem Symptom mit der größten aktuellen Bedeutung (Hauptdiagnose) sollten daneben weitere verwandte Diagnosen verschlüsselt werden, allerdings nicht mehr als drei. Funktionelle Darmbeschwerden (beispielsweise spastisches Kolon) lassen sich im organotropen IDC 10-Kapitel „Krankheiten des Verdauungstraktes" K 59.9 oder im psychiatrischen Kapitel nach F 45.3 verschlüsseln.

Nach ICD-10 können ausgehend vom Hauptsymptom bis zu 3 weitere verwandte Diagnosen verschlüsselt werden.

Mit dieser Lösung darf ein Arzt auch ohne letztendliche Abklärung die Diagnose „somatoforme Störung" stellen. Dies kann für die Betroffenen bedeutsam, weil leidensverkürzend sein. Bisher dauerte es häufig Jahre bis zur Feststellung der entsprechenden Diagnose.

Der diagnostische Umgang mit funktionellen Störungen hat noch andere Bedeutungen. Wie schon erwähnt, sind viele der Patienten mit funktionellen Störungen über ihre Symptomatik erheblich alarmiert. Sie fühlen sich häufig orientierungslos und ihren Symptomen ausgeliefert. Sie suchen nach der orientierungsgebenden und stützenden Hand des Arztes. In einer solchen Situation kann eine Diagnose bereits „therapeutisch" hilfreich sein, entspricht sie doch den Vorstellungen und Wünschen des Patienten.

Der diagnostische Umgang mit funktionellen Störungen kann bereits „therapeutisch" hilfreich sein.

Menschen mit einer somatoformen Störung sind nicht mehr, aber auch nicht weniger organisch krank als andere Patienten in der Allgemeinpraxis.

▶ **Merke:** Bei plötzlich veränderten Beschwerdecharakteristika muss initial und im Verlauf das Vorliegen einer organischen Erkrankung hinreichend sicher und ggf. wiederholt ausgeschlossen werden. Eine gründliche symptombezogene Untersuchung ist obligat, auch ein körperlicher Status soll in Ergänzung und als Signal der Sorgfalt durchgeführt werden.

Natürlich wird wenig invasiven und unschädlichen Diagnoseverfahren wie Blutentnahme oder Sonographie der Vorzug vor invasiven wie Endoskopie oder Kathetertechnik gegeben. Die in vielen hausärztlichen Praxen vorhandenen diagnostischen Mittel reichen in der Regel aus. Stets soll der zielführendste Parameter gewählt werden, z. B. Bestimmung des TSH für Hypo- oder Hyperthyreose statt einer Überweisung zur breiteren Schilddrüsendiagnostik.

Die **entscheidende Schwierigkeit** liegt in der beschriebenen **„Als-ob"-Körpersymptomatik. Differenzialdiagnostisch** ist zu klären, **welche Erkrankungen überhaupt infrage kommen** und welche davon einerseits **bedrohlich, andererseits behandelbar** sind. Nur diese sollten differenzialdiagnostisch angegangen werden. Bei Verdachtsmomenten sollte die entsprechende weiterführende Diagnostik veranlasst oder selber vorgenommen werden. Dem Drängen des Patienten nach immer mehr Diagnostik darf und soll sich der Arzt jedoch aus gutem Grund widersetzen. Es gilt zu verhindern, dass die fortgesetzte frustrane Fahndung nach körperlichen Ursachen den Somatisierungsmechanismus in fataler Weise unterhält.

Eine diagnostische Hilfe stellt der sog. Gesundheits-Fragebogen PHQ-D dar. Er ist kostenlos auf der Website der Klinik für Psychosomatische Medizin www.klinikum.uni-heidelberg.de/index.php?id=6274 zu erhalten. Er kann assistiert oder eigenständig von Patienten ausgefüllt werden und umfasst 16 Hauptfragen auf 4 Seiten zusammengefasst (in der Kurzform 2 Hauptfragen auf einer Seite). Mit diesem Diagnoseinstrument können somatoforme Störungen, Depressionen, Angststörungen, Alkoholmissbrauch bzw. -abhängigkeit und Hypochondrie gleichzeitig und unabhängig voneinander – in der Kurzform Somatoforme Störungen und Angststörungen – erfasst werden. Der in den USA entwickelte Fragebogen ist an deutsche Verhältnisse angepasst und validiert worden (Spitzer 1999).

Ein Grundproblem bei der Diagnostik

Die Patienten sind sich sicher, dass „es etwas Organisches" ist, was sie bedroht und ihre Beschwerden verursacht. Sieht der Arzt vor allem auf den Einfluss psychischer Faktoren oder gar deren Ursachenhintergrund, so wird er sich wegen des Dissenses mit dem Patienten nicht durchsetzen können.

Der Arzt muss einerseits dem Patienten Sicherheit geben, sich um das Organische gekümmert zu haben. Er wird also – möglicherweise wider seine Überzeugung – Organdiagnostik betreiben.

Mit einer organzentrierten Diagnostik ist jedoch häufig eine Verstärkung der Somatisierung verbunden. Der Arzt scheint ja aus Sicht des Patienten auch an etwas Organisches zu denken.

▶ **Merke:** Es ist ein Irrtum, dass eine weitgehende Organdiagnostik für den Patienten eine Orientierung und Stützung ist und ihn von seiner „Organfixierung" abbringt.

Orientierung und Stützung mag eher der Arzt empfinden, wenn seine Mutmaßungen über die Ergebnislosigkeit der Untersuchungen eintreffen (vgl. Fallbeispiel 3, Fortsetzung).

Andererseits aber signalisiert jede Organdiagnostik dem Patienten, dass dem Arzt, der sie betreibt, selbst unklar ist, was „dahinter steckt". Es schwächt in den Augen des Patienten die Glaubwürdigkeit des Arztes zusätzlich, wenn er später die „psychische Seite" als Ursache anspricht. Nur ein unsicherer Arzt zieht die Psyche als Erklärung heran – so konnte und kann man noch die Gefühlseinstellung einiger Patienten deuten. Allerdings verbreitet sich das Wissen um die Leib-Seele-Zusammenhänge inzwischen so stark, dass es häufig als Bestandteil des Arzt-Patienten-Dialoges genutzt werden kann.
Zwei weitere Patientenbeispiele sollen diese Problematik illustrieren:

▶ **Fallbeispiel 3.** Vor einigen Jahren kam eine damals **22-jährige Patientin** mit einer **Vielzahl von Beschwerden** zu mir: rezidivierende Infekte mit über Wochen anhaltenden Halsschmerzen, ohne dass hierfür immer objektivierbare Befunde vorlagen. Lymphknoten im Bereich des Halses und der Achseln schwollen – im Erleben der Patientin – innerhalb von Stunden an und ab. Die Haut brannte, massive Oberbauchschmerzen ließen sich trotz Gastroskopie, Sonographie und Labor nicht erklären. Schließlich bestanden seit Jahren immer wieder drohende Ohnmacht und Herzjagen. Häufiges Brennen beim Wasserlassen wie auch Schmerzen im Bereich der Flanken hatten zu vielfältiger Diagnostik mit negativem Ergebnis geführt. Zum Zeitpunkt der Vorstellung bei mir hatte die Frau zahlreiche Ärzte verschiedener Fachrichtungen aufgesucht und diese jeweils wieder verlassen, wenn sie keine weitere Diagnostik mehr anboten. Es wurden bis zu diesem Zeitpunkt dreimal ein Computertomogramm des Abdominalraumes, einmal des Kopfes sowie insgesamt sechs Sonographien verschiedener Körperregionen durchgeführt. Hinzu kamen zwei Gastroskopien, mehrere Röntgenuntersuchungen und ein sehr weit differenziertes Labor.
All dies hatte keinerlei Beruhigung oder gar Symptomfreiheit erbracht.
Wie ich die Patientin weiter betreue, wird im letzten Abschnitt (Therapieoptionen) dargestellt.

◀ **Fallbeispiel**

▶ **Fallbeispiel 4.** Ein **27-jähriger Patient,** der wegen **Angstzuständen** über anderthalb Jahre psychotherapeutisch behandelt wurde, kommt recht selten zu mir: Entweder sind es „banale" Erkrankungen wie Erkältungen oder Gelenkverstauchungen, oder es ist – vielleicht einmal im Jahr – die Bitte, ihn bezüglich seines Herzens zu untersuchen, weil er wieder einmal Herzstiche und Pulsunregelmäßigkeiten habe. Er wisse zwar, dass dies in der Regel etwas mit seinen Angstzuständen zu tun habe, wolle sich aber doch seiner Herzgesundheit versichern. Ich untersuche ihn körperlich, schreibe ein EKG und beruhige ihn dann über den jeweils unauffälligen Befund. Dann kommen wir ins Gespräch über sein Leben, seine ihn unterfordernde berufliche Stellung und seine meist nicht lange anhaltenden partnerschaftlichen Beziehungen. Der Patient sieht in der Regel Zusammenhänge zwischen Auftreten seiner körperlichen Symptomatik und psychischen Belastungssituationen. Manchmal hilft dies ihm schon allein; manchmal aber braucht er noch „ärztliche Unterstützung".

◀ **Fallbeispiel**

Die Beispiele illustrieren die Möglichkeiten und Grenzen einer „Beruhigung durch Diagnostik". Im letzten Beispiel gelingt dies: Mit der „Krücke" eines normalen Befundes meistert der Patient wieder sein Leben. Im vorhergehenden Beispiel hingegen erscheint die Durchführung von Diagnostik fast unter einem Wiederholungszwang, eingeleitet durch die Kranke, zu stehen; gesuchte Beruhigung kann dafür Antrieb sein, wird aber offensichtlich nicht erreicht.

19.4.5 Therapieoptionen

Somatoforme Störungen verlaufen typischerweise chronisch und sind, in Abhängigkeit von ihrer Schwere, z. T. nur besserungsfähig, aber nicht heilbar. Mit anderen Worten: Für diese Störung gibt es, wenn sie ausgeprägt auftritt, keine etablierte Therapie. Die im Folgenden angebotenen Optionen sind daher als Teillösungen anzusehen. Jeder Patient mit schweren somatoformen Beschwerden bedeutet eine Herausforderung an den Behandler, sich über neue, wirkungsvollere Verfahren auf dem Laufenden zu halten.

19.4.5 Therapieoptionen

Somatoforme Störungen verlaufen typischerweise chronisch und sind, in Abhängigkeit von ihrer Schwere, z. T. nur besserungsfähig, aber nicht heilbar.

▶ **Merke:** Bei FSE leichter Ausprägung ist die Beruhigung des Patienten und eine symptomorientierte Behandlung adäquat.

◀ **Merke**

Plausible Deutungen, die dem Patienten eine Orientierung geben und einen Halt bedeuten, reichen häufig aus. Ein Arzt, der das Krankheitsbild kennt, kann damit einerseits der Sehnsucht der Patienten nach Zuwendung und Verständnis entgegenkommen, andererseits falsche Krankheitsüberzeugungen korrigieren und, wenn möglich, Lebensumstände günstig beeinflussen.

▶ **Merke:** Das Behandlungsziel heißt Linderung, nicht Heilung. Die Krankheit wird akzeptiert werden müssen.

Erforderlich sind dauerhafte Begleitung und Korrektur. Eine solche Zielsetzung der Behandlung ist eine besondere Aufgabe, ermüdet nicht selten den Arzt wie auch den Patienten und kann die Beteiligten auch kränken.

Man muss sich bei manchen dieser Patienten klar sein, dass hier in der Regel eine eher **paternalistische Haltung** und nicht eine der Gleichberechtigung gefordert ist. Gleichberechtigung in Entscheidungen bei Diagnostik und Therapie kann weitere Angst produzieren: Der Arzt weiß auch nicht besser als ich Bescheid – so kann die Botschaft einer „gleichen Augenhöhe" lauten.

▶ **Merke:** Eine Mitteilung an Patienten, man habe „keine Krankheit ausfindig machen können", eine „Therapie sei nicht notwendig" oder „es müsse sich ja um etwas Psychisches handeln", sollte in jedem Fall unterbleiben.

Ein wesentliches Element hausärztlicher Betreuung von somatisierenden Patienten ist die **feste Vereinbarung von Sprechstundenterminen in regelmäßigen Abständen, z. B. alle 2 Wochen.** Dadurch kann das unbewusste Produzieren weiterer Symptome teilweise verhindert werden. In den Sprechstunden werden Lebens- und Krankheitsprobleme nach den Regeln der psychosomatischen Grundversorgung angesprochen und Lösungswege überlegt. Eine psychotherapeutische Zusatzausbildung ist hierfür sehr hilfreich. Neuen Symptomen wird mit einer adäquaten Untersuchung begegnet, die jedoch nicht im Zentrum des Arzt-Patienten-Kontaktes steht.

Ängstlicher Schonhaltung sollte durch ein Programm regelmäßiger, **nicht überfordernder körperlicher Aktivität begegnet** werden (leichter Ausdauersport, Haus- und Gartenarbeit). Die verursachten Kosten durch Krankenhausaufenthalte und spezialärztliche Untersuchungen gingen durch diese einfachen Maßnahmen zurück.

Die mangelnde Sicht intrapsychischer Prozesse bzw. Abwehr gegenüber einer psychologischen Deutung sind ein häufiges Charakteristikum der somatoformen Störungen, welches nicht nur die Patientenseite, sondern nicht selten auch die Arztseite kennzeichnet (somatization à deux). Ein therapeutischer Weg besteht in der Deutung der funktionellen Störung als psychisches Leiden und psychischer Konflikte. Kommt man zum Kern, kann die Somatisierung durch psychotherapeutische Intervention bisweilen aufgehoben oder gemildert werden. Die kognitive Verhaltenstherapie ist hierfür eine vielversprechende therapeutische Maßnahme.

▶ **Merke:** Die Erarbeitung einer **Motivation zur Psychotherapie** ist ein wichtiges Therapieziel (AWMF-LL), das längere Zeit in Anspruch nehmen kann.

Sie gelingt, wenn ein emotional tragfähiges Vertrauensverhältnis zum Patienten besteht.

Eine spezifische **Pharmakotherapie** der funktionellen bzw. somatoformen Störung ist nicht bekannt. Die Verschreibung symptomatischer Medikamente für neue Symptome sollte **restriktiv** gehandhabt werden.

Tranquilizer und Fluspirilen sind als alleinige Maßnahme obsolet. Tranquilanzien sollten wegen der Gewöhnung und der Abhängigkeit immer sehr vorsichtig und nur kurzfristig gegeben werden, sind aber zusammen mit

Antidepressiva bei begleitenden Angststörungen und Depressionen durchaus indiziert.

Bei einer notwendig erscheinenden Konsultation von Spezialisten, am ehesten noch **Psychotherapeuten,** soll der Hausarzt eng kooperieren und die Betreuung und Therapieplanung weiter in seiner Hand behalten. Stationäre Aufenthalte sollen dem gleichzeitigen Vorliegen ernsthafter Erkrankungen vorbehalten beleiben.

Zwei Beispiele sollen abschließend die Spannweite der Optionen bei funktionellen Störungen verdeutlichen:

> Bei einer notwendig erscheinenden Konsultation von Spezialisten soll der Hausarzt eng kooperieren und die Betreuung und Therapieplanung weiter in seiner Hand behalten.

▶ **Fallbeispiel 5.** Eine **78-jährige Patientin,** die ich seit 7 Jahren in der Praxis betreue, klagt regelmäßig über **Schwindelerscheinungen, Ohrensausen, ein Gefühl der Luftnot und massives Brennen im Bereich der Oberschenkel.** Zeitweilig treten noch Beschwerden im Bereich des Oberbauches (Übelkeit, Druck und Unwohlsein) auf. Über die Jahre erfolgte eine sich zum Teil wiederholende Diagnostik, die bei besonders heftiger Symptomatik immer zur Beruhigung der Patientin eingesetzt wurde. Ich wollte damit zeigen, dass ich medizinisch den Dingen weiter auf der Spur bleibe. Dies schien mir notwendig, nachdem ich mehrere vergebliche Versuche unternommen hatte, die psychischen Konflikte im Hintergrund mit ihr zu besprechen. Die Patientin jedoch sieht ihre Einsamkeit und Isoliertheit völlig unabhängig von ihrem körperlichen Leid. Ich habe mich bei der alten Frau inzwischen dazu durchgerungen, auf ihre organischen Symptome jeweils mit einer organischen Therapie zu reagieren – von Wechselbädern bis zu Salben und manchmal auch Pillen.

Meine Behandlung besteht also in der Akzeptanz der Somatisierung und ihrer Unterstützung durch organzentrierte Diagnostik und Therapie. Im Gegensatz zum folgenden Beispiel erscheint es mir bei dieser Patientin nicht möglich, die psychopathologische Hintergrundstruktur anzugehen.

◀ **Fallbeispiel**

▶ **Fortsetzung Fallbeispiel 3.** Es handelt sich um die schon vorgestellte (s.S. 231), inzwischen **28-jährige Patientin.** Mein Umgang mit ihren chronischen **somatoformen Störungen** besteht darin, sie auf die Unsinnigkeit einer organzentrierten Diagnostik hinzuweisen, mich dann aber von Fall zu Fall bereit zu erklären, die eine oder andere Untersuchung durchzuführen. Dabei wage ich, das jeweilige Ergebnis schon vorherzusagen. Parallel lerne ich die Patientin in zahlreichen Gesprächen mehr und mehr kennen, was die Arzt-Patienten-Beziehung zwischen uns verbessert. Die Frau muss in vielen Lebensbereichen – so auch in ihrem Umgang mit den Ärzten – immer wieder Dinge erkämpfen, um sie dann fallen zu lassen. Ich tue ihr nicht den Gefallen, mich bei diesem Kampf als der Unterlegene zu zeigen: Entweder verweigere ich ihr bestimmte Diagnostik oder, wenn ich sie ihr gewähre, sage ich den negativen Befund voraus und mache somit den Vorgang zur Farce. Da die Voraussagen fast immer eingetroffen sind, ist dieses Konzept auch geglückt. Meine Autorität als derjenige, der etwas von den Beschwerden der Patientin versteht, ist somit gewachsen. Nach etwa anderthalb Jahren hat die Patientin dann eine psychotherapeutische Behandlung begonnen. Sie hat jetzt zwar weiterhin funktionelle Störungen, kann mit ihnen aber selbstironisch umgehen: Die Symptomatik gewinnt nicht mehr die beängstigende Macht über sie.

Das Durchbrechen des Kreislaufes von Symptomatik und wiederholter Diagnostik hat ganz wesentlich dazu beigetragen, dass eine über Jahre stabile Arzt-Patienten-Beziehung entstanden ist und eine psychotherapeutische Behandlung mit Erfolg durchgeführt wurde. Die Patientin hat noch ein somatoformes Störungsbild, kann aber damit aus eigener Kraft – mit nur manchmal notwendiger Unterstützung durch den Arzt – weitaus besser umgehen und leidet weniger.

◀ **Fallbeispiel**

Weiterführende Literatur zu diesem Kapitel finden Sie unter www.thieme.de/specials/dr-allgemeinmedizin/

20 Umgang mit Sterbenden und Hospizarbeit

Thomas Schindler

20.1 Einleitung

Die Frage, von welchem Zeitpunkt an es im Verlauf einer chronischen, unheilbaren und zum Tode führenden Erkrankung gerechtfertigt ist, von einem „Sterbenden" zu sprechen, kann nicht eindeutig beantwortet werden. Auch die Prognose von möglichen Überlebenszeiten ist sowohl bei Menschen mit unheilbaren und zum Tode führenden Erkrankungen als auch bei multimorbiden Patienten und Menschen in hohem Lebensalter mit vielerlei Unwägbarkeiten behaftet und im Einzelfall kaum möglich. Die Angabe statistisch ermittelter mittlerer Überlebenszeiten kann im individuellen Einzelfall deutlich vom Mittelwert vergleichbarer Kollektive abweichen.

Die meisten (auch im Umgang mit sterbenskranken Menschen erfahrenen) Ärzte schätzen die verbleibende Lebenszeit z. B. bei Krebspatienten im Durchschnitt länger ein als sie im weiteren Verlauf in Wirklichkeit ist. Die Gründe dafür mögen vielfältiger Natur sein. Die Ergebnisse entsprechender Studien aber machen in jedem Fall deutlich, dass es offensichtlich schwierig ist, die letzten Lebensmonate, -wochen und -tage eines Menschen in ihrer zeitlichen Ausdehnung eindeutig zu bestimmen. Wann also sollte man von „Sterbenden" sprechen?

Wenn therapeutische Entscheidungen und somit auch die Begrenzung von Therapien allein vom Verlaufsstadium einer Erkrankung abhängen sollen, dann muss z. B. Klarheit darüber herrschen, ab wann jemand an einer „irreversiblen und trotz medizinischer Intervention tödlich verlaufenden Erkrankung" leidet. Von einer solchen Klarheit kann jedoch in den meisten Fällen nicht gesprochen werden. Lässt sich bei sterbenden Tumorpatienten dieser Zeitpunkt zumindest noch grob abschätzen, so versagen entsprechende Vorhersagen bei Patienten mit chronischen Organinsuffizienzen oder mit demenziellen Erkrankungen und erst recht bei Menschen, die in hohem Alter an „Altersschwäche" sterben. Erst retrospektiv erschließen sich oft die Bedeutung und der Ablauf des letzten Lebensabschnitts.

Die Versorgung von Menschen mit unheilbaren und zum Tode führenden Erkrankungen in ihrer letzten Lebenszeit wird im internationalen Sprachgebrauch mit „Palliative Care" umschrieben. In Deutschland hat sich der Begriff Palliativmedizin durchgesetzt (vom lateinischen Wort „pallium": Mantel oder Umhang), der für Linderung, Schutz und Geborgenheit steht. In der Palliativmedizin hat es sich bewährt, die letzte Lebenszeit eines unheilbar kranken und in absehbarer Zeit sterbenden Menschen in vier Phasen (nach Johnen-Thielemann) einzuteilen (Tab. **A-20.1**).

A-20.1	Letzte Lebensphasen eines Sterbenskranken (nach Johnen-Thielemann)
Rehabilitationsphase	Der Patient kann trotz seiner fortgeschrittenen Krankheit (evtl. durch Maßnahmen einer palliativen Therapie) weitgehend wieder in sein normales gesellschaftliches Leben eingegliedert werden. Die Prognose beträgt in der Regel viele Monate, manchmal Jahre.
Präterminalphase	Der Patient zeigt deutlich sichtbare Symptome der fortgeschrittenen Erkrankung. Die meisten Beschwerden können durch umfassende Schmerz- und Symptomkontrolle zufriedenstellend gelindert werden; allgemeine Zeichen des nahenden Lebensendes bleiben jedoch und schränken die Möglichkeiten des aktiven Lebens ein. In dieser Situation beträgt die Prognose mehrere Wochen bis Monate.
Terminalphase	Der Schwerkranke lebt unmittelbar an der Grenze seines Lebens zum Tod. Er ist die meiste Zeit oder dauernd bettlägerig. Die Prognose ist auf wenige Tage bis zu einer Woche begrenzt.
Finalphase (eigentliche Sterbephase)	Der Mensch liegt im Sterben, ist „final", am äußersten Endpunkt seines Lebens angelangt. Der Eintritt des Todes ist in einigen Stunden zu erwarten.

Oft werden die Begriffe Präterminalphase, Terminalphase und Finalphase unter der Bezeichnung „Terminalstadium" zusammengefasst.

20.2 Epidemiologie in der Allgemeinarztpraxis

Die meisten Menschen verbringen den größten Teil ihrer letzten Lebenszeit entweder in ihrer vertrauten häuslichen Umgebung oder in einer Alten- und Pflegeeinrichtung. Diese Aussage gilt auch dann, wenn es am Lebensende schließlich doch zu einer Einweisung in ein Krankenhaus kommen sollte und der Patient dort verstirbt. Es ist also offensichtlich, welch hohe Bedeutung der hausärztlichen Begleitung für die letzte Lebenszeit der meisten Menschen zukommt. In erster Linie ist es Aufgabe der Hausärzte, schwerkranken und sterbenden Menschen am Lebensende beizustehen. Die Begleitung wird in der Regel durch notwendige Besuche in der eigenen Wohnung des Patienten, einer Alten- und Pflegeeinrichtung oder in einem stationären Hospiz gewährleistet.

In Deutschland sterben pro Jahr ca. 850 000 Menschen. Unter der Annahme, dass ca. 150 000 Menschen „plötzlich und unerwartet", also ohne längeres Krankenlager und eine damit einhergehende hausärztliche Betreuung versterben, verbleiben etwa 700 000 Menschen, die jährlich von ihren Hausärzten im Terminalstadium begleitet und betreut werden. Im Durchschnitt betreut also jeder Hausarzt (bei zurzeit etwa 50 000 hausärztlich tätigen Ärzten in Deutschland) 14 Menschen in ihrer letzten Lebenszeit pro Jahr. Auch dadurch wird deutlich, dass den Hausärzten in der Betreuung Sterbender eine ganz besondere Verantwortung zukommt. Die bisher rudimentäre Ausbildung in Palliativmedizin in Deutschland wird diesem Anspruch allerdings nur sehr eingeschränkt gerecht. Die Todesursachenstatistik gibt einen Überblick über die Häufigkeit, mit der bestimmte Erkrankungen zum Tode führen (Tab. **A-20.2**).

A-20.2	Gesamtzahl der Sterbefälle sowie häufigste Todesursachen in Deutschland		
	2001	*2002*	*2003*
Gesamtzahl der Sterbefälle	828 541	841 686	853 946
Krankheiten des Kreislaufsystems	391 727	393 778	396 622
Bösartige Neubildungen	213 058	215 441	214 788
Krankheiten des Atmungssystems	48 535	53 646	58 014
Krankheiten des Verdauungssystems	40 918	41 849	42 263

20.3 Schwerpunkte palliativmedizinischer hausärztlicher Tätigkeit

Eine seit mehreren Jahren regelmäßig durchgeführte und in ihrer Repräsentativität weltweit einmalige Untersuchungsreihe („Kerndokumentation für Palliativeinrichtungen") offenbart die Symptomvielfalt von Patienten mit unheilbaren Erkrankungen, die auf Palliativstationen aufgenommen werden. Dabei dominieren Schmerzen (57,5 %), andere somatische Symptome (54,9 %) und Ernährungsprobleme (36,2 %) zeigt die Häufigkeit quälender Symptome stellt sich dabei im Einzelnen wie folgt dar (Abb. **A-20.1**).

Es ist jedoch auch im häuslichen Umfeld möglich, einen Großteil der mit dem Lebensende einhergehenden Symptome positiv zu beeinflussen, mitunter sogar erheblich zu bessern (Abb. **A-20.2**). Von großer Bedeutung in diesem

---

20.2 Epidemiologie in der Allgemeinarztpraxis

Die meisten Menschen verbringen den größten Teil ihrer letzten Lebenszeit entweder in ihrer vertrauten häuslichen Umgebung oder in einer Alten- und Pflegeeinrichtung.
In erster Linie ist es Aufgabe der Hausärzte, schwerkranken und sterbenden Menschen am Lebensende beizustehen.

A-20.2

20.3 Schwerpunkte palliativmedizinischer hausärztlicher Tätigkeit

Wichtig ist, dem Patienten realistische Therapieziele zu vermitteln und nicht zu viel zu versprechen, aber beim Umgang

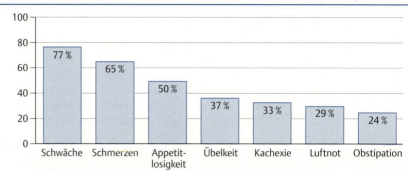

A-20.1 Häufigste Symptome von weit fortgeschrittenen inkurablen Erkrankungen bei Aufnahme auf Palliativstationen in Deutschland in Prozent (Kerndokumentation für Palliativeinheiten 2000; n = 1087)

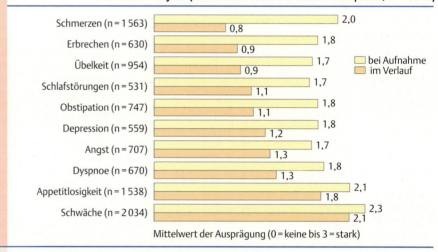

A-20.2 Behandlungsmöglichkeiten der häufigsten Symptome bei ambulanten Patienten mit einer fortgeschrittenen Tumorerkrankung im Berliner Home-Care-Projekt (Home-Care-Dokumentation 1999/2000; n = 2340)

mit einer weiterhin bestehenden Symptomatik beizustehen.

Die vom Patienten subjektiv wahrgenommene Qual hängt nicht nur vom Grad der Symptomausprägung ab, sondern immer auch vom Betroffenen.

Zusammenhang ist es, realistische Therapieziele zu benennen, dem Patienten nicht zu viel zu versprechen und ihm auch beim Umgang mit einer weiterhin bestehenden Symptomatik beizustehen.

Das Ausmaß der vom Patienten subjektiv wahrgenommenen Qual hängt nicht nur vom Grad der Symptomausprägung ab, sondern immer auch von der Art und Weise, wie der Betroffene mit dem Problem umgeht bzw. was er erwartet. Wesentliche Aspekte palliativmedizinischer hausärztlicher Tätigkeit im Terminalstadium sind:
- medizinische Behandlung, insbesondere optimale Schmerztherapie und Symptomlinderung,
- Organisation einer bedarfsgerechten Pflege (sowohl in der häuslichen Versorgung als auch im Rahmen einer Heimpflege),
- soziale Hilfestellungen (z. B. beim Umgang mit Kranken- und Pflegekassen),
- psychische Stützung von Patient und Angehörigen,
- Respektierung von Autonomie und Selbstbestimmung bei der Auseinandersetzung mit schwierigen ethischen Fragestellungen am Lebensende,
- Beistand in der Auseinandersetzung mit existenziellen Fragestellungen.

20.3.1 Schmerztherapie und Symptomlinderung

Die häufigsten Symptome betreffen bei palliativmedizinisch zu behandelnden Patienten neben allgemeiner Schwäche und Schmerzen:
- den Gastrointestinaltrakt (Appetitlosigkeit, Übelkeit und Erbrechen, Obstipation, Obstruktionen),
- das respiratorische System (Dyspnoe, Husten) sowie
- die Fragen hinsichtlich eines adäquaten Umgangs mit den Phänomenen Hunger und Durst.

▶ **Merke:** Das wesentlichste Ziel in der Palliativmedizin ist die rasche Linderung von quälenden körperlichen und psychischen Symptomen.

Der Schwerpunkt liegt dabei weniger auf einer intensiven (und oft auch belastenden) apparativen Diagnostik, als vielmehr auf raschem Handeln mit nachfolgenden kurzfristigen Verlaufskontrollen. Da das subjektive Wohlbefinden im Vordergrund steht, ist die Therapie bei initialer Erfolglosigkeit relativ zügig zu variieren.

Ganz besondere Probleme können sich in den letzten Stunden und Tagen, der eigentlichen Sterbe- oder Finalphase, einstellen, in deren Verlauf es zum Auftreten weiterer beunruhigender Symptome (z. B. Unruhe, Verwirrtheit, Todesrasseln) kommen kann.

▶ **Fallbeispiel.** Am Samstagabend werde ich vom Ehemann einer **68-jährigen Patientin** angerufen und um einen Hausbesuch gebeten. Die Frau leidet an einem **metastasierenden Mammakarzinom** und habe nun trotz der Medikamente **unerträgliche Schmerzen im rechten Oberbauch und in der Lumbalregion.** Der bisherige Hausarzt habe seine Tätigkeit aus Altersgründen sehr stark eingeschränkt und wolle die Praxis in Kürze einem jüngeren Kollegen übergeben. Darauf könne sie aber nicht warten, und auf der Suche nach einem neuen Hausarzt sei ihr meine Adresse empfohlen worden. Nachdem ich den bisherigen Hausarzt der Kranken telefonisch nicht erreiche, entschließe ich mich zum Hausbesuch. Der Patientin, so erfahre ich vom Ehemann, sei die rechte Brust vor etwa 10 Monaten amputiert worden, daran hätten sich eine Bestrahlung und eine Chemotherapie angeschlossen. Inzwischen seien aber Tochtergeschwülste in der Leber und der Wirbelsäule nachgewiesen. Weitere Erkrankungen lägen nicht vor. Auf meine Frage nach Schmerzmedikamenten holt der Mann eine Schachtel aus der Küche. Darin finden sich Tramadol-Kapseln und Tropfen eines Kombinationsmedikamentes aus Tilidin und Naloxon, die seine Frau bei Bedarf abwechselnd einnehmen sollte. Ich finde die Patientin in stark reduziertem Allgemein- und Ernährungszustand auf der Couch des Wohnzimmers. Bei der Untersuchung des rechten Oberbauches und beim Beklopfen der Lendenwirbelsäule verzieht sie ihr Gesicht vor Schmerzen. Eine abdominelle Abwehrspannung fehlt jedoch. Der Blutdruck beträgt 130/90 mmHg, der Puls liegt bei 90 Schlägen pro Minute.

In einem längeren Gespräch schildert mir die bescheidene Frau den Ablauf der letzten Monate seit ihrer Operation. Sie habe sich inzwischen mit ihrer tödlichen Erkrankung wohl abgefunden, befürchte aber, dass sie bis zu ihrem Ende noch viel stärkere Schmerzen erleiden müsse als jetzt schon. Davor habe sie furchtbare Angst. Während sie das sagt, bricht sie in Tränen aus.

Neben der Verordnung des nichtsteroidalen Antiphlogistikums Diclofenac (3 × 50 mg p. o.) für die Knochenschmerzen in der Lendenwirbelsäule entschließe ich mich bei dieser Patientin zur regelmäßigen Gabe eines retardierten starken Opioids (2 × 30 mg Morphinsulfat) in Verbindung mit der Verordnung eines schnell wirkenden nicht retardierten Opioids (10 mg Sevredol) für den Behandlungsbeginn bzw. möglicherweise auch in Zukunft zu erwartender „Durchbruchschmerzen". Parallel zur Morphin-Therapie verordne ich routinemäßig ein **Laxans.** Im Verlauf der nächsten Tage benötigt die Kranke zunächst 2 × 40 mg, dann 2 × 60 mg und schließlich 2 × 120 mg Morphin. Die Titrierung der Dosiserhöhung erfolgt im Rahmen täglicher (Telefon-)Kontakte über das Ausmaß der zusätzlich zur Retard-Medikation benötigten Sevredol-Dosis. Die Schmerzen lassen sich auf diese Weise zügig und zufriedenstellend lindern.

Der Allgemeinzustand der Patientin verschlechtert sich allerdings weiterhin. Bald wird sie bettlägerig und das Schlucken fällt ihr immer schwerer. Schließlich ist sie nicht mehr in der Lage, ihre orale Medikation einzunehmen. Ich entschließe mich dazu, die Morphingabe auf den subkutanen Zugangsweg umzustellen. Die bisherige orale Tagesdosis (240 mg) ist in diesem Falle durch 3 zu dividieren und die resultierende Dosis (80 mg) über den Tag verteilt vier- bis sechsstündlich subkutan zu applizieren (z. B. 4 × 20 mg).

Schmerzen

Wesentliche Elemente einer guten Schmerztherapie bei Palliativpatienten sind kurz zusammengefasst:

- geeignete Schmerzmedikation (der Schmerzdiagnose angemessen),
- geeigneter Applikationsweg (oral, transdermal, rektal, subkutan, intravenös),
- festes Zeitschema (Berücksichtigung der Halbwertzeit und des Wirkungseintritts),
- adäquate Dosierung (bzw. äquianalgetische Dosis bei Substanzwechseln),
- zusätzliche Bedarfsmedikation (schnell wirksame Präparate, ⅙ der Tagesopioiddosis),
- Berücksichtigung der Situation des Patienten (Schmerzwahrnehmung und -bedeutung),
- Berücksichtigung von Ko-Analgetika (z. B. Kortikoide, Antidepressiva, Antikonvulsiva),
- Prophylaxe (besser als Behandlung) evtl. Nebenwirkungen einer analgetischen Therapie,
- Aufklärung des Patienten und der Angehörigen (Wirkung, Nebenwirkungen).

So lange wie möglich sollte eine gut steuerbare Therapie mit der regelmäßigen Gabe (meist im 8- oder 12-Stunden-Rhythmus) oral einzunehmender und retardierter Opioide durchgeführt werden. Dabei ist schon frühzeitig auch der Einsatz starker Opioide (z. B. Morphin) zu bedenken. Eine gute Steuerbarkeit der Schmerztherapie ist bei der Instabilität vieler Krankheitsverläufe in den letzten Lebenswochen von hohem Wert.

▶ **Merke:** Der gezielte Einsatz von Ko-Analgetika (z. B. Kortikosteroide bei allen durch Ödeme verursachten Schmerzzuständen oder Antidepressiva/Antikonvulsiva bei neuropathischen Schmerzen) ist häufig für den Erfolg der Therapie wesentlicher als eine unkritische Dosiserhöhung starker Opioide.

Dennoch muss man nicht vor hohen Opioiddosen zurückschrecken, wenn bei guter Verträglichkeit nur dadurch ein Therapieerfolg zu erzielen ist. Immer sollte die Gabe von retardierten Opioiden begleitet sein von der Verordnung schnell wirkender Opioide zur Beherrschung von plötzlich auftretenden Durchbruchschmerzen. Ist wegen intolerabler Nebenwirkungen oder ausbleibender Wirksamkeit trotz Dosiserhöhung ein starkes Opioid nicht länger indiziert, so kann der Therapieerfolg durch einen **Opioidwechsel** häufig wieder hergestellt werden. Dafür gut geeignet sind Morphin, Hydromorphon, Oxycodon (und Fentanylpflaster – meist, wenn eine orale Gabe nicht mehr infrage kommt). In therapierefraktären Situationen lässt sich auch durch den Einsatz von Methadon häufig noch eine Wende zum Besseren erzielen. Wegen verschiedener Unwägbarkeiten sollte der Einsatz von Methadon jedoch dem schmerztherapeutisch Erfahrenen vorbehalten bleiben.

Trotz der vorhandenen Möglichkeiten verhinderte der so genannte **„Morphinmythos"** lange eine adäquate Schmerztherapie. Spätestens mit der Einführung retardierter Opioide (1983) ließen sich die potenziellen Gefahren einer Therapie auf ein Minimum reduzieren. Die Bedenken im Zusammenhang mit dem Einsatz starker Opioide werden jedoch bis heute immer wieder geäußert. Der „Morphinmythos" ist somit eine der wesentlichen Ursachen für die medikamentöse **Unterversorgung von Tumorschmerzpatienten,** weil er auch bei Ärzten und bei Angehörigen des Pflegebereichs weit verbreitet ist.

Die in diesem Kontext oft gebrauchten Schlagworte sind jedoch leicht zu widerlegen:

- **Abhängigkeit:** Bei einer **korrekten** Therapie entsteht keine psychische Abhängigkeit (Sucht).
- **Atemdepression:** Keine Atemdepression bei einer sachgerechten Therapie.
- **Behinderung sozialer Tätigkeiten:** Stimmt nicht, da auch hohe Opioiddosen toleriert werden.
- **Hoffnungslosigkeit:** Im Gegenteil, starke Opioide können die Lebensqualität verbessern.
- **Toleranz:** Toleranz gegenüber der analgetischen Wirkung ist selten.

Schmerzen

Elemente der Schmerztherapie bei Palliativpatienten:
- geeignete Schmerzmedikation
- geeigneter Applikationsweg
- festes Zeitschema
- adäquate Dosierung
- zusätzliche Bedarfsmedikation
- Situation des Patienten beachten
- Ko-Analgetika berücksichtigen
- Prophylaxe von Nebenwirkungen der Analgetika
- Aufklärung des Patienten und der Angehörigen.

So lange wie möglich sollte eine gut steuerbare Therapie mit der regelmäßigen Gabe (meist im 8- oder 12-Stunden-Rhythmus) oral einzunehmender und retardierter Opioide durchgeführt werden.

▶ Merke

Gerechtfertigt sind hohe Opioiddosen, wenn bei guter Verträglichkeit nur dadurch ein Erfolg zu erzielen ist.
Ist wegen intolerabler Nebenwirkungen oder ausbleibender Wirksamkeit trotz Dosiserhöhung ein starkes Opioid nicht länger indiziert, so kann der Therapieerfolg durch einen **Opioidwechsel** häufig wieder hergestellt werden.

Der sog. „Morphinmythos" verhinderte lange eine adäquate Schmerztherapie. Die Bedenken im Zusammenhang mit dem Einsatz starker Opioide können jedoch widerlegt werden.

Festzustellen ist, dass bei korrekter Therapie Opioide keine Sucht und Atemdepression verursachen.
Opioide können die Lebensqualität der betroffenen Patienten verbessern.
Eine Toleranz gegenüber der analgetischen Wirkung ist selten.

▶ **Merke:** Nicht die schmerzbedingt hohe Dosis, sondern ein Zuwenig an Opioiden induziert oft psychische Abhängigkeit!

Gastrointestinale Symptomatik

Ein sehr häufiges Problem, insbesondere bei Patienten mit gastrointestinalen Tumoren, stellen **Übelkeit und/oder Erbrechen** dar. In erster Linie lassen sich zentrale (Reizung von Brechzentrum und Chemorezeptorentriggerzone) und periphere (Reizung afferenter Fasern über den N. vagus) Ursachen unterscheiden.

Als potentes Antiemetikum der 1.Wahl hat sich in der Palliativmedizin **Metoclopramid** (MCP: z.B. Paspertin, Generika) bewährt, das als Prokinetikum nicht nur über **periphere Effekte** wirkt, sondern als Dopamin-2-Antagonist **gleichzeitig auch zentral wirksam** ist. Oral wird es häufig unterdosiert, da die empfohlene Regel-Dosis von 4 × 10 mg selten erreicht wird (3 × 20 Tr. entsprechen in der Regel lediglich 3 × 5 mg). MCP kann auch gut rektal bzw. in Form von subkutanen Gaben verabreicht werden, wenn die orale Aufnahme nicht möglich sein sollte.

Als weitere hervorragend wirksame Antiemetika haben sich in der Palliativmedizin **Neuroleptika vom Butyrophenontyp** (Haloperidol: z.B. Haldol, Generika) bzw. Levomepromazin (Neurocil, Generika) bewährt, die schon in sehr geringen Dosen (3 × 3–5 Tropfen) eine gute antiemetische Wirkung haben und damit deutlich unterhalb der Dosishöhe liegen, die bei psychiatrischen Indikationen notwendig ist. Auch das **Antihistaminikum Dimenhydrinat** (z.B. Vomex, Generika) kann gut, durchaus auch in Kombination mit MCP, eingesetzt werden, da deren Effekte additiv wirken (Tab. **A-20.3**).

A-20.3 Häufige in der Palliativmedizin genutzte Antiemetika

Wirkstoff	Handelsname	Durchschnittliche Dosis
Metoclopramid	Paspertin, Generika	4 × 10 mg (oral/rektal/s.c.)
Dimenhydrinat	Vomex, Generika	2 × 200 mg (oral)
Haloperidol	Haldol, Generika	3 × 3–5–7 Tropfen
Levomepromazin	Neurocil, Generika	3 × 3–5–10 Tropfen

Ein weiteres häufiges Problem in der Palliativmedizin, insbesondere auch, wenn eine Schmerztherapie mit Opioiden durchgeführt wird, ist die **Obstipation**.
Die gängigen Empfehlungen zu Prophylaxe und Therapie einer Obstipation (ballaststoffreiche Kost, viel trinken, viel Bewegung) können von den meisten Patienten mit weit fortgeschrittenen unheilbaren Erkrankungen nicht mehr befolgt werden. Stattdessen ist der frühzeitige, meist prophylaktische **Einsatz von Laxanzien** ratsam. Die wegen ihrer laxierenden Wirkung von vielen Ärzten so häufig verordnete Laktulose wird in der Palliativmedizin weniger gern eingesetzt, da sie relativ häufig Blähungen verursacht, die genauso quälend sein können wie das Gefühl, verstopft zu sein.

Bekömmlicher in der Anwendung und dementsprechend häufiger eingesetzt sind **antiresorptiv wirkende Laxanzien** wie Natriumpicosulfat (z.B. Laxoberal) in einer Dosis von 15–40 Tropfen und seit einigen Jahren zunehmend auch niedrig dosiertes Macrogol (z.B. Movicol), eine Substanz, die in hohen Dosen zur Vorbereitung endoskopischer Untersuchungen am Dickdarm gegeben wird. 1–2 Beutel pro Tag reichen oft aus, um eine mühelose und schmerzfreie Defäkation zu erreichen (Tab. **A-20.4**).

Glücklicherweise nicht ganz so häufig sind hohe und tiefe **Obstruktionen des Gastrointestinaltrakts** (Ileus oder Subileus). Therapeutisch ist in diesen Situationen besonderes Fingerspitzengefühl gefragt; die Frage nach dem Sinn einer operativen Intervention aus rein palliativer Indikation ist – mitunter auch wiederholt – zu stellen. Als konservative therapeutische Maßnahmen bie-

A-20.4 Häufige in der Palliativmedizin genutzte Laxanzien

Wirkstoff	Handelsname	Durchschnittliche Dosis
Macrogol	z. B. Movicol	1–2 Beutel
Natriumpicosulfat	z. B. Laxoberal	15–40 Tropfen
Paraffin	z. B. Obstinol	10–30 ml
Sennosid B	z. B. Liquidepur	10–20 ml

- Antiemetika
- vorsichtig dosierte Cholinergika bei inkomplettem Ileus
- Spasmolytika, Kortikosteroide sowie Parasympathikolytika und/oder Octreotid zur Sekretminderung im Darm.

ten sich, je nach Ausgangslage in unterschiedlicher Schwerpunktsetzung, an: zentral wirkende Antiemetika (jedoch keine Prokinetika bei komplettem Ileus!), evtl. vorsichtig dosierte Cholinergika bei inkomplettem Ileus, Spasmolytika, Kortikosteroide sowie Parasympathikolytika und/oder Octreotid (z. B. Sandostatin) zur Sekretminderung im Darm. Bei unstillbarem Erbrechen kann auch die Anlage einer perkutanen enteralen Gastrostomie (PEG) erwogen werden – hier im Sinne einer Ablaufsonde.

Respiratorische Symptomatik

Die **Dyspnoe** ist das gefürchtetste Symptom.

Vielleicht das gefürchtetste und deshalb fast immer auch mit Angst einhergehende Symptom ist die **Dyspnoe**. Auch für die Angehörigen imponiert die mehr oder weniger ausgeprägte Atemnot des Kranken als besonders bedrohlich.

▶ **Merke**

▶ **Merke:** Einfache, aber durchaus wirksame Verhaltensmaßregeln sind in diesem Fall: Ruhe bewahren, keine weitere Panik verbreiten, Frischluftzufuhr, Lockern enger Kleidungsstücke, zu einem ruhigen und ökonomischen Atemrhythmus ermuntern.

Das Mittel der Wahl zur Bekämpfung akuter Atemnot ist in der Palliativmedizin Morphin.
Das Mittel der Wahl bei der medikamentösen Linderung von akuter Atemnot im palliativmedizinischen Setting sind: 5–10 mg eines schnell wirkenden Morphinpräparates oral beim opioidnaiven Patienten, bzw. 10–30 mg bei Patienten, die schon retardierte Opioide erhalten.

Das Mittel der Wahl zur Bekämpfung akuter Atemnot ist in der Palliativmedizin Morphin. Dies mutet paradox an: Wurde Morphin doch über lange Zeiträume gerade deswegen selbst bei schweren Schmerzzuständen nur sehr zurückhaltend verordnet, weil man (zu Unrecht) die Gefahr einer Atemdepression beim Patienten fürchtete. Dieser Effekt einer leichten Dämpfung des Atemzentrums (der beim Schmerzpatienten kaum eine Rolle spielt, solange er Schmerzen hat) führt bei Patienten, die sich mit Dyspnoe immer mehr in Panik steigern, zu einem ruhigeren Atemrhythmus und damit zu einer ökonomischeren Atmung. Das Mittel der Wahl bei der medikamentösen Linderung von akuter Atemnot im palliativmedizinischen Setting sind: 5–10 mg eines schnell wirkenden Morphinpräparates oral (z. B. Sevredol-Tabletten oder Morphin Merck-Tropfen) beim opioidnaiven Patienten, bzw. 10–30 mg bei Patienten, die schon retardierte Opioide erhalten.
Auch der Einsatz von Anxiolytika ist berechtigt, falls die ängstliche Komponente bei der Entstehung und Exazerbation der Dyspnoe eine wesentliche Rolle spielt.

Als störendes Symptom kann auch **Husten** auftreten. Die Therapie erfolgt mit Antitussiva oder bei Erfolglosigkeit evtl. mit dem BtM-pflichtigen Hydrocodon bzw. mit Kortikosteroiden.

Neben der Dyspnoe ist als zweites respiratorisches Symptom der zwar eher selten auftretende, aber sehr störende **Husten** zu nennen. Sollte mit den üblichen Antitussiva kein befriedigender Erfolg möglich sein, lohnt sich ein Versuch mit dem BtM-pflichtigen Hydrocodon (Dicodid), das sowohl in Tabletten- als auch Ampullenform angeboten wird (Dosierung: 4 × 10–30 mg). In therapierefraktären Situationen kann man auch Kortikosteroide einsetzen.

Hunger und Durst

Bei der Behandlung von **Appetitlosigkeit** können Kortikosteroide evtl. Abhilfe schaffen.
Kortikosteroide werden aufgrund ihrer Wirkungen bei der Behandlung von Palliativpatienten häufig eingesetzt (Tab. **A-20.5**).

Auch bei der Behandlung der häufig vorliegenden **Appetitlosigkeit** können Kortikosteroide einen Versuch wert sein: 4–8 mg Dexamethason (z. B. Fortecortin, Generika) bzw. 50 mg Prednisolon (z. B. Decortin H, Generika) werden in der Regel als Einstiegsdosis gewählt und können bei positivem Effekt auf eine niedrigere Erhaltungsdosis heruntertitriert werden.

A-20.5 Mögliche positive Wirkungen von Kortikosteroiden im palliativmedizinischen Setting

- Appetitanregend
- Stimmungsaufhellend
- Ko-analgetisch
- Antiödematös

In der Behandlung von Palliativpatienten sind Kortikosteroide aufgrund ihrer Wirkungen (Tab. **A-20.5**) relativ häufig eingesetzte Arzneimittel.

Im Gegensatz zum weit verbreiteten Problem der Appetitlosigkeit ist das Problem **Hunger** bzw. das damit einhergehende Gefühl sehr viel seltener. Von einem „Verhungern" als quälendem Symptom am Lebensende kann deshalb nicht die Rede sein. Ein Mensch verhungert nicht, wenn er in den letzten Lebenswochen bzw. -tagen bei aufgehobener Schluckfähigkeit keine orale Nahrung mehr zu sich nimmt. Palliativpatienten können am Lebensende Nahrung ohnehin häufig nicht mehr richtig verwerten, sodass auch der Nutzen einer **künstlichen Ernährung** in diesem Stadium mehr als fraglich ist.

Über **Durst** klagen hingegen viele Menschen in den letzten Lebenstagen und -wochen. Dieser wird meistens induziert durch trockene Mundschleimhäute, weshalb eine regelmäßige und individuelle, auf die Bedürfnisse des Patienten angepasste, **Mundpflege** das wirksamste Mittel gegen das Symptom Durst darstellt. Allein mit einer **künstlichen Flüssigkeitszufuhr** wird man das Symptom Durst hingegen kaum wirksam bekämpfen können, wie Studien gezeigt haben. Dennoch ist die Angst vor einem „Verdursten lassen" bei Angehörigen genauso wie in Fachkreisen weit verbreitet, was oft zu einem pseudotherapeutischen Aktionismus verleitet, der dem Patienten oft nicht nur nichts nützt, sondern auch schaden kann (z. B. kardiale und pulmonale Belastung am Lebensende durch inadäquate Volumenzufuhr).

Hunger bzw. das damit einhergehende Gefühl ist sehr viel seltener. Palliativpatienten können am Lebensende Nahrung häufig nicht mehr richtig verwerten, sodass der Nutzen einer **künstlichen Ernährung** in diesem Stadium geprüft werden muss.

In den letzten Lebenstagen und -wochen klagen viele Menschen über **Durst**. Häufig sind trockene Mundschleimhäute die Ursache. Das wirksamste Mittel dagegen ist eine entsprechende **Mundpflege**.

▶ **Merke:** Am Lebensende sollte eher Zurückhaltung mit jeder Art von künstlicher Ernährung und Flüssigkeitszufuhr geübt werden.

◀ Merke

Finalphase

Die nachlassende Schluckfähigkeit am Lebensende ist jedoch immer noch ein häufiger Grund, warum viele Menschen in den letzten Lebenstagen in ein Krankenhaus eingewiesen werden. Dort wird die parenterale Flüssigkeitssubstitution in der Regel über die Anlage intravenöser Verweilkanülen sichergestellt. Abgesehen davon, dass es für deren Notwendigkeit keine Evidenz gibt, kann eine Flüssigkeitssubstitution kleinerer Mengen (etwa bis 1000 ml/die) auch problemlos über einen **subkutanen Zugangsweg** erfolgen.

In der Palliativmedizin haben sich **subkutane Zugänge** in Form von **Butterfly-Nadeln,** die durchaus auch mehrere Tage in situ verbleiben können, bewährt. Fast alle Medikamente, die in den letzten Lebenstagen noch erforderlich sein können, lassen sich ebenfalls subkutan applizieren, sodass es mit relativ einfachen Mitteln auch in der häuslichen Umgebung möglich ist, eine adäquate Symptomlinderung bis zum Tod sicherzustellen. Will man in den letzten Lebenstagen Flüssigkeit (in Maßen!) künstlich substituieren, so kann diese Flüssigkeit durchaus auch zusammen mit symptomlindernden Medikamenten verabreicht werden (v. a. Opioide, Antiemetika, Neuroleptika und Midazolam). Solange die Dosishöhe der Medikamente an der Symptomausprägung entlang titriert wird, sind unerwünschte Arzneimittelwirkungen nicht zu erwarten.

Finalphase

Die nachlassende Schluckfähigkeit am Lebensende führt häufig zur Krankenhauseinweisung für eine parenterale Flüssigkeitssubstitution (über eine intravenöse Verweilkanüle). Eine Flüssigkeitssubstitution kann bis etwa 1000 ml/die auch **subkutan** erfolgen.

In der Palliativmedizin haben sich **subkutane Zugänge** in Form von **Butterfly-Nadeln,** die durchaus auch mehrere Tage in situ verbleiben können, bewährt.

▶ **Merke:** Nicht geeignet für eine Mischung mit anderen Substanzen ist das ansonsten in der hausärztlichen Praxis oft eingesetzte Diazepam.

◀ Merke

Fazit für die Praxis

Für die palliativmedizinische Versorgung am Lebensende gelten folgende Grundsätze:
- **Schmerzen:** Die regelmäßige Gabe von retardierten Opioiden sollte immer begleitet werden von der Verordnung eines schnell wirkenden Opioids zur rasch wirksamen Behandlung von Durchbruchschmerzen.
- **Übelkeit:** Wenn MCP und Dimenhydrinat in ausreichender Dosierung erfolglos geblieben sind, hat sich in der Palliativmedizin als hervorragende Alternative die Gabe niedrig dosierter Neuroleptika bewährt.
- **Atemnot:** Der gezielte Einsatz von Morphin, oft auch in Kombination mit einem rasch wirkenden Anxiolytikum, ist oft das Mittel der Wahl.
- **Durst:** Das Stillen von Durst durch eine optimale Mundpflege ist in der Sterbephase wichtiger und sinnvoller als die künstliche Zufuhr großer Flüssigkeitsmengen, die Herz und Kreislauf belasten können.
- **Applikationsform:** Fast alle in der Palliativmedizin nützlichen Arzneimittel können subkutan appliziert werden und sind auch bei schluckunfähigen Patienten in der Sterbephase gut einsetzbar.

20.3.2 Organisation einer bedarfsgerechten Pflege

Eine rasche Linderung von Beschwerden hängt u. a. von einer guten Kenntnis der auch im häuslichen Umfeld möglichen palliativmedizinischen und -pflegerischen Interventionen ab. Ein Verbleiben zu Hause bis zum Tod setzt darüber hinaus außer dem Vorhandensein engagierter Angehöriger häufig die **Unterstützung durch erfahrene und engagierte Pflegedienste** voraus, auf die sich Hausärzte stützen können.

Die Nachfrage nach Fortbildungen in Palliativpflege ist in den letzten 10 Jahren beim Pflegepersonal enorm angestiegen. Ein enger Austausch und eine gute Kommunikation zwischen Hausarzt und eingebundener häuslicher Krankenpflege ist oft eine wesentliche Voraussetzung für die Betreuung im häuslichen Umfeld. Auch die Begleitung durch ehrenamtliche Helfer und Helferinnen, die sich inzwischen bundesweit in über 1000 ambulanten **Hospizdiensten** engagieren, ist zu bedenken und sollte dem Patienten und seinen Angehörigen zumindest als Möglichkeit immer angeboten werden.

Zur Organisation einer bedarfsgerechten häuslichen Palliativversorgung gehören darüber hinaus im Bedarfsfall die **Einbindung weiterer Therapeuten** (z. B. Physiotherapeuten in der Behandlung von Lymphödemen oder zur Durchführung von Atemtherapien) sowie evtl. auch die **Hinzuziehung sozialarbeiterischer Expertise**, so etwa bei allen Fragen, die den Umgang mit Kranken- und Pflegekassen betreffen. Patienten und Angehörige fühlen sich häufig schnell von den bürokratischen Begleitumständen überfordert, mit denen sie gerade in den letzten Lebensmonaten häufig konfrontiert werden.

Als Beispiele seien nur Fragen der Berentung, Unklarheiten im Zusammenhang mit der Beantragung einer Pflegestufe, Unsicherheiten beim Kontakt mit dem Versorgungsamt oder auch bei der Kostenübernahme von Hilfsmitteln genannt. Die Mitarbeiter und Mitarbeiterinnen von Sozialstationen, privaten häuslichen Krankenpflegediensten und stationären Alten- und Pflegeeinrichtungen beraten hier oft ebenso kompetent wie die Koordinatoren von ambulanten Hospizdiensten bzw. entsprechend kompetente Mitarbeiter in stationären Hospizen.

▶ **Merke:** Wichtig ist, dass sich der Patient und seine Angehörigen darauf verlassen können, dass sie jederzeit jemanden erreichen können, der um ihre Situation weiß und ihnen somit auch in einer akuten Krisensituation zur Seite steht.

Hausärzte, die evtl. an Wochenenden und in den Nächten nicht direkt erreichbar sind, sollten entweder einen persönlichen Vertreter über die aktuelle Situation schwerkranker und sterbender Patienten in Kenntnis setzen oder zumindest eine schriftliche Epikrise in der Wohnung des Patienten hinterlassen. So können sich auch evtl. hinzugezogene Not- und Bereitschaftsärzte ein realistisches Bild machen und unnötige Krankenhauseinweisungen am Lebensende vermieden werden.

20.3.3 Psychische Stützung von Patient und Angehörigen

▶ **Merke:** „Der Arzt muss auch die Seele trösten. Das ist keinesfalls allein Aufgabe des Psychiaters. Es ist ganz einfach die Aufgabe jedes praktizierenden Arztes." (Empfehlung der American Medical Association)

Die sensible Wahrnehmung der psychischen Situation eines Patienten und seiner Angehörigen in dieser letzten Lebenszeit und deren Unterstützung im Umgang mit der existenziell bedrohlichen Situation gehören vielleicht zu den schwierigsten und anspruchsvollsten Aufgaben hausärztlicher Tätigkeit. Oft werden sie aber gleichzeitig – bei aller Tragik für die Betroffenen – vom Hausarzt als eine persönliche Bereicherung erlebt, da er im Beistand und intensiven Kontakt mit Patient und Angehörigen erfahren kann, wie hilfreich sein Tun und seine Gegenwart auch in vermeintlich aussichtsloser Situation sein können.

Wesentliche **Elemente einer hilfreichen Begleitung am Lebensende** sind:
- **Tragfähige Beziehungen schaffen bzw. bewahren:** Als unverzichtbar in der Betreuung schwerstkranker Menschen erweist sich das Vertrauen der Kranken und der Angehörigen in ihre Helfer. Dieses mit Empathie und Fachkompetenz zu schaffen und zu bewahren, scheint eine vordringliche Aufgabe zu sein. Ohne eine tragfähige Beziehung zwischen dem Kranken und seinem Helfer sind alle weiteren Bemühungen nur noch die Hälfte wert. Wenn der Kranke weiß, dass er sich auf den anderen verlassen kann und dass dieser ihn in der Not nicht alleine lässt, ist der wichtigste Schritt zu spürbarer Angstminderung getan.
- **Zeit:** Das wertvollste Hilfsmittel – auch des Arztes – ist die Zeit, die er mitbringt. Sich in Ruhe und ohne Zeitnot den Nöten des Schwerkranken zu widmen ist von hohem Stellenwert. Eine ständige Erreichbarkeit des Arztes stellt eine große Entlastung für den Kranken dar. Angst pflegt sich gerade dann einzustellen, wenn der Kranke sich verlassen fühlt (in den Nächten, an den Wochenenden).
- **Autarkie stärken und Selbstbestimmung fördern:** Gelingt es, die Selbstständigkeit des Kranken so lange wie möglich zu bewahren und ihn einzuladen, an der Behandlungsplanung aktiv teilzunehmen (indem man mögliche Alternativen mit ihm offen bespricht und die Entscheidung des Patienten dann auch respektiert) wird es ihm eher möglich sein, Verantwortung für das eigene Schicksal zu übernehmen. Das Gefühl, den Ablauf der Dinge mit gestalten zu können, vermindert die Angst!
- **Selbsthilfegruppen:** Während ein Teil der Kranken die Teilnahme an Selbsthilfegruppen aus verschiedenen Gründen scheut, ist sie für andere zu einer unverzichtbaren Hilfe geworden. Der regelmäßige Austausch mit in ähnlicher Weise Betroffenen kann auch hier zu engen und damit tragfähigen Beziehungen führen, die im weiteren Verlauf der Erkrankung sehr wichtig werden können. Von ärztlicher Seite sollte auf entsprechende Angebote hingewiesen werden.
- **Abwehrmechanismen respektieren:** Auch wer die Schwere der Erkrankung verdrängt und alles aktive Mittun bei der Bewältigung der Erkrankung weit von sich weist, muss darin respektiert werden. Es hat wenig Sinn, Menschen mit Gewalt auf die Wahrheit (hat nicht jeder seine eigene?) stoßen zu wollen oder jemandem vorzuschreiben, wie er sich zu verhalten hat. Will man den Kranken zu vermeintlich reifen Formen des Umgangs mit seiner Erkrankung, seiner Angst und seiner Niedergeschlagenheit führen, bleibt

Mögliche schlechte Verläufe ansprechen und Patientenwünsche erfragen: Darüber auch zu sprechen, kann sehr entlastend wirken. Die Möglichkeiten einer Patientenverfügung bzw. einer Vorsorgevollmacht sollten in diesem Zusammenhang angesprochen werden.

Auch mögliche **Suizidalität** sollte kein Tabuthema sein.

Sachliche Informationen.

Behandlung somatischer Störungen: Die Behandlung somatischer Symptome ist ein wichtiger Baustein sowohl zur Linderung als auch zur Vermeidung ausgeprägter Angstzustände.

▶ Merke

---

oft nichts anderes übrig, als vorsichtig anzufragen, ob der eingeschlagene Weg immer noch der für ihn Richtige ist. Und keiner weiß darüber wirklich besser Bescheid als der Kranke.

- **Mögliche schlechte Verläufe ansprechen und Patientenwünsche erfragen:** Trotz aller Abwehr, keine Angst vor vermeintlich schwierigen Themen! Sterben und Tod können ruhig und offensiv angesprochen werden – der Kranke macht sich in jedem Fall Gedanken darüber. Darüber auch zu sprechen, kann sehr entlastend (und angstmindernd!) wirken. Vermeiden sollte man aber in jedem Fall die Festlegung auf eine verbleibende Lebenszeit – zu oft liegt man als Arzt falsch. Hilfreich könnte hingegen sein (gerade auch für den Helfer), mögliche schlechte Verläufe gedanklich durchzugehen und Wünsche des Kranken zu erfragen. Die Möglichkeiten einer Patientenverfügung bzw. einer Vorsorgevollmacht sollten in diesem Zusammenhang angesprochen werden.
- Auch mögliche **Suizidalität** sollte kein Tabuthema sein. Gedanken in dieser Richtung kommen bei vielen Schwerstkranken auf, besonders in den ersten Monaten nach Diagnosestellung. Und auch hier kann offenes Anfragen einer depressiven Entwicklung entgegensteuern bzw. angstmindernd wirken. Sorgen, dass das Ansprechen dieser bedrückenden Thematik erst einen suizidalen Motivationsschub auslösen könnte, sind in der Regel unbegründet.
- **Sachliche Informationen:** Unwissenheit schürt Angst! Was für die Frage nach dem Jenseits gilt, hat erst recht für den ärztlichen Alltag Bedeutung. Für den medizinischen Laien ist fast alles erklärungsbedürftig, was geplant, angeordnet oder bedacht wird. Eine vernünftige sachliche Information, in der Sprache des Kranken vorgetragen, wird fast immer dankbar entgegengenommen. Wenn schon Prognose und Zukunft im Dunkeln liegen, so sollen wenigstens die aktuellen medizinischen Aktivitäten verständlich bleiben.
- **Behandlung somatischer Störungen:** Jedes somatische Symptom, das quält oder in seiner Bedeutung nicht recht eingeschätzt werden kann, vergrößert die Angst. Wer immer wieder starke Schmerzen hat oder keine Luft mehr bekommt, befürchtet schnell Schlimmeres und reagiert leichter panisch. Die entschiedene Behandlung somatischer Symptome ist ein wichtiger Baustein nicht nur zur Linderung, sondern auch zur Vermeidung ausgeprägter Angstzustände.

▶ **Merke:** „Wenn einem Sterbenden erlaubt wird, stufenweise, in kleinen Schritten, mit seinem eigenen Tempo voranzuschreiten – und vorausgesetzt, er darf die dabei entstehenden Gefühle mit anderen teilen, und diese anderen überlasten ihn nicht mit ihren Ängsten – wird er sich weiterbewegen, bis er seine Situation erfassen kann, ohne von Panik oder Hoffnungslosigkeit überwältigt zu werden." (C. M. Parkes)

Hilfreiche Fragen im Verlauf einer Betreuung (nicht nur) sterbenskranker Menschen sind:
- Was glauben Sie selbst, was die Ursache der Verschlimmerung (Ihrer Beschwerden) ist?
- Ich weiß nicht, ob ich es verstanden habe – könnten Sie es noch genauer erklären?
- Gibt es Dinge, über die Sie gerne mit mir sprechen möchten?
- Ist es Ihnen recht, wenn wir darüber jetzt sprechen?
- Wie denken Sie darüber?
- Mögen Sie mir von Ihrem Leben erzählen? Was war wichtig? Wofür sind Sie dankbar?
- Was glauben Sie selbst, wie lange Sie noch leben werden? – Und: Was erhoffen Sie sich?
- Haben Sie noch Fragen an mich?
- Was kann ich noch für Sie tun?

20.3.4 Auseinandersetzung mit ethischen Fragestellungen am Lebensende

Für den Hausarzt ist die Auseinandersetzung mit ethischen Fragestellungen am Lebensende in den letzten Jahrzehnten immer bedeutsamer geworden.

Drei **wichtige Themenkreise** sind es vor allem, die in diesem Zusammenhang erwähnenswert sind:

- die Debatte um die Verbindlichkeit und Reichweite von Patientenverfügungen und Vorsorgevollmachten,
- die Frage möglicher Therapieeinschränkungen (Therapieabbruch, Therapiebegrenzung, Therapieverzicht),
- die zunehmende öffentliche und internationale Auseinandersetzung mit Praktiken im Umfeld des Todes – oft unter dem Oberbegriff „Sterbehilfe" beschrieben (passive Sterbehilfe/indirekte Sterbehilfe/aktive Sterbehilfe/medizinisch assistierter Suizid).

Zwei wesentliche Gründe, die zu dieser Diskussion beigetragen haben, sind zum einen die zunehmenden Möglichkeiten des medizinischen Fortschritts. Sie lassen auch bei Schwerkranken und Sterbenden häufig noch die Frage aufkommen, was (gerade auch bei einwilligungsunfähigen Patienten) noch zu tun und was zu lassen sei. Zum anderen ist hier das gewandelte Selbstverständnis der Patienten in der Beziehung zum Arzt zu nennen.

War die Rolle des Arztes auch in Deutschland bis in die zweite Hälfte des 20. Jahrhunderts hinein im Allgemeinen noch durch ein eher patriarchales Rollenverständnis geprägt, ist es bis zum Beginn des 21. Jahrhunderts allmählich zu einer (gesellschaftlichen) Entwicklung gekommen, die Selbstbestimmung, Autonomie und den (mutmaßlichen) Willen des Patienten maßgeblich in die Therapieentscheidungen mit einbezieht.

Patientenverfügung und Vorsorgevollmacht

Über die Verbindlichkeit und Reichweite von Patientenverfügungen gibt es seit vielen Jahren eine zunehmende Auseinandersetzung, die inzwischen dazu geführt hat, dass aufgrund unterschiedlicher Rechtsprechung eine gesetzliche Regelung dieser Instrumente angestrebt wird. In diesem Zusammenhang wird auch eine Verpflichtung zur Beratung im Vorfeld der Abfassung einer Patientenverfügung und Vorsorgevollmacht erwogen. Sollte es zu einer solchen Verpflichtung kommen, wären es wohl vor allem die Hausärzte, denen in diesem Zusammenhang eine neue und wichtige Aufgabe zukäme. Tab. **A-20.6** gibt eine Übersicht zur Zielsetzung und dem Inhalt der Patientenverfügung (Patiententestament), der Vorsorgevollmacht und der Betreuungsverfügung.

Therapieeinschränkungen

Mehrere Umfragen haben offenbart, dass die rechtliche Unsicherheit in der Ärzteschaft über das am Lebensende erforderliche ärztliche Tun und Lassen noch groß ist. Sehr deutlich zeigt sich hier, dass viele vermeintlich ethischen Probleme in Wirklichkeit aus rechtlicher Unsicherheit resultieren. Um nichts falsch zu machen, um sich rechtlich nicht angreifbar zu machen, führen Ärzte, wenn sie sich unsicher fühlen, offenbar häufig Maßnahmen zu ihrer Absicherung durch, die nicht unbedingt im Interesse des Patienten sind. Diese Art von „defensiver Medizin", die sich nicht der Unterlassung ärztlicher Hilfeleistung schuldig machen will, dient aber oft nicht dem besten Interesse des Patienten. Erfreulich ist deshalb in diesem Zusammenhang, dass die Bundesärztekammer (BÄK) in der neuen Fassung ihrer im Mai 2004 veröffentlichten „Grundsätze zur ärztlichen Sterbebegleitung" (www.aerzteblatt.de/v4/archiv/artikel.asp?id=41759) deutlich darauf hingewiesen hat, dass die ärztliche Hilfe bei Sterbenden „in palliativmedizinischer Versorgung und damit in Beistand und Sorge für Basisbetreuung" zu bestehen hat. **Als Basisbetreuung gelten: „Menschenwürdige Unterbringung, Zuwendung, Körperpflege, Lindern von Schmerzen, Atemnot und Übelkeit sowie Stillen von Hunger und Durst."**

Zwei in der neuen Fassung der Grundsätze hinzugekommene und erklärende

	Patientenverfügung (Patiententestament)	Vorsorgevollmacht	Betreuungsverfügung
Zielsetzung	Bekundung eigener Wünsche in Bezug auf medizinische Behandlung und Pflege bei schwerster aussichtsloser Erkrankung, insbesondere in der letzten Lebensphase. Auch als mögliche sinnvolle Ergänzung zur Vorsorgevollmacht oder Betreuungsverfügung verwendbar.	Bevollmächtigung einer Person des Vertrauens, die im Fall eigener Entscheidungs- und Handlungsunfähigkeit für den Vollmachterteilenden unter Beachtung der §§ 1904 und 1906 BGB rechtswirksam handeln kann.	Benennung einer Person des eigenen Vertrauens für den Fall, dass das Vormundschaftsgericht wegen eigener Entscheidungs- oder Handlungsunfähigkeit einen Betreuer einsetzt. Wünsche für den Fall einer Betreuung sind möglich.
Juristische Bedeutung	Soll von den behandelnden Ärzten beachtet werden.	vgl. § 1896 Abs.2 BGB Bestellung durch Vormundschaftsgericht entfällt, nicht jedoch die Genehmigungspflicht bei schwerwiegenden med. Maßnahmen. (Ob sich die Bestimmung des § 1904 BGB auch auf den Behandlungsabbruch und -verzicht erstreckt, ist in der Rechtsprechung umstritten.)	Das Vormundschaftsgericht muss die Bestellung der genannten Person aussprechen. Bei schwerwiegenden und potenziell gefährlichen medizinischen Maßnahmen, ist eine vormundschaftsgerichtliche Genehmigung erforderlich. (Ob sich die Bestimmung des § 1904 BGB auch auf den Behandlungsabbruch und -verzicht erstreckt, ist in der Rechtsprechung bisher umstritten)
Formale Erfordernisse	▪ Schriftliche (nicht zwingend handschriftliche) Form ▪ Eigenhändige Unterschrift möglichst regelmäßig erneuern (z. B. alle 2 Jahre) ▪ Die Unterschrift mindestens eines Zeugen zur Bestätigung, dass der Verfasser im Vollbesitz seiner geistigen Kräfte ist, gilt als hilfreich (möglichst regelmäßig erneuern) ▪ Selbst zugefügte Ergänzungen sind mit zusätzlicher Unterschrift zu versehen	Wie bei Patientenverfügung	Wie bei Patientenverfügung
Zu beachten		Nicht die als Bevollmächtigten genannte Person als Zeugen nehmen!	Nicht die als Betreuer genannte Person als Zeugen nehmen!
Notarielle Beurkundung	Nicht erforderlich	Nicht erforderlich	

Sätze beziehen sich gezielt auf die eben beschriebene Unsicherheit in weiten Teilen der Ärzteschaft im Zusammenhang mit künstlicher Nahrungs- und Flüssigkeitszufuhr am Lebensende. Demnach gehören zur Basisbetreuung „*nicht immer Nahrungs- und Flüssigkeitszufuhr, da sie für Sterbende eine schwere Belastung darstellen können. Jedoch müssen Hunger und Durst als subjektive Empfindungen gestillt werden.*"

20.3.5 Beistand bei der Auseinandersetzung mit existenziellen Fragestellungen

Zwar ist der Arzt kein Priester – in der Betreuung schwerstkranker und sterbender Menschen kommt ihm gleichwohl auch häufig die Rolle eines Seelsorgers zu. Gelingt ein Austausch auch über religiöse bzw. spirituelle Fragen, die für fast alle Menschen am Ende des Lebens noch einmal Aktualität bekommen, wird sich der Kranke vielleicht noch ein wenig mehr geborgen fühlen können. Bedrückung und Ängstlichkeit lassen nach Gesprächen über all das, was einen glauben und hoffen lässt, oft nach. Ärzte sind hier nicht unbedingt in der Rolle des Experten angefragt, sondern als Mitmensch, und wenn sie in der Lage sind, sich auch auf dieser Ebene auf eine Begegnung einzulassen, kann dies für alle Beteiligten sehr fruchtbar sein.

20.4 Zur Bedeutung der Hospizbewegung

Der Begriff „Hospiz" und die Inhalte und Strukturen, die darunter zu verstehen sind, spielen in der Versorgung von Schwerkranken und Sterbenden eine immer größere Rolle. Mit dem Begriff wird nicht in erster Linie ein Standort beschrieben, sondern ein Konzept bzw. die Gestaltung von Rahmenbedingungen, damit Menschen an ihrem Lebensende bedürfnisorientiert versorgt und begleitet werden können.

20.4.1 Zur Entstehung der Hospizbewegung

Die Entstehungsgeschichte der modernen Hospizbewegung ist auch ein Ausdruck dafür, dass die Sorge um das Wohl der unheilbar Kranken und Sterbenden von der Medizin lange vernachlässigt worden ist. Ärzte machten um Schwerkranke und die sog. „Austherapierten" lieber einen großen Bogen. Sterbende implizierten lange Zeit (und gelegentlich bis heute) ein Versagen der Medizin. Schon in der Antike tat der Arzt, der eine zum Tode führende Erkrankung diagnostizierte, besser daran, den davon betroffenen Menschen in Zukunft zu meiden, statt sich mit einer erfolglosen Behandlung seinen guten Ruf zu ruinieren.

Jahrhundertelang waren Familienangehörige und Seelsorger, pflegende Nachbarn oder Freunde allein zuständig für die Betreuung der Sterbenden. Erst durch die Auflösung der Großfamilien im Zuge der Industrialisierung, die Entstehung des modernen Sozial- und Wohlfahrtsstaates und die Institutionalisierung schwerkranker Menschen in Krankenhäusern fanden Sterben und Tod immer seltener im alltäglichen Leben statt. **Die Erfolge der Intensivmedizin mit ihren scheinbar unbegrenzten medizinischen Möglichkeiten auch am Lebensende trugen dazu bei, Sterben und Tod kaum noch als natürliche Prozesse wahrzunehmen.** Eine Lebensverlängerung um jeden Preis wurde zum Credo vieler Mediziner, was schließlich zu einem wachsenden Unbehagen vieler Menschen gegenüber der den Tod hinausschiebenden „Apparatemedizin" führte.

Die Bedürfnisse, die Lebensqualität und die Würde der Schwerkranken und Sterbenden fanden vor diesem Hintergrund zunehmend Beachtung. Seit Beginn der 1970er-Jahre entstehen weltweit immer mehr Hospize und Hospizinitiativen, vor allem in den angloamerikanischen Ländern.

Am Anfang der Bewegung stand das Engagement zweier Frauen:
- **Cicely Saunders** (Ärztin, Krankenschwester, Sozialarbeiterin) gründete 1967 das weltweit erste stationäre Hospiz in London (St. Christopher's Hospice) und wählte ganz bewusst und anknüpfend an christliche Traditionen dafür den Namen „Hospiz". Sie gab mit dieser Gründung den Anstoß zur modernen Hospizbewegung und Palliativmedizin.
- **Elisabeth Kübler-Ross** (Schweizer Ärztin) begann Ende der 1960er-Jahre in den USA mit Forschungen zu Sterben und Tod, womit sie anfänglich auf erheblichen Widerstand etablierter Fachkreise stieß. Sie entwickelte ein Phasenmodell zum besseren Verständnis sterbenskranker Menschen und veröffentlichte zahlreiche wichtige Bücher (z. B. „Interviews mit Sterbenden", „Reif werden zum Tode").

20.4.2 Kernbedürfnisse sterbender Menschen

In der Hospizarbeit sind 4 Kernbedürfnisse sterbender Menschen deutlich geworden:
- Im Sterben nicht alleine gelassen zu werden, sondern an einem vertrauten Ort (möglichst zu Hause) und inmitten vertrauter Menschen sterben zu können.
- Im Sterben nicht unter starken körperlichen Beschwerden leiden zu müssen.
- Der Wunsch zur Regelung „letzter Dinge".
- Das Stellen der Sinnfrage, z. B. nach dem Sinn des Lebens und Sterbens, und das Erörtern der Frage nach dem Danach.

20.4.3 Strukturen und Inhalte der Hospizarbeit

Hospizarbeit findet in Deutschland meist innerhalb bestimmter Strukturen statt. Mehr als 1300 **ambulante Hospizdienste** sind in diesem Zusammenhang in den letzten 15 Jahren entstanden. Im Vordergrund steht das Engagement von ehrenamtlichen Mitarbeitern, die nach einer entsprechenden Schulung für Aufgaben im Rahmen einer psychosozialen Sterbebegleitung zur Verfügung stehen. Die Begleitungen finden überall dort statt, wo das Bedürfnis danach entsteht: in der häuslichen Umgebung, in Alten- und Pflegeeinrichtungen und auch in Krankenhäusern.

Neben dem Angebot von Sterbe-, Angehörigen- und auch Trauerbegleitungen gehören die (Sozial-)Beratung von Betroffenen und ihren Angehörigen sowie das Bemühen um Öffentlichkeitsarbeit zur Tätigkeit ambulanter Hospizdienste. Nachdem die Krankenkassen vom Gesetzgeber im Jahr 2002 verpflichtet worden sind, ambulanten Hospizdiensten Zuschüsse zu Personalkosten zu gewähren, werden die Dienste immer häufiger von hauptamtlichen Koordinatoren geleitet, die in der Regel auch für die Schulung und Begleitung der ehrenamtlichen Mitarbeiter zuständig sind.

Der zeitliche Umfang der von ehrenamtlichen Mitarbeitern durchgeführten Sterbebegleitungen variiert in hohem Maße und reicht von einigen Stunden (z. B. im Rahmen einer Sitzwache während eines Sterbeprozesses) bis zu vielen Monaten, in Einzelfällen auch Jahren. In der Regel nehmen die Mitarbeiter von ambulanten Hospizdiensten keine pflegerischen Aufgaben wahr und konzentrieren sich auf das Angebot einer psychosozialen Begleitung. Zunehmend werden allerdings von den Diensten – als Folge der Gesetzesänderung im Jahr 2002 – auch palliativpflegerische Beratungsleistungen angeboten. Die ambulanten Hospizdienste sind verpflichtet, mit palliativmedizinisch erfahrenen Pflegediensten und Ärzten zusammenzuarbeiten.

Neben den ambulanten Hospizdiensten haben sich in Deutschland auch **stationäre Hospize** etabliert. Ihre Zahl ist von drei (1990) auf über 120 (Anfang 2005) angestiegen (Abb. **A-20.3**). Für diesen Zuwachs war vor allem auch die Einführung des § 39a ins Sozialgesetzbuch V (1997) mit verantwortlich, der die Kostenträger seit 1998 dazu verpflichtete, stationäre Hospize mit einem bestimmten Pflegesatz teilweise zu finanzieren. Zur Kostendeckung der Tagessätze in stationären Hospizen sind darüber hinaus aber auch Zahlungen aus der sozialen Pflegeversicherung und außerdem noch erhebliche Eigenleistungen der Träger sowie in der Höhe variable Zuzahlungen der Bewohner notwendig.

▶ **Merke:** Stationäre Hospize sind in Deutschland unabhängige stationäre (und/oder teilstationäre) Einrichtungen mit einem multiprofessionell besetzten Behandlungsteam (Pflegefachpersonal, Sozialarbeiter, Therapeuten, ehrenamtliche Mitarbeiter), dem Ärzte allerdings in der Regel nicht angehören.

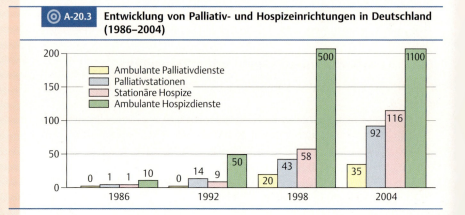

A-20.3 Entwicklung von Palliativ- und Hospizeinrichtungen in Deutschland (1986–2004)

Die ärztliche Betreuung wird in den meisten Fällen durch die Hausärzte oder palliativmedizinisch engagierte Ärzte im örtlichen Umfeld der Hospize gewährleistet. Stationäre Hospize verfügen in der Regel über 6–15 Betten. Einziges Aufnahmekriterium ist das Vorliegen einer unheilbaren, progredienten Erkrankung im Terminalstadium. Der Aufenthalt beträgt im Durchschnitt 28 Tage (Median: 12 Tage). Mehr als 90 % der Bewohner versterben im Hospiz, nur ein relativ kleiner Prozentsatz kann wieder nach Hause zurückkehren oder wird in eine stationäre Alten- und Pflegeeinrichtung verlegt.

Während im stationären Sektor in den letzten Jahren eine vergleichbare Entwicklung bei der Einrichtung von Strukturen der speziellen Palliativversorgung zu verzeichnen war, konnten sich ambulante Palliativdienste, in denen ärztliche und/oder pflegerische Expertise auch im ambulanten Sektor zur Verfügung steht, bisher nicht etablieren.

20.5 Zur Rolle des Arztes im Umgang mit Sterbenden

Im Umgang mit Schwerstkranken und Sterbenden werden Ärzte und Ärztinnen in ganz besonderer Weise gefordert. Sie werden nicht nur als berufliche Experten angesprochen, sondern immer auch als Menschen, denen irgendwann ein gleiches oder zumindest ähnliches Schicksal bevorsteht. Die Begegnung mit Sterbenden kann deshalb auch eigene Ängste vor dem Tod aktualisieren, die sich, werden sie nicht reflektiert, negativ auf die Behandlung auswirken können.

> ▶ **Merke:** Derjenige, der sich um Schwerstkranke sorgt, sollte in der Wahrnehmung und im Umgang auch mit den eigenen Gefühlen sehr achtsam sein und evtl. begleitende Hilfen (Supervision, Balint-Gruppen) in Anspruch nehmen.

In der Angst vor dem Tod und im Umgehen mit dieser Angst unterscheiden sich Ärzte und Ärztinnen nicht von den Schwerkranken, die sie betreuen. Aber gerade auch darin liegt eine Chance, die Begleitung zum Lebensende hin einfühlsam und hilfreich zu gestalten... und daraus auch zu lernen.

Weiterführende Literatur zu diesem Kapitel finden Sie unter www.thieme.de/specials/dr-allgemeinmedizin/

21 Umgang mit Suchtkranken

Eberhard Hesse, Ulrich Schwantes

21.1 Was ist Sucht?

Kennzeichnend für eine Sucht sind nach der WHO der überwältigende Wunsch oder Zwang, den betreffenden Stoff fortwährend zu nehmen und die Tendenz zur Erhöhung der Dosis. Außerdem eine psychische und meist auch eine physische Abhängigkeit von der Wirkung des Giftes, Entziehungserscheinungen bei Absetzen des Mittels sowie eine schädliche Wirkung auf den Einzelnen und die Gemeinschaft. Da die in den letzten Jahren stark zunehmenden Suchtarten nicht alle diese Kennzeichen aufweisen, spricht man besser von einer Drogenabhängigkeit (drug dependence), die zwischen Sucht im engeren Sinne (drug addiction) mit körperlicher Abhängigkeit und einer Gewohnheitsbildung mit nur psychischer Abhängigkeit (drug habituation) unterscheidet.

21.1.1 Klassifizierungen der Sucht

In der ICD-10 finden sich für (nicht stoffgebundene) abnorme Gewohnheiten und Störungen der Impulskontrolle entsprechende Kodierungen. Ess- und Sexualverhalten haben gesonderte Kapitel ebenso wie solche Medikamente, die nicht zur Abhängigkeit führen. Psychotrope Substanzen werden weiter unterschieden in Zustände von „akuter Intoxikation" über „schädlicher Gebrauch", „Abhängigkeitssyndrom", „Entzugssyndrom" bis hin zu „psychotischer Störung" usw.

Die Hauptformen der (stoffgebundenen und nicht stoffgebundenen) Abhängigkeiten zeigt Tab. **A-21.1**. Gegenwärtig deutet sich eine progressive Ausdehnung des Suchtbegriffs an, der immer zahlreichere menschliche Verhaltensweisen umfasst. Dieser Tendenz trägt der von Wanke geprägte Suchtbegriff am ehesten Rechnung.

▶ **Definition:** Sucht ist ein unabweisbares Verlangen nach einem bestimmten Erlebniszustand. Diesem Verlangen werden die Kräfte des Verstandes untergeordnet. Es beeinträchtigt die freie Entfaltung einer Persönlichkeit und zerstört die sozialen Bindungen und Chancen eines Individuums.

A-21.1 Hauptformen der Abhängigkeiten nach ICD-10 (Einteilung/Klassifikation)

ICD-10	Stoffgebundene Abhängigkeiten	ICD-10	Nichtstoffgebundene Abhängigkeiten
F 10	Alkohol	F 63.0	Pathologisches Glücksspiel
F 11	Opioide	F 63.1	Pathologische Brandstiftung
F 12	Cannabinoide	F 63.2	Pathologisches Stehlen
F 13	Sedativa oder Hypnotika	F 63.3	Trichotillomanie
F 14	Kokain	F 63.8	Sonstige abnorme Störungen der Impulskontrolle
F 15	Sonstige Stimulanzien einschl. Koffein	F 63.9	Nicht näher bezeichnete Störungen der Impulskontrolle
F 16	Halluzinogene		Störungen des Essverhaltens unter F 50 Störungen der Sexualpräferenz unter F 65
F 17	Tabak		
F 18	Flüchtige Lösungsmittel		
F 19	Multipler Substanzgebrauch, sonstige psychotrope Substanzen		

21.1.2 Riskanter, schädlicher und abhängiger Alkoholkonsum

In der **hausärztlichen Praxis** ist meist das Thema Sucht praktisch dem Thema Alkohol gleichzusetzen. Quantitativ überwiegen **alkoholbezogene Probleme** alle anderen Suchtprobleme bei weitem. Auf den folgenden Seiten wird daher konkret der Umgang mit Alkohol trinkenden Patienten besprochen, weil einerseits deren Früherkennung ein deutlich verbessertes Potenzial aufweist, andererseits viele Ärzte sich im Umgang mit „Süchtigen", in diesem Fall dem Alkoholtrinker, unsicher fühlen.

Eine Erleichterung für die Beurteilung und für den Umgang stellen die neueren Einteilungen nach dem Konsumniveau dar. Nach der Definition der **British Medical Association** und der **WHO** von 1995 teilt man den Konsum in 4 Stufen ein (Tab. **A-21.2**). Diese Trinkniveaus werden unabhängig von einer möglichen Abhängigkeit betrachtet, die gesondert definiert ist.

21.1.2 Riskanter, schädlicher und abhängiger Alkoholkonsum

In der hausärztlichen Praxis ist vor allem die Alkoholsucht von Bedeutung.

Nach der Definition der **British Medical Association** und der **WHO** von 1995 teilt man den Konsum in 4 Stufen ein (Tab. **A-21.2**).

A-21.2 Stufen des Alkoholkonsums nach der Definition der British Association und der WHO von 1995

Konsumniveau	Männer (Alkoholkonsum in g/d)	Frauen (Alkoholkonsum in g/d)
Risikoarmer Konsum	30/40	20
Riskanter Konsum	bis 60	bis 40
Gefährlicher Konsum	bis 120	bis 80
Hochkonsum	> 120 g	> 80

A-21.2

Von folgenden Kriterien müssen nach ICD-10 drei vorhanden sein, damit die Diagnose Alkoholabhängigkeit gestellt werden kann:
- starker Wunsch oder eine Art Zwang, Alkohol zu konsumieren,
- verminderte Kontrollfähigkeit, den Alkoholkonsum zu beenden,
- Alkoholkonsum mit dem Ziel, Entzugssymptome zu lindern,
- körperliches Entzugssyndrom,
- Nachweis einer Toleranz,
- eingeengtes Trinkverhalten, das heißt Alkoholkonsum eher nach dem psychischen oder körperlichen Bedarf als nach äußeren Anlässen,
- Vernachlässigung von Interessen zugunsten des Alkoholkonsums,
- anhaltender Konsum trotz Nachweises der schädlichen Folgen.

Diagnose Alkoholabhängigkeit wenn 3 der folgenden Kriterien zutreffen:
- starker Wunsch/Zwang zum Alkoholkonsum
- verminderte Kontrollfähigkeit zum Beenden des Konsums
- Alkoholkonsum zum Lindern von Entzugssymptomen
- Nachweis einer Toleranz
- eingeengtes Trinkverhalten
- Vernachlässigung von Interessen zugunsten des Alkohols
- anhaltender Konsum trotz Nachweises der schädlichen Folgen.

21.1.3 Epidemiologie

Die Pro-Kopf-Trinkmenge reinen Alkohols hat sich in Deutschland seit Kriegsende vervierfacht; sie beträgt zurzeit 13 Liter pro Jahr, das entspricht 110 Liter Wein. **Jährlich werden rund 17 Mrd. € für Alkoholika ausgegeben.**
Bei 9,3 Mio. Menschen über 18 Jahren wird ein riskanter Alkoholkonsum angenommen; 1,7 Mio. von ihnen sind als abhängig zu bezeichnen; 2,65 Mio. trinken in schädigendem Ausmaß. Von den riskanten Trinkern sind überdurchschnittlich viele in ärztlicher Behandlung. Viele von ihnen sind klinisch auffällig. Obwohl sie häufiger in ärztlicher Behandlung sind, werden von ihnen lediglich 13–33 % erkannt und entsprechend beraten. Da nicht nur die Lebensqualität der Betroffenen niedriger ist, sondern auch der Angehörigen, sind auch diese häufiger in ärztlicher Behandlung. Die Behandlungs- und Folgekosten durch Alkohol werden in Deutschland auf 15–40 Mrd. € geschätzt. Nimmt man alle betroffenen Menschen inkl. deren Familien, in denen Drogen- oder Tablettenabhängigkeit eine Rolle spielen, so muss angenommen werden, dass mindestens **jeder 4. Patient der allgemeinärztlichen Sprechstunde von Suchtproblemen beeinträchtigt wird.**

21.1.3 Epidemiologie

Die Pro-Kopf-Trinkmenge reinen Alkohols beträgt zurzeit 13 Liter pro Jahr.

Nach Schätzungen ist in Deutschland **jeder 4. Patient** der allgemeinärztlichen Sprechstunde von Suchtproblemen beeinträchtigt.

Bei weniger als jedem Hundertsten dieser Patienten wird dies erkannt und angesprochen. Nach *Lohse* erklärt sich diese Diskrepanz aus **mangelndem Wissen** um die Erkrankung und Unsicherheit im Umgang damit. Daraus entsteht eine pessimistische Grundeinstellung, die zu schlechter Motivation gegenüber suchtkranken Patienten führt. „Sucht" ist dabei eine Zuschreibung, die die Erfolglosigkeit der Bemühungen auf beiden Seiten schon vorwegnimmt. Der daraus resultierende Widerstand wird allzu oft mit dem Rezeptblock bekämpft.

21.2 Die Entstehung süchtigen Verhaltens

Die eigentlichen Ursachen für die Entstehung süchtigen Verhaltens sind nicht endgültig geklärt. Sicher wissen wir, dass jeder Sucht eine **mehrdimensionale Störung** zugrunde liegt. Weithin akzeptiert ist das Erklärungsmodell der **„Kielholtz-Trias"**. Sie zeigt das multifaktorielle Bedingungsgefüge, dem immer drei Komponenten zugrunde liegen – das Individuum, sein soziales Milieu und die „Droge" selbst, oder – allgemeiner formuliert – Individuum, Sozialfeld und das Suchtobjekt (Abb. **A-21.1**).

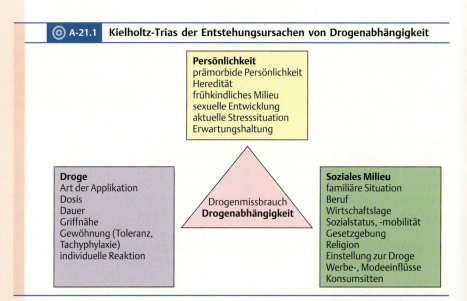

A-21.1 Kielholtz-Trias der Entstehungsursachen von Drogenabhängigkeit

21.2.1 Die Persönlichkeit

Heredität

Da in bestimmten Familien Alkoholiker gehäuft auftreten, liegt der Verdacht auf Mitwirkung von Erbfaktoren nahe. Offenbar spielt nicht nur die Struktur der Persönlichkeit, sondern auch ihr Enzymmuster eine Rolle in der Determination des Alkoholrisikos: In unserer Bevölkerung gibt es zwischen 3 und 20 % Träger einer atypischen Alkoholdehydrogenase in der Leber. Das bei diesen Menschen offenbar vermehrt anfallende Azetaldehyd wirkt teratogen. So kann es bei den Kindern dieser Frauen, wenn sie in der vulnerablen Phase des ersten Trimenons einer Schwangerschaft Alkohol konsumieren, zu **Alkoholembryopathien** kommen. Bei Trägern dieses Enzymmusters ist das Auftreten von Vitamin-B_6-Mangelzuständen begünstigt, was zu schnelleren Organschäden und zur Bildung von suchtstimulierenden zerebralen Alkaloiden zu führen scheint.

Frühkindliches Milieu und Familie

▶ **Definition:** In der **Familie** sollen unsere Kinder zu selbstständigen freien Persönlichkeiten heranwachsen, die in der Lage sind, mit den Schwierigkeiten des Lebens fertig zu werden.

Dazu gehören Zutrauen zu sich selbst und das Gefühl der Sicherheit, um die Angst vor Hindernissen zu überwinden. Jede Veränderung bei einem Familienmitglied verursacht Veränderungen in jedem anderen und in der gesamten Familie.
Es ist also leicht denkbar, dass in diesem labilen Gleichgewicht Gewähren und Versagen durch die Mutter den Entwicklungsbedürfnissen des Säuglings entsprechen oder ihm zuwiderlaufen können. Etwas später, im 2. Lebensjahr, löst sich das Kind aus dieser engen Bindung an die Mutter, aber es macht auch Trennungsängste durch. Die verinnerlichten frühen Beziehungserfahrungen prägen dann die Phantasie des Kindes und die spätere Fähigkeit, Lust und Unlust, Spannungen sowie Gefühle überhaupt zu beantworten und zu regulieren. Mit diesem Wissen sollten im Erziehungsstil alle unnötigen Abhängigkeiten vermieden und Kindern immer wieder die Chance eingeräumt werden, eigene Erfahrungen zu sammeln.

▶ **Merke:** Bei Suchtkranken finden sich immer Störungen der interfamiliären Kommunikation, der Rollenverteilung, der affektiven Beziehungen und des Zusammenhaltes in der Ursprungsfamilie.

In ihr war das Erleben des „Urvertrauens" erschwert durch einen unsicheren, inkonsequenten Erziehungsstil, der mal verwöhnend, mal strafend, mal übervorsorglich, mal vernachlässigend war. Meist war die väterliche Gegenwart unzureichend („vaterlose Gesellschaft" nach *Mitscherlich*).
Solche Aufweichungsprozesse in der Familie lassen leere Räume entstehen, in die die Einflüsse der Massenmedien, der Subkulturen und der **Peer groups** eindringen, die bei den Jugendlichen Scheinbedürfnisse wecken. Eine daraus resultierende innere Zerrissenheit erklärt die bei vielen Jugendlichen zu beobachtende depressive, resignative Grundhaltung, zunehmende Passivität, Liebesunfähigkeit, Abwehr jeglicher Leistungsbereitschaft und schließlich ihre Suchtgefährdung. Suchtigenmerkmale zeigt die Tab. **A-21.3**.

A-21.3	Süchtigenmerkmale nach Hobi

- Emotionale Unreife
- Belastungsunfähigkeit
- Geringe Affektkontrolle und ungeduldige Ausgelassenheit
- Verletzbarkeit
- Stimmungslabilität
- Ängstliche Neigung zu schuldhaften Erlebnisverarbeitungen, zum Agieren der Konflikte und zu Selbstsabotage
- Reduziertes Selbstvertrauen bei pessimistischer Grundeinstellung
- Autistisch realitätsfremdes Wunschdenken entsprechend dem alles beherrschenden Lust-Unlust-Prinzip mit der Tendenz zum Ausweichen in Tagträumereien oder in giftinduzierte Veränderungen der Befindlichkeit
- Ich-Schwäche
- Anpassungsstörungen
- Aggressionsgehemmtheit
- Mangelnde Durchsetzungsfähigkeit

Bisher ist es nicht gelungen, eine spezifische Suchtpersönlichkeit und eine Suchtfamilie *(Villiez)* mit einer süchtigen Grundstruktur aufzufinden. Im Gegenteil – süchtige Fehlhaltungen können aus den verschiedensten Persönlichkeitsstrukturen hervorgehen: Alles scheint sogar dafür zu sprechen, dass sich eine süchtige Fehlhaltung prinzipiell in jedem Menschen ausbilden, dass jede menschliche Tätigkeit auch zur Sucht werden kann.

21.2.2 Soziales Milieu

Obwohl es keine angeborene Sucht gibt, kann die Rekonstruktion einer Entwicklungsgeschichte bis zu den Großeltern und noch weiter zurück Aufschlüsse geben über die Stabilität des Gleichgewichtes einer Familie. Reagierte der Großvater bereits auf Probleme mit einer Flucht in den Alkohol? Wurde dadurch der Werdegang der Eltern geprägt? Gab es in der Verwandtschaft häufiger psychische Erkrankungen?

In unserer Gesellschaft (sicher auch früher) hat das Trinken kommunikative Funktionen. Unsere Trinksitten sind großzügig, sie gewähren dem Einzelnen viele Möglichkeiten, sein eigenes Trinkverhalten zu regulieren und abweichende bzw. krankhafte Bedürfnisse nach Alkohol im Konsens mit der Gesellschaft zu befriedigen.

Während bei uns eher eine gewährende Einstellung zum Alkohol mit steigender Tendenz besteht, aber mit Ablehnung der Exzesse, ist die französische Gesellschaft noch großzügiger bei weitgehender Duldung abweichenden Trinkverhaltens. So ist die dominierende Form der Alkoholkrankheit in Frankreich der rauscharme Alkoholismus von Genuss- und Gewohnheitstrinkern (Spiegeltrinker). Allerdings ist hier auch anzumerken, dass in Frankreich sich der Pro-Kopf-Verbrauch von Alkohol bedingt durch staatliche Programme in den letzten 10 Jahren nahezu halbiert hat.

In den USA, in Skandinavien und in Holland ist die Einstellung zum Alkohol durch Ambivalenz gekennzeichnet: Während es räumliche und zeitliche Zonen der Abstinenz gibt, konsumieren viele Nordamerikaner am Feierabend ermüdet auf nüchternen Magen in kurzer Zeit eher hochprozentigen Alkohol, der dann die Rolle eines psychotropen Medikamentes, eines Tranquilizers oder Stimulans einnimmt. Dieses begünstigt den Kontrollverlust und fördert dadurch eventuell die Abhängigkeit.

Alkoholkranke werden nach *Antons* in **3 Typen** eingeteilt:
- **Typ 1** (27 %): relativ **normaler extrovertierter Gewohnheitstrinker,**
- **Typ 2** (27 %): nervöser, **depressiv gehemmter Konflikttrinker** mit einer Überich-Problematik,
- **Typ 3** (46 %): **schwer pathologischer Trinker** mit einer früh gestörten Beziehung zu Vater und Mutter.

21.3 Die Ko-Abhängigkeit

Im engen Zusammenleben einer Partnerschaft kann es aufgrund unserer bisherigen Erziehungsmuster nicht ausbleiben, dass der nichtabhängige Partner mehr und mehr die Lücken ausfüllt, die der Abhängige auftut. Statt eigener Persönlichkeitsentfaltung wird bei ihm eine Entwicklung stattfinden, die immer mehr ängstlich bemüht ist, ein familiäres Gleichgewicht herzustellen; ein Gleichgewicht auf einer immer niedrigeren Stufe der Lebensfreude. Das ist der pathogene Mechanismus, der Ko-Abhängigkeit zu einem eigenen Krankheitsprozess werden lässt.

▶ **Merke:** Nicht nur der betroffene Süchtige ist krank, sondern seine ganze Familie ist in Mitleidenschaft gezogen und hilft mit, das Leiden aufrechtzuerhalten.

Dabei hat **diese krankmachende Entwicklung**, zu der die Sucht benutzt wird, ganz **eigene Stadien:** von der Entschuldigungs- und Beschützerphase über die Kontroll- und Auflagenphase zur Hilflosigkeit.

▶ **Merke:** Der **Krankheitsgewinn** besteht darin, dass durch die Übernahme der Verantwortung für das Leben des oder der anderen die Auseinandersetzung mit der eigenen Persönlichkeit erspart wird und nach den noch immer gültigen Wertmaßstäben in unserer Gesellschaft man ein guter Mensch ist.

▶ **Fallbeispiel. Kerstin (26 Jahre) Ko-Alkoholikerin.** „Ich habe mich lange völlig normal gefühlt, da ich prima in meine Umwelt passte. Ich hatte zwar ungefähr in der Zeit meiner Pubertät sehr viele depressive Phasen, aber da signalisierten mir meine Eltern: „Stell dich nicht so an", und irgendwann habe ich dies übernommen und sagte es mir selbst. Ich weiß erst heute, wie sehr nichtgelebte Gefühle im Körper Störungen verursachen. Im Alter von 14 oder 15 Jahren bekam ich häufig Kopfschmerzen. Ich ging in den nächsten Jahren mit meinen immer schlimmer werdenden Migräneanfällen von Arzt zu Arzt, wurde an Fachärzte überwiesen, auseinander genommen – kein Befund. Zirka 5 Jahre später begegnete ich einem Arzt, der meine Beschwerden für psychosomatisch hielt. Er erklärte mir dies jedoch nicht weiter. Ich verwechselte psychosomatisch mit „total bekloppt" und ignorierte seine Empfehlung, mich in psychosomatische Behandlung zu begeben, nicht zuletzt, weil diese an einer bekannten „Klapsmühle" stattfinden sollte. Die Anfälle wurden immer heftiger. Mit ca. 22 Jahren kam es zu einem ersten Zusammenbruch meines Körpers.
Zu dieser Zeit war meine Mutter, an die ich mich in meiner Ratlosigkeit wandte, schon in einer Selbsthilfegruppe. Ich war endlich soweit, dass ich jegliche Hilfe annehmen wollte, nur damit es mir endlich besser ginge. Langsam lernte ich in der Selbsthilfegruppe, dass ich mein Verhalten im Umgang mit Problemen ändern musste, um mich selbst besser klarzukommen. Ich machte eine 12-wöchige Therapie in einer Klinik, besuche weiter die Selbsthilfegruppe und lerne immer mehr, mit mir und meinem Leben klarzukommen. Der Weg ist mühsam und langwierig, doch es geht mittlerweile viel besser als damals. Ich habe wieder Spaß am Leben und kann mich an sehr vielen Dingen freuen. Meine Symptome tauchen auch heute wieder auf, denn es sind meine Detektoren dafür, wie ich mit mir umgehe.
Ich habe erst durch meine Krankheit gelernt, dass ich nicht zufällig so geworden bin wie ich bin, dass mein Leben kein Schicksal ist, das ich ertragen muss. Erst durch genaues Hinsehen und mein heutiges Wissen über Suchtmechanismen wird mir klarer, warum ich so geworden bin. Ich bin als Kind in eine Alkoholikerfamilie hineingeboren worden, das bedeutet, dass meine Eltern schon eine gestörte Art hatten, Probleme, die ihnen im Leben begegneten, zu bewältigen. Ich habe wie jedes Kind durch Nachahmung dieses Verhalten gelernt. Es war für mich überlebenswichtig, mich an meine Umwelt anzupassen, um akzeptiert und versorgt zu werden. Ich habe wie jedes Kind meine Eltern sehr geliebt und wollte Annahme und Liebe von ihnen. Mein Vater ist Alkoholiker, und ich habe früh gelernt, Verantwortung auch für ihn mit zu übernehmen, wenn er es selbst nicht getan hat.

21.4 Der Krankheitsprozess

Die Entwicklung süchtigen Verhaltens kann wie jeder Krankheitsprozess in definierten Stadien mit unterschiedlicher Geschwindigkeit über Jahre und Jahrzehnte verlaufen.
Am Anfang einer Fehlentwicklung steht die „Broken-home-Situation", die nicht zum Vertrauen, d. h. Urvertrauen, sondern zu einem Misstrauen des Jugendlichen führt. Dabei muss „broken home" nicht heißen, dass eine Familie durch Scheidung oder Tod zerfallen war, vielmehr können auch andere krankmachende Ursachen und Lebensereignisse Familienmitglieder und ihre Beziehungen zerbrochen haben.

▶ **Merke:** Menschen, die in einer „Broken-home-Situation" leben und in einer solchen Atmosphäre aufwachsen, leiden schnell an einem Mangelerleben in Bezug auf ihren Selbstwert!
Sie verfügen nicht über wirksame Abwehrstrategien zur Bewältigung von Schmerz, Angst, Wut, und auch mit dem Grundgefühl der Freude und Liebe können sie schlecht zurechtkommen.

So befinden sich solche Menschen oft schon anlässlich alltäglicher Stresssituationen in einem Zustand von Ohnmacht und Hilflosigkeit. Hinzu kommt eine verbale Kommunikationsstörung bei ungenügend entwickelter Fähigkeit, Gefühle auszudrücken und Probleme mit Phantasie zu lösen. So entsteht eine andauernde Selbstwert- und Beziehungskrise zumindest in der Spätpubertät: Eine Orientierungsdiffusion, die den jungen Menschen heute in Gruppen hineintreibt, die ihm helfen sollen, sein Bedürfnis nach Selbstbestätigung von außen zu erfüllen. Geschieht das nicht, so kommt es z. B. zum Erleichterungstrinken und später zum heimlichen Trinken. Der Alkohol dämpft das Unbehagen und die unerträglichen Spannungszustände und vermittelt im Rausch ein grandioses Selbstbild.

Nach dieser **voralkoholischen Phase** kommt es auf dem Wege der Toleranzentwicklung zu immer kürzeren „positiven Wirkungen" des Alkohols, bis die negativen Entzugssymptome überwiegen – es entwickelt sich eine zunehmende Abhängigkeit. Die Unfähigkeit, mit dem Trinken wie andere aufzuhören, entwickelt Schuldgefühle.

Irgendwann tritt der erste Kontrollverlust ein, und damit beginnt die **kritische Phase der Alkoholkrankheit.** Rationalisieren, Erklären, Entschuldigen wechseln ab mit Imponiergehabe. Rückfälle mit Perioden völliger Abstinenz. Denken und Handeln kreisen immer nur um das eine Thema: Alkohol.

Wenn das Trinken den Charakter von Besessenheit annimmt, beginnt die **chronische Phase** in ihr Endstadium zu treten. Irgendwann brechen die Alkoholalibis und das Erklärungssystem zusammen. Der Alkoholkranke gerät in einen **Teufelskreis** (Abb. **A-21.2**), der von Saint Exupéry im „Kleinen Prinzen" literarisch festgehalten ist: „Warum trinkst du? Weil ich mich schäme. Warum schämst du dich? Weil ich trinke."

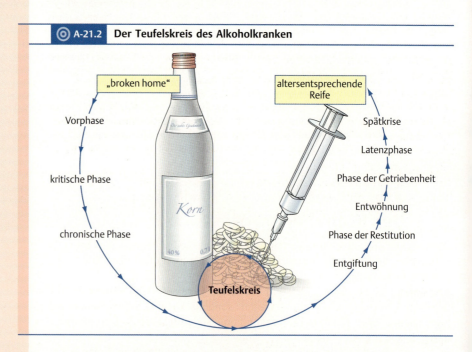

A-21.2 Der Teufelskreis des Alkoholkranken

21.5 Umgang des Hausarztes mit Sucht

21.5.1 Erkennen

Wie eingangs erwähnt, müsste eigentlich jeder 4. Patient in unserer täglichen Sprechstunde wegen eines Suchtproblems beraten werden. Nach allem was wir wissen, geschieht dies viel zu selten. Mit einem ausreichenden Wissen um die Suchtkrankheit sollte es also möglich sein, mehr Suchtprobleme in der Praxis zu erkennen und anzusprechen.

▶ **Fallbeispiel.** Es handelt sich um einen Patienten, der in meiner Praxis seit nunmehr 20 Jahren bekannt ist. Der **52-jährige Patient, von Beruf Maurer,** kam 1971 mit einer Appendizitis, die zur Appendektomie führte, und danach in den folgenden Jahren nur gelegentlich mit grippalen Infekten und einer großen Serie von kleinen Unfällen. Diese **Häufung von Arbeitsunfällen hatte mich 1979 ein Alkoholproblem ansprechen lassen,** wobei ich erfuhr, dass er gerade eine Phase der Abstinenz hinter sich hatte.

◀ Fallbeispiel

Eigentlich müsste die Erkennung dieser Patienten wie immer in der Allgemeinpraxis erfolgen – vom Präsentiersymptom zur Gesamtdiagnose. Doch je weniger weit fortgeschritten der Krankheitsprozess ist, desto schwieriger ist das Erkennen.

In den fortgeschrittenen Stadien sind die sog. **Aufgreifkriterien** der Anlass, den Patienten auf möglichen Alkoholkonsum anzusprechen. Manchmal sind es direkte Zeichen wie Foetor ex ore oder gar Alkoholrausch oder die eindeutige Fremdanamnese. Oft genug ist es aber nur der äußere Aspekt, gerötete Augen oder irgendeine andere Veränderung, die uns an unseren Patienten auffällt, die wir meist schon länger kennen. Als indirekten Hinweis präsentieren uns Alkoholkranke Symptome (Tab. **A-21.4**), die oftmals auch im Zusammenhang mit dem Alkoholgenuss stehen.

Bei der Befundbesprechung führe ich dann (bei anderen Symptomen entsprechend darauf bezogen) das **„Erste Gamma-GT-Gespräch":** Ohne nennenswert in den Kranken einzudringen, interpretiere ich den leicht pathologischen Befund und verabrede mit dem Patienten eine drei- bis vierwöchige Diät, einschließlich Alkoholkarenz. In den meisten Fällen hat der Alkoholkranke diese zeitlich begrenzte Abstinenz schon versucht und ist auch bis zu einem gewissen Grade damit zurechtgekommen. Insofern ist er gern bereit, diesen Versuch zu wiederholen, um sich und mir zu beweisen, dass er ja kein Alkoholiker ist.

Meine Leistung bezüglich dieses Vertrages wäre dann, ihn als Nichtalkoholiker anzuerkennen. Dies wird nicht ausgesprochen, vielmehr versuche ich, den Begriff Ehrlichkeit ins Gespräch zu bringen und erwarte vom Patienten, dass er bei Nichteinhalten dieses Vertrages unverzüglich kommt, um mit mir die Situation, in der er getrunken hat, zu besprechen. Dieses zweite Gespräch wäre dann unergiebig, weil meistens die Werte gebessert sind. Ich bin in dieser Phase auf die Hilfe meiner Mitarbeiter, die den Patienten oft besser kennen als ich oder der Angehörigen des Patienten, die ja meistens auch in meiner Behandlung sind, angewiesen. Ihre Informationen runden das Bild ab.

In den letzten Jahren bewährt sich zunehmend auch das Erkennen durch Screening mithilfe einiger Tests:

Bestechend für den Hausarzt, allerdings noch nicht validiert, ist ein **Zwei-Fragen-Test,** der schon 1988 von Cyr und Wartmann evaluiert wurde:
- Hatten Sie jemals ein Problem mit Alkohol?
- Wann haben Sie zuletzt etwas getrunken?

Neben den äußeren Aspekten (gerötete Augen, Alkoholfötor usw.) ist es häufig die **Gamma-GT-Erhöhung,** die den ersten Hinweis gibt (Tab. **A-21.4**).
Das erste Gespräch mit dem Patienten über ein mögliches Alkoholproblem soll auch zum Aufbau einer Vertrauensbasis dienen.

Das Erkennen einer Alkoholkrankheit ist heute auch durch Screening-Tests möglich, z. B. der **Zwei-Fragen-Test:**
Hatten Sie jemals ein Problem mit Alkohol?
Wann haben Sie zuletzt etwas getrunken?

≡ A-21.4	Präsentiersymptome Alkoholkranker	
- Appetitlosigkeit	- Kreislaufstörungen mit Kollapsneigung	- Taubheitsgefühl in den Extremitäten
- Übelkeit	- Meteorismus	- Herzjagen
- Brechreiz	- Völlegefühl	- Angst- und Unruhezustände
- Gewichtsverlust	- Singultus	- „Blackouts"
- Apathie	- Druckschmerz unter dem rechten Rippenbogen	- Merk- und Konzentrationsstörungen
- Zerschlagenheit	- Störungen der Libido und Potenz	- Nachlassen des Gedächtnisses
- Unruhiger Schlaf	- Atemnot	- Beginnende Interesselosigkeit
- Unspezifisches Durstgefühl	- Herzunruhe	- Reizbarkeit und Nervosität
- Schwitzen	- Stechende Schmerzen in den Beinen	

4 Fragen beim CAGE-Test:
- Hatten Sie jemals das Gefühl, dass Sie weniger trinken sollten?
- Hat es Sie belästigt oder gekränkt, wenn jemand Ihr Trinken kritisiert hat?
- Hatten Sie jemals Schuldgefühle wegen Ihres Trinkens?
- Mussten Sie jemals morgens trinken, um sich zu beruhigen oder in Gang zu kommen?

Weitere Tests sind der „LAST"-Test (Lübecker Alkohol Screening Test) und der **Münchener Alkoholismustest (MALT).**

Bei der Erstuntersuchung wurde eine Sensitivität von 70 % allein für die erste Frage und für beide von 90 % angegeben. Spätere Untersuchungen reduzierten diese Werte dann auf ca. 50 % Sensitivität und bis zu 90 % Spezifität.

Der **CAGE-Test** besticht ebenfalls durch seine Kürze. Er besteht aus vier Fragen, die besonders spezifisch sind für Alkoholabhängigkeit und Abusus:
- Hatten Sie jemals das Gefühl, dass Sie weniger trinken sollten? (**C**ut down)
- Hat es Sie belästigt oder gekränkt, wenn jemand Ihr Trinken kritisiert hat? (**A**nnoyed)
- Hatten Sie jemals Schuldgefühle wegen Ihres Trinkens? (**G**uilty)
- Mussten Sie jemals morgens trinken, um sich zu beruhigen oder in Gang zu kommen? (**E**ye opener)

Auswertung:
- **Zweimal Ja:** Verdacht auf Alkoholismus,
- **Dreimal Ja:** Alkoholismus wahrscheinlich,
- **Viermal Ja:** Alkoholismus sehr wahrscheinlich.

Der „LAST"-Test (Lübecker Alkohol Screening Test) ist die erweiterte deutsche Variante (sieben Fragen). Der **Münchener Alkoholismustest (MALT),** der vornehmlich die Abhängigkeit erfasst, ist für den Patienten überzeugend (Tab. **A-21.5**).

A-21.5 MALT = Selbstbeurteilungsbogen des Münchner Alkoholismustests

	ja	*nein*
1. Leiden Sie in letzter Zeit häufiger an Zittern der Hände?	☐	☐
2. Leiden Sie in letzter Zeit häufiger an einem Würgegefühl (Brechreiz) besonders morgens?	☐	☐
3. Werden das Zittern und der morgendliche Brechreiz besser, wenn Sie etwas Alkohol trinken?	☐	☐
4. Leiden Sie in letzter Zeit an starker Nervosität?	☐	☐
5. Haben Sie in Zeiten erhöhten Alkoholkonsums weniger gegessen?	☐	☐
6. Hatten Sie in letzter Zeit öfters Schlafstörungen oder Alpträume?	☐	☐
7. Fühlen Sie sich ohne Alkohol gespannt und unruhig?	☐	☐
8. Haben Sie nach den ersten Gläsern ein unwiderstehliches Verlangen, weiterzutrinken?	☐	☐
9. Leiden Sie an Gedächtnislücken nach starkem Trinken?	☐	☐
10. Vertragen Sie zurzeit weniger Alkohol als früher?	☐	☐
11. Haben Sie nach dem Trinken schon einmal Gewissensbisse (Schuldgefühle) empfunden?	☐	☐
12. Haben Sie ein Trinksystem versucht (z. B. nicht vor bestimmten Zeiten zu trinken)?	☐	☐
13. Bringt Ihr Beruf Alkoholtrinken mit sich?	☐	☐
14. Hat man Ihnen an einer Arbeitsstelle schon einmal Vorhaltungen wegen Ihres Alkoholtrinkens gemacht?	☐	☐
15. Sind Sie weniger tüchtig, seitdem Sie trinken?	☐	☐
16. Trinken Sie gern und regelmäßig ein Gläschen Alkohol, wenn Sie alleine sind?	☐	☐
17. Haben Sie einen Kreis von Freunden und Bekannten, in dem viel getrunken wird?	☐	☐
18. Fühlen Sie sich sicherer, selbstbewusster, wenn Sie Alkohol getrunken haben?	☐	☐
19. Haben Sie zu Hause oder im Betrieb einen kleinen versteckten Vorrat mit alkoholischen Getränken?	☐	☐
20. Trinken Sie Alkohol, um Stresssituationen besser bewältigen zu können oder um Ärger und Sorgen zu vergessen?	☐	☐
21. Sind Sie oder/und Ihre Familie schon einmal wegen Ihres Trinkens in finanzielle Schwierigkeiten geraten?	☐	☐
22. Sind Sie schon einmal wegen Fahrens unter Alkoholeinfluss mit der Polizei in Konflikt gekommen?	☐	☐

Jede mit „Ja" beantwortete Frage erhält einen Punkt; die Fragen 3, 7, 8, 14 erhalten 4 Punkte.
Bei einer Gesamtzahl von 6 und mehr liegt eine Alkoholgefährdung vor.
(Max-Planck-Institut für Psychiatrie München).

Als wirksam für das Screening hat sich eine **ergänzende Frage zur Trinkmenge** bewährt: „Wie viel Alkohol haben Sie an einem typischen Tag im Verlauf des letzten halben Jahres getrunken?"
Ein weiterer inzwischen weltweit gebräuchlicher Test ist der **Alcohol Use Disorder Identification Test (AUDIT)**, der aus 10 Fragen besteht, deren ersten 5 die Trinkmengen fokussieren und die weiteren Fragen auf den Trinkstil abzielen. Eine Kurzfassung aus den drei ersten Fragen **(AUDIT-C)** soll wie der gesamte Test auch riskante Trinker diskriminieren können.

21.5.2 Gesprächsinterventionen in der hausärztlichen Praxis

In Gesprächen gilt es, die Ohnmacht gegenüber dem Stoff, die Abwertung des Betroffenen, die als Gegenübertragung aufzufassen ist, die erwartete Frustration zu überwinden. Es gibt einige gute Ansätze, dies zu erreichen. Nach dem Transtheoretischen Modell von Prochaska und DiClemente befindet sich der Betroffene in einer Vorahnungsphase, was unmittelbar einleuchtet (Abb. **A-21.3**).

Sehr viel strikter auf Suchtverhalten ausgerichtet haben Miller und Rollnick das **Motivational Interviewing** entwickelt, das ebenso versucht ohne Entwertung den Patienten zu eigenverantworteten Entscheidungen zu führen und ihn bei seinen Aktionen zu unterstützen. Die Hauptmerkmale dieser Gesprächsführung sind:
- nicht konfrontativ sondern Empathie,
- Akzeptanz der Abwehr,
- Ambivalenzförderung (Pro und Kontra),
- Betonung der Selbstverantwortlichkeit/Selbstkompetenz.

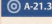

A-21.3 Das Kreismodell von Prochaska und DiClemente

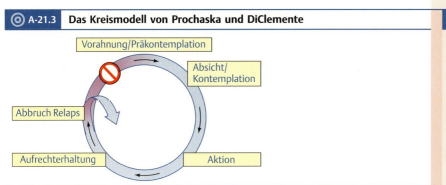

Das Familiengespräch

Im Familiengespräch, das am besten auch mit den Kindern der Eheleute zu führen ist, darf ausgesprochen werden, was allen bekannt ist. Dem Alkoholkranken soll seine Situation bewusst werden.

Dem Patienten kann auch nonverbal deutlich gemacht werden, dass seine Familie nicht mehr bereit ist, seine Gewohnheiten zu unterstützen. Das **Ziel dieser Intervention** ist es, den Beginn einer **Veränderung** herbeizuführen: entweder **stationäre Einweisung zur Entgiftung und anschließende Therapie oder zunächst Gruppenbesuch**. Dabei ist es nicht notwendig, dass der Patient entgiftet zur Gruppe geht, auch ein „nasser Alkoholiker" ist in der Lage, in der Gruppe Erfahrungen zu machen. Die resultierende Verabredung aus diesem Familiengespräch wird abhängig sein von dem Grad der sozialen Integration bzw. Desintegration in dieser Familie.
Eine wichtige Selbsthilfegruppe für Alkoholiker sind die **Anonymen Alkoholiker (AA)**.

▶ Merke: Die **Anonymen Alkoholiker** sind eine zwanglose weltweite Gemeinschaft von Männern und Frauen aus allen Berufs- und Gesellschaftsschichten, die sich regelmäßig treffen, um nüchtern zu werden und ihre Nüchternheit zu erhalten. Die einzige Voraussetzung für die Zugehörigkeit zu dieser Gemeinschaft ist der Wunsch, mit dem Trinken aufzuhören.

Wenn es nicht gelingt, entweder den Patienten zum Besuch einer Gruppe zu motivieren oder ihn ad hoc stationär einzuweisen, bleibt die Möglichkeit, den Partner zu bewegen, eine Selbsthilfegruppe für Angehörige von Alkoholikern aufzusuchen, z. B. die Al-Anon.

21.5.3 Der Therapieplan

Wenn die Situation so weit fortgeschritten ist, dass es ohne professionelle Hilfe nicht gehen kann, ist der nächste Schritt die **Erstellung eines Therapieplanes**, der am ehesten in Kooperation zwischen Hausarzt und Beratungsstelle gelingt. Zur detaillierten Darstellung wird auf entsprechende Fachbücher verwiesen.

21.5.4 Die Entwöhnungsbehandlung

Um die Abbruch- und Rückfallquote gering zu halten, sollte die Klinik ihr Konzept für den Patienten „maßschneidern". Die besten Reha-Langzeit-Ergebnisse haben wir bei Patienten, die nach der Entgiftung eine Zeit lang eine Gruppe besucht haben, dann eine eher kurzzeitige Therapie (8–12 Wochen) durchlaufen und danach nochmals einen regelmäßigen Gruppenbesuch angeschlossen haben. Eindrucksvoll sind auch die Ergebnisse der ambulanten Therapie, die zunehmend in unserem Lande angeboten wird. Diese Therapieform findet vornehmlich dann Anwendung, wenn eine längere Abwesenheit Arbeitsplatz und Existenz gefährden würde.

21.5.5 Rehabilitation

Die körperliche Entzugsphase dauert etwa 2 Wochen. Danach folgt eine Phase der Restitution, in der der Patient vornehmlich mithilfe der Gruppe lernt, seinen Krankheitsprozess besser zu begreifen. Hier ist der Erfahrungsaustausch mit gleichartig Betroffenen von großer Wichtigkeit. Allerdings besteht die Gefahr, dass sich der Patient nach leicht durchgemachtem Entzugssyndrom überschätzt und dadurch der Rückfall gebahnt wird. In dieser Restitutionsphase ist es notwendig, etwa vorhandene Organschäden (Tab. **A-21.6**) zu

A-21.6 Mögliche Folgeerkrankungen durch chronischen Alkoholkonsum

Organschäden

Lacklippen	Refluxösophagitis	Polyneuropathie	Zentrale pontine Myelinolyse	Kardiomyopathie
Glossitis	Barrett-Syndrom	Optikusatrophie	Epilepsie	
Stomatitis	Mallory-Weiß-Syndrom	Tremor	Wernicke-Syndrom	Myopathie
Parotitis	Erosive Gastritis	Kleinhirnatrophie	Korsakow-Syndrom	
	Malabsorption	Großhirnatrophie		
Fettleber		Organisches Psychosyndrom		Blutarmut, bösartige Tumoren
Hepatitis				
Leberzirrhose				Embryopathie
Pankreatitis				

Stoffwechselstörungen

Porphyrie
Mineralstoffwechsel-Störung
Fettstoffwechsel-Störungen
Kohlenhydratstoffwechsel-Störungen
Arzneimittelstoffwechsel-Störungen
Hormonstoffwechsel-Störungen

Psychische Veränderungen

Delirium tremens
Halluzinose
Psychose
Eifersuchtswahn

Marginalien:

▶ Merke

Auch die Partner von Alkoholikern können eine Selbsthilfegruppe aufzusuchen, z. B. die Al-Anon.

21.5.3 Der Therapieplan

Vorteilhaft ist die Erstellung des Therapieplanes in Zusammenarbeit von Hausarzt und Beratungsstelle.

21.5.4 Die Entwöhnungsbehandlung

21.5.5 Rehabilitation

In der Phase der Restitution ist der Erfahrungsaustausch mit gleichartig Betroffenen von großer Wichtigkeit. In dieser Phase sollten auch vorhandene Organschäden (Tab. A-21.6) behandelt werden, um der **Phase der Getriebenheit** (erste wirkliche Krise) zuvorzukommen.

behandeln, um möglicherweise der ersten wirklichen Krise in der **Phase der Getriebenheit,** etwa nach 10 Wochen, zuvorzukommen.

Hier soll noch einmal um Verständnis geworben werden für den **Rückfall.** Man sollte ihn nicht resignativ als Versagen der Therapie oder des Therapierten auffassen, sondern vielmehr nur als einen Hinweis für die Verbesserungsbedürftigkeit der Lebenssituation des Betroffenen. Man kann ihn auch als neue Arbeitssituation werten. So wird dem Patienten erleichtert, sich nach dem Rückfall wieder dem Gespräch zu stellen. Unabdingbar wichtig dabei sind das Verständnis und die Hilfe des Partners beim Rückfall.

Der **Rückfall** sollte nicht resignativ als Versagen der Therapie aufgefasst werden. Wichtig sind beim Rückfall auch das **Verständnis** und die **Hilfe des Partners.**

21.5.6 Nachsorge

> ▶ **Merke:** Die wichtigsten **Aufgaben des Hausarztes** in der Behandlung der Alkoholkrankheit sind das **Erkennen** und die **Motivierung** des Patienten zur Veränderung sowie die **jahrzehntelange Nachsorge.**

◀ **Merke**

Wenn man dem Gedanken folgt, dass Sucht eine ungesunde Gewohnheit ist, die geändert werden kann (bei der Möglichkeit, in die alten Gewohnheiten zurückzufallen), wird der Suchtkranke lebenslang seinen Tag aufmerksamer gestalten müssen als der Durchschnittsmensch das tut. Er wird sich fragen, ob er intensiv genug lebt, d. h. ob er seine Gefühle wahrnimmt und ob er gelernt hat, mit Unbehagen als Ausdruck von Selbstwertkrisen umzugehen. Suchtkranke suchen bei ihrem Arzt eine dauerhafte Beziehung und Verständnis, Solidarität und Zuversicht, einen Platz, wo sie sich, auch nach einem Rückfall, nicht verbergen müssen. Hausärzte müssen lernen, die **Suchtkrankheit als einen dynamischen Krankheitsprozess** zu verstehen, in dem das Symptom Sucht wie ein Fieber in der Lage ist, anzuzeigen, dass die Persönlichkeitsentwicklung nicht abgeschlossen ist oder stagniert.

Der Suchtkranke wird lebenslang seinen Tag aufmerksamer gestalten müssen als der Durchschnittsmensch.

Suchtkranke suchen bei ihrem Arzt eine dauerhafte Beziehung und Verständnis, Solidarität und Zuversicht, einen Platz, wo sie sich, auch nach einem Rückfall, nicht verbergen müssen.

> ▶ **Merke:** Die Suchtkrankheit ist eine chronische Krankheit, die in Schüben verlaufen kann.

◀ **Merke**

Dabei müssen immer die Umsteigemechanismen – auch auf körperliche Störungen – bedacht werden. Fähigkeiten der „Gesprächsführung" sind hilfreich und schützen den Arzt und unterstützen den Patienten.

Bei der Suchtkrankheit müssen **Umsteigemechanismen auf körperliche Symptome** bedacht werden.

21.5.7 Was können wir sonst noch tun?

Die beschriebenen Hilfestellungen können nur ausgenutzt werden, wenn sie auch vorhanden sind. Die **Anonymen Alkoholiker** oder die **Guttempler-Gemeinschaft** sind so weit im Lande verbreitet, dass man davon ausgehen kann, dass sie für unsere Patienten erreichbar sind. Ist dies nicht der Fall, sollte der Hausarzt gerade im Hinblick auf die Tätigkeit für die Gemeinde, in der wir arbeiten, auch zur Gruppengründung beitragen. In den Groß- und mittleren Städten gibt es Beratungs-, Kontakt- und Informationsstellen zur Selbsthilfegruppengründung. In der weiteren Nachbarschaft ist sicher irgendwo ein Sozialarbeiter mit Gruppenerfahrung, oder ein psychotherapeutisch versierter Kollege lässt sich für die Selbsthilfe gewinnen. Nach der Gruppengründung ist ein bedeutsamer nächster Schritt die Vernetzung dieser Gruppen mit anderen Institutionen wie Schule, Sportvereine, Volkshochschule.

Ein weites Netz besteht für die **Anonymen Alkoholiker** oder die **Guttempler-Gemeinschaft.**
Wo noch keine Selbsthilfegruppen für die Patienten erreichbar sind, sollte der Hausarzt die Gründung von solchen anregen.

> ▶ **Merke:** Am wichtigsten ist jedoch die Vorbildfunktion des Hausarztes. In diesem sensiblen Bereich unserer Tätigkeit gibt es keine Erfolge, wenn wir persönlich nicht glaubwürdig sind.

◀ **Merke**

Weiterführende Literatur zu diesem Kapitel finden Sie unter www.thieme.de/specials/dr-allgemeinmedizin/

22 Umweltmedizinische Probleme

Wolfgang Baur, Silke Brockmann

Die Sorge um Gesundheitsschäden durch Umweltbelastungen ist in den letzten Jahren zunehmend Anlass für z. T. sehr fordernde Anliegen von Patienten in der allgemeinärztlichen Versorgung geworden. Das liegt zum einen daran, dass das ökologische Bewusstsein der Bevölkerung zugenommen hat (und damit auch die Ängste), zum anderen, dass Katastrophen (Tab. **A-22.1**) auf völlig neue Gefahren aus der industrialisierten Umwelt aufmerksam gemacht haben.

Eine große Bedeutung haben sicher auch Umweltorganisationen, die bei bestimmten Krankheitsbildern wie z. B. Pseudokrupp, Allergien, Asthma, Neurodermitis über die Bedeutung der Umwelt bei diesen Erkrankungen informieren. Kontroversen gibt es darüber, ob Umweltmedizin nur die Bereiche Wasser – Boden – Luft – Strahlung und ihre toxische Wirkung durch unnatürliche Bestandteile behandeln soll, oder ob der bio-psychosoziale Bereich (Einfluss moderner Medien, Genussgifte, Straßenverkehr unter Gefahrverhalten und Risikobereitschaft etc.) in die hier gemeinte Umwelt mit einbezogen werden muss.

A-22.1 Umweltkatastrophen (nach Baur)

Ort/Jahr	Umweltgefahr	Art der Krankheit
London, GB 1952	Starke Luftverschmutzung durch Schwefeldioxid und Staub	Anstieg von Herz- und Lungenerkrankungen
Toyama, Japan 1950	Kadmium im Reis	Nieren- und Knochenschädigungen: Itai-Itai-Krankheit
Südost-Türkei 1956–61	Hexachlorbenzol im Saatgut	Porphyrie
Minamata, Japan 1956	Methylquecksilberverbindungen im Fisch	Nervenschädigungen, „Minamata"-Krankheit
Mehrere Städte in den USA ca. 1960–1970	Blei in Farben	Anämie, Verhaltens- und psychische Störungen
Fukouoka, Japan	Polychlorierte Biphenyle in Speiseöl	Hauterkrankungen, generelle Schwäche
Irak 1972	Methylquecksilberverbindungen im Saatgut	Nervenschädigungen
Madrid, Spanien 1981	Anilin oder ein anderes Gift im Speiseöl	Verschiedene Krankheitssymptome
Bhopal, Indien 1985	Methylisocyanat	Akute Lungenerkrankungen
Seveso 1976	Dioxine	Chlorakne, Karzinome, Psychosyndrome
Tschernobyl 1986	Radioaktive Strahlung	Tschernobyl-Immundefizienz, Leukämien, Tumoren, Abwehrschwäche
Deutschland 1997	Holzschutzmittel, PCP, Lindan u. a.	Multiple neurologische, psychopathologische, allgemeine und internistische Symptome

22.1 Definition

▶ **Definition:** Umweltmedizin ist die Medizin, die sich mit den Einflüssen der anthropogen veränderten technischen Umwelt auf den Menschen befasst. Die Veränderungen betreffen die Medien Wasser – Boden – Luft – Strahlung und Nahrung mit ihren toxischen Auswirkungen.

Inwiefern das Rauchen als individuelle Entscheidung (nicht Passivrauchen), Fehlernährung und Alkohol mit ihren somatischen und psychosozialen Folgen sowie Bewegungsmangel zu den Aufgaben der Umweltmedizin gehören, ist strittig. Alle diese Bereiche sind Formen des Lebensstiles bzw. individuelle Entscheidungen und sind nicht mit einer ungewollten Exposition gegenüber der Umwelt und ihren Gefahren gleichzusetzen.

▶ **Fallbeispiel.** Eine **35-jährige Textilverkäuferin** ohne ernsthafte Vorerkrankungen stellte sich in den letzten 10 Jahren immer wieder mit **verschiedensten Beschwerden** vor: „Verkrampfungen überall", Herzstiche, Herzrhythmusstörungen, extreme Schlafstörungen, fehlende Belastbarkeit bzw. schnelle Erschöpfbarkeit, Seh- und Konzentrationsstörungen, Lichtempfindlichkeit, Jucken und Brennen der Haut, Panikgefühl, Schwitzen, drohende Ohnmachtsanfälle. Da diese Symptome vermehrt in der Wohnung auftraten, begann ich nach einer Wohnungsbegehung eine fast detektivische Suche nach möglichen Auslösern, fand aber nichts. In Gesprächen habe ich die Patientin mit all ihren Symptomen immer ernst genommen, ohne einen eindeutigen psychopathologischen Befund erheben zu können.

Nach Überweisung in eine umweltmedizinische Spezialklinik wurde die **Diagnose: MCS (Multiple Chemical Sensitivity)** gestellt. Die Stoffe in dem Bekleidungsgeschäft und deren Behandlung mit chemischen Mitteln sollen die Überempfindlichkeit ausgelöst haben. Die Definition des MCS nach *Cullen* lautet: Eine erworbene Störung, die durch bleibende Symptome vorzugsweise an mehreren Organsystemen charakterisiert ist. Diese Symptome treten als Antwort auf nachweisbare Expositionen gegenüber vielen chemisch miteinander nicht verwandten Stoffen auf, und zwar bei Dosen, die weit unter denen liegen, die in der allgemeinen Bevölkerung für schädigend gehalten werden. Die Diagnose MCS ist umstritten und wurde kürzlich vom Bundesinstitut für Arzneimittel und Medizinprodukte in IEI (Idiopathic Environmental Intolerance) umbenannt. Die Ätiopathogenese des Syndroms ist nach wie vor unbekannt. Toxikologische Bewertungen mit Dosis-Wirkungs-Beziehungen versagen (Abb. **A-22.1**). Für die arbeitsrechtliche Würdigung als Berufskrankheit wird neuerdings nach § 9 Abs. 2 SGB VII eine Prüfung „wie eine Berufskrankheit" vorgenommen. Der Kriterienkatalog verlangt u. a. ein „chemisches Initialtrauma". Auch das RKI hat sich des Themas MCS in einer Großstudie angenommen, die jetzt veröffentlicht ist (2003).

◎ A-22.1 Faktoren, die zur Entstehung einer subjektiven Bedrohung durch Umweltgifte beitragen

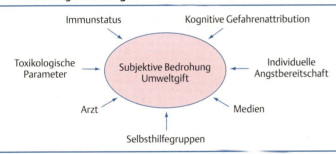

▶ **Fallbeispiel.** Ein **50 Jahre alter Postbeamter** lebt überwiegend in einem Holzhaus, das er vor Jahren großzügig mit einem damals zugelassenen, heute aber verbotenen **Holzschutzmittel** imprägniert hatte. Im Verlaufe der Zeit entwickeln sich bei ihm folgende Symptome: ausgeprägte Mattigkeit und Müdigkeit, ungewohnt großes Schlafbedürfnis, das „Gefühl nicht mehr recht auf der Höhe zu sein", extreme Kopfschmerzen und Konzentrationsunfähigkeit, erhebliche Vergesslichkeit, Sprachfluss- und Wortfindungsstörungen. Solche Symptome wurden im größten umweltmedizinischen Prozess Deutschlands, dem Frankfurter Holzschutzmittelprozess ausführlich geschildert. Die Hersteller wurden zu hohen Ersatzzahlungen verurteilt, obwohl eine toxikologisch definierte Dosis-Wirkungs-Beziehung wissenschaftlich nicht ableitbar war.

22.2 Bedeutung im primärärztlichen Sektor

Der Allgemeinarzt ist in einer außerordentlich günstigen Lage bei der Erkennung von Umwelterkrankungen.

1. Er kennt normalerweise das ganze Wohn- und Arbeitsumfeld der Patienten.
2. Er kann die Symptome frühzeitig im normalen hausärztlichen Kontakt erfahren.
3. Er kann durch seine eigene Umwelterfahrung im gleichen Wohnbereich sensibilisiert sein.

A-22.2 Kleines ABC der Umweltgifte (nach Korczah)

Arsen	Die chronische Belastung mit Arsen kann beim Menschen Lungen-, Leber- und Hautkrebs hervorrufen. Belastungsmöglichkeiten bestehen an bestimmten Arbeitsplätzen und in der Nähe von Metallhütten.
Blei	Seitdem bleihaltiges Benzin nicht mehr angeboten wird, hat sich die Bleibelastung der Bevölkerung erheblich reduziert. Risiken bestehen noch bei beruflicher Belastung z. B. bei der Tätigkeit in Blei verarbeitenden Fabriken (Akkumulatoren) und im häuslichen Bereich bei (zumeist älteren) Wasserrohren, die oft einen erheblichen Bleianteil enthalten. Eine erhöhte Bleibelastung kann bei Kleinkindern zu geistigen Entwicklungsstörungen und Reizbarkeit, Kopfschmerzen, Schwindel, Antriebsarmut und Schwächegefühl führen. In Belastungsgebieten mit Bodenbelastung erhebliche Bleistaubaufnahme!
Bodennahes Ozon	Durch den Einfluss von Stickoxiden aus Autoabgasen entsteht – vereinfacht ausgedrückt – aus Sauerstoff bodennahes Ozon. Empfindliche Pflanzen nehmen schon bei Konzentrationen ab 60 Mikrogramm pro Kubikmeter Schaden. Die üblichen Grenzwerte (um 200 Mikrogramm) sind lobbyistisch entstanden und für den Menschen wesentlich zu hoch.
Chrom	Chrombelastungen sind vor allem aus der Arbeitsmedizin bekannt mit den Folgen eines erhöhten Krebsrisikos im Bereich der Bronchien und des Magens sowie der häufig auftretenden Chromallergie auf Zement bei Maurern. Wegen seiner Fähigkeit, multiple Allergien auszulösen, spielt bei der Allgemeinbevölkerung vor allem das allergene Potenzial von Chrom eine entscheidende Rolle.
Dioxine	Dioxine können in Holzschutzmitteln enthalten sein (Pentachlorphenol). Sie entstehen bei Verbrennungsprozessen in Müllverbrennungsanlagen, Energie- und Heizanlagen der Metallindustrie etc. und gelten als krebsbegünstigend bzw. krebserregend.
Elektrosmog	Durch die elektrische Aufrüstung unserer Haushalte (z. B. Kühlschränke, Waschmaschinen, Hi-Fi-Anlagen, Fernseher, PC und jetzt auch noch Handys) verstärkt sich der „Elektrosmog". Die Auswirkungen sind derzeit jedoch stark umstritten.
Fluor-Chlor-Kohlen-Wasserstoffe (FCKW)	Verursacht durch die FCKW aus Kühlschränken und Treibgasen vermindert sich die Ozon-Schicht in der Stratosphäre und es gelangt mehr UV-B-Strahlung auf die Erde. Eine zu starke UV-B-Strahlung führt zu Hautkrebs, Schwächung des menschlichen Immunsystems, Zunahme von Augenkrankheiten und Grauem Star. Die erhöhte UV-Strahlung hat in Australien, das besonders vom Ozonloch betroffen ist, bereits zu einem drastischen Anstieg der Hautkrebsrate geführt und das Verhalten geändert. Schon heute ist es nicht mehr absurd, dass Kinder und Senioren bei strahlendem Sonnenschein in den Häusern bleiben müssen oder nur noch völlig bedeckt ins Freie gehen.
Nickel	Nickel und seine Verbindungen gelten für den Menschen als krebsauslösend. Nickelverbindungen begünstigen außerdem die Ausbildung von Kontaktallergien. (Modeschmuck, Piercing!)
Quecksilber	Quecksilber kann in unterschiedlichen Bindungsformen auf den Menschen einwirken. Besonders wichtig sind zwei Formen: Die Nahrungskette im Meer, durch die Raubfische (z. B. Thunfische) die höchste Konzentrationen von Quecksilber in ihrem Muskelfleisch aufweisen. Die häufig zitierte Freisetzung von Quecksilber aus Amalgam-Füllungen konnte in Studien nachgewiesen werden. Die toxische Bedeutung ist wissenschaftlich umstritten. Bereits bei geringen Quecksilberbelastungen können subjektive Befindlichkeitsstörungen wie leichte Ermüdbarkeit, Konzentrationsstörungen, aggressive Verstimmungszustände oder Kribbeln in den Extremitäten auftreten.
Stickstoffoxide (NO_2)	Dieser Luftschadstoff wird im Wesentlichen durch den Straßenverkehr emittiert, ist Ursache für den „sauren Regen" und kann zu Atemwegserkrankungen führen.

Geopolitische Gegebenheiten sind ebenso wichtig wie der Wohnbereich (Tab. **A-22.2**).

Dabei sind **geopolitische Gegebenheiten** (z. B. Smogbelastung, Fabriken, Halden oder Deponien, Verkehrsknotenpunkte, Flugplätze, Atomkraftwerke, Hochöfen, Müllverbrennungsanlagen, Erzhütten, Bergwerke oder intensiv landwirtschaftlich genutzte Gebiete) ebenso wichtig wie **Haus und Wohnung** (Bausubstanz, Innenraumbearbeitung mit Mitteln wie Lacken, Klebern, Holzschutzmitteln, Schädlingsbekämpfungsmitteln, Gasen von Herden, Baugrund, die Verarbeitung von Asbest, die Ausdünstung von Formaldehyd aus Möbeln, die Wasserversorgung und die Nutzung des Gartens mit unklarer Bodenbelastung) (Tab. **A-22.2**).

22.3 Verdacht auf umweltbedingte Beschwerden?

Menschen suchen oft geradezu verzweifelt nach Erklärungen für komplexe, diffuse und ungeklärte Beschwerden. Einige von ihnen vermuten oder befürchten selbst, dass z.B. Schadstoffe oder physikalische Einwirkungen sie krank machen. Hausärzte haben wie beim Umgang mit diesen Patienten eine große Verantwortung.

▶ **Fallbeispiel.** Der 57-jährige verheiratete Vorruheständler Franz J. konsultiert eine Allgemeinärztin und Umweltmedizinerin zum ersten Mal. Schon lange hat der den Verdacht, dass ihn „so was wie ein MCS" plagte. Zuvor hatte er schon einen „Fragebogen zur Umweltmedizin" ausgefüllt. Dabei war ihm erst richtig bewusst geworden, unter welchen vielfältigen Symptomen er leide: z.B. Schwindel, Kopfschmerzen, Schlafstörungen, Augenproblemen, Gefühl von Schielen, Geruchsbelästigung. Seine Schrift hatte sich in letzter Zeit verändert. Außerdem war sein linkes Handgelenk unter der Uhr plötzlich schwarz geworden. Mit geheimnisvollem Unterton setzt er hinzu „jetzt kommt es" und hält inne – ohne dann weiter zu sprechen. Er vermutet auch eine Allergie gegen „Gülle" bei sich, denn immer wenn er welche rieche, gehe es ihm schlecht. Er zählt einige Umweltschadstoffquellen auf, z.B. ein Fallrohr am Haus, eine Räucherei im Hinterhof, neue Küchenmöbel und einen neuen Laminatboden.
Auf die Ärztin wirkt der Patient gequält, agitiert und wahnhaft gestimmt. Am linken Handgelenk sieht sie nur ein Hämatom. Zur weiteren Anamnese erfährt sie, dass Franz J. Bergmann war. Nach mehreren Unfällen wurde er vorzeitig berentet.
Die Ärztin bestellt Franz J. zunächst einmal regelmäßig zu weiteren Gesprächen ein. Für eine Untersuchung der Wohnung durch das Umweltmobil sieht sie keine Veranlassung.
Der weitere Verlauf zieht sich über 2 Jahre hin
Franz J. berichtet, dass seien Nasenschleimhaut „verätzt" sei, weil er immer „Fäkalien" rieche. Die Ärztin trägt in der Kartei ein: Diagnose: „Kein MCS, V.a. Psychose mit Geruchs- und koenästhetischen Halluzinationen."
Dann sucht Franz J. eine neue Wohnung. „Der räuchert da – ein Atemzug davon, und ich bin nervlich fertig." Er war in seiner Not schon beim Neurologen. Der habe ihm zum CT des Kopfes geschickt und in seinem Bericht geschrieben: „Herr J. berichtete, dass er zeitweilig auftretende Empfindlichkeiten gegen bestimmte Gerüche sowie gegen Rauch habe." Das CT ist unauffällig. Die Ärztin schlägt Franz J. vor „für seine Nerven" und damit er besser schläft „Tropfen" zu nehmen (ein Neuroleptikum).
Eines Tages kommt Franz J. erholt aus dem Urlaub an der Ostsee zurück. Allerdings habe ihn der „Pferdegeruch fertig gemacht", der von einer Pferdeweide herüber zog.
Kurze Zeit später „gesteht" Franz J. der Ärztin im Flüsterton: „Sie haben mir das Leben gerettet. Ich wollte mir was antun." Er ist sehr unruhig. Ich habe „rote Punkte" gesehen und bemerkt „wenn ich mit Kunststoff in Berührung komme, stehen mir die Haare zu Berge." Er sei bereit, mehr Tropfen zu nehmen, da er kurz vor dem Umzug stehe. Wenn mir meine Frau das Essen macht, geht es mir schlecht. Wenn ich den Schirm der Frau nehme, bin ich wie elektrisiert. Auch wenn sie in den Raum kommt; sie hat giftig-grünen Auswurf, das merke ich!" Die Ärztin notiert sich: „Hochgradig paranoid". Sie bietet dem Patienten an, mit der Ehefrau über die Angelegenheit zu sprechen.
Franz J. bringt seine Ehefrau mit. Sie ist besorgt über seinen Zustand und sein Misstrauen ihr gegenüber. Franz J. ist sehr getrieben, merkt aber, dass die „Tropfen" ihm helfen. Die Ehefrau will ihn auch an die Einnahme erinnern, wenn es dadurch besser werde. Sie lässt sich Hintergründe der Erkankung von der Ärztin erklären.
Zwei Monate später wirkt Franz J. gelassener und ruhiger und bemerkt, dass die „Tropfen" wirken würden. Er distanziert sich jetzt von einigem. „Vielleicht hab ich mich auch verrannt. Ich habe über all nur die Giftstoffe gesehen. Ich war am Ende. Das Verhältnis zu den Fäkalien war mein Problem. Ist nicht mehr so schlimm. Ich bin auch nicht mehr so empfindlich gegen Abgase." Hab ich eigentlich noch eine Chance? Sie haben mir das Leben gerettet", sagt er zur Ärztin.

◀ **Fallbeispiel**

22.3 Verdacht auf umweltbedingte Beschwerden?

Menschen suchen oft verzweifelt nach Erklärungen für komplexe, diffuse und ungeklärte Beschwerden. Hausärzte haben hier eine große Verantwortung.

22.4 Fallstricke und Probleme beim Umgang mit betroffenen Menschen oder Patienten

In dieser Beschreibung kommen zahlreiche Fallstricke und Probleme an die Oberfläche, die beim hausärztlichen Umgang mit Patienten zu beachten sind, die unter unklaren, diffusen Beschwerden leiden:

- Durch Befragen (auch per Fragebögen) können Symptome verstärkt oder (erstmals) suggeriert werden. Höchste **Vorsicht ist geboten bei jeder Art von ungerichtetem Screening!** Wie bei jeder diagnostischen Überlegung in der Allgemeinmedizin müssen Informationen aus der Anamnese zunächst eine umwelttoxische Belastung wahrscheinlich machen.
- Wie ein typischer Umweltmedizin-Fragebogen zeigt (siehe Tab. **A-22.3**), ist dieser **weder sensitiv noch spezifisch für eine umweltbedingte Genese** der Beschwerden. Es werden ausschließlich unspezifische Symptome abgefragt, die einzeln oder in Kombination für viele weitere Erkrankungen oder Syndrome sprechen können.
- Die wichtigsten differenzialdiagnostischen Überlegungen zu umweltbedingten Krankheiten beziehen sich auf **psychiatrische Krankheiten,** einschließlich somatoformer Störungen. Diese werden in der Regel ohne technische Hilfsmittel nur mit den fünf Sinnen, der **Erfahrung** des jeweiligen Arztes – gegebenenfalls unter Einbeziehung psychiatrischer Kollegen – und der Verlaufsbeobachtung diagnostiziert. Eine entsprechend breite Sicht auf die Symptomatik kann am ehesten der Hausarzt einnehmen.
- Ein nur einmaliger Kontakt mit dem Patienten oder ein enger fachlicher Blickwinkel kann manchmal zu **Fehldeutungen einer Symptomatik** führen: von der rein umweltmedizinischen Deutung (die der Patient Franz J. hier vorgenommen hat, nachdem er einen entsprechenden Fragebogen ausgefüllt hatte) bis zur neurologischen Deutung (Einordnung der „Geruchsempfind-

A-22.3 Auszüge aus dem „Fragebogen zur Umwelmedizin" für den ‚Modellversuch Umweltmobil' der Kassenärztlichen Vereinigung Westfalen-Lippe

Symptomatik liegt vor (anzukreuzen: Ja/Nein/Dauer/umweltbedingt?)

Müdigkeit/Antriebsstörung	Kopfschmerzen
Innere Unruhe/Reizbarkeit	Lärmbelästigung
Leistungsknick	Hautprobleme
Infektanfälligkeit	Nerven- und Empfindungsstörungen
Augenprobleme	Schwindel
Knochen-Muskelschmerz	Geruchsbelästigung
Magen-Darm-Beschwerden	Sonstige:
Beschwerden der unteren Atemwege	
Konzentrationsstörung	
Schlafstörung	

Gibt es Hinweise auf mögliche Belastungen im häuslichen ... Bereich?

Verbrennungsabgase	Geruch
Holzschutzmittel	Lärm
Amalgam	Nahrungsmittel
Formaldehyd	Lösemittel (Kleber, Farben)
Metalle	Körperpflegemittel/Kosmetika
Polycyclische Aromatische Kohlenwasserstoffe	Schimmelpilze
Rauchen	Schädlingsbekämpfungsmittel
Tiere	Sonstiges:
Asbest	
Künstliche Mineralfasern	

lichkeit" des Patienten als mögliche hirnorganische Beeinträchtigung) und Veranlassung einer Computertomografie durch den Neurologen.
- Manchmal kann erst durch eine **lange Verlaufsbeobachtung** (im Fallbeispiel 2 Jahre, denn erst nach der Entaktualisierung der Symptome und der Distanzierung des Patienten von seinen (Miss-)empfindungen war die Diagnose „Psychose" letztlich gesichert) eine Einordnung der Symptome oder eine genaue Diagnosesicherung erfolgen. Nicht immer muss eine Diagnosesicherung erfolgen, wenn keine sozial- oder haftungsrechtlichen Konsequenzen zu ziehen sind (z. B. Feststellung einer Arbeitsunfähigkeit oder Entschädigung für eine nachweisbare Umwelteinwirkung).
- Es kann lange dauern, bis sich die Symptome spontan oder durch eine Behandlung bessern. Oft (z. B. bei Kasuistiken wie dieser) kann allerdings nicht entschieden werden, warum sich ein Patient wirklich gebessert hat.

▶ **Merke: Vorsicht vor monokausalen Erklärungen** der Beschwerden oder der eingetretenen Besserung!

- Die **Vertrauensbildung zu einer Ärztin/einem Arzt** – auch als Selbstzweck, also ohne weitere diagnostische oder therapeutische Zusatzmaßnahme – in jeder Phase der Betreuung und Behandlung eines Patienten mit ungeklärten Symptomen erscheint unabdingbar und kann sogar lebensrettend sein (z. B. vom Suizid abhalten, wie es in der Fallbeschreibung angesprochen wird).

In eine Analyse der ersten beiden Einsatzjahre des Umweltmobils (1996–1998) wertete die Kassenärztliche Vereinigung Westfalen-Lippe aus, dass mit ca. 90 % die weitaus häufigste häusliche „Umweltbelastung" der Schimmelpilzbefall von Wänden in den Wohnungen war. Damit führt in dem jungen Fachgebiet „Umweltmedizin" ausgerechnet eine altbekannte Noxe die Liste der Umweltbelastungen an (Schimmelpilztoxine hatten sich schon in den Pyramiden angereichert).

Weiterführende Literatur zu diesem Kapitel finden Sie unter www.thieme.de/specials/dr-allgemeinmedizin/

23 Hausärztliche Gemeindemedizin (community medicine)

Armin Wiesemann

23.1 Einführung

In der Präambel der WHO-WONCA-Konferenz 1994 in Ontario wird nicht nur explizit auf die zentrale Rolle des Hausarztes in allen Gesundheitssystemen hingewiesen, sondern auch auf seine besondere Verantwortung in der Gemeinde (Community), die vor allem für den geographischen Begriff steht (Ort, Stadt [-teil], unterschiedliche Gruppen-Gemeinschaften, wie z. B. Senioren, Frauen). Dort heißt es: „....the general practitioner/family physician must be highly competent in patient care and must integrate individual and community health care". Von 21 Empfehlungen, die als Ergebnis dieser gemeinsamen Konferenz ausgesprochen wurden, beziehen sich sechs explizit auf die gemeindeorientierten Aufgaben der Hausärzte. Auch in der europäischen Definition der WONCA Europa wird darauf hingewiesen, dass die Allgemeinmedizin eine spezifische Verantwortung für die Gesundheit der Bevölkerung trägt. In diesem Sinne arbeiten in einigen Ländern wie Großbritannien die universitären Institutionen von Public Health und Allgemeinmedizin eng zusammen. Dabei versteht sich von selbst, dass die individuelle Patienten-Betreuung für den Hausarzt vorrangig bleibt.

▶ **Definition:** Gemeindemedizin versteht sich als (haus-)ärztlich (mit-)verantworteter, humanökologischer Ansatz für die gesundheitlichen Belange einer Gemeinde.
Das schließt eine präventive Zielrichtung und die Kooperation aller gesellschaftlichen Kräfte ein.

Was soll auf diesem spezifisch allgemeinmedizinischen Problemfeld erreicht werden? Unter Nutzung der vorhandenen, kommunalen Infrastrukturen und Bündelung konkurrierender Interessen sollen gesundheitsfördernde Maßnahmen Individuen und Gruppen in ihrer Lebenswelt helfen, gesundheitliche Ziele erfolgreicher im Alltag umzusetzen und gesundheitsförderndes Verhalten beizubehalten.

Warum handelt es sich um ein spezifisch allgemeinmedizinisches Problemfeld? Als Antwort auf diese Frage sollen drei Fallbeispiele dienen:

▶ **Fallbeispiel 1.** Die 43-jährige Lehrerin kommt erneut wegen Rückenschmerzen in die hausärztliche Sprechstunde. Sie erhält die Empfehlung zur Teilnahme an einer Rückenschule, einem Angebot der lokalen, von (Haus-)ärzten, der Stadtverwaltung und Bürgern unterschiedlicher Berufe getragenen Arbeitsgemeinschaft, das regelmäßig in einer Schulsporthalle durchgeführt wird.
Da sie von diesem Angebot und dem damit für sie verbundenen Erfolg begeistert ist, regt sie an, eine derartige Rückenschule auch den Schulkindern (bzw. ihren Eltern) anzubieten. Daraufhin wird eine Kinder-Rückenschule für die 10–13-Jährigen eingerichtet. Gemeinde und Schule „kommen in Bewegung" – ohne Medikamente. Unter Mitwirkung einer Medizinstudentin übernehmen andere Schulen derartige Angebote.

▶ **Fallbeispiel 2.** Die übergewichtige, 58-jährige Diabetikerin mit essenzieller Hypertonie kann die angestrebten vereinbarten „Zielwerte" im Rahmen der individuellen hausärztlichen Behandlung nicht erreichen. Sie nimmt – mit mäßigem Erfolg – an einer praxisübergreifenden Diabetikerschulung teil, benötigt aber eine anhaltende Motivation für Bewegung und Gewichtskontrolle. Sie nutzt den Geh-Treff und die Senioren-Gymnastikgruppe mit Ernährungsberatung, Angebote der lokalen Arbeitsgemeinschaft in Kooperation mit Sportvereinen und einer Krankenversicherung.

▶ **Fallbeispiel 3.** Der 54-jährige Raucher hat einen Schlaganfall erlitten, als Residuum bleibt ein mäßiges neurologisches Defizit. Nach stationärer Rehabilitation benötigt er weitere Hilfe, um die Wohnumgebung anzupassen und den erlernten Rauchverzicht und das Bewegungsprogramm beizubehalten. Eine Schlaganfall-Gesprächsgruppe und eine Übungsgruppe „vor der Haustür" bieten Unterstützung. In diesem Zusammenhang kommt es außerdem in einem Gemeindesaal zu einer Informationsveranstaltung über vermeidbare Herz-Keislauf-Risiken.

◀ **Fallbeispiel**

Warum sollten gerade Allgemeinärzte im Gemeinderahmen tätig sein und bei derartigen Aufgaben mitwirken?
- Weil sie die Lebensbedingungen ihrer Patienten über lange Zeit hinweg kennen und im unmittelbaren Umfeld – dem gemeinsamen Biotop – gesundheitsfördernden Einfluss ausüben können (Einrichtung von gesundheitsfördernden Übungsgruppen, von Wander- und Jogging-Strecken, Informationsveranstaltungen u. a., s. Abb. **A-23.1**).
- Weil sie von ihren Patienten und der regionalen Bevölkerung einen Vertrauensvorschuss genießen und auf dieser Grundlage zusammen mit KollegInnen und v. a. mit kommunalen Einrichtungen (Schule, Betriebe, Sportverein) gesundheitsfördernde Koalitionen bilden können.
- Weil sich im Alltag die Zusammenarbeit mit der Stadtverwaltung, Lehrern, Betriebsärzten, Pflegeeinrichtungen, Beratungsstellen und Sportvereinen ohnehin oft ergibt.
- Weil sie aufgrund ihrer Position und unmittelbaren Nähe nicht nur in ihrer Praxis Gruppenschulungen anbieten können (Diabetiker-Schulung, Geh-Treff bzw. Nordic-Walking).
- Weil sie auch die gesundheitsfördernden Ressourcen ihrer Patienten („Empowerment") und der lokalen Bevölkerung fördern können, anstatt nur Risiken zu kommunizieren, die nicht selten industriellen Interessen Vorschub leisten (auf diese Weise können auch Versorgungsstrukturen verbessert werden).
- Weil viele Hausärzte mit den Anforderungen wiederholter, zeitraubender, qualifizierter motivierender Gesundheitsberatungen im Rahmen der Sprechstunde überfordert sind und gemeindemedizinische Programme hier Entlastung und Unterstützung bieten können.
- Weil der informierte Patient und Bürger in Zukunft (auch über das Internet) zwar eine große Auswahl an Gesundheitsleistungen hat, qualifizierte Angebote vor Ort jedoch ein höheres Maß an Lebensqualität bieten können.

Warum sollten gerade Allgemeinärzte im Gemeinderahmen tätig sein und bei derartigen Aufgaben mitwirken?
- Weil sie ihre Patienten meist lange kennen und im unmittelbaren Umfeld gesundheitsfördernden Einfluss ausüben können.
- Weil sie mit KollegInnen und kommunalen Einrichtungen gesundheitsfördernde Koalitionen bilden können.
- Weil sich im Alltag die Zusammenarbeit mit Vertretern örtlicher Einrichtungen ohnehin oft ergibt.
- Weil sie aufgrund von Position und unmittelbarer Nähe nicht nur in der Praxis Gruppenschulungen anbieten können.
- Weil sie auch die gesundheitsfördernden Ressourcen ihrer Patienten und der lokalen Bevölkerung fördern können.
- Weil gemeindemedizinische Programme Entlastung und Unterstützung für die Sprechstunde bieten können.
- Weil qualifizierte Angebote vor Ort ein höheres Maß an Lebensqualität bieten können.

23.2 Gesundheitsrelevante Lebensbereiche in der Gemeinde

Da die Inanspruchnahme von Gesundheitsleistungen wächst, die Bevölkerung altert und die Ressourcen begrenzt sind, trägt die Bevölkerung die damit verbundenen Anliegen vermehrt ihren Hausärzten vor. Häufig können diese nur aktiv zuhören und werden dankbar sein, wenn es in der Gemeinde soziale Unterstützung und gemeinschaftliche, ärztlich mitverantwortete Gesundheitseinrichtungen gibt, auf die sie bei der Betreuung ihrer Patienten und Mitbürger zurückgreifen können (Abb. **A-23.1**).

23.2 Gesundheitsrelevante Lebensbereiche in der Gemeinde

Hausärzte können dankbar sein, wenn es in der Gemeinde soziale Unterstützung und gemeinschaftliche, ärztlich mitverantwortete Gesundheitseinrichtungen gibt, auf die sie bei der Betreuung ihrer Patienten und Mitbürger zurückgreifen können.

▶ **Merke:** Hausärzte sind aufgrund ihres Tätigkeitsprofils dafür prädestiniert, bei der Schaffung eines positiven Gesundheitsklimas in ihrer Gemeinde mitzuwirken.

◀ **Merke**

A-23.1 Gesundheitsrelevante Lebensbereiche (Determinanten von Gesundheit in der Gemeinde)

Versorgung:
(Haus-) Ärzte, Apotheken, Pflegeeinrichtungen, Betreutes Wohnen, Physiotherapeuten, Beratungsstellen, Lebensmittel, Krankenkassen

Bildung: Kindergarten, Schulen, Volkshochschule, Vereine

Erholung: Wanderwege, Sportstätten, Umwelt

(Echte) Selbsthilfegruppen

Arbeit: Betriebe, Umwelt, Verwaltung, Arbeitsvermittlung

Medien: Tageszeitung, Stadtnachrichten

Stadtverwaltung: Gesundheitsdezernat, Arbeitsgemeinschaften, Veranstaltungen

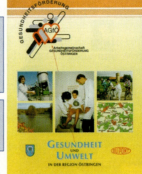

23.3 Gesundheitsziele von Gemeinden

Die Gesundheitsziele von Gemeinden unterscheiden sich nicht wesentlich von den Gesundheitszielen von Individuen, Familien oder einer ganzen Nation. Sie betreffen in den entwickelten Ländern u. a. folgende Punkte:

- Steigerung körperlicher Aktivität.
- Reduktion von Übergewicht.
- Aufgabe des Rauchens.
- Vermeidung von Substanz-Missbrauch/Abhängigkeit.
- Schutz vor sexuell übertragbaren Infektionen.
- Förderung des psychosozialen Wohlbefindens (Vorsorge, Stressbewältigung, Rehabilitation).
- Prävention von Unfällen und Gewalt.
- Förderung der Umweltqualität (Allergien, Lärm, Schadstoffe, Naherholung).
- Aufrechterhaltung bzw. Verbesserung des Impfstatus.
- Ermöglichung des Zugangs zu Gesundheitseinrichtungen für alle (inkl. Rehabilitationsleistungen für Ältere).
- Erhalt des häuslichen Umfelds Betagter (über 80 Jahre) inkl. Wohnberatung.
- Sicherstellung des essenziellen Hilfsbedarf (z. B. Seh- und Hörhilfen, soziale Beziehungen) der alternden Bevölkerung.
- Förderung der häuslichen (statt der stationären) Rehabilitation und Pflege, inkl. evtl. präventiver Hausbesuche.

Während der Einzelne nur begrenzt von einer mäßigen Gewichtsnormalisierung und der damit verbunden Blutdrucksenkung profitieren wird, so gibt es gute Evidenz dafür, dass eine Gemeinde oder Nation „gesünder" wird, wenn alle Bürger einen eher niedrigen Blutdruck haben und (um nur ein Beispiel zu nennen) weniger Schlaganfälle auftreten. Das Gleiche gilt für den Nikotinverzicht (der in einigen Ländern bereits zu einem gesetzlichen Verbot des Rauchens in öffentlichen Gebäuden und Restaurants geführt hat).

23.4 Konkrete Möglichkeiten hausärztlicher Tätigkeit im Gemeinderahmen

Im Gegensatz zur individuellen Betreuung ist Gemeindemedizin durch die Versorgung von Populationen („Community") bzw. Bevölkerungsgruppen („Communities") gekennzeichnet. Die Drei-Ebenen-Konzeption kennzeichnet die hausärztlichen Tätigkeitsfelder „strategisch" unter diesem Aspekt (siehe die Fallbeispiele [S. 268 ff.] und Abb. **A-23.2**).

Ein bekanntes Beispiel für Ebene 2 ist die Diabetikerschulung in der Praxis. Strukturierte Schulungsprogramme für Gruppen werden auch für Patienten mit Hypertonie, Asthma bronchiale, COPD oder koronare Herzkrankheit empfohlen. Für Teilnehmer an solchen Schulungen sollten im Gemeinderahmen Möglichkeiten für ein dauerhaftes Training angeboten werden (Übungsgruppen, Wander- und Lauftreffs mit gelegentlicher ärztlicher Beratung). Um konkurrierender Ressourcenvergeudung, den Einflüssen von profitorientierten Heilsversprechern, „Krankheitserfindern" und Pharma-Werbung im (Internet-)Dschungel des Gesundheitsmarktes wirkungsvoll zu begegnen, können Arbeitgemeinschaften entwickelt werden, in denen Ärzte mit der Gemeindeverwaltung und anderen Berufsgruppen kooperieren. Die folgende Tabelle **A-23.1;** zeigt die Möglichkeiten ärztlicher Mitwirkung im Gemeinderahmen.

Die Gemeindemedizin kümmert sich um Bevölkerungsgruppen. Die Drei-Ebenen-Konzeption kennzeichnet die hausärztlichen Tätigkeitsfelder „strategisch" (s. Fallbeispiele [S. 268 ff.], Abb. **A-23.2**).

Strukturierte Schulungsprogramme (Ebene 2) für Gruppen werden für Patienten mit Diabetes mellitus, Hypertonie, Asthma bronchiale, COPD und koronarer Herzkrankheit empfohlen.
Tabelle **A-23.1;** zeigt die Möglichkeiten ärztlicher Mitwirkung im Gemeinderahmen.

A-23.2 **Drei-Ebenen-Strategie in der primärärztlichen Versorgung (nach Bergdolt, Nüssel, Wiesemann)**

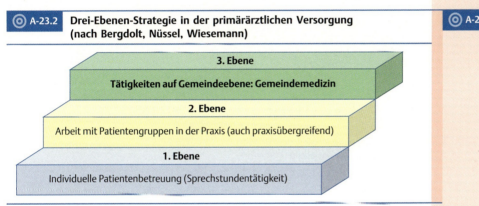

3. Ebene — Tätigkeiten auf Gemeindeebene: Gemeindemedizin
2. Ebene — Arbeit mit Patientengruppen in der Praxis (auch praxisübergreifend)
1. Ebene — Individuelle Patientenbetreuung (Sprechstundentätigkeit)

A-23.1 Möglichkeiten allgemeinärztlicher Tätigkeit auf Gemeindeebene

Ort/Einrichtung	Tätigkeit	Ziel
Arbeitsgemeinschaft Gesundheitsförderung	Beratende oder leitende Funktion, Kooperation mit verschiedenen Bürgern	Seriöse Gesundheitsangebote (Übungsgruppen, Aktionen)
Betriebe	Kooperation mit Betriebsärzten oder Sicherheitsfachkräften	Stressabbau, Ernährung, Entlastung durch Bewegung
Kindergarten	Informationsangebot bei Bedarf	Verstärkung
Lauftreffs, Geh-Treffs	Aktive Mitwirkung oder Förderung	Vorbild
Lehrpraxis mit Einrichtungen der Gemeinde	Ausbildung von Studierenden v. a. in Bezug auf chronisch Kranke und Gesundheitsdienste	Verständnis für psychosoziale Probleme wecken
Lokale Feste	Bei gesundheitsrelevanten Beiträgen beraten	Qualitätsverbesserung
Naherholung	Förderung der Kennzeichnung von Joggingstrecken, Wanderwegen	Bessere und gefahrlose Nutzung
Pflegeeinrichtungen	Kooperation, Information; Demonstration für Studierende, gemeinsame Heimbesuche	Gegenseitige Verstärkung
Praxisnetz	Erhebung von Indikatoren, Datenerhebung, Schulungen evtl. auch im Gemeinderahmen	Evaluation von Aktivitäten
Psychologische Beratungsstellen	Unterstützung	Steigerung der Akzeptanz
Schule	Schulprojekte (Projekttage + Aktionen), Kooperation mit Pädagogen	Gesundheitsbewusstsein (Rauchen, Drogen, Ernährung)
Selbsthilfegruppen	Anstoßen, Mitarbeit	Sinnvolle Selbsthilfe stärken
Sportvereine	Mitwirkung oder bewusste Förderung von gesundheitsförderndem Sport	Bewusstsein für die Bedeutung von Bewegung
Übungsgruppen (Osteoporose, Arthrose, Rückenschule, Herzgruppe)	Beratung von chronisch Kranken, Mitwirkung; Einbindung von Studierenden	Verhalten modifizieren, Risiken reduzieren
Vereine anderer Art (Frauen, Gesang, Senioren)	Information zu Sinn und Unsinn von Vorsorge, Aktionen; Wohnungsbegehungen	Gesundheitsbewusstsein steigern, Aufklärung

23.4.1 Die Arbeit mit Gruppen in der Gemeindemedizin

Vorteile von Gruppenarbeit in der Gemeindemedizin:
- Der *Hausarzt* kann die Teilnehmer nach ihrer Motivation und ihren persönlichen Ressourcen auswählen.
- Der *Hausarzt* kann eine ökonomischere Behandlung gleichartig motivierter Betroffener erreichen und diese stärker aktivieren.
- Der *Hausarzt* kann die Einstellung von Patienten zu Risiken und Gesundheitsstörungen verändern.
- Der *Patient* erkennt in einer Gruppe den Wert eigener Gesundheitsschutzfaktoren, von Informationsaustausch und gegenseitiger Unterstützung.
- Der *Patient* übernimmt mehr eigene Verantwortung.
- Der *Patient/Gruppenteilnehmer* wird zum Experten seiner Probleme.

23.4.1 Die Arbeit mit Gruppen in der Gemeindemedizin

Die Arbeit mit Gruppen in der Gemeindemedizin bietet neben gesundheitsökonomischen Erwägungen folgende Vorteile:
- Der *Hausarzt* wählt aufgrund seiner Kenntnisse der individuellen Lebenssituation seiner Patienten die Teilnehmer nach ihrer Motivation und ihren persönlichen Ressourcen aus und kann so auch eine erfolgreichere Arbeit für das spätere Training im Gemeinderahmen ermöglichen (Prävention und Rehabilitation).
- Der *Hausarzt* kann (selbst oder durch Zuweisung) eine ökonomischere Behandlung gleichartig motivierter Betroffener erreichen und diese stärker aktivieren.
- Der *Hausarzt* kann mit dem Instrument *Gruppe* die Einstellung vieler Patienten zu ihren Risiken und Gesundheitsstörungen verändern (relativieren).
- Der *Patient* seinerseits erkennt in einer Gruppe gleichartig Motivierter und Betroffener den Wert eigener Gesundheitsschutzfaktoren, wie er durch Informationsaustausch und gegenseitige Unterstützung unter Verzicht auf zweifelhafte Medikamente zum „Co-Produzenten" seiner Gesundheit werden kann.
- Der *Patient* übernimmt mehr Verantwortung, was einerseits die Mitarbeit in der individuellen Arzt-Patient-Beziehung in der Praxis verbessern wird, andererseits den Aktionsdruck auf das medizinische System verringern könnte.
- Der *Patient/Gruppenteilnehmer* wird zum Experten seiner Probleme.

Beispiel für hausärztliche Intervention: siehe folgendes Fallbeispiel.

Beispiel für hausärztliche Intervention: s. Fallbeispiel.

▶ **Fallbeispiel.** Der 69 Jahre alte Otto H. erlitt vor 2 Jahren einen Herzinfarkt und nahm nach stationärer Rehabilitation regelmäßig an der von Allgemeinärzten überwachten regionalen Herzgruppe teil. Die Gemeinde des Patienten stellt die Übungsstätten für derartige Gruppenangebote zur Verfügung (Information durch lokalen >Gesundheitsführer<). Nach eingehender hausärztlicher Beratung und Untersuchung kann Herr H. jetzt auch ohne ärztliche Aufsicht eine Übungsgruppe am Wohnort aufsuchen.

◀ **Fallbeispiel**

Gestaltungsprinzipien für ein Gruppenprogramm

Die Gestaltungsprinzipien für ein Gruppenprogramm sind für Praxis und Gemeindeebene weitgehend identisch und können nach dem in Tab. **A-23.2** dargestellten Raster entwickelt werden.

Gestaltungsprinzipien für ein Gruppenprogramm

Siehe Tab. **A-23.2**.

A-23.2 Gestaltungsprinzipien für ein Gruppenprogramm

Parameter	Frage
Zielgruppe	Mit welcher Gruppe soll gearbeitet werden (z. B. Rauchern, Diabetikern, gesunden Schülern, Senioren)? Sind es Verhaltensweisen, die beeinflusst werden sollen, oder werden Gruppen unter einer Diagnose zusammen gefasst?
Ziel	Was soll erreicht werden? Auf somatischer Ebene z. B. Senkung von Blutzucker und Cholesterin, auf psychischer Ebene Steigerung des Selbstbewusstseins, im sozialen Bereich die Rückkehr an den Arbeitsplatz?
Bausteine	Welche Module werden benötigt bzw. genutzt? Neben dem im Mittelpunkt stehenden Gruppengespräch sind dies in der Regel Bewegungseinheiten, Entspannungsverfahren, Ernährungsberatung, informative Vorträge, Sachangebote (z. B. Broschüren, Übungsbälle) und das Trainieren spezieller Fertigkeiten wie Blutzucker- oder Blutdruckmessung.
Organisationsform, Ort	Handelt es sich um ein festes, teilstandardisiertes wöchentliches Kursprogramm oder eine Informationsserie in lockerer Reihenfolge? Kosten von Übungsstätten?
Vorbildung	Sind spezielle Kenntnisse erforderlich, z. B. Gruppengesprächsführung, Entspannungsverfahren wie Progressive Muskelentspannung oder Trainingslehre?
Kooperation	Ist Interdisziplinäre Zusammenarbeit gewünscht, möglich, erforderlich? Kosten von Übungsleitern?
Teilnehmer-Selektion	Inwieweit soll eine Auswahl der Teilnehmer erfolgen?
Steuerung	Soll die Steuerung der Gruppe mehr sachlich vom Inhalt her oder im gruppendynamischen Sinne mehr problembezogen gesteuert werden?
Rolle des Arztes/ der Ärztin	In welchem Umfang ist die ärztliche Mitwirkung geplant, erforderlich? Nur zu Beginn, nur bei der Vorbereitung, mehrfach im Verlauf, bei der Evaluation?
Medien	Mit welchen Medien soll die edukatorische Wirkung gesteigert werden? Folien, Rollenspiele, Kleingruppenarbeit, „Hausaufgaben", Videos?
Indikatoren, Evaluation	Welche Indikatoren sollen im Sinne der Qualitätssicherung auf welche Art und Weise dokumentiert und evaluiert werden?
Angebotsinformation	Werden die Gesundheitsangebote und -Informationen in einem Praxisnetz oder von einer Krankenkasse oder der Stadtverwaltung zur Verfügung gestellt?

▤ A-23.2

Beispiel einer Gruppenstunde mit arthrosekranken Frauen im örtlichen DRK-Raum (meist 75–90 Minuten Dauer):
1. Beginn mit einem „Blitzlicht": Teilnehmerinnen berichten kurz über Erfahrungen, Übungen und Beschwerden aus der letzten Woche, nachdem sie sich bereits in der ersten Stunde mittels Partnerinterview vorgestellt hatten.
2. Gruppenleiter (Übungsleiter) und Ärztin kommentieren und geben einen kurzen Überblick über Ziel und Aufgaben bzw. medizinische Hintergründe der kommenden Stunde.
3. Ärztliche Erläuterung des Entspannungsverfahrens der Progressiven Muskelrelaxation nach Jacobsen; Ausgabe von Unterlagen zur Anleitung.
4. Übungsleiterin beginnt mit den Übungen (Bewegung ohne Belastung, Muskelkräftigung).
5. Feedback der Teilnehmerinnen zu den Übungen.
6. Erste Entspannungsübung unter Anleitung der Übungsleiterin.
7. Feedback der Teilnehmerinnen zur Muskelentspannung.
8. „Hausaufgaben", Ausblick auf nächste Stunde.
9. Verabschiedung.

Nachdem es in Deutschland – im Gegensatz zu Skandinavien, Kanada oder Großbritannien – bisher kaum Gemeindeschwestern im modernen Sinne gibt (Nurses im Primary Care Team), sollte es Aufgabe der Pflegeberufe, Physiotherapeuten und Gesundheitssport-Übungsleiter sein, immer wieder bewährte einfache Ratschläge an die Teilnehmer von gemeindenahen Programmen/Kursen zu geben, z. B. in strukturierter Form im Sinne der amerikanischen **Five A's** und nach Prochaskas „Stage of Change Model" (www.aafp.org/afp/980415ap/mcilvain.html):

- **Ask/Assess: A**bfragen, z. B. nach Problembewusstsein für Übergewicht bei Arthrose, Bereitschaft zur Veränderung beurteilen, **a**nsprechen/Motivation.
- **Advise: A**nraten, z. B. kurzen, klaren Rat zur Gewichtsreduktion geben.
- **Agree:** Konkretes **A**rbeitsbündnis schaffen, z. B. Vereinbarung über Ernährungsprotokoll treffen, Termin für Krankenkassen-Angebot Ernährungsberatung.
- **Assist:** Während der Verhaltensänderung **a**ssistieren/unterstützen, z. B. durch Material, die Gruppe selbst bzw. Treffen einzelner Gruppenteilnehmerinnen zum Walking.
- **Arrange:** Nächsten Termin oder Gruppentermin **a**rrangieren, Angebot von Einzelberatung.

23.5 Zukunft hausärztlich mitverantworteter Gemeindemedizin

Während die Effektivität von Gruppenprogrammen und einigen Gemeindeinterventionen gesichert ist, gilt das nicht gleichermaßen für die Kosteneffizienz. In Europa entwickelt sich eine Bewegung hin zu kosteneffizienten „Primary Care Teams", in denen der Hausarzt zwar seine wesentliche Rolle beibehalten wird, gesundheitsfördernde Maßnahmen im Gemeinderahmen aber auch von Angehörigen anderer Gesundheitsberufe durchgeführt werden. Entscheidend ist eine vernünftige Kooperation, um den zunehmenden Stellenwert der ambulanten Medizin mit dem erforderlichen Nutzen für die lokale Bevölkerung zu verbinden. Integrierte Versorgung und dafür geeignete Praxisnetze werden voraussichtlich nur mit zusätzlichen gemeindenahen (gemeindemedizinischen) Strukturen den beabsichtigten Nutzen erzielen.

Weiterführende Literatur zu diesem Kapitel finden Sie unter www.thieme.de/specials/dr-allgemeinmedizin/

Häufige Behandlungsanlässe

1 Der „banale Fall" 276

2 Kopfschmerz 281

3 Halsschmerzen 290

4 Brustschmerz 298

5 Dyspnoe 307

6 Beinschmerzen 321

7 Bauchschmerzen 331

8 Diarrhö 337

9 Obstipation 342

10 Rückenschmerzen 349

11 Gelenkbeschwerden 356

12 Fieber 368

13 Schlafstörungen 374

14 Husten, Schnupfen, Heiserkeit 381

15 Müdigkeit, Erschöpfung, Leistungsknick 390

16 Hautausschlag 400

17 Schmerzen beim Wasserlassen 418

18 Schwindel 423

19 Angst 434

20 Depression 442

21 Augenprobleme 451

22 Hörstörungen 459

23 Ohrenschmerzen 469

24 Schulter-, Arm- und Handbeschwerden 476

25 Potenzstörungen 482

26 Essstörungen 486

27 Harninkontinenz 493

1 Der „banale Fall"

Heinz-Harald Abholz, Wolfgang Rönsberg

▶ **Fallbeispiel**

▶ **Fallbeispiel 1.** Eine junge Dame von 17 Jahren kommt in die Sprechstunde, setzt sich, verschränkt die Arme und schweigt. Ich frage; „Warum kommen Sie?". Ihre Antwort: „Das sehen Sie doch!" In der Tat hat sie auf der linken Wange eine infizierte Pustel, oder etwas aufgekratzte Haut, die sich entzündet hat – auf die 2 Meter kann ich es nicht genau sehen. „Wie ist das gekommen" frage ich. „Deswegen bin ich ja bei Ihnen", ist die Antwort. Ich stehe auf und schaue mir die Haut an: Es sieht wie eine aufgekratzte Pustel aus. Ein banales Problem, warum ist sie hier – so frage ich mich. Sie ist unterschwellig aggressiv, verschließt sich, so wie sie ihre Arme verschränkt – und dennoch ist sie gekommen, hat im Wartezimmer gewartet. Was will sie? „Wie ist das denn entstanden, haben Sie das schon ein bis zwei Tage?" „Einen Tag, war Feuchtigkeit dran, dann kam es", so ist die Antwort. Da sie Deutsche ist, verwundert mich die Ausdrucksform „ war Feuchtigkeit dran". Ich meine zu ahnen, dass es sich hier um etwas handelt, über das sie einerseits nicht reden möchte, anderseits aber durch die Wortwahl beschreibt – ohne viel Worte machen zu müssen. Was meinen Sie mit „Feuchtigkeit?" „Na, eben Feuchtigkeit!" Ich: „Also nicht einfach Wasser oder so?" „Nein". Mutig folge ich nun meiner Ahnung: „Ist dies beim Geschlechtsverkehr entstanden?" „Ja." – Ich beruhige Sie, dass dies keine Geschlechtskrankheit sein kann, so wie es aussieht und wenn es gleich in den nächsten Stunden danach entstanden ist. Sie bestätigt mit Nicken die Zeitspanne der Entstehung. Ich meine, dass es zufällig, vielleicht auch über einen zusätzlichen Kratzer an der Wange entstanden sein wird. Ob es weh täte, frage ich dann, nachdem ich ihr etwas desinfizierende Salbe abgefüllt habe. So könnte natürlich auch ein Herpes beginnen – denke ich für mich. Sie sagt, dass es etwas brenne und ich – um ganz sicher zu gehen – antworte: „Es wird mit der Salbe aufhören – und wenn nicht, dann beschweren Sie sich morgen bei mir." Vielleicht habe ich es Ihr erleichtert, wiederzukommen; würde es mehr könnte es z. B. auf einen Herpes zoster hinweisen.

▶ **Fallbeispiel 2.** Der drahtige, soldatisch wirkende Endvierziger kommt als neuer Patient kurz vor Ende der Sprechstunde und wird als Letzter aufgerufen. **„Was führt Sie zu mir?"** „Drei Faktoren: erstens niedriger Blutdruck, zweitens Blutarmut, drittens Eisenmangel. Das drückt." „Sie scheinen den Zustand schon zu kennen…" entgegne ich und wundere mich über den routiniert wirkenden Auftritt. „Natürlich, immer die gleichen Symptome, der Herbst…", kommt es mit irgendwie mechanischer Stimme zurück. „Sie leiden unter dem Herbst?" „Nicht unter dem Herbst, im Herbst." „Und haben Sie eine Idee, was Sie im Herbst leiden lässt?" „Wie gesagt, die drei Faktoren."
Ich beschließe, die kräftige Portion kaum latenter Aggressivität zunächst großzügig zu übergehen. „Und was pflegen Sie dagegen zu unternehmen?" „Nichts, weil sowieso nichts hilft." „Hmm." Pause. „Macht Ihnen das zu schaffen, dass bisher keine Hilfe gefunden wurde?" „Nein, wenn man damit so lange lebt wie ich, dann hat man sich abgefunden." „Und was, glauben Sie, könnte ich für Sie tun?" „Sie könnten mir den Blutdruck messen." Ein normaler Blutdruck wird gemessen und dem Patienten mitgeteilt. „Das haben andere Ärzte auch schon gesagt…"
Mit einer beschwichtigenden Floskel könnte dieser „banale Fall" jetzt enden, vielleicht noch flankiert vom Angebot eines Labortermins. Doch ich wittere Unausgesprochenes: „Das klingt so, als ob Sie es nicht recht glauben…" „Man spürt ja, dass er niedrig ist." „Schildern Sie doch mal, wie sich das anfühlt!" „Also, ich bin unheimlich gereizt und kann doch nichts tun." „Können Sie ein Beispiel nennen?" „Auf dem Weg hierher zum Beispiel, nach der Arbeit, da waren nur Versager auf der Straße. Also, ich versteh' nicht, dass es solche Menschen gibt. Man würde denen am liebsten in den Wagen fahren vor Ärger, aber das ist ja unlogisch."
Der Dialog geht jetzt in die Breite; es ergibt sich folgendes Bild: Der allein stehende Lagerverwalter empfindet fast ständig einen ohnmächtigen Ärger, der sich periodisch bis zur Wut steigert. Das ist am Arbeitsplatz oder daheim im Mietshaus nicht anders als im Straßenverkehr. Selbst nachts raubt ihm das Anfluten leer laufenden Jähzorns den Schlaf. Einen eigenen Anteil vermag er dabei nicht zu sehen: „Das Problem ist, ich bin meiner Zeit um 50 Jahre voraus." Ich werde hellhörig, bekomme aber keine Anhaltspunkte für wahnhafte Realitätsverkennung, auch nicht für suizidale Gedanken. Ein noch nicht näher geklärtes Bedürfnis nach Beratung scheint zu bestehen, aber kein akuter Anlass zum Handeln. So wird das Gespräch nach dem Bau eines ersten orientierenden Fundamentes vertagt.
Eine Reihe weiterer Gespräche rundet das Bild ab. Sein Jähzorn, der seit der Kindheit besteht, wird pointiert durch ein konsequentes Interpretationsmuster: Der Schuldzeiger weist immer nach außen. Beziehungen zu Frauen pflegen daran regelmäßig nach kurzer Zeit zu zerbrechen.
In früheren Jahren haben sich schon Psychiater und Psychotherapeuten um ihn bemüht. Ein psychosomatisches Heilverfahren liegt nicht lange zurück. Die Befunde sprechen von einer Persönlichkeitsstörung. Ich frage den Patienten, ob er sich einen neuen Anlauf zur Psychotherapie vorstellen könne? „Höchstens Familientherapie, aber ich hab' keine Familie."
Im weiteren Verlauf kommt der Patient sporadisch, im Mittel alle 2 Monate. Insgesamt wird er im Laufe der Zeit deutlich umgänglicher. Mal hat er „Asthma", mal ist es „die Schilddrüse", und manchmal sind es auch nur „Kleinigkeiten" wie Tinnitus oder Juckreiz. Lauter „banale Fälle", wenn man so will. Und jedes Mal lädt er Affekte über die verkehrte Welt ab, in der er leben muss. Das scheint zu helfen, seinen Gefühlshaushalt zu stabilisieren – für die nächsten 8 Wochen.

Was charakterisiert beide Fälle?
1. Medizinisch gesehen stehen keine bedrohlichen oder auch nur schwierigen Probleme an. Selbst beim zweiten Fall lässt sich dies aufgrund der vom Patienten erzählten seit Jahren bestehenden Wiederholung der Beschwerden annehmen.
2. Die Oberfläche ist banal – würde man sich nur auf diese einlassen, würde man in dem einen Fall nur eine Salbe – gewissermaßen wortlos – geben. Im anderen Fall wäre es vielleicht das Angebot für einen Labortermin und nicht mehr.
3. Es gibt in beiden Fällen Hinweise, dass es hier um mehr als die Oberfläche geht. Es besteht ein echtes Anliegen im Hintergrund, also unter der Oberfläche. Diese Hinweise ergeben sich einmal aus der Logik: Es muss einen Grund geben, wenn der Patient kommt, im Wartezimmer Zeit verbringt etc. Und sie ergeben sich aus bestimmten Formulierungen, Gesten, die es nur zu deuten gilt.

▶ **Definition:** „Banale Fälle" sind Behandlungsanlässe, die aus Sicht des Arztes keinen medizinisch oder psychologisch ernsteren Hintergrund haben, also bei oberflächlicher Betrachtung in der Regel selbstlimitierende Erkrankungen, Ereignisse ohne nennenswerte Auswirkung auf den Patienten sind.
Aufgabe des Arztes ist aber, hinter diese Oberfläche zu schauen; meist ist dafür die Gelegenheit günstig, ist doch der Patient „deswegen" gekommen.

1.1 Warum kommt ein Patient mit „banalem Fall"?

Ein banaler Fall stellt immer einen Widerspruch zwischen offensichtlicher Banalität einerseits und andererseits dem Aufwand, einen Arzt aufzusuchen, dar. Daraus ergibt sich logisch, dass der banale Fall (fast) immer etwas verbirgt, was es zu entdecken gilt. Banale Fälle haben so einen Aufforderungscharakter für den Arzt. Welche formal unterschiedlichen Möglichkeiten gibt es als Erklärung für das Kommen des Patienten mit „banalem Anlass"?
1. Er ist – aus **Unkenntnis** – über die Tragweite/Bedeutung seines Behandlungsanlasses beunruhigt. Wir haben ihn aufzuklären, zu beruhigen.
2. Er ist – aufgrund einer **individuellen Bedeutungszuweisung** (**Krankheitskonzept**) – beunruhigt. Wir haben das Krankheitskonzept zu eruieren und mit unserem eigenen Konzept zu verbinden.
3. Es besteht ein **sekundärer Krankheitsgewinn**. Wir haben uns zu entscheiden, ob wir dies mittragen oder abbauen wollen – was zumeist nicht innerhalb einer Begegnung zu klären ist.
4. Es handelt sich um einen **vorgeschobenen Behandlungsanlass** zur Aufnahme eines thematisch anderen Gesprächs. Das müssen wir herausfinden.
5. Es handelt sich um eine **übermäßig erlebte Symptomatik**, die wiederum auf im Hintergrund stehende Angst, Einsamkeit oder andere Probleme (nach dem Motto, nun dies auch noch) zurückzuführen ist. Wir müssen dies mit Empathie und dezentem, nicht beurteilendem Fragen herausfinden.
6. Es stellt den **Versuch der Nutzung des Behandlungsanlasses für eine Krankschreibung etc.** dar. Das ist immer dann gut zu identifizieren, wenn wir auf die Banalität des Falles nicht mit Krankschreibung reagieren: Dann äußert sich der Patient – war dies sein Anliegen – ex- oder implizit dazu.

Banale Fälle, die nicht einer dieser Kategorien zuordenbar wären, sind in Bezug auf den Grund der Vorstellung **ungeklärte Behandlungsanlässe**. Damit aber gibt es eigentlich keine „banalen Fälle", sondern nur solche, deren Erscheinungsbild uns dies nahe zu legen scheint.

1.2 Einige Zahlen

Nach Schrömbgens sind 30–40 % der Behandlungsfälle einer Allgemeinpraxis sog. „leichte" Fälle. Fry spricht gar von 51–68 % in seiner Praxis. Auf der Hand liegt, dass derartige Zahlen nur eines aussagen: Der „banale Fall" ist häufig. Genaue Zahlen werden sich hierbei nie festhalten lassen, zu sehr hängt dies – neben der reinen Epidemiologie – von der kunstgerechten Arbeit des Allgemeinarztes ab. Denn schon die Klassifizierung eines Behandlungsanlasses als „banal" oder – kommt man unter die Oberfläche des Anlasses – als „ernsthaft" im Sinne der oben beschriebenen Beispiele und der im Hintergrund stehenden Systematik (s. S. 277) wird sich zwischen Arzt und Arzt unterscheiden, ja von der „Tagesform" des Arztes abhängen.

Geht man nicht daran, die Oberfläche zu hinterfragen, dann kann man auch auf ihr bleiben: Der Fall bleibt dann wirklich banal. Nur wäre dies keine gute Versorgung, denn der Patient hatte mehr an Anliegen, als nur auf der Oberfläche sichtbar. Geschieht dies häufiger, werden sich Patienten von ihrem Arzt, der sie nicht versteht, trennen.

1.3 Banalität als diagnostische Herausforderung

Hinter dem banalen Fall kann sich aber auch immer der ernste Fall verbergen: Im Fallbeispiel 1 war dies ein Herpes zoster im Gesicht – an den auch mit gedacht werden musste. Im 2. Fallbeispiel war gleich an mehrere Dinge zu denken: Ein Tumorleiden, das schwächt: Selbst wenn es bisher nie einen Befund – bei gleicher Symptomatik – gegeben hatte. Suizidalität, ein wahnhaftes Krankheitsbild – dies waren weitere Dinge, an die als „ernste Fälle" gedacht wurde. Was kann hier leitend sein?

1. Das Seltene ist selten – aber es darf nicht übersehen werden.
2. Gibt es Hinweise auf das Seltene, das Bedrohliche? Dies können Hinweise in Anamnese/Befund sein, also Dinge, die nicht zur „gefundenen Erklärung" für diesen banalen Fall passen. Hier wird von **„Unstimmigkeiten"** gesprochen. Gibt es so etwas, so muss auch dieser Möglichkeit nachgegangen werden?
3. Welche Zusatzbefunde zur Interpretation der Befunde habe ich aus
   – Kenntnis des Umfeldes,
   – erlebter Anamnese,
   – Kenntnis der Umgangsformen des Patienten mit Krankheit?

Nach Schrömbgens erlernt der junge Arzt „die Kunst, die Frühsymptome schwerer Krankheiten von den Bagatellfällen zu trennen", oft unter schmerzlichen Erfahrungen. Die Schwierigkeiten, unklare Beschwerden einerseits als sicher „banal" herauszuarbeiten, andererseits die diagnostischen Bemühungen auf das Notwendige zu beschränken, sind jedem Allgemeinarzt hinreichend bekannt."

▶ **Merke:** An der „Kunst" im Umgang mit Banalem entscheidet sich,
– ob es dem Arzt mit differenzialdiagnostischem Gespür gelingt, neben den mehr als 99 banalen Schmerzen den einen bedeutsamen möglichst früh zu identifizieren, oder
– ob ein Kopfschmerz grundsätzlich zunächst mit abwartendem Offenlassen der Diagnose beantwortet wird bzw. ebenso unterschiedslos einer Maximaldiagnostik zugeführt wird.

▶ **Merke:** Aufmerksamkeit für Kleinigkeiten, z. B. auch für das pathognomonische Hustenbonbon, entscheidet darüber, ob man genauer hinschaut, um nach Wahrnehmung von Frühsymptomen der Alkoholkrankheit eine „Stunde der Wahrheit" herbeizuführen.

50–60 % der Selbstmörder kommen innerhalb von 4 Wochen vor der Suizidhandlung in die Sprechstunde ihres Hausarztes. In der Regel kommen sie primär nicht wegen Depression oder Suizidalität, sondern oft wegen Bagatellbeschwerden.

50–60 % der Selbstmörder suchen in den letzten 4 Wochen vor dem Suizid ihren Hausarzt wegen Bagatellbeschwerden auf.

1.4 Emotionale Barrieren

Beim Patienten: Hinsichtlich des emotionalen Hintergrundes ist die vertrauensvolle und konstruktive Arzt-Patienten-Beziehung keine Selbstverständlichkeit. Sie muss vielmehr gegen diverse Gefährdungen stets neu errungen werden.
Beginnen wir mit der Perspektive des Patienten: Dass ihn eine Banalität in die Praxis geführt hat, ist – bildlich gesprochen – nur der Summenvektor, hinter dem sich in der Regel widerstreitende Gefühle verbergen:
Unsicherheit: „Bin ich berechtigt, den Arzt dafür in Anspruch zu nehmen?"
Abwehr dieser Unsicherheit nach der Devise: „Angriff ist die beste Verteidigung."
Peinlichkeit: „Darf man darüber sprechen?"
Resignation: „Wahrscheinlich kann mir sowieso niemand helfen."
Ambivalenz: „Will ich überhaupt Hilfe?"

Beim Arzt: Je nach Ausprägung der einzelnen Gefühlsanteile werden sie auch im Arzt mehrere Saiten zum Klingen bringen. So überträgt sich in den eingangs beschriebenen Fällen schon bald die untergründige Aggressivität der Patienten auf den Arzt. Auch die Unsicherheit kann sich übertragen: „Was will er überhaupt von mir?" Ebenso die Peinlichkeit: „Irgendwie fühle ich mich befangen", die Resignation: „Wir treten auf der Stelle." Und die Ambivalenz: „Will ich überhaupt helfen?"
Indem der Arzt solche Gefühlsresonanzen in sich wahrnimmt, entgeht er der Beziehungsfalle, sie mit Gleichem zu beantworten.

1.4 Emotionale Barrieren
Beim Patienten:
Unsicherheit,
Abwehr der Unsicherheit,
Peinlichkeit,
Resignation,
Ambivalenz.

Beim Arzt:
Aggressivität,
Unsicherheit,
Peinlichkeit,
Resignation,
Ambivalenz.

> ▶ **Merke:** Man sollte sich bei den banalen Fällen, also denen, bei denen man sich fragt, warum kommt denn dieser Patient zu mir, als Arzt immer vor Augen halten: Es muss aus Sicht des Patienten einen Grund geben – denn warum hat sich der Patient den Weg in die Praxis (Zeit, Geld) und die Wartezeit (Zeit) zugemutet, wenn er dafür nichts will? Man wird dann weniger emotionsgeladen und kann sich auf das Herausfinden des Grundes für den Arztbesuch konzentrieren.

◀ Merke

1.5 Leitfaden zur Umwandlung von Banalität

Ob es „banale Fälle" per se gibt, kann am Ende des Kapitels bezweifelt werden. Unzweifelhaft aber gibt es banale Kommunikation, und das nicht zu selten. Wer ihr entgehen will, wird in den folgenden drei Schritten Orientierung finden:
1. Banalität lauert im Dickicht von vagen Andeutungen, Gemeinplätzen, schlagwortartigen Verkürzungen usw. Konkretisieren schafft Prägnanz. In den eingangs beschriebenen Fallbeispielen:
„Schildern Sie doch mal, wie sich das anfühlt!" und
„Können Sie ein Beispiel nennen?" bzw.
„Das klingt ja so, als ob Sie es nicht recht glauben…"
2. Aufgreifen emotionaler Botschaften bzw. Spiegeln der eigenen Gefühlsresonanzen wird über kurz oder lang von der beiläufigsten und unverbindlichsten Banalität zu einem greifbaren und der Mühe werten Beratungsanlass führen.
„Sie wirken **verärgert** über Ihren Zustand …" oder
„Sie scheinen **unsicher**, ob Sie damit beim Arzt richtig sind…",

1.5 Leitfaden zur Umwandlung von Banalität

1. Konkretisieren schafft Prägnanz.

2. Das Spiegeln der eigenen Eindrücke vermittelt dem Patienten das Gefühl, ernst genommen und verstanden zu werden. Das Benennen der eigenen Vermutungen führt weg von der Banalität.

Wenn das Problem geklärt ist stellen sich weitere Fragen:
Kann sich der Patient selbstständig von seinem banalen Beratungsanlass befreien?
Braucht er langfristig Halt?
Lassen sich beide Elemente vereinen?

„Das Thema scheint Ihnen **peinlich** zu sein …",
„Sie sind **enttäuscht**, dass es nicht vorwärts geht…"
„Sie scheinen **unentschieden**, ob Sie überhaupt etwas ändern wollen."
Oder aber – wie im Beispiel 1: einfach das **Benennen, was man vermutet**:
„War es beim Geschlechtsverkehr, hat Sie jemand geschlagen etc."
Stärken oder Stützen? Wenn das Problem und seine Erlebnisseite dechiffriert sind, stellen sich einige weitere Fragen:
Hat der Patient die Voraussetzungen, sich von seinem banalen Beratungsanlass zu befreien? Geht seine Reise also in Richtung Autonomie?
Oder braucht er langfristig Stütze und Halt in Form der „hausärztlichen Langstreckenbeziehung"?
Lassen sich beide Elemente vereinen, und wenn ja, in welcher Mischung?
Bewusste Rechenschaft über diese Weichenstellung wird den weiteren Weg erleichtern, gleichgültig wie die Entscheidung ausfällt: Im ersten Fall wird man sich über zunehmende Selbstständigkeit des Patienten freuen können, ohne von seinem seltenen Kommen irritiert zu sein. Im zweiten wird man die Anlehnung akzeptieren können, ohne sich vom Ausbleiben einer Besserung beeinträchtigt zu fühlen. Der Patient holt sich ja etwas anderes, für ihn gleichfalls Wertvolles.
So landet diese Phänomenologie des Belanglosen zu guter Letzt bei fundamentalen Grundsatzfragen für Arzt und Patient. Aber das scheint ein paradoxer Wesenszug von Allgemeinmedizin zu sein: dass sich das Wichtigste dort oft im Banalen spiegelt.

Weiterführende Literatur zu diesem Kapitel finden Sie unter www.thieme.de/specials/dr-allgemeinmedizin/

2 Kopfschmerz

Silke Brockmann

2.1 Behandlungsanlass

▶ **Fallbeispiel.** Die **23-jährige Studentin** besucht an ihrem neuen Studienort erstmals einen Hausarzt und schildert folgende Beschwerden: „Ich habe **seit Tagen fast unerträgliche Kopfschmerzen,** ganz schlimm, vorn rechts. Außerdem bin ich wie **benommen, teilweise ist mir schon übel vor Schmerzen.** Die Kopfschmerzen sind ganz anders als sonst, wenn ich Kopfschmerzen habe." Der Hausarzt fragt nach weiteren Symptomen und erfährt, dass die Verschlimmerung „über Nacht" gekommen ist, sowie dass die Schmerzen stark und pulsierend sind. Paracetamol, das sonst immer hilft, wirkt nicht. Nach Stress befragt, gibt die Studentin an, dass sie zurzeit eine anstrengende Hausarbeit schreibt.

Dieser Fall stellt den Hausarzt vor ein schwieriges Problem. Hinter der Symptomatik könnte ein **Spannungskopfschmerz** stecken, bestimmte Äußerungen der Patientin könnten den Arzt aber auch **alarmieren.** Er muss nun schnell entscheiden, ob er die Kopfschmerzen als harmlos oder gefährlich einstuft. Dafür werden in dem folgenden Kapitel Hilfestellungen gegeben.

▶ **Fallbeispiel.** Der **67-jährige Patient, ehemaliger Bergmann und Dreher,** sucht erstmals eine Allgemeinärztin auf, vornehmlich um ein Rezept zu erhalten. Sein bisheriger Hausarzt hat seine Praxis aufgegeben. Der Patient überreicht der Ärztin die Krankenunterlagen, erzählt aber auch selbst Wichtiges aus seiner Krankengeschichte. „Ich habe seit 22 Jahren Migräne. Jetzt wieder seit drei Tagen – durchgehend, rechte Gesichtsseite, mit Übelkeit und Erbrechen." Zwei Jahre vorher war er von einem Neurologen untersucht und dabei ein CT durchgeführt worden. Die Befunde waren unauffällig.
Seine jetzige Medikation besteht aus einem kombinierten Ergotamin- und Propyphenazonpräparat, das er im Bedarfsfall nimmt, einem homöopathischen Kombinationspräparat (einem sog. „Phyto-Tranquillans") sowie niedrig dosierter Acetylsalicylsäure (100 mg), die er dauerhaft zur Prophylaxe einnimmt.
Dem 67-jährigen Patienten gehen die Medikamente aus. Er möchte nun alle drei Präparate verordnet bekommen.
Die Ärztin schaut sich die Krankenunterlagen an und entdeckt den Labor-Befund einer Check-up-Untersuchung vom Vorjahr: Kreatinin i. S. 1,34 mg/dl (normal 0,5–1,1 mg/dl). Sie verordnet dem Patienten als Migränemittel zunächst einmal eine Kombination von Paracetamol und Metoclopramid und kontrolliert den Kreatininwert und weitere Laborwerte bezüglich der Nierenfunktion. Nach Erhalt des weiter erhöhten Kreatininwertes und eines Kaliumwerts von 5,1 mmol/l (normal 3,7–5,0 mmol/l) überweist sie den Patienten zum Nephrologen.
Nach vier Wochen schickt der Nephrologe einen vorläufigen Kurzbefund über den Patienten: „Niereninsuffizienz im Stadium der voll kompensierten Retention, Verdacht auf Fanconi-Syndrom bei tubulo-interstitieller Nierenschädigung durch jahrelangen Analgetikakonsum. Änderung des Kopfschmerzmittels, z. B. Tramadol."
Bei der Erläuterung des Befundes berichtet der Patient, dass der Schmerz erst viel schlimmer war, das neue Migränepräparat dann aber „gut geholfen hat". Er habe auch „nur 2–3-mal" Migräneanfälle in den vier Wochen gehabt.

Der Patient bringt die Diagnose schon selbst mit. Die Ärztin ist aber gefordert, sie zu überprüfen. Handelt es sich wirklich um eine **Migräne** oder eher einen Spannungskopfschmerz? Patienten haben dabei oft keine begriffliche Klarheit und benutzen „Migräne" synonym mit „Kopfschmerzen". Außerdem besteht bei diesem Patienten der dringende Verdacht auf einen zusätzlichen **medikamenteninduzierten Kopfschmerz.** Dafür spricht die schon vorhandene **Nierenschädigung,** die am ehesten durch Schmerzmittel-Dauerkonsum hervorgerufen worden ist.
Hinweise für einen **Dauergebrauch von Schmerzmitteln:**
- Regelmäßige Einnahme von Schmerzmitteln.
- Bevorzugte Einnahme von Mischpräparaten (meist Acetylsalicylsäure plus Paracetamol mit oder ohne Koffein).

- Zunahme der Kopfschmerzstärke und -häufigkeit nach Absetzen der Medikamente.
- Fehlender Zusammenhang zwischen den Auslösern der ursprünglichen Kopfschmerzen und aktuellen Kopfschmerzbeschwerden.
- Mehr als 20 Kopfschmerztage im Monat.
- Schmerzmitteleinnahme von mehr als 20 Tagen pro Monat.
- Kopfschmerzen von mehr als 10 Stunden pro Tag.

▶ **Fallbeispiel.** Der Patient, ein 60-jähriger in einem Automobilwerk tätiger Gabelstaplerfahrer, ist wegen Hypertonie und Gicht in regelmäßiger hausärztlicher Behandlung.
Eines Morgens im Mai kommt er in die Sprechstunde und berichtet von einem seit 5 Tagen andauernden stechenden Schmerz um das rechte Auge herum sowie stärkeren Kopfschmerzen. Der bereits konsultierte Augenarzt hat nichts feststellen können. Auch die Blutdruckmessung dort hat normale Werte ergeben. An ein Trauma könne er sich nicht erinnern.
Die Ärztin fragt den Patienten nach weiteren Beschwerden. Da gibt der Patient an, dass er in den letzten Tagen auch etwas schlapp gewesen ist und deshalb heute auch nicht bei der Arbeit war.
Die Überwärmung und Rötung (siehe Abb. **B-2.1**) lassen klinisch an ein akutes **Erysipel** denken, daher wird eine Therapie mit oralem Penicillin (3 Mio. Einheiten/Tag) eingeleitet und Arbeitsunfähigkeit für 5 Tage festgestellt. Die Bläschenbildung am rechten Auge und die Kopfschmerzen klingen schnell ab. Eine bei der Erstvorstellung veranlasste Laboruntersuchung ergibt einen Wert von 1,5 mg/dl für das CRP (normal < 0,80 mg/dl) entsprechend einer moderaten Entzündungsreaktion.

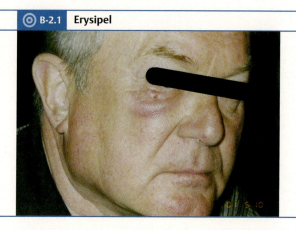

B-2.1 Erysipel

Bei diesem Fall ist gar nicht mehr die Rede von Migräne, Spannungskopfschmerz oder Alarmsymptomen. Durch die zusätzliche Hauterscheinung (Bläschenbildung) wird der Verdacht schon auf eine sekundäre Kopfschmerzursache, z. B. eine Infektion gelenkt. Differenzialdiagnostisch muss hier noch an **einen Herpes zoster** gedacht werden. Der Verlauf (Besserung durch Penicillin), die erhöhten Entzündungswerte und anamnestische Details sprechen aber für ein **Erysipel**.

2.1.1 Grundlagen

Praxisrelevanz und diagnostische Problematik

Kopfschmerzen gelten als die häufigste Gesundheitsstörung in Deutschland. Die jährliche Prävalenzrate schwankt von 50–90 %, wobei Frauen häufiger und ältere Menschen seltener betroffen sind. Die jährliche Inzidenzrate (von neu aufgetretenen Kopfschmerzen) wird mit 1 % angegeben. Zwischen 28 % (Männer) und 40 % (Frauen) geben an, wegen Kopfschmerzen bereits einmal einen Arzt aufgesucht zu haben.
Viele Betroffene managen ihre Kopfschmerzen aber vorwiegend in Selbstbehandlung, werden also nicht zu Patienten. Das medizinische Management

2 Kopfschmerz

von Kopfschmerzen liegt zu 98 % in der Hand von Allgemeinmedizinern. Als Behandlungsanlass stehen Kopfschmerzen in Hausarztpraxen durchschnittlich an vierter Stelle. Gründe für einen Arztbesuch sind häufig mit Kopfschmerzen verbundene Komorbiditäten oder Ängste von Patienten, dass eine ernste organische Ursache hinter den Kopfschmerzen stecken könnte. Im Vordergrund der Befürchtungen steht der Hirntumor.

In einer Studie im Raum Düsseldorf mit standardisierten simulierenden „Patientinnen" zeigte sich, dass Hausärzte bei einer Kopfschmerzsymptomatik, die ängstlich vorgetragen wird, häufiger weitergehende Untersuchungen (Verweis an Neurologen oder Radiologen) veranlassen als bei gleicher, aber normal vorgetragener Symptomatik.

In weiteren Analysen dieser Studie zeigte sich, dass Allgemeinärzte gerade beim Umgang mit Kopfschmerzen auch irrationale Kriterien anlegen, wenn es um die Einstufung der Kopfschmerzen als ernst oder harmlos geht. Dabei spielt der spürbare Leidensdruck der Patienten und die Artikulation von Befürchtungen eine Rolle, auf die Ärzte reagieren. Ärzte selbst können – ähnlich wie ihre Patienten – eine besondere Angst davor haben, etwas Schlimmes zu übersehen und überspielen sie mit einem erhöhten (diagnostischen) Aktivismus, auch wenn sie ihre eigenen diagnostischen Möglichkeiten bei Kopfschmerzen eigentlich als begrenzt empfinden.

Jenzer spricht von der „Plage des diagnostischen Dilemmas" bei Kopfschmerzen, und so wird die Indikation für eine bildgebende Untersuchung häufiger gestellt, als rein medizinisch nötig.

Beim Umgang mit den Befürchtungen, dass ein signifikanter pathologischer Prozess hinter den Kopfschmerzen stecken könnte, können Hausärzten folgende Daten hilfreich sein:

▶ **Merke:** Nur sehr selten ist Kopfschmerz das einzige Symptom eines Hirntumors. In mehr als 40 % der Fälle von Hirntumor fehlte präoperativ sogar das Symptom Kopfschmerz. Sind keine Auffälligkeiten bei der neurologischen Untersuchung festzustellen, sinkt die Wahrscheinlichkeit, dass ein bildgebendes Verfahren einen pathologischen Befund erbringt. In diesem Falle werden weitere (z. B. bildgebende) diagnostische Methoden nicht empfohlen. Personen mit Kopfschmerzen und normalem neurologischem Befund hatten bei der Untersuchung mit CT oder MRT nur in 2 von 1000 Fällen eine signifikante intrakranielle Läsion.

Retrospektiv gewonnene Daten zeigen: Das **Risiko**, dass ein erhöhter intrakranialer Druck bei einem Patienten vorliegt, **steigt**, wenn der Kopfschmerz:
- neu ist,
- schwer ist,
- erstmals im mittleren Lebensalter auftritt,
- verändert ist gegenüber vorher,
- begleitet wird von:
  - neu aufgetretenem Krampfanfall,
  - Papillenödem,
  - Hirnnervenlähmungen,
  - fortschreitenden subakuten neurologischen Ausfällen.

Wenn das Risiko eines erhöhten intrakranialen Drucks als nicht erhöht eingestuft wird, sind bildgebende diagnostische Maßnahmen nicht zu empfehlen. Der diagnostische Ertrag von bildgebenden Verfahren ist bei Kopfschmerzen – außer zum Ausschluss von sekundären Kopfschmerzursachen („red flags") – gering. Meistens dient diese Diagnostik nur der Verminderung der eigenen ärztlichen Unsicherheit.

Negative Ergebnisse von bildgebenden Verfahren sind nicht auf ihre positive (= beruhigende) und negative (= somatisierungsfördernde) Auswirkungen auf die Patienten untersucht worden. Die Hypothese, dass es solche Wirkungen gibt, besteht aber und sollte in diagnostische Erwägungen einbezogen werden.

---

behandlung, werden also nicht zu Patienten.
Das medizinische Management von Kopfschmerzen liegt zu 98 % in der Hand von Allgemeinmedizinern.

Allgemeinärzte legen beim Umgang mit Kopfschmerzen auch irrationale Kriterien an, wenn es um die Einstufung der Kopfschmerzen als ernst oder harmlos geht. Dabei spielt der spürbare Leidensdruck der Patienten eine Rolle, auf die Ärzte reagieren.

◀ Merke

Das **Risiko** eines intrakranialen Drucks steigt, wenn:
- der Schmerz neu und schwer ist
- erstmals im mittleren Lebensalter auftritt
- begleitet wird von neu auftretenden Krampfanfällen, Papillenödem, Hirnnervenlähmung, fortschreitenden subakuten neurologischen Ausfällen.

Ist das Risiko eines intrakranialen Drucks nicht erhöht, sind bildgebende diagnostische Maßnahmen nicht zu empfehlen. Ausnahme sind sekundäre Kopfschmerzursachen („red flags").

2.1.2 Ätiologie und Klassifikation von Kopfschmerzen

Erst seit 1988 gibt es weltweit einheitliche Kriterien für die Einteilung von Kopfschmerzformen. Sie wurden von dem Headache Classification Committee der **International Headache Society (IHS)** erstellt und in die Klassifikation der Weltgesundheitsorganisation (WHO) übernommen.

▶ **Definition:** Das Konzept von „primären" und „sekundären" Kopfschmerzursachen gründet sich bei **primären Kopfschmerzen** auf *fehlende* organische Ursachen/Begründungen oder bei **sekundären Kopfschmerzen** auf *postulierte* zugrunde liegende organische Ursachen/Begründungen (Tab. **B-2.1**).

Die Ursachen/Begründungen sind nicht in allen Fällen so einfach zu erhalten oder auszuschließen. In gewisser Hinsicht handelt es sich eher um „klinische Entitäten", also Zusammenstellungen von Merkmalen bei einer bestimmten Kopfschmerz-Symptomatik. Man kann die Einteilung als klinisch-pragmatisch sinnvoll akzeptieren, da sie zwischen harmlosen und potenziell ernsten Kopfschmerzursachen differenziert, was für den „Hausarzt-Gebrauch" sehr wichtig und ausreichend ist.

Erst seit der Klassifikation wird Zahlenmaterial anhand einheitlicher Diagnosekriterien für die verschiedenen Kopfschmerzformen erhoben. Deshalb sind viele, vor allem ältere Angaben über die Häufigkeit der verschiedenen Formen von Kopfschmerzen in der Bevölkerung oder in der Patientenschaft, nicht vergleichbar. Durch die bis dahin unterschiedlich ausgelegten Diagnosekriterien kann man von erheblichen Schwankungen bei der Diagnosestellung ausgehen. Bei der Migräne ist von Unterdiagnostik und Überdiagnostik die Rede. Letztlich ist nicht belegbar, ob wirklich ca. 27 % der deutschen Bevölkerung unter Migräne leiden und ca. 38 % unter episodischem Spannungskopfschmerz – wie behauptet wird. In den USA wird die Prävalenz von chronischem täglichem Kopfschmerz in der Bevölkerung mit 4,1 % angegeben. Die Hälfte davon erfüllt die Kriterien der IHS-Klassifizierung für chronische Spannungskopfschmerzen. Die Klassifizierung erfasst allerdings nicht, ob sich z. B. aus einer episodischen Migräne ein chronischer Spannungskopfschmerz oder ein chronischer medikamenteninduzierter Kopfschmerz entwickelt hat oder umgekehrt, so dass hierzu keine gültigen epidemiologischen Daten vorliegen.

Ebenso wenig belegbar ist die These, dass zervikogene Kopfschmerzen unterdiagnostiziert werden, da sie häufig mit Migräne verwechselt würden. Manche Veröffentlichungen sprechen dieser Kopfschmerzart gar jegliche Existenz ab.

B-2.1 Kopfschmerzarten

Primäre Kopfschmerzen	*Primäre/sekundäre Kopfschmerzen (nicht definiert, ungeklärt)*	*Sekundäre Kopfschmerzen (potenziell gefährlich)*
▪ Spannungskopfschmerz ▪ Migräne ▪ Cluster-Kopfschmerz	▪ Zervikogene Kopfschmerzen ▪ Kopfschmerzen bei psychischen Erkrankungen (v. a. Depressionen)	▪ Medikamentös bedingt ▪ Begleitsymptom bei Infekten (Grippe, Sinusitis, Herpes zoster) ▪ Entzündliche ZNS-Erkrankungen (Meningitis, Enzephalitis) ▪ Blutung (auch „Warnblutung" bei Aneurysma) ▪ Ischämie ▪ Raumforderung ▪ Sinusthrombose ▪ Arteriitis temporalis ▪ Maligne arterielle Hypertonie (z. B. Phäochromozytom) ▪ Metabolische Störung ▪ Intoxikation ▪ Glaukom

Grundsätzlich sind auch Mischformen jeglicher Kopfschmerzarten möglich, sodass auch hier die Klassifikation ihre Grenzen hat. Schließlich gibt es auch Vorschläge für eine noch pragmatischere Klassifikation, nämlich die, alle primären Kopfschmerzarten außer Migräne und Cluster-Kopfschmerz als „wiederkehrende unspezifische Kopfschmerzen" zu bezeichnen.

2.1.3 Abwendbar gefährliche Verläufe

Warnsymptome („red flags"), die für einen gefährlichen Verlauf oder gravierende Erkrankungen bei der Kopfschmerzsymptomatik sprechen, erfordern akutes Handeln des untersuchenden Arztes, d. h. Veranlassung einer sofortigen Krankenhausbehandlung bzw. spezieller Diagnostik.
Warnsymptome sind bereits durch Befragen bzw. primäre (auch Laien-)Beobachtung des Patienten erkennbar. Bei Kopfschmerzen sind das:
- besonders starker Schmerz,
- erstmaliges Auftreten des Schmerzes,
- Verschlechterung oder Veränderung des Schmerzes,
- Nackensteifigkeit,
- Fieber, Schüttelfrost,
- Vernichtungsschmerz,
- zunehmende Müdigkeit,
- starke Konzentrationsstörungen, Gedächtnisverlust,
- Schwindel, Ataxie,
- tastbare Pulsationen im Schläfenbereich.

2.1.4 Diagnostisches Vorgehen

Suche nach sekundären Ursachen

1. In der **Anamnese** ist zu fragen nach:
- Beginn,
- Dauer,
- Häufigkeit,
- Lokalisation,
- Charakter,
- Intensität,
- Begleiterscheinungen,
- Auslöser der Kopfschmerzen,
- einem vorausgegangenen Trauma,
- bekannten Erkrankungen.
2. **Untersuchung:** Notwendig zum Ausschluss von ernsten Kopfschmerzursachen ist die Überprüfung von:
- Pupillenweite und -reaktion,
- Reflexstatus,
- Vorhalteversuch und Finger-Nase-Versuch,
- Unterberger-Tretversuch,
- Augenhintergrund,
- Orientierung (zeitlich, örtlich, zur Person).

Empfohlen wird weiterhin die **Überprüfung** von:
- Hirnnerven,
- Sensibilität,
- Motorik,
- Hals- und Brustwirbelsäule,
- allgemeinem körperlichen Zustand, inkl. Puls- und RR-Messung.
3. Beachtung der Warnsymptome („red flags") sowie weitere Befunde, die für sekundäre Ursachen von Kopfschmerzen sprechen können:
- Veränderung oder Fortschreiten des Schmerzmusters,
- erstmalige oder verschlechterte Kopfschmerzen,
- plötzlich einsetzende Attacken (z. B. aus dem Schlaf heraus),

---

2.1.3 Abwendbar gefährliche Verläufe

Warnsymptome („red flags") erfordern akutes Handeln.

Warnsymptome sind z. B.:
- besonders starker Schmerz
- Verschlechterung des Schmerzes
- Nackensteifigkeit
- Fieber, Schüttelfrost
- Vernichtungsschmerz
- starke Konzentrationsstörungen, Gedächtnisverlust,
- Schwindel, Ataxie,
- tastbare Pulsationen im Schläfenbereich.

2.1.4 Diagnostisches Vorgehen

Suche nach sekundären Ursachen

1. **Anamnese:**
- Beginn
- Dauer
- Häufigkeit
- Lokalisation
- Charakter
- Intensität
- Begleiterscheinungen
- Auslöser
- vorausgegangenes Trauma
- bekannte Erkrankungen.
2. **Untersuchung:**
- Pupillenweite und -reaktion
- Reflexstatus
- Vorhalteversuch und Finger-Nase-Versuch
- Unterberger-Tretversuch
- Augenhintergrund
- Orientierung
- Hirnnerven
- Sensibilität
- Motorik
- Hals- und Brustwirbelsäule
- allgemeiner körperlicher Zustand.
3. **Beachtung der Warnsymptome („red flags").**
- Veränderung/Fortschreiten des Schmerzmusters,
- erstmalig/verschlechtert,
- plötzlich einsetzend,

- Auffälligkeiten bei der klinischen Untersuchung,
- neurologische Ausfälle > 1 h
- neu aufgetretene Kopfschmerzen < 5 Jahre oder > 50 Jahre,
- neu aufgetretene Kopfschmerzen bei Schwangeren, Krebspatienten, Immunsuppression,
- begleitende Bewusstseinsveränderung,
- Auslöser: Anstrengung, sexuelle Aktivität, starkes Pressen.

4. Wenn nach Bewertung von 1. bis 3. für nötig gehalten, Erweiterung der Untersuchung:
- CT
- MRT
- Labor: BSG, CRP, Nieren- und Leberwerte, Blutbild, Elektrolyte, TSH
- EEG.

- Auffälligkeiten bei der allgemeinen oder neurologischen Untersuchung,
- neurologische Ausfälle, die länger als 1 Stunde dauern,
- neu aufgetretene Kopfschmerzen bei Kindern unter 5 Jahren oder Personen über 50 Jahren,
- neu aufgetretene Kopfschmerzen bei Schwangeren, Personen mit Krebs, unter immunsuppressiver Behandlung,
- Kopfschmerzen mit Bewusstseinsveränderung oder Bewusstlosigkeit,
- Kopfschmerzen, die ausgelöst wurden durch Anstrengung, sexuelle Aktivität, starkes Pressen (Valsalva-Manöver).

4. Wenn nach Bewertung von 1. bis 3. für nötig gehalten, Erweiterung der Untersuchung:
- **CT:** *Vorteil:* kleine Schichtdicke, knöcherne Strukturen beurteilbar. *Nachteil:* Strahlenbelastung, schlechte Weichteilauflösung.
- **MRT:** *Vorteil:* gute Weichteilauflösung, sagittale Schnitte. *Nachteil:* große Schichtdicke, knöcherne Strukturen nicht beurteilbar, höhere Kosten.
- **Labor:** BSG (bei V. a. Arteriitis temporalis), Nieren- und Leberwerte (bei Medikamentengebrauch), Blutbild, Elektrolyte, TSH (zum Ausschluss einer Schilddrüsenerkrankung).
- **EEG:** nicht als Routinediagnostikum!

B-2.2 Merkmale des episodischen Verlaufs von primären und häufigen Kopfschmerzentitäten (modifiziert nach Floer und Kaniecki)

	Migräne	*Spannungskopfschmerz*	*Cluster-Kopfschmerz*	*Zervikogener Kopfschmerz*
Behandlungsanlass in der Primärmedizin	keine einheitlichen Daten	selten, limitierter Verlauf und Selbstmedikation	selten	keine einheitlichen Daten
Lokalisation	meist einseitig, selten beidseits	Stirn, ganzer Kopf, beidseits, auch einseitig bei muskulärer Dysbalance	periorbital, Orbital- und Stirnregion, einseitig	Halsregion und okzipital, streng einseitig/seitenkonstant, Ausstrahlung nach temporofrontal, orbital
Dauer	4–72 Stunden	Stunden bis 1 Tag	Sekunden bis Stunden	anfangs Stunden, später konstant
Häufigkeit	1–6-mal/Monat	gelegentlich bis täglich	täglich	Attacken nicht obligat, typischerweise täglich
Schmerzintensität	mittel bis schwer	leicht bis mittel	schwer	mittel bis schwer
Schmerzcharakter	pochend, hämmernd, pulsierend	nicht pulsierend, dumpf, drückend	heftigste paroxysmale Schmerzen	konstant, dumpf ziehend, evtl. mit überlagernden Attacken
Begleitsymptome	bei ca. 46 % der Migränepatienten autonome Begleitreaktionen (Auge, Nase), Übelkeit, Erbrechen, Licht- und Lärmempfindlichkeit	definiert durch die **Abwesenheit** von assoziierten Merkmalen	autonome Begleitreaktionen, wie Augentränen, Nasenlaufen, Ptosis, Miosis, Gesichtsrötung	Flexion und Extension gestört, Schonhaltung von Nacken und Kopf (auch im Schlaf), Schluckbeschwerden oder Kloßgefühl im Hals
Provokation/Auslöser	Stress, Hormonschwankungen, Nahrungsmittel, Wochenende, Wetterwechsel	keine Veränderung bei direkter Anstrengung, Stress, Wetterwechsel, später ohne Trigger	Alkohol (kleine Mengen), Histamin (histaminhaltige Nahrungsmittel, wie Meeresfrüchte, Innereien, Rotwein)	Halsbewegung, Kopfdrehen, Positionswechsel, Pressen, Husten, Wasserlassen, Druck auf HWK2 homolateral
Sonstiges	Aufsuchen dunkler ruhiger Räume		fast nur Männer, nächtliche Attacken, Bewegungsdrang dabei	Bewegungseinschränkung bei Prüfung der passiven Beweglichkeit, oft HWS-Trauma in der Vorgeschichte

Nach Ausschluss sekundärer Ursachen

Auch wenn alle **primären Kopfschmerzarten** episodisch und chronisch verlaufen können, erfordern die verschiedenen Verläufe aber jeweils ein unterschiedliches therapeutisches hausärztliches Vorgehen.
Deshalb werden die primären Kopfschmerzen eingeteilt in:
- episodische Kopfschmerzen und
- chronische Kopfschmerzen.

▶ **Definition: Chronische Kopfschmerzen:** Schmerzattacken häufiger als 15 Tage/Monat und länger als 6 Monate.

2.1.5 Therapieoptionen

Allgemeine Hinweise

Für das hausärztliche Vorgehen bei Kopfschmerzen reicht es aus, eine Klassifizierung nach pragmatischen und therapeutischen Konsequenzen vorzunehmen. Man kann sich auch nichtsteroidale Antirheumatika (NSAR) zurückziehen angesichts der Wirksamkeit auf die häufigsten Ausprägungen der primären Kopfschmerzen (Spannungskopfschmerz, Migräne, zervikogene Kopfschmerzen).

Durch eine Befragung von schwedischen Medizinstudierenden wurde deutlich, dass die grundsätzliche Auswahl (und Wirkung!) von NSAR bei Migräne nicht im Bewusstsein ist (und möglicherweise auch nicht im Bewusstsein zahlreicher Ärzte?). Circa 78 % der befragten Studenten gaben auf die Frage „Welche Migränemittel kennen Sie?" als erstes Mittel „Triptane" sowie 30 % überhaupt nur Triptane als Migränemittel an. Bei der Verwendung von spezifischen Medikamenten, z. B. den Triptanen, die nur bei mittelschweren bis schweren Migräneanfällen angezeigt sind, sollte angesichts der Risiken und Nebenwirkungen der Präparate vor dem Einsatz die Diagnose „Migräne" gesichert sein.

Die „Essential Drug-List" der WHO weist lediglich die in Tab. **B-2.3** angegebenen Analgetika bzw. Migränetherapeutika auf (und jeweils die Zahl der randomisierten kontrollierten Studien [RCT], die den Effekt belegen).

B-2.3 „Essential Drug-List" der WHO

	Präparate	Zahl der randomisierten kontrollierten Studien
Nichtopioide Analgetika	Acetylsalicylsäure	300
	Ibuprofen	170
	Paracetamol	700
Opioide Analgetika	Codein	400
	Morphin	300
	Pethidin	700
Migräne-Prophylaktikum	Propranolol	50

Spezielle Therapie

Akuter Spannungskopfschmerz

- **Gesichert** ist die **Wirkung** von nichtsteroidalen Antirheumatika (NSAR) wie Acetylsalicylsäure (ASS), Ibuprofen oder Diclofenac.
- **Nicht wirksam** sind Muskelrelaxanzien bzw. Benzodiazepine.

Chronischer Spannungskopfschmerz

Gesicherte Wirkung für Amitriptylin (trizyklisches Antidepressivum) und kognitive Verhaltenstherapie (z. B. Kopfschmerztagebuch).

Chronischer Spannungskopfschmerz

- **Gesicherte Wirkung** für eine kurzfristige Besserung von Dauer und Häufigkeit des Schmerzes durch Gabe von Amitriptylin (trizyklisches Antidepressivum). Die kognitive Verhaltenstherapie (z. B. unter Verwendung eines Kopfschmerztagebuchs) kann die Symptome in 6 Monaten im Vergleich zu unbehandelten Personen reduzieren.
- Eine **nicht gesicherte Wirkung** besteht für die Gabe von Serotonin-Reuptake Inhibitoren (SSRI), trizyklischen Antidepressiva (außer Amitriptylin), Botulinustoxin, Entspannungstechniken (mit und ohne Biofeedback).
  Nicht wirksam sind Muskelrelaxanzien.

Cluster-Kopfschmerz

In der **akuten Attacke** ist die Anwendung von **Sauerstoff 7–12 l/min für 15 Minuten** indiziert, evtl. Sumatriptan s. c. oder intranasal.

Cluster-Kopfschmerz

- In der **akuten Attacke** ist die Anwendung von **Sauerstoff 7–12 l/min für 15 Minuten** indiziert, evtl. Sumatriptan s. c. oder intranasal.
- Bei **langen Attacken** können **ergänzend Verapamil, Methysergid und Lithiumkarbonat** eingesetzt werden.
  Eine **präventive Wirkung** wird **Corticoidpräparaten** zugeschrieben.

Migräne

Leichte bis schwere Migräneattacke: Gabe von Acetylsalicylsäure oder Paracetamol (1000 mg p. o.)

Migräne

Grundsatz: Beurteilung der Therapiewirkung anhand von 3 Parametern:
- **Besserung** der Schmerzen innerhalb von 2 Stunden,
- **Abklingen** der Schmerzen innerhalb von 2 Stunden,
- **Andauern** der Schmerzen > 24 Stunden.

Leichte bis schwere Migräneattacke (bei akutem Erbrechen keine orale Zufuhr!):
- Acetylsalicylsäure (ASS) (1000 mg p. o. oder als Lysinacetylsalicylat 500–1000 mg i. v.) oder Paracetamol (1000 mg p. o. oder rektal).
- Jeweils ca. 15–20 Minuten vorher gegebenes Metoclopramid (MCP) (10–20 mg p. o. oder 20 mg rektal) (20–30 mg p. o.) oder Domperidon bekämpft Übelkeit und verbessert die Resorption der Analgetika.

Wiederholte schwere oder sehr schwere akute Attacken oder bei Therapieresistenz: Gabe von Triptanen oder Zolmitriptan s. c. und zusätzlich MCP 10 mg i. v. oder i. m.

Wiederholte schwere oder sehr schwere akute Attacken oder bei Therapieresistenz mit den genannten Mitteln:
- Triptane, z. B. Sumatriptan (25–100 mg p. o. oder 10–20 mg nasal oder 25 mg rektal oder 6 mg s. c.) oder Zolmitriptan s. c.
- Zusätzlich Metoclopramid (MCP) 10 mg i. v. oder i. m.

▶ Merke

▶ **Merke:** Es gibt Hinweise, dass auch Akupunktur zur Behandlung chronischer Kopfschmerzen, besonders Migräne, wirksam ist (Vickers et al.).

Migräne-Anfallsprophylaxe:
- **nichtmedikamentöse Maßnahmen:** z. B. Vermeidung auslösender Faktoren und Entspannungstechniken
- **medikamentöse Maßnahmen:** 1. Wahl Propranolol oder Metoprolol oder Flunarizin (niedrige Dosis), 2. Wahl Flunarizin (höhere Dosis).

Migräne-Anfallsprophylaxe: indiziert, wenn Anfälle häufiger als 6–8-mal pro Monat und/oder kein Ansprechen auf Akuttherapie oder sonstige komplizierende Faktoren:
- **nichtmedikamentöse Maßnahmen:**
  - Vermeidung auslösender Faktoren,
  - Lebensführung,
  - Entspannungstechniken (kombiniert mit medikamentösen Maßnahmen),
- **medikamentöse Maßnahmen:**
1. Wahl:
   - Propranolol in steigender Dosierung (Beginn mit 40 mg p. o.),
   - Metoprolol in steigender Dosierung (Beginn mit 50 mg p. o.),
   - Flunarizin (5–10 mg p. o. zur Nacht),
2. Wahl (z. B. auch bei kombinierter Migräne mit Spannungskopfschmerz): Gabe von Amitriptylin (25–75 mg p. o.)

2.1.6 Prognose/Nachsorge

Die Prävalenz von chronischem Spannungskopfschmerz nimmt mit dem Lebensalter ab.

Auf der Suche nach Prädiktoren für einen günstigen oder ungünstigen Verlauf von Kopfschmerzen jeglicher Genese fanden kanadische Wissenschaftler heraus, dass die erste Konsultation beim Arzt schon entscheidend ist. Kann der Patient bei seinem ersten Besuch sein Kopfschmerzproblem offen darlegen, gibt er nach sechs Wochen häufiger einen besseren Umgang mit seiner Symptomatik an und kann nach einem Jahr häufiger vermelden, dass Kopfschmerzen für ihn kein Problem mehr sind. Daraus ergibt sich die Verantwortung des oft primär mit Kopfschmerzen konsultierten Hausarztes, von Anfang an ein offenes Ohr für dieses Problem zu haben und nicht erst, wenn unter Umständen nach einer ergebnislosen Diagnostik schon wichtige Zeit und wichtiges Vertrauen des Patienten zu dem Arzt verloren gegangen ist.

Weiterführende Literatur zu diesem Kapitel finden Sie unter www.thieme.de/specials/dr-allgemeinmedizin/

3 Halsschmerzen

Benedikt Holzer

▶ **Fallbeispiel.** Am Samstagabend werde ich als Diensthabender des kassenärztlichen Notfalldienstes zu einem **8-jährigen Jungen** gerufen. Die Mutter berichtet, ihr Sohn klage **seit 2 Tagen über starke Hals- und Schluckbeschwerden**, er sei auch sehr heiß und schwitze. Am Mittag habe die Körpertemperatur, unter dem Arm gemessen, 38 °C betragen. Husten, Schnupfen und Heiserkeit werden verneint. Schon früher habe er wiederholt an akuten Halsschmerzen gelitten und musste deswegen immer wieder mit Antibiotika behandelt werden. Vor 2 Jahren seien dann auf Anraten des Hausarztes die „Mandeln herausoperiert" worden. Im Übrigen wäre ihr Sohn sonst immer gesund gewesen. Auch die beiden älteren Geschwister seien zurzeit gesund. In der Schule hingegen seien einige Mitschüler wegen Halsschmerzen und Fieber zu Hause geblieben.

Die Untersuchung zeigt ein schwitzendes, **hochfebriles Kind.** Der Junge kann den Mund problemlos und ohne Schmerzen öffnen. Der **Rachen ist hochrot.** Es besteht ein Zustand nach Tonsillektomie. Beläge sind nicht zu sehen. Die Lymphknoten im Halsbereich sind etwas vergrößert, jedoch nicht schmerzhaft und gut verschiebbar. Die Trommelfelle sind nicht gerötet. Es besteht kein Hautausschlag. Die physikalischen Befunde von Herz, Lunge und Abdominalorganen zeigen keine krankhaften Befunde.

Als Notfallarzt muss ich mir gut überlegen, welche Krankheitszustände therapeutische Konsequenzen haben können. Bei einem Hausbesuch stehen nur beschränkte diagnostische Möglichkeiten zur Verfügung. Da eine Streptokokkenangina mit der klinischen Untersuchung allein nicht diagnostiziert werden kann, entschließe ich mich, einen **Rachenabstrich** zum Nachweis von Gruppe A β-hämolysierenden Streptokokken (GABHS) durchzuführen. Die Anfertigung eines Blutbildes mit Differenzialausstrich erachte ich nicht für dringlich. Anschließend erkläre ich der Mutter und dem Jungen das weitere Vorgehen: Möglicherweise liege eine Streptokokkenangina vor; zurzeit bestünde jedoch kein Grund zur Besorgnis, mit einer Antibiotikabehandlung könne problemlos gewartet werden. Am Montag soll die Mutter mit der Praxis telefonieren. Falls notwendig, können dann immer noch Antibiotika verordnet werden. In der Zwischenzeit gilt es, das Fieber zu senken (z. B. mit feuchten Wadenwickeln und evtl. zusätzlich mit einem fiebersenkenden Mittel wie Paracetamol 3–4 × 500 mg täglich). Die Schmerzen im Hals können mit Tee, evtl. mit antibiotikafreien Lutschtabletten oder einer Gurgellösung behandelt werden.

3.1 Epidemiologie

Akute Halsschmerzen sind **ein häufiges Problem in der Allgemeinarztpraxis** (Tab. **B-3.1**, **B-3.2**). Bis zu 5 % der Patienten, die einen Kinderarzt aufsuchen, klagen über Halsschmerzen. Durchschnittlich über das Jahr verteilt beurteilt ein Kinderarzt etwa zehn, ein Allgemeinarzt etwa zwei Patienten pro Woche mit Halsschmerzen.

Die **Streptokokkenangina** findet man weltweit vor allem im Alter von 5–15 Jahren. Die Übertragung erfolgt hauptsächlich durch eine **Tröpfcheninfektion.** Nach einer Inkubationszeit von 2–4 Tagen treten **Hals- und Schluckbeschwerden** meistens zusammen mit **Fieber über 38 °C** auf. Im Halsbereich sind die Lymphknoten vergrößert. Husten, Schnupfen und Heiserkeit weisen eher auf eine virale Verursachung. Beläge oder Stippchen auf den Tonsillen können fehlen. Eine Streptokokkenangina kann auch bei tonsillektomierten Patienten auftreten.

▶ **Merke:** Der Verdacht auf eine Infektion mit Gruppe A β-hämolysierenden Streptokokken (GABHS) ist in der ambulanten Medizin der wichtigste Grund zur Abklärung von akuten Halsschmerzen.

B-3.1 Nicht durch eine Pharyngitis bedingte Ursachen für Halsschmerzen (Auswahl)

Kopf- und Halserkrankungen	Mediastinale Erkrankungen	Systemische Erkrankungen
▪ Otitis	▪ Akuter Herzinfarkt	▪ Leukämie
▪ Sinusitis	▪ Angina pectoris	▪ Agranulozytose
▪ Speicheldrüseninfektionen	▪ Aortenaneurysma	▪ Röteln
▪ Zahnaffektionen	▪ Mediastinitis	▪ Mykoplasmen-Pneumonie
▪ Thyreoiditis	▪ Pneumomediastinum	▪ Virale Hepatitis
▪ Nackenmyalgien	▪ Ösophagitis	
▪ Glossopharyngeusneuralgie		
▪ Retropharyngealer Abszess		
▪ Epiglottitis		

B-3.2 Wichtige Ursachen einer Pharyngitis

Bakteriell	Begleitsymptome	Viral	Begleitsymptome
Streptokokken Gruppe A*	Tonsillitis, Scharlach	Coronavirus	Erkältung
Streptokokken Gruppe C, G	Tonsillitis, Exanthem	Rhinovirus	Erkältung
Neisseria gonorrhoea	Tonsillitis	Adenovirus	Konjunktivitis
Verschiedene Anaerobier	Vincent's Angina	Coxsackie-A-Virus	Herpangina
Arcanobacterium haemolyticum	Exanthem	Parainfluenza-Virus	Erkältung, Krupp
Haemophilus influenzae	Bronchitis	Epstein-Barr-Virus*	Infektiöse Mononukleose
Corynebacterium diphtheriae	Diphtherie	Zytomegalovirus	Zytomegalie-Mononukleose
Treponema pallidum	Syphilis	Herpes-simplex-Virus Typ 1,2	Stomatitis
Yersinia enterocolitica	Enterocolitis	HIV	Primäre HIV-Infektion
Yersinia pestis	Pest	Influenza-A und -B-Virus	Influenza
Francisella tularensis	OropharyngealeTularämie		
Physikalische Noxen		**Andere**	
Alkohol		Chlamydia psittaci	Pneumonie
Tabak*		Clamydia pneumoniae	Pneumonie
Hitze		Mycoplasma pneumoniae	Pneumonie, Bronchitis
Dehydratation		Candida albicans	Soor

* häufigere Ursachen

3.2 Weitere diagnostische Überlegungen

Fieber über 38 °C, eine Pharyngitis sowie vergrößerte Lymphknoten im Halsbereich lassen eine Streptokokkenangina zwar vermuten, diese klinischen Symptome sind jedoch nicht spezifisch, und auch im „typischen Fall" handelt es sich bei mehr als der Hälfte um eine virale Infektion (Tab. **B-3.3**). Der **Erregernachweis erfolgt mit einem Rachenabstrich.** Die Erkrankung heilt in den allermeisten Fällen innerhalb einer Woche von selbst aus. **Ohne entsprechende Labordiagnostik werden auch von einem erfahrenen Arzt 30–40 % der Streptokokkeninfekte übersehen und 20–30 % der Patienten mit viralen Infekten unnötigerweise mit Antibiotika behandelt.** Laboruntersuchungen wie Zählung der Leukozyten, differenziertes Blutbild, CRP oder Blutsenkungsreaktion helfen diagnostisch nicht weiter.

Ein guter **Hinweis** für eine **Streptokokkeninfektion** ist der Anstieg des **Anti-Streptolysin-Titers (AST)** im Serum, die Untersuchungsdauer ist jedoch in aller Regel zu lange.

3.2 Weitere diagnostische Überlegungen

Fieber über 38 °C, Pharyngitis sowie vergrößerte Lymphknoten im Halsbereich lassen eine **Streptokokkenangina vermuten**, sind jedoch keine spezifischen Symptome (Tab. **B-3.3**).
Der **Erregernachweis erfolgt mit einem Rachenabstrich.**

▶ Merke

▶ **Merke:** Für eine Diagnose im akuten Stadium ist der AST jedoch völlig ungeeignet, da mit einem Titeranstieg erst 3–4 Wochen nach einer Infektion zu rechnen ist.

Mit der **Kultur** eines **Rachenabstriches** kann in befriedigender Weise ein genügend spezifischer und sensitiver Nachweis von Streptokokken erfolgen.

Mit der **Kultur** eines **Rachenabstriches** kann in befriedigender Weise ein genügend spezifischer und sensitiver Nachweis von Streptokokken erfolgen. Falsch positive Resultate sind selten; falsch negative können jedoch bis zu 10 % vorkommen (dies konnte mit gleichzeitiger Kultur von 2 Abstrichen gezeigt werden). Der wesentliche Nachteil der Kultur liegt in der zeitlichen Verzögerung von mindestens 1–2 Tagen, bis das Resultat vorliegt. Wichtig ist, dass beide Tonsillen (oder Tonsillenlogen bei tonsillektomierten Patienten) sowie die Rachenhinterwand kräftig abgestrichen werden, ohne dass die übrigen Teile des Rachens oder die Zunge berührt werden. Der Versand muss in einem geeigneten Transportmedium erfolgen. Die Kultivierung anderer Bakterien ist meistens unnötig. Im Gegensatz zu den USA ist es in Europa nicht üblich, Streptokokkenkulturen in der Praxis anzulegen und zu beurteilen.

In den letzten Jahren sind verschiedene **Schnelltests** zum direkten **Antigennachweis** auf den Markt gekommen. Das Prinzip besteht darin, dass das Gruppe-A-Antigen mithilfe spezifischer Antikörper (Indikatorsystem) auch in totem Material nachgewiesen werden kann. Die Schnelltests sind zwar sehr spezifisch (95–100 %), jedoch weniger sensitiv als die Kultur (je nach Test zwischen 50 und 90 %). Den Überblick über die Qualität der zahlreichen im Handel erhältlichen Tests zu behalten, erweist sich für Grundversorger als schwierig. Außerdem zahlen in Deutschland die Krankenkassen den Test nur bei Kindern.

Schnelltests sind zwar sehr spezifisch (95–100 %), jedoch weniger sensitiv als die Kultur (je nach Test zwischen 50 und 90 %).
In Deutschland übernehmen die Krankenkassen die Kosten für den Test nur bei Kindern.

Der **positive Vorhersagewert** beträgt lediglich 68 %. Deshalb ist der Schnelltest in der hausärztlichen Versorgung nur von mäßigem Nutzen.

Wichtiger als diese Zahlen ist jedoch der **positive Vorhersagewert.** Er sagt aus, wie viele der Patienten mit positiven Testresultaten wirklich an einer Infektion leiden. Dieser Wert hängt von der Prävalenz der Erkrankung ab: bei einer Prävalenz von 10 % sowie einer angenommenen Spezifität und Sensitivität von je 90 % beträgt er **lediglich 68 %.** Das bedeutet, dass von 100 erkrankten Patienten nur 68 richtig diagnostiziert werden, bei 32 Patienten hingegen die Diagnose nicht getroffen wird. Insofern ist der Einsatz dieser Schnelltests in der hausärztlichen Versorgung nur von mäßigem Nutzen.

Streptokokken-Träger weisen einen positiven Rachenabstrich, jedoch keine serologischen Zeichen einer Infektion auf. Eine virale Entzündung lässt sich bei diesen Trägern nicht mit Sicherheit von einer Streptokokkenangina abgrenzen.

Kompliziert wird die Diagnostik bei **Streptokokken-Trägern.** Diese Personen weisen einen positiven Rachenabstrich, jedoch keine serologischen Zeichen einer Infektion auf. So haben 10–15 % von asymptomatischen Schulkindern in den USA positive Rachenabstriche. Die Kontagiosität ist gering, das Risiko eines rheumatischen Fiebers besteht nicht. Eine virale Entzündung lässt sich bei diesen Trägern nicht mit Sicherheit von einer Streptokokkenangina abgrenzen.

B-3.3

B-3.3 Gegenüberstellung der Symptome und klinische Zeichen von einer durch Gruppe A β-hämolysierende Streptokokken (GABHS) bzw. durch Viren verursachten Pharyngitis

Pharyngitis wahrscheinlich durch GABHS verursacht	Pharyngitis wahrscheinlich viral verursacht
▪ Plötzlicher Beginn	▪ Halsschmerzen
▪ Halsschmerzen	▪ Pharyngitis ohne Exsudat auf den Tonsillen
▪ **Angina mit Belägen auf den Tonsillen***	▪ Konjunktivitis
▪ **Fieber > 38 °C***	▪ Schnupfen
▪ **Kein Husten***	▪ Husten
▪ Kopfschmerzen	▪ Heiserkeit
▪ Übelkeit, Erbrechen, Bauchschmerzen	▪ Durchfall
▪ **Schmerzhafte und vergrößerte zervikale Lymphknoten***	
▪ Patient im Alter von 5–15 Jahren	
▪ Erkrankung im Winter oder Vorfrühling	
▪ Bekannte Exposition	

* Positiver Vorhersagewert 50 % bei 3 erfüllten Kriterien bei einer Prävalenz von 10 % (Centor-Kriterien)

B-3.1 Wichtige Hals-Nasen-Ohren-Befunde

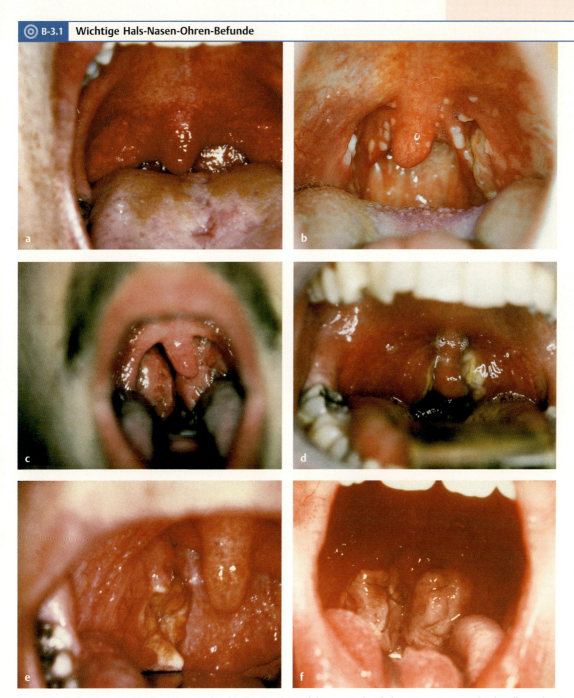

a **Akute virale Pharyngitis.** Typischer Befund bei grippalen Infekten mit deutlicher Hyperämie und Schwellung des Gaumensegels.
b **Angina tonsillaris (betahämolysierende Streptokokken der Gruppe A):** Gut erkennbar sind die gerötete und geschwollene Rachenschleimhaut sowie die fleckförmigen, gelblich/weißlichen Fibrinbeläge.
c **Tonsillenhyperplasie.** Chronische, meist konstitutionell bedingte beidseitige Hyperplasie der Gaumenmandeln. Linksseitig sind narbige Verziehungen an der Oberfläche nach früherer Tonsillitis erkennbar.
d **Mononucleosis infectiosa** (Pfeiffer'sches Drüsenfieber). Die Gaumenmandeln sind stark verdickt, gerötet und zeigen weißgraue Fibrinbeläge.
e **Angina Plaut-Vincent.** Einseitiges Tonsillenulkus, hervorgerufen durch das Stäbchenbakterium Borrelia vincenti. Differenzialdiagnosen sind Lues und Tonsillenkarzinom.
f **Diphtherie.** Gräuliche, häutig-fibrinöse Beläge (Pseudomembranen) auf den entzündlich verdickten Rachenmandeln. Bei dringendem Verdacht Diphtherie-Antiserum und Breitbandantibiotikum geben. Meldepflicht!

B-3.1 Wichtige Hals-Nasen-Ohren-Befunde (Fortsetzung)

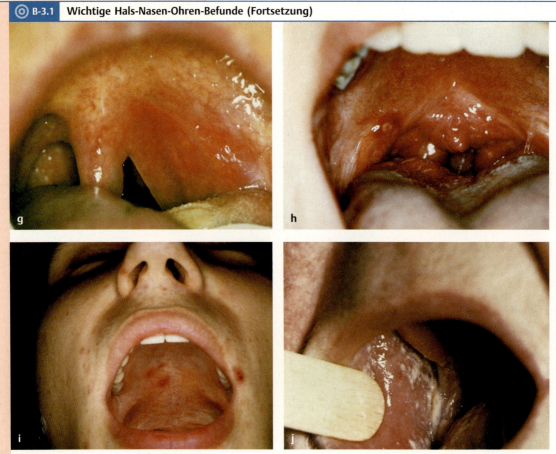

g Peritonsillarabszess. Rötung, Schwellung und Vorwölbung des Gaumenbogens, meist einseitig auftretend. Verdrängung der Uvula zur Gegenseite.
h Herpangina. Bläschenbildung durch Coxsackie-Viren am vorderen Rachenring.
i Varizella-Infektionen. Die Enanthembildung am Rachen geht den Hauterscheinungen der Windpocken zeitlich voraus.
j Soor. Candidabefall der seitlichen Mundschleimhaut bei Patientin mit Diabetes mellitus.

3.3 Therapeutische Optionen

Was soll mit einer Antibiotikabehandlung der Streptokokkenangina erreicht werden? Sollen nichteitrige oder eitrige Komplikationen vermieden, die Heilung beschleunigt oder die Ausbreitung der Infektion vermindert werden?

▶ **Merke:** Das wichtigste Ziel einer Therapie mit Antibiotika ist die Prävention des (in Westeuropa sehr seltenen) rheumatischen Fiebers. Die Wahrscheinlichkeit seines Auftretens kann durch eine Antibiotikatherapie bei Patienten mit GABHS um zwei Drittel reduziert werden.

Der Einfluss einer **Antibiotikatherapie** auf den natürlichen **Verlauf der Streptokokkenangina** ist hingegen gering. So wird der Krankheitsverlauf im Mittel nur um 16 Stunden verkürzt. Mehr als 90 % der Erkrankten sind nach einer Woche beschwerdefrei, unabhängig von einer Antibiotikabehandlung. Eine Linderung der Beschwerden kann jedoch auch z. B. durch nichtsteroidale Antiphlogistika erzielt werden.

Während einer Epidemie kann eine Antibiotikatherapie die weitere Ausbreitung möglicherweise einschränken. Auch die rasche antibiotische Behandlung von Kindern kann die Kolonisierung des Rachens von Haushaltsmitgliedern mit Streptokokken verringern. Ein Grund zur prophylaktischen Behandlung von asymptomatischen Kontaktpersonen besteht jedoch nicht.

Antibiotika reduzieren eitrige Komplikationen wie eine Sinusitis oder Otitis media (Tab. **B-3.4**). Derartige Komplikationen sind heutzutage jedoch wesentlich seltener als in der Vorantibiotikaära. Der Grund dafür ist nicht klar. Eine generelle „prophylaktische" Verschreibung von Antibiotika ist daher nicht gerechtfertigt. Auch gibt es bisher nicht genügend Hinweise, dass eine **Poststreptokokken-Glomerulonephritis**, eine **Psoriasis guttata** oder ein **Erythema nodosum** (in der Folge einer Streptokokkeninfektion) mit einer Antibiotikatherapie verhindert werden können.

Eine generelle „prophylaktische" Gabe von Antibiotika ist heute nicht mehr gerechtfertigt.

▶ **Merke:** Der wichtigste Grund für die Abklärung von akuten Halsschmerzen ist das Erkennen einer Streptokokkenangina, um durch eine Antibiotikatherapie das bei uns seltene rheumatische Fieber zu verhindern. Für die wirksame Prävention des rheumatischen Fiebers spielt es keine Rolle, ob mit einer Antibiotikatherapie sofort begonnen oder einige Tage bis zum Eintreffen der Kulturresultate gewartet wird. Ob bei früh einsetzender Therapie mit einer höheren Rezidivrate zu rechnen ist, wird in verschiedenen Studien kontrovers beurteilt. **Die Therapiedauer beträgt in der Regel 10 Tage,** um eine vollständige Eradikation der Streptokokken aus dem Rachenraum zu erreichen. Eine kürzere Therapiedauer kann für hohe Dosen Amoxicillin sowie für Azithromycin ausreichend sein.

◀ Merke

B-3.4	Komplikationen einer Streptokokkenangina (GABHS-Pharyngitis)
Eitrige Komplikationen	Otitis media Peritonsillärer Abszess Sinusitis Mastoiditis Retropharyngealer Abszess
Nichteitrige Komplikationen	Rheumatisches Fieber Poststreptokokken-Glomerulonephritis Erythema nodosum Chorea minor

Penizillin gilt nach wie vor als Mittel der ersten Wahl zur Behandlung der Streptokokkenangina. Seine präventive Wirkung ist für das rheumatische Fieber aber nur für die intramuskuläre Applikation dokumentiert. In 10–30 % werden **bakteriologische Therapieversager** beobachtet, deren Ursache vielfältig und nicht immer klar ist. So wird das Mittel von einigen Patienten nach Verschwinden der Symptome häufig nicht mehr weiter genommen. Es kann sich um Reinfektionen oder um eine virale Pharyngitis bei einem Streptokokkenträger handeln. Auch eine Toleranzbildung oder Attenuation der Streptokokken gegen Penizillin wird diskutiert, eine eigentliche Resistenz im mikrobiologischen Sinn besteht jedoch nicht. Die virulenten rheumatogenen Stämme sind nach wie vor gegen Penizillin gut empfindlich.

Penizillin gilt nach wie vor als Mittel der ersten Wahl zur Behandlung der Streptokokkenangina. Seine präventive Wirkung ist für das rheumatische Fieber aber nur für die intramuskuläre Applikation dokumentiert.

▶ **Merke:** Bei Penizillinallergie wird die Verabreichung von Erythromycin empfohlen.

◀ Merke

Erythromycin verursacht jedoch häufig gastrointestinale Nebenwirkungen. In Gebieten, in denen Erythromycin häufig verschrieben wird, können bis zu 25 % der Streptokokken resistent sein. So konnte in Finnland gezeigt werden, dass der Makrolid-Umsatz direkt mit dem Anteil erythromycinresistenter Streptokokken korreliert. Neuere Makrolide wie Clarithromycin oder Azithromycin sind zwar besser verträglich, jedoch wesentlich teurer und nicht wirksamer gegen resistente Streptokokken. Auf eine primäre Verschreibung von neueren Makroliden zur Behandlung der GABHS-Pharyngitis soll deshalb verzichtet werden.

Erythromycin verursacht jedoch häufig gastrointestinale Nebenwirkungen.

B-3.5 Empfehlungen für die Therapie einer Streptokokkenangina*

	Tagesdosis Kinder	Tagesdosis Erwachsene	Dauer	Kosten	Evidenz
Phenoxymethylpenizillin	2 × 25 000 IU/kg	2 × 1 Mio. IU	10 Tage	++	++++
Procain-Benzylpenizillin	600 000 IU i.m.	1,2 Mio. IU i.m.	einmalig	+	+++++
Amoxicillin	1 × 50 mg/kg	1 × 1000 mg	10 Tage	++	+++
		2 × 1000 mg	6 Tage	+++	++
Erythromycin	40 mg/kg in 2–4 Dosen	3 × 500 mg	10 Tage	++++	++++
Clarithromycin	2 × 15 mg/kg	2 × 250 mg	10 Tage	+++++	+++
Azithromycin	1 × 12 mg/kg	1 × 250 mg**	5 Tage***	++++	+++

* Eradikation von GABHS im oberen Respirationstrakt
** Doppelte Dosis am ersten Tag
*** Die in den USA empfohlene Dosierung und 5-tägige Behandlungsdauer ist besser dokumentiert als die in Europa empfohlene 3-tägige Behandlungsdauer mit doppelter Dosis.

Cephalosporine sind gleich und gelegentlich besser wirksam als oral verabreichtes Penizillin.

▶ Merke

Cephalosporine sind gleich und gelegentlich besser wirksam als oral verabreichtes Penizillin. Sie sind jedoch wesentlich teurer. Personen mit Penizillinallergie sind in etwa 10 % auch gegen Cephalosporine allergisch.

▶ **Merke:** Tetrazykline, Co-trimoxazol und andere Sulfonamide sowie Chinolone sind ungenügend wirksam und zur Behandlung der Streptokokkenangina nicht geeignet.

Clindamycin ist zwar wirksam, kann jedoch schwere unerwünschte Wirkungen (pseudomembranöse Kolitis) verursachen. **Aminopenizilline** (Amoxicillin) können 1 × täglich oder in hohen Dosen über 6 Tage verabreicht werden (Tab. **B-3.5**), haben aber ein erhöhtes Spektrum unerwünschter Wirkungen.

▶ Merke

Clindamycin ist zwar wirksam, kann jedoch schwere unerwünschte Wirkungen (pseudomembranöse Kolitis) verursachen. **Aminopenizilline** (Amoxicillin) bieten keine wesentlichen Vorteile, sie können jedoch einmal täglich oder in hohen Dosen lediglich über 6 Tage verabreicht werden (Tab. **B-3.5**). Von **Kindern** wird **Amoxicillin-Sirup besser akzeptiert** als Penizillin-Sirup. Aminopenizilline weisen im Vergleich zu Penizillin ein erhöhtes Spektrum unerwünschter Wirkungen auf; bei Mononuklose-Erkrankungen verursachen sie sehr häufig Exantheme, die fälschlicherweise als Penizillinallergie missinterpretiert werden.

▶ **Merke:** Nach den Empfehlungen der American Heart Association gilt Penizillin V (Phenoxymethyl-Penizillin) peroral als Mittel erster Wahl. Für Kinder wie auch für Erwachsene sind zwei orale Dosen täglich ausreichend (Tab. **B-3.5**).

Bei mangelnder Compliance Verabreichung von Benzathin-Penizillin i.m., allerdings besteht Risiko einer Anaphylaxie.

Vor allem bei mangelnder Compliance kann Benzathin-Penizillin G (Benzathin-Benzylpenizillin) einmalig intramuskulär gespritzt werden. Die Injektion ist jedoch recht schmerzhaft und birgt das Risiko einer Anaphylaxie.

▶ Fallbeispiel

▶ **Fallbeispiel (Fortsetzung).** Die Mutter des 8-jährigen Jungen ruft am Montag in der Praxis an und berichtet, dass der Patient praktisch beschwerdefrei sei. Die Streptokokkenkultur ist positiv, und die Mutter muss überzeugt werden, dass eine 10-tägige Therapie mit Penizillin trotz Beschwerdefreiheit zur Prävention eines (wenn auch seltenen) rheumatischen Fiebers zu empfehlen ist. Eine Publikation aus dem Jahre 2003 konnte zeigen, dass es durchaus auch möglich ist, erst bei dem Auftreten eines Scharlachexanthems mit der Antibiotikatherapie zu starten, ohne die Kinder zu gefährden (BMJ 2003; 327: 1324-9). Die geringe Fallzahl der Studie lässt jedoch derzeit keine sicheren Schlüsse zu, sodass derzeit eine Eradikation noch empfohlen wird. Der Patient wird anschließend 3–4 Wochen später in die Praxis bestellt, um eine Urinkontrolle (Eiweiß, Mikrohämaturie) durchzuführen. Dieses Vorgehen ist in der Praxis üblich; ob es jedoch zur Früherfassung einer Poststreptokokken-Glomerulonephritis sinnvoll und kostengünstig ist, wurde bisher nie untersucht.
Der Patient erscheint zum vereinbarten Kontrolltermin 4 Wochen nach der Erkrankung. Die Urinuntersuchung ist normal ausgefallen. Er klagt noch über geringe Schluckbeschwerden. Bei der Untersuchung finden sich auch noch leicht vergrößerte Lymphknoten im Halsbereich und ein diskret geröteter Rachen. Die Mutter ist beunruhigt und will wissen, ob nicht doch ein weiterer Abstrich durchgeführt werden sollte.

Kontrollabstriche zur Beurteilung der Wirksamkeit der Therapie sind bei asymptomatischen Patienten normalerweise nicht notwendig. Besonders bei Kindern können jedoch rezidivierende Pharyngitiden ein Problem darstellen. Kulturen helfen nicht immer weiter, da auch anaerobe Bakterien für die Beschwerden verantwortlich sein können. In erster Linie ist an eine ungenügende Compliance, eine Reinfektion oder Persistenz des Trägertums bei gleichzeitigem viralen Infekt zu denken. Eine chronische Sinusitis, infektiöse Mononukleose, subakute Thyreoiditis und Nikotinabusus sowie berufliche Noxen müssen ebenfalls in Erwägung gezogen werden. Die Therapie ist schwierig. In hartnäckigen Fällen und bei wiederholt positivem Nachweis kann z.B. eine 10-tägige Therapie mit Amoxicillin-Clavulansäure (Erwachsene 2 × 500 mg/Tag, Kinder 40 mg/kg in 3 Dosen) oder Clindamycin (Erwachsene 3 × 200–450 mg, Kinder 3 × 8–12 mg/kg) verschrieben werden.

Die Rolle der Tonsillektomie bei rezidivierenden Streptokokkenanginen wird kontrovers beurteilt. Es konnte aber gezeigt werden, dass Kinder, die immer wieder an schweren Tonsilliden litten, während einer zweijährigen Beobachtungsperiode nach einer Tonsillektomie signifikant seltener an Streptokokkenanginen erkrankten. Nur wenn jährlich mehrere schwere Streptokokkenanginen dokumentiert worden sind, soll man sich zur Tonsillektomie entschließen. Aufwand und Kosten zur **Verhinderung eines rheumatischen Fiebers** sind in den industrialisierten Ländern sehr hoch. Auch mit einer konsequenten Diagnostik und angemessenen Therapie ist es unmöglich, das rheumatische Fieber auszurotten. Nur gerade ein Drittel der Patienten mit Halsschmerzen, die anschließend ein rheumatisches Fieber entwickeln, haben vorher einen Arzt konsultiert. Der Patient sucht seinen Arzt jedoch nicht für eine statistische Risikobeurteilung auf, sondern will Erleichterung von seinen Beschwerden und Beratung. Es ist deshalb Aufgabe des Hausarztes, eine vernünftige Beratung, Diagnostik und Therapie durchzuführen und eine ungezielte Antibiotikatherapie zu vermeiden.

Weiterführende Literatur zu diesem Kapitel finden Sie unter www.thieme.de/specials/dr-allgemeinmedizin/

4 Brustschmerz

Norbert Donner-Banzhoff, Uwe Popert, Martin Beyer, Wolfgang Rönsberg, Ferdinand Gerlach

▶ **Fallbeispiel**

▶ **Fallbeispiel 1.** Während der Vormittagssprechstunde unterbricht mich eine meiner Helferinnen mitten in einer Beratung. Ihr alarmiertes Gesicht lässt einen triftigen Grund vermuten. Herr M., ein Nachbar, habe soeben angerufen. Seine Frau klage seit etwa 10 Minuten über heftige Brustschmerzen.
Die 62-jährige, vor kurzem pensionierte Sekretärin kenne ich seit Jahren. Hartnäckige rezidivierende Lumbalgien waren der Anlass ihrer bisherigen Besuche. Außerdem bestand ein Hypertonus, von dessen Behandlungsbedürftigkeit ich sie nie recht überzeugen konnte. Ein akuter Brustschmerz, der sich nicht plausibel in die Vorgeschichte einfügen lässt – dies lässt mich zum Notfallkoffer greifen und im Laufschritt die Wohnung gegenüber der Praxis aufsuchen.
Beim Betreten der Wohnung reicht ein Blick durch die geöffnete Schlafzimmertür, um den Verdacht zu erhärten: Halb sitzend ringt die Patientin dort nach Luft. Ihre verspannte Mimik lässt erhebliche Schmerzen vermuten. Den Blick angstvoll zu nennen, wäre Über- und Untertreibung zugleich: Übertreibung, weil sich Angst meist lauter, expressiver darstellt – dieser Affekt aber ist leise, der Blick auf merkwürdige Weise nach innen gerichtet; Untertreibung, weil der Anblick auch ohne laute Töne unter die Haut geht und Bedrohlichkeit vermittelt.
Noch im Flur beauftrage ich deshalb meine Helferin, die Rettungsleitstelle zu benachrichtigen, und bin im nächsten Moment bei der Patientin. Der Notarztwagen trifft 10 Minuten später ein; die Diagnose eines ausgedehnten inferioren Infarkts ist elektrokardiographisch bereits gestellt. Die Behandlung in der Klinik verläuft ohne Komplikationen, drei Wochen später ist die Patientin wieder zu Hause.

▶ **Fallbeispiel**

▶ **Fallbeispiel 2.** Der 64-jährige Ingenieur klagt über einen stechenden ziehenden Schmerz in der linken Pectoralis-Region. Dieser verstärkt sich bei bestimmten Bewegungen des Armes, zu körperlicher oder seelischer Belastung besteht kein Zusammenhang. Er ist für sein Alter ausgesprochen sportlich; vor wenigen Wochen ist er von einer Kanu-Tour in Kanada zurückgekehrt. Vor allem seine Frau mache sich Sorgen, ob es nicht vom Herzen kommen könne. Einschlägige Risikofaktoren sind bei dem selbstbewussten Mann, der stolz auf seine beruflichen und sportlichen Erfolge ist, nicht bekannt. Die Untersuchung von Herz und Lunge erbringt keinen auffälligen Befund, der Blutdruck ist im Normbereich. Ich erkläre dem Patienten, dass die Art seiner Beschwerden völlig untypisch für einen kardialen Schmerz sei und eher für eine muskuläre Zerrung oder Überlastung spreche. Sicherheitshalber würden wir aber ein EKG schreiben, welches erwartungsgemäß unauffällig ist.
Wegen der für eine kardiale Ätiologie völlig untypischen Anamnese und der ausgesprochen guten körperlichen Belastbarkeit entscheide ich mich dazu, dem Patienten von einer weiterführenden Diagnostik abzuraten. Bei einer Veränderung oder Verstärkung der Symptomatik möge er sich wieder melden.
Einige Monate später berichtet er, dass die Beschwerden sich nach einigen Tagen gelegt hätten; inzwischen habe er eine weitere Extremtour hinter sich gebracht. Seit dieser Episode ist er, der zuvor verschiedene Ärzte konsultiert hatte, zu einem „treuen Patienten" geworden, der mich als seinen Hausarzt akzeptiert. Diese vertrauensvolle Beziehung erleichtert die Behandlung eines Diabetes mellitus, der zwei Jahre später festgestellt wird.

4.1 Epidemiologie

Das Symptom „Brustschmerz" ist in der Allgemeinpraxis relativ häufig, aber nur in weniger als 10 % ist eine KHK die Ursache.

4.1 Epidemiologie

In 1,5 % aller neuen (!) Beratungsanlässe der Allgemeinpraxis stehen Thoraxschmerzen im Mittelpunkt; damit ist dies ein relativ häufiges Problem. In weniger als 10 % dieser Situationen ist eine koronare Herzkrankheit (KHK) die Ursache, ganz im Gegensatz zum Krankenhaus, wo der Anteil ernster kardialer Erkrankungen bei Personen mit Thoraxschmerz viermal so hoch ist. Diese differierenden Prävalenzen erfordern unterschiedliche, der jeweiligen Situation angepasste Vorgehensweisen.

4.2 Ätiologie – Differenzialdiagnose

4.2.1 Erkrankungen des Bewegungsapparates bzw. der Brustwand

Typisch sind die klare Lokalisierbarkeit des Schmerzes, die Abhängigkeit von Bewegungen und Atmung sowie der Druckschmerz bei der Palpation. Eine eindeutige anatomische Zuordnung ist oft nicht möglich.
Schmerzen am Knochen-Knorpel-Übergang werden als **Tietze-Syndrom** bezeichnet.
Auch Infrakturen der Rippen durch Hustenanfälle oder ein externes Trauma können Ursache eines lokalisierbaren Druckschmerzes sein. Ein durch Palpation reproduzierbarer Schmerz ist aller Wahrscheinlichkeit nach nicht kardial bedingt.
Die Diagnose erfolgt durch Anamnese und körperliche Untersuchung.

4.2.2 Ösophagus-Erkrankungen

Häufig und therapeutisch relevant ist die Ösophagitis, meist auf der Basis eines Reflux. Der Schmerz wird in der Sternalregion empfunden und oft als brennend beschrieben („Sodbrennen"). Er steht in Zusammenhang mit dem Essen bzw. mit bestimmten Nahrungsmitteln (v. a. süßen Speisen, Alkohol, Kaffee, Tee) und dem Nikotin. Stark saurer Geschmack im Mund ist typisch, beim Eindringen von Magensäure in die Trachea wird oft nächtlicher Husten geklagt. Die Diagnose erfolgt im Wesentlichen durch die Anamnese und die Wirksamkeit einer Anti-Reflux-Therapie; die Gastroskopie ist bei Sodbrennen oft unauffällig.

4.2.3 Syndrom der Pleurareizung

Auch dieser Schmerz ist punktuell lokalisierbar, stark abhängig von der Atmung und von Bewegungen (parietaler Schmerz!). Die Atmung des Patienten ist deshalb flach. Ein Pleurareiben ist nur selten auskultierbar; häufiger finden sich im fortgeschrittenen Stadium ein abgeschwächtes Atemgeräusch, eine Dämpfung und ein verminderter Stimmfremitus durch die Ergussbildung.
Ätiologisch kommen **Entzündungen (Pleuropneumonien)** in Frage, welche durch die Begleitsymptome (Husten, Fieber, Allgemeinbeeinträchtigung bis hin zu Atemnot) gekennzeichnet sind.
Für einen **Lungeninfarkt (Embolie)** sprechen ein plötzlicher Beginn, das Fehlen von Infektzeichen, entsprechende Risikofaktoren (höheres Alter, Bettlägerigkeit, Malignom, operativer Eingriff bzw. Trauma der unteren Extremitäten) sowie klinische Zeichen einer tiefen Beinvenenthrombose. Bei jüngeren Menschen und/oder nach einem Thoraxtrauma ist ein Pneumothorax zu bedenken; hier finden sich einseitig ein hypersonorer Klopfschall und ein vermindertes oder aufgehobenes Atemgeräusch.

4.2.4 Tracheitis, Bronchitis und Perikarditis

In der hausärztlichen Praxis werden retrosternale Schmerzen oft im Rahmen eines grippeähnlichen Infekts angegeben. Ursache ist in der Regel eine unspezifische Tracheitis/Bronchitis.
Eine starke Allgemeinbeeinträchtigung, Herzrhythmusstörungen oder Zeichen der Herzinsuffizienz erfordern jedoch eine Abklärung in Bezug auf entzündliche Erkrankungen des Herzens (EKG, ggf. Echokardiographie).
Der Schmerz einer **Perikarditis** wird überwiegend retrosternal lokalisiert, kann auch einen Herzinfarkt oder eine Pleuritis vortäuschen (bzw. mit Letzterer gleichzeitig auftreten). Er dauert länger und wird als weniger beängstigend empfunden als die Myokardischämie; er soll durch Liegen verstärkt werden.

4.2.5 Dissektion eines thorakalen Aortenaneurysmas

Hier wird ein plötzlicher, reißender Schmerz beschrieben. Je nach Lokalisation finden sich eine Blutdruck- bzw. Pulsdifferenz oder neurologische Ausfälle. Ambulant ist die Unterscheidung dieser ausgesprochen seltenen Erkrankung vom akuten Koronarsyndrom kaum zu leisten.

4.2.6 Funktionelles Syndrom

Die Beschwerden sind hier eher im linken Thorax („Herzgegend") lokalisiert, können durchaus in herztypischer Weise ausstrahlen und zeichnen sich ansonsten durch das Fehlen der zuvor genannten Charakteristika aus. Wichtigstes Kriterium in der Praxis ist die „erlebte Anamnese": wenn der Allgemeinarzt von einem Patienten weiß, dass er zur Somatisierung neigt, wird er die aktuellen Beschwerden entsprechend gewichten – obwohl dies nie das einzige Kriterium sein darf. Funktionelle Syndrome sind oft mit Müdigkeit bzw. Erschöpfung wie auch mit Symptomen von Depression bzw. Angst assoziiert.

4.3 Abwendbar gefährliche Verläufe – „red flags"

Die in Tab. **B-4.1** aufgeführten Symptome, Charakteristika und Befunde sollten als Warnzeichen für eine bedrohliche Erkrankung besonders ernst genommen werden.
Einzelne oder mehrere typische Symptome führen aus einer unklaren Situation „akuter Brustschmerz" zu einer (Verdachts-)Diagnose mit Einordnung als prognostisch günstige Erkrankung oder als bedrohliche Erkrankung mit sofortigem Handlungsbedarf (Abb. **B-4.1**).
Wegen der Bedeutsamkeit einer ggf. übersehenen bedrohlichen Erkrankung ist bei neuen oder unklaren Symptomen die Einklassifizierung immer neu zu überdenken und ggf. zu korrigieren.

B-4.1 Warnzeichen

Organsystem/Region	Symptom/Befund	Wahrscheinliche Erkrankungen (Auswahl)
Schmerzcharakter	Engegefühl	KHK
	Schmerzausstrahlung in Hals, Kiefer, Schulter, Arm(e), Oberbauch	KHK
Atmung	Ruhedyspnoe	Linksherzinsuffizienz bis hin zum Lungenödem, Bronchialobstruktion, Lungenembolie, Pneumothorax, Pleuraerguss u. a.
	Tachypnoe (> 20/min)	
	Feuchte Rasselgeräusche	Lungenstauung, Infiltrat
	Einseitig fehlendes Atemgeräusch	Pleuraerguss, Pneumothorax, Atelektase
Kreislauf	Herzfrequenz < 40 oder > 100	Hypoxie, praktisch sämtliche ernsten kardiopulmonalen Erkrankungen
Zentralnervensystem	Eintrübung	Schock, Hypoxie
Haut	Zyanose	Hypoxie (O_2-Sättigung < 90 %) bei schwerer kardiopulmonaler Erkrankung
	Blässe	Schock, Anämie
Inanspruchnahmeverhalten	Mehrfache Konsultation wegen Beschwerden in mehreren Organsystemen ohne pathologische Befunde	Somatisierungsstörung

4.4 Diagnostisches Vorgehen

4.4.1 Basisdiagnostik

Anamnese

Arzt und Patient denken bei dem Symptom „Brustschmerz" zunächst an das Herz als Ursache, vor allem an die Myokardischämie. Die Entscheidung, ob eine kardiale Ursache so wahrscheinlich ist, dass eine entsprechende Abklärung sinnvoll ist, beruht fast ausschließlich auf der Anamnese, da die körperliche Untersuchung meist wenig ergiebig ist und weiterführende Untersuchungen nur in einer Minderzahl von Fällen indiziert sind.

Ein ischämischer Brustschmerz wird meist retrosternal lokalisiert, Patienten beschreiben ihn als drückend, einengend, dumpf, manchmal auch brennend. Er kann in Hals, Kiefer, Arme, Rücken und Oberbauch ausstrahlen. Oft geht er mit Atemnot einher – eine Myokardischämie kann sich sogar ausschließlich als Atemnot äußern. Bei subakuten bzw. chronischen Präsentationen ist der Zusammenhang zu Belastungen (siehe Definition stabile Angina pectoris) ein charakteristisches Merkmal.

In akuten Situationen geht der ischämische Brustschmerz oft mit vegetativen Beschwerden (Schwitzen bzw. Kaltschweißigkeit, Übelkeit, Erbrechen) und dem Gefühl der Todesangst einher.

Atypische Präsentationen sind vor allem bei Frauen häufiger als bei Männern (Oberbauchbeschwerden, Atemnot, Übelkeit). Nicht zuletzt wegen der niedrigeren Prävalenz der KHK bei Frauen ist die weiterführende Diagnostik bei Frauen weniger aussagekräftig. Asymptomatische Myokardischämien kommen besonders bei Diabetikern vor.

> ▶ **Merke:** Der kardiale Schmerz ist ein viszeraler Schmerz: eher dumpf-drückend, nicht präzise lokalisierbar, von Bewegungen unabhängig. Eine Pleurareizung dagegen hat einen parietalen Schmerzcharakter: präzise lokalisierbar, verstärkt bzw. hervorgerufen durch Bewegung und Inspiration. Hier besteht eine Parallele zu abdominellen Erkrankungen.

Die bekannten Risikofaktoren der KHK helfen, die Vortest-Wahrscheinlichkeit für die Erkrankung einzugrenzen: Höheres Alter, männliches Geschlecht, bereits bekannte Gefäßerkrankungen, eine Familienanamnese von frühen Herzerkrankungen (z. B. manifeste KHK bei erst- oder zweitgradig verwandten Frauen < 65 oder Männern < 55 Jahren) machen jeweils eine KHK wahrscheinlicher, ebenso eine beim Patienten bereits bekannte Hypertonie, Fettstoffwechselstörung oder das Rauchen.

Immer ist der Patient nach seiner eigenen Einschätzung zu fragen. Besonders Patienten, die eine KHK-Symptomatik bereits erfahren haben, können bei der Differenzierung helfen. Auch kommen hier die vielleicht nicht spontan geäußerten Ängste und Befürchtungen zur Sprache. Zu jeder Anamnese gehören die psychosozialen Aspekte: familiäre, berufliche und weitere soziale Situation, Symptome von Depression und Angst. Selbst wenn eine organische Genese sehr wahrscheinlich erscheint, ist diese Dimension für ein umfassendes Verständnis des Patienten wichtig; im Falle einer Somatisierung öffnet ein solches Gespräch die Tür zu einer ätiologischen Abklärung und Behandlung. Den meisten Menschen sind Zusammenhänge von psychosozialem Befinden und körperlichen Symptomen geläufig; oft äußern Patienten solche Hypothesen spontan, wenn ihnen im Gespräch genügend Raum dazu gegeben wird.

Körperliche Untersuchung

Eine KHK bewirkt in der Regel keine charakteristischen klinischen Zeichen. In der **Akutsituation** kann eine **vegetative** (Schwitzen) oder **psychische** (sichtbare Todesangst, s. Fallbeispiel 1) **Beeinträchtigung** einen Hinweis geben. Konkrete Befunde ergeben sich bei Komplikationen des Myokardinfarktes, zum Beispiel

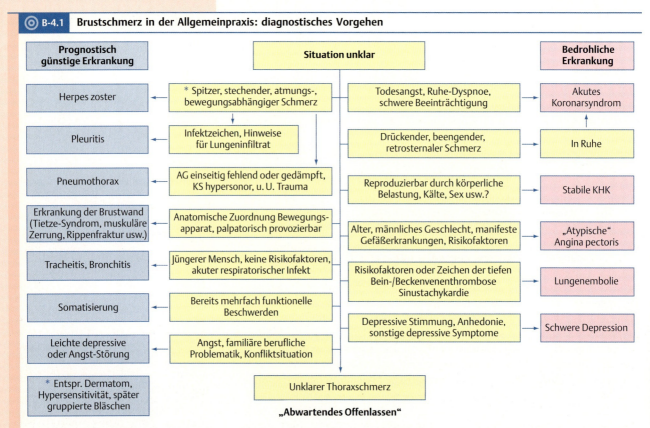

B-4.1 Brustschmerz in der Allgemeinpraxis: diagnostisches Vorgehen

Dieses Schaubild versucht, das allgemeinärztliche Vorgehen bei einem Patienten mit Brustschmerz transparent zu machen. Dabei laufen viele dieser Überlegungen unbewusst ab bzw. werden nur dann aktiviert, wenn ein definierter Anlass da ist (z. B. Ersteindruck Angst, Bedrohlichkeit, schwere Beeinträchtigung). Mehrere der aufgeführten Diagnosen bedürfen in der Regel weiterer Abklärung („Verdachtsdiagnose"), z. B. Pneumothorax, Lungenembolie, Manifestationen der KHK; bei anderen dagegen liefern Anamnese und körperliche Untersuchung eine genügend hohe Wahrscheinlichkeit (z. B. Pleuritis, Tracheitis, Bronchitis), sodass eine weitere Abklärung unterbleiben kann. Die drei Spalten stellen eine Vereinfachung dar; so kann ein traumatisch bedingter Spannungspneumothorax durchaus lebensbedrohlich sein. Bei Unstimmigkeiten wird die Überlegung von einer Verdachtsdiagnose auch wieder zum Bereich der Offenheit bzw. Unsicherheit (mittlere Spalte) zurückkehren. Es sollte auch bedacht werden, dass das Vorgehen zwischen verschiedenen (Allgemein-)Ärzten stark differiert; mit zunehmender Erfahrung spielen diagnostische „Bilder" bzw. Prototypen eine größere Rolle als explizit formulierbare Regeln.

Rhythmusstörungen und Pumpversagen (Atemnot, Orthopnoe, feinblasige Rasselgeräusche, Ödeme; Schockzeichen).
Die **Auskultation** des Herzens erbringt nur im Fall von Komplikationen (Mitralinsuffizienz bei Papillarmuskelabriss oder Dilatation des linken Ventrikels) oder seltenen Grunderkrankungen (z. B. Aortenstenose) relevante Informationen.
Der **Blutdruck** ist immer zu messen. Einzelne nicht oder vermindert tastbare periphere Pulse sprechen für eine arterielle Verschlusskrankheit (s. S. 322).
Ergiebiger ist die körperliche Untersuchung für differenzialdiagnostisch relevante Erkrankungen, wie z. B. eine Pleuropneumonie, den Pneumothorax oder muskuläre/vertebragene Erkrankungen.

Zusatzuntersuchungen

Labor: In den Frühstadien eines Myokardinfarkts sind die Marker der Myokardnekrose meist noch nicht erhöht.

Zusatzuntersuchungen

Labor: Die verschiedenen chemischen Marker der Myokardnekrose haben den Nachteil, dass sie in den Frühstadien eines Myokardinfarkts, mit denen der Allgemeinarzt vorzugsweise konfrontiert ist, meist noch nicht erhöht sind. Für Troponin T und I, die bereits als Schnelltests angeboten werden, liegen keine ausreichenden Daten über die diagnostische Aussagekraft aus der ambulanten Versorgung vor. Möglicherweise besteht mit diesen Tests die Möglichkeit, bei länger bestehenden Beschwerden (> 8 Stunden) einen Infarkt mit hoher Wahrscheinlichkeit auszuschließen.

EKG: Bei akuten wie subakuten Präsentationen kann das Ruhe-EKG Hinweise geben, aber auch nicht mehr. Bei einer verdächtigen Symptomatik sollte ein normales EKG nicht davon abhalten, die stationäre Behandlung zu veranlassen, da ein Myokardinfarkt mit dem EKG nicht ausgeschlossen werden kann.

◀ **EKG:** Ein Myokardinfarkt kann mit dem EKG nicht ausgeschlossen werden.

▶ **Merke:** Trotz eines Infarktes kann das EKG bis zu 24 h lang unauffällig bleiben!

◀ Merke

Ähnliches gilt für das Belastungs-EKG bei nicht akuter Symptomatik. Wenn der Arzt nach der Anamnese die Wahrscheinlichkeit für die KHK als hoch oder niedrig einstuft, sollte ihn das Belastungs-EKG nicht vorschnell von dieser Einschätzung abbringen; lediglich in einer Grauzone (nicht eindeutige Klinik) kann es den Ausschlag geben.

▶ **Fallbeispiel 3. Befunde kritisch sehen: Rechenbeispiel**
Ein 62-jähriger Mann, Raucher seit mehr als 30 Jahren, klagt über drückende, retrosternale, starke Schmerzen bei Belastung, die sich wieder legen, sobald er stehen bleibt oder Nitro nimmt.
Bei dieser Anamnese (typische Angina pectoris) liegt die Wahrscheinlichkeit für eine KHK bereits bei ca. 90 %. Ergibt das Belastungs-EKG einen Normalbefund, sinkt diese Wahrscheinlichkeit auf lediglich 80 % – zu hoch, um die KHK auszuschließen. Hier akzeptiert man entweder die Diagnose KHK oder veranlasst sogleich eine invasive Diagnostik (Koronarangiographie). *(Nach Bennett et al.)*

◀ Fallbeispiel

4.4.2 Weiterführende Diagnostik/Schnittstellenproblematik

Wird vom erstversorgenden Allgemeinarzt die Wahrscheinlichkeit für ein akutes Koronarsyndrom für ausreichend hoch gehalten, ist ein dringender (not)ärztlich begleiteter Transport in die Klinik zu veranlassen. Zusammen mit dem Patienten ist zu entscheiden, ob der Transport in ein kardiologisches Zentrum mit der Möglichkeit eines frühinvasiven Vorgehens in Frage kommt. Im Vergleich zur systemischen Lyse ergibt sich für eine frühzeitige Revaskularisation (PTCA, Stent) eine absolute Risikoreduktion der Frühsterblichkeit von 2 %; diese ist aber nicht überall verfügbar.
Bei der chronischen bzw. subakuten Präsentation ist diagnostische Unsicherheit ein Grund zur Überweisung (z. B. Koronarangiographie durch den Kardiologen). Dasselbe gilt für eine medikamentös nicht mehr beherrschbare Symptomatik bei bekannter KHK.
Maßnahmen für die Verbesserung der Prognose des KHK-Patienten (Infarktvermeidung, Lebensverlängerung) sind eine zentrale Aufgabe des Hausarztes. Im Vordergrund stehen Verhaltensänderungen (Raucherentwöhnung, körperliche Aktivität, mediterrane Kost) und Medikamente wie Thrombozytenaggregations-Hemmer (v. a. ASS), Betablocker, Statine und Antihypertensiva. Ob die heute praktizierten Maßnahmen der koronaren Revaskularisation langfristig auch einen relevanten prognostischen Nutzen bringen, ist auf Grund der Studienlage unklar.
Eine **fachspezialistische Überweisung** ist beim Verdacht auf eine Perikarditis (Echokardiographie) oder eine Lungenembolie indiziert, je nach Befinden des Patienten sogar eine unmittelbare stationäre Einweisung. Eine Pleuritis bzw. Pleuropneumonie wird in der Regel ambulant auf Grund des klinischen Bildes behandelt; **bildgebende Verfahren** sind bei nicht akzeptabler diagnostischer Unsicherheit angezeigt (etwa beim Verdacht auf einen Spontanpneumothorax).

4.4.2 Weiterführende Diagnostik/ Schnittstellenproblematik

Wird die Wahrscheinlichkeit für ein akutes Koronarsyndrom für ausreichend hoch eingeschätzt, ist ein dringender Transport in die Klinik zu veranlassen.

Maßnahmen für die Verbesserung der Prognose des KHK-Patienten (Infarktvermeidung, Lebensverlängerung) sind eine zentrale Aufgabe des Hausarztes.

Eine **fachspezialistische Überweisung** ist beim Verdacht auf eine Perikarditis (Echokardiographie) oder eine Lungenembolie indiziert.

Wichtige Definitionen

▶ **Definition: Stabile Angina pectoris:** Entscheidendes Kriterium ist die Reproduzierbarkeit der Symptomatik, vor allem durch körperliche Anstrengung, aber auch durch kalte Luft, größere Mahlzeiten oder sexuelle Aktivität. Nach Ende der Belastung bzw. Gabe von Nitroglyzerin legen sich die Beschwerden innerhalb weniger Minuten.

▶ **Definition: Instabile Angina pectoris:** Die Beschwerden treten (auch) in Ruhe auf oder nehmen an Häufigkeit bzw. Intensität zu („Crescendo-Angina"). Vielfach wird jede neu aufgetretene Angina als instabil bezeichnet, was aus der Sicht der Primärversorgung allerdings nicht sinnvoll erscheint. Prognostisch ist die instabile Angina pectoris ernster zu beurteilen als die stabile.

▶ **Definition: Akutes Koronarsyndrom:**
Oberbegriff für:
- die **instabile Angina pectoris**,
- den **Nicht-ST-Hebungsinfarkt**: „non-ST-elevation myocardial infarction" (**N-STEMI**), früher als „Innenschichtinfarkt" bezeichnet und
- den **ST-Hebungsinfarkt** (**STEMI**), früher auch „transmuraler Infarkt" genannt.

▶ **Merke:** Für den Allgemeinarzt ist diese zusammenfassende Definition besonders sinnvoll, da ein identisches Management resultiert: notfallmäßige stationäre Einweisung in ärztlicher Begleitung, symptomatische Behandlung mit Nitroglyzerin und Opiaten (z. B. Morphin), rasche Behandlung von Pumpversagen und hämodynamisch wirksamen Rhythmusstörungen.

4.4.3 Umgang mit Unsicherheit

Im Brustschmerz bündeln sich vielfältige Ängste und Befürchtungen. Das Herz ist das Symbol des Lebens und Empfindens schlechthin. Herzerkrankungen sind die häufigste Todesursache, und fast allen Menschen sind aus ihrer Umgebung Beispiele für tödlich verlaufene Fälle bekannt.

Die am Beginn des Kapitels beschriebene epidemiologische Situation verbietet es dem Hausarzt jedoch, grundsätzlich „auf Nummer sicher" zu gehen. Würde jeder Brustschmerz intensiv abgeklärt (Belastungs-EKG, nuklearmedizinische Methoden, Koronarangiographie), wären zahlreiche falsch positive Befunde die Folge; denn diese Diagnostik würde sich in einem Niedrigprävalenzbereich abspielen (s. S. 516). Zusätzlich würden Strahlenbelastung, Komplikationen der Diagnostik und deren Kosten ein groteskes Ungleichgewicht von Aufwand und Nutzen verursachen.

Man stelle sich vor, der Patient in Fallbeispiel 2 wäre zur invasiven Diagnostik überwiesen worden, vielleicht wäre sogar eine – in der Rückschau: asymptomatische – Koronarstenose festgestellt worden. Wie hätte sich das auf sein Selbstwertgefühl und seine Lebensweise ausgewirkt? Hätte er sich von diesem Zeitpunkt an als „Herzkrüppel" verstanden, sozial und sportlich zurückgezogen, wären Pessimismus und die Isolation die Folge gewesen? Das zurückhaltende ärztliche Vorgehen verhinderte, dass sein Optimismus und sein Aktivitätsniveau beeinträchtigt wurden. Der später festgestellte Diabetes mellitus konnte deshalb zunächst durch Diät und verstärkten täglichen Sport behandelt werden.

Auch bei der Abklärung eines Brustschmerzes kommt dem Allgemeinarzt die sog. „Siebfunktion" zu. In der Praxis muss im Wesentlichen aufgrund der Anamnese entschieden werden, ob die Wahrscheinlichkeit für eine KHK genügend hoch ist, um z. B. eine Krankenhauseinweisung oder invasive Abklärung zu veranlassen. Der Anamnese einschließlich von kardiovaskulären

---

Nicht bei jedem Brustschmerz ist grundsätzlich eine intensive Abklärung (Belastungs-EKG, nuklearmedizinische Methoden, Koronarangiographie) sinnvoll und erforderlich.

Der Anamnese einschließlich von kardiovaskulären Risikofaktoren, den Vorerkrankungen und dem Inanspruchnahmeverhalten ist deshalb besondere Aufmerksamkeit zu widmen.

Risikofaktoren, den Vorerkrankungen und dem Inanspruchnahmeverhalten ist deshalb besondere Aufmerksamkeit zu widmen. Wenn – wegen einer niedrigen Wahrscheinlichkeit – die Spur einer KHK nicht weiter verfolgt wird, sind mit dem Patienten trotzdem „Sicherheitsnetze" zu vereinbaren (z. B. wo in welchem Fall anrufen). Kontrollbesuche sind ggf. zu vereinbaren, um die Situation im weiteren Verlauf abzuschätzen (sog. „abwartendes Offenlassen"). Dabei muss man sich klar machen, dass der hausärztliche Filter nie vollständig fehlerfrei funktionieren kann. Kein diagnostischer Test weist eine Sensitivität von 100% und eine Spezifität von 100% auf. Jeder gute Allgemeinarzt wird deshalb, wenn auch glücklicherweise selten, fälschlicherweise eine KHK nicht erkennen und umgekehrt den Notarzt alarmieren, obwohl letztlich keine bedrohliche Erkrankung festgestellt wird.

Solche Situationen sollten Anlass sein, die eigenen Entscheidungskriterien und -strategien zu überdenken, vor allem in Bezug auf eine ausgefeilte Anamnese. Vor dem Hintergrund der Siebfunktion und der gegliederten Struktur moderner Gesundheitssysteme muss jedoch auch die Möglichkeit von Fehlern grundsätzlich akzeptiert werden. Die Vor- und Nachteile von Abwarten oder rascher (invasiver) Abklärung können durchaus Gegenstand eines offenen Gesprächs mit dem Patienten sein, so dass die letztlich unvermeidbaren Unsicherheiten gemeinsam getragen und ausgehalten werden.

4.4.4 Wenn nicht das Herz, was ist es dann?

Mehrere Langzeitstudien von Patienten mit Brustschmerz, bei denen eine KHK angiographisch ausgeschlossen wurde, zeigen zwar eine gute Prognose in Bezug auf Infarkte und Lebensdauer. Ein großer Teil dieser Menschen leidet jedoch weiter unter der Symptomatik, ist arbeitsunfähig und benötigt immer wieder ärztliche Hilfe; trotz negativer Befunde sind viele dieser Menschen überzeugt, an einer Herzerkrankung zu leiden. Diese Tatsachen unterstreichen die Bedeutung des hausärztlichen Gesprächs gerade auch in dem Fall, bei dem keine Herzerkrankung vorliegt.

▶ **Merke:** Zahlreiche Menschen werden von der Mitteilung eines negativen Befundes nicht beruhigt. Sie stellen sich weiter die Frage nach der Ursache ihrer Beschwerden, d. h. sie erwarten von ihrem Arzt eine positive und plausible Erklärung neben der negativen Behauptung, dass es nicht das Herz sei.

◀ Merke

Diese Erklärung ist auch deshalb ein Wunsch der meisten Patienten, weil **eine Diagnose die eigenen Beschwerden legitimiert und entlastend wirkt.** Lapidare Äußerungen wie „Sie haben nichts" oder „es ist nur psychisch" können vor diesem Hintergrund eine niederschmetternde Wirkung haben.

Die entscheidenden Weichen werden bereits vor der somatischen Abklärung gestellt. Schon hier sind der psychosoziale Kontext (Familie, Beruf usw.) und die Vorstellungen des Patienten zur Krankheitsursache zu besprechen. Gegebenenfalls sind Überlegungen des Patienten zu einer psychosozialen Genese zu bestärken, bis die somatische Abklärung ein endgültiges Bild ergibt.

▶ **Merke:** Somatische und psychosoziale Krankheitsursachen müssen sich nicht gegenseitig ausschließen.

◀ Merke

Wird die psychosomatische Erklärung aber erst beim Gespräch über die abschließende Diagnostik (Belastungs-EKG, Koronarangiographie usw.) bemüht, hat sich auf Seiten des Patienten die somatische Hypothese oft schon verfestigt; dazu kommt das Stigma, das vielfach noch mit seelischen Ursachen körperlicher Beschwerden verbunden ist. Das oft noch praktizierte Vorgehen, zuerst somatisch abzuklären und im Negativfall die Psychogenese zu bemühen, ist überholt. Stattdessen sind psychische und somatische Gesichtspunkte von vorneherein kontinuierlich zu integrieren.

▶ **Definition:** Eine Somatisierung liegt vor (auch „somatische Fixierung"), wenn „Arzt und/oder Patient (einschließlich seiner Familie) sich unangemessen und ausschließlich auf die körperlichen Aspekte eines komplexen Problems konzentrieren." (van Eijk et al. 1983).

Schon die Veranlassung der körperlichen Abklärungsdiagnostik kann vom Patienten als Beleg für eine somatische Ursache wahrgenommen werden.
Die Herausforderung im Umgang mit einem vieldeutigen Symptom besteht darin, die notwendige (somatische) Abklärung durchzuführen, gleichzeitig aber einer Somatisierung präventiv entgegenzuwirken. Die zitierte Definition ist sehr breit und bezieht ausdrücklich den Arzt mit ein, denn die meisten Somatisierungskarrieren sind mit dem medizinischen System eng verwoben. Sie macht auch deutlich, dass unbestreitbar körperlich Kranke ebenfalls somatisieren können, nämlich dann, wenn eine übertriebene Konzentration auf die körperlichen Aspekte der Krankheit und die resultierenden Einschränkungen die Lebenschancen einengt.
Während und nach dem **Ausschluss einer KHK** ist zusammen mit dem Patienten ein geeigneter Umgang mit dem Symptom zu entwickeln. Dabei geht es darum, die **Selbstständigkeit des Patienten**, seine **Lebensqualität** und seine **Funktionsfähigkeit** zu maximieren. Je nach Situation können folgende Maßnahmen indiziert sein:

- Verschreibung symptomatischer Therapie (Analgetika, keine Kardiaka!),
- Entspannungsverfahren,
- körperliche Aktivität (Sport),
- Ermutigung zur Wiederaufnahme der Arbeit,
- Behandlung einer Depression.

4.5 Therapieoptionen

Sofortmaßnahmen durch den Hausarzt beim akuten Koronarsyndrom:
- venöse Kanüle legen,
- Lagerung des Patienten: Oberkörper 30° angehoben,
- Sauerstoffgabe (6 l/min),
- Überwachung des Herzrhythmus,
- ASS (500 mg) intravenös oder oral (unterbleibt bei entsprechender Vorbehandlung),
- Nitroglyzerin als Spray oder Kapsel (nicht bei RRsyst < 95 mmHg, Blutdruckkontrolle),
- zur Analgesie Morphin (5–10, ggf. 20 mg fraktioniert i. v.; Blutdruckkontrolle; Übelkeit und Erbrechen mit Metoclopramid 1 Amp. i. v. unterdrücken,
- ggf. Diazepam (10 mg langsam i. v.) zur Anxiolyse; cave: Atemstillstand,
- Heparin i. v. (Bolus von 5000 IE).

Parallel zu diesen Maßnahmen ist der Transport in die Klinik mit dem Rettungswagen zu veranlassen, dabei muss eine kompetente ärztliche Begleitung (z. B. Notarzt) gesichert sein.

Weiterführende Literatur zu diesem Kapitel finden Sie unter www.thieme.de/specials/dr-allgemeinmedizin/

5 Dyspnoe

Wilhelm Niebling

▶ **Fallbeispiel 1.** Gegen 1 Uhr ruft die aufgelöst wirkende Mutter des 5-jährigen Jonas an und bittet um einen Hausbesuch. Jonas sei vor zwei Stunden mit Husten aufgewacht, er könne nur mühsam sprechen und bekomme keine Luft mehr. Bei meinem Eintreffen etwa 10 Minuten später werde ich außer von der aufgelöst wirkenden Mutter, die das hustende und mühsam atmende Kind auf dem Arm hält, auch von einem aufgeregt bellenden Rauhaardackel empfangen. Die Wohnung ist mit Teppichboden ausgelegt, im Wohnzimmer findet sich ein randvoller Aschenbecher. Bei der Untersuchung ergeben sich keine Hinweise auf einen akuten Atemwegsinfekt, bei der Auskultation jedoch über beiden Lungen ein verlängertes Exspirium mit deutlichem Giemen. Die Atemfrequenz liegt bei 25, die Herzfrequenz bei 112/min. Jonas hat Mühe, in Atempausen ganze Sätze zu sprechen. Nach Verabreichung von vier Hüben eines rasch wirksamen Beta-2-Sympathomimetikums über einen Spacer und einer Tablette mit 20 mg Prednisolon (mit einem Löffel Fruchtjoghurt) sowie beruhigendem Zureden, bessert sich der Zustand nach etwa 30 Minuten. Eine atopische Disposition mit Neurodermitis ist (ebenso wie bei der Mutter) bekannt, bislang jedoch kein Asthma. Als Auslöser des Asthmaanfalles wird der am Vorabend in Pflege genommene Hund verdächtigt. Auf meinen Rat erfolgt die vorläufige räumliche Trennung von Kind und Hund. Außerdem wird bei einer etwaigen Verschlechterung die sofortige Benachrichtigung vereinbart sowie eine Vorstellung in der Sprechstunde für den Folgetag.

▶ **Fallbeispiel 2.** Eine 35-jährige Patientin stellt sich in der Akutsprechstunde vor. Sie klagt über seit etwa 6 Wochen anfallsartig auftretende Atemnot verbunden mit Schwindel und der Befürchtung, ersticken zu müssen, da der Hals „wie zugeschnürt" sei. Die geschilderten Beschwerden seien unabhängig von körperlichen Belastungen und würden überwiegend nachts auftreten. Husten oder Auswurf werden verneint, ebenso Fieber oder eine Gewichtsabnahme. Außer einer langjährigen hormonellen Kontrazeption erfolgt keine weitere Medikamenteneinnahme. Die Patientin raucht seit ca. 15 Jahren 15–20 Zigaretten/Tag. Die körperliche Untersuchung ist ohne wegweisendes Ergebnis, insbesondere ohne Hinweis auf eine Hyperthyreose. Auf Nachfragen stellt sich die psychosoziale Situation komplex und problematisch dar. Ihr Arbeitsplatz sei gefährdet, von ihrem langjährigen Lebenspartner habe sie sich vor einem Vierteljahr getrennt. Die finanzielle Belastung wachse ihr über den Kopf, da sie für Miete und früher getätigte Ratenkäufe nun alleine aufkommen müsse. Während dieser Ausführungen wirkt die Patientin affektiv labil und klagt, dass „jetzt auch dieses pelzige Gefühl im Mund wieder komme".

▶ **Fallbeispiel 3.** Die 72-jährige Patientin kommt seit Jahren wegen einer arteriellen Hypertonie in unsere Praxis. Sie wirkt zerbrechlich, noch mehr seit ihr Ehemann vor knapp 2 Jahren während einer Busreise an einem akuten Herzinfarkt verstorben ist. Nun klagt sie über Kurzatmigkeit (die schon vor einigen Monaten begonnen habe), zunächst nur bei längerem Bergangehen; in den letzten Wochen würden sich die Beschwerden bereits einstellen, wenn sie die zwei Treppen zu ihrer Wohnung zurücklege. Einige Male hätte sie auch thorakale Schmerzen gehabt, jedoch dem Ganzen keine große Bedeutung beigemessen („ich werde halt älter"). Gezielte Fragen bezüglich einer schmerzhaften Beinschwellung oder Hämoptysen werden verneint. Auch der kardiopulmonale Auskultationsbefund ist unauffällig. Im EKG findet sich eine Sinustachykardie und Zeichen einer Rechtsherzbelastung (SI-QIII-Typ). Die daraufhin veranlasste Lungenszintigraphie ergibt multilokuläre Perfusionsausfälle im Sinne einer rezidivierenden Lungenembolie. Die Suche nach einer Emboliequelle verläuft frustran.

5.1 Grundlagen

▶ **Definition:** Dyspnoe (Atem- oder Luftnot) ist die subjektive und unangenehme Empfindung einer erschwerten Atmung. Luftnot wird individuell sehr unterschiedlich empfunden und von den Betroffenen als bedrohlich erlebt (Angst zu ersticken/Todesangst). Dyspnoe ist neben Husten ein Leitsymptom kardiopulmonaler Erkrankungen. Das Ausmaß der subjektiven Beeinträchtigung ist u. a. abhängig vom Trainings- und Ernährungszustand, psychischen und sozialen Faktoren oder der Einnahme von Medikamenten (z. B. Opiate oder Sedativa).

Epidemiologie: Dyspnoe ist ein häufiger Beratungsanlass in der hausärztlichen Sprechstunde.
Asthma ist mit einer Prävalenz von 10 % die häufigste chronische Erkrankung im Kindesalter und 5 % aller Erwachsenen leiden an Asthma oder COPD.

Epidemiologie: Dyspnoe ist ein häufiger Beratungsanlass in der allgemeinärztlichen Sprechstunde. Die Identifizierung der auslösenden Ursachen oder der Grunderkrankungen ist essenziell für eine effektive Betreuung und Behandlung der betroffenen Patienten.
Prävalenz und Krankheitslast der wichtigsten auslösenden Krankheiten sind bedeutsam. **Asthma** ist mit einer Prävalenz von 10 % die häufigste chronische Erkrankung im Kindesalter; auch 5 % aller Erwachsenen leiden an Asthma oder COPD. Obstruktive Atemwegserkrankungen sind in Deutschland verantwortlich für 25 Mio. Arbeitsunfähigkeitstage und 2,7 Mio. Krankenhaustage pro Jahr mit jährlichen direkten und indirekten Krankheitskosten von ca. 6 Mrd. Euro. **Akute Atemwegsinfekte, obstruktive Lungenerkrankungen** und **Herzinsuffizienz** sind unter den 20 häufigsten ICD-10-Nummern bei Allgemeinärzten zu finden.

Stadieneinteilung: Luftnot kann man nicht messen. Abschätzbar ist nur der **Schweregrad** der empfundenen Anstrengung.
Die bekanntesten Instrumente sind die **Borg-Skala** und der **Dyspnoe-Index** der American Thoracic Society (ATS). Beide Skalen haben sich im hausärztlichen Alltag nicht etabliert.

Stadieneinteilung: Luftnot kann man beschreiben mit Lufthunger, Beklemmung, erschwertes Ein- oder Ausatmen, Kurzatmigkeit etc., aber – im Gegensatz zur Atemfrequenz – nicht messen. Abschätzbar ist nur der **Schweregrad** der empfundenen Anstrengung.
Die bekanntesten Instrumente sind die **Borg-Skala** und der **Dyspnoe-Index** der American Thoracic Society (ATS). Bei der Borg-Skala bewertet der Patient seine subjektive Luftnot auf einer 12-stufigen Analogskala von „kaum wahrnehmbar" bis „höchstgradig". Der ATS-Dyspnoe-Index (Tab. **B-5.1**) teilt die Atemnot in 4 Stufen (keine bis sehr schwere Dyspnoe) in Abhängigkeit von der körperlichen Belastung ein.
Beide Instrumente haben sich im hausärztlichen Alltag bislang nicht etablieren können.

≡ B-5.1

≡ B-5.1	Die Dyspnoe-Skala der ATS	
Klassifikation	**Schweregrad**	**Beschreibung**
0	Keine Dyspnoe	Keine Beschwerden bei raschem Gehen in der Ebene oder leichtem Anstieg.
1	Mild	Kurzatmigkeit bei raschem Gehen in der Ebene oder leichtem Anstieg.
2	Mäßig	Kurzatmigkeit: in der Ebene langsamer als Altersgenossen, Pausen zum Atemholen auch bei eigenem Tempo.
3	Schwer	Pausen beim Gehen nach einigen Minuten oder nach etwa 100 Metern im Schritttempo.
4	Sehr schwer	Zu kurzatmig um das Haus zu verlassen, Luftnot beim An- und Ausziehen.

5.2 Ätiologie – differenzialdiagnostischer Überblick

Ursachen von Atemnot sind:
- Asthma
- COPD
- akute Atemwegsinfektionen
- Herzinsuffizienz.

Bei erwachsenen Patienten, die eine hausärztliche Praxis wegen des Symptoms Dyspnoe aufsuchen, kommen als auslösende Erkrankung am häufigsten **Asthma**, eine **chronisch obstruktive Lungenerkrankung (COPD), akute Atemwegsinfekte** oder eine **Herzinsuffizienz** in Frage.

5.2.1 Asthma

Chronisch entzündliche Erkrankung der Atemwege mit Husten und anfallsartiger Atemnot, Giemen und glasig-zähem Sputum (Tab. **B-5.3**).

Asthma ist eine chronisch entzündliche Erkrankung der Atemwege, charakterisiert durch eine bronchiale Hyperreagibilität und eine variable Atemwegsobstruktion. Typische Symptome sind Husten und anfallsartige Atemnot, insbesondere nachts und am frühen Morgen, Giemen und glasig-zähes Sputum (Tab. **B-5.3**).

B-5.2 Klassifikation der Asthma-Schweregrade – Erwachsene (nach Nationaler Versorgungsleitlinie „Asthma")

Die Anwesenheit eines der Symptome reicht aus, um einen Patienten in die entsprechende Kategorie einzuordnen

Schweregrad	Symptomatik	Lungenfunktion
IV Schwergradig persistierend	anhaltende Symptomatik häufige Exazerbation häufige nächtliche Asthmasymptome Einschränkung der körperlichen Aktivität	• $FEV_1 \leq 60\%$ des Sollwertes • oder PEF $\leq 60\%$ PBW; • PEF-Tagesvariabilität $> 30\%$
III Mittelgradig persistierend	täglich Symptome nächtliche Asthmasymptome $> 1 \times$/Woche Beeinträchtigung von körperlicher Aktivität und Schlaf bei Exazerbationen täglicher Bedarf an inhalativen rasch wirksamen β_2-Sympathomimetika	• $FEV_1 > 60\% - < 80\%$ des Sollwertes • PEF (60–80%) PBW • PEF-Tagesvariabilität $> 30\%$
II Geringgradig persistierend	$1 \times$/Woche $<$ Symptome am Tage $< 1 \times$/Tag nächtliche Symptomatik $> 2\times$ im Monat Beeinträchtigung von körperlicher Aktivität und Schlaf bei Exazerbationen	• $FEV_1 \geq 80\%$ des Sollwertes • PEF $\geq 80\%$ PBW • PEF-Tagesvariabilität 20–30%
I Intermittierend	intermittierende Symptome am Tage ($< 1 \times$/Woche) kurze Exazerbationen (von einigen Stunden bis zu einigen Tagen) nächtliche Asthmasymptome $\leq 2 \times$/Monat	• $FEV_1 \geq 80\%$ des Sollwertes • PEF $\geq 80\%$ PBW • PEF-Tagesvariabilität $< 20\%$

FEV_1: Einsekundenkapazität, PEF: Peak Expiratory Flow.

B-5.3 Klassifikation der Asthma-Schweregrade – Kinder und Jugendliche (nach Nationaler Versorgungsleitlinie „Asthma")

Schweregrad Kinder und Jugendliche	Kennzeichen vor Behandlung PEF Symptomatik	Lungenfunktion****
IV Schwergradig persistierend**	anhaltende tägliche Symptome, häufig auch nächtlich	• $FEV_1 < 60\%$ des Sollwertes • oder PEF $< 60\%$ PBW; • Variabilität $> 30\%$
III Mittelgradig persistierend**	an mehreren Tagen/Woche*** und auch nächtliche Symptome	auch im Intervall obstruktiv • $FEV_1 < 80\%$ des Sollwertes • u./o. MEF 25–75 bzw. MEF 50 $< 65\%$ • Variabilität $> 30\%$
II Geringgradig persistierend** (episodisch sympto- matisches Asthma)	Intervall zwischen Episoden < 2 Monate	nur episodisch obstruktiv, Lungenfunktion dann pathologisch: • $FEV_1 < 80\%$ des Sollwertes und/oder MEF 25–75 bzw. • MEF 50 $< 65\%$ Variabilität 20–30% Lungenfunktion im Intervall meist noch o.p.B: • $FEV_1 > 80\%$ des Sollwertes • u./o. MEF 25–75 bzw. MEF 50 $> 65\%$ • PEF-Variabilität $< 20\%$
I Intermittierend (intermit- tierende, rezidivierende, bronchiale Obstruktion)*	intermittierend Husten, leichte Atemnot, symptomfreies Intervall > 2 Monate	nur intermittierend obstruktiv; Lungenfunktion oft noch normal: • $FEV_1 > 80\%$ des Sollwertes • u./o. MEF 25–75 bzw. MEF 50 $> 65\%$ • Variabilität $< 20\%$ im Intervall ohne pathologischen Befund

* Chronische Entzündung und Vorliegen einer Überempfindlichkeit der Bronchialschleimhaut nicht obligat. Somit definitionsgemäß dann noch kein Asthma. Z. B. Auftreten der obstruktiven Ventilationsstörung bei Säuglingen und Kleinkindern
infektgetriggert vor allem in der kalten Jahreszeit und bei Schulkindern nach sporadischem Allergenkontakt (z. B. Tier-
haarallergie).
** Von einer bronchialen Überempfindlichkeit auch im symptomfreien Intervall ist bei den Schweregraden II, III und IV
auszugehen.
*** z. B. bei alltäglicher körperlicher Belastung.
**** Individuelle Maximalwerte sind zu berücksichtigen. Ggf. Überblähung beachten (FRC $> 120\%$ des Sollwertes).
Lungenfunktion im Säuglings- und Kleinkindesalter nur in Spezialeinrichtungen messbar.
FEV_1: Einsekundenkapazität, PEF: Peak Expiratory Flow, MEF 50: maximaler expiratorischer Fluss bei 50% Vitalkapazität (VK),
MEF 25–75: max. exsp. Fluss zwischen 25 und 75% VK, PBW: persönlicher Bestwert, VK: Vitalkapazität.

5.2.2 Chronisch obstruktive Lungenerkrankung (COPD)

▶ **Definition:** Die COPD (chronic obstructive pulmonary disease) lässt sich als eine Erkrankung mit einer progredienten, nach Gabe von Bronchodilatatoren und/oder Glukokortikoiden nicht oder nur partiell reversiblen Atemwegsobstruktion auf dem Boden einer chronischen Bronchitis und/oder eines Lungenemphysems definieren.

Eine **chronische Bronchitis** liegt vor, wenn Husten und Auswurf über wenigstens drei Monate in mindestens zwei aufeinander folgenden Jahren bestehen. Eine **chronisch obstruktive Bronchitis** ist durch eine permanente Atemwegsobstruktion gekennzeichnet.

Das **Lungenemphysem** wird pathologisch-anatomisch definiert als irreversible Erweiterung und Destruktion der Lufträume distal der terminalen Bronchiolen. Zur Schweregradeinteilung der COPD siehe Tab. **B-5.4**.

B-5.4 Schweregradeinteilung der COPD (nach Gold*)

Schweregrad	Charakteristik
III Schwer	▪ $FEV_1 < 30\%$ Soll, $FEV_1/VK < 70\%$ oder ▪ $FEV_1 < 50\%$ Soll und chronische respiratorische Insuffizienz oder Rechtsherzinsuffizienz
II Mittelgradig	▪ $30\% \leq FEV_1 < 80\%$ Soll, $FEV_1/VK < 70\%$ ▪ mit/ohne chronische Symptome (Husten, Auswurf, Dyspnoe)
I Leichtgradig	▪ $FEV_1 \geq 80\%$ Soll, $FEV_1/VK < 70\%$ ▪ mit/ohne Symptomatik (Husten, Auswurf, Dyspnoe evtl. bei starker körperlicher Belastung)
0 Risikogruppe	▪ normale Spirometrie ▪ chronische Symptome (Husten, Auswurf)

* Global Initiative for Obstructive Lung Disease

B-5.5 Differenzialdiagnose Asthma und COPD

Merkmal	Asthma	COPD
Alter bei Erstdiagnose	meist: Kindheit, Jugend	meist 6. Lebensdekade
Tabakrauchen	kein Kausalzusammenhang	überwiegend Raucher
Atemnot	anfallsartig auftretend	bei Belastung
Allergie	häufig	selten
Obstruktion	variabel, episodisch	progredient
Reversibilität der Obstruktion	gut: $\Delta FEV_1 > 20\%$	nie voll reversibel
Ansprechen auf Kortison	regelhaft vorhanden	gelegentlich

5.2.3 Herzinsuffizienz

▶ **Definition:** Herzinsuffizienz bezeichnet ein komplexes klinisches Syndrom mit Störung der linksventrikulären Funktion und der neuroendokrinen Regulation.

Leitsymptome sind eine verminderte körperliche Belastbarkeit sowie eine Flüssigkeitsretention. Sie wird nach den Kriterien der New York Heart Association in 4 klinische Schweregrade eingeteilt. Die Prävalenz beträgt in westlichen

B-5.6 Differenzialdiagnose zwischen kardial und bronchial bedingter Ursache

	Kardial	**Bronchial**
Dyspnoe	Hauptsächlich inspiratorisch	Hauptsächlich exspiratorisch
Husten	Folgt der Dyspnoe	Tritt vor der Dyspnoe auf
Sputum	„Pink", „schaumig"	Dick, z. T. gelatinös
Erleichterung	• beim Aufstehen • nach i.v. Gabe von Diuretika	• nach „Abhusten" • nach Anwendung von Bronchodilatatoren
Lungenzeichen	Überwiegend Knistergeräusche	Überwiegend Giemen

Industrienationen 0,4–2 % und ist altersabhängig (3–13 % bei > 65 Jahren). Die 1-Jahres-Mortalität nach Diagnosestellung ist schweregradabhängig und beträgt im NYHA- Stadium II und III unter ACE- Hemmer- Medikation 9–12 % (5).

5.2.4 Akute Atemwegsinfektionen

Akute Atemwegsinfektionen sind die häufigsten Erkrankungen des Menschen. Im Kindesalter sind akute Atemwegsinfekte (überwiegend viraler Genese), Asthma und infektgetriggerte obstruktive Ventilationsstörungen die wahrscheinlichsten Ursachen von Atemnot. Ebenso häufige Auslöser von belastungsabhängiger Atemnot sind Übergewicht und Trainingsmangel, nur nehmen diese Betroffenen ärztliche Hilfe im Allgemeinen weniger häufig in Anspruch.

5.2.5 Psychische Erkrankungen

Psychische Erkrankungen wie **Angst- und Panikstörungen, somatoforme** und **depressive Störungen** sind häufig Ursache einer Dyspnoe. Als Auslöser von Atemnot sind sie immer dann zu erwägen, wenn diese bei körperlicher Betätigung oder Ablenkung abnimmt oder Begleitsymptome wie Parästhesien im Bereich von Händen und Füßen, Schwindel und Ohnmachtsängste geschildert werden.

5.2.6 Seltene Ursachen für Dyspnoe

Von erheblicher Bedeutung (da deren Übersehen für die Betroffenen deletäre Folgen haben kann) sind seltene Ursachen von akuter oder chronischer Atemnot wie **Myokardinfarkt** (oft mit atypischer Symptomatik bei älteren Frauen oder Diabetikern), **lebensbedrohliche Arrhythmien, Lungenembolien, Spannungspneumothorax oder Neoplasien**.
Selten, jedoch häufig nicht als Auslöser von Atemnot identifiziert, sind **interstitielle Lungenerkrankungen, endokrinologische Störungen, berufliche Noxen** oder **Medikamente** sowie eine sich langsam entwickelnde **Anämie**. Einen Überblick gibt Tab. **B-5.7**.

≡ B-5.7 **Dyspnoe-Ursachen**

A. Häufige Ursachen bei Erwachsenen

- Asthma bronchiale
- COPD
- Atemwegsinfekte
- Herzinsuffizienz
- Übergewicht
- Trainingsmangel
- Psychische Störungen

B. Häufige Ursachen im Kindesalter

- Atemwegsinfekte
- Asthma bronchiale
- Infektgetriggerte obstruktive Ventilationsstörung

C. Seltene, bedrohliche Ursachen, die nicht übersehen werden sollten (abwendbar gefährliche Verläufe)

- **Kardiovaskuläre Komplikationen**
  - Akuter Myokardinfarkt (mit nachfolgender Linksherzinsuffizienz)
  - Lungenembolie
  - Perikardtamponade/Perikarderguss
- **Neoplasien**
  - Bronchialkarzinom (fortgeschritten)
  - Pulmonale Metastasen
  - Tumoren im Kehlkopf- und Tracheabereich
- **Respiratorische Komplikationen**
  - Pneumothorax
  - Atelektase
  - Fremdkörperaspiration (v. a. bei Kindern oder bei Schluckstörungen)
  - Pleuraerguss
  - Rekurrensparese (v. a. beidseitig)
  - Pneumonie
  - Tuberkulose
  - Pneumocystis-carinii-Infektion bei HIV-Patienten
- **Neuromuskuläre Ursachen**
  - Polyneuritis (Guillain-Barré-Syndrom)
  - Poliomyelitis
  - Myopathien
- **Allergisch/toxische Ursachen**
  - Anaphylaxie
  - Intoxikationen
  - Berufliche Noxen

D. Seltene, jedoch häufig übersehene Ursachen

- Interstitielle Lungenerkrankungen
- Pulmonale Hypertonie/Cor pulmonale
- Arzneimittel (z. B. Amiodaron, Goldverbindungen, Bleomycin etc)
- Endokrinologische Störungen (Hyperthyreose, diabetische Ketoazidose)
- Chronische Anämie

5.3 Abwendbar gefährliche Verläufe

Schwere kardiovaskuläre Ereignisse wie ein **akutes Herzversagen, lebensbedrohliche Arrhythmien, Lungenembolien, ein dissezierendes Aortenaneurysma** oder eine **schwere Kardiomyopathie (z. B. bei viraler Myokarditis)** erfordern eine rasche Diagnose und entsprechende Maßnahmen. Gerade die rezidivierende Lungenembolie stellt dabei ein diagnostisches Problem dar. Hier kommt einer präzisen Anamnese besondere Bedeutung zu. Zu achten ist auf eine positive Thromboseanamnese, Schwangerschaft, Tumorerkrankungen oder die Einnahme eines hormonellen Kontrazeptivums.

Schwere Infektionen wie eine **Lobärpneumonie,** die **Tuberkulose** oder eine **Myokarditis** sollten immer bedacht werden.

Bei Kindern müssen differenzialdiagnostisch folgende Erkrankungen berücksichtigt werden:
- **Akute Epiglottitis** (trotz verfügbarer Impfung gegen Haemophilus influenzae B)
- **Diphtherie** (bei zunehmender Impfmüdigkeit insbesondere nach Reisen in die GUS-Staaten)
- Bronchiolitis, Pneumonie oder schwere Bronchitis.

5.4 Diagnostisches Vorgehen

5.4.1 Basisdiagnostik

Anamnese

Hilfreich für eine vorläufige ätiologische Zuordnung und den weiteren diagnostischen Ablauf sind folgende Fragen:
- Was verstehen Sie unter Atemnot?
- Wann, wo und unter welchen Umständen ist sie erstmals aufgetreten?
- Ist die Atemnot schlagartig (Pneumothorax, Lungenembolie), rasch, d. h. innerhalb weniger Stunden (Asthma, Linksherzinsuffizienz), subakut über Tage bis Wochen (Pleuraerguss, Kardiomyopathie) oder chronisch über Monate (COPD, interstitielle Lungenerkrankung) aufgetreten?
- Kommt es in Ruhe oder nachts (Asthma) oder bei körperlicher Belastung (COPD, Herzinsuffizienz) zu Atemnot?
- Ist die Atemnot andauernd oder nur zeitweilig, gleich bleibend oder zunehmend?
- Verschlechtert sich die Atemnot beim Liegen (Herzinsuffizienz)?
- Gibt es weitere Symptome wie Thoraxschmerzen (Lungenembolie, Pleuritis), Hämoptoe (Lungenembolie), Fieber (Atemwegsinfekt) oder Husten?

Wichtig sind weiterhin Fragen zu Vorerkrankungen, bekannten Allergien, zur Familienanamnese (atopische Disposition, Asthma, Tuberkulose), zum Raucherstatus, zur Medikamenteneinnahme, zur Berufsanamnese und Freizeitaktivitäten oder zu psychosozialen Belastungen.

Körperliche Untersuchung

Die Untersuchung des entkleideten Patienten beinhaltet die Inspektion, Palpation, Perkussion und Auskultation sowie die Erfassung anderer Befunde, die für eine Gesamtbeurteilung relevant sind (Herz- und Gefäßstatus, Blutdruck, Übergewicht, Ödeme etc.).

Bei der **Inspektion** werden Atemfrequenz (in Ruhe ca. 12/min) und -muster, Atemtiefe und Symmetrie der Atemexkursionen sowie ein etwaiger Einsatz der auxiliären Atemmuskulatur oder interkostale Einziehungen erfasst. Weiterhin ist auf gestaute Halsvenen, periphere Ödeme, eine Zyanose, Trommelschlägelfinger oder das Vorhandensein von sog. Uhrglasnägeln als Hinweise für kardiale oder pulmonale Grunderkrankungen zu achten.

Die **Palpation** dient der Erfassung und Beurteilung der Thoraxexkursionen, des Muskeltonus und des Stimmfremitus (abgeschwächt oder fehlend bei Pleuraerguss, verstärkt bei Infiltraten).

Bei **Perkussion** einer normal belüfteten Lunge ist der Klopfschall sonor, bei Pleuraerguss oder Infiltraten gedämpft, beim Pneumothorax oder Emphysem hypersonor.

Bei der **Auskultation** (auf Mundatmung achten) einer normalen Lunge ist die Inspiration länger als die Exspiration, das Atemgeräusch vesikulär. Bei Luft oder Flüssigkeit im Pleuraraum oder einer endobronchialen Obstruktion sind die Atemgeräusche schwächer oder können völlig fehlen. Bei Lungeninfiltraten wird das Atemgeräusch verstärkt (Bronchialatmen). Pathologische Nebengeräusche umfassen Rasseln, Pfeifen und Brummen. Feines Rasseln oder Knistern kann physiologisch mit dem Öffnen von Alveolen, pathologisch mit interstitiellen Lungenerkrankungen oder flüssigkeitsgefüllten Alveolen assoziiert sein. Mittelblasige oder grobblasige Rasselgeräusche können mit Pneumonie oder Lungenödem vergesellschaftet sein. Exspiratorisches Giemen, Pfeifen oder Brummen sind typisch für eine endobronchiale Obstruktion (z. B. Asthma). Bei stenosierenden Prozessen der oberen Atemwege kommt es zum meist inspiratorisch betonten Stridor, bei einer Pleuritis kann initial Pleurareiben auskultiert werden.

▶ **Cave**

▶ **Cave:** Die diagnostische Wertigkeit einzelner Befunde wird meist überschätzt. Stets sollte eine „Gesamtschau" aller erhobenen Befunde unter Einbeziehung der Anamnese erfolgen!

Zusatzuntersuchungen

Zusatzuntersuchungen beschwerdeorientiert und nach vermuteter Grunderkrankung einsetzen:
- Spirometrie
- PEF
- Labor
- EKG-Sonographie

Die Diagnose von obstruktiven Lungenerkrankungen, Herzinsuffizienz, Atemwegsinfekten und psychischen Störungen als Auslösern von Dyspnoe kann in den meisten Fällen durch eine sorgfältige Anamnese und körperliche Untersuchung gestellt werden. Zusatzuntersuchungen sollten **gezielt nach vermuteter Grunderkrankung und beschwerdeorientiert** durchgeführt werden. Sie dienen zur Sicherung der Verdachtsdiagnose, der Kontrolle des Krankheitsverlaufes und zur Einschätzung des Therapieerfolges.

Lungenfunktionsprüfungen: Eingesetzt werden:
- Spirometrie (Vitalkapazität, Einsekundenkapazität, Fluss-Volumen-Kurve)
- Bestimmung der maximalen Atemstromstärke bei forcierter Ausatmung (Peak-Exspiratory-Flow).

Lungenfunktionsprüfungen: Die lungenfunktionsanalytische Basisdiagnostik ermöglicht eine quantitative Bestimmung der Atemwegsobstruktion, ihrer Reversibilität und Variabilität (wichtig zur Unterscheidung von COPD/Asthma und Bestimmung des Asthmaschweregrades (Tab. **B-5.3**). Zur Anwendung kommen in der Praxis die **Spirometrie** mit Registrierung der **Vitalkapazität (VK)**, der **Einsekundenkapazität (FEV1)** und der **Fluss-Volumen-Kurve** sowie die **Bestimmung der maximalen Atemstromstärke bei forcierter Ausatmung (Peak-Expiratory-Flow: PEF).** Die jeweiligen Normwerte sind abhängig vom Geschlecht, Alter und der Körpergröße. Moderne Geräte berücksichtigen dies in ihren Grundeinstellungen und erleichtern so die Diagnostik. Bei der Peak-Flow-Messung wird der höchste Wert von drei Messungen für den individuellen Patienten ermittelt (Persönlicher Bestwert, PBW).

Labordiagnostik: Bei Anämie (Blutbild, Ferritin), Hyperthyreose (zunächst nur TSH) oder Pneumonie (Blutsenkungsgeschwindigkeit).

Labordiagnostik: Sinnvoll bei vermuteter Anämie (Blutbild, Ferritin), Hyperthyreose (zunächst nur TSH) oder Pneumonie (Blutsenkungsgeschwindigkeit). Bei nicht mit Glukokortikoiden behandelten Asthmapatienten kann im Differenzialblutbild eine Eosinophilie imponieren. Ein erhöhtes Gesamt-IgE weist auf eine mögliche atopische Diathese hin.

Der Nutzen von **speziellen Laborparametern** wie Procalcitonin zur Abgrenzung von bakteriellen gegenüber viralen bronchopulmonalen Infekten, des ECP-Serumspiegels (eosinophiles kationisches Protein) in der Asthmadiagnostik, der D-Dimere zum Ausschluss eines thromboembolischen Ereignisses oder des pro-BNP (B-Typ-natriuretisches Peptid) zur Beurteilung einer Herzinsuffizienz ist aufgrund unzureichender Daten aus dem primärärztlichen Versorgungsbereich noch nicht endgültig zu bewerten. Bakteriologische und zytologische Untersuchungen von Sputum oder Bronchialsekret haben aufgrund von Transportproblemen (Keimüberwucherung) und der langen Laborbearbeitungszeiten in der allgemeinärztlichen Praxis keinen Stellenwert.

Ruhe-EKG/Ergometrie/Langzeit-EKG: Diese Verfahren haben ihren Platz in der Basisdiagnostik bei Verdacht auf eine Belastungskoronarinsuffizienz oder eine Herzrhythmusstörung als Auslöser von Atemnot. Sie können Hinweise für eine Rechtsherzbelastung (bei Lungenembolie) oder eine Linksherzhypertrophie liefern.

Sonographie: Sie kann zur Klärung eines Pleuraergusses oder einer raumfordernden Struma beitragen und röntgenologische oder szintigraphische Verfahren ersetzen.

5.4.2 Weiterführende Diagnostik

Vor der Veranlassung weiterführender diagnostischer Maßnahmen sind die zu erwartenden Informationen, die therapeutischen Konsequenzen und die etwaigen Risiken unter Berücksichtigung der individuellen Patientenpräferenz und ökonomischen Kriterien abzuwägen. Infrage kommen:
- **Konventionelles Röntgen** bei Verdacht auf eine Pneumonie,
- **CT** (ggf. Spiral-CT oder NMR) bei Verdacht auf neoplastische Prozesse, Bronchiektasen oder Lungenembolie,
- **Szintigraphie** bei Verdacht auf Lungenembolie,
- **Bronchoskopie** bei Verdacht auf Tumoren oder Fremdkörperaspiration,
- **Allergologische Stufendiagnostik** (In-vitro-/In-vivo-Tests, nasale, bronchiale Provokation) bei Verdacht auf eine allergische Genese eines Asthmas (oder einer Berufskrankheit),
- **Echokardiographie** zur Beurteilung der ventrikulären Funktion.

5.4.3 Schnittstellenproblematik

Kooperation mit Spezialisten: Das breite Spektrum der möglichen Ursachen von Luftnot, ein progredienter oder therapieresistenter Krankheitsverlauf, aber auch die individuell limitierte Kompetenz des Allgemeinarztes erfordern die Zusammenarbeit mit Spezialisten in Kliniken oder Praxen. In erster Linie sind dies **Pneumologen** und **Kardiologen**, oder bei Betreuung von Kindern mit Atemnotproblematik **pneumologisch** und **allergologisch versierte Kinderärzte**.

Wann überweisen? Eine pneumologische Abklärung bzw. Mitbetreuung sollte erfolgen:
- bei unzureichendem Therapieerfolg trotz intensivierter Behandlung,
- bei Verdacht auf eine interstitielle Lungenerkrankung,
- bei einer notwendigen Dauerbehandlung einer obstruktiven Lungenerkrankung mit oralen Steroiden,
- bei Verdacht auf berufsbedingtes Asthma
- bei Verschlechterung des Asthmas im Rahmen einer Schwangerschaft.

Wird als Ursache von Luftnot eine koronare Herzkrankheit, eine Kardiomyopathie, eine bislang nicht bekannte Herzinsuffizienz, ein Vitium oder eine höhergradige Rhythmusstörung vermutet, so sollte eine **kardiologische Abklärung** veranlasst werden.

Bei einer Dyspnoe auf dem Boden einer rezidivierenden Hyperventilationsstörung oder im Rahmen einer Angst- und Panikstörung bzw. einer Depression sollte eine kompetente **psychotherapeutische Abklärung** und Betreuung sichergestellt werden.

Wann einweisen? Bei allen lebensbedrohlichen Zuständen mit Atemnot ist nach Sicherstellen der Vitalfunktionen unter Notarztbegleitung die unverzügliche stationäre Einweisung zu veranlassen. Ebenso wenn als Ursache von Atemnot ein Myokardinfarkt oder eine Lungenembolie vermutet werden.

Dies gilt auch für Patienten mit einem **schweren Asthmaanfall**, die auf eine Initialtherapie nur unzureichend ansprechen.

Immunsupprimierte Patienten und alte Patienten mit schweren bronchopulmonalen Infekten sollten, insbesondere bei nicht gewährleisteter engmaschiger häuslicher Betreuung, ebenfalls stationär eingewiesen werden.

5.5 Therapieoptionen

Therapieziele bei der Behandlung von dyspnoeassoziierten Gesundheitsstörungen sind:
- Erkennen und umgehende Behandlung von vital bedrohlichen Ursachen,
- Vermeidung von krankheitsbezogener Beeinträchtigung der physischen und psychosozialen Entwicklung von Kindern und Jugendlichen,
- Vermeidung einer krankheitsbedingten Einschränkung im Alltag (Lebensqualität),
- Vermeidung einer Progredienz der Grunderkrankung,
- Vermeidung unerwünschter Arzneimittelwirkungen.

Notfallmaßnahmen zur Linderung und Beseitigung von Atemnot wie Verabreichung von Sauerstoff über Nasensonde oder Maske, Sympathomimetika, Analgetika, Heparin, Kortikoide, Antihistaminika und ggf. Sedativa sind abhängig vom klinischen Ausmaß der Beschwerden und vermuteter oder bekannter auslösender Grunderkrankung.

Der schwere akute **Asthmaanfall beim Erwachsenen** (PEF < 50 % der Soll- oder persönlichen Bestwerte, Sprechdyspnoe, Atemfrequenz > 25/min, Herzfrequenz > 110/min) erfordert die Gabe von 4–6 l Sauerstoff/min über Nasensonde, 2–4 Hübe eines rasch wirkenden Sympathomimetikums alle 10–15 Minuten (z. B. Salbutamol über Spacer, ggf. über Inhalationssystem) und die perorale Gabe von 50–100 mg Prednisolon. Bei Nichtansprechen auf diese Maßnahmen ist die stationäre Einweisung zu erwägen. Nicht eingesetzt werden sollten

B-5.8 Bronchitis

Diagnose	Häufigste Erreger	Mittel der Wahl	Alternativen
1. Akute (Tracheo-)Bronchitis ohne Risikofaktoren	Viren (bakterielle Superinfektion möglich)	Symptomatische Therapie (evtl. Antibiotika)	Keine
2. „Einfache" chronische Bronchitis	Viren	Symptomatische Therapie	Keine
3. Akute Bronchitis bei chronischer Atemwegsobstruktion oder anderen Risikofaktoren	S. pneumoniae H. influenzae M. catarrhalis Enterobakterien	Aminopenicilline + Betalactamase-Inhibitoren Cephalosporine (Gruppen 2, 3) (Makrolide)	5-Fluorochinolone (Gruppen 2, 3, 4) (Tetracycline)**
4. Schwere bronchiale Infektion, Bronchiektasen	Gramnegative Erreger S. pneumoniae H. influenzae P. aeruginosa*	Nach Antibiogramm Aminopenicilline + Betalactamase-Inhibitoren 5-Fluorochinolone (Gruppen 2, 3, 4)* Cephalosporine (Gruppen 2, 3)	

zu 1.: Bei einer akuten Bronchitis mit bakterieller Superinfektion ist bei einem vorher gesunden Patienten nur in Ausnahmefällen eine Antibiotikagabe indiziert.
zu 2.: Eine chronische Bronchitis ohne Hinweise auf einen bakteriellen Infekt bedarf keiner Therapie mit Antibiotika.
zu 3.: Bei Patienten mit vorbestehender Lungenerkrankung oder anderen Risikofaktoren, wie z. B. kardialer Grunderkrankung, Immundefizienz oder hohem Alter, ist bei Hinweisen auf einen bakteriellen Infekt (Leukozytose, Fieber, viel purulentes Sputum, Dyspnoe) eine Therapie mit Antibiotika indiziert. Abhängig vom Schweregrad ist dabei entweder eine orale oder eine parenterale Therapie durchzuführen. Patienten mit chronischer Bronchitis müssen insbesondere bei Zunahme der Symptome und der Sputumproduktion bei eitrigem Sputum eine Antibiotikatherapie erhalten.
zu 4.: Patienten mit schweren chronischen bronchialen Infektionen, z. B. bei zystischer Fibrose oder bei Bronchiektasen benötigen meist in regelmäßigen Abständen eine parenterale Antibiotikagabe.
Zur Therapie P.-aeruginosa-verursachter Atemwegsinfektionen ausschließlich: 5-Fluorochinolone (Ciprofloxacin), pseudomonasaktive Cephalosporine (z. B. Ceftazidim) bzw. Penizilline (z. B. Piperacillin), in der Regel als Kombinationstherapie (pseudomonasaktives Betalactam-Antibiotikum plus Fluorochinolon oder Aminoglykosid).
Lokale Resistenzraten und Erregerspektren sollten bekannt sein.

5.5 Therapieoptionen

- Erkennen und umgehende Behandlung von vital bedrohlichen Ursachen,
- Vermeidung von krankheitsbezogener Beeinträchtigung der physischen und psychosozialen Entwicklung von Kindern und Jugendlichen,
- Vermeidung einer krankheitsbedingten Einschränkung im Alltag (Lebensqualität),
- Vermeidung einer Progredienz der Grunderkrankung,
- Vermeidung unerwünschter Arzneimittelwirkungen.

Schwerer akuter Asthmaanfall beim Erwachsenen:
- Gabe von 4–6 l Sauerstoff/min über Nasensonde
- 2–4 Hübe eines rasch wirkenden Sympathomimetikums alle 10–15 Minuten
- perorale Gabe von 50–100 mg Prednisolon.

5 Dyspnoe

Sedativa (mögliche Atemdepression) und Sekretolytika (Zunahme des Hustens möglich). Die routinemäßige Anwendung von Theophyllin wird in evidenzbasierten Leitlinien ebenso wenig empfohlen wie der Einsatz von Antibiotika (auslösende Infekte überwiegend viral bedingt).

Bei der Behandlung der **ambulant erworbenen Pneumonie** ist Amoxicillin (3 × 750 mg/d) das Mittel der Wahl. Die Tab. **B-5.8** zeigt eine Synopse der Einteilung und Therapie **akuter oberer Atemwegsinfekte**.

Die Akuttherapie des **kardiogenen Lungenödems** umfasst die Gabe von 4–8 l Sauerstoff/min über Nasensonde oder Maske, 0,4–0,8 mg Nitroglyzerin sublingual (je nach RR nach 5–10 Minuten wiederholen; nicht bei systolischen Blutdruckwerten unter 95 mmHg), Furosemid 40–80 mg i. v. sowie niedrig dosiert Morphin (1–3 mg je nach Wirkung).

Die Grundzüge der evidenzbasierten Langzeittherapie von Asthma und COPD sind in den Abb. **B-5.1** und **B-5.2** sowie in Tab. **B-5.9** zusammengefasst. Die medikamentöse Therapie beginnt auf der Stufe, die dem aktuellen Schweregrad entspricht. Wird keine klinische Besserung erreicht, erfolgt die Therapieeskalation entsprechend der nächsten Stufe, bei stabilem Befund (beim Einsatz inhalativer Kortikosteroide frühestens nach 3 Monaten) kann eine medikamentöse Deeskalation auf die nächstniedrige Stufe versucht werden. Bei Nichtansprechen der Initialtherapie innerhalb eines Zeitraumes von 4 Wochen sollte die Inhalationstechnik überprüft und ggf. eine diagnostische Reevaluation erwogen werden. COPD und Asthma sind wegen ihrer herausragenden epi-

Die Grundzüge der evidenzbasierten Langzeittherapie von Asthma und COPD siehe Abb. **B-5.1** und **B-5.2** sowie in Tab. **B-5.9**

B-5.1 Medikamentöse Stufentherapie bei Asthma bronchiale – Erwachsene (nach Nationaler Leitlinie Asthma)

Stufe 4: Schwergradig persistierendes Asthma

Bedarfstherapie: Inhalatives rasch wirksames β_2-Sympathomimetikum

Dauertherapie: ICS in hoher Dosis plus inhalatives lang wirksames β_2-Sympathomimetikum (ggf. als feste Kombination) und eine oder mehrere der zusätzlichen Optionen:
- retardiertes Theophyllin
- systemische Kortikosteroide (intermittierend oder dauerhaft) in der niedrigsten noch effektiven Dosis

Stufe 3: Mittelgradig persistierendes Asthma

Bedarfstherapie: Inhalatives rasch wirksames β_2-Sympathomimetikum

Dauertherapie: ICS in niedriger bis mittlerer Dosis plus inhalatives lang wirksames β_2-Sympathomimetikum (ggf. als feste Kombination). Nur in besonders begründeten Fällen:
- ICS in hoher Dosis
- Montelukast
- retardiertes Theophyllin
- retardiertes orales β_2-Sympathomimetikum

Stufe 2: Geringgradig persistierendes Asthma

Bedarfstherapie: Inhalatives rasch wirksames β_2-Sympathomimetikum

Dauertherapie: Inhalatives Kortikosteroid (ICS) in niedriger Dosis

Stufe 1: Intermittierendes Asthma

Bedarfstherapie: Inhalatives rasch wirksames β_2-Sympathomimetikum

Dauertherapie: keine

B-5.2 Medikamentöse Stufentherapie bei Asthma bronchiale – Kinder (nach Nationaler Leitlinie Asthma)

Stufe 4: Schwergradig persistierendes Asthma[2]

Bedarfstherapie:
Inhalatives rasch wirksames $β_2$-Sympathomimetikum[1]

Dauertherapie:
ICS in hoher Dosis plus inhalatives lang wirksames $β_2$-Sympathomimetikum (ggf. als feste Kombination) und eine oder mehrere der zusätzlichen Optionen:
- Montelukast[5]
- retardiertes Theophyllin
- systemisches Glukokortikosteroid (intermittierend oder dauerhaft) in der niedrigsten noch effektiven Dosis

Stufe 3: Mittelgradig persistierendes Asthma

Bedarfstherapie:
Inhalatives rasch wirksames $β_2$-Sympathomimetikum[1]

Dauertherapie:
ICS in mittlerer Dosis plus zusätzlich eine der folgenden Optionen:
- Steigerung der Dosis des inhalativen Glukokortikosteroids
- inhalatives lang wirksames $β_2$-Sympathomimetikum[4]
- Theophyllin
- Montelukast[5]

Stufe 2: Geringgradig persistierendes Asthma

Bedarfstherapie:
Inhalatives rasch wirksames $β_2$-Sympathomimetikum[1]

Dauertherapie:
Therapie der 1. Wahl: niedrig dosierte ICS.
Alternativtherapien:
- Cromone (DNCG, Nedocromil)
- Montelukast[5]
Versuch über 4–8 Wochen möglich

Stufe 1: Intermittierendes Asthma

Bedarfstherapie:
Inhalatives rasch wirksames $β_2$-Sympathomimetikum[1]

Dauertherapie:
keine[3]

[1] Alternativen: Anticholinergika (z. B. Ipratropiumbromid). Theophyllin in Lsg., evtl. auch kombinierte Medikationsmöglichkeit mit raschwirksamen $β_2$-Sympathomimetika
[2] Vor Dosissteigerung des ICS bzw. vor Add-on-Therapie oder Gabe oraler Glukokortikosteroide: Vorstellung in einem allergologisch-pneumologischen Schwerpunkt (Praxis/Zentrum)
[3] Eine vorübergehende anti-entzündliche inhalative Therapie z. B. bei rezidivierenden, infektgetriggerten Bronchialobstruktionen im Säuglings- oder Kleinkindesalter sowie bei kurzfristigem Allergenkontakt (z. B. Birkenpollen, sporadischer Tierkontakt) älterer Kinder ist möglich.
[4] Im Vorschulalter kaum Wirksamkeits- oder Sicherheitsdaten, deshalb hier nur in Ausnahmefällen.
[5] Bei Belastungsasthma als Monotherapie zugelassen, bei Kleinkindern (1–6 Jahre) ist Montelukast den lang wirksamen $β_2$-Sympathomimetika vorzuziehen, für Stufe 4 in der BRD noch nicht zugelassen.

B-5.9 Stufenplan für die Langzeittherapie der COPD

Schweregrad	Medikamentöse Therapie	Nichtmedikamentöse Therapie
III Schwer	ggf. Langzeit-Sauerstofftherapie	zusätzlich Rehabilitation, Heimbeatmung, Emphysemchirurgie, Lungentransplantation
II Mittel	inhalative Glukokortikoide über 3 Monate, bei Therapieerfolg Fortsetzung, zusätzlich Theophyllin, $β_2$-Sympathomimetika und/oder Anticholinergika regelmäßig, ggf. kombiniert	zusätzlich: körperliches Training, Physiotherapie, adäquate Ernährung
I Leicht	$β_2$-Sympathomimetika und/oder Anticholinergika bei Bedarf	Patientenschulung, Schutzimpfung
Risikogruppe	ggf. Medikamente zur Raucherentwöhnung, keine Medikation	Risikofaktoren meiden

demiologischen und gesundheitsökonomischen Bedeutung Gegenstand von Disease Management Programmen (DMP).

Die medikamentöse Behandlung der **chronischen Herzinsuffizienz** wird stadienadaptiert (NYHA) durchgeführt. Gesichert ist die Wirkung von ACE-Hemmern, Diuretika, Betablockern, Spironolacton und Digitalis.

Nichtmedikamentöse Optionen: Rauchen ist der wichtigste Risikofaktor für chronische Atemwegserkrankungen als häufigster Auslöser von Atemnot. Bei der COPD korreliert die Atemwegsobstruktion mit der Zahl der täglich konsumierten Zigaretten.

> ▶ **Merke:** Die Beendigung des aktiven (und passiven) Rauchens ist die wichtigste nichtpharmakologische Intervention, um ein Fortschreiten der Grunderkrankung zu verhindern.

Raucher sollten zur Änderung ihres Verhaltens und zur Teilnahme an validierten Tabakentwöhnungsprogrammen motiviert, Heranwachsende über die schädlichen Folgen des Tabakkonsums informiert werden.

Die Teilnahme an einer strukturierten und qualitätsgesicherten Patientenschulung fördert die Eigenverantwortung, die Fähigkeit zum Selbstmanagement bei Patienten mit chronischen Atemwegserkrankungen und führt zu einer Reduktion krankheitsbezogener Komplikationen. Wichtige Inhalte dieser Schulung sind Symptomwahrnehmung und -kontrolle (Peak-Flow-Messung), die Handhabung der wichtigsten Medikamente (Inhalationstraining) sowie die Erstellung eines individuellen Therapie- und Notfallplanes. Im „Nationalen ambulanten Schulungsprogramm für erwachsene Asthmatiker" (NASA) sind die wesentlichen Inhalte und der zeitliche Ablauf für ein derartiges Schulungsprogramm beschrieben.

Die körperliche Belastbarkeit der meisten Menschen mit chronischer Atemwegserkrankung und Herzinsuffizienz ist eingeschränkt.

> ▶ **Merke:** Ein körperliches Training (Grundsatz: Belastung ohne Überlastung) kann jedoch zu einer Besserung der Symptome und der Lebensqualität führen. Asthmakranke Schulkinder sollten nicht vom Schulsport befreit werden.

Wenn trotz adäquater ambulanter Therapie und Betreuung bio-psycho-soziale Krankheitsfolgen drohen oder persistieren, sollte die Indikation für eine stationäre Rehabilitation gestellt werden, insbesondere bei drohender Erwerbs- oder Berufsunfähigkeit.

Ein besonderes Augenmerk sollte auf Diagnostik, Therapie und Beratung krankheitsbedingter oder -auslösender psychosozialer Störungen gerichtet werden.

> ▶ **Merke:** Bei akuten Atemwegsinfekten können „Hausmittel" wie Dampfinhalationen, warme Getränke, Hals- und Brustwickel oder lokale Wärme das körperliche Wohlbefinden steigern.

Auch wenn die Wirksamkeit nicht durch methodisch gute Studien belegt ist, ist ihre Empfehlung pathophysiologisch begründbar, nicht risikobehaftet und kostengünstig.

5.6 Prävention

- Tabakentwöhnung
- Empfehlung zum Stillen
- Empfehlungen bezüglich Allergenkarenz
- ggf. spezifische Immuntherapie bei allergischer Rhinitis
- jährliche Influenzaimpfung.

5.6 Prävention

Die wichtigsten Maßnahmen zur Prävention chronischer Atemwegserkrankungen als Auslöser von Dyspnoe sind:
- Unterstützung und Hilfestellung bei der Tabakentwöhnung, insbesondere während der Schwangerschaft,
- Empfehlung zum Stillen,
- Empfehlungen und Ratschläge bezüglich Allergenkarenz (Hausstaubmilben, Haustiere, Luftschadstoffe),
- ggf. spezifische Immuntherapie bei allergischer Rhinitis,
- jährliche Influenzaimpfung (Nutzennachweis bezüglich Asthma noch nicht eindeutig belegt, bei COPD-Patienten Reduktion der Morbidität und Inzidenz sekundärer Pneumonien nachgewiesen).
- Schutzimpfung gegen Pneumokokken (Nutzennachweis bei Patienten mit Asthma nicht eindeutig belegt, bei COPD-Patienten Reduktion der Exazerbationen und Mortalität nicht belegt).

Weiterführende Literatur zu diesem Kapitel finden Sie unter www.thieme.de/specials/dr-allgemeinmedizin/

6 Beinschmerzen

Thomas Fischer, Hans-Dieter Klimm

▶ **Fallbeispiel 1.** Der 57-jährige Patient kommt in die Sprechstunde wegen seit Monaten anhaltender, in letzter Zeit jedoch zunehmender Beschwerden im rechten Bein, besonders in der Wade. Er berichtet, dass er seit Monaten mal mehr und mal weniger ein Kälte- und Taubheitsgefühl empfinde und dass ihn dies erheblich behindere. Er müsse nach 500–1000 m wegen der Schmerzen kurz stehen bleiben, manchmal aber könne er – wenn auch unter gelegentlichem Ziehen in der Wade – mehrere Kilometer bewältigen, ohne stehen bleiben zu müssen.
Ich betreue den Patienten seit Jahren wegen rezidivierender Lumbalbeschwerden bei bekanntem Diskusprolaps in Höhe von L4/5, schwerer Osteochondrose und Spondylose der Wirbelsäule sowie beginnender polyarthrotischer Veränderungen. Er raucht seit seiner Jugend 20 Zigaretten/Tag, hat dies jedoch vor einigen Monaten eingestellt.
Bei der körperlichen Untersuchung beträgt der Blutdruck 155/90 mmHg, der Puls 48/min. Herz, Lunge und Abdomen sind klinisch unauffällig. Steilstellung der LWS und unteren BWS mit ausgeprägtem paravertebralem Hartspann, rechts stärker als links. Lokalbefund: Lasègue rechts angedeutet positiv, Muskeleigenreflexe seitengleich, keine pathologischen Reflexe an den unteren Extremitäten. Die Inspektion beider Beine erscheint klinisch unauffällig mit Ausnahme einer leichten Retikulärvarikosis beidseits. Die Pulse sind an beiden Beinen tastbar, Stenosegeräusche nicht auskultierbar. Die palpatorische Blutdruckmessung am Bein ergibt folgende Befunde: A. tibialis posterior rechts 130 mmHg, links 165 mmHg. Nach 10 Fuß-Zehen-Ständen erneute Messung, dabei rechts 110 mmHg, links 160 mmHg. Der Knöchel-Arm-Index fällt damit kleiner als 1 (und somit pathologisch) aus. Die Diagnose lautet „Chronische arterielle Verschlusskrankheit (pAVK) Stadium IIa nach Fontaine". Von einem Angiologen wird anschließend eine perkutane transluminale Angioplastie (PTA) der A. poplitea rechts durchgeführt und eine Langzeittherapie mit 100 mg Acetylsalicylsäure (ASS) eingeleitet.

▶ **Fallbeispiel 2.** Eine 59-jährige Patientin stellt sich in der hausärztlichen Sprechstunde vor. Sie klagt über Schmerzen in der linken Wade, die seit 3 Tagen immer stärker werden. Die Schmerzen werden bei Belastung schlimmer, sind aber auch in Ruhe vorhanden. Die Patientin ist in der Praxis seit Jahren bekannt und weist außer einer mäßigen Adipositas keine relevanten Vorerkrankungen auf. Die körperliche Untersuchung zeigt einen geschwollenen linken Unterschenkel (Umfangsdifferenz zu rechts > 3 cm), der diffus druckschmerzhaft ist. Eine Rötung besteht nicht, ebenso keine erweiterten oberflächlichen Venen. Der Fuß ist normal warm und die Pulse sind unauffällig. Das Ödem der Patientin ist weich und gut eindrückbar. Zusammengefasst ergeben die klinischen Zeichen gemäß dem Score nach Wells eine mittlere Wahrscheinlichkeit für eine tiefe Beinvenenthrombose (TVT; s. Tab. **B-6.3**). Daher wurde auf einen D-Dimer-Test verzichtet und die Patienten am selben Tag zur Farbduplexsonographie in eine phlebologische Schwerpunktpraxis überwiesen. Dort wurde die Diagnose einer TVT mit Ausdehnung in die V. poplitea gestellt.
Die Patientin erhielt einen Unterschenkelkompressionsverband und eine Verordnung von niedermolekularem Heparin. Die subkutane Applikation wurde mit der Patienten eingeübt, sodass sie sie selbstständig ausführen konnte. Am Folgetag wurde hausärztlicherseits eine orale Antikoagulation mit Phenprocoumon eingeleitet (Zielbereich INR 2,0–3,0).
Nach Erreichen des Ziel-INR-Bereiches wurde die Heparintherapie eingestellt. Die Kompressionsverbände wurden regelmäßig in der Praxis erneuert und das Ödem war dadurch deutlich rückläufig, sodass bereits nach 2 Wochen auf einen Unterschenkelkompressionsstrumpf Klasse II umgestellt werden konnte. Die Fortsetzung der Kompressionstherapie wurde der Patientin für die Dauer von 2 Jahren angeraten. Da die Patientin erstmalig eine TVT aufwies, jedoch kein Auslöser eruierbar war (idiopathische TVT), wurde mit der Patienten für die orale Antikoagulation eine Behandlungsdauer von 6 Monaten vereinbart.

6.1 Grundlagen

Beinschmerzen können viele Ursachen haben, variierend von simplen Krämpfen bis hin zu lebensbedrohlichen akuten arteriellen Verschlüssen. Eine Hauptursache von Beinschmerzen sind ausstrahlende Schmerzen aus dem Lenden- und Sakralwirbelsäulenbereich; dabei sollte vor allem auf radikuläre Schmerzen geachtet werden. Eine ausführliche Anamnese und die gründliche körperliche Untersuchung geben in den meisten Fällen die entscheidenden Hinweise auf die Genese der Beschwerden.

Epidemiologie. Beinschmerzen sind ein häufiger Beratungsanlass in der hausärztlichen Praxis. Bei den 20 häufigsten Hauptanliegen, die einen Patienten zum Aufsuchen seines Hausarztes bewegen, nimmt der Beinschmerz die 14. Stelle ein. Mehr als die Hälfte der Patienten glaubt, diese seien „durchblutungsbedingt" und erwarten entsprechende therapeutische Interventionen (Klimm).

6.2 Diagnostisches Vorgehen

Die Vielfalt der möglichen Diagnosen macht eine gründliche Anamnese und körperliche Untersuchung notwendig.
Bei der **Anamnese** sollte auf folgende Aspekte geachtet werden:
- Akuter versus chronischer Beginn?
- Wenn akut, folgte der Schmerz direkt einem Trauma oder einer speziellen Aktivität? Wenn nicht, sollte an ein vaskuläres Ereignis gedacht werden.
- Ist der Schmerz bei Bewegung unverändert? Bewegungsabhängige Schmerzen sprechen für eine Verursachung durch betroffene Knochen- und/oder Gelenkstrukturen.
- Tritt der Schmerz beim Gehen auf? Ein unmittelbar einsetzender Schmerz spricht für eine lokale Ursache (z. B. ein Muskelfaserriss), ein verzögert auftretender Schmerz für eine vaskuläre oder neurogene Ursache.

Bei der **körperlichen Untersuchung** sollte auf das Gangbild des Patienten geachtet werden, weiterhin auf die Haltung des Rückens. Inspizieren Sie die Beine, achten Sie dabei auf Asymmetrien, die Haut (speziell die Temperatur), die sichtbaren venösen Gefäße und Zeichen für eine Ischämie. Palpieren sie den Schmerzbereich, um lokale Ursachen für den Schmerz abzugrenzen. Es sollte immer ein vollständiger Gefäßstatus erhoben werden (arteriell und venös), weiterhin sollten die Lymphknotenstationen untersucht werden. Eine neurologische Untersuchung sollte ebenso wie eine Untersuchung von Hüft- und Kniegelenken erfolgen.

Eine **apparative Diagnostik** ist erst gezielt bei entsprechendem Verdacht sinnvoll.

6.3 Differenzialdiagnosen

Wesentliche Differenzialdiagnosen sind in Tab. **B-6.1** dargestellt, auf die wichtigsten wird in den folgenden Abschnitten eingegangen. Zu **Ischialgien/Lumbago** siehe S. 349 ff.

6.3.1 Periphere arterielle Verschlusskrankheit (pAVK)

Epidemiologie: Ein akuter arterieller peripherer Verschluss ist in der Allgemeinpraxis ein sehr seltenes Ereignis. Häufig sind dagegen Patienten mit Symptomen einer **chronischen pAVK**, wobei zur exakten Häufigkeit – bedingt durch unterschiedliche Untersuchungstechniken – z.T. sehr differente Angaben gemacht werden. Außerdem besteht eine starke Altersabhängigkeit. Untersuchungen mithilfe der dopplersonographischen Blutdruckdifferenzmessung in der Allgemeinpraxis ergaben durchschnittliche Häufigkeit von 7,6 % (von 2 % bei den 20- bis 30-Jährigen bis zu über 30 % bei den über 60-Jährigen). Der Anteil der Männer beträgt 60 %. Die Bedeutung eines Screening auf eine pAVK zeigt sich darin, dass innerhalb von 5 Jahren bei 25–30 % der Patienten mit pAVK entweder ein Herzinfarkt, ein Schlaganfall oder ein weiteres zum Tod führendes vaskuläres Ereignis auftreten. Jährlich werden etwa 22000 Amputationen als Folge einer pAVK vorgenommen.

6.2 Diagnostisches Vorgehen

Wichtige Aspekte bei der Anamnese:
- akuter oder chronischer Beginn
- bei akuten Schmerzen: Trauma oder vaskuläres Ereignis
- Veränderung des Schmerzes bei Bewegung
- Schmerzen beim Gehen: plötzlich (Muskelfaserriss) oder verzögert (vaskuläre oder neurogene Ursache).

Körperliche Untersuchung:
- Gangbild
- Haltung des Rückens
- Asymmetrien der Haut
- Gefäßstatus/Ischämien
- neurologische Untersuchung
- Untersuchung von Knie- und Hüftgelenk.

6.3 Differenzialdiagnosen

6.3.1 Periphere arterielle Verschlusskrankheit (pAVK)

Epidemiologie: In der Allgemeinpraxis kommen häufig Patienten mit Symptomen einer **chronischen pAVK,** selten sind akute arterielle periphere Verschlüsse. Es besteht eine starke Altersabhängigkeit (2 % bei den 20- bis 30-Jährigen bis zu über 30 % bei den über 60-Jährigen). Der Anteil der Männer beträgt 60 %.

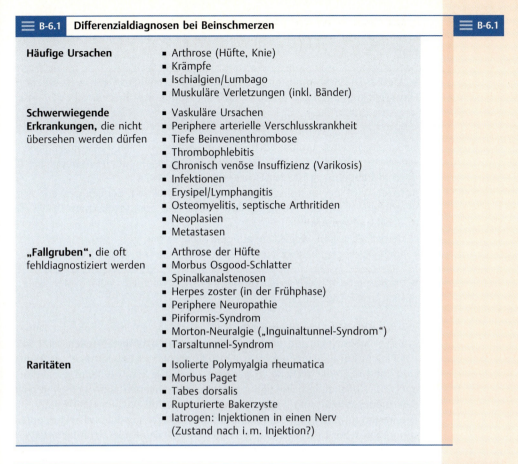

B-6.1 Differenzialdiagnosen bei Beinschmerzen

Häufige Ursachen	▪ Arthrose (Hüfte, Knie) ▪ Krämpfe ▪ Ischialgien/Lumbago ▪ Muskuläre Verletzungen (inkl. Bänder)
Schwerwiegende Erkrankungen, die nicht übersehen werden dürfen	▪ Vaskuläre Ursachen ▪ Periphere arterielle Verschlusskrankheit ▪ Tiefe Beinvenenthrombose ▪ Thrombophlebitis ▪ Chronisch venöse Insuffizienz (Varikosis) ▪ Infektionen ▪ Erysipel/Lymphangitis ▪ Osteomyelitis, septische Arthritiden ▪ Neoplasien ▪ Metastasen
„Fallgruben", die oft fehldiagnostiziert werden	▪ Arthrose der Hüfte ▪ Morbus Osgood-Schlatter ▪ Spinalkanalstenosen ▪ Herpes zoster (in der Frühphase) ▪ Periphere Neuropathie ▪ Piriformis-Syndrom ▪ Morton-Neuralgie („Inguinaltunnel-Syndrom") ▪ Tarsaltunnel-Syndrom
Raritäten	▪ Isolierte Polymyalgia rheumatica ▪ Morbus Paget ▪ Tabes dorsalis ▪ Rupturierte Bakerzyste ▪ Iatrogen: Injektionen in einen Nerv (Zustand nach i. m. Injektion?)

B-6.2 Stadieneinteilung der chronischen peripheren arteriellen Verschlusskrankheit nach Fontaine

Stadium	Symptomatik
I	Keine Beschwerden, es ist noch eine ausreichende Kollateralisation vorhanden
IIa	Schmerzen treten nur bei Belastung auf, Claudicatio intermittens. Schmerzen erst bei einer Gehstrecke, die länger als 200 Meter ist
IIb	Schmerzen unter 200 Meter Gehstrecke (die Grenzmarke 100 oder 200 Meter variiert je nach Autor)
III	Ruheschmerz
IV	Gewebeschäden

Ätiologie: Wesentliche Risikofaktoren der pAVK sind Rauchen, Diabetes mellitus, arterielle Hypertonie, Hyperlipidämie und eine positive Familienanamnese. Eine Anämie sowie die Einnahme von Betablockern können die Symptomatik verstärken/auslösen.

Symptome: Leitsymptome der pAVK sind belastungsabhängige, ischämische Schmerzen distal der Stenose. Zur Abschätzung der Schwere der zugrunde liegenden Krankheit und zur Standardisierung von Diagnose wie Therapie dient im Allgemeinen die klassische Stadieneinteilung nach Fontaine (Tab. **B-6.2**).

Diagnostik: Der Stellenwert der **körperlichen Untersuchung** wird häufig sehr betont. Dabei bleibt jedoch zumeist unerwähnt, dass die häufig genannten Zeichen lediglich eine geringe Sensitivität aufweisen. Trotzdem sollte bei der körperlichen Untersuchung auf Hautfarbe und -temperatur sowie auf trophische Störungen geachtet werden. Der obligate Pulsstatus fällt erst bei Lumenein-

Ätiologie: Risikofaktoren sind Rauchen, Diabetes mellitus, arterielle Hypertonie, Hyperlipidämie und eine positive Familienanamnese.

Symptome: Leitsymptome der pAVK sind belastungsabhängige, ischämische Schmerzen distal der Stenose.

Diagnostik: Bei der **körperlichen Untersuchung** sollte auf Hautfarbe und -temperatur sowie auf trophische Störungen geachtet werden.

Systolische Stenosegeräusche können etwa ab einer Lumeneinengung von ²/₃ wahrgenommen werden.

▶ **Merke**

engungen > 90 % pathologisch aus. In der **Auskultation** können systolische Stenosegeräusche etwa ab einer Lumeneinengung von ⅔ wahrgenommen werden.

▶ **Merke:** Die Bestimmung des sog. „Knöchel-Arm-Index" gibt wesentliche Hinweise auf eine pAVK und lässt sich auch ohne den Einsatz teurer Dopplergeräte durchführen.

So konnte in einer umfangreichen Studie gezeigt werden, dass die palpatorische Bestimmung des systolischen Druckes derjenigen mit einem Dopplergerät durchaus ebenbürtig ist (Eur Heart J 2004; 25: 17–24).
Konkret wird der systolische Druck am Knöchel mit demjenigen am Arm verglichen. Wenn die **Werte für den Quotienten aus systolischem Druck am Knöchel und am Arm:**
- kleiner als 1 sind, weisen sie auf eine Stenose hin,
- unter 0,5 liegen, besteht eine kritische Ischämie mit akuter Nekrosegefahr.

Quotienten aus systolischem Druck am Knöchel und am Arm:
- < 1: Stenose
- < 0,5: kritische Ischämie mit akuter Nekrosegefahr.

▶ **Merke**

▶ **Merke:** Eine weitere sensitive Methode zum Nachweis einer pAVK stellt die Ratschow-Lagerungsprobe dar.

Bei der **Ratschow-Lagerungsprobe** werden im Liegen mit erhobenen Beinen kräftige Fußbewegungen über 2–3 Minuten durchgeführt. Danach setzt sich der Patient auf die Liege: Nach 10–20 Sekunden setzt bei normaler arterieller Durchblutung eine rötliche Verfärbung der Füße ein (Hyperämiereaktion), nach 20–30 Sekunden eine Füllung der Fußrückenvenen. Verzögerungen oder Seitenunterschiede sind hochsensitive und -sensible Zeichen einer AVK.
Die Bestätigung der hausärztlichen Verdachtsdiagnose sollte mittels **dopplersonographischer Untersuchung**, ggf. auch mittels Duplexsonographie erfolgen. Die (farbkodierte) **Duplexsonographie** erlaubt die Analyse sowohl morphologischer Gefäßwandveränderungen als auch simultan der Hämodynamik in definierten Gefäßabschnitten. Die Sensitivität und Spezifität der Methodik liegt bei 89–93 %.
Die Voraussetzung jeglicher invasiver interventioneller oder chirurgischen Therapie ist derzeit noch die angiographische Darstellung der Becken- und Beinarterien.
Die **intraarterielle DSA-Technik** erlaubt bei geringerer Kontrastmittelmenge höhere Verträglichkeit und Akzeptanz der Untersuchung. Eine angiographische Gefäßdarstellung kann auch bei Patienten mit Niereninsuffizienz und Jodallergie mittels CO_2-Injektion vorgenommen werden. Eine **intravenöse DSA** erlaubt zwar durchaus eine Bewertung mancher Gefäßabschnitte, ist jedoch wegen ungenauer Darstellung peripherer Gefäße obsolet, insbesondere bei präoperativer Diagnostik. Trotz zunehmender Entwicklung hat die **MR-Angiographie** noch nicht das Auflösungsvermögen und die Qualität von DSA-Bildern erreicht.

Die **dopplersonographische Untersuchung** bestätigt die Verdachtsdiagnose. Die (farbkodierte) **Duplexsonographie** gibt Hinweise auf morphologische Gefäßwandveränderungen und zeigt die Hämodynamik.

Die **angiographische Darstellung** der Becken- und Beinarterien ist die Voraussetzung jeglicher invasiver interventioneller oder chirurgischer Therapie.

Therapie: Rauchen ist der führende Risikofaktor und sollte umgehend beendet werden.
Weitere Therapiemaßnahmen:
- Andere Risikofaktoren wie eine Hyperlipidämie und einen Diabetes mellitus behandeln.
- Bei höhergradigen Verschlüssen evtl. (perkutane) Dilatation ggf. mit Stenteinlage.
- Medikamentös steht der Einsatz von Thrombozytenaggregationshemmern im Vordergrund (in erster Linie ASS).

Therapie: Rauchen ist der führende Risikofaktor und sollte umgehend beendet werden. Ein persistierender Abusus geht mit einer schnelleren Befundprogression und einer schlechteren Prognose nach Bypass-OP oder Amputation einher. Weitere Therapiemaßnahmen sind:
- Andere Risikofaktoren wie eine Hyperlipidämie und ein Diabetes mellitus sollten entsprechend behandelt werden.
- Ein wesentliches „Standbein" der Therapie der niedrigen Stadien ist das Gehtraining. Regelmäßiges Gehen (mindestens 3 × pro Woche) führt bei ca. 50 % der Patienten zu einer Symptomverbesserung (durch Kollateralenbildung) und sollte daher dringlich empfohlen werden.
- Bei höhergradigen Verschlüssen sollte eine (perkutane) Dilatation ggf. mit Stenteinlage erwogen werden, wenngleich diese Maßnahmen die schmerzfreie Gehstrecke nachweislich nur in den ersten 6 Monaten nach Intervention erhöhen. Untersuchungen nach 2 bzw. 6 Jahren konnten keine Differenz nachweisen.

- Medikamentös steht der Einsatz von Thrombozytenaggregationshemmern im Vordergrund (in erster Linie ASS, in Fällen der Unverträglichkeit oder bei Kontraindikationen Clopidogrel). In systematischen Übersichtsarbeiten konnte gezeigt werden, dass Thrombozytenaggregationshemmer die Rate an kardiovaskulären Ereignissen und peripheren arteriellen Gefäßverschlüssen reduzieren können (NNT von 61 für kardiovaskuläre Ereignisse in einem Zeitraum von 2 Jahren). Für das ebenfalls häufig eingesetzte Pentoxifyllin konnte in randomisierten Kontrollstudien keine relevante Verbesserung der Gehstrecke belegt werden.

Prognose: Bei etwa 15% der Patienten mit intermittierender Claudicatio tritt im Krankheitsverlauf eine kritische Ischämie auf. Eine KHK ist die führende Todesursache bei Patienten mit pAVK. Im Zeitraum von 5 Jahren erleiden etwa 20% der pAVK-Patienten einen Myokardinfarkt oder einen Apoplex. Die Gesamtmortalität liegt bei 30% nach 5 Jahren Krankheitsverlauf und 70% nach 15 Jahren.

6.3.2 Tiefe Beinvenenthrombose (TVT)

Epidemiologie: Die jährliche Inzidenz der TVT wird mit 1–3 Neuerkrankungen pro 1000 Einwohner angegeben. Dabei steigt das Risiko exponentiell mit zunehmendem Alter. So beträgt die jährliche Inzidenz 1/100 000 bei Kindern und Jugendlichen und 1/100 bei über 70-Jährigen. Die TVT tritt zudem häufiger im Winter als im Sommer auf. Epidemiologische Daten speziell zur Inzidenz bei Patienten in der Primärversorgung fehlen bislang.

Ätiologie: Die **Virchow-Trias** hat trotz ihres historischen Charakters weiterhin ihre Gültigkeit.

▶ **Merke:** Bei der Virchow-Trias handelt es sich um **pathologische Veränderungen der Gefäßwand** (Endothelläsionen, z. B. durch Trauma, Entzündung), **pathologische Veränderungen der Blutzusammensetzung** (Thrombophilie) und einen **pathologisch verlangsamten Blutfluss** (Stase, z. B. bei Immobilisation).

In den letzten Jahren ist unter den genannten Einflussgrößen der Thrombophilie eine wachsende Bedeutung zugekommen. Dabei wird zwischen hereditären und erworbenen Störungen unterschieden. Unter den **hereditären Thrombophilien** sind vor allem die häufige Resistenz gegen aktiviertes Protein C (APC) durch Mutation des Faktor-V-Leidens, die Prothrombin-Mutation (Faktor II), der Protein C- und S-Mangel sowie der Antithrombin-III-Mangel zu nennen. Unter den **erworbenen Thrombophilien** sind vor allem Antiphospholipid-Antikörper (u. a. Lupus-Antikoagulans, Anticardiolipin-Antikörper) bedeutsam. Eine Hormontherapie (vor allem in Verbindung mit einem Nikotinabusus), die Gravidität und das Vorliegen aktiver maligner Erkrankungen stellen weitere erworbene Hyperkoagulabilitäten dar. Insgesamt wird der Anteil der durch eine Thrombophilie bedingten Thrombosen derzeit mit etwa 50% angegeben.

Symptome: Die Klinik der TVT bewegt sich zwischen den Extremen einer Phlegmasia coerulea dolens und inapparenten Verläufen. Die **Phlegmasia coerulea dolens** zeichnet sich klinisch durch eine kühl-livide, im Extremfall pulslose Extremitätenschwellung aus, die durch eine Massenthrombose zu einem erheblichen Anstieg des Gewebedrucks und konsekutiv zu einer akralen Ischämie führt. Die meisten Thrombosen (vor allem der Wadenmuskelvenen) verlaufen klinisch jedoch oligo- oder asymptomatisch. So weist nur ein Teil der Thrombosen die „klassischen" Symptome eines (subfaszialen) Ödems, livide Verfärbung und Überwärmung auf.

Diagnostik

Diagnostik: Es stehen eine Reihe von klinischen Tests zur Verfügung, von denen jedoch keiner eine ausreichende Testgüte erreicht, um allein auf der Basis dieser Zeichen eine Bestätigung oder einen sicheren Ausschluss einer TVT zu erzielen.

Das Wissen um die unzureichende Aussagekraft einzelner klinischer Zeichen hat zur Entwicklung verschiedener Symptomscores geführt, in den die wichtigsten klinischen Befunde zusammengefasst sind: Dilatation oberflächlicher Venen, lokale Schwellung, Überwärmung, Beinödem, Wadenschmerz, Homan-Zeichen, Rötung.

Das Untersuchungsverfahren der Wahl ist die **Sonographie**, entweder als B-Bild-/Kompressionssonographie oder als Farbduplexsonographie.

Das **Untersuchungsverfahren der Wahl** ist die **Sonographie**, entweder als B-Bild-/Kompressionssonographie oder als Farbduplexsonographie. Bei der Kompressionssonographie werden die tiefen Leitvenen und die wichtigsten Muskelvenen im Quer- und Längsschnitt dargestellt und auf ihre Komprimierbarkeit hin untersucht. Eine freie Vene ist dabei vollständig komprimierbar, wohingegen eine thrombosierte Vene nur teilweise oder gar nicht komprimierbar ist. Die Sensitivität der Sonographie zum Nachweis einer TVT wird in Metaanalysen mit 97 % (95 %-CI: 96–98 %) für die proximale und mit 73 % (54–93 %) für die distale TVT angegeben, während die Sensitivität für asymptomatische Patienten mit 62 % (53–71 %) geringer ausfällt.

Die **Phlebographie** ist wegen der Invasivität in den Hintergrund gedrängt worden.

Die **Phlebographie** war bis vor wenigen Jahren der „Goldstandard" bei Thromboseverdacht. Mittlerweile ist sie wegen ihrer erheblich großen Invasivität in den Hintergrund gedrängt worden.

▶ Merke

▶ **Merke:** Aufgrund der hohen Aussagekraft der Sonographie und der Nachteile der Phlebographie sollte aus hausärztlicher Sicht (Schutz der Patienten vor unnötigem Risiko) bei der Veranlassung einer Bildgebung der Sonographie der Vorzug gegeben werden.

D-Dimere sind Fibrinspaltprodukte und lassen sich im Plasma bei frischen Thrombosierungen oder bei im Abbau befindlichen Blutgerinnseln nachweisen. Nachteil der D-Dimer-Bestimmung ist die mäßige Spezifität der Messung (z. B. Erhöhung auch nach Operationen, bei Infektionen, Verletzungen und Malignomen).

D-Dimere sind Fibrinspaltprodukte und lassen sich im Plasma bei frischen Thrombosierungen oder bei im Abbau befindlichen Blutgerinnseln nachweisen. Da 2–3 % des Plasma-Fibrinogens permanent zu Fibrin umgewandelt werden, sind geringe Mengen an D-Dimeren auch bei Gesunden nachweisbar, sodass erst oberhalb eines definierten Grenzwertes ein relevanter TVT-Verdacht vorliegt. Für die Bestimmung der D-Dimer-Konzentration liegen verschiedene Messverfahren vor; aufgrund ihrer Praktikabilität sind so genannte **„Bedside"-**

B-6.3

B-6.3 **Symptomscore zum Abschätzen der Thrombosewahrscheinlichkeit nach Wells et al.**

Aktive Tumorerkrankung (aktuell oder bis vor 6 Monaten behandelt)	1
Lähmung oder kürzlich vorausgehende Immobilisation der Beine	1
Kürzliche Bettlägerigkeit (> 3 Tage) und/oder größere Operation innerhalb der letzten 4 Wochen	1
Unter- und Oberschenkelödem	1
Unterschenkelschwellung > 3 cm	1
Seitendifferentes eindrückbares Ödem	1
Dilatierte oberflächliche Venen	1
Alternative Diagnose wahrscheinlicher als TVT	1–2
Score-Auswertung	
Geringe Wahrscheinlichkeit (TVT-Prävalenz 3 %, 95 %-CI: 2–6 %)	0
Mittlere Wahrscheinlichkeit (17 %, 95 %-CI: 12–23 %)	1–2
Hohe Wahrscheinlichkeit (75 %, 95 %-CI: 63–84 %)	≥ 3
CI = Konfidenzintervall	

Tests auf Vollblutbasis (z. B. SimpliRed) für Hausärzte besonders geeignet. Studien zeigen, dass die Sensitivität dieses Tests zwischen 77 und 100 % liegt. Ein wesentlicher Nachteil der D-Dimer-Bestimmung ist die mäßige Spezifität der Messung. So können D-Dimer-Erhöhungen z. B. nach Operationen, bei Infektionen, Verletzungen oder Malignomen nachgewiesen werden. Von praktischer Relevanz für die hausärztliche Situation ist die Ausschlussdiagnostik durch den hohen negativen Vorhersagewert.

Zur Abklärung eines klinischen Verdachts wird gemäß der Deutschen Gesellschaft für Phlebologie folgendes Vorgehen empfohlen:

- In Verbindung mit **einer niedrigen klinischen TVT-Wahrscheinlichkeit** ist der D-Dimer-Test (z. B. als „Bedside-Test") geeignet, eine TVT mit hoher Sicherheit auszuschließen. Steht ein D-Dimer-Test nicht zur Verfügung, sollte eine Sonographie veranlasst werden.
- Bei mittlerer oder hoher klinischer TVT-Wahrscheinlichkeit ist die primäre Sonographie Methode der Wahl.

Die Deutsche Gesellschaft für Phlebologie empfiehlt:
- bei niedriger klinischer TVT-Wahrscheinlichkeit D-Dimer-Test oder Sonographie
- bei mittlerer oder hoher klinischer TVT-Wahrscheinlichkeit Sonographie.

Therapie: Eine wesentliche Veränderung in der Behandlung der TVT der letzten Jahre ist der Verzicht auf die früher übliche Immobilisation der Patienten. Eine Reihe von Studien konnte mittlerweile zeigen, dass die Mobilisierung der Patienten und die ambulante Behandlung mindestens ebenso sicher sind wie die stationäre. Auch die Ausdehnung der TVT spielt laut Studienlage keine relevante Rolle bei der Entscheidung zu einer ambulanten Therapie, da für die proximale TVT und sogar für die Beckenvenen-TVT Daten vorliegen, die die sichere ambulante Therapie unterstützen. Daher kommt die Leitlinie der Deutschen Gesellschaft für Phlebologie zu der Empfehlung, dass die Behandlung der akuten tiefen Bein- und Beckenvenenthrombose sowohl ambulant als auch stationär erfolgen kann und das Ausmaß der Thrombose und ihr morphologischer Aspekt keine Entscheidungskriterien hierzu darstellen. Mögliche Ausschlusskriterien für die ambulante Behandlung der TVT können sein: schwere Begleiterkrankungen, fehlende Möglichkeit zur Mobilisation, fehlende Logistik, erhöhtes Blutungsrisiko, Schwangerschaft. Mehr als 80 % der Patienten, die sich ambulant mit einer TVT vorstellen, können gemäß deutschen und internationalen Studien sicher und effektiv zu Hause behandelt werden.

Therapie: Die Behandlung der akuten tiefen Bein- und Beckenvenenthrombose kann sowohl ambulant als auch stationär erfolgen.

Die **Antikoagulation** erfolgt initial mit Heparin für mindestens 5 Tage (die früher übliche längere Gabe ist unnötig). Bei einer ambulanten Versorgung sollten **niedermolekulare Heparine** bevorzugt werden, da sie in fixen, gewichtsadaptierten Dosen ohne aufwändiges laborchemisches Monitoring verabreicht werden können (Cave: massives Übergewicht, Niereninsuffizienz). Verglichen mit unfraktionierten Heparinen konnte in Metaanalysen gezeigt werden, dass niedermolekulare Heparine in der Verhinderung thromboembolischer Ereignisse diesen zumindest ebenbürtig sind. Die orale Antikoagulation (z. B. mit dem in Deutschland üblichen Phenprocoumon) sollte möglichst rasch überlappend eingeleitet werden. Der angestrebte Zielbereich für die INR ist 2,0–3,0. Niedrigere Dosierungen haben sich als weniger effektiv erwiesen und verursachen außerdem nicht wesentlich weniger Blutungen. Die aktuellen Empfehlungen zur Dauer der oralen Antikoagulation lauten (Leitlinie Dt. Gesellschaft Phlebologie 2004):

- bei isolierter Thrombose von Wadenmuskelvenen ist eine Therapiedauer von 6 Wochen ausreichend,
- bei erstmaliger TVT (die mindestens bis in die V. poplitea reicht bzw. bei proximaler TVT) werden 3 Monate Antikoagulation empfohlen, wenn typische Auslöser nachweisbar sind (sekundäre TVT). Liegen derartige Auslöser nicht vor (idiopathische TVT), ist eine Therapiedauer von 6 Monaten zu empfehlen,
- bei Rezidiv-TVT werden 12 Monate empfohlen,
- bei Lungenembolie 6 Monate.

Die **Antikoagulation** erfolgt initial mit Heparin für mindestens 5 Tage. Bei einer **ambulanten Behandlung** sollten **niedermolekulare Heparine** bevorzugt werden. Dauer der Antikoagulation (Leitlinie Dt. Gesellschaft Phlebologie 2004):
- bei isolierter Thrombose von Wadenmuskelvenen sind 6 Wochen ausreichend,
- bei erstmaliger TVT 3 Monate Antikoagulation, wenn typische Auslöser nachweisbar sind (sekundäre TVT), beim Fehlen von Auslösern (idiopathische TVT) 6 Monate
- bei Rezidiv-TVT 12 Monate
- bei Lungenembolie 6 Monate.

Neben der medikamentösen Therapie ist auf eine suffiziente **Kompressionstherapie** zu achten, die das in bis zu 50 % der Fälle auftretende postthrombotische Syndrom (PTS) verhindern soll. In der Akutphase dient diese Therapie dem

Neben der medikamentösen Therapie ist auf eine suffiziente **Kompressionstherapie** zu achten (mit Kurzzugbinden). In der

6.3.3 Chronisch venöse Insuffizienz (CVI)

Varikosis

Epidemiologie: Die Prävalenz der Varikosis beträgt laut der „Bonner Venenstudie" aus dem Jahr 2000 bei Frauen 16 % und bei Männern 12 %. Dabei besteht eine deutliche Zunahme der Befunde mit dem Alter. Typische Beinbeschwerden, die mit einer CVI in Verbindung gebracht werden, gaben 56 % der Probanden an (z. B. Schwere-, Spannungs- oder Schwellungsgefühle).

Symptome: Die Patienten klagen in **frühen Stadien** der CVI vor allem über Schwere-, Unruhe-, Spannungs- und Schwellungsgefühle, Juckreiz sowie über Schmerzen nach längerem Stehen. Der Stellenwert der Schmerzen bei der Varikosis wird dabei von Ärzten häufig unterschätzt.
Neben dem klinischen Nachweis einer Varikosis kommt es in **fortgeschrittenen Stadien** zur Ödembildung und bei chronischem Verlauf zu trophischen Hautstörungen (Stauungsdermatitis, Atrophie blanche, in letzter Konsequenz Ulzerationen). Zu bedenken ist, dass die subjektive Symptomatik der Patienten nur bedingt mit dem Befund korreliert.

Diagnostik: Wesentliche Bedeutung hat die **Inspektion**.

▶ **Merke:** Bei fortgeschrittenen Befunden ist die CVI eine Blickdiagnose.

Mehr Probleme bereiten diskrete Befunde bei gleichzeitig typischer Symptomatik. Hier sollte eine **dopplersonographische Untersuchung des venösen Gefäßsystems** zur weiteren Abklärung veranlasst werden. Besondere Beachtung sollten die Perforanten finden, also die Verbindungen zwischen oberflächlichem und tiefem Venensystem, die als Cockett-Gruppe oberhalb des Innenknöchels häufig Ursache von Ulzerationen in diesem Bereich sind.

B-6.1 Chronisch venöse Insuffizienz

a Corona phlebectatica
b Atrophie blanche
c Ulcus cruris

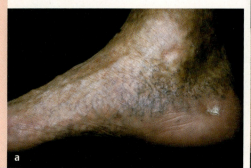
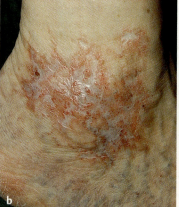
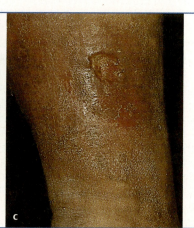

Therapie: Die **konservative Therapie** basiert – neben Allgemeinmaßnahmen wie einer Gewichtsreduktion und dem häufigen Hochlagern der Beine – auf der Verordnung von **Kompressionsstrümpfen (Klasse II)**. Häufig sind Unterschenkelkompressionsstrümpfe ausreichend, die bereits eine erhebliche Linderung der Beschwerden erbringen können. Die Sklerosierung der Varizen gewinnt zuletzt durch die Anwendung von effektiveren, aufgeschäumten Sklerosierungsmitteln wieder an Bedeutung. Die Wirkung von z. B. Rosskastanie-Präparaten ist zwar in kontrollierten Studien belegt, klinisch aber marginal. Bei ausgeprägten Befunden sollte eine **operative Sanierung** der Varikosis angestrebt werden. Hierzu bestehen mittlerweile eine Reihe von wenig invasiven Verfahren, die eine ambulante Behandlung auch älterer Patienten erlauben.

Therapie: Konservativ mit Kompressionsstrümpfen (Klasse II).

Bei ausgeprägten Befunden ist eine **operative Sanierung** der Varikosis anzustreben.

Thrombophlebitis

Die Thrombophlebitis – die korrekterweise als **Varikothrombophlebitis** bezeichnet werden sollte, da sie überwiegend in varikös veränderten Venen auftritt – ist ein häufiges Krankheitsbild. Sie tritt in bis zu 40 % der Patienten mit fortgeschrittener und bis zu 20 % mit leichter Varikosis auf (Baseler Venenstudie).

Thrombophlebitis

Symptome: Klinisch stehen Schmerzen und lokale Schwellungen im Bereich der betroffenen Venen im Vordergrund. Ohne Therapiemaßnahmen kann die Schmerzsymptomatik über Wochen anhalten. Die Rezidivrate wird mit 15–20 % angegeben.

Symptome: Klinisch stehen Schmerzen und lokale Schwellungen im Bereich der betroffenen Venen im Vordergrund.

▶ **Merke:** Die wesentliche Komplikation der Thrombophlebitis ist die tiefe Beinvenenthrombose, die bei der unbehandelten Thrombophlebitis in bis zu 30 % der Fälle auftritt.

◀ Merke

Der Befall der proximalen V. saphena magna ist mit den meisten Komplikationen verknüpft. Die Gabe von **Heparinen zur Thromboseprophylaxe** ist bei ausgeprägten Befunden daher sinnvoll, wenngleich hierzu keine kontrollierten Studien vorliegen.

Die Gabe von **Heparinen zur Thromboseprophylaxe** ist bei ausgeprägten Befunden sinnvoll.

Therapie: Die konservative Therapie konkurriert mit der operativen. Es liegt lediglich eine Studie vor, die prospektiv randomisiert diese beiden Ansätze verglichen hat. Dabei fand sich kein Unterschied bezüglich des Auftretens von tiefen Beinvenenthrombosen oder Lungenembolien. Die **operative Therapie** weist jedoch Vorteile auf bezüglich einer rascheren Befund- und damit auch Schmerzremission und der Verhinderung von Rezidiven.
Wesentliches Standbein der **konservativen Therapie** ist nach wie vor eine adäquate **Kompressionstherapie** mit Kurzzugbinden in Verbindung mit einer Mobilisation (Cave: Bettruhe = Thrombosegefahr), die Gabe von NSAR zur Schmerzlinderung (Cave: ASS-Gabe behindert eine mögliche operative Therapie) und die lokale Kühlung zur Linderung der Symptome.

Therapie: Sowohl konservativ als auch operativ.
Die konservative Therapie besteht aus:
- **Kompressionstherapie** mit Kurzzugbinden in Verbindung mit einer Mobilisation
- Gabe von NSAR zur **Schmerzlinderung**
- lokale **Kühlung** zur Linderung der Symptome.

6.3.4 Arthrose (s. a. Kapitel 11 Gelenkbeschwerden, S. 275)

Epidemiologie: Weltweit stellt die Arthrose (engl. osteoarthritis) die häufigste Gelenkerkrankung dar. Radiologische Untersuchungen zeigen bei mehr als 50 % der Bevölkerung über 65 Jahre und mehr als 80 % der über 75-Jährigen entsprechende Veränderungen. Etwa 11 % der über 65-Jährigen weisen eine symptomatische Gonarthrose auf.

6.3.4 Arthrose

Epidemiologie: Weltweit stellt die Arthrose (engl. osteoarthritis) die häufigste Gelenkerkrankung dar.

Symptome: Typische Lokalisationen sind Knie, Hüfte, Hand und/oder die Wirbelsäule. Die Patienten klagen über Schmerzen und Steifheit in den betroffenen Gelenken, verbunden mit einer zunehmenden Funktionseinschränkung. Der Schmerz nimmt typischerweise bei Belastung zu und wird durch Schonung gelindert. Der Schmerzcharakter kann alle Formen von dumpf bis stechend annehmen und ist wenig wegweisend.

Symptome: Schmerzen und Steifheit in den betroffenen Gelenken und Funktionseinschränkung. **Typische Lokalisationen:** Knie, Hüfte, Hand und/oder die Wirbelsäule.

Diagnostik: Körperliche Untersuchung mit Inspektion der betroffenen Gelenke. Zur Diagnosesicherung radiologische Untersuchungen.

Diagnostik: Die (vorsichtige) **körperliche Untersuchung** sollte die **Inspektion** der betroffenen Gelenke, des umgebenden Gewebes und der Bursen beinhalten. Eine am Knie bei Bewegung der Gelenkflächen wahrgenommene Krepitation ist für eine Arthrose nicht beweisend. Bei ausgeprägter Arthrose kann eine Begleitentzündung des umgebenden Gewebes mit Zeichen einer rheumatoiden Arthritis verwechselt werden. Die **radiologische Untersuchung** erlaubt die Diagnosesicherung. Zwischen radiologischem Befund und der Symptomatik besteht jedoch häufig keine Korrelation.

Therapie: Die **nichtmedikamentöse Therapie** umfasst neben der **Bewegungstherapie** (bzw. Physiotherapie) im Wesentlichen die Gewichtsreduktion. Inaktivität führt durch den Schmerz zu Muskulaturverlust, der wiederum eine zunehmende Gelenkdestabilisierung bewirkt.

▶ Merke

▶ **Merke:** Übergewicht stellt einen bekannten Risikofaktor für die Arthrose dar, insofern kommt einer Gewichtsreduktion vor allem eine prophylaktische Bedeutung zu. Weniger klar ist der Einfluss bei bereits bestehender Arthrose.

Die **medikamentöse Therapie** beruht im Wesentlichen auf dem Einsatz von Analgetika, zumeist NSAR.

Die **medikamentöse Therapie** beruht im Wesentlichen auf dem Einsatz von Analgetika, zumeist NSAR. Für deren längerfristigen Einsatz bzw. eine Dauertherapie fehlt bislang jedoch die Evidenz in Form von kontrollierten Studien. Unter Berücksichtigung des z. T. erheblichen Nebenwirkungspotenzials von NSAR (gastrointestinal, renal) sollte in erster Linie Paracetamol in einer Dosis von 1 g bis 4 × täglich versucht werden; eine Dosierung, die auch von älteren Patienten gut toleriert wird. Bei unzureichender Wirkung wird neben NSAR die Kombination mit schwächer wirksamen Opioiden empfohlen. Cox-2-Hemmer sollten aufgrund ihrer kardiovaskulären Nebenwirkungen nicht mehr eingesetzt werden.

Bei fortgeschrittener Arthrose werden häufig **Kortikosteroiden intraartikulär injiziert.**

Die **intraartikuläre Injektion von Kortikosteroiden** ist ein häufiges Vorgehen bei fortgeschrittener Arthrose. Für die Kniegelenksinjektion zeigen Studien eine gegenüber Plazebo signifikante Wirksamkeit über einen Zeitraum von 2–4 Wochen. Bei Einhaltung der Hygienevorschriften sind Infektionen dabei seltene Komplikationen. Für die Annahme, dass Kortisoninjektionen bei häufiger Anwendung den Knorpelabbau beschleunigen können, gibt es bislang keine sicheren Hinweise.

▶ Merke

▶ **Merke:** Die Anzahl der Kortisoninjektionen sollte auf maximal 3–4 Injektionen pro Jahr begrenzt werden.

Eine Gewichtsentlastung nach Injektion steigert nachweislich den Effekt. Die intraartikuläre Injektion von **Hyaluronsäure** reduziert in Studien die Schmerzsymptomatik stärker als Plazebo, ein Effekt, der bis zu 12 Monate anhalten kann. Die topische Applikation von **Capsicain** konnte in Studien zu einer Reduktion der Symptomatik führen. Die in Deutschland häufig verordneten topischen NSAR (fördert die Aktivität der Patienten durch Selbstapplikation; hoher Plazeboeffekt; seltene Nebenwirkungen) sind ebenfalls kurzfristig wirksam; für einen längeren Einsatz fehlen noch wissenschaftliche Daten.

Operative Therapie, wenn konservativ keine Symptomreduktion mehr spürbar ist.

Die **operative Therapie** (i. d. R. Gelenkersatz) stellt die Methode der Wahl dar, wenn die konservative Behandlung zu keiner ausreichenden Symptomreduktion führt.

▶ Merke

▶ **Merke:** Aufgrund der begrenzten „Lebenserwartung" vieler Implantate sollte gerade bei jüngeren Patienten versucht werden, mittels der konservativen Therapie den Operationszeitpunkt zu verzögern.

Weiterführende Literatur zu diesem Kapitel finden Sie unter www.thieme.de/specials/dr-allgemeinmedizin/

7 Bauchschmerzen

Heinz Harald Abholz

7.1 Behandlungsanlass

▶ **Fallbeispiel.** Eine **22-jährige Patientin**, die ich seit etwa 6 Jahren kenne und deren Geschwister sowie Eltern bei mir in Behandlung sind, ist mir in den letzten Monaten dadurch aufgefallen, dass sie **immer wieder mit den verschiedensten Beschwerden in die Praxis kam. Behandlungsanlässe waren Rückenschmerzen, Kopfschmerzen, Schwindel, anhaltende Übelkeit, Bauchschmerzen und eine allgemeine Erschöpfung.** Nie fanden sich überzeugende medizinische Erklärungen für die jeweilige Symptomatik. Offensichtlich standen diese „Verschlechterungen" des Gesundheitszustandes der Patientin in einem zeitlichen Zusammenhang mit ihrer Heirat und dem Auszug aus der elterlichen Wohnung. Mehrmals hatte ich vorsichtig das Gespräch auf mögliche Belastungen durch ihre neue Familienrolle gebracht. Die Patientin wies dies jedoch mit der Bemerkung zurück, es ginge alles sehr gut und sie sei sehr glücklich. Sie sah sich vielmehr in ihrem Beruf als Verkäuferin an einem Fleischstand überfordert.

Eines Freitagabends kam sie, von ihrem jungen Ehemann gestützt, weinend in die Praxis. Sie ging gekrümmt und hielt sich den rechten Unterbauch. Stöhnend sagte sie, sie könne es vor Schmerzen nicht mehr aushalten, und wurde auf eine Liege gelegt. Sie berichtete, dass der Schmerz ohne ersichtliche Auslösesituation von der einen auf die andere Minute im rechten Unterbauch begonnen und einen stechenden, bohrenden Charakter – ohne ein Krampfen – habe. Stuhlauffälligkeiten oder gynäkologische Auffälligkeiten waren nicht beobachtet worden. Seit mehreren Jahren nahm die Frau orale Kontrazeptiva ein; diese seien auch jetzt regelmäßig genommen worden. Die letzte Regel war gut 2 Wochen her und unauffällig gewesen. Im Laufe des Gespräches wurde sie schnell ruhiger, weinte nicht mehr und lag auch sehr viel entspannter vor mir. Bei der körperlichen Untersuchung zeigte sich ein deutlicher Druckschmerz im rechten Unterbauch im Bereich des McBurney-Punktes. Fraglich bestand auch ein Loslassschmerz. Bei der rektalen Untersuchung gab die Patientin einen Portio-Verschiebeschmerz mit Lokalisation ebenfalls im rechten Unterbauch an. Dieser war aber nicht deutlich ausgeprägt und bei der gesamten körperlichen Untersuchung fiel auf, dass die Schmerzen durch Ablenkung zu verringern waren. Die Schmerzen waren also andauernd, nicht wie bei Koliken mit wechselnder Intensität und sie strahlten nicht aus; sie schienen nicht beeinflussbar – außer durch die Hand des Untersuchers.

7.1.1 Grundlagen

Epidemiologie: Der Allgemeinarzt hat täglich mit akuten oder längerfristig anhaltenden Bauchschmerzen zu tun (*Frear*). Die Häufigkeitsverteilung der differenzialdiagnostisch in Frage kommenden Erkrankungen ist der Tab. (Tab. **B-7.1**) zu entnehmen. Nach unterschiedlichen Untersuchungen (z.B. *Klinkman, Muris, Fry*) sind zwischen 10 und 20 % der Bauchschmerzen auf körperliche Erkrankungen zurückzuführen. Der Rest erklärt sich als funktionelle oder somatoforme Störung (s. Kap. A-19, S. 219).

Beobachtungsstudien über 1–2 Jahre zeigen zudem, dass die diagnostische Sicherheit beim Allgemeinarzt relativ hoch ist: Nur ganz wenige Fälle der als „nicht organisch" klassifizierten Bauchschmerzen stellen sich im Verlauf von Monaten doch als organisch bedingt heraus.

Bei rund zwei Drittel der Patienten sind die Bauchschmerzen – als Hinweis auf funktionelle Störungen – nach einem Jahr wieder verschwunden und erscheinen damit häufig Ausdruck problembeladener passagerer Lebensumstände zu sein.

Klassifikation: Man unterscheidet den **einfachen Bauchschmerz** vom **„akuten Bauch"**.

> **Merke:** Beim „akuten Bauch" bestehen Zeichen der lokalen oder gar generellen Peritonitis mit deutlicher Abwehrspannung bis hin zum sog. „brettharten Bauch" – Letzteres als Ausdruck einer reflexiven Muskelanspannung der Bauchwandmuskulatur. Diese Anspannung kann bei lokaler Peritonitis auch durch lokalen Druck ausgelöst werden. Die Bauchwandmuskulatur spannt sich dann so an, dass ein Eindrücken per Hand kaum noch möglich ist, zumindest massive Schmerzen auslöst.

Die **Ausstrahlung der Schmerzen** gibt diagnostische Hinweise.
- im Verlauf des Harnleiters bei **Nierensteinen**
- Ausstrahlen einer **Cholelithiasis/Cholezystitis** vom rechten Oberbauch in den Rücken
- ringförmig spürbarer Bauchschmerz bei **Pankreatitis** oder nach dorsalem **Ulkusdurchbruch**
- genitaler Schmerz bei **Inguinalhernien**.

Weitere Unterschiede bestehen in der **Ausstrahlung** des Schmerzes. Typische Beispiele sind:
- Ausstrahlen der Schmerzen im Verlauf des Harnleiters bei **Nierensteinen**.
- Das Wandern des **appendizitischen Bauchschmerzes** von epigastral zum Nabel und dann zum McBurney-Punkt; dies ist besonders bei Kindern zu beobachten.
- Das Ausstrahlen einer **Cholelithiasis/Cholezystitis** vom rechten Oberbauch in den Rücken; unterhalb des rechten Schulterblattes (manchmal wird dort sogar der Hauptschmerz angegeben, auch wenn er im Oberbauch auslösbar ist).
- Der ringförmige, insbesondere auch im Bereich der Wirbelsäule (oder „vor dieser") spürbare Bauchschmerz bei **Pankreatitis** oder nach dorsalem **Ulkusdurchbruch**.
- Der genitale Schmerz bei **Inguinalhernien**.

Ansonsten sind die Schmerzen in der Regel dort lokalisiert, und fast immer mit Druck verstärkbar, wo sie entstehen: Beim **Dünndarmileus** in der Regel um den Nabel lokalisiert; bei einer **Divertikulose** in der Regel im linken Unterbauch lokalisiert und bei **Periumbilikalhernien** um den Nabel herum.

Der **Schmerzcharakter** ermöglicht weitere Differenzierungen bzw. wahrscheinliche Zuordnungen:

Schmerzcharakter:
- Koliken bei (v. a. mechanischem) Ileus, Peritonitis, Extrauteringravidität, Endometriose, Ovarialzysten, Darmerkrankungen, Ulcera ventriculi/duodeni.
- Bohrende, anhaltende Schmerzen bei Pankreatitis, Ulkus, Gastritis.

- **Koliken** finden sich (neben Gallenblasensteinen und Nierenkoliken) bei **mechanischem Ileus** und nur am Anfang bei paralytischem Ileus.
  Bei allen **peritonitischen Reizungen** – also bei Perforationen (gedeckt oder nicht), bei der extrauterinen Schwangerschaft, bei Endometriose, aber auch manchmal bei Hernien – kann es aufgrund reflektiver Aktivierung des Darmes nicht selten ebenfalls zu **kolikartige Schmerzen** kommen. Auch gestielte und gedrehte Ovarialzysten können dies hervorrufen.
  Darmerkrankungen – wie Enteritis, Kolitis – können ebenfalls **Koliken** auslösen.
  Ulcera ventriculi oder duodeni gehen nicht selten mit krampfartigen Schmerzen, häufig aber mit **bohrenden** Dauerschmerzen einher.
- **Bohrende, anhaltende Schmerzen**. Diese treten bei Pankreatitis, Ulkus und Gastritis, Mittelschmerz (hier aber auch teilweise kolikartig) auf. Psychisch ausgelöste Schmerzen zeichnen sich auch eher durch einen anhaltenden Charakter aus.

Abhängigkeit des Schmerzes von Körperhaltung/-bewegung bei Perforationen, Hernien, Bauchwandzerrungen.

Schließlich finden sich auch von der **Körperhaltung/-bewegung abhängige Schmerzen** in der Regel bei Perforationen im Bauchraum (z. B. beim Laufen oder beim „Schuckeln" des Bauches durch den Untersucher). Darüber hinaus sind Hernien oder Bauchwandzerrungen der Muskulatur von der Bewegung abhängig.

7.1.2 Ätiologie – differenzialdiagnostischer Überblick

Medizinisch stand ich bei der oben geschilderten Patientin vor der Differenzialdiagnose des plötzlichen Schmerzes im rechten Unterbauch – verstärkbar durch den Druck der untersuchenden Hand. In Tab. B-7.1 ist die weit gefasste medizinische Differenzialdiagnose zusammengestellt. Insbesondere die Plötzlichkeit ließ an eine Nierenkolik, einen gestielten Ovarialtumor oder eine Zyste sowie einen mechanischen Ileus (ohne Koliken unwahrscheinlich) oder einen Mittelschmerz denken. Ein Urinstreifentest ohne Nachweis von Erythrozyten im Urin machte eine Nierenkolik sehr unwahrscheinlich. Die Auskulta-

B-7.1 Häufigste organische Differenzialdiagnose des plötzlichen Schmerzes im rechten Unterbauch

Nieren-, Ureterstein (eher Kolik!)	Ektope Schwangerschaft	Appendizitis
Mechanischer Ileus: Strangulation, Invagination	Inguinalhernie	Muskuläre Zerrung des M. rectus abdominis
Gestielter Ovarialtumor, Zyste	Endometriose	Mittelschmerz

tion im Bereich des Abdomens erbrachte lebhafte, jedoch nicht auf einen Ileus verdächtige Darmgeräusche. Nierenkolik und mechanischer Ileus waren damit unwahrscheinlich.

Bei den differenzialdiagnostischen Überlegungen ist natürlich auch noch das Alter der Patientin zu berücksichtigen. Bei **Kindern** bis zum 6. Lebensjahr sind Bauchschmerzen häufig und meist nicht abdominell zu erklären. In der Mehrzahl der Fälle sind Infekte der Luftwege auslösend, oder es ist gar keine auffindbare Ursache zu eruieren (Scholer) (außerdem gibt es das gesonderte Krankheitsbild des „Bauchschmerzes des Kindes").

Bei der Patientin bestand ein fraglich positiver **Portio-Schiebeschmerz**, der gynäkologische Ursachen – gestielter Ovarialtumor, Adnexitis – in den Vordergrund rückte. Gegen eine Adnexitis sprach jedoch das plötzliche des Auftreten. Differenzialdiagnostisch musste auch an eine Appendizitis gedacht werden, selbst wenn hierfür die Plötzlichkeit der Schmerzentstehung kein sehr überzeugendes Argument war. Grundsätzlich war auch an die Erstmanifestation einer Endometriose oder ektopen Schwangerschaft zu denken. Deutliche Entfernung von der zu erwartenden Regelblutung und die gewissenhafte Einnahme von Antikonzeptiva machten Letzteres jedoch unwahrscheinlich.

In einer solchen differenzialdiagnostischen Überlegung spielt auch die Häufigkeit der zu erwartenden Krankheitsbilder eine wichtige Rolle. In Tab. **B-7.2** ist für den gesamten Bauchraum – also nicht nur für den rechten Unterbauch – eine Zusammenstellung der zu erwartenden Häufigkeiten medizinischer Krankheitsbilder wiedergegeben. Die Zahlen beziehen sich auf 1 Jahr und 2500 Personen einer Bevölkerung – also auf eine durchschnittlich große Allgemeinpraxis.

Betrachtet man die angegebenen Häufigkeiten (Tab. **B-7.2**), so wird klar, dass bei der Patientin aus dem Fallbeispiel die Wahrscheinlichkeit des Vorliegens einer definierten Erkrankung an sich schon nicht sehr hoch war. Addiert man z. B. die Häufigkeit von Adnexitis, Mittelschmerz, gestieltem Ovarialtumor, Appendizitis und Endometriose sowie ektoper Schwangerschaft, so kommt

Bei differenzialdiagnostischen Überlegungen ist auch das Alter der Patienten zu berücksichtigen.

B-7.2 Bauchschmerzen – erwartete organische Erkrankungshäufigkeiten in einer Allgemeinpraxis mit 2500 betreuten Personen pro Jahr

Gastritis, nicht näher definierte Oberbauchschmerzen	75–100	Sämtliche gastrointestinalen Karzinome	3
Gastrointestinale Infektionen	75	Divertikulitis	2
Zystitis	35	Ileus	2
Ulkus – heute selten geworden	25	Mittelschmerz	2
Dysmenorrhö	20	Gestielter Ovarialtumor	< 1
Appendizitis	8	Ektope Schwangerschaft	< 1
Inguinalhernien	8	Perforiertes Ulkus	< 1
Cholezystitis, Cholelithiasis	5	Pankreatitis	< 1
Spastisches Kolon – heute weitaus häufiger	4	Endometriose	weit < 1
Nierensteine mit Kolik	3	Porphyrie	weit < 1
Adnexitis	3	Angina abdominalis/Mesenterialinfarkt	weit < 1

Typische **Lokalisationen** für **organische Bauchschmerzen** siehe Abb. **B-7.1**.

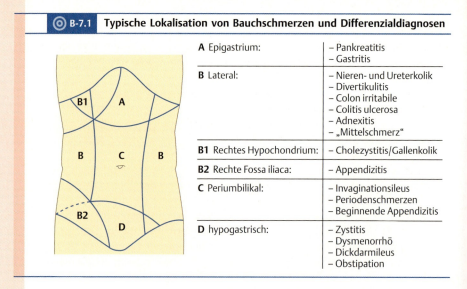

B-7.1 Typische Lokalisation von Bauchschmerzen und Differenzialdiagnosen

A	Epigastrium:	– Pankreatitis – Gastritis
B	Lateral:	– Nieren- und Ureterkolik – Divertikulitis – Colon irritabile – Colitis ulcerosa – Adnexitis – „Mittelschmerz"
B1	Rechtes Hypochondrium:	– Cholezystitis/Gallenkolik
B2	Rechte Fossa iliaca:	– Appendizitis
C	Periumbilikal:	– Invaginationsileus – Periodenschmerzen – Beginnende Appendizitis
D	hypogastrisch:	– Zystitis – Dysmenorrhö – Dickdarmileus – Obstipation

man auf eine pro Jahr zu erwartende Häufigkeit von 12 pro 2500 Patienten. Nimmt man noch die Nierenkolik und den Ileus hinzu, erhöht sich diese Zahl nur auf 17.

Bedenkt man noch, dass die Beschwerden nicht recht typisch für irgendeine der grundsätzlich in Frage kommenden Krankheiten waren, so legte dies nahe, dass wohl eher eine funktionelle oder psychosomatische Ursache, denn eine organische Ursache wahrscheinlich war.

Aus der eingangs skizzierten Kenntnis der Patientin und den auffällig häufigen und wechselnden Beschwerden innerhalb der letzten Monate, die medizinisch nie zufriedenstellend einem Krankheitsbild zuzuordnen waren, lag ein psychosomatischer Zusammenhang nahe. Auch die Tatsache der eher dramatischen Darstellung der Beschwerden (gestützt durch den Ehemann und gebeugt vor Schmerzen) sowie die relativ einfache Ablenkbarkeit vom Schmerz durch ein Gespräch unterstützten diese Annahme. Sie war jung verheiratet: War ein Geschlechtsverkehr Auslöser der Symptomatik – ohne dass dies explizit mitgeteilt wurde? Was sollte nun geschehen?

In Abb. **B-7.1** sind die häufig vorkommenden **organischen Ursachen** für Bauchschmerzen nach ihren typischen Lokalisationen und in der Tab. **B-7.3** nach Lebensaltersgruppen angegeben. Derartige Überblicke sollen eine schnelle Orientierung auf das Häufigste bieten, aber auf keinen Fall davon abhalten, auch seltenere differenzialdiagnostische Möglichkeiten zu bedenken.

B-7.3 Häufigere organische Ursachen von Bauchschmerzen in verschiedenen Lebensaltern (nach Fry)

Kinder	*Junge Erwachsene*	*Mittlere Altersgruppe*	*Hohes Lebensalter*
▪ Darmkoliken ▪ Gastroenteritis ▪ Infekte der Luftwege/Pneumonie ▪ Tonsillitis ▪ Otitis media ▪ Invagination ▪ Bauchschmerz des Kindes (funktionell) ▪ Gastroenteritis ▪ Harnwegsinfekte ▪ Appendizitis	▪ Gastrischer Symptomenkomplex ▪ Gastroenteritis ▪ Dysmenorrhö ▪ Colon irritabile ▪ Appendizitis ▪ Ulkus ▪ Periodenschmerz ▪ Hoden- und Ovarialtorsion ▪ Ektope Schwangerschaft ▪ Zystitis	▪ Gastrischer Symptomkomplex ▪ Ulkus ▪ Colon irritabile ▪ Appendizitis ▪ Nieren- und Harnleiterkolik ▪ Cholezystitis und Gallenkolik ▪ Zystitis	▪ Divertikulitis ▪ Ulkus ▪ Cholezystitis, Gallenkolik ▪ Akute Harnverhaltung ▪ Neoplasien ▪ Mesenterialinfarkt

7.1.3 Abwendbar gefährliche Verläufe

Man sollte sich selbst in einer Situation, in der funktionelle oder psychisch bedingte Beschwerden sehr wahrscheinlich sind, immer wieder vor Augen halten, welche „abwendbar gefährlichen Verläufe" in der jeweiligen Situation in Frage kommen.
Dies sind im **Bauchraum** ganz **generell** und ohne Berücksichtigung von Alter, Lokalisation und Schmerzcharakter:
1. Mesenterialinfarkt, Mesenterialarterien-Thrombose (hohes Alter)
2. Ileus
3. Stieldrehung des Ovars, Zyste etc.
4. Eingeklemmte Hernie
5. Perforation oder deren potenzielles Entstehen bei entzündlichen Prozessen (Appendix, Gallenblase, Divertikulitis, Ulkus)
6. Pankreatitis
7. Ektope Schwangerschaft

7.1.4 Diagnostisches Vorgehen

Basisdiagnostik

Generell gilt, dass beim **akuten Bauchschmerz** die sehr detaillierte **Anamnese** und die gewissenhafte **körperliche Untersuchung** – sowie die **Kenntnis des Patienten** über die Zeit, einschließlich seiner **Umgangsformen mit dem Kranksein** – die entscheidenden Bedeutungen zur Klärung des Krankheitsbildes haben. Hierüber entscheidet sich zumeist, ob weitergehende Diagnostik, sofortige Krankenhauseinweisung oder – unter dem Konzept einer Verdachtsdiagnose – eine sofortige Behandlung erfolgen sollen.
Die **nichtinvasive Diagnostik** bestätigt manchmal Verdachtsdiagnosen, kann bestimmte Erkrankungen unwahrscheinlicher machen, zumeist aber kann man durch nichtinvasive Diagnostik keine nennenswerten neuen Erkenntnisse erwarten. Eine Ausnahme ist hier der Steinnachweis in Galle oder Niere mittels **Sonographie** sowie der Nachweis freier Luft oder stehender Darmschlingen beim **Röntgenleerbild des Abdomens** (Tab. **B-7.4**).

7.1.3 Abwendbar gefährliche Verläufe

1. Mesenterialinfarkt, Mesenterialarterien-Thrombose (hohes Alter)
2. Ileus
3. Stieldrehung des Ovars, Zyste etc.
4. Eingeklemmte Hernie
5. Perforation oder deren potenzielles Entstehen bei entzündlichen Prozessen (Appendix, Gallenblase, Divertikulitis, Ulkus)
6. Pankreatitis
7. Ektope Schwangerschaft

7.1.4 Diagnostisches Vorgehen

Basisdiagnostik

Beim **akuten Bauchschmerz:**
- Anamnese
- körperliche Untersuchung
- Kenntnis des Patienten
- Umgangsformen mit dem Kranksein.

Mit der **Sonographie** können Steine in der Galle oder Niere nachgewiesen werden. Das **Röntgenleerbild des Abdomens** dient dem Nachweis freier Luft oder stehender Darmschlingen.

	B-7.4	Nichtinvasive Diagnostik beim akuten Bauchschmerz	
Untersuchung	**Ziel**		**Bemerkung**
BSG	Entzündliche Prozesse z. B. Morbus Crohn, Adnexitis, Cholezystitis, chronische Prozesse als Hintergrund oder akutere Entzündungen		**Wenn ohne Erklärung erhöht, weitergehende Diagnostik veranlassen**
CRP	Wie bei BSG, bei akuten Entzündungen jedoch noch empfindlicher		**Wenn ohne Erklärung erhöht, weitergehende Diagnostik veranlassen**
Leukozyten	Entzündliche Prozesse		Bei Appendizitis normal bis mäßig erhöht, bei Enteritis häufig niedrig; bei Perforationen, Divertikulitis, Mesenterialinfarkt sehr hoch
Thrombozyten	Morbus Crohn, Tumoren		
Erythrozyten	Tumoren, länger bestehende Blutungen: erniedrigt		
Urinstix auf Leukozyten	Urolithiasis, Harnwegsinfekte		Harnleiterstein: Schmerz im Unterbauch! Manchmal wird – über Kontamination des Urins – eine Leukozyturie durch entzündliche Prozesse im gynäkologischen Bereich vorgetäuscht
HCG	Extrauterine Schwangerschaft		
SGPT, alkalische Phosphatase	Gallenerkrankungen		
Lipase, Amylase	Pankreaserkrankungen		
Sonographie	Gallen-, Pankreaserkrankungen, Nephrolithiasis, Adnexitis		
Röntgen: Abdomen leer	Ileus, Perforationen		

So gilt bei Bauchschmerzen mehr als in jedem anderen Bereich: Anamnese, Untersuchung und Nutzung der „erlebten Anamnese" sind die wichtigsten Diagnostika.

Weiterführende Diagnostik/Schnittstellenproblematik

Die weiterführende Diagnostik ist fast immer eingreifend und sollte daher in der Regel gezielt unter einer bestimmten Verdachtsdiagnose erfolgen.

Besonders ist darauf hinzuweisen, dass – außer bei gezieltem Einsatz – ein Ultraschall oder ein CT in der Regel nicht als allgemeines Diagnostikum benutzt werden sollte. Denn eine durch Anamnese und Untersuchungsbefund begründete Verdachtsdiagnose wiegt in der Regel mehr als ein „negativer" Sono- oder CT-Befund.

> **Weiterführende Diagnostik/Schnittstellenproblematik**
> Ultraschall oder CT sind in der Regel nicht als allgemeines Diagnostikum sinnvoll. Der klinische Verdacht auf ein potenziell bedrohliches Krankheitsbild wiegt schwerer als ein negativer technischer Befund.

7.1.5 Therapieoptionen

Da bei der Patientin in der Fallgeschichte aufgrund der differenzialdiagnostischen Überlegungen und nach Berücksichtigung potenziell bedrohlicher Verläufe kein organisches, insbesondere kein akutes Krankheitsbild infrage kam, ging ich von einer funktionellen Störung, eher noch von einer psychosomatischen Ursache aus. Ich entschied mich zum abwartenden Offenhalten. Quasi als Prüfung der Richtigkeit meiner Entscheidung wählte ich folgendes Vorgehen: Ich gab der Patientin als mildes Analgetikum ein Zäpfchen Paracetamol und sagte – möglichst suggestiv –, dass in etwa einer halben Stunde die Beschwerden, die durch eine leichte Eileiterentzündung verursacht sein könnten, abklingen würden. Ich entschied mich zu einer derartigen Darstellung, weil ich den Zeitpunkt als nicht geeignet ansah, die Patientin mit einer psychosomatischen Erklärung, gar noch mit einer Frage zur Beziehung als auslösender Ursache zu konfrontieren.

Nach einer knappen halben Stunde ging ich erneut zu der Frau, die ich auf einer Liege in einem Untersuchungszimmer zurückgelassen hatte. Ich fand sie relativ munter im Gespräch mit ihrem Ehegatten vor. Die Schmerzen seien jetzt deutlich geringer, sagte sie. Bei der Palpation war nur noch in der Tiefe ein geringer Druckschmerz vorhanden. Ich war überzeugt, dass hier im Wesentlichen ein Plazeboeffekt der Medikation eingetreten war. Ich verabredete mit der Patientin eine Wiedervorstellung. Sollten noch einmal heftigere Schmerzen nachts auftreten, so sollte sie ins Krankenhaus gehen. Wie sich am nächsten Morgen herausstellte, war dies nicht notwendig geworden. Die Beschwerden klangen schließlich nach drei weiteren Tagen ganz ab. Was eigentlich hinter der Symptomatik steckte, kann ich nicht sagen – eine Situation, die in der Allgemeinmedizin häufig vorkommt.

> ▶ **Merke:** Für eine **symptomatische Therapie** ist gerade beim Bauchschmerz der Handlungsspielraum eng. Insbesondere dann, wenn man keine feste Diagnose hat, soll man zurückhaltend mit Analgetika sein, die ein „Alarmsymptom" – heftiger Bauchschmerz – kaschieren könnten.

Oral verabreichte Spasmolytika (z. B. N-Butylscopolaminiumbromid/Buscopan®, Generika) haben wenig Effekt, können aber als Plazebomedikation gegeben werden.

Gleichzeitig bestehender **Durchfall** soll in der Regel nicht gestoppt werden, weil im Falle einer bakteriellen Infektion eine längere Verweilzeit der Keime induziert werden könnte.

Lokale Wärme wird – insbesondere bei Koliken – häufig als lindernd erlebt und darf dann auch bei unklarer Diagnose angewendet werden. Bleibt die Linderung durch Wärme aber aus oder verstärkt sie gar den Schmerz, muss Wärmezufuhr unbedingt unterbleiben (Perforationsgefahr).

Weiterführende Literatur zu diesem Kapitel finden Sie unter www.thieme.de/specials/dr-allgemeinmedizin/

> Spasmolytika haben wenig Effekt, evtl. als Plazebomedikation einsetzbar.
>
> **Durchfall** soll nicht gestoppt werden, um bei bakterieller Infektion die Verweilzeit der Keime nicht auszudehnen.
>
> **Lokale Wärme** wird häufig als lindernd erlebt. Verstärkt sich allerdings dadurch der Schmerz, muss die Anwendung gestoppt werden (Perforationsgefahr).

8 Diarrhö

Heinz-Harald Abholz

8.1 Behandlungsanlass

▶ **Fallbeispiel 1.** Eine mir seit etwa 6 Jahren bekannte **Patientin,** von Beruf **Krankenschwester,** kommt wegen **heftigen Bauchkrämpfen und Durchfall** mit dem Wunsch nach einem Schmerzmittel. Übelkeit und Erbrechen liegen nicht vor. Die Patientin ist relativ selten in der Praxis; fast immer, wenn sie kommt, handelt es sich um akute, fast dramatisch erscheinende Krankheitsbilder, die sich in wenigen Tagen – meist ohne umschriebene Diagnose – wieder auflösen. Die Patientin hat durch ihre Doppelbelastung (Beruf und Erziehung ihres jetzt 12-jährigen Sohnes) viele Probleme, erscheint relativ einsam. Wir kennen uns nicht sehr gut, sie redet nicht viel über sich. Immer demonstriert sie, dass die Dinge alle gar nicht so schlimm seien, sie gerne weiter arbeiten und nicht krankgeschrieben werden möchte. Auch diesmal ist es so.
Der Durchfall habe akut am Vortag begonnen, mit heftigsten Krämpfen und wässrigem bräunlichen Stuhl, inzwischen seien es nur noch kleine Portionen. Lediglich am ersten Tag habe sie leicht erhöhte Temperaturen gemessen. In ihrer Umgebung habe keiner eine ähnliche Symptomatik, sie sei auch nicht in ferne Länder verreist. Sie kann sich nicht an potenziell verdorbene Lebensmittel erinnern, die möglicherweise eine sog. Lebensmittelvergiftung ausgelöst haben könnten. Ich untersuche die Patientin und stelle lebhafte Darmgeräusche und eine sehr deutliche Schmerzhaftigkeit bei Palpation und Perkussion im Bereich des rechten Unterbauches fest. Bei der rektalen Untersuchung ergeben sich keine nennenswerten Auffälligkeiten. Ein angefertigter Urinstreifentest zeigt keine Erythrozyturie an. Ich verabrede mit der Patientin, dass sie ausreichend Flüssigkeit trinken, leichte, kohlenhydratreiche Kost zu sich nehmen und erst einmal nichts Spezifisches tun sollte. Dennoch bestelle ich sie für den Abend nochmals in die Praxis, weil die Schmerzhaftigkeit im rechten Unterbauch doch etwas beunruhigend ist und auch an eine Appendizitis mit reflektorischer Diarrhö denken lässt. Bei der abendlichen Untersuchung ist das Bild mehr oder weniger unverändert, und ich gebe – trotz der in Betracht gezogenen appendizitischen Ursache – der Patientin ein von ihr erneut angefordertes Analgetikum: Paracetamol.
Am nächsten Tag bessert sich die Symptomatik, der Durchfall wird weniger, die Schmerzen lassen nach. Am übernächsten Tag ist die Druckschmerzhaftigkeit im Abdomen nur noch bei tiefster Palpation auslösbar, und die Patientin teilt mir mit, dass „es jetzt ihr Sohn habe", und beim Herausgehen lässt sie den Satz fallen: „Ich habe mir das wohl geholt, weil mir mein geschiedener Mann im Moment wieder keine Ruhe lässt; er will den Sohn häufiger bei sich haben."

Die beschriebene Situation ist für die Allgemeinpraxis nicht untypisch:
- Am häufigsten kommen infektiös ausgelöste Durchfälle vor – das Auftreten bei Personen in der Umgebung weist darauf hin.
- Differenzialdiagnostisch ist wegen der Begleitsymptomatik manchmal auch an andere, u. U. eine Intervention erfordernde Erkrankung (hier Appendizitis) zu denken – in solchen Fällen ist eine engmaschige Kontrolle notwendig.
- Ein psychosomatischer Zusammenhang als eigentliche Ursache oder Mitursache ist nicht selten. Auch im Fallbeispiel erscheint mir nicht ganz ausgeschlossen, dass – zumindest auf die Dramatik der Situation bezogen – vordergründig ein psychosomatischer Zusammenhang besteht.
- In der Regel wird keine größere Diagnostik benötigt.

8.1.1 Grundlagen

▶ **Definition:** Durchfall kann definiert werden durch:
- mehr als 3 Stuhlentleerungen pro Tag,
- Stuhlmenge über 250 g pro Tag,
- flüssigen Stuhl mit mehr als 75 % Wassergehalt.

Der Allgemeinarzt wird in der Regel nicht auf der Einhaltung aller drei Definitionsbedingungen bestehen, sondern erst einmal die Aussage seines Patienten

Manchmal geben Patienten auch den Abgang von wenig schleimigem Material als Durchfall an.

„ich habe Durchfall" sowie die Beschreibung von „breiigem, flüssigem Stuhl, häufiger am Tage" als ausreichend ansehen, um von einem Durchfall-Krankheitsbild auszugehen.

Hingewiesen werden soll aber darauf, dass Patienten manchmal auch den Abgang von wenig schleimigem Material als Durchfall angeben; dieses Symptom kann auf eine Kolitis oder ein Rektumkarzinom, aber auch auf ein Colon irritabile hinweisen. Man sollte also immer nach Häufigkeit, Konsistenz, Farbe und Beimengungen (Schleim, Blut, Unverdautes) fragen.

Epidemiologie: Durchfälle sind in der Allgemeinpraxis relativ häufig.

Epidemiologie: Durchfälle, so wie beschrieben, kommen in der Allgemeinpraxis relativ häufig vor – bei etwa 5 von 100 versorgten Patienten pro Jahr. Die Mehrzahl der Patienten, auch mit kurzfristigen Durchfällen, sucht ihren Hausarzt auf. Durchfälle sind bei Säuglingen, Klein- und Schulkindern deutlich häufiger als im Erwachsenenalter.

Klassifikation:
- **Akute Durchfälle** (Dauer 2–7 Tage)
- **Chronische** und **rezidivierende Durchfälle** (über 2 Wochen anhaltend bzw. wiederholt auftretend).

Klassifikation: Man unterscheidet:
- **Akute Durchfälle**: Halten bis zu 2 Wochen, zumeist jedoch zwischen 2 und 7 Tage an.
- **Chronische** und **rezidivierende Durchfälle**: Über 2 Wochen anhaltend bzw. Durchfälle, die immer wieder für längere oder kürzere Perioden auftreten.

▶ **Fallbeispiel**

▶ **Fallbeispiel 2.** Eine **27-jährige Patientin**, die bisher nur dreimal wegen sog. banaler Erkrankung bei mir war, hat einen längeren Termin vereinbart und berichtet nun darüber, dass sie **seit 2–3 Jahren täglich zwei- bis dreimal, manchmal sogar häufiger Stuhlgang** habe, der jeweils breiig bis flüssig sei. Sie habe schon bei anderen Ärzten einige Untersuchungen durchführen lassen, ohne dass eine Erklärung gefunden wurde. Bei der weiteren Anamnese stellt sich heraus, dass besonders im linken Unterbauch Blähgefühl und Schmerzen vorhanden sind. Eine Abhängigkeit der Symptomatik von der Nahrungsaufnahme habe sie nicht erkennen können. Auf mein näheres Nachfragen meint sie dann aber doch, dass sie zunehmend mehr auf Milch und Joghurt verzichtet habe, weil „sonst die Sache häufiger auftrete". Die körperliche Untersuchung erbringt keinerlei weitere Auffälligkeiten. Allerdings erzählt sie bei der Untersuchung, dass der Durchfall eigentlich damit begonnen habe, dass sie ihr Architekturstudium gegen den Willen ihrer Eltern abgebrochen und mit einer jetzt kurz vor dem Abschluss stehenden Tischlerlehre angefangen habe. Ich frage die attraktive junge Dame, wie denn die Tischlerlehre unter vielen Männern sei, und sie antwortet, man müsse sich schon durchsetzen, sie habe das jetzt hingekriegt. Auf meine abschließende Frage, ob sie ihre Entscheidung, weg vom Studium und hin zur Lehre, denn heute auch noch so fällen würde, sagt sie: „Ach mir gefällt's, außerdem kann man nicht immer wieder etwas Neues anfangen, ich hab das schon zur Schulzeit zu häufig gemacht."

Ich führe bei der Patientin einen Großteil des in Tab. **B-8.2** aufgeführten Untersuchungsprogramms bei chronischen Durchfällen durch. Alles ist unauffällig bis auf den Laktose-Toleranz-Test. Noch während der Durchführung des Testes bekommt die Patientin massive Durchfälle.

Die daraus abgeleitete Meidung von laktosehaltigen Nahrungsmitteln führt zu einer Verbesserung, wenn auch nicht vollständigen Beendigung der Symptomatik. Ich komme mit der Patientin zunehmend ins Gespräch, sie schlägt bei einer Konsultation vor, „ob das Ganze nicht auch psychosomatisch sein könnte". Auch ich sehe schon eine Weile diese Möglichkeit, und wir arbeiten in mehreren Sitzungen gemeinsam Problembereiche in ihrem Leben heraus. Der „Kampf" mit ihren Eltern, insbesondere mit dem Vater, dem gegenüber sie sich immer beweisen will und dann doch das tut, was er nicht wünscht, spielen eine große Rolle. Die Patientin beginnt schließlich mit einer Psychotherapie, da die im Hintergrund stehende Problematik erheblich ist und auch andere Lebensbereiche einschränkt. Jetzt, etwa zweieinhalb Jahre nach Beginn der Therapie, sehe ich die Patientin relativ selten, sie hat immer noch etwas von der geschilderten Symptomatik, kann aber über lange Phasen auch wieder Milchprodukte zu sich nehmen.

Ein **Laktasemangel** kommt in unterschiedlichen Lebensphasen und unterschiedlichen Situationen vor. Nicht ganz auszuschließen ist ein psychosomatisches Geschehen, das die Manifestation beeinflusst.

Ein **Laktasemangel** kommt – je nach Grenzziehung bei der Laktoseexposition – bei 10–15 % unserer Bevölkerung vor. Er manifestiert sich jedoch bei deutlich weniger Menschen, in unterschiedlichen Lebensphasen und unterschiedlichen Situationen. Nicht ganz auszuschließen ist, dass hierbei auch ein psychosomatisches Geschehen die Manifestation beeinflusst.

In der Fallgeschichte bleibt auch offen, ob der Konzentration der Beschwerden auf den linken Unterbauch ein zugleich bestehendes Colon irritabile zugrunde liegt.

8 Diarrhö

Verallgemeinernd ist für die hausärztliche Medizin festzuhalten: Das therapeutische Vorgehen bei diesem Mischbild ist pragmatisch und kann zugleich in durchaus unterschiedliche Richtungen gehen. Fernerhin wird auch deutlich, dass häufig nicht der Beweis des einen oder auch mehrerer Krankheitsbilder möglich ist – oft ist das auch gar nicht notwendig.

Das therapeutische Vorgehen bei diesem Mischbild ist pragmatisch und kann zugleich in unterschiedliche Richtungen gehen.

8.1.2 Ätiologie – differenzialdiagnostischer Überblick

Tab. **B-8.1** zeigt einen Überblick über die wichtigsten Ursachen für Durchfälle. Solange der Durchfall nicht länger als 5–7 Tage anhält, kommt man in der Regel ohne weitere Diagnostik aus. Dauert er länger, sollte man – nach Wahrscheinlichkeit des Vorliegens ernsthafter Erkrankungen – eine weitergehende Diagnostik veranlassen.

Überblick über die wichtigsten Ursachen für Durchfälle siehe Tab. **B-8.1**.

B-8.1 Differenzialdiagnostik der häufigsten und wichtigsten Ursachen des Durchfalls

Darm	A. Infektionen: 　I. Sehr häufig: Viren, Bakterien, entweder als „Darmgrippe" oder als „Lebensmittelvergiftung" (k) 　II. Seltenere Ursachen: Typhus, Paratyphus, Shigellen, Campylobacter, Yersinien (alle meldepflichtig) (k) 　III. Sehr seltene Ursachen: Parasiten (Amöben, Lamblien) 　IV. Pilzbefall (nur wenn massiver Befall) B. Chronisch-entzündliche Darmerkrankungen: Morbus Crohn, Colitis ulcerosa C. Angeborene Dünndarmerkrankungen: Sprue D. Substanz-Unverträglichkeiten. Häufig: Laktoseintoleranz (aber auch bei anderen Zuckern möglich), Fettunverträglichkeiten, Lebensmittelallergien E. Medikamenteninduziert – insbesondere Antibiotika (Achtung: auch bedrohliche pseudomembranöse Kolitis – Einweisung obligat!), Laxanzien, Diuretika, Antiphlogistika (k) F. „Reflexiv": bei Ulkus oder „Gastritis"(k)
Psyche	I. Psychogen im Sinne der funktionellen Störung, teilweise auch nur situativ (k) II. Durchfallerkrankung als psychosomatisches Leiden – schwierig zu III. abzugrenzen III. Colon irritabile
Pankreas-, Gallensystem	I. Chronische, aber auch akute Pankreatitis (k) II. Zustand nach Cholezystektomie (chologener Durchfall)
Schilddrüse	Hyperthyreose
Alkoholabusus, Medikamenten-Nebenwirkungen	
Durchfälle bei Kindern	Kinder und insbesondere Säuglinge haben häufig Durchfälle; hier sind kurzfristige Infekte oder Substanzunverträglichkeiten – gerade im Säuglingsalter – bei noch nicht voll entwickeltem Enzymsystem in der Darmmukosa erklärender Hintergrund. **Zugleich** sind Säuglinge und Kleinkinder sehr viel anfälliger für Flüssigkeitsverluste als Erwachsene. Daher immer auf Hautturgor und Trockenheit der Zunge achten; ausreichende Flüssigkeitszufuhr ist entscheidend.
Seltene Ursachen	Karzinoid, eosinophile Gastroenteritis, Diabetes mellitus mit enteraler Neuropathie, enterale hormon-produzierende Tumoren, z. B. VIP
Bei HIV-Infekt	An AIDS-Manifestation mit weitem Spektrum erklärender Ursachen denken.
Bei Menschen aus armen Ländern	Darmtuberkulose
Mögliche, aber seltene Ursache	• Appendizitis • Dickdarmtumor • Divertikulitis • Nierenkolik, akuter Ileus, gestielte und strangulierte Ovarialzyste • Mesenterialinfarkt

k = immer bzw. fast immer nur als „akuter Durchfall"

B-8.1 Akute Durchfälle – ein diagnostisch-therapeutisches Ablaufschema

1. Untersuchung, Anamnese (auch gynäkologisch und urologisch sowie Medikamentenanamnese): meist ausreichend
in Ausnahmen:
– **Labor:** Urin-Stix und BSG, bei Verdachtsdiagnose: gezielte Diagnostik
– **2–3 Tage abwarten:** Flüssigkeitszufuhr, Kontrollen (täglich bei Säuglingen oder Kleinkindern), keine spezielle Therapie

↓

2. Wenn nach 2–3 Tagen keine Besserung: Behandlung symptomatisch mit Antidiarrhoika, insbesondere Loperamid

↓

3. Wenn nach 5–7 Tagen keine Besserung:
Diagnostik:
– **Stuhl** auf Salmonellen, Shigellen, Campylobacter, Yersinien, Pilze quantifizierend, ggf. Amöben, Lamblien (Tropenaufenthalt)
– **Blut:** BSG, großes BB, SGPT, alk. Phosphatase, Kalium, Lipase
– **Urin:** Urin-Stix
Falls Verdacht auf Beginn einer chronischen Durchfallerkrankung, siehe dortiges Untersuchungsprogramm

Ausnahmen:
Bei anamnestischen Hinweisen auf Infektgenese, nach Tropenaufenthalt, bei Beschäftigung des Patienten im Lebensmittel- oder Restaurantgewerbe, bei blutigen Stühlen sowie bei schwerem Krankheitsbild (z. B. nächtlichen Durchfällen) und/oder hohem Fieber: immer gleich Stuhluntersuchung auf Erreger

8.1.3 Abwendbar gefährliche Verläufe

- Durchfälle bei **Säuglingen** und sehr kleinen Kindern mit großem **Flüssigkeitsverlust**.
- Pseudomembranöse Kolitis, antibiotikaassoziierte Diarrhö.
- Schwerer Schub einer Colitis ulcerosa.
- Akute Pankreatitis.
- Symptom bei Ileus, Mesenterialinfarkt/Thrombose, Appendizitis.

8.1.4 Diagnostisches Vorgehen

Am besten den Angaben in Tab. **B-8.1** und Tab. **B-8.2** folgend vorgehen.

Salmonellen-Ausscheider werden dabei übersehen. Das Problem ist die Infektionsweitergabe.

Die meisten Fälle (über 90 %) mit **akutem Durchfall** sind mit Anamnese und körperlicher Untersuchung zu diagnostizieren.

8.1.3 Abwendbar gefährliche Verläufe

Hier sind in erster Linie zu nennen:
- Durchfälle bei **Säuglingen** und sehr kleinen Kindern – wenn **Flüssigkeitsverlust** groß.
- Pseudomembranöse Kolitis, antibiotikaassoziierte Diarrhö.
- Schwerer Schub einer **Colitis ulcerosa**.
- Akute Pankreatitis.
- **Als Symptom bei:** Ileus, Mesenterialinfarkt/Thrombose, Appendizitis.

8.1.4 Diagnostisches Vorgehen

Durchfall ist so häufig, dass es nicht angebracht erscheint, bei jedem Durchfall schon am ersten oder zweiten Tag eine aufwendige und teure Diagnostik zu betreiben. Folgt man den in den Tabellen **B-8.1** und **B-8.2** wiedergegebenen Angaben, so arbeitet man kosteneffizient, ohne den Patienten zu gefährden.
Man muss sich aber der Tatsache bewusst sein, dass ein Teil von z. B. Salmonellen-Ausscheidern damit übersehen wird. Da es bei der ganz überwiegenden Mehrzahl der Patienten zu einer spontanen Elimination dieser Keime kommt und primär auch keine antibiotische Therapie erfolgen soll, ist damit nur das hygienische Problem der Infektionsweitergabe gegeben. Es gilt daher bei Durchfallerkrankungen, die Patienten nochmals auf die Selbstverständlichkeit aufmerksam zu machen, dass sie nach jedem Stuhlgang die Hände gründlich reinigen sollten.
Weit über 90 % der Fälle mit **akutem Durchfall** sind mittels Anamnese und körperlicher Untersuchung, sowie – falls notwendig – den in der Tab. **B-8.2** in Fettdruck aufgeführten Untersuchungen abklärbar.
Dies gilt prinzipiell auch für **chronische Durchfällen**, bei denen oft Anamnese und körperliche Untersuchung Hinweise auf gezielte Untersuchungen geben.

8 Diarrhö

B-8.2 Untersuchungsprogramm bei chronischen bzw. länger anhaltenden Durchfällen

Untersuchung und ausführliche Anamnese (gynäkologisch, urologisch, Medikamentenanamnese eingeschlossen), Stuhl zeigen bzw. beschreiben lassen (fettig, Farbe, Schleim, Blut)

Labor:

Großes Blutbild, Thrombozyten	Lipase, Amylase bei Verdacht auf chronische Pankreatitis: u. a. Stuhl-Elastase, Sonographie, CT
BSG/CRP	TSH
Eisen, Transferrin	Stuhl auf Blut
SGPT, alkalische Phosphatase, SGOT Vitamin B$_{12}$, Folsäure	Stuhl auf Amöben, Lamblien, Pilze (nur massiver Befund verwertbar), Yersinien, Campylobacter
Gesamteiweiß, Elektrophorese, Immunglobuline	Laktose- und Xylose-Belastungstest: bei höhergradigem Verdacht auf Malabsorption auch als Exhalationstest
Kalzium, Kalium	Sprue: Antiendomysiale Antikörper etc.

Instrumentelle Diagnostik:

Sigmoidoskopie/Koloskopie: bei unklarem Krankheitsbild, aber auf jeden Fall bei deutlich erhöhter BSG und ggf. niedrigem Eisen, Blut im Stuhl

Dünndarmdiagnostik: nur gezielt bei Verdacht bzw. weiterhin unklarem Krankheitsbild – nach erfolgter anderer Diagnostik

Sonderfälle:

1. **Risikogruppen**, z. B. HIV: Sigmoidoskopie sowie breites bakteriologisches und parasitologisches Untersuchungsprogramm des Stuhles erwägen.
2. **Spezifische Verdachtssituationen:** gezielte Diagnostik (Flush und Durchfall: 5-Hydroxyindol-Essigsäure im 24-Std.-Urin – Karzinoid? Lehmgrauer, fettiger Stuhl: Pankreassonographie. Hellgelber Stuhl: Sonographie Oberbauch etc.).
3. Bei Verdacht auf Nahrungsmittelallergie: Überweisung zur Diagnostik, falls die gezielte Meidung bestimmter Speisen keine Besserung bringt.

Fettgedruckt sind die Laboruntersuchungen, die immer als Orientierung gewählt werden sollten. Spezifische Untersuchungen wie HIV-Test, Tuberkulin-Test etc. sind hier nicht aufgeführt.

8.1.5 Therapieoptionen

Die Therapie bei **chronischen Durchfällen** richtet sich nach den gefundenen Grunderkrankungen. Grundsätzlich gilt dies auch für **akute Durchfälle**. Allerdings wird hier – wegen der kurzen Dauer – häufig keine definitive Diagnose gestellt.

Beim **symptomatischen Vorgehen** gelten in Bezug auf a**kute Durchfälle** die nachfolgenden Regeln:

1. Da zumeist entweder infektiös oder situativ – abwarten und **nicht mit Durchfall stoppenden Medikamenten behandeln**.
2. Wenn Übelkeit, dann Metoclopramid.
3. Ausreichende Flüssigkeits- und Elektrolytzufuhr (z. B. Mineralwasser ohne Kohlensäure, Elektrolytgrundlösung, dünner schwarzer Tee, Kamillen- oder Fencheltee)
4. Leichte kohlenhydratzentrierte Kost – als kleine Portionen 5 bis 6×/Tag (Brot, Salzstangen, gekochte Kartoffeln mit Salz, weich gekochter Reis oder Nudeln mit fettarmer oder ohne Sauce).
5. Erst nach 2–4 Tagen und wenn Durchfall nicht sistiert: Beginn mit durchfallhemmender Therapie: Loperamid.
6. Wenn Durchfall sistiert und – falls vorhanden – Übelkeit verschwunden ist: Beginn einer Normalkost; anfangs nicht zu viel Fett und keine blähenden Speisen.

Weiterführende Literatur zu diesem Kapitel finden Sie unter www.thieme.de/specials/dr-allgemeinmedizin/

Symptomatischen Vorgehen:
1. Zu Beginn (da meist infektiös oder situativ) abwarten.
2. Bei Übelkeit Metoclopramid.
3. Ausreichende Flüssigkeits- und Elektrolytzufuhr.
4. Leichte kohlenhydratzentrierte Kost (kleine Portionen 5 bis 6×/Tag).
5. Erst nach 2–4 Tagen und wenn Durchfall nicht sistiert: durchfallhemmende Therapie: Loperamid.
6. Wenn Durchfall sistiert: Beginn einer Normalkost.

9.2 Ätiologie

Idiopathische Faktoren spielen eine wichtige Rolle bei der Auslösung der Obstipation. Im Vordergrund stehen:
- diätetische Fehler
- geringe Flüssigkeitsaufnahme

Bereits im mittleren Lebensalter sind Hetze, unregelmäßige Lebens- und Essgewohnheiten und die damit verbundene Unterdrückung des physiologischen gastrokolischen Reflexes (z. B. auf dem Weg zur Arbeit) verantwortlich für eine spastische Form der Obstipation.

Die Ursache für erhebliche Ernährungsfehler findet sich bei alten Menschen häufig in einer schlecht sitzenden Prothese. Auch die Nahrungsbeschaffung und -zubereitung können bei einsamen und in der Mobilität eingeschränkten Patienten erschwert sein. Bei alleinstehenden Patienten kann man daher immer wieder Süppchen, Wurst, Weißmehl u. a. finden. Mangelhaft ist meist auch die Flüssigkeitsaufnahme. Viele ältere Menschen haben nicht nur ein geringeres Durstgefühl an das Trinken, sondern sie wollen auch den Gang zur Toilette vermeiden (z. B. außerhäuslich wegen bestehender Harninkontinenz).

Tab. B-9.1 Ursachen der Obstipation bei Erwachsenen

Idiopathisch	• Falsche Ernährung
	• Mangelnde Flüssigkeitszufuhr
	• Mangelnde Bewegung bzw. Bewegungseinschränkung (Bettlägerigkeit)
	• Hektik
Strukturelle Abnormitäten	• Anorektale Obstruktion (z. B. Rektozele)
	• (Entzündliche) Strikturen (z. B. nach NSAR-Nebenwirkung)
	• Tumoren
Endokrine Störungen	• Hypothyreose
	• Hypokaliämie
	• Hyperkalzämie
	• Diabetes mellitus
Neurogene Störungen	• Zerebrovaskuläre Erkrankungen
	• Multiple Sklerose
	• Spinalkanalerkrankungen
Muskuläre und Bindegewebserkrankungen	• Amyloidose
	• Sklerodermie
Medikamente	• Antazida
	• Antidepressiva
	• Kalziumkanal-Blocker
	• Clonidin
	• L-Dopa, NSAR
	• Opiate
	• Sedativa
	• Sucralfat
Psychogen	• Depression

Bei einer verminderten Flüssigkeitsaufnahme wird dem Stuhl im Kolon so viel Wasser entzogen, dass er hart wird und nur unter Schmerzen (und damit entsprechend selten) entleert werden kann. Gelegentlich lässt auch die Verschlechterung des Kurzzeitgedächtnisses ältere Menschen mit Demenzerkrankung schlicht vergessen, wann ihr letzter Stuhlgang erfolgte. Hier hilft ein vorübergehend geführtes Stuhltagebuch, in dem die Patienten festhalten, wann und wie der Stuhlgang erfolgt. Ein solches Protokoll dient einerseits der diagnostischen Objektivierung der geschilderten Beschwerden, andererseits kann es bereits therapeutisch im Sinne einer Entlastung für den Patienten wirksam werden.

9.3 Abwendbar gefährliche Verläufe

In der Mehrzahl der Fälle finden sich vergleichsweise harmlose Ursachen. Ein Kolonkarzinom als prognostisch ungünstigste Form kommt hingegen nur in einer Häufigkeit von 0,2‰ vor. Anlass für eine eingehende diagnostische Abklärung muss immer sein, wenn eines der auf ein Kolonkarzinom verdächtigen Warnsymptome angegeben wird, die in Tab. **B-9.2** zusammengestellt sind.

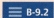

B-9.2 **Warnsymptome als möglicher Hinweis auf ein ursächliches Kolonkarzinom**

Blut im Stuhl (makro- und mikroskopisch)	Intermittierende Diarrhö
Bleistiftstuhl	Fieber
„Falscher Freund"*	Gewichtsabnahme

* Störung der Feinempfindung im Enddarm: statt der ausschließlich vermuteten Winde geht auch Stuhl mit ab.

9.4 Diagnostisches Vorgehen

Die exakte **Anamneseerhebung** bildet in der Diagnostik der Obstipation die Grundlage und hat somit eine wesentliche Bedeutung. Eine akute Obstipation ist zum Beispiel häufig mit organischen Störungen assoziiert. Fragen zum Beginn, zur Zeitdauer und weiterer Symptome sind daher richtungweisend für das weitere Vorgehen. In Tab. **B-9.3** sind die anamnestischen Aspekte zusammengestellt, in Tab. **B-9.4** mögliche körperliche Befunde.

Dabei ist es wichtig, das **Krankheitskonzept des Patienten** zu erfragen, um eine tatsächliche Obstipation von einer hypochondrischen Wahrnehmungseinengung auf Vorgänge der Nahrungsaufnahme und -abgabe abzugrenzen, insbesondere im Rahmen einer Depression oder bei entsprechender, meist zwanghafter Persönlichkeit. Die Generation der heute über 60-Jährigen ist mit einer inzwischen überholten medizinischen Anschauung aufgewachsen, wie sie auch im Fallbeispiel zum Ausdruck kam. Das folgende Zitat aus einem Standardwerk von 1917 belegt pointiert die zeittypische Stuhlfixierung, die sich sinngemäß auch noch in Gesundheitsratgebern der 1960er Jahre finden lässt: „Wer ohne reichliche Darmentleerung abends zu Bett geht, kann unmöglich am anderen Tage frisch und leistungsfähig sein; [...] Der Darm [...] ist angefüllt mit unglaublichsten Verwesungsstoffen..." (Oberndörffer, 1917).

Ergänzend zur Anamnese und körperlichen Untersuchung wird ein Suchtest auf okkultes Blut empfohlen (Tab. **B-9.5**). Eine Proktoskopie (evtl. eine flexible Sigmoidoskopie) kann im Einzelfall sinnvoll sein, wenn ein entsprechender Verdacht vorliegt (z. B. innere Hämorrhoiden). Angestrebt werden sollte die Erweiterung der Diagnostik, wenn:
1. die Obstipation auf eine konservative Therapie nicht anspricht oder
2. Warnhinweise auf einen Tumor bestehen.

B-9.3 Anamnese bei Obstipation

Stuhlgang	- Frequenz - Farbe - Konsistenz - Schmerzen bei der Defäkation
Ernährung	Ausreichend Ballaststoffe
Flüssigkeitsaufnahme	Speziell nach nicht koffeinhaltigen Getränken fragen (Cave: viel schwarzer Tee wirkt obstipierend)
Körperliche Aktivität	
Medikation	Inkl. frei verkäuflicher Präparate
Warnsymptome auf ein Kolonkarzinom	- Abdominelle Schmerzen - Gewichtsverlust - Fieber - Intermittierende Diarrhö - Bleistiftstuhl, Blut im Stuhl
Zeichen einer Depression bzw. Somatisierungsstörung	
Lebenssituation	- Mangel an Privatsphäre (z. B. bei Pflegebedürftigen) - Notwendige fremde Hilfe beim Stuhlgang kann zu Obstipation durch Vermeidungsverhalten führen (Schamgefühl)

B-9.4 Körperliche Untersuchung bei Obstipation

Zeichen systemischer Erkrankungen?	- Tumorkachexie - Ödeme bei Niereninsuffizienz - Hypothyreose (Körperbehaarung↓, trockene Haut)
Abdominelle Untersuchung (inkl. Auskultation)	- Resistenzen (Kotballen sind im Gegensatz zu Tumoren verschiebbar) - Peristaltik (stumm, hochgestellte Geräusche bei Stenosen)
rektale Untersuchung	- Stuhlmassen in der Ampulle - Hämorrhoiden - Fissuren - Stenosen tastbar - Zeichen auf eine vor kurzem stattgefundene Blutung - Rektozele - Perianale Ulzerationen
Neurologische Untersuchung	- Neurologische Defizite (Cauda-equina-Syndrom?) - Polyneuropathie - Rektaler Sphinktertonus - Hinweise auf Morbus Parkinson oder multiple Sklerose

B-9.5 Apparative und Labordiagnostik bei Obstipation

Basisdiagnostik	- Test auf okkultes Blut

Wenn Basismaßnahmen versagen oder richtungweisende klinische Hinweise vorliegen	- Laboruntersuchung:
	  – Blutbild
	  – TSH basal
	  – Kalzium (Hyperparathyreodismus?)
	  – Glukose
	  – Kalium
	  – Kreatinin (chronische Niereninsuffizienz?)
	- Proktoskopie, ggf. flexible Sigmoidoskopie (z. B. bei Verdacht auf innere Hämorrhoiden oder Stenosen)

Weiterführende Diagnostik	- Koloskopie (Tumorausschluss) - Röntgen des Abdomens (freie Luft?, Ileus lokalisierbar?) - Kolonkontrasteinlauf (ggf. als Ersatz für Koloskopie) - Anale Manometrie (bei klinischem Verdacht auf erhöhten Sphinktertonus) - Kolontransitzeit (bieten nur wenige Zentren an)

9.5 Therapieoptionen

Die Therapie der Obstipation zielt in erster Linie auf die Korrektur des zugrunde liegenden Fehlverhaltens (Ernährung, etc.) ab. Meist liegt jedoch ein Ursachenbündel falscher Gewohnheiten aus dem Bereich der Lebensführung vor, sodass die notwendige Aktivierung des Patienten häufig auf große Widerstände stößt. Wichtig ist, dass die Patienten über die weite Spanne der individuellen Stuhlfrequenz aufgeklärt und gleichsam das Patientenkonzept zum Stuhlgang berücksichtigt werden. Manchmal ist schon das Gespräch hierüber eine erfolgreiche therapeutische Intervention.

9.5.1 Nichtmedikamentöse Therapie

Neben der medikamentösen Therapie gibt es eine Reihe von empfohlenen Maßnahmen, für deren Wirkung aber keine, bzw. kaum Evidenz vorliegt. Da diese Therapien aber zumeist nur ein geringes Risiko darstellen und auf eine Patientenaktivierung abzielen, sollten sie einer Medikation vorgezogen werden.

Allgemeinmaßnahmen

Ein wichtiger Schritt ist die Motivation zu mildem **Bewegungstraining**: nach der Arbeit nicht auf die Couch, sondern Bewegung an der frischen Luft, z. B. als Spaziergang, Radfahren, Gymnastik, usw. Stress, Angst, Hetze, fehlende Entspannung oder seelische Probleme – die häufigsten Ursachen spastischer Obstipation bei jüngeren Menschen – legen das Erlernen von **Entspannungsverfahren** wie dem autogenen Training oder der progressiven Muskelrelaxation nach Jacobson nahe. Voraussetzung ist die freilich nicht immer einfache Bahnung von Motivation: In der Interaktion mit chronisch obstipierten Patienten fällt die Fähigkeit zu ausgiebiger Darstellung der Stuhlprobleme einerseits bei andererseits affektierter Verschlossenheit, „emotionaler Verstopfung" und Unerreichbarkeit für Fragen des Gefühlslebens auf.

Ernährung

Eine **faserreiche Kost** wird empfohlen; es gibt aber nur wenig valide Daten zu ihrem Effekt. So erhöht faserreiche Kost die Stuhlmenge, das Stuhlgewicht und beschleunigt die Stuhltransitzeit. Der Einsatz ist eher prophylaktisch sinnvoll. Im Rahmen einer bestehenden Obstipation könnte sich die Symptomatik ohne vermehrte Flüssigkeitszufuhr eher noch verschlechtern. Allgemeine Ernährungshinweise sind in Tab. **B-9.6** dargestellt.

B-9.6 Allgemeine Ernährungshinweise für Patienten zur Regelung von Verdauungsstörungen bei hartnäckiger Obstipation

Reichlich Flüssigkeitszufuhr über den gesamten Tag, d. h. wenigstens **1,5 l reine Trinkflüssigkeit, besser 2 l.** Es empfiehlt sich, diese Trinkmenge bereits morgens als Erinnerung zurechtzustellen.

Morgens nüchtern aus dem Kühlschrank: 2 Glas Orangensaft oder ¼ l Buttermilch oder 2 Glas Wasser (ohne Kohlensäure)

Nahrungsmittel, die den Stuhlgang fördern:

Gemüse	z. B. Blumenkohl, Rosenkohl, Gurken, Karotten, Kohlrabi
Getreide	z. B. Müsli oder 3 Esslöffel Weizenkleie und/oder 3 Esslöffel Leinsamen über den Tag verteilt in Kefir oder Joghurt
Obst	z. B. Äpfel, Rhabarber, rohe und gekochte Früchte, Apfelsinen
Trockenobst	6 Pflaumen oder 3 Feigen morgens eingeweicht, abends eingenommen

Die Erhöhung der **Trinkmenge** wird ebenfalls empfohlen (cave: Vorsicht bei Herz- oder Niereninsuffizienz!), ohne dass hierzu kontrollierte Studien vorliegen. Koffeinhaltige Getränke dürfen auf Grund der negativen Flüssigkeitsbilanz nicht zur Flüssigkeitsmenge hinzugezählt werden, was bei der Anamnese berücksichtigt werden sollte.

Darmtraining

Darmtraining stellt eine Form der Verhaltenstherapie dar. Die Patienten werden bestärkt, eine tägliche Routine mit regelmäßigem Zeitfenster für den Stuhlgang einzuüben. Der Zeitpunkt 10 Minuten nach einer Mahlzeit ist zu bevorzugen, um den gastrokolischen Reflex auszunutzen. Bei chronisch obstipierten Patienten ist häufig die additive Gabe von Suppositorien oder das Durchführen von (Warmwasser-)Einläufen notwendig. Diese wirken in der Ampulle und stimulieren den Defäkationsreiz und -prozess.

Abdominelle Massage

Die systematische Massage des Abdomens wurde in einer Metaanalyse als „vielversprechende Therapie" bei geringen Nebenwirkungen beurteilt. Weitere Studien sind demnach jedoch erforderlich, um den Effekt sicher beurteilen zu können.

9.5.2 Medikamentöse Therapie

Bei der Therapie mit Laxanzien stehen verschiedene **Wirkprinzipien** zur Verfügung:

- **Quell- und Ballaststoffe** (z. B. Weizenkleie) sind pflanzliche Polysaccharide, die im Dünndarm nicht gespalten werden. Sie binden Wasser, der Stuhl wird gleitfähiger und voluminöser. Ohne gleichzeitige Erhöhung der Trinkmenge binden diese Substanzen jedoch das vorhandene Wasser, was zu weiterer Eindickung und somit zur Verstärkung der Symptomatik führen kann.
- Bei **osmotischen Laxanzien** wird Wasser durch nichtresorbierbare, niedermolekulare Substanzen in das Kolon retiniert. Der Stuhl wird lockerer und gleitfähiger, das Stuhlvolumen nimmt nur geringfügig zu.
- **Peristaltikstimulierende Präparate** (z. B. Bisacodyl) bewirken über eine chemische Stimulation eine Flüssigkeits- und Elektrolytsekretion sowie eine Zunahme der Motilität.
- **Gleitmittel** (z. B. Paraffinöl) werden auf Grund ihres unangenehmen Geschmacks und des häufig auch bei kontinenten Patienten unwillkürlichen peranalen Abgangs selten verwendet.

Trotz der vielfältigen Therapieoptionen ist die Durchführung eines Einlaufs nach wie vor ein Standbein der Obstipationsbehandlung. Gerade bei älteren, bettlägerigen Patienten ist die Durchführung von Einläufen in Zusammenarbeit mit den Pflegekräften, bzw. den Angehörigen eine letzte Maßnahme, um Krankenhauseinweisungen bei (sub-) ileusartigen Beschwerden zu vermeiden.

Nebenwirkungen: Vor allem Substanzen aus der Gruppe der stimulierenden Präparate (besonders Anthrachinone) werden erhebliche Nebenwirkungen zugeschrieben. Chronischer Missbrauch soll über den damit verbundenen Kaliumverlust zu verstärkter Obstipation und somit zu einem Circulus vitiosus führen. Die – histologisch belegte – Rückbildung vegetativer Nervenfasern des Rektums soll eine Störung der Entleerung der Rektumampulle bewirken. Weiterhin begünstigen Anthrachinone die Entwicklung einer Melanosis coli. Eine systematische Übersichtsarbeit kam allerdings zu dem Ergebnis, dass Nebenwirkungen unter Laxanzien eher selten auftreten.

▶ **Merke:** Nebenwirkungen bei Laxanziengabe sind selten und treten meist bei inadäquater Anwendung auf.

B-9.7 Laxanzien

Wirkstoff	Tagesdosis	Wirklatenz	Kommentar
Quell- und Ballaststoffe			
Weizenkleie	2 × 1 Esslöffel	12–24 h	Eher zur Prophylaxe geeignet, häufig Flatulenz
Leinsamen	2 × 1 Esslöffel	12–24 h	
Carboxymethylcellulose (Laxariston® u. a.)	1,5 g	8–24 h	
Osmotische Laxanzien			
Laktulose, Laktose (Bifiteral Sirup®, Lactulose ratiopharm Sirup®)	1–2-mal tgl. 7,5–15 ml Sirup	8–10 h	Unangenehm süßer Geschmack, häufig Flatulenz
Natriumsulfat (Glaubersalz)	10–20 g	4 h	Rascher Wirkungseintritt, schlechter Geschmack, salinische Laxanzien nicht bei Niereninsuffizienz verwenden
Magnesiumsulfat (Bittersalz)	10–20 g	4 h	
Macrogol (Forlax®, Laxofalk®)	1–2-mal tgl. 1 Beutel	24–48 h	Ähnlich wirksam wie Laktulose, soll weniger Flatulenz auslösen
Stimulierende Laxanzien			
Diphenylmethanderivate z. B. Bisacodyl (Dulcolax Drg./Supp.® oder Laxans ratiopharm Tabl./Supp.®)	1–2 Tbl./Drg., 1 Supp.	8–10 h (Supp. nach 10–30 min)	Elektrolytverlust bei Abusus, eine Gewöhnung wird diskutiert
Gleitmittel			
Paraffinöl (Agarol N®, Obstinol M®)	1–2 Messbecher		Hautschäden im Analbereich, bei Aspiration Lipid-Pneumonie, unangenehmer Geschmack, bei langzeitiger Anwendung Malabsorption fettlöslicher Vitamine
Glycerin (Glycilax supp)	1 Supp.		

Nach wie vor umstritten ist der in einigen Fall-Kontroll-Studien belegte Zusammenhang zwischen Laxanziengebrauch und dem Risiko eines Kolonkarzinoms. Neuere epidemiologische Studien konnten zwar einen Zusammenhang zwischen langjähriger Obstipation und dem Risiko für Kolonkarzinome bestätigen, Laxanzien stellen aber keinen unabhängigen Risikofaktor dar.

9.6 Prognose

Chronische Verläufe sind häufig. Gerade bei älteren Menschen ist die Obstipation trotz aller Maßnahmen ein immer wiederkehrender Anlass zur Konsultation.

9.6 Prognose

Kontrollierte Daten zum Krankheitsverlauf der Obstipation liegen nicht vor. Es ist jedoch davon auszugehen, dass die komplexe Verknüpfung zwischen psychischen und physischen Ursachen überwiegend zu chronischen Verläufen führt. Gerade bei älteren Menschen ist daher die Obstipation trotz aller Maßnahmen ein immer wiederkehrender Anlass zur Konsultation. Nicht verkannt werden darf jedoch, dass sich hinter den Klagen über die Obstipation wesentliche Probleme des Patienten verbergen können, die es zu explorieren gilt (s. Kapitel „Banale Fälle").

Weiterführende Literatur zu diesem Kapitel finden Sie unter www.thieme.de/specials/dr-allgemeinmedizin/

10 Rückenschmerzen

Jean-François Chenot, Wilhelm Niebling, Michael M. Kochen, Annette Becker

▶ **Fallbeispiel.** Der **35-jährige Herr K.**, ein Vertreter im Außendienst, der viel mit dem Auto unterwegs ist, kommt in die Sprechstunde: "Ich glaube, ich habe einen Bandscheibenvorfall". Er hat Kreuzschmerzen mit Ausstrahlung in den linken Oberschenkel, die am Morgen beim Aufstehen aus dem Bett plötzlich aufgetreten sind. Im letzten Jahr war er schon zweimal wegen ähnlicher Beschwerden, die jeweils 2 bis 3 Tage dauerten, in Behandlung. Die Schmerzen seien bei jeder Bewegung stechend. Probleme beim Wasserlassen oder Stuhlgang werden verneint auf die Frage, was seiner Meinung nach die Ursache seiner Kreuzschmerzen sei, gibt er an, zu viel im Auto zu sitzen und sich zu wenig zu bewegen. Beim Gehen und Hinsetzen zeigt er eine deutliche Schonhaltung. Die paravertebrale Muskulatur ist verhärtet und druckempfindlich. Beim Vorbeugeversuch hält er die LWS steif und beugt nur im Hüftgelenk. Mit einer orientierenden neurologischen Untersuchung schließe ich Paresen und Sensibilitätsstörungen in den Beinen aus. Wegen der ins Bein ausstrahlenden Symptomatik prüfe ich zum Ausschluss einer radikulären Reizung die Reflexe im Seitenvergleich und mache einen Lasègue-Test. Beim Heben des linken Beines klagt er bei 50° über Schmerzen in der LWS. Herr K. meint, er müsse jetzt in die „Röhre", denn irgendwoher müssen die Schmerzen ja kommen. Unter Hinweis auf den kurzen Verlauf früherer Rückenschmerzepisoden kann ich ihn überzeugen, auf eine bildgebende Untersuchung zunächst zu verzichten. Wir besprechen, wie er solchen Episoden in Zukunft vorbeugen kann. Ich verordne ihm Ibuprofen und schreibe ihn mit der Aufforderung, sich trotzdem so viel wie möglich zu bewegen, für zwei Tage krank. Zusätzlich gebe ich ihm eine Zusammenstellung des lokalen Sportangebots mit.

◀ **Fallbeispiel**

10.1 Grundlagen

Epidemiologie: Fast jeder (Lebenszeitprävalenz 80%) wird in seinem Leben einmal Kreuzschmerzen haben. Etwa 30% (Punktprävalenz) der Bevölkerung geben auf Nachfrage an, aktuell an Kreuzschmerzen zu leiden. Obwohl weniger als ein Drittel deswegen ärztliche Hilfe sucht, zählen Kreuzschmerzen zu den häufigsten Konsultationsgründen in der Hausarztpraxis (Praxisprävalenz ca. 8%/Woche). Kurzfristig ist die Prognose günstig und innerhalb von 4 Wochen können die meisten Patienten (> 80%) zur Arbeit zurückkehren, wobei es bis zur Schmerzfreiheit durchaus länger dauern kann. Langfristig kommt es jedoch häufig zu Rezidiven und in etwa 10% der Fälle zu chronischen Verläufen (Tab. B-10.1). Die Folge sind lange Arbeitsunfähigkeitszeiten (10–15% aller Arbeitsunfähigkeitstage) und ein hoher Anteil an Frühberentungen (ca. 20%).

10.1 Grundlagen

Epidemiologie
- Lebenszeitprävalenz 80%
- Punktprävalenz 30%
- Praxisprävalenz 8%/Woche
- hoher Anteil an Frühberentungen.

B-10.1 Klassifikation

Gruppe	Häufigkeit	Definition	Prognose
Extravertebrale Kreuzschmerzen	≈ 2%	Z. B. Urolithiasis, Aortenaneurysma anamnestisch meist gut abgrenzbar	Abhängig von der Grunderkrankung
Unkomplizierte (unspezifische) Kreuzschmerzen (Synonym: Lumbago)	> 90%	Guter Allgemeinzustand, keine Lähmung, keine sensiblen Ausfälle, bewegungsabhängige Schmerzen	Hohe Spontanheilungsrate, häufige Rezidive
Radikuläre Kreuzschmerzen (Synonym: Lumboischialgie)	≈ 5%	Schmerzen mit Ausstrahlung bis unterhalb des Knies, Beinschmerz oft schlimmer als der Rückenschmerz, positiver Lasègue-Test	Häufige Chronifizierung
Komplizierte Kreuzschmerzen	≈ 1%	Kreuzschmerzen mit einer spezifischen Pathologie, z. B. Metastasen, Frakturen oder entzündliche Erkrankungen	Abhängig von der Grunderkrankung

B-10.2	Zeitliche Einteilung von Kreuzschmerzen (aus DEGAM-Leitlinie)
Bis zu 12 Wochen	Akute Kreuzschmerzen
4–12 Wochen	Subakute Kreuzschmerzen
Über 12 Wochen	Chronische Kreuzschmerzen
Erneute Kreuzschmerzen nach symptomfreiem Intervall von 6 Monaten	Rezidivierende Kreuzschmerzen

Stadieneinteilung: Tab. B-10.2.

Kreuzschmerzen werden in folgende Stadien eingeteilt: Tab. B-10.2.

10.2 Ätiologie – differenzialdiagnostischer Überblick

▶ **Merke**

▶ **Merke:** Kreuzschmerzen sind ein Symptom, keine Diagnose.

Die Mehrheit der Kreuzschmerzen kann ätiologisch trotz intensiver Diagnostik nicht geklärt werden.

Der verständliche Wunsch von Arzt und Patient, die spezifische Ursache der Schmerzen ätiologisch zu klären, kann auch unter maximalem diagnostischen Einsatz nur in einer Minderheit der Fälle erfüllt werden. Es hat sich daher bewährt, losgelöst von einem anatomisch-pathologischen Ansatz, Kreuzschmerzen zunächst nach ihrer Prognose in die vorgenannten Gruppen einzuteilen.

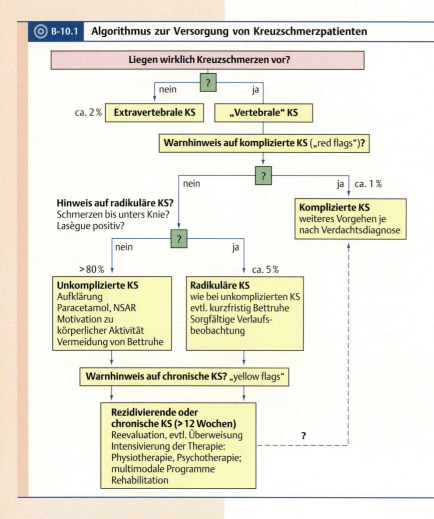

B-10.1 Algorithmus zur Versorgung von Kreuzschmerzpatienten

Extravertebrale Ursachen von Kreuzschmerzen wie z. B. eine Ureterkolik sind anamnestisch meist gut abzugrenzen. Die Herausforderung besteht darin, bei der Mehrheit der unkomplizierten Kreuzschmerzen eine Überdiagnostik zu vermeiden und die wenigen komplizierten Fälle (abwendbar gefährlichen Verläufe) herauszufiltern. Die unkomplizierten Kreuzschmerzen sind bewegungsabhängig; die Patienten sind im guten Allgemeinzustand und haben keine neurologischen Ausfälle.

Als **radikuläre Kreuzschmerzen** werden Kreuzschmerzen mit Ausstrahlung ins Bein (meistens bis unter das Knie) im Bereich eines Dermatoms bezeichnet. Die Beinschmerzen werden von den Patienten oft als schlimmer angegeben. Hiervon abzugrenzen sind **Kreuzschmerzen mit dermatomübergreifender Schmerzausbreitung,** die meist nur im Bereich des Oberschenkels auftreten. Diese werden auch als **pseudoradikuläre Kreuzschmerzen** bezeichnet und gehören in die unkomplizierte Gruppe. Differenzialdiagnostisch sollte hier auch die Hüfte mit untersucht werden.

10.3 Abwendbar gefährliche Verläufe

Als **Warnhinweise** auf das mögliche Vorliegen **komplizierter Kreuzschmerzen** haben sich die sog. **„red flags"** bewährt (Tab. **B-10.3**). Mit dem Vorliegen eines oder mehrerer Warnhinweise steigt die Wahrscheinlichkeit, dass möglicherweise ein entzündlicher, tumoröser oder traumatischer Prozess Ursache für die Kreuzschmerzen ist.

B-10.3	„red flags" – Warnhinweise auf komplizierte Kreuzschmerzen

- Alter < 20 Jahre > 50 Jahre
- Zunahme oder Persistenz der Beschwerden trotz Therapie
- Schlechter Allgemeinzustand
- Adäquates Trauma, z. B. Sturz aus großer Höhe
- Ausgeprägte neurologische Ausfälle bis hin zu Blasen-, Mastdarmstörungen oder Lähmungen in den Beinen
- Systemische Steroidmedikation über mehr als 6 Monate
- Fieber
- Hinweise auf bekannte tumoröse, entzündlich rheumatische Erkrankung, Immunsuppression oder Osteoporose

Ungünstiger bisheriger Krankheitsverlauf, z. B.
- anhaltende und rezidivierende Beschwerden,
- Arbeitsunfähigkeitszeiten von mehr als 4–6 Wochen,
- radikuläre Schmerzen.

Die für **chronische Verläufe** typischen **Risikofaktoren („yellow flags")** weisen auf Patienten mit ungünstiger Prognose hin und ermöglichen dadurch ein frühzeitiges Erkennen.

B-10.4	Psychosoziale Faktoren (Beispiele)

- Geringer Bildungsstand
- Pessimistisch resignative Einstellung und Erwartungen, Depression
- Starkes Krankheitsgefühl und Schmerzerleben, „Katastrophisieren"
- Anhaltende Belastungen im privaten Alltag
- Unbefriedigende Arbeitssituation (Unzufriedenheit mit der Arbeit, unsicherer Arbeitsplatz)
- Rentenwunsch

10.4 Diagnostisches Vorgehen

10.4.1 Basisdiagnostik

Anamnese: Zur Anamnese gehören Fragen zur **Schmerzlokalisation, Ausstrahlung, Dauer, Begleitsymptomen und Beeinträchtigung im Alltag.** Wichtig sind auch **Patientenvorstellungen zur Ätiologie** und **Behandlung** sowie bisherige Erfahrungen. Im Schmerzerleben und im Umgang mit Schmerzen gibt es kulturelle und persönliche Unterschiede, die besonders für die Chronifizierung eine Rolle spielen. Kreuzschmerzen werden als gesellschaftlich akzeptierter Ausweg angesehen, um sich bei tatsächlichen oder empfundenen psychosozialen Belastungen Entlastung zu verschaffen („Ich habe mir den Rücken kaputt gearbeitet."). Daher ist es wichtig, **Risikofaktoren für chronische Verläufe** – die sog. **„yellow flags"** – früh zu erfassen (s. o.). Als wichtigster Risikofaktor für einen chronischen Verlauf gilt die Arbeitsunzufriedenheit.

B-10.2 Klinische Untersuchung bei Kreuzschmerzen

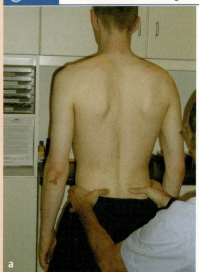
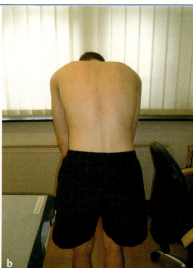
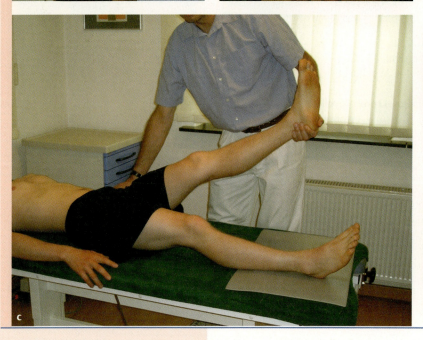
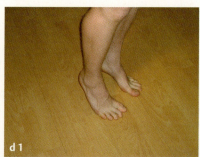
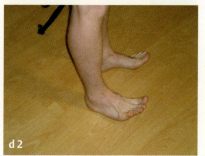

a Inspektion
  (minimaler Schultertiefstand rechts)
b Vorbeugetest
  (minimaler Rippenbuckel links)
c Lasègue-Test: Bei radikulären Kreuzschmerzen führt das passive Anheben des im Knie gestreckten Beines zu einem scharf in das Bein einschießenden Schmerz.
d Zehen- (S1) und Hackengang (L5) zur orientierenden Prüfung der Muskelkraft.

Körperliche Untersuchung: Die körperliche Untersuchung dient der Überprüfung der anamnestisch erhobenen Befunde. Sie umfasst die **Inspektion des Gangbilds, der Haltung, eine Beweglichkeitsprüfung und Palpation der Wirbelsäule und der paravertebralen Muskulatur** (Abb. **B-10.2**). Anhand des **Lasègue-Tests** können radikuläre und unkomplizierte Kreuzschmerzen unterschieden werden. Der Lasègue-Test ist ein Nervendehnungstest. Der Patient liegt in Rückenlage. Das passive Anheben des im Knie gestreckten Beines führt zu einem scharf in das Bein einschießenden Schmerz (Abb. **B-10.2**). Reine Schmerzen im Rücken ohne Ausstrahlung oder nicht dermatomentsprechender Ausbreitung ins Bein sind nicht als positives Testergebnis zu werten. Der Test hat eine hohe Sensitivität (80 %) bei geringer Spezifität (40 %).

Eine ausführliche neurologische Untersuchung ist bei unkomplizierten Kreuzschmerzen nicht notwendig. Bei **radikulären Kreuzschmerzen** sollte zusätzlich im **Seitenvergleich** die Muskelkraft, Knie- und Achillessehnenreflex und die Berührungsempfindlichkeit am medialen (L4), dorsalen (L5) und lateralen (S1) Fuß geprüft werden (Abb. **B-10.3**). Der Umfang der körperlichen Untersuchung bei Verdacht auf **komplizierte Kreuzschmerzen** richtet sich nach der Verdachtsdiagnose.

Körperliche Untersuchung:
Inspektion des Gangbilds und der Haltung (Abb. B-10.2), Palpation der Wirbelsäule und paravertebralen Muskulatur sowie den Lasègue-Test zum Ausschluss einer radikulären Reizung (Abb. **B-10.2**).

Bei positivem Lasègue-Test sollten zusätzlich Reflexe, Sensibilität und die Kraft der unteren Extremität geprüft werden.
Bei Verdacht auf **komplizierte Kreuzschmerzen** richtet sich die Untersuchung nach der Verdachtsdiagnose.

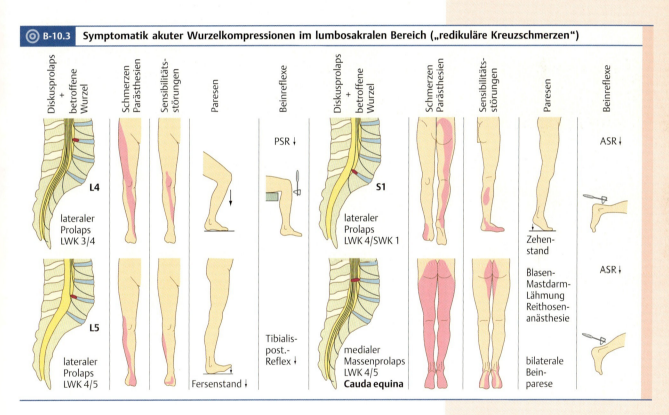

B-10.3 Symptomatik akuter Wurzelkompressionen im lumbosakralen Bereich („redikuläre Kreuzschmerzen")

10.4.2 Erweiterte Diagnostik

Eine erweiterte Diagnostik ist bei unkomplizierten oder radikulären Kreuzschmerzen im Regelfall zunächst nicht notwendig. Die routinemäßige Durchführung von Röntgenaufnahmen oder anderer bildgebender Diagnostik hat keine Konsequenz für die Behandlung. Bei Vergleichsuntersuchungen mit beschwerdefreien Probanden zeigt sich kein Zusammenhang zwischen degenerativen Veränderungen und der Ausprägung der Beschwerden.

▶ **Merke:** Bandscheibenvorfälle sind bei asymptomatischen Patienten ebenso häufig wie bei Kreuzschmerzpatienten.

10.4.2 Erweiterte Diagnostik

◀ Merke

Bildgebende Untersuchungen sind nur bei Vorliegen von „red flags" oder persistierenden Schmerzen über 4 Wochen angezeigt.
Laboruntersuchungen sind bei Verdacht auf entzündliche oder tumoröse Prozesse notwendig.

Das Wissen um einen klinisch bedeutungslosen Bandscheibenvorfall kann zur Fixierung des Patienten auf eine somatische Ursache der Kreuzschmerzen führen und Schonverhalten verstärken.
Indikationen für eine **bildgebende Untersuchung** (CT oder MRT) sind:
- Hinweise auf komplizierte Kreuzschmerzen, z. B. Sturz bei Verdacht auf Osteoporose,
- neurologische Ausfälle (Paresen, Mastdarm- und Blasenstörungen),
- persistierende Beschwerden.

Laboruntersuchungen sind z. B. bei Verdacht auf entzündliche oder tumoröse Prozesse notwendig.

10.5 Therapieoptionen

10.5 Therapieoptionen

Akute Kreuzschmerzen (≤ 4 Wochen):
- Aufklärung und Beratung
- keine Bettruhe (außer evtl. bei radikulären Kreuzschmerzen)
- Belastung soweit möglich
- einfache Analgetika
- Verzicht auf Injektionen
- Motivation zur regelmäßigen körperlichen Aktivität.

Akute Kreuzschmerzen: Das Behandlungsziel ist, dass die Patienten so früh wie möglich ihre üblichen Aktivitäten wieder aufnehmen. Hierzu muss der Patient aktiv in die Behandlung einbezogen werden. Das **ärztliche Beratungsgespräch** ist somit der **wichtigste Baustein** der Therapie:
- Die Patienten sollten dabei über die Harmlosigkeit ihrer Beschwerden, den begründeten Verzicht auf weitere Diagnostik und die Bedeutung von Bewegung für den Heilungsprozess aufgeklärt werden.
- Keine Bettruhe. Bewegung soweit wie möglich beschleunigt den Eintritt der Schmerzfreiheit.
- Spezielle Übungen sind nicht notwendig, vor Ablauf von 4 Wochen ist Krankengymnastik nicht effektiv.
- Bei radikulären Kreuzschmerzen mit ausgeprägter Symptomatik kann ausnahmsweise kurzfristige Bettruhe empfohlen werden.
- Zur **Analgesie** eignen sich einfache Analgetika wie Paracetamol und NSAR wie z. B. Diclofenac oder Ibuprofen. Muskelrelaxanzien und Opioide sollten nur ausnahmsweise bei unzureichender Wirkung verordnet werden. Dabei müssen die Nebenwirkungen und der Einfluss auf die Verkehrstüchtigkeit bedacht werden.

Aufgrund lokaler Komplikationen und des höheren Risikos anaphylaktischer Reaktionen sollte auf die Injektion von NSAR unbedingt verzichtet werden. Auch die Infiltration mit Lokalanästhetika oder Steroiden ist meist nicht sinnvoll, da sie einer möglichen Fixierung des Patienten auf die „Spritze" Vorschub leistet und dem erfolgreichen Selbstmanagement durch mehr Aktivität im Wege steht.

10.5.1 Chronische und rezidivierende Kreuzschmerzen

Persistierende und rezidivierende Kreuzschmerzen (> 4 Wochen):
- Reevaluation
- Physiotherapie
- Rückenschulen
- evtl. Psychotherapie

Chronische Kreuzschmerzen (> 12 Wochen):
- Reevaluation
- Physiotherapie
- Rückenschulen
- ambulante oder stationäre Rehabilitation

10.5.1 Chronische und rezidivierende Kreuzschmerzen

Persistierende und rezidivierende Kreuzschmerzen (> 4 Wochen): Die Therapie der persistierenden und rezidivierenden Kreuzschmerzen ist für Patient und Therapeuten oft unbefriedigend. Sie erfordern eine **Reevaluation** des Patienten (liegen wirklich keine Hinweise auf komplizierte Kreuzschmerzen vor?) und eine Intensivierung der Therapie. Die Betreuung wird in **Kooperation mit Spezialisten,** z. B. Orthopäden und Psychotherapeuten durchgeführt.

Chronische Kreuzschmerzen (> 12 Wochen): Kann das Ziel Schmerzfreiheit nicht erreicht werden, liegt der Schwerpunkt der Behandlung bei dem Erhalt und der Verbesserung der Beweglichkeit. Die Motivation zur körperlichen Aktivität, um eine weitere Dekonditionierung zu vermeiden, stellt eine schwierige Herausforderung dar. Physiotherapie und Rückenschulungen, wie sie z. B. von den Krankenkassen angeboten werden, können zur Aktivierung der Patienten genutzt werden. Akupunktur, Massage und physikalische Therapie, die den Patienten in einer passiven Haltung belassen, sind in ihrer Wirksamkeit weniger gut belegt.

Die **Indikation zu chirurgischen Eingriffen** an der Wirbelsäule bei chronischen Schmerzen ohne Paresen wird zunehmend enger gestellt. Die Erfolgsraten schwanken zwischen 49 und 90 %; so ist der Begriff „failed back surgery syndrome" entstanden. Es gibt bisher keine evidenzbasierten Kriterien, um Patienten, die von einem Eingriff profitieren würden, sicher auszuwählen.

Mit zunehmender Dauer der Arbeitsunfähigkeit wird eine Rückkehr in das Arbeitsleben immer unwahrscheinlicher. Nach 6 Monaten kehren weniger als die Hälfte der Patienten in den Arbeitsprozess zurück. Frühzeitig sollten hier sog. multiprofessionelle Behandlungskonzepte, die u. a. Schmerz- und Physiotherapie mit verhaltenstherapeutischen Verfahren kombinieren, in Erwägung gezogen werden. Sie sind anderen Therapien in ihrer Effektivität überlegen und sollten deshalb bei längerer Arbeitsunfähigkeit aufgrund von Kreuzschmerzen eingeleitet werden. Entsprechende Einrichtungen sind selten in Deutschland und können häufig nur im Rahmen einer ambulanten oder stationären Rehabilitation verwirklicht werden.

Die **Indikation zu chirurgischen Eingriffen** an der Wirbelsäule bei chronischen Schmerzen ohne Paresen wird zunehmend enger gestellt.

Bei zunehmender Dauer der Arbeitsunfähigkeit sollten multiprofessionelle Behandlungskonzepte, die u. a. Schmerz- und Physiotherapie mit verhaltenstherapeutischen Verfahren kombinieren, eingesetzt werden.

▶ **Fallbeispiel (Fortsetzung).** Im nächsten halben Jahr kommt Herr K. noch mehrfach wegen Kreuzschmerzen und wird jeweils für wenige Tage krankgeschrieben. Differenzialdiagnostisch ziehe ich bei einem jungen Mann eine ankylosierende Spondylitis (Morbus Bechterew) in Betracht, es fehlen jedoch typische Zeichen wie Morgensteifigkeit und Besserung durch Bewegung. Ein Orthopäde, zu dem ich ihn überweise, veranlasst ein CT, das einen dem Alter entsprechenden Befund ergibt. Im Gespräch wird deutlich, dass er die langen Autofahrten zunehmend als belastend empfindet. Seit er im Rahmen einer Umstrukturierung seiner Firma in den Innendienst versetzt wird, ist er nicht mehr wegen Kreuzschmerzen behandelt worden. Er hat sich seitdem auch einer Freizeitsportgruppe angeschlossen.

◀ **Fallbeispiel**

Weiterführende Literatur zu diesem Kapitel finden Sie unter www.thieme.de/specials/dr-allgemeinmedizin/

11 Gelenkbeschwerden

Peter Jüni, Stephan Reichenbach

▶ **Fallbeispiel.** Eine **67-jährige Frau** (früher als Kassiererin in einem Supermarkt tätig) meldet sich mit beidseitigen Knieschmerzen in unserer Sprechstunde. Erstmals seien die Schmerzen vor 15 Jahren aufgetreten, zu Beginn nur intermittierend, belastungs- und bewegungsabhängig. In den letzten 6 Wochen seien sie rechts jedoch schlimmer geworden. Neu seien auch Anlaufschmerzen rechts nach langem Sitzen und seit 3 Wochen seien nächtliche Schmerzen hinzugekommen, die allerdings primär bei Bewegung (Drehen im Bett) und nicht in Ruhe aufträten. Daneben sei sie gesund, habe bis auf ein leichtes Asthma bronchiale keine Krankheiten. Wegen eines Unfalls habe sie vor 10 Jahren im linken Knie eine Meniskektomie gehabt.

Die Untersuchung zeigt eine afebrile adipöse Patientin in gutem Allgemeinzustand, 87 kg schwer bei einer Größe von 1,67 m. Die Komplexfunktionen (Streck- und Kauertest) kann sie gut durchführen, muss sich aber beim Aufrichten aus der Kauerstellung abstützen. Es besteht ein leichtes Entlastungshinken rechts. Die Kniegelenke zeigen beidseits eine moderate Valgusfehlstellung. Das linke Knie ist reizlos, mit normaler Beweglichkeit, einer Druckdolenz über dem medialen Gelenkspalt sowie einem Krepitieren über der Patella bei passiver Flexion/Extension. Das rechte Knie ist diskret überwärmt, nicht gerötet; palpatorisch findet sich ein Gelenkerguss, die Beweglichkeitsprüfung zeigt einen Endphasenschmerz bei Flexion und eine Extensionshemmung. Wir entscheiden uns, den Erguss zu punktieren, weniger in diagnostischer denn in therapeutischer Absicht, denken wir in erster Linie doch an eine aktivierte Arthrose als Ursache der rechtsseitigen Verschlimmerung der Knieschmerzen. Das Punktat von 15 ml ist klar, hellgelb und von hoher Viskosität. Wir senden es ins Labor, insbesondere mit der Frage eines Kristallnachweises unter dem Polarisationsmikroskop, da mit zunehmendem Alter die Kalzium-Pyrophosphat-Ablagerungserkrankung häufiger wird. Zudem veranlassen wir Röntgenbilder (Knie rechts stehend, a. p. und seitlich) primär zum Ausschluss der glücklicherweise nur selten auftretenden avaskulären Osteonekrose, die bei 4- bis 6-wöchiger Anamnese der aktuellen Verschlimmerung konventionell radiologisch sichtbar sein müsste. Zur Besprechung der Resultate bestellen wir die Patientin in drei Tagen noch einmal ein. In der Zwischenzeit verschreiben wir Paracetamol als Schmerzmittel. Das Röntgenbild zeigt – nicht überraschend – eine Verschmälerung des medialen Gelenkspaltes, sowie geringgradig ausgeprägte osteophytäre Anbauten. Die Analyse des Punktats ergibt eine Zellzahl unter 2000, mit einem Granulozytenanteil von weniger als 20 %, kein Nachweis von Kristallen. Nach drei Tagen hat sich der Kniegelenkserguss erneut gebildet. Wir beurteilen die Symptomatik im Rahmen einer aktivierten Arthrose, punktieren erneut, und injizieren dabei intraartikulär Steroide.

Epikrise nach 2 Monaten: der Gelenkserguss rechts ist nicht mehr aufgetreten, das Gangbild hat sich normalisiert, ebenso die Knie-Extension. Die rechtsseitigen Schmerzen haben nach der Steroidinjektion anfänglich klar ab-, nach Ablauf von 4 Wochen jedoch eher wieder zugenommen. Wir verordnen deshalb ein zu Beginn physiotherapeutisch supervidiertes Krafttraining der Quadrizepsmuskulatur, worauf die Patientin mit einer deutlichen Schmerzreduktion anspricht.

11.1 Epidemiologie und Klassifikation

Gelenkbeschwerden führen Patienten oft in die Allgemeinpraxis. Sie reichen von häufig gesehenen, vorübergehenden, milden, nichtentzündlichen, lokalen Gelenkbeschwerden bis zu seltenen, lebensbedrohlichen systemischen Zuständen, z. B. im Rahmen einer Vaskulitis. Exakte Angaben zur Epidemiologie sind nur für einzelne Krankheitsentitäten möglich, z. B. wird die Prävalenz der Arthrose in der Allgemeinbevölkerung auf 25 %, jene der entzündlichen Gelenkserkrankungen auf 2,5 % geschätzt. Das Altersspektrum reicht vom Jugendlichen bis zum Betagten.

Tab. **B-11.1** zeigt eine mögliche **Klassifikation**, in der Beschwerden, die nicht durch ein relevantes Trauma ausgelöst wurden, einer von zehn Gruppen zugeordnet werden. Während Personen mit den häufigen Erkrankungen der **Gruppen 1–3** in der Regel in der Allgemeinpraxis behandelt werden können, sollten Patienten mit den seltenen Erkrankungen der **Gruppen 5–10** primär zusammen mit Spezialisten betreut werden. Bei den Kristallarthropathien der **Gruppe 4** werden Art und Ausprägung darüber entscheiden, ob ein Rheumatologe hinzugezogen werden muss.

B-11.1 Klassifikation möglicher Ursachen von Gelenkbeschwerden

Betreuung in Allgemeinpraxis

1. Arthrose	▪ Idiopathisch monoartikulär ▪ Idiopathisch polyartikulär ▪ Sekundär (z. B. posttraumatisch)
2. Lokale periartikuläre Beschwerden (oft durch Überlastungen hervorgerufen)	▪ Tendinopathie/-itis ▪ Tendovaginitis ▪ Bursitis
3. Generalisierte Weichteilbeschwerden	▪ Fibromyalgie
4. Kristallarthropathie	▪ Kalziumpyrophosphat (Chondrokalzinose) ▪ Urat (Gicht) ▪ Hydroxyapatit

Mitbetreuung durch Spezialisten wahrscheinlich sinnvoll

5. Rheumatoide Arthritis	▪ Rheumatoide Arthritis ▪ Juvenile chronische Arthritis ▪ Still-Syndrom
6. Seronegative Spondarthropathie	▪ Ankylosierende Spondylitis (Morbus Bechterew) ▪ Psoriasis-Arthritis ▪ Enteropathische Spondarthropathie bei Morbus Crohn, Colitis ulcerosa, Morbus Whipple
7. Kollagenose/Vaskulitis	▪ Systemischer Lupus erythematodes ▪ Systemsklerose/Sklerodermie ▪ Poly-/Dermatomyositis ▪ Sjögren-Syndrom ▪ Mischkollagenosen ▪ Behçet-Syndrom ▪ Polymyalgia rheumatica/Arteriitis temporalis
8. Infektassoziierte Arthritis	▪ Bakterielle Arthritis ▪ Virale Arthritis ▪ Reaktive Arthritis (Reiter-Syndrom) nach Infekt mit Chlamydien, Ureaplasmen, Yersinien, Salmonellen, Shigellen, Campylobacter ▪ Borreliose ▪ Rheumatisches Fieber
9. Knochenerkrankungen	▪ Osteoporose ▪ Osteomalazie ▪ Osteonekrose ▪ Paget-Krankheit ▪ Sudeck-Dystrophie ▪ Primäres Malignom oder Metastase
10. Anderes	▪ Neuropathische Arthropathie z. B. bei Diabetes mellitus ▪ Metabolische oder endokrine Arthropathie z. B. bei Diabetes mellitus, Hyperparathyreoidismus, Hämochromatose ▪ Hämarthros bei Antikoagulation oder Hämophilie ▪ Sarkoidose

11.2 Differenzialdiagnostischer Überblick

Falls kein relevantes Trauma vorangegangen ist, muss bei Gelenkbeschwerden primär durch die Anamnese zwischen den häufigen nichtentzündlichen Schmerzen und den seltenen entzündlichen Schmerzen unterschieden werden (Abb. **B-11.1**). Nichtentzündliche Schmerzen werden häufig durch die in Tab. **B-11.1** aufgeführten **Gruppen 1–3** verursacht, während entzündliche Schmerzen eher auf die **Gruppen 4–8** zurückzuführen sind.

Bei differenzialdiagnostischen Überlegungen helfen die in Tab. **B-11.2** aufgeführten Informationen weiter, außerdem Angaben über Schmerzintensität und -ausstrahlung sowie verstärkende und lindernde Faktoren.

Ein **akuter Schmerzbeginn** mit Erreichen eines Schmerzmaximums innerhalb von Stunden oder wenigen Tagen zeigt sich z. B. bei einer reaktiven Arthritis, bei einer bakteriellen oder viralen Arthritis und bei Kristallarthropathien (Gicht, Pseudogicht).

Ein **schleichender Schmerzbeginn** charakterisiert typischerweise eine Arthrose, eine mykobakterielle Arthritis oder eine neuropathische Arthropathie.

▶ **Merke:** Die rheumatoide Arthritis und die seronegativen Spondarthropathien beginnen zumeist schleichend, können jedoch initial auch als akute Arthritis imponieren.

Die möglichen **Differenzialdiagnosen** ergeben sich primär aufgrund Befallsmuster, Lokalisation, Verteilung und Anzahl der betroffenen Gelenke (Tab. **B-11.3** bis Tab. **B-11.5**). Viele Patienten melden sich mit Beschwerden, die auf eine einzige Gelenkregion beschränkt und auf eine lokalisierbare Ursache zurückzuführen sind. Dabei gilt es in erster Linie zu klären, ob die Beschwerden bedingt sind durch:
- ein artikuläres Problem,
- eine periartikuläre Ursache oder
- eine Schmerzausstrahlung.

In Abhängigkeit der betroffenen Gelenkregion und teilweise des Alters ergeben sich verschiedene Ursachen, die in Tab. **B-11.6** zusammengefasst sind. In manchen Allgemeinpraxen werden periartikuläre Ursachen von Hüft- und Knieschmerzen zu selten in Betracht gezogen. Dies sind insbesondere die Periarthropathia coxae, mit schmerzhaften Irritationen im Bereich des großen Trochanter, die Insertionstendinopathie der Adduktoren (speziell bei sportlich aktiven Personen), und die Insertionstendinopathie des Pes anserinus.

≡ **B-11.2** **Anamnestische Stützpfeiler der Differenzialdiagnose bei Gelenkschmerzen** (nach Klippel, Dieppe, Ferri)

1. Beginn	- Akut - Schleichend
2. Verlauf	- Selbstlimitierend - Chronisch
3. Befallsmuster	- **Additiv:** Zu den initial befallenen Gelenken gesellen sich weitere, währenddessen die ersten symptomatisch bleiben. - **Migratorisch:** Symptome von einem Gelenk zum nächsten wandernd. - **Intermittierend:** Komplette Remission der Symptome in einem Gelenk, bevor Symptome erneut im selben oder in einem anderen Gelenk auftreten.
4. Lokalisation	- Große Gelenke: Knie, Hüfte, Schulter - Kleine Gelenke - Große und kleine Gelenke kombiniert
5. Verteilung	- Symmetrisch - Asymmetrisch
6. Anzahl betroffener Gelenke	- Monarthropathie: 1 Gelenk - Oligoarthropathie: 2–4 Gelenke - Polyarthropathie: mehr als 4 Gelenke

B-11.3 Differenzialdiagnose anhand des Befallsmusters
(nach Klippel, Dieppe, Ferri)

1. Additiv	- Rheumatoide Arthritis - Reaktive Arthritis (Reiter-Syndrom)
2. Intermittierend	- Gicht - Pseudogicht bei Chondrokalzinose - Systemischer Lupus erythematodes - Adultes Still-Syndrom
3. Migratorisch	- Gonokokkenarthritis - Rheumatisches Fieber

B-11.4 Differenzialdiagnose anhand der Verteilung (die Klassifikation entspricht derjenigen von Tab. B-11.1)

	Symmetrisch	Asymmetrisch
1. Arthrose	Idiopathisch polyartikulär	Posttraumatisch
2. Lokale periartikuläre Probleme		Tendinopathie/-itis Tendovaginopathie/-itis Bursitis
3. Generalisierte Weichteilbeschwerden	Fibromyalgie	
4. Kristallarthropathie	Chondrokalzinose (pseudo-rheumatoid)	Gicht Chondrokalzinose (Pseudogicht)
5. Rheumatoide Arthritis	Rheumatoide Arthritis Still-Syndrom Juvenile chronische Arthritis	Juvenile chronische Arthritis
6. Seronegative Spondarthropathie		Ankylosierende Spondylitis Psoriasisarthritis Enteropathische Spondarthropathie
7. Kollagenose/Vaskulitis	Systemischer Lupus erythematodes Mischkollagenosen Polymyalgia rheumatica	
8. Infektassoziierte Arthritis	Virale Arthritis Borreliose	Bakterielle Arthritis Reaktive Arthritis
9. Knochenerkrankungen	Osteoporose	Osteonekrose
10. Anderes	Sarkoidose	

B-11.5 Differenzialdiagnose anhand der Lokalisation

Kleine Gelenke	Rheumatoide Arthritis: vor allem Metakarpal- und Metatarsalgelenke Fingerpolyarthrose: proximale und distale Interphalangealgelenke (Bouchard- und Herberden-Knoten) Seronegative Spondarthropathie Systemischer Lupus erythematodes
Schulter, Hüfte	Arthrose Polymyalgia rheumatica Late-onset rheumatoide Arthritis (LORA)
Untere Extremität	Arthrose Seronegative Spondarthropathie Sarkoidose

B-11.6 Mögliche lokalisierbare Ursachen von Beschwerden in einzelnen Gelenkregionen (häufige Störungen sind fett gedruckt)

Gelenkregion		Ursache		
		Artikulär	Periartikulär	Ausstrahlung
Schulter	Alter < 30 Jahre	▪ Glenohumerale Instabilität	▪ Rotatorenmanschettentendinitis	
	Alter > 30 Jahre	▪ Glenohumerale oder akromioklavikuläre Arthritis ▪ Sekundäre Arthrose	▪ **Rotatorenmanschettenimpingement, -tendinitis** oder **-bursitis** ▪ **Kapsulitis** (frozen shoulder)	▪ **Zervikale Spondylarthrose** ▪ Gallenblasenerkrankungen ▪ Lungenerkrankungen ▪ Subphrenische Abszesse ▪ Kardiale Erkrankungen
Ellbogen		▪ Arthrose ▪ Arthritis	▪ **laterale oder mediale Epikondylitis** ▪ Bursitis olecranii	▪ Schulterproblematik ▪ Zervikale Diskushernien ▪ Kardiale Erkrankungen
Handgelenk/Hand		▪ **Fingerpolyarthrose** ▪ Arthritis	▪ **Karpaltunnelsyndrom** ▪ De-Quervain-Tendinitis ▪ Dupuytren-Kontraktur	▪ Zervikale Diskushernien ▪ Schulter-Hand-Syndrom ▪ Kardiale Erkrankungen
Hüfte		▪ **Koxarthrose** ▪ **Femurhalsfraktur** ▪ Hüftkopfnekrose ▪ Arthritis	▪ **Periarthropathia coxae**/Bursitis pertrochanterica ▪ **Insertionstendinose der Adduktoren** ▪ Inguinalhernie ▪ Meralgia paraesthetica ▪ Paget-Erkrankung ▪ Ileosakralgelenkentzündung oder -blockierung	▪ **Lumbale Spondylarthrosen und Diskushernien** ▪ Abdominale Erkrankungen
Knie	Alter 10–18 Jahre	▪ Osteochondritis dissecans ▪ Meniskuserkrankungen	▪ Morbus Osgood-Schlatter ▪ Patella-Malalignement ▪ Quadrizepsschwäche	▪ Epiphysiolyse des Femurkopfs
	Alter 18–30 Jahre	▪ **Meniskusläsionen**	▪ **Bandinstabilitäten** ▪ Bursitis praepatellaris ▪ Unspezifische Überlastungsbeschwerden	
	Alter > 30 Jahre	▪ **Gonarthrose** ▪ **Meniskusläsionen** ▪ Arthritis	▪ **Insertionstendinose**/-itis oder Bursitis **des Pes anserinus**	▪ Koxarthrose ▪ Hüftkopfnekrose
Sprunggelenke/Fuß		▪ **Arthrose** oberes/unteres Sprunggelenk ▪ Arthritis ▪ Stressfrakturen	▪ **Fußgewölbestörungen** ▪ **Insertionstendinose**/-itis der **Achillessehne** ▪ Bursitis subachillea ▪ Tarsaltunnelsyndrom ▪ Plantare Fasziitis ▪ Ledderhose-Kontraktur	

11.3 Abwendbar gefährliche Verläufe

Bei Patienten mit einer akuten, schmerzhaften Monarthritis (entzündlicher Schmerz, im Allgemeinen mit Rötung, Dauer 10 Tage oder weniger) ist eine prompte Abklärung erforderlich, da sie eine **bakterielle Arthritis** haben könnten, die schnell lebensbedrohliche Ausmaße annehmen kann. Dabei muss berücksichtigt werden, dass Allgemeinsymptome oder Morgensteifigkeit nicht vorliegen müssen. Alternative Ursachen für ein akut gerötetes, entzündetes Gelenk sind Kristallarthropathien (Gicht und Pseudogicht, s. Tab. **B-11.3** und Tab. **B-11.4**) und ein Trauma. Ein Gelenkpunktat sollte sofort gewonnen und zum Ausschluss eines Infekts untersucht werden.

Tab. **B-11.7** zeigt, dass sich primär durch die Anamnese auch bei diffuser lokalisierten oder polyartikulären entzündlichen Beschwerden Situationen herauskristallisieren lassen, bei denen eine weitere Abklärung indiziert ist, da potenziell lebensbedrohliche oder permanent invalidisierende Prozesse vorliegen könnten. Insbesondere Allgemeinsymptome wie Inappetenz, Gewichtsverlust, allgemeines Krankheitsgefühl und subfebrile bis febrile Temperaturen und die Dauer der Morgensteifigkeit sollten deswegen, wie in Abb. **B-11.1** aufgezeigt, bei Verdacht auf einen entzündlichen Prozess immer aktiv erfragt werden.

keit sind immer zu erfragen, da bei diesen Symptomen der Verdacht auf einen entzündlichen Prozess vorliegt.

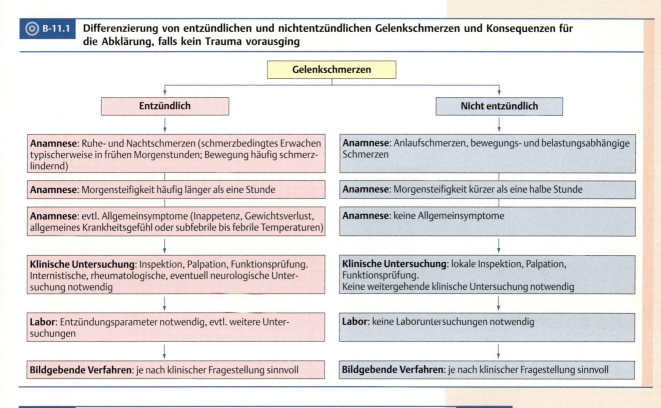

B-11.1 Differenzierung von entzündlichen und nichtentzündlichen Gelenkschmerzen und Konsequenzen für die Abklärung, falls kein Trauma vorausging

B-11.7 Warnsignale, die auf potenziell lebensbedrohliche oder permanent invalidisierende Prozesse hinweisen können
(nach Klippel, Dieppe, Ferri)

Charakteristik	Mögliche Bedeutung
Allgemeinsymptome (Inappetenz, Gewichtsverlust, allgemeines Krankheitsgefühl und subfebrile bis febrile Temperaturen)	▪ Entzündliche rheumatologische Erkrankung ▪ Vaskulitis ▪ Sepsis ▪ Malignom
Längere Morgensteifigkeit	▪ Entzündliche rheumatologische Erkrankung
Muskelschwäche/Kraftverlust	▪ Myopathie ▪ Endokrinopathie
Neu aufgetretene Kopfschmerzen, Augensymptome	▪ Arteriitis temporalis
Bilaterale entzündliche Symptome	▪ Systemische oder metabolische Erkrankung
Alter > 50 Jahre	▪ Polymyalgia rheumatica ▪ Paraneoplastisches Syndrom

11.4 Diagnostisches Vorgehen

11.4.1 Anamnese

Bei Gelenkschmerzen lassen sich die zugrunde liegenden Ursachen häufig alleine durch gute Anamnese und klinische Untersuchung diagnostizieren. Eine ausführliche, jedoch ungezielte Untersuchung ist dabei weder praktikabel noch sinnvoll. Vielmehr kann man sich in wenigen Schritten und kurzer Zeit einen Überblick verschaffen. Tab. **B-11.8** zeigt 3 „Screening-Fragen", die einen Großteil der möglichen Gelenkbeschwerden erfassen:
- Schmerz,
- Steifigkeit,
- Funktionseinschränkungen im Bereich von oberer und unterer Extremität.

Die weitere Anamnese ist geprägt von den in den Abschnitten 11.2 und 11.3 (s.S. 358 und 360) gemachten differenzialdiagnostischen Überlegungen.

B-11.8 Drei Routinefragen, um rheumatologische Probleme aufzudecken
(nach Klippel, Dieppe, Ferri)

- Leiden Sie an Schmerzen oder Steifigkeit im Bereich von Muskeln, Gelenken oder Rücken?
- Haben Sie Probleme beim Anziehen?
- Haben Sie Probleme beim Treppauf- oder Treppabgehen?

11.4.2 Körperliche Untersuchung

Die „Screening-Untersuchung" beinhaltet:
- kurze Beurteilung des Gangbildes,
- die Beurteilung des Streck- und Kauertests,
- gezielte Untersuchung der oberen und unteren Extremität.

Zur **Beurteilung des Gangbilds** wird der Patient gebeten, einige Schritte vom Untersucher weg und wieder zurück zu gehen (Hinken, Asymmetrien?). **Streck- und Kauertest** sind in den Abb. **B-11.2** und Abb. **B-11.3** zusammengefasst.

Bei der **Untersuchung der oberen Extremität** werden die Handrücken und Handflächen inspiziert (Atrophien, Schwellungen?), die Finger auf Deformitäten untersucht, Händedruck und Zangengriff beurteilt und gleichzeitig der Gänsslen-Test durchgeführt (Abb. **B-11.4**).

B-11.2 Kauertest

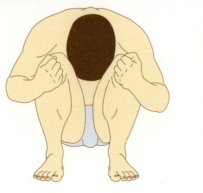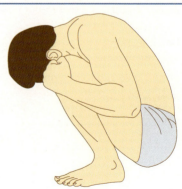

Der Patient wird aufgefordert, mit flach aufliegenden Füßen in die Hocke zu gehen, den Kopf nach vorn zwischen die Knie zu bringen und gleichzeitig die Arme zu flektieren. Er flektiert somit den ganzen Körper, was Flexionsbehinderungen sofort erkennbar macht.

B-11.3 Strecktest

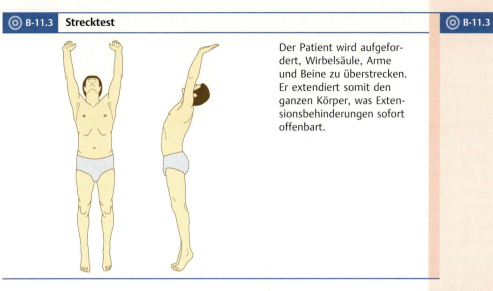

Der Patient wird aufgefordert, Wirbelsäule, Arme und Beine zu überstrecken. Er extendiert somit den ganzen Körper, was Extensionsbehinderungen sofort offenbart.

B-11.4 Gänsslen-Test

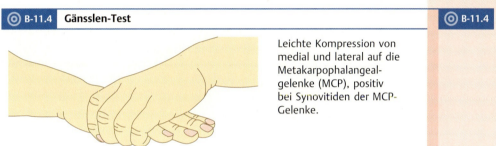

Leichte Kompression von medial und lateral auf die Metakarpophalangealgelenke (MCP), positiv bei Synovitiden der MCP-Gelenke.

Die **Untersuchung der unteren Extremität** beinhaltet eine passive Innenrotation der Hüfte (Abb. **B-11.5**), die Inspektion der Knie (Schwellung, Quadrizeps-Atrophie?), das Suchen eines Krepitus über der Patella bei passiver Knie-Extension/-Flexion und den Gänsslen-Test an den Füßen analog zu Abb. **B-11.4**. Die gesamte Untersuchung sollte nicht mehr als 2 Minuten in Anspruch nehmen.

Falls die Anamnese keine Hinweise auf einen entzündlichen Schmerz liefert (Abb. **B-11.1** und S. 358 und 360), kann die weitere Untersuchung gezielt auf die spontan berichteten oder in der klinischen „Screening-Untersuchung" als pathologisch befundenen Gelenkregionen beschränkt werden – unter kurzer Einbeziehung der proximal und distal gelegenen Gelenke, welche Ursachen von Dysfunktionen oder Schmerzausstrahlungen sein können (z. B. in die

Untere Extremität:
- Passive Innenrotation der Hüfte (Abb. **B-11.5**)
- Inspektion der Knie
- Gänsslen-Test an den Füßen analog zu Abb. **B-11.4**.

Falls die Kriterien nichtentzündlicher Schmerzen erfüllt sind, konzentriert sich die weitere Untersuchung auf die als pathologisch befundenen Gelenkregionen.

B-11.5 Passive Innenrotation der Hüfte bei 90° Hüft- und 90° Knieflexion

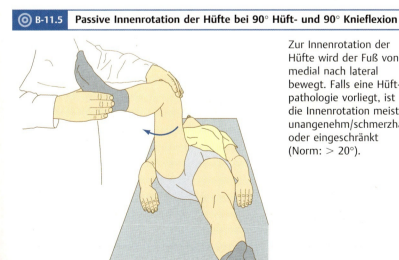

Zur Innenrotation der Hüfte wird der Fuß von medial nach lateral bewegt. Falls eine Hüftpathologie vorliegt, ist die Innenrotation meistens unangenehm/schmerzhaft oder eingeschränkt (Norm: > 20°).

≡ B-11.9

≡ B-11.9 **Mögliche periartikuläre Ursachen von Gelenkschmerzen und ihr klinisches Korrelat**

- **Insertionstendinopathie:** Schmerz bei isometrischer Kontraktion des betroffenen Muskels.
- **Kapsel- oder Bänderzerrungen:** Schmerz nach Bewegungen, welche die betroffene Struktur dehnen.
- **Bursitis:** Umschriebener, über der Bursa lokalisierter Schmerz und Schwellung.
- **Tendovaginitis:** Schmerz bei Bewegung der betroffenen Sehne.

Knie ausstrahlende Schmerzen einer Hüftpathologie (s. Tab. **B-11.6**). Ebenso muss, wie in Tab. **B-11.6** ausgeführt, daran gedacht werden, dass periartikuläre Strukturen häufig zu Schmerzen in einem Gelenksareal führen können. Tab. **B-11.9** zeigt, dass bei jedem Gelenk grundsätzlich vier periartikuläre Entitäten in Frage kommen, die Beschwerden verursachen können.

Fibromyalgie (zu 80 % bei Frauen): generalisierte chronische Schmerzen, mit diffuser Empfindlichkeit der in Abb. **B-11.6** beschriebenen Druckpunkte und häufig begleitet von Müdigkeit, Schlafstörungen, depressiver Stimmungslage und Ängstlichkeit.

Eine Sonderrolle nimmt die **Fibromyalgie** ein, die zu 80 % bei Frauen auftritt. Sie ist gekennzeichnet durch generalisierte chronische Schmerzen, mit diffuser Empfindlichkeit der in Abb. **B-11.6** beschriebenen Druckpunkte – häufig begleitet von allgemeiner Müdigkeit, Schlafstörungen, depressiver Stimmungslage und Ängstlichkeit. Der diffuse Charakter und die Allgemeinsymptome können die Abgrenzung zu einer entzündlichen rheumatologischen Erkrankung schwierig machen.

▶ Merke

▶ **Merke:** Zur Diagnose einer Fibromyalgie sind zur Abgrenzung einer entzündlichen rheumatologischen Erkrankung neben dem Nachweis der Druckpunkte auch normale Laborbefunde notwendig.

Bei Verdacht auf entzündliche Schmerzen, vor allem bei Vorliegen von Allgemeinsymptomen, sollten Hände und Füße und sämtliche großen Gelenke kurz untersucht werden, begleitet von einem allgemein-internistischen Status (Abb. **B-11.1**). Extraartikuläre Leitsymptome und -befunde sollten dabei aktiv gesucht und entsprechende weitere Abklärungen veranlasst werden (Tab. **B-11.10**). Auf das Verteilungsmuster von Gelenkbeschwerden als wichtiger Hinweis auf die Differenzialdiagnose wurde schon hingewiesen.

⊚ B-11.6 **Illustration der Fibromyalgie-Druckpunkte**

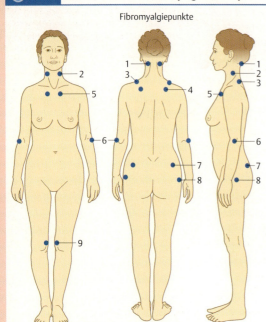

Zur Etablierung der Diagnose Fibromyalgie müssen mindestens 11 der folgenden Druckpunkte positiv sein (9 Punkte je beidseits evaluiert):
(1) Okziput, an den Insertionen der subokzipitalen Muskulatur
(2) untere HWS, Querfortsätze der Halswirbel C5–C7 anteriorwärts
(3) Mitte des Oberrandes des Trapezmuskels
(4) Ursprung des Supraspinatus oberhalb der Spina scapulae
(5) Knorpel-Knochen-Grenze der zweiten Rippe
(6) Epicondylus lateralis humeri
(7) oberer, äußerer Quadrant der Glutäalmuskulatur
(8) Trochanter major dorsalwärts
(9) Knie medial, über dem Fettkörper proximal des Gelenkspaltes.
Der Fingerdruck sollte mit ca. 4 kg erfolgen. Damit ein Druckpunkt positiv ist, muss er vom Patienten als druckschmerzhaft bezeichnet werden, eine Druckempfindlichkeit allein reicht nicht.

B-11.10 Extraartikuläre Symptome bei Gelenkerkrankungen (nach Seitz, Villiger)

Erkrankung	Extraarterielle Symptome	Abklärung
Kristallarthropathie	• Subfebrile Temperaturen oder Fieber, Malaise	• Kristallnachweis im Punktat; lineare Verkalkungen im hyalinen Knorpel (Röntgen)
Rheumatoide Arthritis (kompliziert verlaufend)	• Skleritis/Episkleritis der Augen • Sicca-Symptomatik • Hautulkus • Polyneuropathie • Befall viszeraler Organe	• Ophthalmologische Untersuchung • Schirmer-Test; Saxon-Test • Hautbiopsie (Vaskulitisnachweis) • Elektroneurographie, Nervenbiopsie • Organspezifische Diagnostik
Seronegative Spondarthropathie	• Mukokutane Läsionen, Nagelveränderungen • Diarrhö, Schleim- oder Blutbeimengungen im Stuhl, Tenesmen	• Dermatologisches Konsilium, eventuell Biopsie (Psoriasis); Kapillarmikroskopie • Endoskopie
Arthritis bei Kollagenose	• Okulokutane Symptome • Sicca-Symptomatik • Raynaud-Syndrom • Befall viszeraler Organe	• Augenuntersuchung, Hautbiopsie • Schirmer-Test; Saxon-Test • Kapillarmikroskopie; spezifisches Autoantikörpermuster im Serum • Organspezifische Diagnostik
Bakterielle Arthritis	• Fieber, Malaise, septische Embolien	• Erregernachweis im Punktat; Blutkulturen
Arthritis bei Borrelliose	• Zeckenstich, eventuell vorausgehendes Erythema chronicum migrans	• Borrelia-burgdorferi-spezifisches IgM; PCR im Punktat oder aus Synovialisbiopsie
Reaktive Arthritis	• Urethritis, Enteritis oder respiratorische Infekte wenige Tage bis Wochen zuvor	• Erregerspezifische Antikörper im Serum; Chlamydien-PCR im Urin

PCR: Polymerase-Kettenreaktion

Bei der **Beurteilung der untersuchten Gelenke** soll bedacht werden, wie ein normales Gelenk beschaffen ist, d. h. das Gelenk:
- sieht normal aus,
- ist zur Gegenseite symmetrisch,
- nimmt eine normale Ruheposition ein,
- bewegt sich gleichmäßig und schmerzfrei im gesamten normalen Bewegungsumfang.

Falls Gelenkinspektion und -palpation zum Verdacht eines **Gelenkergusses** führen, sollte durch den routinierten Hausarzt oder den Spezialisten unter sterilen Bedingungen eine Punktion vorgenommen werden.

Die **Analyse des Punktats** ergibt häufig wichtige Hinweise auf die Ursache der vorliegenden Gelenkbeschwerden (Tab. **B-11.11**). Bei der Punktion sollten Lokalanästhetika bis nach erfolgter Aspiration vermieden werden, da sie das

Beim Verdacht eines **Gelenkergusses** Punktion unter sterilen Bedingungen (evtl. vom Spezialisten). Die **Analyse des Punktats** ergibt häufig wichtige Hinweise auf die Ursache der Gelenkbeschwerden (Tab. **B-11.11**).

B-11.11 Synoviabefunde bei verschiedenen Gelenkerkrankungen (nach Seitz, Villiger)

Erkrankung	Zellzahl/μl	Granulozyten (%)	Kristalle	Bakterien
Bakterielle Arthritis	10 000–100 000	95–99 %	–	+
Lyme-Arthritis	2000–15 000	50–70 %	–	(+), DNS
Reaktive Arthritis	5000–30 000	> 85 %	–	DNS
Rheumatoide Arthritis	5000–20 000	> 70 %	–	–
Spondarthritiden	2000–15 000	> 70 %	–	–
Kristallarthritis	5000–30 000	> 80 %	Natrium-Urat, Kalzium-Pyrophosphat, Hydroxyapatit	–
Konnektivitis	2000–10 000	< 50 %	–	–
Aktivierte Arthrose	< 2000	< 20 %	Gelegentlich Apatit und/oder extrazelluläres Kalziumpyrophosphat	–

DNS: Nachweis bakterieller DNS mittels Polymerasekettenreaktion (PCR)

Untersuchung des Punktats:
- Zellzahl und Zelldifferenzierung
- bakteriologische Untersuchung
- Kristallsuche im Polarisationsmikroskop.

Bakterienwachstum hemmen können. Ein normales Punktat sieht hellgelb und klar aus und ist hochviskös, d. h. es können Fäden von mehreren Zentimetern Länge gezogen werden. Die Untersuchung des Punktats sollte mindestens Zellzahl und Zelldifferenzierung, eine bakteriologische Untersuchung und eine Kristallsuche im Polarisationsmikroskop umfassen.

11.4.3 Zusatzuntersuchungen

Bei entzündlichen Erkrankungen: Entzündungsparameter wie Blutsenkung, ggf. C-reaktives Protein (CRP) und Leukozytenzahl mit Differenzierung.

Wie in Abb. **B-11.1** vorweggenommen, erübrigen sich Laboruntersuchungen in der Regel bei nichtentzündlichen oder auch posttraumatischen Schmerzen. Bei **entzündlichen Erkrankungen** stehen selbstverständlich die **Entzündungsparameter** im Zentrum des diagnostischen Interesses: Blutsenkung, ggf. C-reaktives Protein (CRP) und Leukozytenzahl mit Differenzierung. Zudem können im Rahmen einer orientierenden Untersuchung die antinukleären Antikörper und die Rheumafaktoren bestimmt werden. Eine weitergehende Diagnostik inklusive Subtypisierung der Antikörper oder Virusserologien richtet sich nach der Differenzialdiagnose und sollte, da teuer, nur in Absprache mit einem Spezialisten erfolgen.
Laboruntersuchungen haben zudem in der Therapieüberwachung einen Stellenwert.

Konventionell radiologische Abklärungen in der Regel nur zum Ausschluss von Frakturen, Osteonekrose oder ossären Tumoren.
Die **Ultraschalluntersuchung** dient der Abklärung von Schmerzen der periartikulären Weichteile (Rotatorenmanschettenproblematik, Tenosynovitis, Bursitis etc.) und beim Erfassen eines Gelenkergusses.

Konventionell radiologische Abklärungen sind in der Allgemeinpraxis selten indiziert. Eine Ausnahme bildet der **Ausschluss einer Fraktur,** einer **Osteonekrose** oder eines **ossären Tumors.** Zudem ermöglicht die kostengünstige **Ultraschalluntersuchung** des Bewegungsapparates heute eine funktionelle Untersuchung von Gelenken und gelenknahen Strukturen. Sie hat den größten Stellenwert bei der Abklärung von Schmerzen der periartikulären Weichteile (Rotatorenmanschettenproblematik, Tenosynovitis, Bursitis etc.) und beim Erfassen eines Gelenkergusses. Kostenintensivere Verfahren wie **Magnetresonanztomographie, Computertomographie** oder **Szintigraphie** sind der Abklärung bei persistierend unklaren Gelenkbeschwerden vorbehalten. Im Allgemeinen sollte die Indikationsstellung für diese Verfahren und die Interpretation der Befunde in Zusammenarbeit mit dem Spezialisten geschehen.

11.4.4 Schnittstelle zum Spezialisten

Bei Verdacht auf eine entzündliche Erkrankung Einbeziehung eines Rheumatologen.

Wie bereits beschrieben gilt grundsätzlich, dass bei Verdacht auf eine entzündliche Erkrankung eine Mitbetreuung des Patienten durch einen Rheumatologen anzustreben ist, insbesondere zur Bestätigung der Verdachtsdiagnose und zur Festlegung einer eventuellen Basistherapie. Ebenso erscheint bei Bildgebung und bei komplexeren Laboruntersuchungen eine Zusammenarbeit mit dem Spezialisten sinnvoll.

11.5 Therapieoptionen

Bei **systemisch-entzündlichen Gelenkbeschwerden** werden initial **Glukokortikoide** eingesetzt. Zu beachten ist:
- Kein Einsatz von Glukokortikoiden vor einer etablierten Diagnose
- Kein kritikloser Einsatz von höheren Glukokortikoiddosen
- Bei längerfristiger Verabreichung zusätzlich Vitamin D plus Kalzium verabreichen.

Bei einer **systemisch-entzündlichen** Ursache der **Gelenkbeschwerden** (z. B. rheumatoide Arthritis oder Vaskulitis) muss in Zusammenarbeit mit einem Rheumatologen die Basistherapie evaluiert werden. Häufig werden bei diesen Krankheiten initial **Glukokortikoide** eingesetzt. Dabei sollte Folgendes beachtet werden:
- Kein Einsatz von Glukokortikoiden vor einer etablierten Diagnose, bzw. nur nach Absprache mit einem Spezialisten.
- Kein kritikloser Einsatz von höheren Glukokortikoiddosen (mehr als 7,5 mg Prednison täglich) über längere Zeit, ohne dass der Beginn, bzw. die Adaptation einer Basistherapie erwogen wurde.
- Bei längerfristiger Verabreichung zusätzlich Vitamin D plus Kalzium verordnen und Erwägung einer Knochendichtemessung in Zusammenarbeit mit einem Rheumatologen.

Die Bandbreite der heute als Basistherapeutika eingesetzten Medikamente ist breit und wird in Zukunft noch deutlich zunehmen. Sie reicht von altbewährten Substanzen wie Chloroquin mit bekanntem Wirkungs- und Nebenwirkungsspektrum bis hin zu hoch potenten Medikamenten wie TNF-α-Hemmern. Letztere beinhalten z. B. ein hohes Risiko zur Reaktivierung einer Tuberkulose, welche durch die Therapie verschleiert und atypisch oder sogar oligosymptomatisch, aber durchaus letal verlaufen kann. Für die meisten Basistherapeutika geben die rheumatologischen Fachgesellschaften Empfehlungen zuhanden der Hausärzte ab (siehe Internet-Adressen).

Lokale Ursachen der **Gelenkbeschwerden** (z. B. Tendinopathie oder Fingerarthrose) sollten wann immer möglich **lokal behandelt** werden. Dabei stehen das Auftragen nichtsteroidaler Antirheumatika (NSAR) oder Capsaicin als Gel oder Creme im Vordergrund, allenfalls auch die gezielte Steroidinjektion durch den Spezialisten (z. B. bei einer aktivierten Arthrose). Dabei wird der Ultraschall als Hilfsmittel zur exakten Lokalisation der Infiltration eine zunehmende Bedeutung gewinnen. Pro Lokalisation und Jahr sollten wegen der Gefahr lokaler Schäden in der Regel nicht mehr als 2 bis 3 Steroidinjektionen durchgeführt werden. Schließlich sollen intramuskuläre Depotinjektionen nichtsteroidaler Entzündungshemmer gänzlich vermieden werden, ebenso die Anwendung von Hyaluronsäurepräparaten außerhalb klinischer Studien.

Lokale Ursachen der **Gelenkbeschwerden** sollten möglichst lokal, z. B. durch Auftragen von Antirheumatika (NSAR) oder Capsaicin in Form von Salbe oder Gel behandelt werden.

Von Bettruhe ist bei Gelenkbeschwerden in der Regel abzuraten, vielmehr sollte **körperliche Aktivität** empfohlen werden. Oft sind längerfristige **Modifikationen des Lebensstils notwendig**, z. B. konsequentes Quadrizepstraining und Gewichtsabnahme bei Gonarthrose, oder Diät bei einer Gicht.

Empfehlenswert sind **körperliche Aktivität** und evtl. Modifikationen des Lebensstils (z. B. **Gewichtsabnahme** bei Gonarthrose, **Diät** bei Gicht).

Falls perorale **Schmerzmittel** mit den genannten Behandlungsstrategien nicht vermieden werden können, sollte stets mit **Paracetamol** begonnen werden. **Konventionelle NSAR** und **COX-2-Hemmer** sind nur bei Vorliegen einer Entzündung oder bei einer Schmerzexazerbation zu verschreiben, zurückhaltend und so kurzzeitig wie möglich. Ein Protonenpumpenhemmer sollte primär bei Kombination von NSAR mit Glukokortikoiden verabreicht werden, sonst nur beim Auftreten von gastrointestinalen Beschwerden. NSAR sind nach einer gastrointestinalen Blutung absolut kontraindiziert.

Sind **Schmerzmittel** dennoch erforderlich, sollte **Paracetamol** eingesetzt werden. Konventionelle NSAR und COX-2-Hemmer sind streng indiziert zu verschreiben.

▶ **Merke:** Vor allem bei älteren Patienten können konventionelle NSAR und COX-2-Hemmer potenziell lebensbedrohliche gastrointestinale, renale und – vor allem bei COX-2-Hemmern – kardiovaskuläre Komplikationen hervorrufen.

◀ Merke

Bei einer fortgeschrittenen Erkrankung der großen Gelenke (Knie, Hüfte) sollte mit der Überweisung zum orthopädischen Chirurgen nicht gewartet und die Indikation für einen Gelenkersatz frühzeitig geprüft werden. Ausgeprägte Bewegungseinschränkungen und Muskelschwächen mit resultierender chronischer Behinderung können nach zu spät erfolgtem Gelenkersatz häufig nicht mehr kompensiert werden.

Bei fortgeschrittenen Erkrankungen der großen Gelenke ist der Patient umgehend dem orthopädischen Chirurgen vorzustellen.

Weiterführende Literatur zu diesem Kapitel finden Sie unter www.thieme.de/specials/dr-allgemeinmedizin/

12 Fieber

Silke Brockmann, Stefan Wilm

12.1 Behandlungsanlass

▶ **Fallbeispiel.** Der Ehemann einer 57-jährigen Patientin ruft die Hausärztin an: „Ich mache mir Sorgen. Bei meiner Frau geht das Fieber nicht runter, obwohl sie schon eine Tablette genommen hat und ich Wadenwickel bei ihr gemacht habe." Die Frage der Ärztin, ob die Patientin sehr beeinträchtigt wirke, verneint der Ehemann. Seine Frau liege zwar im Bett, aber sie sieht nicht sehr krank aus und isst und trinkt mit mäßigem Appetit. An weiteren Symptomen hat die Patientin Husten, Gliederschmerzen und etwas Kopfschmerzen. Die Temperatur würde seit zwei Tagen 38,5°C betragen.
Die Hausärztin beruhigt den Ehemann und kündigt einen Hausbesuch nach der Sprechstunde an.
Bei dem Besuch untersucht sie die Patientin gründlich, inspiziert den Rachen, schaut in die Ohren, prüft die Nackenbeweglichkeit, perkutiert und auskultiert die Lunge, klopft auf die Nierenlager. Auffällige Befunde ergeben sich dabei nicht. Sie beruhigt die Patientin und den Ehemann, dass sie eine gefährliche Ursache des Fiebers zurzeit ausschließen kann. Eine physikalische oder medikamentöse Fiebersenkung hält sie auch nicht für erforderlich. Sie fragt den Ehemann, woher seine besondere Sorge angesichts des Fiebers stammt. Er erzählt, dass er als Kind miterlebt hat, wie sein Onkel an hohem Fieber und Lungenentzündung gestorben ist.

12.1.1 Grundlagen

▶ **Definition:** Fieber ist ein Symptom und keine Krankheit. Es kann
- durch harmlose Ursachen ausgelöst werden,
- ein Leitsymptom oder Begleitsymptom gefährlicher Erkrankungen sein oder
- ungeklärt bleiben.

Kaum ein Symptom ist so sehr mit tradierten Erfahrungen und Konzepten zur Entstehung, zu Begleitsymptomen und zum Verlauf verknüpft wie das Fieber. Schaut man sich ältere volkstümliche Begriffe und Bezeichnungen an, die aus genauen Beobachtungen stammten und das Fieber mit weiteren Symptomen verknüpften, wird das deutlich:
- „(hitziges) Frieselfieber" für Scharlach oder rheumatisches Fieber (Diagnose auf W. A. Mozarts Totenschein),
- „Wundfieber" oder „Eiterfieber" für Sepsis,
- „Kindbettfieber" für Endometritis oder Mastitis,
- „Läuserückfallfieber" für Läuse-Borreliose,
- „Fleckfieber" für Rickettsiose,
- „Tropenfieber" oder „Quartanfieber" für Malaria,
- „Wechselfieber", „Faulfieber", „Nervenfieber" für Typhus,
- „Schweißfieber" für Tuberkulose

Mit Symptomen assoziiert sind Begriffe wie
- „Fieberbläschen",
- „Fieberwahn",
- „Fieberkrampf".

An den Beispielen wird sichtbar, dass viele gefährliche Zustände in der Vergangenheit tatsächlich mit Fieber einhergingen; viele von ihnen konnten in der Vor-Antibiotika-Ära auch nicht ursächlich behandelt werden. So hat sich bei Menschen die Formel „Fieber ist gefährlich" festgesetzt, auch wenn sie in den meisten Fällen gar nicht stimmt und eher lauten müsste: „Selten einmal kann eine mit Fieber einhergehende Erkrankung gefährlich sein. Aber Fieber selbst ist nicht gefährlich."

▶ **Merke:** Fieber kann auf gefährliche Zustände hinweisen, ist aber selbst kaum jemals gefährlich.

◀ Merke

Kaum ein Symptom ist so sehr mit Angst verknüpft wie Fieber. Auch hier gehen Lebenserfahrungen der älteren Generationen mit Todesfällen und schweren Verläufen von Fieberkranken auf die nachfolgenden Generationen über und werden Bestandteile von Krankheitskonzepten (s. S. 199). Viele Menschen glauben, dass auch die Höhe des Fiebers etwas über die Gefährlichkeit aussagt und benutzen Begriffe wie „über 40 Grad Fieber" zur Illustration der Schwere ihres Krankseins bzw. der Gefährlichkeit des Fiebers.

Dabei besteht in der Medizin noch nicht einmal Einigkeit darüber, welche „**Grenzwerte**" es für Fieber gibt. Neuere Quellen sprechen (rektal gemessen) **bis 37,8 °C von normaler Temperatur,** andere ältere bezeichnen die Grenze von 37–37,5 °C als erhöhte oder „subfebrile" Temperatur und definieren Fieber ab 37,5 °C.

Bei der Frage, welcher **Messmethode** man trauen soll, gibt es dagegen mehr Einigkeit. Das Abschätzen der Körpertemperatur mit der Hand (auf Stirn oder Arm), das auch vor der Erfindung von Thermometern das „Messinstrument" der Wahl war, hat sich im Vergleich zu Thermometern (mit einer Sensitivität von 84 % und einer Spezifität von 76 %) als befriedigend aussagekräftig erwiesen. Will man auf einer genauen Messung der Temperatur bestehen, gelten die **rektalen** und **oralen Messungen** als die genauesten.

Bei der **axillären Messung** können insbesondere nach Anwendung von fiebersenkenden physikalischen Maßnahmen falsch niedrige Werte auftreten, da die Körpertemperatur in der Peripherie schon gesunken ist und im Körperstamm wegen der durch die Kühlung hervorgerufenen Gefäßkonstriktionen (Wärmestau!) sogar noch angestiegen sein kann. Diese Messung eignet sich also am ehesten für den Beginn der Erkrankung. Bei der **Messung des Fiebers im Ohr mit Infrarotthermometern** ist die genaue Einhaltung des Einführwinkels des Thermometers in den Gehörgang zu beachten. Abweichungen von durchschnittlich 0,3 °C von den rektal gemessenen Werten nach oben und nach unten sind auch bei korrektem Einführwinkel möglich.

Als besondere Patientengruppen sind **Säuglinge unter 3 Monaten** sowie **ältere mehrfach erkrankte Menschen** einzustufen, weil bei ihnen das Fieber und die Symptomatik einer zugrunde liegenden Erkrankung oft nicht sehr ausgeprägt sind. Manchmal weisen z. B. bei älteren Menschen erst eine Tachypnoe, Tachykardie, neu aufgetretene Verwirrtheit oder Appetitlosigkeit auf das Fieber hin.

Epidemiologie: Fieber ist besonders in den Wintermonaten, in denen viele Patienten mit Infekten (insbesondere Infekten der Atemwege) den Hausarzt aufsuchen, ein häufiges Begleitsymptom. Aufgrund der uneinheitlichen Definition des Grenzwertes von Fieber sind epidemiologische Daten aber unzuverlässig und – da es sich meistens um eine kurzlebige Symptomatik handelt – auch wenig relevant. Außerdem wird Fieber als Begleitsymptom – außer wenn es Anlass für Hausbesuche ist oder ein rezeptpflichtiges Medikament begründen soll – bei Diagnoseverschlüsselungen in der Allgemeinpraxis selten erfasst. Laut Zusammenstellung des Zentralinstituts für die kassenärztliche Versorgung fand sich „Fieber" im Jahre 2004 deshalb nicht unter den 50 häufigsten Diagnosen/Behandlungsanlässen in Allgemeinarztpraxen, wohingegen es auf Rang 7 in Kinderarztpraxen war.

Lediglich das über längere Zeit bestehende ungeklärte Fieber (fever of unknown origin: FUO) wäre epidemiologisch zu erfassen. Aber auch hier steht die dann meistens festgestellte Erkrankung im Vordergrund.

Kaum ein Symptom ist so sehr mit Angst verknüpft wie Fieber.

Es besteht keine Einigkeit über Grenzwerte für Fieber, diese schwanken von rektal gemessen 37,5 °C (ältere Grenze) bis 37,8 °C (neuere Grenze).

Die genauen Messmethoden sind **rektale** und **orale Messungen.**
Das Abschätzen der Körpertemperatur mit der Hand (auf Stirn oder Arm) hat sich aber auch als befriedigend aussagekräftig erwiesen.

Bei der **axillären Messung** können insbesondere nach Anwendung von fiebersenkenden physikalischen Maßnahmen falsch niedrige Werte auftreten. Bei der **Messung im Ohr mit Infrarotthermometern** ist die Einhaltung des Einführwinkels des Thermometers in den Gehörgang zu beachten.

Bei **Säuglingen unter 3 Monaten** sowie **älteren mehrfach erkrankten Menschen** ist das Fieber oft nicht sehr ausgeprägt.

Epidemiologie: Fieber ist besonders in den Wintermonaten, in denen viele Patienten mit Infekten (insbesondere Infekten der Atemwege) den Hausarzt aufsuchen, ein häufiges Begleitsymptom.

12.1.2 Ätiologie – differenzialdiagnostischer Überblick

Die folgende Übersicht kann für eine Differenzialdiagnostik im mitteleuropäischen Raum herangezogen werden. Erkrankungen wie die Malaria und SARS (severe acute respiratory syndrome), die durch Expositionen auf Reisen möglich sind, werden mit aufgeführt. In den meisten Fällen findet sich in der Allgemeinarztpraxis bereits aus der Anamnese eine wahrscheinliche Krankheitsursache; Beschwerden des Patienten und Begleitsymptome/Befunde helfen beim Eingrenzen (Tab. **B-12.1**).

B-12.1 Übersicht zu Fieberursachen

Ausgewählte Begleitsymptome oder Befunde bei Fieber	Krankheiten oder Erklärungen, an die in Mitteleuropa differenzialdiagnostisch gedacht werden sollte (außer: unspezifische Virusinfekte)
Austrocknung, Verwirrtheit	Dehydrierung/Exsikkose durch Flüssigkeitsmangel oder -verlust
Hauterscheinungen (Exanthem, Pusteln, Papeln, Petechien) oder flächige Rötung	„Kinderkrankheiten" (Masern, Röteln, Windpocken), Scharlach, Erysipel, Mastitis, sonstige bakterielle Hautinfektionen, Zoster, Meningokokkenmeningitis, Allergien (Medikamente!), HIV-Primärinfektion
Meningismus	Meningitis, Enzephalitis, Hirnabszess
Kopfschmerzen	Meningitis, Enzephalitis, Influenza, SARS
Halsschmerzen	Tonsillitis, infektiöse Mononukleose, Herpesinfektion, Scharlach
Ohrenschmerzen	Otitis media, Sinusitis, Pneumonie, Tubenkatarrh
Lymphknotenvergrößerungen	je nach **Lokalisation**: ▪ Nuchal: z. B. Röteln ▪ Zervikal: z. B. infektiöse Mononukleose und Tonsillitis ▪ Retroaurikulär: z. B. Otitis media ▪ Axillär: Mastitis ▪ Inguinal: Orchitis oder Erysipel des Beines
Schwellung der Glandula parotis	Mumps, infektiöse Mononukleose, unspezifische Parotitis
Husten	Bronchitis, Pertussis, Pneumonie, Pleuritis, Otitis media, SARS, Influenza, HIV-Infektion, Tuberkulose, multiple Lungenembolien
Bauchschmerzen, Unwohlsein	Malaria, Appendizitis, akute Pankreatitis, Myokardinfarkt, Lungeninfarkt, Hepatitis, Adnexitis, HIV-Infektion, Divertikulitis, chronisch-entzündliche Darmerkrankungen, Porphyrie, Cholezystitis
Durchfall	Pneumonie, Rotavirusenteritis, Salmonellose, Yersinien-/Campylobacterenteritis, Staphylokokkentoxin-Enteritis, HIV-Infektion, Ruhr, Typhus, Cholera
Schmerzen beim Wasserlassen	Zystitis, Pyelonephritis, Urosepsis
Gelenkschmerzen	(Post-)Streptokokkeninfektion, Malaria, Borreliose, Yersinieninfektion, Lupus erythematodes und andere Kollagenosen, unspezifische Begleitarthritis, Frühform der rheumatischen Arthritis, Gicht
Rücken-/Flankenschmerzen	Pyelonephritis, Nierenabszess, Adnexitis, Extrauteringravidität
Extrem hohes Fieber	Malaria, Poliomyelitis, Enzephalitis
Rezidivierende Fieberschübe	Malaria, Morbus Bang, Borreliose, Kollagenosen, HIV-Infektion
Langandauernde subfebrile Temperaturen (u. U. in Kombination mit B-Symptomatik)	Tuberkulose, Neoplasien, vor allem Lymphome, chronische Pyelonephritis, Endocarditis lenta, Cholangitis, HIV-Infektion

12.1.3 Abwendbar gefährliche Verläufe

Geht neu aufgetretenes hohes Fieber mit schwerem Krankheitsgefühl und/oder Apathie einher, wird die Aufnahme von Getränken und Nahrung verweigert und treten Krampf- oder Luftnotanfälle oder sonstige Komplikationen wie ein akutes Abdomen auf, liegt eine Notfallsituation vor.

Für das Erkennen einer **Meningitis** gilt bei Jugendlichen und Erwachsenen die folgende **Trias** als wegweisend:
- Fieber,
- Nackensteifigkeit,
- Bewusstseinsstörung ggf. mit Kopfschmerzen.

Eine prospektive Studie zu klinischen Zeichen einer bakteriellen Meningitis ergab, dass 95 % der Untersuchten mindestens zwei von vier Symptomen (ein Symptom der Trias plus Kopfschmerzen) aufwiesen; Fieber war dabei nicht obligat. Bei kleinen Kindern und alten Menschen sind viele der typischen Symptomkonstellationen, etwa bei der Meningitis oder der Appendizitis, allerdings nicht vollständig anzutreffen; hier ist bei Fieber besondere Aufmerksamkeit geboten.

Bei **Sepsis** und septischem Schock können Fieber und Leukozytose durchaus fehlen.

Darüber hinaus sind Säuglinge unter 3 Monaten und ältere Menschen, die bereits wegen anderer Erkrankungen pflegebedürftig sind, bei Fieber besonders gefährdet, weil sie von Exsikkose schneller und stärker betroffen sind; bei alten Menschen kann andererseits z. B. eine Herzinsuffizienz unter dem Fieber rasch dekompensieren.

Länger als 10 Tage anhaltendes Fieber oder rezidivierende Fieberschübe sollten ebenfalls an abwendbar gefährliche Verläufe denken lassen.

Fieber, das mindestens 12 Stunden besteht und nicht auf Maßnahmen der Selbstmedikation anspricht, ist dagegen nicht als Notfall einzustufen und sagt noch nichts über die Schwere der Erkrankung aus. Eine ärztliche Untersuchung muss aber trotzdem erfolgen, damit zu behandelnde Ursachen oder Komplikationen des Fiebers erkannt oder ausgeschlossen werden können.

12.1.4 Diagnostisches Vorgehen

Basisdiagnostik

Anamnese: Die Anamnese dient der Erkennung der Schwere der Symptomatik und enthält Fragen, wie:
- Wie lange besteht das Fieber schon? Begann es langsam oder heftig? Wie ist der Verlauf?
- Wie und wann wurde das Fieber gemessen?
- Besteht eine (schon festgestellte oder behandelte) Infektion?
- Wirkt der/die Patient/in sehr krank oder apathisch?
- Wurden schon irgendwelche (hausmedizinischen) Maßnahmen ergriffen?
- Welche Wirkungen hatten die Maßnahmen?
- Zeigt er/sie Verhaltensänderungen (bei Kindern z. B. Schreien, Wimmern, Abwehrbewegungen, bei älteren Menschen z. B. Verwirrtheit, Unruhe)?
- Trinkt und isst der/die Patient/in weiterhin ausreichend?
- Ist der/die Patient/in stark verschleimt oder hat er/sie gar Erstickungsanfälle? Gibt es andere Begleitsymptome?

Mit Fragen nach Schmerzen und weiteren Symptomen lassen sich mögliche Ursachen des Fiebers eingrenzen oder ausschließen. Obligat ist bei allen Patienten mit Fieber eine **Reiseanamnese** und ggf. der **Ausschluss** einer **Malaria** oder einer anderen **Tropenkrankheit** (Tab. **B-12.1**).

Körperliche Untersuchung: Die körperliche Untersuchung dient der Erkennung von Entzündungsherden in Rachen, Ohren, Nasennebenhöhlen, Lunge, Magen-Darm-Trakt, Harnwegen, zentralem Nervensystem (einschließlich Hirndruckzeichen), Gelenken, Lymphknoten oder auf der Haut. Die Hautinspektion zeigt ggf. Veränderungen, die auf die Grunderkrankung schließen lassen (Tab. **B-12.1**).

Die klinischen Symptome einer **Meningitis** oder Enzephalitis sind meistens so eindeutig (s.S. 370), dass der Verdacht mit dem körperlichen Untersuchungsbefund eher gestützt wird, als z. B. mit einer Lumbalpunktion. Hier muss umgehend eine stationäre Einweisung erfolgen.

Bei **Meningitis** gilt die Trias:
- Fieber
- Nackensteifigkeit
- Bewusstseinsstörung ggf. mit Kopfschmerzen

Bei länger als 10 Tage anhaltendem Fieber oder rezidivierenden Fieberschüben sollten diagnostisch abwendbar gefährliche Verläufe ausgeschlossen werden.

12.1.4 Diagnostisches Vorgehen

Basisdiagnostik

Anamnese:
- Wie lange besteht das Fieber schon und wie ist der Verlauf?
- Besteht eine Infektion?
- Wirkt der/die Patient/in sehr krank oder apathisch?
- Wurden schon Maßnahmen ergriffen und wenn ja, wie war die Wirkung?
- Sind Verhaltensänderungen zu beobachten?
- Trinkt und isst der Patient ausreichend?
- Gibt es andere Begleitsymptome?

Reiseanamnese und evtl. Ausschluss von Malaria oder anderer Tropenkrankheiten.

Körperliche Untersuchung:
Sie dient der Erkennung von Entzündungsherden im Körper.

Zusatzuntersuchungen:
Urinuntersuchung zum Ausschluss eines **Harnwegsinfektes**.

Zusatzuntersuchungen: Durch eine **Urinuntersuchung** kann ein **Harnwegsinfekt** ausgeschlossen werden. Dieser liegt vor, wenn bei einer Teststäbchen-Untersuchung Nitrit positiv ist und/oder Leukozyten im Urin nachgewiesen werden.

Zur Identifizierung einer **bakteriellen Infektion** (gegenüber einer viralen) kann – wenn sich daraus therapeutische Konsequenzen ergeben – die Bestimmung und Differenzierung der Leukozyten und des C-reaktiven Proteins erfolgen. Sichere Kriterien für diese Unterscheidung existieren aber nicht (auch die Fieberhöhe sagt nichts über die Ursache aus).

Weiterführende Diagnostik/ Schnittstellenproblematik

Weiterführende Maßnahmen (z. B. Röntgen, Sonographie u. ä.) ergeben sich aus der Verdachtsdiagnose.

Bei **Kindern** können bei unklarem Fieber und schwerer Symptomatik Blutkulturen sinnvoll sein.

Weiterführende Diagnostik/Schnittstellenproblematik

Weiterführende diagnostische Maßnahmen (z. B. Röntgen-Thorax, Sonographie u. ä.) ergeben sich aus der Identifikation möglicher Entzündungsherde anhand der Leitsymptome (siehe entsprechende Kapitel, z. B. Husten, Bauchschmerzen usw.).

Bei schwerer Symptomatik – besonders bei **Kindern** mit unklarem Fieber – kann zur Entscheidungsfindung für eine antibiotische Behandlung die Analyse mehrerer **Blutkulturen** sinnvoll sein.

Eine **schwere bakterielle Herdinfektion** ist mit der körperlichen Untersuchung und einfachen Labortests allein nicht mit absoluter Sicherheit zu erkennen. Wenn z. B. ein Kind schwer krank wirkt, muss der Arzt/die Ärztin – insbesondere dann, wenn die Bezugspersonen unsicher sind oder keine Risikotoleranz erkennen lassen – eine stationäre Behandlung erwägen.

12.1.5 Therapieoptionen

12.1.5 Therapieoptionen

Sinn fiebersenkender Maßnahmen: Der Wunsch nach fiebersenkenden Maßnahmen geht oft von Bezugspersonen oder Eltern fiebernder Patienten oder Kinder aus, die fürchten, ihr Partner oder ihr Kind könnte Schaden nehmen. Oft können sie sich schlecht mit einer nicht kontrollierbaren Symptomatik abfinden.

Sieht man Fieber bei Infektionen als positive Reaktion des Organismus zur Unterstützung der physiologischen Abwehrreaktion an, so ist eine Fiebersenkung aber gar nicht plausibel.

Der positive Einfluss von fiebersenkenden Maßnahmen (physikalisch/medikamentös) auf den Krankheitsverlauf ist nicht gesichert.

Außerdem ist der positive Einfluss von fiebersenkenden Maßnahmen (physikalisch/medikamentös) auf den Krankheitsverlauf nicht gesichert. Für einige Personengruppen gibt es entsprechende Studienergebnisse. So wurde bei Intensivpatienten mit Fieber in einer randomisiert kontrollierten Studie kein Unterschied im Verlauf bei denen gesehen, die mit externer Kühlung behandelt wurden gegenüber denen, bei denen keine Fiebersenkung erfolgt war. Bei der Überprüfung von verschiedenen fiebersenkenden Maßnahmen bei Kindern (z. B. Paracetamol und physikalische externe Maßnahmen) gegen Plazebo zeigten mehrere Studien, dass die Krankheitsverläufe mit und ohne Fiebersenkung gleich waren.

Die Entscheidungen für oder gegen bestimmte fiebersenkende Maßnahmen sind also nicht mit der Effektivität begründbar. Allerdings können andere Aspekte, wie das „Hand anlegen" (Behandlung!), die Fürsorge und Zuwendung oder das Gefühl, aktiv handeln zu können, solche Maßnahmen unter Umständen begründen. Ein wichtiger therapeutischer Schritt ist es daher, mit dem Patienten und/oder seinem Umfeld zu besprechen, welche Erwartungen und Krankheitskonzepte bestehen, um diese in die Entscheidungsfindung einzubeziehen.

Deshalb werden hier mögliche Maßnahmen zur Fiebersenkung vorgestellt:

Maßnahmen zur Fiebersenkung:
Physikalische Maßnahmen zur Fiebersenkung: äußere Kühlung durch Wadenwickel mit Leitungswasser oder Ventilation.

1. **Physikalische Maßnahmen zur Fiebersenkung:** In Frage kommen verschiedene Formen der äußeren Kühlung, z. B. durch Wadenwickel mit Leitungswasser (nicht kaltes Wasser oder Eis!) oder Ventilation. In randomisierten Studien hat sich aber gezeigt, dass bei Kindern diese Maßnahmen gegenüber „keinen Maßnahmen" nur in den ersten beiden Stunden nach Anwendung eine Fiebersenkung bewirkten, den anschließenden Verlauf aber nicht

beeinflussten. Während der Anwendung zeigten die so Behandelten sogar mehr Unwillen und schrien mehr als die nicht behandelten, was als „adverse effect" eingestuft wurde. Auch im Vergleich mit dem antipyretischen Medikament Paracetamol zeigten physikalische Maßnahmen keine Überlegenheit.

2. **Medikamente zur Fiebersenkung** (**Antipyretika**): Üblich ist die Verwendung von Paracetamol, Ibuprofen oder Acetylsalicylsäure zur Fiebersenkung. Obwohl auch Metamizol Fieber senkt, gehört es wegen seines Nebenwirkungsprofils nicht zu den üblichen Mitteln. Bisher wurde die fiebersenkende Wirkung gegenüber Plazebo allerdings lediglich bezüglich des Paracetamols systematisch untersucht. Hierbei zeigt sich gegenüber Plazebo bei Kindern zwei Stunden nach der Behandlung eine vorübergehende Fiebersenkung. Die untersuchten Kinder waren aber keineswegs schneller völlig fieberfrei als die mit Plazebo behandelten.

Folgende **Einschränkungen** für einzelne fiebersenkende Substanzen müssen bedacht werden:

- Bei **Paracetamol** kann es bei hoher Dosierung (Erwachsene: > 6–8 g/Tag) zu Interaktionen mit anderen Medikamenten oder bei Vorschädigung der Leber zu Leberschäden kommen.
- **Acetylsalicylsäure** kann – neben den allgemeinen Einschränkungen, wie Allergie oder gastrointestinale Blutungen – zur Azidose führen und damit die Krankheitssymptomatik einschließlich einer Tachypnoe verstärken. Bei Kindern kann es sehr selten zum Reye-Syndrom (einer Enzephalopathie mit fettiger Degeneration von Organen, Letalität 20 %) führen und ist bei ihnen als Antipyretikum kontraindiziert.
- Bei **Ibuprofen** (akute Gabe) sind bisher keine – über die allgemeinen hinausgehenden – speziellen Einschränkungen bekannt geworden.
- **Metamizol** birgt u. a. ein sehr geringes Agranulozytose-Risiko in sich, das allerdings bei einer Behandlungsdauer über eine Woche deutlich ansteigt.

Sonderstellung Fieberkrämpfe: Fieberkrämpfe sind zwar das häufigste Anfallsleiden in der Kindheit, aber nur ca. 2–5 % aller Kinder unter 5 Jahren sind davon einmal in ihrem Leben betroffen. Zirka 30 % von diesen Kindern erleiden allerdings noch ein bis mehrere weitere Fieberkrämpfe. Nur bei dieser Personengruppe ist deshalb eine Prophylaxe bei einem Fieberanstieg über 38,5 °C mit einem Antipyretikum (und ggf. Diazepam) angezeigt.

12.1.6 Prognose

Fieber ist grundsätzlich reversibel und bleibt ohne Folgen. Insbesondere gibt es keinen ursächlichen Zusammenhang zwischen unbehandeltem Fieber und in der Folge erstmals auftretenden Fieberkrämpfen. Die Prognose von Fieber hängt ausschließlich von der zugrunde liegenden Erkrankung und Symptomatik sowie möglichen Grunderkrankungen ab. Komplizierend für den Verlauf ist, wenn Fieber in Kombination mit Erbrechen oder Durchfall auftritt, da es zu größeren Flüssigkeits- und Mineralstoffverlusten kommen kann.

> ▶ **Merke:** Wichtigste Verhaltensregel bei Fieber ist deshalb – und das gilt besonders für Säuglinge und ältere Menschen – die Flüssigkeitszufuhr zu garantieren bzw. sogar zu steigern.

Wenn ein **Säugling** nicht trinkt, kann es wegen der geringen Wasservorräte im Gewebe schnell zur Austrocknung kommen und allein schon dadurch das Fieber aufrechterhalten werden. Die Flüssigkeitszufuhr muss bei ihnen notfalls parenteral erfolgen. Wenn allerdings das Trinken nicht behindert ist, ist die orale Zufuhr von Flüssigkeit der intravenösen gleichwertig oder sogar überlegen.

Weiterführende Literatur zu diesem Kapitel finden Sie unter www.thieme.de/specials/dr-allgemeinmedizin/

13 Schlafstörungen

Hagen Sandholzer, Michael M. Kochen

13.1 Behandlungsanlass

▶ **Fallbeispiel.** Eine **42-jährige verheiratete Sachbearbeiterin** betritt hustend und schniefend das Sprechzimmer. Ich hatte sie vor 2 Tagen wegen eines Atemwegsinfekts behandelt, wobei sie über **Schnupfen, Husten, Heiserkeit, Kopf- und Gliederschmerzen, Abgeschlagenheit und Schlaflosigkeit** geklagt hatte.

Die Tabletten (Paracetamol) gegen ihre Kopf- und Gliederschmerzen hätten zwar gut geholfen, aber sie schlafe sehr schlecht und wollte ein Medikament dagegen verschrieben haben. Obwohl sie sich wie üblich erst sehr spät – nach Beendigung des Fernsehprogramms – hingelegt habe, hätte sie kein Auge zugetan und sich stundenlang im Bett gewälzt. Um ihren Mann nicht zu stören, sei sie schließlich aufgestanden und habe länger nach einem geeigneten Buch gesucht. Zum Lesen habe es jedoch an Konzentration gefehlt. Um halb fünf Uhr morgens habe sie zuletzt auf ihren Wecker gesehen, dann sei sie wohl eingeschlafen. Tagsüber wäre sie „zerschlagen und kaputt".

Als ich sie frage, ob ihr denn etwas Sorgen bereite, bricht sie in Tränen aus. Sie habe letzte Woche Streit mit Kollegen gehabt. Der ihr gegenüber sitzende Kollege würde dauernd die Heizung ausschalten und davon habe sie jetzt die Erkältung davongetragen. Erst vor 2 Wochen habe sie ein Projekt erfolgreich abgeschlossen, was ihr viel Anerkennung bei Vorgesetzten, aber auch den Neid des Kollegen eingebracht hätte. Man habe ihr eine neue Aufgabe angeboten und sie hätte die Chance nicht auslassen können, obwohl sie nach all den zahlreichen Überstunden eigentlich „eine Verschnaufpause" nötig gehabt hätte.

Die Grippe war offensichtlich der Tropfen, der das Fass zum Überlaufen brachte. Ich schreibe die Patientin für den Rest der Woche krank und rate ihr, sich unbedingt zu schonen. Die Verordnung eines Schlafmittels erfolgt mit der Maßgabe, dass sie die Tabletten nur die nächsten Tage einnehmen dürfe, Alkohol meiden müsse und nicht Auto fahren solle.

13.1.1 Grundlagen

▶ **Definition:** Von einer Schlafstörung spricht man im Allgemeinen nur, wenn die Tagesbefindlichkeit gestört ist (nicht erholsamer Schlaf). Dabei kann es sich um zu wenig (Hypo- bzw. Insomnie) oder zu viel Schlaf (Hypersomnie) handeln oder um einen qualitativ veränderten und daher nicht erholsamen Schlaf (Para-, Dyssomnie).

Epidemiologie: In der primärärztlichen Versorgung ist schlechter Schlaf meistens eine harmlose Befindlichkeitsstörung, gelegentlich das Symptom einer Grunderkrankung und nur sehr selten eine eigenständige Krankheit. Offenbar machen viele Menschen Episoden gestörten Schlafs durch: Bis zu 50 % der über 16-Jährigen gaben bei Umfragen an, Probleme mit dem Schlaf zu haben. **Schwerere Schlafstörungen** kommen **häufiger bei Frauen** vor als bei Männern (21 % versus 13 %). Ab dem 45. Lebensjahr nehmen Schlafstörungen an Häufigkeit zu und betreffen bei den über 60-Jährigen 40 % der Frauen und 25 % der Männer. Schlecht schlafende Frauen sind häufiger allein stehend, Männer oft arbeitslos. Bei mehr als der Hälfte aller Schlafgestörten werden **psychische Probleme** wie Depressionen, Angst oder belastende Lebensereignisse und Stress festgestellt. Siehe hierzu auch Tab. **B-13.1**.

Obwohl diese psychischen Störungen nur zum Teil die Ursache, sondern oft Folgen eines Benzodiazepinkonsums sind, greifen manche Ärzte zu schnell zum Rezeptblock: In einer Studie verordneten 48 % der befragten amerikanischen Ärzte Hypnotika, bevor sie kausal behandelbare Ursachen des schlechten Schlafs ausgeschlossen bzw. nichtmedikamentöse Maßnahmen erwogen hatten.

B-13.1 Die Ursachen von Schlafstörungen („5-P's")

Mögliche Ursache	Typische Klinik und Besonderheiten	Wegweisende Diagnostik
physisch	- Schmerzen - Fieber - Pruritus - Neoplasmen - Infektionen - Vaskuläre Erkrankungen - Kardiale Erkrankungen - Magen-Darm-Erkrankungen - Endokrine und metabolische Störungen - Erkrankungen mit Hypoxie	- Anamnese (warum schlafen sie nicht ein/wachen sie) - Behandlungsanamnese (Medikamente, Vorerkrankungen)
physiologisch	- Jetlag - Schichtarbeit - Kurzhospitalisation	- Gezielte Anamnese
psychologisch	- Lebensereignisse - Schwere Krankheit - Stress	- Gezielte Anamnese
psychiatrisch	- Depressionen - Angsterkrankungen - Sucht und andere	- Gezielte Anamnese
pharmakologisch	- Alkohol, Koffein, Nikotin - Antihypertensiva - Zytostatika - Psychotrope Substanzen - Steroide - Asthmamedikamente - Schilddrüsenpräparate - MAO-Hemmer - β-Blocker - Diuretika	- Durchsicht der verordneten Medikamente - Gezielte Anamnese - Selbstmedikation (OTC!)

▶ **Merke:** Schlafstörungen können organisch, medikamentös oder funktionell bedingt sein.

Hypo- bzw. Insomnien (zu wenig Schlaf): Der nicht erholsame Schlaf bei leichter, mittelschwerer und schwerer Insomnie führt zu graduell unterschiedlichen Beeinträchtigungen der sozialen und beruflichen Leistungsfähigkeit und ist mit Unruhegefühlen, Reizbarkeit, Angst, Depressivität, Erschöpfung und Müdigkeit verbunden.

Der nicht erholsame Schlaf führt tagsüber zur leichten, mittelschweren oder schweren Schläfrigkeit (Hypersomnie) mit graduell unterschiedlicher Vigilanzbeeinträchtigung bzw. Schlafepisoden, die in starkem Maß mit der sozialen oder beruflichen Leistungsfähigkeit der Betroffenen interferieren und außerdem bei bestimmten Krankheitsbildern die körperliche Gesundheit nachhaltig beeinträchtigen.

13.1.2 Ätiologie – differenzialdiagnostischer Überblick

Bei den Patienten in der Allgemeinarztpraxis spielen funktionelle Schlafstörungen quantitativ die größte Rolle. Diese können verursacht sein durch:
- unverarbeitete zwischenmenschliche Konflikte,
- eine Reaktion auf beruflichen Stress,
- schlafbehindernde Gedanken,
- eine fixierte, überbesorgte Einstellung,

- eine schlechte Schlafhygiene,
- ein hohes Erregungsniveau.

Meistens sind mehrere dieser Faktoren am Zustandekommen von Schlafstörungen beteiligt. In Tab. **B-13.1** sind die differenzialdiagnostisch in Frage kommenden Ursachen (die „5 P") beispielhaft aufgelistet.

13.1.3 Abwendbar gefährliche Verläufe

Sie ergeben sich im Wesentlichen aus der Grunderkrankung. Kommt es zum Einnicken am Tage, z. B. im Rahmen des Schlafapnoesyndroms, besteht Unfallgefahr beim Bedienen von Maschinen (Berufsanamnese) oder Autofahren.

13.1.4 Diagnostisches Vorgehen

Basisdiagnostik

Anamnese: Die Domäne der Diagnostik von Schlafstörungen ist die Anamnese, die Antwort auf folgende **Kernfragen** geben muss:
- Liegt eine relevante Schlafstörung vor (Einschlaf- und Aufwachzeit, Tagesbefindlichkeit)?
- Wie erklärt sich der Patient seinen schlechten Schlaf?
- Besteht ein adäquater Umgang mit Schlaf – Schlafhygiene?
- Besteht eine Störung des zirkadianen Rhythmus – Schichtarbeit?
- Werden schlafstörende Substanzen eingenommen bzw. liegt ein Schlafmittel- oder Genussmittelabusus vor?
- Ist der nicht erholsame Schlaf das Symptom einer psychiatrischen und/oder anderen organischen Erkrankung?

Alter und Geschlecht des Patienten, Konsultationsanlass und bisheriger Verlauf spielen bei der ersten differenzialdiagnostischen Eingrenzung eine wesentliche Rolle.

Insomnien kann man unterteilen in:
- akute (wenige Tage andauernd),
- protrahierte,
- chronische Schlaflosigkeit (über 6 Wochen).

Bei **akuten Störungen** muss man in erster Linie an eine exogene Ursache denken, z. B. eine körperliche Krankheit, einen Trauerfall oder andere seelische Belastungen. Bei allen **länger bestehenden Insomnien** ist an chronische Verhaltensstörungen, Suchtprobleme oder an seltenere Syndrome mit spezifischen Schlafstörungen zu denken.

▶ **Merke:** Die Ursachen für die Schlafstörungen können mit zunehmendem Alter variieren.

Bei **Kindern** sind **Verlustängste von großer Bedeutung** für Schlafstörungen und können sowohl bei extrem überbesorgten als auch bei zu wenig fürsorglichen Eltern bzw. bei instabilen häuslichen Verhältnissen (z. B. Scheidung) vorkommen.
Im **mittleren Alter** sollte man bevorzugt an Schlafmittel-, Nikotin- und Alkoholmissbrauch, Migräne oder Cluster-Kopfschmerzen, klimakterische Beschwerden oder psychische Belastungen in Beruf oder Partnerbeziehung denken.
Bei den **über 65-Jährigen** kommen – wegen der Häufigkeit von Grundkrankheiten in dieser Altersgruppe – durchaus **organisch bedingte Schlafstörungen** in Betracht. Andererseits wird eine altersphysiologische Verkürzung der Gesamtschlafzeit von gesunden Älteren öfters – fälschlicherweise – als Erkrankung interpretiert. Daher schläft nicht jeder Ältere, der sich über Schlafstörungen beklagt, zu wenig: Ein „Nickerchen" tagsüber kann den Schlaf zur normalen Bettzeit von ca. 23–6 Uhr verkürzen, so dass man sich explizit danach erkundigen muss, ob eine insgesamt ausreichende Schlafdauer erreicht wird.

Die „erlebte Anamnese", d.h. das aus der langjährigen Kenntnis des Patienten und seiner Umgebung herrührende ärztliche Vorwissen bzw. Erleben, schränkt die Zahl möglicher Ursachen weiter ein und führt auf eine vorläufige Fährte, die dann gezielt verfolgt werden kann.

> ▶ **Merke:** Selbst bei noch so evidenten psychologischen Hintergründen sollte man jedoch nicht mit der Tür ins Haus fallen. Meistens ist es besser, den Patienten seine Symptome schildern zu lassen, aufmerksam zuzuhören und ihn dabei Vertrauen fassen zu lassen.

◀ Merke

Körperliche Untersuchung: Die körperliche Untersuchung kann gezielt auf eine mögliche Grunderkrankung hin durchgeführt werden.

Körperliche Untersuchung
Gezielt nach Grunderkrankungen untersuchen.

Zusatzuntersuchungen: Die Befragung des „Bettpartners" (wenn vorhanden) kann die Aufmerksamkeit auf eine spezifische Symptomatik lenken.

Weiterführende Diagnostik

Die weiterführende Diagnostik beinhaltet die gezielte Überweisung an ein Schlaflabor oder weitere Spezialisten (Nervenarzt, HNO-Arzt), wenn Besonderheiten in der Anamnese an eine spezifische Störung denken lassen, insbesondere bei folgenden Symptomen:
- Übergewicht,
- Hypertonie (fehlende Nachtabsenkung des Blutdruckes oder hohe Werte im 24-Std.-Blutdruckmonitoring),
- nächtliche Apnoe,
- Schnarchen,
- periodische Beinbewegungen.

Weiterführende Diagnostik
Entweder Überweisung in ein **Schlaflabor** oder zu einem **Spezialisten** wie Neurologen, HNO-Arzt etc.

13.1.5 Therapieoptionen

1. **Beratung, Stützung, Hilfe:** Das erste diagnostische Gespräch kann schon eine therapeutische Handlung sein und psychisch entlasten, wenn das Beschwerdebild als Krankheit ernst genommen wird. Eine Beratung über schlafhygienische Maßnahmen (Tab. **B-13.2**) kann bei akuten Störungen kurz ausfallen, weil die Patienten meistens schon selbst vieles ausprobiert haben. Man sollte allerdings immer auf die schädliche Wirkung von Genussmitteln im Übermaß hinweisen. Insbesondere über Alkohol herrscht die irrtümliche Annahme, er sei ein gutes Schlafmittel. Wenn ein Patient erzählt, dass er zum Schlafen getrunken habe, sollte er ausdrücklich über die negative Beeinflussung des natürlichen Schlafverhaltens durch Alkohol aufgeklärt werden.

2. **Verhaltenstherapeutische Ansätze/Schlafhygiene:** Bei länger als 3 Wochen andauernder Insomnie muss eine gründliche schlafhygienische Beratung (psychosomatische Grundversorgung) erfolgen, weil hier oft eine überbesorgte Einstellung und/oder schlechte Gewohnheiten zur Chronifizierung des Problems beitragen (Tab. **B-13.3**). Ferner kommen übende und suggestive Verfahren zur Anwendung.

13.1.5 Therapieoptionen

1. **Beratung, Stützung, Hilfe:** Das erste diagnostische Gespräch kann schon eine therapeutische Handlung sein und psychisch entlasten, wenn das Beschwerdebild als Krankheit ernst genommen wird.

2. **Verhaltenstherapeutische Ansätze/ Schlafhygiene:** Bei länger als 3 Wochen andauernder Insomnie muss eine gründliche schlafhygienische Beratung erfolgen (Tab. **B-13.3**).

> ▶ **Merke:** Trotz der Popularität und subjektiven Bevorzugung von Hypnotika durch schlafgestörte Patienten: Das Nutzen-Risiko-Verhältnis von Verhaltenstherapie ist mittel- und langfristig wesentlich besser als das von Schlafmitteln jeglicher Art.

◀ Merke

B-13.2 Ratschläge für Patienten mit chronischen Schlafstörungen

1. Legen Sie sich **nur** hin, wenn Sie müde sind.
2. Benutzen Sie Ihr Bett ausschließlich zum Schlafen, d. h. lesen Sie nicht im Bett, sehen Sie nicht fern, essen Sie nicht im Bett, grübeln Sie nicht im Bett. Geschlechtsverkehr ist die einzige Ausnahme von dieser Regel.
3. Wenn Sie nicht einschlafen können, stehen Sie auf und gehen Sie in einen anderen Raum oder machen Sie einen Abendspaziergang. Gehen Sie nur in Ihr Schlafzimmer zurück, wenn Sie wirklich schläfrig sind. Sehen Sie nicht auf die Uhr, wenn Sie nicht sofort einschlafen können, aber verlassen Sie das Bett, wenn Sie mehr als ca. 10 Minuten liegen ohne einzuschlafen. Wichtigstes Ziel ist es, schnell einzuschlafen.
4. Wenn Sie nicht einschlafen können, wiederholen Sie Schritt 3, so oft es nötig ist.
5. Stellen Sie Ihren Wecker und stehen Sie jeden Tag zur gleichen Zeit auf, unabhängig davon wie lange Sie geschlafen haben. Nur so bekommen Sie einen konstanten Schlafrhythmus.
6. Vermeiden Sie das Schlafen während des Tages.
7. Halten Sie einen ausreichenden Ess-/Schlafabstand ein.

B-13.3 Therapeutisches Vorgehen bei Schlafstörungen

Problemkonstellation		Vorgehen
1. Funktionelle Schlafstörung	Allgemein	• Überlastungssituation möglichst kausal angehen (z. B. Pflegeurlaub bei kranken Angehörigen) • Beratung über **Schlafhygiene** und **Schlafhilfen**: z. B. Ohropax bei Lärm; ausreichende körperliche und geistige Betätigung tagsüber; leichte Mahlzeit oder heißes Bad vor dem Zubettgehen; Regulierung des Schlaf-wach-Rhythmus; Vermeiden von Kaffee, Nikotin und Alkohol am Abend
	Akut, hoher Leidensdruck	• Kurzzeitige Verordnung eines Hypnotikums
	Bei längerer Störung	• Autogenes Training, Verhaltenstherapie • Wenn nicht zu vermeiden, intermittierend Benzodiazepine für 2–3 Nächte • Wenn keine Besserung nach wenigen Monaten, spezifische Therapie (Schlafentzug, Psychotherapie)
	Bei Kindern	• Abklärung der Familienbeziehungen (z. B. Durchführung eines Hausbesuchs) • Beratung der Eltern über die Gestaltung des Einschlafrituals und über entwicklungsbedingte Störungen • Bei Schulkindern Überforderung ausschließen
	Bei älteren Patienten	• Zusätzlich Aufklärung über physiologische Schlaf- und Aktivitätsbedürfnisse im Alter
2. Chronischer Hypnotikamissbrauch		• Umsetzen von kurz wirksamen Benzodiazepinen auf solche mit längerer Wirkdauer • Ausschleichen • Psychische Führung • Häufiger Arzt-Patienten-Kontakt (2 × Woche) • Ggf. sedierende Antidepressiva, Betablocker • Ggf. stationär überwachter Entzug
3. Schlafstörungen bei somatischer Grundkrankheit		• Überprüfung des Therapieregimes, ggf. gezielte Diagnostik und symptomatische Behandlung (z. B. wirksame Analgesie, Hormone bei klimakterischem Syndrom)
4. Neurologische, psychiatrische Erkrankung	Allgemein	• Überweisung zum Neurologen/Psychiater • Ggf. sedierendes oder stärker antipsychotisch wirksames Neuroleptikum
	Depressionen	• Verabreichung sedierender Antidepressiva vor dem Schlafengehen • Bei ausgeprägter Beeinträchtigung ggf. Kombination mit einem Hypnotikum
	Delir, akuter Erregungszustand	• Neuroleptikum, z. B. Melperon • Ggf. Einweisung
	Chronischer Verwirrtheitszustand, Demenz mit nächtlicher Unruhe	• Einschleichend und niedrigdosiert sedierendes Neuroleptikum
5. Spezifische Syndrome (ausgeprägte Schlafapnoe, therapierefraktäre Schlafstörungen)		• Überweisung zur Untersuchung im Schlaflabor

3. **Medikamentöse Therapie:** Bei der **Verschreibung eines Hypnotikums** ist allgemeine Zurückhaltung angebracht. Obwohl Benzodiazepine über eine große therapeutische Breite verfügen, sollten vor einer Verordnung alle nichtmedikamentösen Maßnahmen ausgeschöpft werden. Wegen der Gefahr einer Arzneimittelabhängigkeit hält man am besten die Regeln ein, die in Tab. **B-13.4** dargestellt sind. Dabei ist es wichtig zu wissen, dass es bereits nach 14 Tagen zur **Entwicklung einer Toleranz** kommen kann. Bei Patienten mit länger bestehenden funktionellen Schlafstörungen bzw. solchen mit chronischen psychischen Leiden, muss man nach einer anderen Behandlungsform suchen bzw. die Verordnung auf schwere Episoden und kurze Zeit begrenzen. Die initiale Einschätzung, die „modernen" sog. Z-Substanzen (z. B. Zolpidem, Zopiclone) hätten gegenüber Benzodiazepinen ein besseres Nutzen-Risiko-Verhältnis, hat sich bislang nicht bestätigt.

B-13.4 Hinweise für Ärzte zum bestimmungsgemäßen Gebrauch von Benzodiazepinen (nach Arzneimittelkommission der Deutschen Ärzteschaft 1985)

- Sorgfältige Indikationsstellung!
- Bei Patienten mit einer Abhängigkeitsanamnese (z. B. Alkohol) ist besondere Vorsicht geboten. In der Regel keine Verschreibung.
- Möglichst kleinste Packungseinheit verordnen.
- In möglichst niedriger, aber ausreichender Dosierung verordnen; Dosis möglichst schon in der 1. Behandlungswoche reduzieren bzw. Dosierungsintervall vergrößern.
- Therapiedauer vor Behandlungsbeginn mit dem Patienten vereinbaren und Behandlungsnotwendigkeit in kurzen Zeitabständen überprüfen. Es gibt Abhängigkeit auch ohne Dosissteigerung (sog. Niedrigdosis-Abhängigkeit)! Schon ganz normale Dosen können zur Abhängigkeit führen.
- Nach langfristiger Anwendung schrittweise Dosisreduktion, um Entzugssymptome wie z. B. Unruhe, Angst, Schlafstörungen, Delir oder Krampfanfälle zu vermeiden. Auch leichte Entzugssymptome können zu erneuter Einnahme führen.
- Beachtung der einschlägigen wissenschaftlichen Veröffentlichungen und der Informationen des pharmazeutischen Unternehmens.
- Aufklärung des Patienten, dass Benzodiazepine keinesfalls an Dritte weiterzugeben sind.
- Benzodiazepin-Verschreibungen sollten vom Arzt stets eigenhändig ausgefertigt, nicht nur unterschrieben werden.

Trotz aller prinzipiellen Vorbehalte sollten Hypnotika verordnet werden, wenn sie angebracht sind.

▶ **Merke:** Zur Behandlung von Patienten mit akuten Schlafstörungen und starkem Leidensdruck kommt man mit zwei Benzodiazepinen aus: eines mit kürzerer (aber nicht ultrakurzer) Wirkdauer für Einschlafstörungen und eines mit längerer für Durchschlafstörungen.

Bei Patienten mit dem dringenden Wunsch nach einem Medikament kann man durchaus ein **pflanzliches Präparat** (z. B. Baldrian) einsetzen, dessen Wirksamkeit zwar geringer sein mag, das aber auch keine ernsthaften unerwünschten Wirkungen aufweist. Ein solches Medikament lässt sich oft mit gutem Erfolg verordnen, wenn man gleichzeitig den Patienten stützt, berät und seine Lebensweise positiv zu beeinflussen versucht. Tab. **B-13.5** zeigt rationale pharmakotherapeutische Optionen bei Schlafstörungen auf.

4. **Behandlung der Grundkrankheit:** Für bestimmte Indikationen kommen auch andere Pharmaka zur Therapie der Schlafstörungen in Betracht. Bei **Depressionen** kann mithilfe von **schlafanstoßenden Antidepressiva** das Beschwerdebild kausal angegangen und eine Benzodiazepinverordnung

häufig vermieden werden. Betablocker können zur Behandlung von Angst- und Spannungszuständen eingesetzt werden. Immer muss man Nutzen und mögliche Risiken abwägen. Bei Schlaflosigkeit werden alle Schmerzen und Beschwerden schlimmer, Probleme ausgegraben und durchgearbeitet, die sich in diesem Moment sowieso nicht lösen lassen, und somit manchmal ein wahrer Teufelskreis in Gang gesetzt, der bei einer zwanghaft veranlagten Persönlichkeit chronifizieren kann.

B-13.5 Pharmakotherapeutische Optionen bei Schlafstörungen

Indikation	Substanzgruppe	Präparate (Beispiele)	Einzeldosis	Kommentar
Medikationswunsch, geringer Leidensdruck	Pflanzliche Präparate	Baldrian u. a.	15–20 Tropfen	Kaum Nebenwirkungen
Durchschlafstörungen	Benzodiazepine	Oxazepam (Adumbran, Generika)	10 mg	Wegen langsamer Anflutung Einnahme 2 Stunden vor dem Zubettgehen, anxiolytische Wirkung am Tage, HWZ 8–15 Std.
Einschlafstörungen	Benzodiazepine	Lormetazepam (Noctamid, Generika) Temazepam (Remestan, Generika)	0,5–2 mg	HWZ 6–12 Std.
Bei Schlafstörungen mit Juckreiz ▪ bei älteren Patienten ▪ Asthmatikern	Neuroleptika	Prometazin (Atosil, Generika)	25–50 mg	
Depressive Patienten mit Schlafstörungen	Sedierende Antidepressiva	Amitriptylin (Saroten, Generika)	25–75 mg	
		Doxepin (Aponal, Generika)	25–50 mg	
Psychotische Störungen mit nächtlicher Unruhe, Patienten mit Abhängigkeitspotenzial	Neuroleptika	Melperon (Eunerpan)	25–75 mg	Reservepräparate, wegen möglicher extrapyramidaler Nebenwirkungen/ Dyskinesien vorsichtig einzusetzen

13.1.6 Prognose, Nachsorge

Akute Schlafstörungen bei Allgemeinarztpraxispatienten haben eine gute Prognose. Nachuntersuchungen von Patienten aus Schlafambulanzen zeigten bei 62 % eine Besserung, bei 30 % keine Veränderung und bei 8 % eine Zunahme der Beschwerden.

13.1.7 Zusammenfassung

Obwohl bei einer akuten Schlafstörung selten eine Gefährdung gegeben ist, muss man die Patienten mit ihren Beschwerden ernst nehmen und eine chronische Arzneimittelabhängigkeit vermeiden. Bei akuten Schafstörungen kann man ein Schlafmittel verordnen, wobei der Patient eingehend zu beraten ist. Bei chronischen Schlafstörungen stehen nichtmedikamentöse Maßnahmen im Vordergrund.

Weiterführende Literatur zu diesem Kapitel finden Sie unter www.thieme.de/specials/dr-allgemeinmedizin/

14 Husten, Schnupfen, Heiserkeit

Attila Altiner

▶ **Fallbeispiel.** Eine **43-jährige Patientin**, die sich nur gelegentlich mit akuten Erkrankungen in der Praxis vorstellt, kommt am Mittwoch in die Sprechstunde und berichtet, dass sie seit mehreren Tagen an heftigem Husten mit „ekeligem" Auswurf leide, der ganze Brustkorb schmerze beim Husten, sie fühle sich entkräftet und könne schlecht schlafen. Zum Ende der Woche müsse sie spätestens wieder „fit" sein. Die Patientin wirkt auf mich fordernd und ungeduldig.
Ich untersuche die Patientin gründlich, die gemessene Körpertemperatur beträgt 37,1°C, Puls und Atmung sind normal, auskultatorisch höre ich ein leichtes exspiratorisches Pfeifen über dem linken Oberlappen. Während der Untersuchung hustet die Patientin ab und zu.
Ich erläutere ihr, dass es sich mit großer Wahrscheinlichkeit um einen Virusinfekt der Atemwege handelt. Der „ekelige" Auswurf komme dadurch zustande, dass, durch den Infekt bedingt, abgestorbene Schleimhautzellen auf natürlichem Wege heraustransportiert werden. Ich sage ihr, dass keine schwerwiegende Erkrankung vorläge und dass Hausmittel sowie Ruhe die körpereigene Überwindung des Infektes unterstützen.
Die Patientin wirkt aber irgendwie unzufrieden und ich spreche sie daher offen auf das Thema eines Antibiotika-Wunsches an. Ja, so sagt sie, sie habe sich schon ein Antibiotikum vorgestellt, denn sie müsse ja schnell wieder gesund sein, schließlich habe es beim letzten Mal, als sie es vom ärztlichen Notdienst erhielt, auch geholfen. Wichtig sei es diesmal, weil sie für das Wochenende einen Wellness-Kurzurlaub mit ihrem Mann gebucht habe, sie freue sich schon seit langem darauf.
Ich erläutere ihr nun, dass ein Antibiotikum bei den auslösenden Viren leider nicht helfe. Außerdem – und dies wäre für das Wellness-Wochenende überhaupt nicht gut – könnte es ihr mit einem Antibiotikum durchaus schlechter gehen, da nicht selten Nebenwirkungen wie z.B. Übelkeit, Durchfall oder ein juckender Hautausschlag auftreten. Ich persönlich würde mich ausruhen und ausreichend Flüssigkeit zu mir nehmen. Wenn ihr die „Glieder" wehtäten, solle sie eine Tablette Paracetamol nehmen. Mir erscheint die Patientin weiterhin nicht überzeugt, und ich mache ihr daher den Vorschlag, dass sie – sofern die Beschwerden am Freitag nicht besser oder gar schlimmer geworden seien –, ohne warten zu müssen, ein Rezept für ein Antibiotikum abholen könne. Ich schließe damit, dass ich ihr ein schönes Wellness-Wochenende wünsche, weil sie sich ganz bestimmt am Samstag deutlich besser fühlen werde.
Die Patientin kommt erst am Montag vorbei, bestellt Grüße an der Rezeption und berichtet, es gehe ihr schon sehr viel besser, das Wellness-Wochenende sei – trotz leichter Erkältungsbeschwerden – ein voller Erfolg gewesen.

14.1 Husten

14.1.1 Grundlagen und Epidemiologie

▶ **Definition:** Husten ist ein unspezifisches Symptom, das nicht unbedingt einen Krankheitswert hat.

Jeder Mensch hustet einmal, ohne dass er gleich an einen Arztbesuch denkt. Nur dann, wenn für ihn (oder die Umgebung) der Husten einen Krankheitswert hat, kommt es überhaupt zu einem Arztbesuch. Ähnliches gilt für Niesen und Schnupfen. **Allerdings gehören Husten und Schnupfen zu den häufigsten Behandlungsanlässen, mit denen Patienten den Hausarzt aufsuchen;** diese Symptomatik nimmt auch eine Spitzenstellung unter den Gründen für die Ausstellung einer AU (Arbeitsunfähigkeitsbescheinigung) ein. In über 50% der Fälle wird in deutschen Praxen dabei ein Antibiotikum verordnet.
Neben dem Wunsch nach einer AU kommen die Patienten aber vor allem zum Hausarzt, weil sie sich – häufig nachdem schon eine Eigentherapie ausprobiert wurde – mehr Linderung erhoffen und sie Sicherheit haben wollen, dass nicht „etwas Ernstes dahintersteckt".

14.1.2 Ätiologie

Die **Ursache** für einen akuten infektbedingten Husten (syn. akute Bronchitis) des sonst gesunden Erwachsenen ist in mindestens 80–90 % der Fälle eine **Virusinfektion**. Bei Kindern ist der Anteil der viralen Infektionen noch höher. Durch die – meist viralen – Erreger ausgelöst, kommt es durch direkte Schädigung und/oder durch Mediatoren bedingt zu einer ödematösen Reaktion des betroffenen Bronchialepithels, die mit **vermehrter Schleimproduktion** einhergeht. Außerdem kommt es zu vermehrtem Untergang von Schleimhautzellen. Diese Mechanismen führen dann bei den betroffenen Patienten zum oft als **quälend empfundenen Husten.**

Untersucht man bei den Patienten mit akutem produktivem Husten den Auswurf mikrobiologisch, so können in 10–30 % typische Bakterien, wie etwa Haemophilus influenzae, Pneumokokken oder Moraxella catarrhalis, nachgewiesen werden. Jedoch ist selbst bei einer solchen positiven Kultur der Krankheitswert der Bakterien nicht belegt, denn viele der gefundenen Keime kommen auch in der Flora des Gesunden vor.

Auch der bestenfalls minimale Effekt von antibiotischen Therapien (s.S. 388) spricht dafür, dass Bakterien hier keine entscheidende Rolle spielen. Daher werden in der Praxis faktisch nie Bakterienkulturen bei akutem Husten durchgeführt.

▶ **Merke:** Das Auftreten von Auswurf oder dessen Farbe ist – entgegen einer verbreiteten Auffassung – kein Beweis für die bakterielle Genese von akutem infektbedingtem Husten.

Die Verfärbung des Auswurfs kommt weitgehend unabhängig von der Art des Erregers durch die Lyse abgestorbener Epithelzellen zustande. Lediglich bei der chronischen Bronchitis lässt eine grün-gelbliche Verfärbung des Sputums auf eine bakterielle Infektion schließen.

Begünstigende Faktoren für das Auftreten von akutem Husten im Rahmen eines Infektes der oberen Atemwege sind **Rauchen** und Umwelteinflüsse wie **staubbeladene Luft** oder mit **Schimmelpilz** belastete Räume.

Natürlicher Verlauf

▶ **Merke:** Akuter infektbedingter Husten nimmt in der Regel einen selbstlimitierenden Verlauf. Mit oder ohne Behandlung erfolgt eine vollständige Abheilung.

Neben dem bereits angesprochenen Auswurf, der mehr oder weniger stark auftreten kann, leidet etwa die Hälfte der Patienten an **Schnupfen** oder **Halsschmerzen**. Auch **Fieber** von einigen Tagen und **Thoraxschmerzen** können auftreten. Bei der körperlichen Untersuchung finden sich bei einem Fünftel der Erkrankten auffällige Atemgeräusche.

Während die aufgeführten Begleitsymptome in der Regel nach einer Woche abklingen, kann der Husten bis zu 3 Wochen andauern. Etwa ein Drittel der Patienten fühlt sich so sehr eingeschränkt, dass sie für einige Tage zu Hause, teilweise sogar im Bett bleiben.

14.1.3 Differenzialdiagnostischer Überblick

Neben einem akuten Atemwegsinfekt können auch andere Erkrankungen – wenngleich weitaus seltener – Ursache für akuten Husten oder auch länger anhaltenden Husten sein. Tab. **B-14.1** gibt einen differenzialdiagnostischen Überblick.

B-14.1 Differenzialdiagnosen beim Symptom Husten

Akuter Husten	Subakuter und chronischer Husten (länger als drei bzw. acht Wochen andauernd)	
Häufige Ursachen	**Typische Ursachen**	**Seltenere Ursachen**
Akuter Infekt der oberen und/oder tiefen Atemwege	Asthma bronchiale (inkl. hyperreagiblem Bronchialsystem und allergisch bedingtem Husten)	Umweltbelastungen (z. B. mit Staub oder Schimmelpilz belastete Räume)
Asthma bronchiale	COPD	Gastroösophageale Refluxerkrankung (GERD)
	Raucherhusten	
	„Herzhusten" bei Mitralvitien, Endokarditis, chron. Linksherzinsuffizienz	Bronchiektasen
Abwendbar gefährliche Verläufe	Medikamenteninduziert (z. B. ACE-Hemmer)	Lungenfibrose
Pneumonie	Tumore (z. B. Bronchialkarzinom)	Systemerkrankungen mit Lungenbeteiligung (Granulomatosen, Kollagenosen, Vaskulitiden)
Schwere Exazherbationen bei Asthma bronchiale oder COPD	*Infektbedingter Husten:*	Isolierte Erkrankungen des Tracheobronchialsystems
Akute Linksherzinsuffizienz	Längere Episode einer infektiösen Bronchitis	
Lungenembolie		Psychogener Husten
Pneumothorax	Postinfektiöser Husten	Vocal cord dysfunktion (VCD)
Aspiration (oft Kinder)	Pertussis	Reactive airways dysfunktion syndrome (RADS)
Inhalative Intoxikation (Unfälle, Brände)	Pneumonie (auch spez. Pneumonien, Tuberkulose, Pneumocystis carinii)	In fast 20 % der Fälle von chronischem Husten kann trotz umfangreicher Diagnostik keine Ursache gefunden werden
	Husten als Begleiterscheinung bei Erkrankungen der Nase und der Nebenhöhlen) = UACS (upper airway cough syndrome)	

14.1.4 Abwendbar gefährliche Verläufe

Bei Patienten mit akutem Husten müssen potenziell gefährliche Erkrankungen (Tab. **B-14.1**) – insbesondere bei älteren, chronisch kranken, immunsupprimierten und bettlägerigen Patienten – mit bedacht werden müssen.

14.1.4 Abwendbar gefährliche Verläufe

Potenziell gefährliche Erkrankungen siehe Tab. **B-14.1**.

▶ **Merke:** Hinweise auf gefährliche Verläufe sind untypische Zusatzbefunde, untypische Entstehungsgeschichte und zusätzlich bekannte weitere Erkrankungen.

◀ Merke

Bekommt z. B. ein Patient mit Unterschenkelgips ohne allgemeine Infektzeichen einen akuten Husten, dann kann diese untypische Konstellation auch an eine **Lungenembolie** denken lassen.

▶ **Merke:** Häufigste „gefährliche" Erkrankung ist die Pneumonie.

◀ Merke

Diagnostische Sicherheit ist allerdings weder mittels körperlicher noch laborchemischer Untersuchung vollständig zu erreichen. Auch die klassischen Lehrbuchsymptome wie (lokalisierter) abgeschwächter Klopfschall, fein- bis grobblasig klingende ohrnahe Rasselgeräusche und verschärftes Atemgeräusch haben nur eine begrenzte Aussagekraft. Neben den beschriebenen **Auskultationsbefunden** sprechen vor allem **Tachypnoe (> 20/min), Tachykardie, Fieber ≥ 38 °C, Übelkeit, Schüttelfrost und ggf. auch Durchfall** für das Vorliegen einer Pneumonie.

Für das Vorliegen einer Pneumonie sprechen vor allem Tachypnoe (> 20/min), Tachykardie, Fieber ≥ 38 °C, Übelkeit, Schüttelfrost und ggf. auch Durchfall.

▶ **Merke:** Die beste Methode zur Diagnose einer Pneumonie ist das Röntgen des Thorax in 2 Ebenen.

◀ Merke

Da aber der Übergang zwischen Bronchitis und Bronchopneumonie sowohl von der Struktur des betroffenen Gewebes als auch von der zeitlichen Entwicklung her fließend ist, kann ein heute fehlender Nachweis einer Pneumonie diese morgen nicht etwa ausschließen; es bleibt also immer eine gewisse Restunsicherheit.

14.1.5 Diagnostisches Vorgehen

Wichtig sind Ausschluss eines potenziell gefährlichen Verlaufes sowie die Differenzialdiagnostik anderer akuter Hustenursachen.

Anamnese:
- Seit wann bestehen die Beschwerden?
- Wie haben sie sich entwickelt?
- Welche zusätzlichen Beschwerden bestehen?
- Haben sich die Beschwerden im Verlauf verändert?

Körperliche Untersuchung: Ausschluss anderer Ursachen für den akuten Husten oder eines gefährlichen Verlaufes.

Laboruntersuchungen:
Evtl. Bestimmung des CRP und/oder der BSG, um z. B. eine schwerwiegende Infektion auszuschließen.

Röntgen-Untersuchung:
Zur Diagnose bei Verdacht auf eine Pneumonie.

14.1.6 Therapieoptionen

Eine ursächliche Behandlung des akuten infektbedingten Hustens gibt es nicht.

Allgemein verwendete Medikamente

Mukolytika: Keine Wirksamkeit nachgewiesen, deshalb sind sie bei einem unkomplizierten infektbedingten Husten nicht indiziert.

14.1.5 Diagnostisches Vorgehen

Das diagnostische Vorgehen bei akutem Husten orientiert sich zunächst am **Ausschluss eines potenziell gefährlichen Verlaufes**, sowie an der **Differenzialdiagnostik anderer akuter Hustenursachen.** Dies geschieht ganz überwiegend und fast immer ausreichend treffsicher **mittels Anamnese** und **körperlicher Untersuchung.**

Im Rahmen der **Anamnese** muss geklärt werden, seit wann die Beschwerden bestehen, wie sie sich entwickelt haben, welche zusätzlichen Beschwerden bestehen und ob sich die Beschwerden im Verlauf verändert haben. So können Hinweise darauf gewonnen werden, die gegen die Annahme eines akuten infektbedingten Hustens oder eines unkomplizierten Krankheitsverlaufes sprechen. Finden sich hier **Unstimmigkeiten,** z. B. Wiederauftreten von Fieber, plötzliche Verschlechterung des Allgemeinzustandes, Gewichtsverlust in der Anamnese, so muss diese deutlich in Bezug auf zusätzlich weitere Erkrankungen erweitert werden.

Die **körperliche Untersuchung** dient ebenfalls in erster Linie dem Ausschluss anderer Ursachen für den akuten Husten oder eines gefährlichen Verlaufes, obwohl gerade der Auskultationsbefund bei weitem nicht so aussagekräftig ist, wie man häufig annimmt. Durch die geringe Sensitivität der Auskultation wird man Pneumonien – so selten sie dann auch sind – immer wieder übersehen, wenn man sich allein auf den Auskultationsbefund stützt.

Die sorgfältige körperliche Untersuchung hat aber noch eine weitere Funktion. Bei der Untersuchung kann man sich einen besseren **Eindruck vom Gesamtzustand** des Patienten verschaffen, als wenn man nur mit dem Patienten spricht. Außerdem macht sie dem Patienten deutlich, dass wir uns um ihn mit Gewissenhaftigkeit kümmern. Sie sollte daher auch in den Fällen erwogen werden, die wir medizinisch gesehen als eindeutig „harmlosen Husten" identifizieren. Denn der Patient mag weitaus mehr alarmiert sein, als wir es als „Fachleute" sind.

Zur weiteren Diagnostik können **Laboruntersuchungen** nur in sehr beschränktem Maße herangezogen werden. Einen gewissen Stellenwert hat die Bestimmung des **CRP** und/oder der **BSG**, wenn es darum geht z. B. eine schwerwiegende Infektion auszuschließen. Eine Differenzierung zwischen viralen und bakteriellen Infekten ist mittels CRP-Bestimmung allerdings nicht ausreichend sicher möglich.

Eine **Röntgen-Untersuchung** des Thorax ist insgesamt am besten geeignet, eine Pneumonie zu diagnostizieren und stellt bei entsprechendem Verdacht den Referenzstandard dar.

14.1.6 Therapieoptionen

Eine ursächliche Behandlung des akuten infektbedingten Hustens gibt es nicht. Dennoch werden beim Husten oft Medikamente angewendet. Die am häufigsten eingesetzten sollen hier näher besprochen werden.

Allgemein verwendete Medikamente

Mukolytika wie z. B. Acetylcystein (ACC) oder Ambroxol werden häufig fast reflexartig durch die Patienten selbst angewendet. Interessanterweise gibt es jedoch keinen Beleg dafür, dass Mukolytika den Krankheitsverlauf bei akutem infektbedingtem Husten beeinflussen könnten. Bei einem infektbedingten Husten sind Mukolytika medizinisch primär nicht indiziert.

> **Merke:** Bestehen Schwierigkeiten beim Abhusten, ist ausreichende Flüssigkeitszufuhr wohl die beste Gegenmaßnahme.

Umstritten ist, ob eher Inhalationen erfolgen sollten oder ob vermehrtes Trinken dabei hilft.
In Studien wurde herausgefunden, dass **Antitussiva** vom Codein-Typ im Falle von akutem, infektbedingtem Husten keine Wirkung in Bezug auf Heftigkeit oder Frequenz des Hustens zeigen. Wirksam sind Antitussiva nur in manchen Fällen von **chronischem Husten.** Allerdings wird der sedierende Effekt von Codein von einigen Patienten als lindernd empfunden – der Husten stört die Nachtruhe einfach weniger. Medizinisch sind bei infektbedingtem Husten Antitussiva auch bei Beschwerdepersistenz in der Regel nicht indiziert. Ein Infekt der Atemwege geht häufig mit einer zeitweiligen Hyperreagibilität der Bronchialschleimhaut einher. Dies kann dann zu einem „spastischen" Husten führen. In diesen Fällen zeigen Dosieraerosole mit **kurzwirksamen Beta-Sympathomimetika** wie z. B. Salbutamol oder Fenoterol eine gute Wirkung.
Für die **pflanzlichen Wirkstoffe** Myrtol und Cineol sind positive Effekte in Bezug auf Symptomlinderung und Genesungsdauer beschrieben worden, die Wirkstoffe werden jedoch – u. a. auch wegen möglicher (allergischer) Nebenwirkungen besonders bei Kindern – kontrovers beurteilt. Für **Hausmittel** wie z. B. **Wasserdampfinhalationen** (Cave: Verbrennungen bei unsachgemäßer Anwendung!) mit oder ohne Zusatz, z. B. von Kamillenblüten oder entsprechenden Extrakten oder auch **Heilkräuterzubereitungen** (z. B. Salbei) in **Tees** oder **Bonbons** liegen keine gesicherten wissenschaftlichen Erkenntnisse vor. Da jedoch viele Patienten diese Maßnahmen als sinnvoll und angenehm empfinden, können diese klassischen Hausmittel durchaus empfohlen werden.
Zur symptomatischen Linderung bei Schmerzen können **Analgetika** (z. B. Paracetamol oder Ibuprofen) verordnet werden.
Bei **Rauchern** ist selbstredend **Rauchverzicht** oder wenigstens **Einschränkung** anzuraten.

Antibiotika

Wie bereits eingangs erwähnt, behandeln Hausärzte Patienten mit akutem infektbedingtem Husten in ca. 50% der Fälle mit Antibiotika. Dabei ist bekannt, dass 90% dieser Infekte viral verursacht werden. In allen Studien zur Wirksamkeit von Antibiotika bei akutem infektbedingtem Husten fand sich unabhängig von vermuteter viraler oder bakterieller Genese jedoch nur eine bestenfalls geringgradige Beeinflussung des Krankheitsverlaufs mit einer durchschnittlichen Verkürzung des symptomatischen Zeitraums von etwa 12 Stunden.

> **Merke:** Die Verordnung eines Antibiotikums bei akutem infektbedingtem Husten ist wegen des höchstens marginalen Nutzens bei gleichzeitiger **Gefährdung des Patienten durch mögliche Nebenwirkungen** und der **Gefahr** weiterer **Resistenzentwicklungen** medizinisch nicht sinnvoll.

Warum wird dennoch häufig ein Antibiotikum verordnet?

Viele Ärzte meinen, einen Verordnungsdruck zu spüren, d. h. sie fühlen sich von ihrem Patienten (s. Fallbeispiel) unter Druck gesetzt, ein Antibiotikum zu verordnen. Tatsächlich aber wünschen – wie Studien gezeigt haben – nur etwa 10% der Patienten, die ihren Hausarzt aufsuchen, wirklich die Verordnung eines Antibiotikums. Nicht wenige Patienten sind aufgrund ihres Hustens allerdings besorgt. Diese Sorgen werden durch den Wunsch nach rascher Genesung kommuniziert. Der Arzt fühlt sich unter Druck gesetzt und interpretiert das Verhalten des Patienten als Verordnungsdruck in Richtung auf ein Antibiotikum.
Auch möchte man als Arzt einen potenziell abwendbar gefährlichen Verlauf wie z. B. eine Pneumonie nicht übersehen. Als Resultat wird dann nicht selten ein Antibiotikum verordnet. Für den Patienten ist nun klar, dass ein akuter

---

◀ Merke

Antitussiva vom Codein-Typ zeigen bei akutem, infektbedingtem Husten keine Wirkung. Die sedierende Wirkung wird manchmal als lindernd (besonders in der Nacht) empfunden.
Bei einem zeitweilig auftretenden „spastischen Husten" zeigen Dosieraerosole mit **Beta-Sympathomimetika** (Salbutamol, Fenoterol) eine gute Wirkung.

Für **Hausmittel** wie z. B. Wasserdampfinhalationen, Heilkräuter in Tees oder Bonbons liegen keine gesicherten wissenschaftlichen Erkenntnisse vor.

Analgetika (z. B. Paracetamol oder Ibuprofen) können bei Schmerzen verordnet werden.

Antibiotika

◀ Merke

Warum wird dennoch häufig ein Antibiotikum verordnet?

Der Arzt fühlt sich unter Druck gesetzt und interpretiert das Verhalten des Patienten als Verordnungsdruck in Richtung auf ein Antibiotikum.

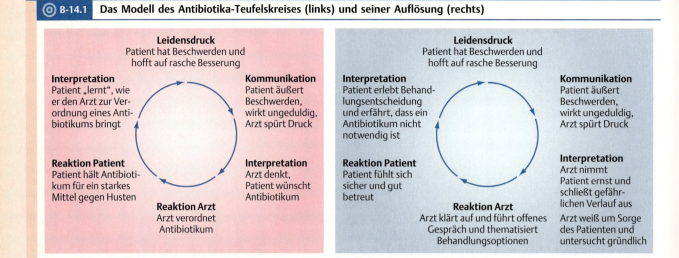

B-14.1 Das Modell des Antibiotika-Teufelskreises (links) und seiner Auflösung (rechts)

Der Patient sucht Sicherheit, dass nichts Ernstes vorliegt; manchmal will er auch in erster Linie Zuwendung vom Arzt.
Dem Problem des Missverständnisses zum Wusch nach einem Antibiotikum sollte mit einer Gegenstrategie begegnet werden (Abb. **B-14.1**).

Husten mittels eines Antibiotikums behandelt werden muss. Der Patient wird gesund (ohne Antibiotikum wäre er es sicherlich ebenso geworden) und verbindet nun die Genesung mit dem Antibiotikum. Erkrankt er nun später wieder einmal und sucht erneut seinen Arzt auf, besteht unter Umständen ein realer Wunsch nach der Verordnung eines Antibiotikums; der Teufelskreis hat sich also geschlossen und das Missverständnis ist besiegelt.

Durch Studien wissen wir, dass das, was **der Patient** eigentlich **sucht**, die **Sicherheit** ist, dass nichts Ernstes vorliegt; manchmal will er auch in erster Linie Zuwendung vom Arzt. Die Sicherheit können wir durch gewissenhafte Anamneseerhebung und Untersuchung vermitteln, die Zuwendung durch unsere Empathie – manchmal unterstützt durch den Hinweis auf ein Hausmittel. Auf das im Hintergrund stehende Problem des **Missverständnisses** im Zusammenhang mit dem Wunsch nach einem **Antibiotikum** sollten wir explizit eingehen. Basierend auf dem Modell des „Teufelskreises des Antibiotika-Missverständnisses" kann (idealtypisch) eine **Gegenstrategie** entworfen werden (Abb. **B-14.1**):

- Der Patient, der seinen Hausarzt wegen akuten Hustens aufsucht, hat aufgrund der Symptome und Beschwerden einen hohen Leidensdruck. Dies kommuniziert er durch den Wunsch nach rascher vollständiger Genesung.
- Der Arzt nimmt den Patienten ernst und lässt sich nicht unter Druck setzen, sondern hält die Behandlungsentscheidung bewusst offen.
- Durch gründliche Anamneseerhebung und Untersuchen kann dem Patienten vermittelt werden, dass ein gefährlicher Verlauf mit großer Sicherheit ausgeschlossen werden kann.
- Hat man das Gefühl, der Patient wünscht trotzdem ein Antibiotikum, so wird dieses offen (der jeweiligen Konsultationssituation angepasst) thematisiert.
- Der Patient erlebt so den Entscheidungsprozess mit und fühlt sich gut betreut und ernst genommen. Er erfährt auf unmittelbare und nachvollziehbare Weise, dass ein Antibiotikum bei akutem Husten in der Regel nicht notwendig ist.

Eine weitere Strategie ist die **„verzögerte Verordnung"** (Delayed-Prescribing).

Bei besonders besorgten Patienten kann eine weitere Strategie zur Reduzierung von Antibiotikaverschreibungen angewendet werden, die **„verzögerte Verordnung"** (delayed-prescribing) – so wie im Fallbeispiel am Anfang geschildert. Zunächst wird kein Antibiotikum verschrieben, jedoch verbindlich festgelegt, dass ein Rezept ausgestellt wird, sofern nach einer Woche keine Besserung eingetreten ist. Da die allermeisten Fälle von akutem Husten selbstlimitierend sind, können so unnötige Antibiotikaverschreibungen vermieden werden. Man kann Patienten ggf. auch ein Rezept aushändigen – mit der Maßgabe, es nach eigenem Gutdünken einzulösen (meist erfolgt dies dann doch nicht!)

14.1.7 Prognose

Bei akutem infektbedingten Husten handelt es sich um eine selbstlimitierende Erkrankung, Kontrollen sind in der Regel nicht notwendig. Wichtig ist jedoch, dass der Patient dahingehend aufgeklärt wird, unter welchen Bedingungen eine Wiedervorstellung notwendig ist: plötzliche Verschlechterung, (Wieder-)Auftreten von Fieber oder wenn der Husten über mehr als 3 Wochen anhält.

14.2 Schnupfen und Heiserkeit

▶ **Fallbeispiel.** Eine **28-jährige Patientin** kommt mit **Heiserkeit** und **Schnupfen** sowie 38,3 °C Temperatur zum ersten Mal in die Praxis. Sie fühle sich sehr abgeschlagen und krank, habe auch Kopf- und Halsschmerzen. Sie möchte in diesem Zustand nicht zur Arbeit gehen. Ich schreibe sie für drei Tage krank, dann folgt das Wochenende. Am Montag kommt sie wieder, fühlt sich aber nicht viel besser. Die körperliche Untersuchung erbringt keinerlei Auffälligkeiten, die Temperatur ist nicht mehr erhöht. Die Patientin sieht aber irgendwie kränklich aus. Wir einigen uns darauf, dass sie für eine weitere Woche krankgeschrieben wird und verabreden weitere Schritte, falls die Heiserkeit nicht besser geworden sei. Sie kommt dann erneut, es geht ihr immer noch nicht besser; zwar ist die Schnupfen-Symptomatik inzwischen weitestgehend abgeklungen, die Heiserkeit ist aber eher noch schlimmer geworden. Im weiteren Verlauf kommt es zum totalen Stimmverlust. Ich überweise zum HNO-Arzt mit der Bitte, eine Laryngoskopie durchzuführen. Im Rahmen der HNO-ärztlichen Untersuchung wird ein leichtes Stimmlippenödem bds. festgestellt und schließlich eine logopädische Therapie eingeleitet. Die Patientin ist nach etwa drei Monaten beschwerdefrei. Erst jetzt – nachdem zwischen uns ein Vertrauensverhältnis entstanden ist – kommt heraus, dass sie zum Zeitpunkt ihres Schnupfens von ihrem Freund betrogen wurde. Dies, so sagt sie, habe ihr wohl „die Sprache verschlagen".

14.2.1 Grundlagen

Überwiegend wird Schnupfen und Heiserkeit durch eine (Tröpfchen-)Infektion unterschiedlicher Typen von **Rhinoviren**, aber auch anderer Virusarten ausgelöst.

Es kommt nach einer typischen **Inkubationszeit** zwischen 1 und 3 Tagen zum natürlichen Verlauf eines banalen Schnupfens: Zunächst tritt ein **Vorstadium** auf, das durch ein gestörtes Allgemeinbefinden mit Frösteln, Frieren wechselnd mit Hitzegefühl, Kopfdruck, Abgeschlagenheit und Appetitlosigkeit gekennzeichnet sein kann. Zusätzlich gibt es evtl. subfebrile (bei Kindern aber oft auch hohe) Temperaturen, Kitzeln, Brennen und Trockenheitsgefühl in Nase und Rachen.

Meist im Verlauf weniger Stunden entwickelt sich dann, unter Zunahme der Allgemeinsymptomatik, das sog. **katarrhalische Stadium** mit wässriger Sekretion und Behinderung der Nasenatmung, Herabsetzung oder Aufhebung des Riechvermögens, nicht selten tritt auch eine leichte Heiserkeit auf.

Nach wenigen Tagen erfolgt dann der Übergang in das sog. **muköse** Stadium. Bei Nachlassen der Allgemeinsymptome kommt es zum Eindicken des Sekrets, Besserung des Riechvermögens und dann allmählichem Rückgang der Lokalsymptomatik mit vollständiger Ausheilung meist nach ca. 5–10 Tagen.

Heiserkeit kann bei Kindern auch im Rahmen eines Krupp-Syndrom auftreten (S. 179).

14.2.2 Differenzialdiagnostischer Überblick

Einen so genannten Begleitschnupfen (Initialschnupfen) findet man bei:
- Virusgrippe (Influenza) und Infektionen mit anderen Virusarten wie etwa Parainfluenza-, Adeno-, Reo-, Corona-, Entero-, Myxoviren, RS-Viren. Diese Virusinfektionen können durch zusätzliche Beteiligung des gesamten Respirationstraktes, des Gastrointestinaltraktes (Diarrhö), der Meningen, des Perikards, der Nieren und/oder der Muskulatur (Gliederschmerzen) kompliziert werden.

- Auch allergische bzw. vasomotorische Rhinopathien (z. B. bei Dauergebrauch von abschwellenden Nasentropfen oder im Zusammenhang mit Drogenkonsum) können eine Schnupfensymptomatik hervorrufen.

14.2.3 Komplikationen

Aus einem Schnupfen kann eine Sinusitis resultieren (diese erkennt man in typischen Fällen am Druckschmerz der Nervenaustrittspunkte des N. trigeminus und an einem verstärkten Kopfschmerz z. B. beim Nach-vorne-Beugen des Kopfes). Es kann – wie im Fallbeispiel gezeigt – auch zu ausgeprägter Heiserkeit bzw. Dysphonie/Aphonie kommen. Akute Heiserkeit kann auch Ausdruck einer akuten Laryngitis mit der Gefahr von Luftnot sein.

Gefährliche Verläufe, wie eine Influenza oder auch in seltenen Fällen eine Meningitis, können zwar wie ein normaler Schnupfen beginnen, im Verlauf des Krankheitsgeschehens kommt es aber dann – unter Umständen auch sehr schnell – zu Symptomen wie hohem Fieber, stärksten Kopfschmerzen oder sogar Bewusstseinsstörungen.

14.2.4 Diagnostisches Vorgehen

Das diagnostische Vorgehen bei akutem Schnupfen orientiert sich an dem bereits geschilderten natürlichen Verlauf. Erst wenn es zu deutlichen Abweichungen kommt, ist eine weitere Diagnostik notwendig.

Eine Überweisung ist z. B. bei persistierender Heiserkeit notwendig, da hier bei zu später Abklärung ein gefährlicher Verlauf möglicherweise nicht mehr abwendbar ist (z. B. Kehlkopf- und Stimmbandtumoren, Bronchialkarzinom, Schilddrüsenkarzinom). Wenn eine Heiserkeit länger als drei Wochen persistiert, ist die Überweisung zum HNO-Arzt und/oder ein Röntgen-Thorax zu erwägen.

Dies ist umso wichtiger, als z. B. bei Kehlkopf- und Stimmbandtumoren eine rasche Diagnostik und Therapie entscheidenden Einfluss auf die Prognose hat. Auch bei den sog. „Sängerknötchen" kann bei rechtzeitiger Diagnose und Stimmbehandlung eine Chronifizierung vermieden werden.

Die oben beschriebene Fall-Geschichte ist auch nicht ganz untypisch für ein Symptom wie die Heiserkeit, da sie die oft vorhandene psychische Überlastungssituation anzeigt. Bei hartnäckiger Heiserkeit (und auch anderen Symptomen, wie Husten oder Halsschmerzen), die keine andere Erklärung in einem körperlichen Leiden haben, sollte man auch an eine psychosomatische Genese denken.

14.2.5 Therapieoptionen

Da keine ursächliche Behandlung des Schnupfens möglich ist, kann nur eine Linderung der Symptome erfolgen:

Bei stark behinderter Nasenatmung können Sympathomimetika wie z. B. Xylometazolin (wegen der Gefahr einer raschen Gewöhnung auf wenige Tage beschränkt!) – oder auch 0,9 % NaCl-Lösung Linderung bringen.

▶ **Merke:** Systemische Rhinologika und sog. „Grippemittel" (oft Antihistaminika) sind wegen möglicher unerwünschter Wirkungen bei gleichzeitiger Harmlosigkeit und Selbstheilung des Virusinfektes nicht angezeigt.

Die Einnahme von Paracetamol, Ibuprofen oder Acetylsalicylsäure ist bei Fieber möglich (Einschränkungen s. S. 373). Neben den bereits erwähnten Hausmitteln (s. o.) kommen auch die Anwendung einer Rotlichtlampe im Gesichtsbereich (bei Schmerzen im Bereich der Nasennebenhöhlen oft als lindernd empfunden) und unter Umständen auch Bettruhe in Frage.

14.2.3 Komplikationen

Sinusitis, starke Heiserkeit bzw. Dysphonie/Aphonie.

14.2.4 Diagnostisches Vorgehen

Erst bei Abweichungen vom natürlichen Verlauf ist eine weitere Diagnostik notwendig.

Überweisung zum HNO-Arzt und/oder Röntgen-Thorax-Untersuchung bei persistierender Heiserkeit > 3 Wochen.

14.2.5 Therapieoptionen

Ziel ist die Linderung der Symptome:

Bei stark behinderter Nasenatmung kommen Sympathomimetika wie z. B. Xylometazolin (auf wenige Tage beschränkt!) oder auch 0,9 % NaCl-Lösung infrage.

▶ Merke

Bei Fieber kann Paracetamol, Ibuprofen oder Acetylsalicylsäure eingesetzt werden (vgl. S. 373).

14 Husten, Schnupfen, Heiserkeit

Der Einsatz von Virostatika wie Neuraminidasehemmern oder Amantadin kann zwar, sofern tatsächlich eine Influenza vorliegt und die Therapie rasch begonnen wird, die Krankheitsdauer um ca. 1 Tag vermindern und den Schweregrad der Symptome lindern.

▶ **Merke:** Der Einsatz dieser Medikamente außerhalb einer Grippeepidemie ist jedoch – bei hohen Kosten und geringem Nutzen – sehr umstritten und sollte wenn möglich unterbleiben.

◀ Merke

Bei deutlicher Heiserkeit steht konsequente Stimmschonung therapeutisch im Vordergrund. Flüstern zur Stimmschonung ist nicht sinnvoll, weil hierbei die Stimmlippen belastet werden. Rauchverzicht bzw. Elimination chemischer und allergener Noxen (z. B. Haarspray, Parfüm, Deospray) ist dringend anzuraten. Als Hausmittel können Schwitzpackungen, Hals-Umschläge, und Dampfbäder eingesetzt werden.

Bei starker ödematöser Reaktion im Rahmen einer Laryngitis kann nach erfolgter HNO-ärztlicher Diagnostik u. U. mit einem inhalativen oder systemischen Kortikosteroid behandelt werden.

Bei deutlicher Heiserkeit ist die konsequente Stimmschonung entscheidend. Flüstern zur Stimmschonung ist nicht sinnvoll! Rauchverzicht bzw. Elimination chemischer und allergener Noxen ist dringend anzuraten. Mögliche Hausmittel sind Schwitzpackungen, Hals-Umschläge und Dampfbäder.

Weiterführende Literatur zu diesem Kapitel finden Sie unter www.thieme.de/specials/dr-allgemeinmedizin/

15 Müdigkeit, Erschöpfung, Leistungsknick

Peter Maisel, Erika Baum, Norbert Donner-Banzhoff, Christa Dörr

▶ **Fallbeispiel.** Frau Y., eine 58-jährige Einzelhandelskauffrau, leidet vor allem unter einer „bleiernen" Müdigkeit. Sie könne sich zurzeit zu nichts mehr aufraffen, säße stundenlang in ihrem Büro und befürchte, dass die Betriebsleitung oder die Mitarbeiter bemerken könnten, wie wenig produktiv sie in den letzten Monaten sei. Sie ist dem Hausarzt seit langem als kluge und temperamentvolle Patientin bekannt, ihr Chef schwärmte bisher in den höchsten Tönen von ihrer Leistungsfähigkeit. Jetzt aber beklagt sie neben der extremen Müdigkeit ein häufiges Leeregefühl im Kopf, Herzklopfen, leichten thorakalen Druck sowie Stimmungsschwankungen und Ängste.

15.1 Grundlagen

▶ **Definition:** Jeder von uns kennt das Gefühl von Müdigkeit, das definiert ist durch Energiemangel und Erschöpfung nach geistigen oder körperlichen Anstrengungen.

Nur bei länger dauernder Symptomatik und wenn man die Ursache nicht erkennen und in Eigenregie beheben kann, wird Müdigkeit zum Anlass, ärztliche Hilfe zu suchen. Eine **verringerte Leistungsfähigkeit, gestörte Arbeitsfähigkeit und eine eventuelle Einschlafneigung am Tag** sind weitere mögliche Begleiterscheinungen der Müdigkeit. Teilweise werden sie synonym vom Patienten für Müdigkeit angegeben, auch **emotionale Unlust** oder ein **„Leistungsknick"** sind unter dem Oberbegriff Müdigkeit zu subsumieren. Zu trennen sind von dieser allgemeinen Müdigkeit die Tagesschläfrigkeit bis hin zum Einnicken, die beim Schlafapnoesyndrom und der Narkolepsie auftreten kann, sowie die muskuläre Schwäche bei neuromuskulären Krankheiten, wie z. B. der Myasthenia gravis mit Gangstörungen, Doppelbildern oder einer Ptosis der Augenlider.

Epidemiologie: In der Bevölkerung ist Müdigkeit ein weit verbreitetes Symptom: 31 % der Befragten über 16 Jahre gaben an, gelegentlich oder häufig unter Ermüdungserscheinungen zu leiden. In der hausärztlichen Praxis schildern etwa 7–10 % der Patienten belastende Müdigkeit oder eines der Synonyme, etwa je zur Hälfte als Haupt- oder Nebenbeschwerde. Frauen klagen häufiger in der Sprechstunde über Müdigkeit als Männer, in der Altersklasse von 25–44 Jahren ist Müdigkeit als Beratungsanlass besonders häufig.

Klassifikation: Eine Einteilung erfolgt in:
- **nichtspezifizierte Müdigkeit:** Symptomdauer von weniger als 6 Monaten (ICD R53),
- **chronische Müdigkeit:** Symptomdauer länger als 6 Monate, keine Begleitsymptome,
- sog. **chronisches Müdigkeitssyndrom (CFS: chronic fatigue syndrome)** ist definiert durch eine nicht erklärbare, mehr als 6 Monate andauernde oder rezidivierende (extreme) Müdigkeit mit starker Beeinträchtigung beruflicher oder privater Tätigkeiten. Hinzu kommt nach den Kriterien der Centers-for-Disease-Control" – das gleichzeitige Auftreten von mindestens 4 weiteren Symptomen für mindestens 6 aufeinander folgende Monate (u. a. Gedächtnis- oder Konzentrationsstörungen, Hals-, Kopf-, Muskel- oder Gelenkschmerzen, druckschmerzhafte Lymphknoten, nicht erholsamer Schlaf oder mehr als 24 Stunden anhaltende Abgeschlagenheit nach Anstrengungen).

Das so definierte chronische Müdigkeitssyndrom ist selten, die vielfältigen Theorien zur Ätiologie (virale, immunologische, umweltverursachte oder psychogene Genese) sind unbewiesen. Bis jetzt bleibt dieses Symptombild primär nur eine Arbeitsdiagnose.

15.2 Ätiologie – differenzialdiagnostischer Überblick

Eine Vielzahl psychischer, somatischer und sozialer Störungen kann zu Müdigkeit führen, oft als „gemeinsame Endstrecke". Häufig bedingen **organische Erkrankungen** Schlafstörungen, psychosoziale Belastungen oder depressive Verstimmungen. **Chronische Schmerzen** können den Schlaf oder körperliche Aktivitäten beeinträchtigen. **Medikamentennebenwirkungen** können eine wichtigere Ursache der Müdigkeit sein als die Grunderkrankung selbst. Die einzelnen Facetten der Ätiologie sind nicht immer voneinander zu trennen und sollten in einem umfassenden allgemeinmedizinischen Ansatz integriert, diagnostiziert und therapiert werden. Die hauptsächlichen (Teil-)Ursachen sind in der Tab. **B-15.1** erfasst. Bei der wegweisenden Diagnostik werden allgemeine Anamnese, körperliche Untersuchung und Basislabor nicht extra erwähnt, gelegentlich bedarf es der Überweisung in den ambulanten spezialistischen oder stationären Bereich.

Bei der **idiopathischen Umweltintoleranz** (IEI: Idiopathic Environmental Intolerances), auch als **MCS-Syndrom** (Multiple Chemical Sensitivity) bezeichnet, ist noch ungeklärt, ob es sich um eine ausgeprägte Somatisierung handelt oder um eine besondere individuelle Empfindlichkeit für Umwelteinflüsse auch im Niedrigdosisbereich bzw. Folgen einer chronischen Infektion. Die hier tabellarisch aufgeführten diagnostischen Maßnahmen sind nur gezielt einzusetzen bei dringendem Verdacht in der Basisdiagnostik (Anamnese, Befund, Basislabor, s.S. 396). Andernfalls würde der somatischen Fixierung Vorschub geleistet, die Risiken falsch positiver Befunde würden erhöht und wertvolle zeitliche und finanzielle Ressourcen der Medizin vergeudet (ökonomische Funktion der Allgemeinmedizin).

Weitere seltenere Ursachen sind in Tab. **B-15.2** tabellarisch aufgelistet.

15.2 Ätiologie – differenzialdiagnostischer Überblick

Oft gemeinsame Endstrecke mit wechselseitiger Beeinflussung von psychischen, somatischen und sozialen Störungen. Auslöser von Müdigkeit können organische Erkrankungen, chronische Schmerzen und dadurch ausgelöste Schlafstörungen oder Medikamentennebenwirkungen sein. Die hauptsächlichen (Teil-)Ursachen sind in der Tab. **B-15.1** aufgeführt und seltene Ursachen in Tab. **B-15.2**.

Die genauen Ursachen der **idiopathischen Umweltintoleranz** (IEI: Idiopathic Environmental Intolerances), synonym auch **MCS-Syndrom** (Multiple Chemical Sensitivity), sind noch nicht geklärt.

B-15.1 Ätiologie der Müdigkeit

Mögliche Ursache	Typische Klinik, Besonderheiten	Wegweisende Diagnostik
Psychosoziale Belastungen	Stressgefühl, soziale Risikogruppen	Psychosoziale Anamnese, Symptomtagebuch
Schlafstörungen	Schlafdefizit, u.U. Schnarchen, Schlafapnoe	Eigen-, Fremdanamnese, Polysomnographie
Seelische Störungen	Depressions- oder Angstsymptomatik, psychotische Symptome	Spezielle Anamnese, Ausschluss organischer Ursachen
Somatoforme Störungen	Z. B. Spannungskopfschmerz, Reizdarm, Fibromyalgie, prämenstruelles Syndrom	Schmerzanamnese, neurologische Basisdiagnostik, Symptomscore, evtl. Endoskopie, Schmerzanamnese, Tenderpoints, Symptomtagebuch
Para-/postinfektiös (z. B. Mononukleose)	Fieber, Lokalsymptome	Labor (BSG/CRP, Blutbild, Antikörper)
Medikamentennebenwirkungen	Psychopharmaka, Antihistaminika, Antihypertensiva, Opiate, Parkinsonmittel	Medikamentenanamnese, evtl. Auslassversuch und Reexposition
Ausgeprägte Anämie	Blässe, Blutungen	Labor (Hb, ggf. Ferritin, LDH)
Hypo-, Hyperthyreose	Frieren/Schwitzen, Obstipation/Durchfall, Brady-/Tachykardie	Labor (TSH), ggf. fT4, fT3, Sonographie, Szintigraphie
Diabetes mellitus	Durst, Pollakisurie, Gewichtsabnahme	Labor (Urin-, Blutzucker, HBA$_1$C)
Hepatopathie	Inappetenz, Abgeschlagenheit, Hepatomegalie, Ikterus	Labor (u. a. GPT, Gamma-GT, ggf. Bilirubin, Antikörper, Quick) Sonographie, evtl. Punktion

B-15.1 Ätiologie der Müdigkeit (Fortsetzung)

Mögliche Ursache	Typische Klinik, Besonderheiten	Wegweisende Diagnostik
Malignome	Begleitsymptome (Gewichtsverlust, Warnsymptome), pathologische körperliche Befunde	Körperliche Untersuchung, Blutbild, bildgebende Diagnostik, Histologie
Suchtverhalten	Alkoholabusus, Drogenmissbrauch	Eigen-, Fremdanamnese, CAGE-Fragebogen
Herzinsuffizienz	Dyspnoe, Tachypnoe, Herzrhythmusstörungen, Rasselgeräusche, Ödeme	Risikofaktoren (Hypertonie, KHK, Kardiomyopathie, Vitium), Echokardiographie, Thoraxröntgenbild, evtl. natriuretische Peptide, Herzkatheter
Multiple Sklerose	Schubweise neurologische Störungen	Anamnese, neurolog. Befund, MRT, Liquoranalyse, evozierte Potenziale, McDonald-Kriterien
Morbus Parkinson	Rigor, Tremor, Akinese, Trippelgang, Schriftbildveränderung, „Zahnradphänomen"	Anamnese, Befund, MNR zur Differenzialdiagnostik
Rheumatoide Arthritis, Kollagenosen	Ruheschmerz, Morgensteifigkeit, Gelenkschwellungen	Gezielte Anamnese, Gelenkstatus, Labor (BSG, Blutbild, Rheumafaktoren, Antikörper)
Chronische Niereninsuffizienz	Kopfschmerzen, Übelkeit, Pruritus, Hypertonie, Anämie	Labor (Kreatinin, Harnstoff), Sonographie
Prodrom Herzinfarkt	Angina pectoris, Risikofaktoren	Typische Anamnese, Belastungs-EKG, Stress-Echokardiographie, Koronarangiographie
Postoperativ	Schmerzen, Anämie, Eiweißmangel, Elektrolytstörungen	Anamnese, Labor
Umwelteinflüsse	Exposition gegen Chemikalien (u. a. CO-, Kohlenwasserstoffe), Lärm, gleiche Symptomatik in privater oder beruflicher Gemeinschaft, Dosis-Wirkungs-Beziehungen	Arbeitsplatzanamnese, Auslassversuch, toxikologische Messungen, biologisches Monitoring
Ätiologie unklar - Sick-Building-Syndrom - Multiple Chemical Sensitivity	Arbeitskollegen mitbetroffen, Haut- u. Schleimhautsymptome	Arbeitsplatzanamnese u. -untersuchung, psychosomatische Differenzialdiagnostik, evtl. Toxikologie

B-15.2 Seltene Ursachen der Müdigkeit

Erkrankung	Hinweis	Definitive Diagnose
endokrine Erkrankungen		
Morbus Addison	Hyperpigmentierung von Haut und Schleimhäuten, gastrointestinale Beschwerden, Appetitlosigkeit, Gewichtsverlust, Hypotonie, Hypoglykämie, Hyponatriämie, Hyperkaliämie	Überweisung Endokrinologie, ACTH-Belastung
Conn-Syndrom	Muskelschwäche und Erschöpfungsneigung, Polyurie, Polydipsie, diastolische Hypertonie, keine Ödeme; substitutionsrefraktäre Hypokaliämie, Hypernatriämie, verminderte Konzentrationsfähigkeit der Nieren	Überweisung Endokrinologie
Morbus Cushing	Meist iatrogen! Adipositas, Hypertonie, Osteoporose, Diabetes mellitus, typischer Aspekt, Hautblutungen, Striae, Muskelschwäche, Virilisierung bei Frauen, psychische Veränderungen	Dexamethason-Hemmtest, Überweisung Endokrinologie
Hypopituitarismus	Siehe Morbus Addison (aber ohne Pigmentierungsstörung), Hypothyreose, Gonadotropin-Mangel	Überweisung Endokrinologie
metabolische Erkrankungen		
Meulengracht-Krankheit (Gilbert)	Milder, fluktuierender Ikterus, vermehrt nach Fasten, Anstrengung, Infektionen, Operationen, Alkohol	Indirektes (unkonjugiertes) Bilirubin erhöht, übrige Leberwerte normal
Hyperkalziämie	ZNS, gastrointest. Symptome, Nierensteine, eingeschränkte Nierenfunktion; Ursache bei Erwachsenen meist primärer Hyperparathyreoidismus, Malignom oder iatrogen (Vitamin-D, Ca-Überdosierung)	Serum-Ca, Parathormon
Zöliakie	Familienanamnese, Anämie, Malabsorption	Serologie (endomysiale Antikörper), Dünndarmbiopsie

B-15.2 Seltene Ursachen der Müdigkeit (Fortsetzung)

Erkrankung	Hinweis	Definitive Diagnose
Infektionen		
Tuberkulose	Soziale Umstände, Exposition, Immundefekt (AIDS), konstitutionelle Symptome (Gewichtsverlust, leichtes Fieber, Nachtschweiß), Husten, Hämoptoe bei Lungen-Tbc; Cave: weitere Organe können betroffen sein	Säurefeste Stäbchen im Sputum und Magensaft; Röntgen der Lunge; Überweisung/Einweisung
Toxoplasmose	▪ bei **intaktem Immunsystem**: unspezifische Allgemeinsymptome mit Lymphknotenvergrößerungen (v. a. Hals), mäßigem Fieber ▪ bei **Immundefekt** (AIDS): ZNS-Befall (Meningoenzephalitis, intrazerebrale Raumforderungen)	Serologie
Brucellose	Kontakt mit Tieren (Landwirtschaft, Fleischverarbeitung usw.), oft schleichend, Vielzahl von Beschwerden bei geringen/fehlenden Befunden, Osteomyelitis, Milzabszess, Harnwegs-Genital-Infektionen	Kultur (Ansteckungsgefahr!), Serologie
Malaria	Reise in Endemiegebiete (auch bei med. Prophylaxe), Fieberverläufe	Blutbild, „dicker Tropfen", stationäre Einweisung in internistische Abteilung mit entsprechender Erfahrung
Andere Tropenkrankheiten	Reiseanamnese	Stationäre Einweisung oder Überweisung an Facharzt mit entsprechenden Erfahrungen
AIDS	Virusexposition, opportunistische Infekte	Serologie
Borreliose/Lyme-Krankheit	Oft keine Erinnerung an Zeckenbiss; Erythema migrans, sekundäre Aussaat mit Fieber, Allgemeinbeeinträchtigung, radikuläre Symptomatik, meningeale Reizung; Tertiärstadien	Serologie
Sonstige entzündliche Erkrankungen		
Systemischer Lupus erythematodes	Arthralgien, Myalgien, hirnorganisches Psychosyndrom, Schmetterlingsexanthem, weitere Hautveränderungen, Multiorganbefall (Niere, Perikard, Pleura, ZNS, Blut, Magen-Darm); Entzündungsparameter erhöht	Antinukleäre Antikörper, Überweisung Rheumatologie
Kardiale Erkrankungen		
Endokarditis	Anamnestisch rheumatische Herzerkrankung, kongenitales Vitium, i. v. Drogenabhängigkeit, erhöhte Temperaturen, Hautveränderungen, Milzvergrößerung, Herzgeräusche, Nephritis, Anämie	Überweisung bzw. stationäre Einweisung (Kardiologie)
Neurologische Erkrankungen		
Hirntumor	Zunehmende Kopfschmerzen, Hirndruckzeichen, Verhaltensänderungen (oft eher von Angehörigen bemerkt!), neurologische Ausfälle	Überweisung bzw. stationäre Einweisung (Neurologie)
Parkinson-Krankheit	s. o.	
Multiple Sklerose	s. o.	
Zustand nach Schädel-Hirn-Trauma	Bio-psycho-soziale Sicht erforderlich!	Überweisung (Neurologie)
Psychische Erkrankungen		
Schizophrene Psychose	Wahrnehmungs- u. Denkstörungen, gestörte Kohärenz des Ausdrucks oder des Verhaltens	Überweisung (Psychiatrie)
Demenz	Meist höheres Alter, Merkstörungen, weitere kognitive Störungen	Standardisierte Tests; ggf. Überweisung (Psychiatrie/Neurologie/Geriatrie)
Weitere psychische Störungen	Eine große Zahl sonstiger seelischer Erkrankungen ist ebenso mit Müdigkeit assoziiert, obwohl nur selten als präsentiertes Symptom	

15.3 Abwendbar gefährliche Verläufe

15.3.1 Depression und Angststörungen

Eine Depression liegt bei bis zu 60 % der Patienten vor, die in der Allgemeinarztpraxis auf Nachfrage das Symptom Müdigkeit angeben.

> ▶ **Merke:** Jeder Patient mit Müdigkeit, Abgeschlagenheit, Leistungsknick u. ä. sollte nach seiner **Stimmung** (niedergedrückt, traurig, leer) und nach möglicher **Anhedonie** (kein Interesse und keine Freude mehr an Beschäftigungen des Alltags) befragt werden.

Diese beiden Fragen sind ein hochsensitiver Test, d. h. wenn beide verneint werden, kann eine Depression mit ausreichender Wahrscheinlichkeit ausgeschlossen werden. Wird eine bejaht, sind die Symptome einer Depression systematisch zu erfragen (s. S. 396).
Depressive Störungen sind auch in der hausärztlichen Praxis häufig; allerdings überwiegen leichte und mittlere Ausprägungen, die primär meist anhand somatischer Symptome beklagt werden (z. B. Kopf-, Brust- und Rückenschmerzen, Müdigkeit).
Um eine **Angststörung** zu erfassen, die wiederum häufig mit depressiven Symptomen assoziiert ist, sind die Patienten nach nervlicher Anspannung, Sorgen, Angstattacken (s. S. 396) zu befragen. Untersuchungen in der Bevölkerung und in der Praxis zeigen eine Assoziation von selbst wahrgenommener psychosozialer Belastung (Stress) und Müdigkeit. Obwohl solche Belastungen, die den Betroffenen oft nicht bewusst sind, einen wichtigen ätiologischen Aspekt von in der Praxis präsentierter Müdigkeit bilden, besteht ein Mangel an entsprechenden Forschungsergebnissen.
Müdigkeit ohne signifikante psychische oder somatische Komorbidität ist ein meist nur kurz anhaltender Zustand, der entweder in Wohlbefinden oder eine definierbare psychische Störung übergeht; bei nur einem kleinen Anteil (< 1 % einer Praxisstichprobe) dauerte der Zustand „reiner Müdigkeit" länger als sieben Monate.

15.3.2 Malignome

Haben bei einem Patienten mit dem Symptom Müdigkeit Anamnese und körperlicher Befund keine Hinweise erbracht, sind ernste Erkrankungen als Ursache von Müdigkeit sehr selten. Soweit untersucht, sind sie nicht häufiger als bei anderen – nicht müden – Praxispatienten.

> ▶ **Merke:** Ohne entsprechende Hinweise in Anamnese, Befund und Basislabor ist eine weiterführende Tumordiagnostik nicht gerechtfertigt.

Diese ist praktisch immer unergiebig, niedrige prädiktive Werte führen zu einem hohen Anteil falsch positiver Befunde, wodurch Arzt und Patient verunsichert und gefährdet werden (Somatisierungstendenz!).
Trotz dieser Forschungsergebnisse bleiben für Arzt und Patient **Unsicherheiten** bestehen, da prinzipiell jeder Mensch eine gravierende okkulte Erkrankung in sich tragen kann. Im Rahmen der **Langzeitbetreuung** durch den Hausarzt sind deshalb die Beschwerden z. B. nach einigen Monaten wieder zu thematisieren und **alternative Diagnosen (bio-psycho-sozial)** zu erwägen.
Umgekehrt geht eine große Zahl schwerwiegender Erkrankungen in fortgeschrittenem Stadium mit dem Symptom Müdigkeit einher. In diesem Kontext ist das Symptom ausgesprochen belastend und sowohl für die Familie des Patienten als auch für den Hausarzt eine große Herausforderung.

▶ **Merke:** Die überwiegende Mehrheit von Patienten mit schweren Erkrankungen leidet unter Müdigkeit. Umgekehrt sind jedoch unter Patienten mit dem Präsentier-Symptom Müdigkeit in der hausärztlichen Praxis ernste somatische Erkrankungen extrem selten.

◀ Merke

15.3.3 Häufige Fehler und Trugschlüsse

- **Pathologische Laborwerte werden vorschnell als ausreichende Erklärung akzeptiert.** In einer Studie von über Müdigkeit klagenden Patienten wurden vier Fälle als subklinische Hypothyreosen diagnostiziert. Von diesen konnten drei bis zur Normalisierung des TSH substituiert und nachuntersucht werden; bei ihnen hatte sich die Müdigkeit jedoch nicht gebessert! Es handelte sich also um das zufällige Zusammentreffen von zwei häufigen Zuständen (Müdigkeit und subklinische Hypothyreose).
  Konsequenz: kritische Evaluation von subjektivem Befinden und auffälligen Befunden im Längsverlauf, zurückhaltender Einsatz von Laboruntersuchungen und sonstiger weiterführender Diagnostik.
- **Ärzte schließen zuerst körperliche Ursachen aus und bearbeiten erst danach den psychosozialen Bereich.** Eindeutige somatische Ursachen werden nur bei einem sehr kleinen Anteil müder Patienten gefunden. Ein sich u. U. über Wochen hinziehender organischer Abklärungsprozess kann bis zu seinem Abschluss beim Patienten die Überzeugung fixieren, dass doch eine verborgene körperliche Krankheit als Ursache vorhanden sei. Diese Auffassung ist später nur sehr schwer zu korrigieren.
  Konsequenz: schon beim Erstkontakt ein psychosoziales Verständnis mit dem Patienten erarbeiten; dieses wird selbst im seltenen Fall einer somatischen Erklärung der Müdigkeit ein wichtiges Element der Arzt-Patienten-Beziehung bleiben.
- **Bei bekannten chronischen Erkrankungen wird Müdigkeit vorschnell auf den Krankheitsprozess selbst bezogen.** Tatsächlich sind eine Depression bzw. erschöpfte psychische Kompensationsmöglichkeiten, gestörter Schlaf, Schmerzen, Folgen körperlicher Inaktivität (Dekonditionierung), Therapie-Nebenwirkungen sowie Wechselwirkungen zwischen all diesen Faktoren mindestens genauso bedeutungsvoll; diese Allgemeinfaktoren erfordern gezielte Behandlungs- bzw. Rehabilitationsmaßnahmen.
  Konsequenz: Diese Leitlinie konsequent auch bei Patienten mit bekannten chronischen Erkrankungen anwenden.
- **Vorschnelle Etikettierungen.** Bei unspezifischen Befindensstörungen, die ohne pathologische somatische Befunde oft mit starker Beeinträchtigung einhergehen, ist für Patient und Arzt die Versuchung groß, sich vorschnell auf unzureichend belegte (Pseudo-)Diagnosen zu einigen. Diese Etikettierungen entsprechen z. B. biologischen (Eisenmangel, Hypotonie, Hypoglykämie), umweltmedizinischen (MCS, Amalgambelastung, Allergien), infektiösen (postvirale Syndrome, Candida) u. a. Hypothesen. Ihnen ist gemeinsam, dass die entsprechenden Zusammenhänge wissenschaftlich nicht dokumentiert oder sogar widerlegt, nicht plausibel und/oder im Einzelfall nicht nachgewiesen sind. Allerdings fühlen sich Patienten häufig mit solchen Diagnosen ernst genommen und entlastet. **Problematisch sind diese Etikettierungen, wenn sie einseitig somatisch ausgerichtet sind oder ein notwendiges abwartendes Offenhalten verhindern.** Damit führen sie bei Arzt und Patient oft zu einer eingeengten Perspektive, die sowohl komplexe psychosoziale Faktoren außer Acht lässt und entsprechende Lösungsmöglichkeiten verstellt als auch sich anbahnende abwendbar gefährliche Verläufe vorschnell ausschließt.
- **Scheinassoziationen und sich selbst erfüllende Prophezeiungen.** Eine Scheinassoziation z. B. von niedrigem Eisenspiegel und Müdigkeit kann sich ergeben, wenn Ärzte aufgrund ihrer Ausbildung bei über Müdigkeit klagenden Patienten vermehrt Bestimmungen dieses Laborwerts anfordern; damit wer-

15.3.3 Häufige Fehler und Trugschlüsse

Unkritische Bewertung technischer Befunde, psychosoziale Diagnostik als nachgeordnete Ausschlussdiagnostik, vorschnelle Zuordnung bei organischen Erkrankungen, minimalen Normabweichungen und unbewiesenen Pseudodiagnosen.

Ärzte schließen zuerst körperliche Ursachen aus und bearbeiten erst danach den psychosozialen Bereich.

Bei bekannten chronischen Erkrankungen wird Müdigkeit vorschnell auf den Krankheitsprozess selbst bezogen.

Vorschnelle Etikettierungen. Bei unspezifischen Befindensstörungen, die ohne pathologische somatische Befunde oft mit starker Beeinträchtigung einhergehen, ist für Patient und Arzt die Versuchung groß, sich vorschnell auf unzureichend belegte (Pseudo-)Diagnosen zu einigen. Problematisch sind diese Etikettierungen, wenn sie einseitig somatisch ausgerichtet sind oder ein notwendiges abwartendes Offenhalten verhindern.

Scheinassoziationen und sich selbst erfüllende Prophezeiungen.

den sich die bekannten Patienten mit erniedrigtem Serum-Eisen vermehrt aus dieser Gruppe rekrutieren, obwohl die nichtmüden Patienten genauso häufig einen solchen Befund haben, der jedoch nicht festgestellt wird. Unter den Patienten mit bekanntem Eisenmangel sind die „Müden" vermehrt vertreten, da er bei ihnen eher entdeckt wird, nicht jedoch, weil sie per se einen erniedrigten Spiegel hätten. Durch die unkritische „Erfahrung" wird so die Auffassung, die zu selektiver Diagnostik führt, immer wieder bestätigt.

15.4 Diagnostisches Vorgehen

▶ **Fallbeispiel (Fortsetzung).** Die vertiefende Anamnese ergab bei Frau Y. keine organbezogenen Krankheitshinweise, keinen Gewichtsverlust oder sonstige Warnhinweise für eine ernste organische Erkrankung. Körperliche Untersuchung und Basislabor waren unauffällig. Der bei der ersten Konsultation mitgegebene Müdigkeitsfragebogen zeigte ausgeprägte Hinweise für eine depressive und angstbetonte Stimmungslage. Ein Röntgenbild der Lunge vor 4 Wochen angesichts einer Vorstellung in der Notaufnahme eines Krankenhauses während einer Dienstreise mit gleicher Symptomatik sei unauffällig gewesen. Der diensthabende Arzt habe sie nach einigen Untersuchungen beruhigt: „Sie haben nichts". Aber sie fühle sich doch so matt und müde, irgendetwas müsse doch die Ursache sein!

15.4.1 Basisdiagnostik

Anamnese: Grundlage der Diagnostik ist eine empathische und ausführliche Anamnese mit Schilderung der Symptomatik und des subjektiven Erlebens einschließlich der Vorstellungen des Patienten zu Ätiologie und Behandlung sowie Beeinträchtigung im Alltag, assoziierten Beschwerden, Medikamenten- und Substanzgebrauch, vorausgegangenen Infektionen. Dem Hausarzt bisher nicht bekannte chronische Erkrankungen, die soziale, familiäre und berufliche Situation einschließlich chemischer Umweltbelästigung und Lärmbelästigung sowie ähnliche Symptome im Umfeld sollten erfragt werden.

Zum Screening* einer **Depression** dienen folgende Fragen, bezogen auf die letzten 4 Wochen:
- Haben Sie sich oft niedergeschlagen/schwermütig/hoffnungslos gefühlt?
- Haben Sie wenig Interesse/Freude an Tätigkeiten gehabt?

Wird eine dieser beiden Fragen bejaht, sollte eine Depression mit vertiefter Anamnese ausgeschlossen oder erfasst werden:
- Schlafstörungen,
- veränderter Appetit oder Gewichtszu-/-abnahme,
- negatives Selbstwertgefühl,
- Enttäuschung über sich selbst,
- Versagensängste,
- Konzentrationsschwierigkeiten,
- vermehrter/verminderter Bewegungsdrang,
- Gedanke an Tod oder Selbstmord.

Das Ergebnis ist bei mindestens 5 Ja-Antworten einschließlich der Eingangsfragen als positiv zu bewerten.

Zum Screening* von **Angststörung** sind bezogen auf die letzten 4 Wochen folgende Punkte von Bedeutung:
- Nervliche Anspannung,
- Ängstlichkeit,
- Gefühl, aus dem seelischen Gleichgewicht zu sein,
- Sorgen über vielerlei Dinge,
- Angstattacke(n).
- Somatisierung: hohe Zahl vorausgegangener Arztkontakte, bereits früher variable Beschwerden mit weitgehend unergiebiger Diagnostik.

---

* Ein generelles Screening beschwerdefreier Patienten wird nicht empfohlen!

Diagnostik einer Schlafapnoe: Schnarchen oder Einschlafen am Steuer.
Bei primär unklarer oder unübersichtlicher Situation, die unter diesem Beratungsanlass häufig ist, kann zusätzlich ein Anamnese-Fragebogen eingesetzt werden (siehe Leitlinien-Set). Der Anamnese-Fragebogen sollte dem Patienten mit der Bitte mitgegeben werden, ihn ausgefüllt zu der vereinbarten Folgekonsultation mitzubringen.

Körperliche Untersuchung: Abhängig von Auffälligkeiten in der Anamnese ist im Zweifelsfall ein **Ganzkörperstatus** mit besonderer Berücksichtigung von Schleimhäuten (Verfärbung, blass, trocken), Lymphregionen, Herz und Atemwegen, Abdomen, Muskelkraft, -tonus und Eigenreflexen erforderlich.

Zusatzuntersuchungen: In Abhängigkeit von der Anamnese und der körperlichen Untersuchung können bei Auffälligkeiten folgende Laborparameter entsprechend einer Verdachtsdiagnose von Bedeutung sein:
- Blutglukose,
- Blutbild,
- Blutsenkung (alternativ CRP),
- Gamma-GT (als empfindlichster Parameter der Leber),
- TSH.

15.4.2 Weiterführende Diagnostik/ Schnittstellenproblematik

Über das genannte Basisprogramm hinausgehende Untersuchungen, insbesondere spezielle Labortests und bildgebende Verfahren sind nur selten indiziert und zielführend. Immer ist hierbei auch das Problem der somatischen Fixierung und falsch positiver Befunde bei niedriger A-priori-Wahrscheinlichkeit entsprechender behandelbarer Erkrankungen zu beachten. Stattdessen ist oft eine strukturierte **Verlaufsbeobachtung** angezeigt. Vorschnelle Etikettierungen können leicht den Blick für die zugrunde liegende Störung verschließen. Auch bei bekannten organischen Vorerkrankungen führen häufig psychische Faktoren zur Müdigkeitssymptomatik oder verschlechtern diese; andererseits kann eine depressive Verstimmung Folge einer verschlechterten Organfunktion sein.

15.5 Therapieoptionen

15.5.1 Medikamentöse Therapie

Bei einer definierten Grunderkrankung ist diese zunächst zu therapieren und die Entwicklung des Symptoms Müdigkeit abzuwarten. Ansonsten ist gegen Müdigkeit bisher „kein Kraut gewachsen".

15.5.2 Allgemeinmaßnahmen

Dennoch stehen in Abhängigkeit von der Ätiologie, dem Ausmaß der Beschwerden, der funktionellen Beeinträchtigung, den assoziierten Gefühlen, den Vorstellungen und Erwartungen des Patienten und seinen individuellen Ressourcen weitere strukturierte Behandlungsoptionen zur Wahl. Diese Maßnahmen haben sich im Rahmen eines bio-psycho-sozialen Gesamtkonzeptes auch zur Symptombewältigung bei Müdigkeit als Begleitproblem einer bekannten chronischen Erkrankung bewährt:
- Vielfach wünscht ein Patient lediglich eine **aufklärende Beratung** über Befunde, den Ausschluss ernsthafter Erkrankungen bzw. eine benigne Prognose.

Diagnostik einer Schlafapnoe: Schnarchen, Sekundenschlaf am Steuer, speziellen Anamnesefragebogen der DEGAM zur Müdigkeit einsetzen.

Bei der **körperlichen Untersuchung** sind besonders zu beachten: Haut, Schleimhäute, Lymphknoten, Thorax, Abdomen, Muskulatur.

Zusatzuntersuchungen: Basislabor: Blutzucker, Blutbild, BSG/CRP, Gamma-GT, TSH.

15.4.2 Weiterführende Diagnostik/ Schnittstellenproblematik

Weiterführende Diagnostik mit speziellen Labortests und bildgebenden Verfahren nur bei gezieltem Verdacht.

15.5 Therapieoptionen

15.5.1 Medikamentöse Therapie

Grundkrankheit behandeln, sofern möglich.

15.5.2 Allgemeinmaßnahmen

- aufklärende Beratung

B Häufige Behandlungsanlässe

- evtl. Symptom-Tagebuch
- „Ernstnehmen" der individuellen Vorstellungen des Patienten
- Gesprächstherapie

- Empfehlung zur Erlernung von Entspannungstechniken (autogenes Training, progressive Muskelrelaxation)
- Vermeidung von Über-, aber auch Unterforderung („Dekonditionierungsspirale")
- Beachtung der Schlafhygiene
- strukturierte Terminvergabe in der Langzeitbetreuung

Müdigkeit als Symptom einer Be-/Überlastung

Analyse von Be- und Überlastungen, die zur Müdigkeit führen können.

Müdigkeit als Symptom einer Dekonditionierung

Ausgelöst durch einen Infekt, eine Erkrankung, eine Lebenskrise oder zeitweilig starke psychosoziale Belastung, ziehen sich Menschen häufig aus gewohnten Aktivitäten zurück. **Aktivierende Maß-**

- Bei längerfristiger Betreuung hat sich eine **strukturierte Terminvergabe** bewährt: einer Aggravation, um weitere Kontaktangebote zu erhalten, kann so wirksam vorgebeugt werden.
- Wenn es dem Arzt gelingt, seine **Offenheit für ein breites Spektrum biologischer, psychischer und sozialer Krankheitsaspekte** zu **bewahren**, ist bereits eine gute Voraussetzung für die erfolgreiche Bearbeitung der Beschwerden im Rahmen des familiären und weiteren sozialen Kontextes gegeben. Dem Patienten bietet sich so eine Möglichkeit, seine Introspektionsfähigkeit zu erhöhen.
- Als Einstieg in ein Gespräch über die Bedeutung biologischer, seelischer und sozialer Faktoren kann ein **Symptom-Tagebuch** hilfreich sein.
- Es ist wichtig, **Patienten** mit ihrem Anliegen und den dahinter stehenden Sorgen und Befürchtungen **ernst zu nehmen**, gerade auch bei „negativ" verlaufener somatischer Diagnostik. Dazu gehört auch, individuelle Vorstellungen und Erwartungen im Kontext des Symptoms zu erfragen (subjektive Krankheitstheorie), gegensätzliche Auffassungen zu respektieren und den Patienten nicht dadurch zu kränken, dass „seine" Diagnose CFS (Multiple-Chemical-Sensitivity-Syndrom), Amalgam-Belastung usw. vorschnell abgetan wird.
- Nur wenn bestimmte Auffassungen zu schädlichen Verhaltensweisen führen (Inaktivität, soziale Isolation, Doktor-Hopping, High-utilizer-Karriere), ist ein frühzeitiges ärztliches Gegensteuern erforderlich.
- Im Einzelfall mag ein Patient nur dann zu Kontrollbesuchen bereit sein, wenn diese der Abklärung somatischer Erkrankungen dienen. Dieser „Beziehungsvorteil" somatischer Diagnostik muss jedoch kritisch gegenüber den Nachteilen – vor allem der Verstärkung somatischer Fixierung – abgewogen werden.
- Mit dem Erlernen der **Entspannungstechniken** wie autogenes Training oder progressive Muskelrelaxation bietet sich die Möglichkeit, auch in Stress- und Belastungszeiten kurzfristig den nötigen Abstand vom Alltag zu finden, sich regelmäßig körperlich und seelisch zu entspannen, um wieder Kraft zu schöpfen und Krisen besser zu durchstehen. Im Kontext des Symptoms Müdigkeit können diese Verfahren der Symptomreduzierung und besseren Körperwahrnehmung dienen.
- Im Rahmen der psychosomatischen Grundversorgung regelmäßig durchgeführte hausärztliche Gespräche sollen zur Verbesserung von Introspektionsfähigkeit und psychosomatischem Verständnis beitragen. Dabei sollte die Frage nach emotionalen Belastungen beim erstmaligen Auftreten des Symptoms erörtert werden.

Abhängig von möglichen auslösenden Faktoren haben sich folgende weitere Schritte auf dem Weg einer langfristigen Verhaltensänderung bewährt.

Müdigkeit als Symptom einer Be-/Überlastung

- Überforderung erkennen,
- Akzeptieren von Grenzen der eigenen Belastbarkeit,
- besserer Realitätsbezug im Umgang mit Belastungen,
- Motivation, kürzer zu treten,
- überschaubare, den eigenen Möglichkeiten entsprechende Teilziele aufstellen,
- Gleichgewicht von Arbeit und Entspannung beachten,
- Belohnung für erfolgreich erledigte Aufgaben,
- Persönlichen Aufgabenkatalog regelmäßig auf weitere Notwendigkeit überprüfen.

Müdigkeit als Symptom einer Dekonditionierung

Ausgelöst durch einen Infekt, eine Erkrankung, eine Lebenskrise oder zeitweilig starke psychosoziale Belastung ziehen sich Menschen häufig aus gewohnten Aktivitäten zurück. Sie haben keinen Spaß mehr an ihren bisherigen Gewohnheiten und Tätigkeiten. Liebgewordene alltägliche Verrichtungen werden als mühselig empfunden und im Zuge eines negativen Trainingseffektes immer mehr zur Last. **Aktivierende Maßnahmen** haben bei körperlichen wie auch psychischen Ursachen von Müdigkeit vor allem **das Ziel, diesen Teufelskreis von Inaktivität**, deren körperlichen Folgen (Dekonditionierung) und wiederum verstärkter Müdigkeit **zu stoppen**.

In Zusammenarbeit mit dem Patienten sollten im Sinne verhaltenstherapeutischer Maßnahmen realistische **Aktivitätsziele** gesetzt und die Lebensweise entsprechend darauf eingerichtet werden:
- Aufklärung über den Zusammenhang von Müdigkeit, Unterforderung und Dekonditionierung (müder Teufelskreis),
- Bearbeitung subjektiver Vorstellungen, die einer Aktivierung entgegenstehen könnten,
- Motivation und Hilfestellung bei der schrittweisen Verhaltensänderung: Überdenken des eigenen Tagesablaufes und des individuellen Leistungsvermögens,
- Rückgewinnung von Aktivität im eigenen Leben, erneute Erfahrung von Selbstwirksamkeit,
- positive Konnotation bei Erfolgen, stützende Begleitung bei Misserfolgen.

Müdigkeit als Folge ungenügender Schlafqualität

Auf der Grundlage eines **Schlaftagebuches** sollten weitere Beratungsgespräche erfolgen:
- Erforschung möglicher Ursachen einer Schlafstörung,
- Maßnahmen zur besseren Schlafhygiene.

15.6 Prognose, Nachsorge

Nach einem halben Jahr geben noch ca. 60 % der Patienten an, unter Müdigkeit zu leiden. Ärztliche Hilfe suchen jedoch nach dieser Zeit nur noch etwa 4 % der Patienten, d. h. zwischen Befinden und Aufsuchen des Arztes besteht ein deutlicher Unterschied.

Prognostisch ungünstig sind:
- höheres Alter,
- bekannte psychische oder chronische somatische Erkrankungen,
- Fixierung des Patienten auf eine somatische Störung trotz negativer Ausschlussdiagnostik.

Die Wichtigkeit einer **suffizienten Diagnostik und Therapie** unterstreichen auch folgende prognostische Befunde:
- eine deutlich erhöhte Rate – besonders schwerer – Verkehrsunfälle ist mit dem Symptom Müdigkeit verbunden,
- das Schlafapnoe-Syndrom geht mit einem erhöhten Risiko von kardiovaskulären Ereignissen einher.

Besteht der Verdacht auf eine berufsbedingte Verursachung der Müdigkeit durch chemische Noxen oder Lärm, so ist eine Meldung bei der zuständigen Berufsgenossenschaft angezeigt.

▶ **Fallbeispiel (Fortsetzung).** Nachdem eine Depression als Ursache der Müdigkeit erkannt wurde, erfolgt eine antidepressive Therapie und die Beratung der Patientin zur Alltagsgestaltung. Unter der Therapie bessert sich die Symptomatik allmählich. Für die ersten zwei Wochen wird die Patientin krankgeschrieben, um einer weiteren Überforderung mit Versagenserfahrungen vorzubeugen. Begleitende Gespräche helfen bei der besseren Balance zwischen Arbeit und Freizeit; regelmäßige Laborkontrollen zur frühzeitigen Erkennung eventueller Nebenwirkungen der medikamentösen Therapie sind erfreulicherweise negativ. Frau Y. kann nach vier Wochen wieder mit Schwung ihrer Arbeit nachgehen, erkennt aber jetzt besser ihre eigenen Grenzen und weiß im Rückblick der depressiven Lebensphase sogar positive Seiten abzugewinnen.

Weiterführende Literatur zu diesem Kapitel finden Sie unter www.thieme.de/specials/dr-allgemeinmedizin/

16 Hautausschlag

Thomas Fischer, Stephan Bartels

Fallbeispiel

▶ **Fallbeispiel – Teil 1.** Eine 23-jährige Zahnarzthelferin stellt sich im August in der Praxis vor, weil in der Nacht zuvor ein Ausschlag an beiden Händen aufgetreten sei. Dabei zeigt sie ihre Handflächen vor, die mit ca. 1 mm großen Bläschen übersät sind, teils wasserklar, teils eingetrübt und in der Umgebung gerötet. Der Juckreiz, der in der Nacht eingesetzt habe, würde sie verrückt machen. Beim Kratzen seien schon einige Bläschen geplatzt, dort sei der Juckreiz jetzt geringer. Aus der Anamnese ist zunächst nicht viel zu erfahren. Sie habe alles so gemacht wie immer, nichts Neues gegessen, keine neuen Kosmetika oder Berufsstoffe verwendet, keine Medikamente eingenommen. Lediglich gegen den anfänglichen Juckreiz habe sie in der Notapotheke ein juckreizstillendes Gel erstanden, was aber auch nicht viel geholfen habe. Außer, dass sie auch ein leichtes Augenjucken wegen einer bekannten Gräserpollenallergie habe, ginge es ihr gut. Eine trockene Haut habe sie schon immer. Ihr Bruder leide immer wieder an einem Beugenekzem.

16.1 Grundlagen

Hautprobleme haben mit etwa 5–10% einen hohen Anteil an hausärztlichen Konsultationen. Jeder Arzt sollte daher in der Lage sein, die wichtigsten Hautkrankheiten zu erkennen und zu behandeln. Da die Haut einer Untersuchung leicht zugänglich ist und die Mehrzahl dermatologischer Diagnosen mittels Beobachtung und präziser Anamnese gestellt werden kann, gehört dieser Problembereich durchaus zur hausärztlichen Aufgabe.

In Gesprächen mit Kollegen, u. a. im Rahmen der Weiterbildung zum Facharzt Allgemeinmedizin, ist uns jedoch bewusst geworden, dass der Umgang mit dermatologischen Krankheitsbildern vielen Kollegen Schwierigkeiten bereitet und sie eher verleitet, rasch an den Spezialisten zu überweisen. Die Komplexität der Nomenklatur, welche die Dermatologen im Lauf der Zeit entwickelt haben, mag zu dieser Vermeidungshaltung beigetragen haben. Wir werden daher ein vereinfachtes diagnostisches Vorgehen darstellen, das im Wesentlichen auf R. Marks (1982) zurückgeht, um dem Leser eine Orientierungshilfe zu geben. Zur Terminologie von Hautveränderungen verweisen wir auf die üblichen Dermatologielehrbücher.

Dermatologische Krankheiten lassen sich in 7 Kategorien zusammenfassen (Tab. **B-16.1**). Beschwerden, die nicht in eine dieser Kategorien fallen, sind entweder seltene Erkrankungen oder ungewöhnliche Verlaufs-

B-16.1	Kategorien häufiger dermatologischer Erkrankungen		
1. Infektionen	Bakteriell	Impetigo contagiosa	
	Viral	• Warzen • Herpes simplex, Herpes zoster • Virus-Exantheme	
	Mykotisch	• Tinea (corporis, pedum etc.) • Kandidose	
2. Acne vulgaris			
3. Psoriasis vulgaris			
4. Atopische Dermatitis (Ekzem)			
5. Urtikaria akut und chronisch			
6. Durch Sonnenlicht bedingte Hauttumoren		• Aktinische (solare) Keratosen • Basaliome	
7. Medikamenteninduzierte Exantheme			

16.2 Anamnese

Die 3 wesentlichen Fragen sind:
1. Wo ist der Ausschlag und wo hat er begonnen?
2. Wie lange besteht der Ausschlag bereits? Die Dauer kann in 3 Kategorien unterteilt werden (Tab. **B-16.2**).
3. Juckt der Ausschlag? Wenn ja, ist der Juckreiz geringfügig, (mittel-)mäßig, stark?

Die Unterteilung in **Schweregrade** kann wertvolle diagnostische Hinweise geben (Tab. **B-16.3**). Eine **Orientierungshilfe** bei der Schwereeinteilung kann z. B. sein:

16.2 Anamnese

Wichtige Fragen sind:
1. Wo ist der Ausschlag und wo hat er begonnen?
2. Wie lange besteht der Ausschlag bereits? Die Dauer kann in 3 Kategorien unterteilt werden (Tab. **B-16.2**).
3. Juckt der Ausschlag? Wenn dem so ist, ist der Juckreiz geringfügig, (mittel-)mäßig, stark?

Die Unterteilung in **Schweregrade** gibt wichtige Hinweise, siehe Tab. **B-16.3**.

B-16.2 Wie lange besteht der Hautausschlag bereits?

Akut (Stunden bis Tage)	• Urtikaria • Atopische Dermatitis • Allergische Kontaktdermatitis • Insektenstiche • Medikamenteninduzierte Ausschläge • Viral bedingte Exantheme (vor allem Herpes-Infektionen)
Subakut (Tage bis Wochen)	• Atopische Dermatitis • Impetigo • Skabies, Pedikulosis • Medikamenteninduzierte Ausschläge • Pityriasis rosea • Psoriasis vulgaris • Tinea corporis/pedum • Candida
Chronisch (Wochen bis Monate)	• Psoriasis vulgaris • Atopische Dermatitis • Tinea corporis/pedum • Warzen • Tumoren • Hautinfiltrationen (z. B. Granulome, Xanthome)

B-16.3 Juckt der Hautausschlag?

Stark	• Urtikaria • Atopische Dermatitis • Skabies (Krätze), Pedikulosis (Läuse) • Insektenstiche • Windpocken • Dermatitis herpetiformis
(Mittel-)mäßig	• Tinea corporis/pedum • Psoriasis vulgaris • Medikamenteninduzierte Ausschläge • Pityriasis rosea • Candida • Lichen simplex
Geringfügig	• Warzen • Tinea corporis • Impetigo contagiosa • Psoriasis vulgaris • Tumoren • Virale Exantheme • Seborrhoische Dermatitis

- ein **starker Juckreiz** stört den Nachtschlaf und führt zu Kratzexkoriationen,
- ein **schwacher Juckreiz** fällt dem Patienten nur gelegentlich auf und wird bei Ablenkung nicht wahrgenommen.

Einschränkend sei darauf verwiesen, dass die Wahrnehmung von Juckreiz individuell sehr unterschiedlich sein kann (so jucken Krankheiten wie Tinea oder Psoriasis manchmal stark, manchmal gar nicht).

Drei **weitere Fragen** sind zu berücksichtigen:
1. Könnte dies ein medikamentenbedingter Hautausschlag sein?
2. Hat sich der Hautausschlag durch eine Behandlung verändert?
3. Haben Kontaktpersonen einen ähnlichen Hautausschlag?

Ergänzende Fragen an den Patienten können sein:
- Tragen Sie neue Kleidungsstücke?
- Haben Sie Körperkontakt zu neuen Substanzen (z. B. neues Waschmittel, neue Seife, neues Deo, etc.)?
- Hatten Sie bereits früher Beschwerden mit der Haut (Ekzeme, Allergien)?
- Sind in Ihrer Familie Hautprobleme bekannt?

16.3 Körperliche Untersuchung

▶ **Merke:** Die Untersuchung der Haut sollte in gutem, möglichst natürlichem Licht erfolgen.

Überzeugen Sie sich, dass gerade bei Patientinnen das Make-up entfernt ist. Zwei wesentliche Stufen der Untersuchung sind:
- Die Bewertung der Einzeleffloreszenz,
- Beurteilung der Verteilung der Effloreszenzen.

16.3.1 Bewertung der Einzeleffloreszenz

Das wichtigste **differenzialdiagnostische Kriterium** ist die Unterscheidung, ob die Effloreszenz **nur die** Dermis oder auch die Epidermis betrifft (Tab. **B-16.4**).

▶ **Merke:** Ist die Epidermis betroffen, können Sie eine Schuppung, Krustenbildung, Verhornung, Blasenbildung oder eine Kombination hiervon beobachten.

Keine Läsion befällt ausschließlich die Epidermis, ohne dass die Dermis mitbetroffen ist.

Andere **wichtige Charakteristika** individueller Effloreszenzen sind die **Farbe, die Form und die Größe**. Weiterhin ist es wichtig einen **Tasteindruck** der Haut zu erhalten (hart oder weich? trocken oder feucht?).

  B-16.4 Lokalisierung der Läsionen

Epidermal	- Atopische Dermatitis - Psoriasis vulgaris - Tinea corporis/pedum - Pityriasis rosea - Impetigo contagiosa - Herpes - Warzen - Tumoren - Skabies
Dermal	- Urtikaria - Medikamenteninduzierte Ausschläge - virale Exantheme

16.3.2 Verteilung der Effloreszenzen

Sie müssen entscheiden, ob es sich um **lokalisierte oder** um **verstreute/ausgedehnte Läsionen** handelt (Tab. **B-16.5**). Wenn es sich um ausgedehnte Veränderungen handelt, sind diese **zentral** oder **peripher betont** (oder beides)? Für die Diagnose kann es sehr hilfreich sein, wenn die Läsionen in einem **spezifischen Areal** der Haut auftreten (Abb. **B-16.2** und Abb. **B-16.3**). Vermeiden Sie dabei reflexartige Diagnosen („alles am Fuß ist Tinea", „betroffene Beugen bedeutet atopische Dermatitis").

16.3.2 Verteilung der Effloreszenzen

Entscheidung: Handelt es sich um **lokalisierte oder** um **verstreute/ausgedehnte Läsionen** (Tab. **B-16.5**)?
Ist die Verteilung **zentral** oder **peripher** bzw. sind **spezifische Areale** betroffen?

B-16.5 Verteilung der Läsionen

Ausgedehnt	• Atopische Dermatitis • Psoriasis vulgaris • Skabies • Medikamenteninduzierte Ausschläge • Urtikaria
Zentral betont (stammbetont)	• Tinea versicolor • Pityriasis rosea • Virale Exantheme
Peripher	• Atopische Dermatitis • Herpes zoster • Tinea corporis/pedum • Psoriasis vulgaris • Warzen • Insektenstiche

B-16.1 Dyshidrosiformes Handekzem

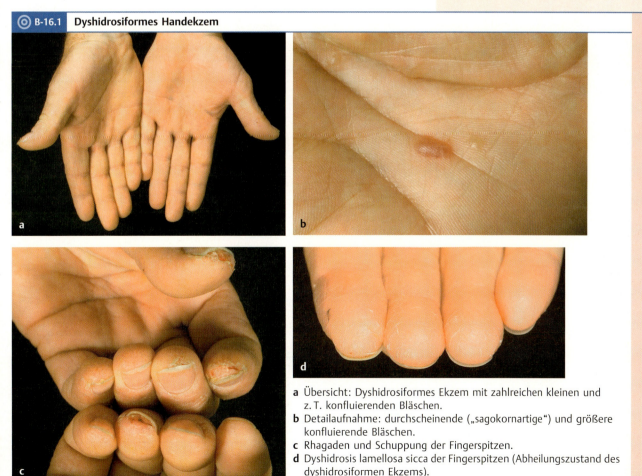

a Übersicht: Dyshidrosiformes Ekzem mit zahlreichen kleinen und z. T. konfluierenden Bläschen.
b Detailaufnahme: durchscheinende („sagokornartige") und größere konfluierende Bläschen.
c Rhagaden und Schuppung der Fingerspitzen.
d Dyshidrosis lamellosa sicca der Fingerspitzen (Abheilungszustand des dyshidrosiformen Ekzems).

B-16.2 Typische regionale Verteilung verschiedener Hauterkrankungen (nach Murtagh)

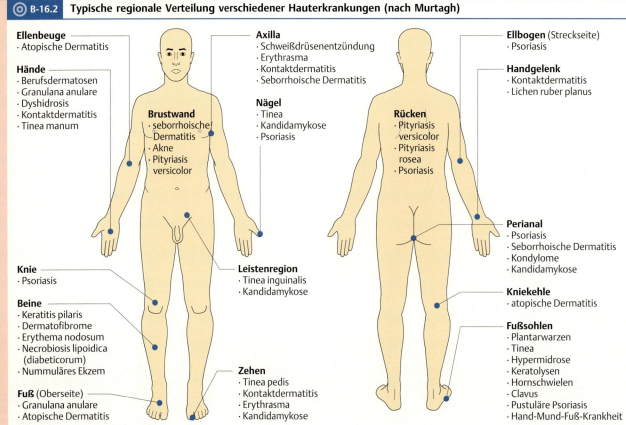

Ellenbeuge
· Atopische Dermatitis

Hände
· Berufsdermatosen
· Granulana anulare
· Dyshidrosis
· Kontaktdermatitis
· Tinea manum

Knie
· Psoriasis

Beine
· Keratitis pilaris
· Dermatofibrome
· Erythema nodosum
· Necrobiosis lipoidica (diabeticorum)
· Nummuläres Ekzem

Fuß (Oberseite)
· Granulana anulare
· Atopische Dermatitis

Axilla
· Schweißdrüsenentzündung
· Erythrasma
· Kontaktdermatitis
· Seborrhoische Dermatitis

Nägel
· Tinea
· Kandidamykose
· Psoriasis

Brustwand
· seborrhoische Dermatitis
· Akne
· Pityriasis versicolor

Leistenregion
· Tinea inguinalis
· Kandidamykose

Zehen
· Tinea pedis
· Kontaktdermatitis
· Erythrasma
· Kandidamykose

Ellbogen (Streckseite)
· Psoriasis

Handgelenk
· Kontaktdermatitis
· Lichen ruber planus

Rücken
· Pityriasis versicolor
· Pityriasis rosea
· Psoriasis

Perianal
· Psoriasis
· Seborrhoische Dermatitis
· Kondylome
· Kandidamykose

Kniekehle
· atopische Dermatitis

Fußsohlen
· Plantarwarzen
· Tinea
· Hypermidrose
· Keratolysen
· Hornschwielen
· Clavus
· Pustuläre Psoriasis
· Hand-Mund-Fuß-Krankheit

B-16.3 Typische Lokalisationen von Hauterkrankungen im Gesichtsbereich (nach Murtagh)

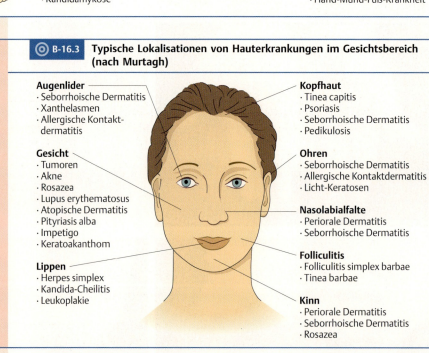

Augenlider
· Seborrhoische Dermatitis
· Xanthelasmen
· Allergische Kontaktdermatitis

Gesicht
· Tumoren
· Akne
· Rosazea
· Lupus erythematosus
· Atopische Dermatitis
· Pityriasis alba
· Impetigo
· Keratoakanthom

Lippen
· Herpes simplex
· Kandida-Cheilitis
· Leukoplakie

Kopfhaut
· Tinea capitis
· Psoriasis
· Seborrhoische Dermatitis
· Pedikulosis

Ohren
· Seborrhoische Dermatitis
· Allergische Kontaktdermatitis
· Licht-Keratosen

Nasolabialfalte
· Periorale Dermatitis
· Seborrhoische Dermatitis

Folliculitis
· Folliculitis simplex barbae
· Tinea barbae

Kinn
· Periorale Dermatitis
· Seborrhoische Dermatitis
· Rosazea

▶ **Fallbeispiel**

▶ **Fallbeispiel (Teil 2).** Am Fallbeispiel der Zahnarzthelferin wollen wir anhand des Vorgehens nach R. Marks die Anamnesefragen durchgehen. Sie werden sehen, dass manchmal geradezu detektivischer Spürsinn erforderlich ist, um die Diagnose einzugrenzen.

Wo ist der Ausschlag und wo hat er begonnen?
Der Ausschlag beschränkt sich auf die Fingerseitenkanten und die Handflächen. Somit ist z. B. eine Kontaktallergie gegen Latexhandschuh-, Seifen- oder Desinfektionsmittelbestandteile eher unwahrscheinlich; anderenfalls wären die Handrücken auch betroffen.

Wie lange besteht der Ausschlag bereits?
Die Hautveränderungen bestehen seit ca. 15 Stunden. Somit kann es sich nicht um eine chronische Erkrankung handeln. Allerdings kann auch eine Disposition zu einer Hautkrankheit bestehen, die bisher klinisch nicht in Erscheinung getreten ist.

Juckt der Ausschlag?
Der Juckreiz ist nach Angaben der Patientin sehr stark. Immerhin kann sie ihn von einem geringen Jucken der Lider unterscheiden.

Könnte dies ein medikamentenbedingter Hautausschlag sein?
Da die Patientin angibt, keine Medikamente einzunehmen oder auf die Haut aufzutragen, ist diese Frage eher mit „nein" zu beantworten.

Hat sich der Hautausschlag durch die Behandlung verändert?
Durch die Anwendung des Gels hat sich kaum eine Verbesserung der Symptome ergeben. Es wird sich um ein Antihistaminikum in einer kühlenden Gel-Zubereitung gehandelt haben. Allerdings ließ der Juckreiz nach Aufkratzen einzelner Bläschen an den betroffenen Stellen nach.

Haben Kontaktpersonen einen ähnlichen Hautausschlag?
Nein, weder Arbeitskolleginnen noch der Freund der Patientin haben ähnliche Hautveränderungen. Eine Ansteckung scheint somit eher unwahrscheinlich.

Haben Sie Körperkontakt zu neuen Substanzen (z. B. neues Waschmittel, neue Seife, neues Deo, neue Berufsstoffe o. ä.)?
Diese Frage ist schon vorher mit „nein" beantwortet worden.

Hatten Sie bereits Beschwerden mit der Haut (Ekzeme, Allergien)?
Zum Zeitpunkt des Auftretens der Hautveränderungen besteht eine Rhinokonjunktivitis bei Sensibilisierung gegen Gräserpollen.

Sind in Ihrer Familie Hautprobleme bekannt?
Der Bruder hat eine atopische Disposition und immer mal wieder ein Beugenekzem.

▶ **Fallbeispiel (Zusammenfassung, Diagnose).** Die Patientin leidet an einem dyshidrosiformen oder dyshidrotischen Handekzem. Diese Erkrankung tritt bei Personen mit atopischer Disposition (allergische Rhinokonjunktivitis, Bruder mit Neurodermitis) auf. Der Verlauf mit den schnell aufschießenden Bläschen und dem ausgeprägten Juckreiz in feuchtwarmem Klima (August, Okklusion durch Latexhandschuhe) ist ebenfalls typisch.
Auf die Therapie werden wir nach dem nächsten Abschnitt eingehen.

16.4 Grundlagen der Therapie

16.4.1 Terminologie topischer Zubereitungen

Folgende **Zubereitungsformen** zur äußerlichen Anwendung sind zu unterscheiden:
- **Basiscremes** oder **-salben** sind Mixturen aus Wasser, Fetten und Puderbestandteilen. Die relative Zusammensetzung bestimmt die Streichfähigkeit der Basiscreme.
- Eine **Salbe** ist eine wasserfreie, streichfähige Basis auf mineralischer (Vaseline), tierischer (Wollfette) oder synthetischer Grundlage.
- Eine **Creme** ist eine streichfähige Emulsion, bestehend aus Fett/Öl und Wasser, entweder als lipophile (mehr Öl) oder hydrophile Creme (mehr Wasser). Gut anwendbar bei trockener Haut, gute Tiefenwirkung.
- **Gele** sind fettfreie Basen, also Sonderformen von Cremes.

- Eine **Paste** ist eine Suspension von Feststoffen (Puder) und Öl, zieht nicht ein und wird daher zum **Schutz der Haut** vor äußeren Reizen eingesetzt, z. B. bei der Ulcus-cruris-Therapie.
- Eine **Schüttelmixtur (Lotion)** ist eine Suspension aus Feststoffen (Puder) in Wasser; weist nur geringe Tiefenwirkung auf, wirkt kühlend und austrocknend und wird daher bei **akuten entzündlichen Prozessen** eingesetzt. **Moderne Lotionen** nutzen **emulgierende Substanzen,** um das sonst notwendige Schütteln vor Gebrauch zu vermeiden.
- **Adstringenzien** sind topische Substanzen, welche die Sekretion von Haut und Gewebe reduzieren, z. B. Aluminiumacetat (beruhigend und juckreizlindernd). Sie sind in Wasser und/oder Alkohol gelöst (Cave: Brennen auf verletzter Haut!).
- **Keratolytika** sind Substanzen, die Keratin, also **starke Verhornungen auflösen**, z. B. Harnstoff (Urea) 5–10%, Salizylsäure 4–10%. In geringer Konzentration und geeigneter Grundlage gut bei trockener Haut geeignet. Zur Ablösung von z. B. mykotisch befallenen Nägeln eignen sich hohe Konzentrationen (40%).
- **Antipruriginosa** sind juckreizlindernde Substanzen, z. B. Lokalanästhetika wie Polidocanol oder Antihistaminika. Auch Menthol (0,25%) und Kampfer (1–2%) haben eine juckreizlindernde Wirkung.

16.4.2 Regeln zum Verschreiben von Cremes und Salben

Im Durchschnitt werden **30 g Creme** benötigt, um den **gesamten Körper eines Erwachsenen** zu bedecken. Obwohl Salben eine festere Konsistenz haben, wird sogar etwas weniger benötigt, da sie langsamer in die Haut einziehen. **Pasten** werden eher dicker aufgetragen, so dass die 3–4fache Menge benötigt wird.

▶ **Merke:** Die sog. Neuner-Regel, die zur Abschätzung der Ausdehnungsfläche von Verbrennungen verwendet wird, eignet sich auch, um den Bedarf an topischen Präparaten zu kalkulieren: So werden 3 g Creme benötigt, wenn 9% der Körperoberfläche betroffen ist. 9 g reichen für die 3-mal tägliche Anwendung und somit reicht eine 50-g-Tube für 5–6 Tage.

Allgemeine Hilfestellungen zur Therapie können sein:
- **Cremes** und **Salben** sollten nur **dünn aufgetragen** werden,
- **Salben** reduzieren die Austrocknung,
- Cremes oder Salben sollten bei akuten Hautausschlägen eingesetzt werden,
- **Salben** eignen sich für chronische, schuppende Ausschläge,
- **fettige Haut** sollte eher mit fettfreien oder fettarmen Basen (Ö/W-Emulsionen) oder Schüttelmixturen behandelt werden,
- **trockene Haut** verträgt fetthaltigere Basen (W/Ö-Emulsionen) oder harnstoffhaltige Präparationen,
- **nässende Hautausschläge** sollten feucht behandelt werden (Wasser oder NaCl-Umschläge, feucht auf feucht).

Zur Therapie mit **Kortikosteroiden** gelten folgende orientierende Regeln:
- Es gibt für die topischen Steroide eine Einteilung in Stärkeklassen bzw. einen therapeutischen Index (TIX), die eine Orientierung geben.
- Klasse-I- (z. B. Hydrokortison 1%) und Klasse-II-Präparationen (z. B. Betamethason 0,02–0,05%) sind für die meisten Probleme ausreichend.
- Die Grundlage wird anhand der Hautbeschaffenheit gewählt.
- Die geringste wirksame Präparation sollte für chronische Hautausschläge eingesetzt werden, aber potente Steroide für akute Veränderungen.
- Auch sog. nichtatrophisierende Steroide sollten nicht unkritisch über längere Zeit eingesetzt werden.
- Manche Dermatosen werden von Steroiden nicht verbessert, manche sogar verschlechtert. Der unkritische Einsatz von Steroiden könnte eine spätere Diagnostik verschleiern. Also sollte die Diagnose vor dem Einsatz von Steroiden feststehen.

16.4.2 Regeln zum Verschreiben von Cremes und Salben

Im Durchschnitt werden **30 g Creme** benötigt, um den **gesamten Körper eines Erwachsenen** zu bedecken.

▶ Merke

Allgemein gilt:
- **Cremes/Salben** nur **dünn auftragen**
- **Salben** eignen sich für chronische, schuppende Ausschläge
- **fettige Haut** mit fettfreien/fettarmen Basen oder Schüttelmixturen behandeln
- **trockene Haut** verträgt fetthaltigere Basen
- **nässende Hautausschläge** feucht behandeln.

Zur Therapie mit **Kortikosteroiden**:
- Einteilung in Stärkeklassen bzw. therapeutischen Index (TIX).
- Klasse-I- (z. B. Hydrokortison 1%) und Klasse-II-Präparationen (z. B. Betamethason 0,02–0,05%) sind für die meisten Probleme ausreichend.
- Die geringste wirksame Präparation sollte für chronische Hautausschläge eingesetzt werden, aber potente Steroide für akute Veränderungen.

▶ **Fallbeispiel (therapeutische Vorschläge zur Behandlung des dyshidrosiformen Handekzems).** Im akuten Stadium besteht Juckreiz durch die mit Entzündungen einhergehende Bläschenbildung. Hier sind lokale nichtatrophisierende Kortikosteroide in nicht zu fetter Creme sinnvoll, z. B. Mometasonfuroat oder Methylprednisolonaceponat. Sind schon Bläschen sichtbar, dürfen diese vorsichtig mit einer Kanüle geöffnet werden. Die Druckentlastung bewirkt einen Rückgang des Juckreizes (ist auch beim Aufkratzen so). Die vielen offenen Bläschen stellen eine Region verminderter Resistenz dar, insbesondere, wenn das weitere Handschuhtragen nicht vermieden werden kann: ein Paradies für Bakterien. Hier ist eine Kombination aus Kortikosteroid und Antiseptikum angebracht. Wenn ein Betroffener diese Ekzemform schon kennt, kann das prophylaktische Eincremen mit einer eichenrindenextrakthaltigen Creme einen Ausbruch abmildern oder unterdrücken (Phenol-Methanal-Harnstoff-Polykondensat, z. B. Tannolact-Creme o. ä.). Insgesamt ist die Therapie oft nicht sehr befriedigend, weil die Auslösefaktoren nicht vom Arzt zu beeinflussen sind (Disposition, Handschuhtragen, feuchtwarmes Klima im Sommer etc.). Deshalb ist die Kenntnis über den Verlauf dieses Krankheitsbildes wichtig, um als Hausarzt diese Patienten begleiten zu können.

◀ **Fallbeispiel**

16.5 Häufige Hauterkrankungen in der Hausarztpraxis

16.5.1 Dermatitis/Ekzem

▶ **Definition:** Die Begriffe Dermatitis und Ekzem sind Synonyme und kennzeichnen einen (akuten oder chronischen) entzündlichen Hautausschlag, der durch Rötung (akutes Stadium), Bläschen, Sekretion, Schuppung, Krustenbildung und Juckreiz charakterisiert ist.

Dabei kann zwischen **exogenen Ursachen** (Kontaktallergie, mechanischen Hautirritationen, Photoallergie) und **endogenen Ursachen** unterschieden werden. Letztere betreffen alle Ekzeme, die nicht direkt auf äußere Einflüsse zurückzuführen sind. Hierunter fallen die **atopische Dermatitis, nummuläre und dyshidrosiforme Ekzeme** sowie die **Pityriasis alba, der Lichen simplex chronicus und die seborrhoische Dermatitis.** Eine Verschlechterung eines endogen entstandenen Ekzems durch äußere Einflüsse ist jedoch häufig der Fall.

16.5 Häufige Hauterkrankungen in der Hausarztpraxis

16.5.1 Dermatitis/Ekzem

◀ **Definition**

Es sind **exogene Ursachen** (Kontaktallergie, mechanische Hautirritationen, Photoallergie) und **endogene Ursachen** zu unterscheiden.

16.5.2 Atopische Dermatitis

▶ **Definition:** Unter dem Begriff „Atopie" wird die Neigung zu mehreren Erkrankungen wie allergischer Rhinitis, Asthma bronchiale, atopischem Ekzem und allergischer Rhinokonjunktivitis auf erblichem Hintergrund zusammengefasst.

Atopie ist dabei nicht synonym mit dem Begriff „Allergie". Etwa 10 % der Bevölkerung in Industriestaaten sind sog. Atopiker, dabei ist die allergische Rhinitis die häufigste Manifestationsform.
Kriterien zur Diagnose einer atopischen Dermatitis sind u. a.:
▪ Juckreiz der Haut,
▪ typische Morphologie und Verteilung des atopischen Ekzems,
▪ ausgeprägt trockene Haut,
▪ positive (Familien-)Anamnese für atopische Erkrankungen,
▪ chronisch rezidivierende Verlaufsform.
Die **typische Verteilung** kann sich **mit dem Alter** der Betroffenen **ändern.** Bei Neugeborenen und Kleinkindern sind die Wangen, der Nacken und die Kopfhaut häufiger betroffen. Mit zunehmendem Alter können die Extremitäten (betont beugeseitig) und die Leisten betroffen sein. Das atopische Ekzem bewirkt eine Verdickung und Vergrößerung des Hautreliefs an den betroffenen Stellen; die trockene Haut lässt in den Beugen schmerzhafte Fissuren entstehen. Häufig

16.5.2 Atopische Dermatitis

◀ **Definition**

Diagnosekriterien für eine **atopische Dermatitis** sind: Juckreiz, typische Morphologie, trockene Haut, positive (Familien-)Anamnese und chronische Verlaufsformen.

Typische Verteilung:
▪ Neugeborene und Kleinkinder: Wangen, Nacken und Kopfhaut
▪ mit zunehmendem Alter: Extremitäten (betont beugeseitig) und Leisten.

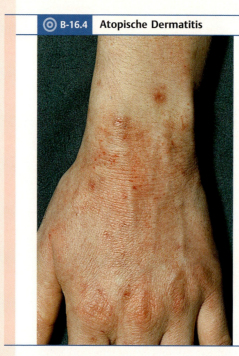

B-16.4 Atopische Dermatitis

Vergröberung des Hautfaltenreliefs (Lichenifikation) und Exkoriationen über dem linken Handgelenk und Handrücken.

Die **Therapie bei Kindern** umfasst neben den Externa die **Beratung der Eltern**, z. B. keine alkalische Seifen, es sollten pH-neutrale Badeöle verwendet werden. Vermeidung von Kratzen (evtl. nachts Handschuhe) und Überhitzungen (verstärkt den Juckreiz). Kleidung sollte aus Baumwolle bestehen, kein direkter Kontakt mit Schafwolle.

In der **akuten Phase** sind kortikoidhaltige Cremes und in der chronischen Phase neutrale Salben die Basistherapie.

Exanthematische Verlaufsformen sind eine Indikation zur hautärztlichen Behandlung.

Wichtige **(haus-)ärztliche Aufgaben** bei erkrankten Kindern sind die **Erläuterung der Krankheit und des Verlaufs** sowie die Beruhigung und Unterstützung der Eltern.

verschwinden die Hauterscheinungen (oder verbessern sich zumindest) mit zunehmendem Alter.

Die **Therapie bei Kindern** umfasst neben den Externa die Beratung der Eltern:
- alkalische Seifen und parfümhaltige Hautpflegeprodukte sollten vermieden werden,
- stattdessen sollten pH-neutrale Badeöle oder Syndets verwendet werden,
- Jucken und Kratzen sollte vermieden werden, evtl. müssen nachts (Baumwoll-)Handschuhe angezogen werden,
- Überhitzung sollte vermieden werden (vor allem nachts), da in Wärme der Juckreiz unangenehmer empfunden wird,
- es sollte (wenn möglich) leichte Baumwollkleidung getragen werden (vor allem Baumwollunterwäsche),
- der direkte Kontakt mit Schafwolle auf der Haut sollte vermieden werden.

In der **akuten Phase** sind kortikoidhaltige Cremes und in der chronischen Phase neutrale Salben die Basistherapie. Der Einsatz der Immunmodulatoren Pimecrolimus oder Tacrolimus in Cremes oder Salben, der die Verwendung eines mittelstarken Kortikosteroides ersetzen kann, ist allerdings noch nicht ausreichend lang erprobt und mit dem Risiko ernsthafter unerwünschter Wirkungen assoziiert.

Während die **chronischen Formen** des atopischen Ekzems und moderate Exazerbationen durchaus hausärztlich behandelt werden können, stellt die exanthematische Verlaufsform eine Indikation zur hautärztlichen Behandlung dar. Wichtige **(haus-)ärztliche Aufgaben** bei erkrankten Kindern sind die **Erläuterung der Krankheit und des Verlaufs** sowie die Beruhigung und Unterstützung der Eltern. Betonen Sie, dass die Krankheit (unter normalen Umständen) nicht zu Narbenbildung oder Entstellung führt und behandeln sie das Kind sonst so normal wie möglich. Eine weiterführende Beratung und evtl. eine psychotherapeutische Behandlung kann notwendig werden, wenn familiärer Stress und andere psychische Probleme beteiligt zu sein scheinen. Weiterhin sollte **Atopikern** eine **Varizellen-Schutzimpfung** angeboten werden, da diese Patienten häufig besonders schwere Verläufe aufweisen.

16.5.3 Kontaktdermatitis

Die akute Kontaktdermatitis kann irritativ-subtoxisch oder allergisch verursacht sein. Klinische Zeichen sind:
- Juckreiz,
- gerötete, entzündete Haut,
- Papulovesikel,
- schuppende Haut mit Fissuren oder nässenden Rhagaden.

Typische Auslöser eines **irritativ** bedingten Ekzems können verdünnte Säuren und Laugen sein, auch Detergenzien, alkalische Seifen, Öle und Lösungsmittel. Die Auslöser eines **allergisch** bedingten Kontaktekzems können die verschiedensten chemischen Stoffe, aber auch Naturstoffe sein wie z.B. Duftstoffe, Emulgatoren, Lokalanästhetika, Pflanzenbestandteile, Metalle (Nickel, Chromate), Gummiinhaltsstoffe oder Latex. Diagnostische Hinweise können die Lokalisation und Form der Läsion sein. Weiterhin können anamnestische Angaben weiterhelfen (z.B. Besserung im Urlaub, Einsatz neuer Kosmetika). Potenzielle Allergene sollten durch Allergologen mittels Epikutan-Testung ermittelt und vom Patienten strikt gemieden werden.

Die **Behandlung** umfasst – neben der Vermeidung der Allergene oder irritativen Reize – den Einsatz **kortikoidhaltiger Cremes,** bei ausgeprägten Symptomen ggf. die systemische Gabe von Kortikosteroiden, z.B. Prednisolon (z.B. 60 mg/Tag beginnen, allmählich ausschleichen). In manchen Fällen ist bei Sekundärinfektionen der Einsatz von antiseptischen oder antibiotischen Zubereitungen notwendig.

B-16.5 Kontaktdermatitis

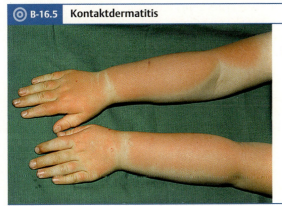

Akute toxische Kontaktdermatitis.

16.5.4 Seborrhoische Dermatitis

Die seborrhoische Dermatitis ist eine häufige Hauterkrankung, die vor allem im **Bereich der Schweiß- und Talgdrüsen an Kopf und Oberkörper** auftritt, wie z.B. auf der behaarten Kopfhaut, in der Nasolabialfalte, in den Augenbrauen und dem äußeren Gehörgang.

Es werden **2 klinische Formen** unterschieden: die seborrhoische Dermatitis der **Säuglinge** und der **Erwachsenen.** Letztere betrifft vor allem Männer mittleren Alters.

Es gibt Hinweise, dass Pityrosporum ovale an der Pathogenese beteiligt ist, was in Einklang steht mit der Besserung der Symptome durch den Einsatz von Imidazol-Derivaten. Weiterhin kann die seborrhoische Dermatitis mit einer Parkinson-Krankheit oder einer HIV-Infektion assoziiert sein.

Therapeutisch werden bei der **seborrhoischen Dermatitis der Erwachsenen Imidazol-Derivate** wie z.B. Ketoconazol-Creme oder -Shampoo empfohlen, aber auch andere **antimykotisch wirksame Substanzen** kommen zum Einsatz (Zink-Pyrithion, Selen-Disulfid). Topische Kortikoide sind wirksam, um die Entzündung und den Juckreiz zu unterdrücken, sollten aber möglichst nicht dauerhaft zum Einsatz kommen.

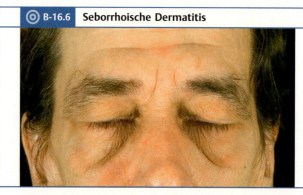

B-16.6 Seborrhoische Dermatitis

Schuppende Erytheme paranasal und an den Augenbrauen.

Die **seborrhoische Dermatitis der Säuglinge** manifestiert sich bereits in den **ersten 3 Lebensmonaten**, vermutlich verursacht durch eine androgene Hormonwirkung. **Symptome** sind **Rötung, und spelzenartige Schuppung** vor allem an der **Kopfhaut** und evtl. im **Windelbereich**. Das frühe Auftreten und die Lokalisation erlauben die Differenzierung zur atopischen Dermatitis (die später auftritt und sich zumeist an den Wangen manifestiert). Im Kopfbereich ist eine Therapie nur selten notwendig, da der Verlauf selbstlimitierend ist. Zumeist reicht es, die betroffenen Areale nach der Wäsche mit Babyöl oder Klettenwurzelöl einzureiben und dann sanft (!) die sich lösenden Schuppen mechanisch zu entfernen. Im Windelbereich sollte – wenn möglich – immer mal auf Windeln verzichtet werden, um den Wundbereich trocken zu halten. Eine Creme oder Paste mit Hydrokortison (1 %) und Clotrimazol (1 %) ist bei ausgeprägten Fällen sinnvoll.

16.5.5 Psoriasis vulgaris

▶ **Definition:** Die Psoriasis ist eine chronische Hautkrankheit unbekannter Ätiologie, die etwa 2–4 % der Bevölkerung betrifft. Der Krankheitsbeginn liegt häufig zwischen dem 10. und 30. Lebensjahr, es gibt aber auch Erstmanifestationen im Kindesalter oder nach dem 60. Lebensjahr.

Externe Faktoren können das Auftreten triggern: Infektionen (vor allem mit Streptokokken der Gruppe A), Stress, Sonnenbrand, Pubertät/Menopause und Medikamente (Betablocker, Lithium, NSAR, orale Kontrazeptiva).

▶ **Merke:** Die Psoriasis ist eine klinische Diagnose.

Die **betroffenen Areale** sind die **Streckseiten der Extremitäten (Ellenbogen, Knie), der behaarte Kopf, die Rima ani, die Genitalien und die Nägel.** Die Hautveränderungen bessern sich in der Sonne, werden aber durch einen Sonnenbrand schlechter (Entzündungen triggern!). Eine Psoriasis kann sich im Herbst und Winter verschlechtern (sonnenarme Zeit), juckt wenig (!) und die **Läsionen treten selten oder nie im Gesicht auf.**

Nach wie vor gibt es für die Psoriasis keine kurativen, sondern **nur symptomatische Therapien.** Wichtige hausärztliche Aufgabe ist es daher, den Patienten zu unterstützen, vor allem sein Selbstwertgefühl zu fördern, Stress zu reduzieren und z. B. Urlaub in der Sonne zu empfehlen.

Die **Therapie** basiert auf Externa, z. B. mit **Vitamin-D-Analoga** oder – in schweren Fällen – einer **systemischen Therapie** (Methotrexat, Ciclosporin, Acitretin). Weiterhin kommen **physikalische Therapieformen** wie z. B. die UV-B-Phototherapie zum Einsatz. Die Komplexität der Therapie sollte Anlass sein, intensiv mit einem Spezialisten zusammenzuarbeiten. Bis zu 5 % der Betroffenen entwickeln eine Gelenkbeteiligung an den Fingern oder Zehen, evtl. entsteht

B-16.7 Psoariasis vulgaris

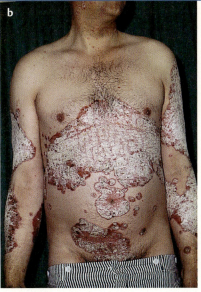
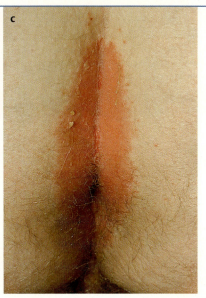

a **Psoriasis vulgaris** mit typischen, scharf begrenzten Herden mit starker parakeratotischer Schuppung.
b **Psoriasis geographica** mit großflächigen Psoriasisherden.
c **Psoriasis inversa** im Analtrichter mit wenig Schuppung und typischer Rhagade in der Mittellinie.

auch eine Spondylarthropathie. Dieser Verlauf gibt zu einer systemischen Therapie Anlass, um das Voranschreiten zu verlangsamen. Diese Symptome rechtzeitig zu erkennen, ist eine wichtige hausärztliche Aufgabe.

16.5.6 Acne vulgaris

▶ **Definition:** Akne ist eine Entzündung der Talgdrüsen der Haut. Ursächlich besteht eine gesteigerte Talgproduktion auf Grund androgener Hormonwirkung. Die Drüsen verschließen sich („Mitesser") und lipophile Bakterien produzieren aus dem Talg freie Fettsauren, die Entzündungen hervorrufen.

◀ Definition

Es werden verschiedene **Verlaufsformen** unterschieden:
- Die infantile Form tritt in den ersten Lebensmonaten vor allem im Gesicht auf. Sie betrifft zumeist Jungen und ist selbstlimitierend.
- Die jugendliche Form tritt während der Pubertät auf; sie ist vor dem 10. Lebensjahr selten. Jugendliche im Alter von 13–16 sind am häufigsten betroffen, Mädchen etwas seltener.

Verlaufsformen:
- Infantile Form (betrifft meist Jungen), ist selbstlimitierend
- Jugendliche Form (Pubertät)
- Kosmetikabedingte Akne (vor allem Frauen).

B-16.8 Acne vulgaris

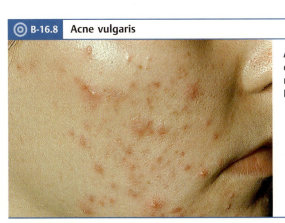

Acne papulopustulosa bei einer 20-jährigen Patientin mit geröteten Papeln und Eiterpusteln.

- Kosmetikabedingte Akne: vor allem bei Frauen durch langfristige Anwendung von Kosmetika (Make-up) oder Präparate mit komedogenen Inhaltsstoffen.

In der **Anamnese** sollten neben den **verwendeten Externa** (Kosmetika) auch die **eingenommenen Medikamente** erfragt werden. Kortikosteroide, aber auch orale Kontrazeptiva, Antiepileptika, Chloralhydrat, Bromide, Lithium oder Chinin können ursächlich sein oder eine Verschlechterung bedingen.

Eine wichtige Aufgabe im Umgang mit Betroffenen ist die Beratung und Unterstützung. Jugendliche hassen Akne und fühlen sich davon in ihrem Selbstwert massiv beeinträchtigt. Wir sollten die Akne daher niemals als geringfügiges Problem abtun, sondern jeden Patienten ernst nehmen.

Wichtig ist es, die Pathogenese zu erläutern und mystische Erklärungen und Ursachen zu entkräften (deren ätiologischer Stellenwert allerdings noch nicht ausreichend untersucht wurde):

- Akne ist keine ernährungsbedingte oder ausschließlich infektiös bedingte Erkrankung,
- Akne wird nicht ausgelöst durch „fettige Haare" oder durch eine Haartönung,
- übliche Chemikalien (z. B. das Chlor im Badewasser) lösen keine Akne aus,
- Mitesser sind kein Schmutz und lösen sich nicht in heißem Seifenwasser.

Weiterhin sollten **allgemeine Maßnahmen** besprochen werden:

- Diät hat zumeist keinen Einfluss auf die Akne. Lassen sich anamnestisch Zusammenhänge zu bestimmten Lebensmitteln herstellen (z. B. Kartoffelchips), so sollten diese vermieden werden,
- spezielle Waschgels können eingesetzt werden, aber auch pH-neutrale Syndets reichen aus,
- ölige bzw. zu fetthaltige Kosmetika sollten vermieden werden; insgesamt sollten Kosmetika eher sparsam eingesetzt werden,
- Manipulationen an Mitessern sind wenig hilfreich,
- ultraviolettes Licht wie z. B. Sonnenlicht kann hilfreich sein.

Die **Therapie der Akne** beruht auf verschiedenen Prinzipien. Ein mögliches Vorgehen könnte folgendermaßen aussehen:

- Lösen der Komedonen mit Keratolytika wie Benzylperoxid (2,5 %, 5 % oder 10 %) oder Vitamin-A-Säure (Tretinoin 0,01 % Gel, als Creme 0,025 oder 0,05 %).
- Beginnen Sie mit einem gering konzentrierten Keratolytikum zur Nacht (z. B. 0,01 % Tretinoin-Gel).
- Weisen Sie die Patienten auf die Möglichkeit hin, dass Hautirritationen wie Brennen oder Rötung auftreten können.
- Fügen Sie nach ungefähr 2 Wochen morgens 2,5–5 % Benzylperoxid in einer Gelgrundlage hinzu.
- Weisen Sie auf die Möglichkeit hin, dass die mit dem Gel in Berührung gekommenen Textilien durch Oxidation entfärbt werden können.
- Führen Sie diese Therapie über einen Zeitraum von 3 Monaten durch.

Bei **Persistenz** kann z. B. Erythromycin 2 % Gel oder Lösung hinzugefügt werden.

Bei **starker entzündlicher Komponente** der Akne kann der Einsatz **systemischer Antibiotika** die bakterielle Aktivität senken, z. B. kann die Gabe von Doxyzyclin 100 mg pro Tag (alternativ Tetrazyklin 1 g pro Tag oder Minozyclin 50–100 mg pro Tag) sinnvoll sein. Die Dosis sollte je nach Ansprechen reduziert werden. Erythromycin ist eine mögliche Alternative. Die Therapie kann 12 Wochen beibehalten werden, ein Einsatz auch über 6 Monate ist denkbar.

Bei **Mädchen** und **Frauen** kann die Reduktion der Talgproduktion durch den **Einsatz eines Antiandrogens** in Kombination mit einem oralen Kontrazeptivum unterstützt werden (Cyproteronacetat, Chlormadinonacetat mit Ethinylestradiol).

Die **systemische Therapie** mit Isotretinoin sollte Spezialisten vorbehalten sein (Cave: teratogene Nebenwirkungen bei Mädchen und Frauen!).

In der **Anamnese** ist neben **verwendeten Externa** (Kosmetika) auch nach **eingenommenen Medikamenten** zu fragen (verstärkender Effekt).

Eine wichtige Aufgabe im Umgang mit Betroffenen ist die Beratung und Unterstützung.

Therapie:
- Lösen der Komedonen mit Keratolytika: Beginn mit gering konzentriertem Keratolytikum zur Nacht
- Hinweis auf mögliche Hautirritationen (Brennen, Rötung)
- nach etwa 2 Wochen morgens 2,5–5 % Benzylperoxid in einer Gelgrundlage hinzufügen
- Therapie über 3 Monate durchführen.

Bei **Persistenz** kann z. B. Erythromycin 2 % Gel oder Lösung hinzugefügt werden. Hat die Akne eine stark entzündliche Komponente, kann der Einsatz systemischer Antibiotika die bakterielle Aktivität senken.

Bei **Mädchen** und **Frauen** kann die Reduktion der Talgproduktion durch den **Einsatz eines Antiandrogens** in Kombination mit einem oralen Kontrazeptivum unterstützt werden.

16.5.7 Tinea

▶ **Definition:** Bei der Tinea handelt es sich um eine Infektion der Haut, der Nägel oder der Haare mit Dermatophyten, von der bis zu 30% der mitteleuropäischen Bevölkerung betroffen sind.

◀ Definition

Diagnostisch wegweisend ist – neben der Klinik – der Nachweis von **Pilzelementen** in Probenmaterial (Haare, Hautschuppen, Nagelspäne). Die Proben sollten dabei aus dem Randbereich der Läsion entnommen werden, da hier die Krankheitsaktivität am größten ist.

Die wohl **häufigste Dermatophyteninfektion** ist der **Befall der Füße,** bzw. Zehenzwischenräume (Tinea pedis). Die **Symptome** sind **Juckreiz, Rötung, Schuppung sowie Mazerationen,** besonders der Zehenzwischenräume.

Die **Prophylaxe** umfasst:
- das Trockenhalten der Zehenzwischenräume (evtl. mit Babypuder),
- sorgfältiges Trocknen nach dem Baden/Duschen,
- das Tragen von Socken aus kochbarem Material, synthetische Socken sollten vermieden werden,
- tägliches Wechseln von Socken und Schuhen,
- wenn möglich, das Tragen offener Schuhe (Sandalen),
- barfuß gehen, wenn möglich.

Die **Therapie** beruht üblicherweise auf topischen Antimykotika, z. B. frei verkäuflichen Cremes mit Clotrimazol 1%, Ketoconazol 2% oder Miconazol 2%. Diese werden 2- bis 3-mal täglich angewendet. Eine Sicherung und Spezies-Differenzierung durch eine Kultur sollte erfolgen, weil nicht jedes sog. Breitspektrum-Antimykotikum jede Pilzspezies erfolgreich eliminieren kann. In Fällen ausgeprägter oder ausgedehnter Besiedlung können systemische Antimykotika wie Itraconazol, Fluconazol, Terbinafin oder auch Griseofulvin verordnet werden.

Der **Befall des Körpers** (Tinea corporis) ist **nicht** so **häufig**. Ausgelöst wird dieser häufig durch den Kontakt mit infizierten Hunden oder Katzen im Haushalt. Es entwickeln sich runde Läsionen, die sich konzentrisch ausbreiten, gerötet sind und schuppen. Das Zentrum der Läsionen kann abblassen. Der Juckreiz ist milde bis intensiv. Die Therapie ist identisch mit der Behandlung der Tinea pedis.

Eine **Tinea capitis**, also der Befall der behaarten Kopfhaut, kann z. B. durch den Kontakt mit pilzinfizierten Katzen, Hunden oder Meerschweinchen ausgelöst werden. Hiervon sind Kinder häufiger betroffen. Im Wood-Licht kann sich eine gelblich-grüne Fluoreszenz zeigen. Es ist nicht selten, dass eine Tinea capitis unter dem Bild eines „eiternden Abszesses" verläuft. Eine **Fehldiagnose** führt leider immer wieder zu überflüssigen oder falschen Maßnahmen, z. B. zum Versuch, diese vermeintlichen Abszesse chirurgisch zu sanieren.

Diagnostisch ist der Nachweis von **Pilzelementen** in Probenmaterial (Haare, Hautschuppen, Nagelspäne) wegweisend.

Die **häufigste Dermatophyteninfektion** ist der Befall der Füße (Tinea pedis).
Symptome: Juckreiz, Rötung, Schuppung (Zehenzwischenräume).

Die **Therapie** beruht üblicherweise auf topischen Antimykotika (Clotrimazol 1%, Ketoconazol 2% oder Miconazol 2%). Bei ausgeprägten Fällen können systemische Antimykotika wie Itraconazol, Fluconazol, Terbinafin oder auch Griseofulvin verordnet werden.

Der **Befall des Körpers** (Tinea corporis) ist **nicht** so **häufig** (ausgelöst evtl. durch Kontakt mit infizierten Hunden oder Katzen im Haushalt).

Eine **Tinea capitis**, also der Befall der behaarten Kopfhaut, kann z. B. durch den Kontakt mit pilzinfizierten Katzen, Hunden oder Meerschweinchen ausgelöst werden. Hiervon sind Kinder häufiger betroffen.

B-16.9 Tinea

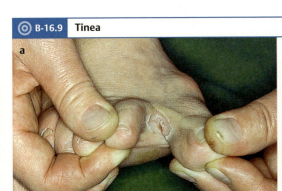
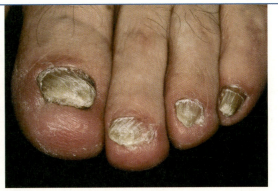

a **Interdigitalmykose:** weiße aufgequollene Haut mit Rhagaden.
b **Onychomykose.**

> **Merke:** Zur Diagnostik und Behandlung der Tinea capitis sollte ein Dermatologe herangezogen werden, insbesondere zur Differenzierung der Pilzspezies und der darauf auszurichtenden Therapiemaßnahmen.

Von einer **Onychomykose (Tinea unguium)** sind in Deutschland bis zu 30 % der Bevölkerung betroffen. **Begünstigende Faktoren** sind u. a. **Traumata, zu enges Schuhwerk, Angio- und Neuropathien sowie ein Diabetes mellitus.** Der häufigste Erreger ist Trichophyton rubrum.

Differenzialdiagnostisch abgegrenzt werden muss die Onychomykose im Wesentlichen von einer isolierten Nagelpsoriasis, Ekzemnägeln und angeborenen oder erworbenen chronischen Nageldystrophien. Ohne **mykologische Untersuchung** kann die Diagnose Onychomykose nicht mit hinreichender Sicherheit gestellt werden. Zur **Materialgewinnung** sollte der Nagel zuvor mit 70 %igem Alkohol desinfiziert werden. Zur Vermeidung falsch negativer Befunde sollte mindestens zwei, besser vier Wochen vor der Untersuchung eine antimykotische Lokalbehandlung ausgesetzt werden. Auch sollte der Nagel, so weit es geht, zurückgeschnitten und das Material zur Pilzuntersuchung möglichst weit proximal entnommen werden.

Eine ausschließliche **Lokalbehandlung** weist nur eine **geringe Erfolgsquote** auf; außerdem sind Rezidive häufig, so dass diese Therapieform lediglich für die distale Onychomykose empfohlen wird (maximal 60 % der Nagelplatte betroffen). Zur Auswahl stehen hier u. a. ciclopiroxolaminhaltiger Nagellack (Nagel Batrafen), amorolfinhaltiger Nagellack (Loceryl) und Bifonazol-Salbe als onycholytische Zubereitung (Mycospor-Nagelset). Alle diese Präparate sind nicht gerade preiswert!

Zur **systemischen Therapie** stehen verschiedene Substanzen zur Verfügung. Itraconazol wird zumeist in Form einer **Pulstherapie** eingesetzt: Eine Woche lang sollten täglich 2 × 2 Kapseln (2 × 200 mg) eingesetzt werden, gefolgt von 3 Wochen Therapiepause. Dieses Regime wird mindestens dreimal nacheinander durchgeführt. Eine **Alternative** ist die kontinuierliche Gabe von täglich 200 mg Itraconazol für die Dauer von 3 Monaten. Ebenfalls gut geeignet ist Terbinafin. Hier wird kontinuierlich über 3 Monate täglich eine Tablette (250 mg) verabreicht. Fluconazol wird nur 1 × pro Woche mit 150 oder 300 mg dosiert (entsprechend 3 oder 6 Kapseln). In jedem Fall muss die Behandlung bis zur Heilung fortgesetzt werden. Übliche Behandlungszeiträume liegen zwischen 5 und 12 Monaten, da die Nägel nicht schneller gesund herauswachsen. Orale Antimykotika weisen z. T. ausgeprägte Arzneimittelinteraktionen auf (Cave: Antidepressiva, Betablocker, CSE-Hemmer, Antihistaminika). In Anbetracht der potenziellen Nebenwirkungen und der hohen Therapiekosten sollte die **Therapieindikation sehr zurückhaltend** gestellt werden. In jedem Fall sollten adjuvante Maßnahmen erfolgen, wie z. B. die Ablösung der pilzkranken Nagelplatte mittels der erwähnten onycholytischen Zubereitung. Die chirurgische Nagelextraktion ist zur Behandlung der Tinea unguium nicht mehr indiziert (nicht nur schmerzhaft; führt auch ggf. zu Arbeitsunfähigkeit und kann durch die Traumatisierung des Nagelbettes bleibende Nagelwachstumsstörungen verursachen).

16.5.8 Trockene Haut

Symptome einer trockenen Haut können im Rahmen verschiedenster Hauterkrankungen auftreten (u. a. atopische Dermatitis, Psoriasis, Hyperkeratosen). Eine Xerodermie tritt aber auch als normales Phänomen des Alterungsprozesses auf. Gerade Minimalvarianten der atopischen Dermatitis werden häufig nur über die trockene, rissige Haut wahrgenommen, z. B. das Fingerkuppenekzem (Pulpitits sicca), periorale Ekzeme („Leckekzem") und die als Fußmykose verkannte schuppende Dermatitis der Fußsohlen, die sich oft im Winter manifestiert („Winterfüße"). Weiterhin haben externe Faktoren wie häufiges Waschen

(mit Seife), geringe Luftfeuchtigkeit (im Winter, bei Heizungs- und Klimaanlagenluft) Einfluss.
Therapeutische Hilfen können sein:
- ausreichende Anfeuchtung trockener Luft,
- Vermeiden von Baden (eher kurzes Duschen),
- Vermeiden der häufigen Anwendung von Seifen (z. B. durch Syndets),
- Anwendung von Körperlotionen oder Cremes nach dem Baden/Duschen,
- Vermeiden von direktem Kontakt von Schafwolle mit der Haut.

16.5.9 Sonnenbrand

▶ **Definition:** Ein Sonnenbrand wird durch die UV-B-Strahlung ausgelöst, die dosisabhängig Rötung, Schwellung (evtl. Blasenbildung) und Schmerz auslöst.

Betroffen sind eher hellhäutige Menschen. Ein leichter und kleinflächiger Sonnenbrand kann mit 1 % Hydrokortison in Creme-, Lotion- oder Gel-Grundlage behandelt werden (Selbstmedikation). Dies ist jedoch nur in den ersten 24 Stunden nach Exposition sinnvoll und sollte nicht bei Blasenbildung eingesetzt werden. Bei ausgeprägtem, großflächigem Sonnenbrand ist eine systemische Therapie mit NSAR indiziert, die besser als systemische Kortikosteroide wirkt.

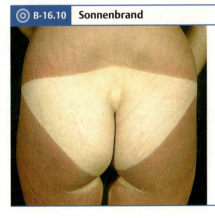

B-16.10 Sonnenbrand

Akute Dermatitis solaris im Stadium erythematosum.

16.5.10 Hyperhidrose (und Körpergeruch)

Ausgeprägtes Schwitzen kann für Patienten eine erhebliche Belastung im Alltag darstellen. Betroffen sind vor allem die Axillen, Fußsohlen und Handflächen. Viele leiden jedoch auch an störender Schweißbildung am Kopf. Der **Beginn** des ausgeprägten Schwitzens liegt zumeist im **Pubertätsalter**, eine Besserung kann sich in der 3. Lebensdekade ergeben. Bei **Frauen** treten diese Probleme z. T. sehr ausgeprägt in der **Menopause** auf. Häufig besteht eine **positive Familienanamnese** und die Beschwerden verschlimmern sich bei Stress. Die Ursache ist in den meisten Fällen idiopathisch bzw. psychosomatisch. In die Überlegungen sollten ein Diabetes mellitus, eine Hyperthyreose, Phäochromozytome sowie neurologische Krankheiten (z. B. Morbus Parkinson) einbezogen werden.
Neben allgemeinen Maßnahmen wie Reduktion des Kaffeekonsums und Tragen leichterer Kleidung aus Baumwolle kommen vor allem schweißhemmende Deodorants zum Einsatz, die neben der bekannten Anwendung in den Axillen durchaus auch auf Fußsohlen und Handflächen anwendbar sind. In ausgeprägten Fällen kann der Einsatz von Aluminiumchloridhexahydrat (10–20 % als Gel, Lösung oder Spray) sinnvoll sein. Die Anwendung sollte am Abend erfolgen, wenn die betroffenen Areale eher trocken sind und das Aluminiumsalz nicht durch Schwitzen auf die Kleidung übergeht.

B-16.11 Beispiele für weitere häufige Hautbefunde

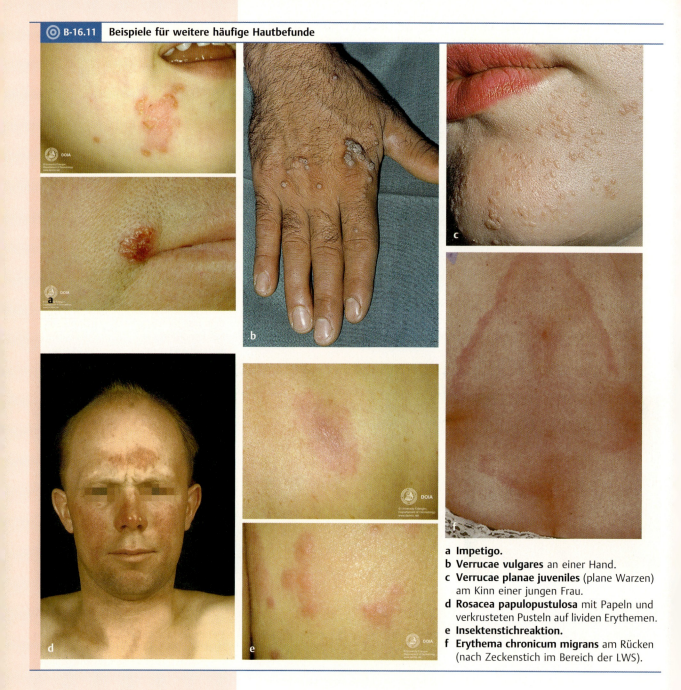

a **Impetigo**.
b **Verrucae vulgares** an einer Hand.
c **Verrucae planae juveniles** (plane Warzen) am Kinn einer jungen Frau.
d **Rosacea papulopustulosa** mit Papeln und verkrusteten Pusteln auf lividen Erythemen.
e **Insektenstichreaktion**.
f **Erythema chronicum migrans** am Rücken (nach Zeckenstich im Bereich der LWS).

Eine Therapieform für die Hyperhidrose der Hände und Fußsohlen ist die Leitungswasser-Iontophorese. Dazu ist allerdings ein relativ teures Gerät sowie Zeit nötig, so dass diese Maßnahme vor ihrem Einsatz vom Patienten erst mit einem Leihgerät erprobt werden sollte.

Eine neuere Therapieoption für die axilläre Hyperhidrose – die Injektion von Botulinumtoxin in die Dermis der betroffenen Hautareale – weist gute Behandlungserfolge auf. Sie muss aber ungefähr alle 5–6 Monate wiederholt werden, ist sehr teuer und stellt somit nur in Einzelfällen eine sinnvolle Lösung dar. Radikale Lösungen sind die operative Entfernung der axillären Schweißdrüsen oder die Durchtrennung der zuführenden Nervenbündel (Sympathektomie).

Übermäßige Schweißproduktion sowie dessen bakterielle Zersetzungsprodukte sind die Ursache für unangenehmen Körpergeruch. Je nach Lokalisation und Begleitumständen sollte differenzialdiagnostisch an eine Urämie und/oder auch an eine Vaginitis gedacht werden.

Bei unangenehmem Körpergeruch muss differenzialdiagnostisch an eine Urämie und/oder auch an eine Vaginitis gedacht werden.

Zusammengefasst können folgende therapeutische Optionen zur Anwendung kommen: schweiß- und bakterienhemmende Deodorants in Axillen und Leisten, regelmäßiges Waschen der Kleidung, Vermeiden synthetischer Kleidung, Rasieren der Axillarbehaarung und evtl. ein Therapieversuch mittels Diät (Vermeiden von Knoblauch, Fisch, Spargel, Zwiebeln, Curry, Reduktion der Zuckereinnahme).

Weiterführende Literatur zu diesem Kapitel finden Sie unter www.thieme.de/specials/dr-allgemeinmedizin/

17 Schmerzen beim Wasserlassen

Michael M. Kochen, Eva Hummers-Pradier

▶ **Fallbeispiel.** Am Dienstagmorgen erscheint eine **23-jährige Sekretärin** in der Praxis und **klagt über Brennen und Schmerzen beim Wasserlassen.** Die Beschwerden hätten am Wochenende begonnen, seither müsse sie auch immer häufiger auf die Toilette. Fieber habe sie nicht.
Ich kenne die junge Frau seit 3 Jahren. In dieser Zeit war sie einige Male wegen grippaler Infekte und regelmäßig – zuletzt vor gut 2 Monaten – zur Verschreibung eines oralen Kontrazeptivums in der Praxis. Ernsthafte Vorerkrankungen liegen nicht vor, und außer der Pille nimmt sie keinerlei Medikamente.
Die Untersuchung mithilfe eines modernen Teststreifens ergibt einen zweifach positiven Nachweis von Leukozyten sowie einen einfach positiven für Erythrozyten. Auch Nitrit ist stark positiv, Eiweiß, Zucker sowie Urobilinogen negativ. Auf eine körperliche Untersuchung wurde verzichtet.

17.1 Epidemiologie

Die Symptome **schmerzhaftes (Dysurie) und häufiges Wasserlassen kleiner Portionen (Pollakisurie)** sowie der Nachweis von Nitrit bzw. Bakterien und einer Leukozyturie sind Indizien für einen **akuten Harnwegsinfekt.**
Zu Differenzialdiagnosen siehe Tab. **B-17.1**.

Die Hauptbeschwerden bei dieser Patientin, **schmerzhaftes (Dysurie) und häufiges Wasserlassen kleiner Portionen (Pollakisurie)** sowie der Nachweis von Nitrit bzw. Bakterien und einer Leukozyturie machen einen **akuten Harnwegsinfekt** sehr wahrscheinlich. Bei symptomatischen Patientinnen genügt auch der alleinige Nachweis von Nitrit. Der alleinige Nachweis von Leukozyten ist wenig spezifisch; nur die Hälfte dieser Patientinnen haben einen in Kultur nachweisbaren Harnwegsinfekt. **Differenzialdiagnostisch** muss an eine sexuell übertragene **Urethritis** gedacht werden. Die Tab. **B-17.1** zeigt die wichtigsten differenzialdiagnostischen Möglichkeiten bei der geschilderten Symptomenkonstellation.

Harnwegsinfekte kommen aufgrund der Kürze und der anatomischen Nachbarschaft der Urethra zu Scheide und Anus **bei Frauen sehr häufig** vor.

Harnwegsinfekte kommen – vorwiegend **in der weiblichen Bevölkerung – sehr häufig** vor. Frauen sind aufgrund der anatomischen Nachbarschaft der Urethra zur Scheide, aber auch wegen der Kürze der Harnröhre für Harnwegsinfekte prädisponiert. Es wird geschätzt, dass ca. 10–20% aller erwachsenen Frauen einmal im Jahr eine Dysurie-Episode erleiden, 6% mindestens einmal pro Jahr einen Harnwegsinfekt haben, und 50% mindestens einmal im Leben. Etwa 1–2% aller Praxisbesuche bei Allgemeinärzten sind durch eine Harnwegsinfektsymptomatik veranlasst.
In einer durchschnittlichen englischen Allgemeinarztpraxis wurden in einem Jahr pro 1000 Personen 26 Patienten mit akutem Harnwegsinfekt gezählt (Tab. **B-17.2**), wobei Frauen 4- bis 5-mal häufiger betroffen waren als Männer. Zu ähnlichen Ergebnissen kommt Göpel in seiner Berliner Allgemeinpraxis (96 von 4000 Beratungsanlässen).

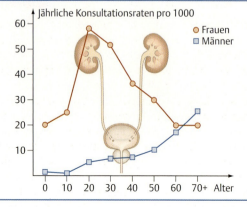

B-17.1 Jährliche Konsultationsrate bei akutem Harnwegsinfekt

B-17.1 Differenzialdiagnose der akuten Dysurie der Frau

Symptome/Befunde	Anamnese	Wahrscheinliche Diagnose
Dysurie, Pollakisurie, Inkontinenz, suprapubischer Schmerz	Keine Risikofaktoren (s. u.), ggf. frühere Harnwegsinfekte ggf. sexuelle Aktivität	Unkomplizierter Harnwegsinfekt (auch rezidivierend)
	Risikofaktoren: Alter < 12 Jahre, Diabetes mellitus Nierensteine, Zystennieren Z. n. Harnwegsoperation Niereninsuffizienz Dauerkathether Immunsuppression Neurologische Miktionsstörung Anatomische/funktionelle Anomalien der Harnwege (z. B. Reflux) Schwangerschaft	Komplizierter Harnwegsinfekt
Fieber > 38 °C, Flankenschmerz, Bauchschmerzen, ggf. Nausea, Erbrechen, Hämaturie	Unkompliziert/kompliziert, s. o.	Unkomplizierte/komplizierte akute Pyelonephritis
Dysurie, genitaler Juckreiz	Sexualpartner mit Urethritis oder bekannter Gonorrhö	Gonokokkenurethritis
	Neuer Sexualpartner, Sexualpartner mit Urethritis, mukopurulenter Fluor vaginalis	Chlamydienurethritis (oft auch asymptomatisch)
	Neuer Sexualpartner, Herpesbläschen	Herpes-simplex-Urethritis
Fluor vaginalis, genitaler Juckreiz		Vaginitis (Candida, Trichomonaden)
Genitaler Juckreiz, Dysurie	Postmenopausal, ggf rez. Harnwegsinfekte	Atrophische Vulvovaginitis

B-17.2 Jährliche Konsultationsraten für urogenitale Erkrankungen in der Allgemeinpraxis pro Jahr und 1000 Patienten (nach Fry)

Erkrankung	Konsultationen	%	Erkrankung	Konsultationen	%
Akuter Harnwegsinfekt	20	50	Prostatahyperplasie	1	2
Akute Pyelonephritis	6	16	Hydrozele	1	2
Nierensteine	1	2	Orchitis/Epididymitis	1	2
Nierenkolik	1	2	Andere Genitalerkrankungen	8	19
Nephritis/Nephrose	0,3	< 1	Andere Urogenitalerkrankungen	2	4
Chron. Niereninsuffizienz	0,2	< 1	**Gesamt**	**41,5**	**100**

17.2 Weitere diagnostische Überlegungen

Betrachtet man die Beschwerden der Patientin, stellt sich die Frage nach der Notwendigkeit weiterer Diagnostik. In der Praxis steht oft neben einfachen Harnstreifentests auch die Möglichkeit einer mikroskopischen Untersuchung des Sediments zur Verfügung. Sie wird in Deutschland zwar häufig durchgeführt, bringt jedoch wenig zusätzliche Sicherheit.
Entscheidend für die Diagnose bzw. Differentialdiagnostik ist neben der Symptomkonstellation vor allem das Vorhandensein bestimmter „komplizierender Faktoren" (vgl. Tab. **B-17.1**). Diese weisen darauf hin, dass kein unkomplizierter Harnwegsinfekt vorliegt, sondern möglicherweise eine schwerwiegendere urogenitale Erkrankung befürchtet werden muss. Die junge Frau wies keine dieser Faktoren auf. Da die körperliche Untersuchung (bei einer dem Arzt schon bekannten Patientin ohne Risikofaktoren) in den wenigsten Fällen weiteren diagnostischen Aufschluss bringt, wurde auch im geschilderten Fall darauf verzichtet.

17.2 Weitere diagnostische Überlegungen

Wenn bei typischer Symptomkonstellation für einen akuten Harnwegsinfekt keine Risikofaktoren vorliegen, kann auf die eine körperliche Untersuchung und weitere Diagnostik verzichtet werden.

▶ Merke

▶ **Merke:** Die Durchführung der „traditionellen" Diagnostik (zusätzlich zum Urinstatus noch Urinkultur mit Resistenzprüfung) ist bei unkomplizierten Harnwegsinfekten (bei Frauen) in der Allgemeinpraxis unnötig. Eine Kontrollkultur nach Therapieabschluss ist nicht indiziert.

Allein die geschilderten Laboruntersuchungen würden zwei Drittel der gesamten Krankheitskosten ausmachen.

Der am häufigsten vorkommende Keim ist Escherichia coli.
Andere Erreger (z. B. Proteus, Enterokokken, Klebsiellen, Staphylokokken, Pseudomonas aeruginosa) werden deutlich seltener gefunden.

Auch ohne Kultur ist bekannt, dass der häufigste in Frage kommende Erreger Escherichia coli ist. Diese Darmbakterien stammen meist aus der Rektalflora und führen, aufgrund der geringen Distanz zwischen Rektum und Urethra, häufig zu einer „mechanischen Autoinfektion". Andere gramnegative Erreger (z. B. Proteus, Klebsiellen, Pseudomonas aeruginosa), sowie Enterokokken und Staphylokokken kommen deutlich seltener vor. Bereits 10^2 Keime/ml gelten bei typischer Symptomatik als Beweis eines Harnwegsinfekts. Der früher übliche Grenzwert von 10^5 Keimen/ml und die Unterscheidung von Harnwegsinfekt und „Kontamination" bzw. akutem urethralem Syndrom ($< 10^5$ Keime/ml) hat ihre Gültigkeit längst verloren.

▶ Merke

▶ **Merke:** Zur Diagnose eines Harnwegsinfektes reichen bei einer Frau die typischen Symptome mit akuter Dys- und Pollakisurie sowie der Nachweis von Nitrit im Streifentest aus.

In vielen anderen Ländern wird sogar auf den Streifentest verzichtet, aufgrund der hohen Wahrscheinlichkeit eines Infekts werden alle symptomatischen Patientinnen ohne besondere Risikofaktoren antibiotisch behandelt. Nur bei Risikokonstellationen oder Therapieversagern wird eine zusätzliche Diagnostik durch Kulturen veranlasst.

Abhängig von Alter, Geschlecht und Risikokonstellation eines Patienten kann ein anderes Vorgehen erforderlich sein.

Bei Vorliegen von Risikofaktoren, bei Kindern oder Männern ist natürlich ein anderes Vorgehen zu wählen. So sollten nach den Empfehlungen des Royal College of Physicians, **alle jüngeren Kinder – Mädchen wie Jungen – schon beim ersten Harnwegsinfekt urologisch untersucht** werden, um behandelbare **Anomalien des Harntraktes** zu entdecken und chronische Nierenschäden zu vermeiden.

Bei **Vorliegen komplizierender Faktoren** bei Frauen sowie generell bei **Männern** ist das Erregerspektrum vielfältiger und Resistenzen sind häufiger, daher sollte in dieser Situation immer eine **Urinkultur mit Resistenztestung** angelegt werden.

Bei Erwachsenen sollte je nach Risikokonstellation bzw. bei rezidivierenden komplizierten Harnwegsinfeken eine **weiterführende Diagnostik** eingeleitet werden, die z. B. auch den Einsatz von Ultraschall oder ggf. Blasenspiegelung vorsehen kann.

17.3 Therapeutische Optionen

Behandlung: Dreitagestherapie beim akuten unkomplizierten Harnwegsinfekt (Tab. **B-17.3**).

Behandlung der Wahl beim akuten unkomplizierten Harnwegsinfekt, wie er bei unserer Patientin vorliegt, ist eine **Dreitagestherapie** mit einem geeignetem Antibiotikum mit möglichst schmalem Spektrum. Diese Behandlungsform weist nicht nur eine hohe Erfolgsrate, sehr seltene Nebenwirkungen und geringe Kosten auf, sondern hat auch eine gute Compliance der Patientin zur Folge. Die in Frage kommenden Behandlungsoptionen sind in Tab. **B-17.3** aufgelistet.

Bei der Behandlung mit **Nitrofurantoin** kann aufgrund der günstigen Resistenzlage die höchste Erfolgsrate erwartet werden, alternativ kann auch die Monosubstanz Trimethoprim eingesetzt werden.

Bei der Behandlung mit **Nitrofurantoin** kann aufgrund der günstigen Resistenzlage die höchste Erfolgsrate erwartet werden. Alternativ kann auch die Monosubstanz **Trimethoprim** eingesetzt werden. Sie ist ebenso wirksam wie mit Cotrimoxazol, hat jedoch – wegen des fehlenden Sulfonamidanteils – deutlich weniger unerwünschte Wirkungen (allerdings nehmen weltweit die Resistenzen gegen Trimethoprim – nicht jedoch gegen Nitrofurantoin – zu). Fluoroqui-

≡ B-17.3 **Therapie des Harnwegsinfektes**

Diagnose	Patientengruppe	1. Wahl	Alternative
Frauen			
Asymptomatische Bakteriurie	„Zufallsbefund"	Keine Therapie, keine Urinkontrolle	–
Unkomplizierter Harnwegsinfekt	Mobile Frauen	Nitrofurantoin 2 × 100 mg oder TMP[1] 2 × 100 mg (1–3 Tage[1])	Fluoroquinolon
	Alter > 65 Jahre und eingeschränkte Mobilität	Nitrofurantoin 2 × 100 mg oder TMP[1] 2 × 100 mg (7 Tage)	
Rezidivierender unkomplizierter Harnwegsinfekt	Relapse (vor Ablauf von 2 Wochen)	Nitrofurantoin 2 × 100 mg oder TMP 2 × 100 mg (10 Tage)	Fluoroquinolon
	Rezidiv (nach Ablauf von 2 Wochen)	Nitrofurantoin 2 × 100 mg oder TMP 2 × 100 mg (1–3 Tage[1])	
	≥ 3 Episoden/Jahr	Diagnostische Abklärung, Behandlung der Einzelepisoden Bei entsprechendem Zusammenhang TMP 1 × 100 mg postkoital	Ggf. Nitrofurantoin 50 mg/d oder TMP 1 × 100 mg (über Monate)
Komplizierter Harnwegsinfekt	Frauen mit Risikofaktoren, Kinder	Therapie nach Antibiogramm für 7–10 Tage ! ggf. zunächst empirisch Nitrofurantoin 2 × 100 mg oder Fluoroquinolon, z. B. Ciprofloxacin 2 × 250 mg	Oralcefalosporin der 3. Generation, z. B. Cefixim
	Schwangere	Therapie nach Antibiogramm für 7–10 Tage ! ggf. zunächst empirisch Oralcefalosporin der 3. Generation, z. B. Cefixim 2 × 200 mg Urinkultur-Kontrolle, Behandlung auch bei asymptomatischer Bakteriurie !	
Pyelonephritis	Akute Symptomatik, keine komplizierenden Faktoren	Fluoroquinolon, z. B. Ciprofloxacin 2 × 250 mg für 14 Tage. Falls notwendig Korrektur nach (obligatem!) Antibiogramm	Oralcefalosporin der 3. Generation, z. B. Cefixim
	Risikofaktoren	Ggf. stationäre Therapie, urologische Abklärung	
	Schwangere	Stationäre Therapie	
Männer			
Harnwegsinfekt	Akute Symptomatik	Kultur obligat, Therapie nach Antibiogramm, Therapiedauer 7 Tage!	
	Rezidiv oder zusätzliche komplizierende Faktoren	Urologische Abklärung	
Pyelonephritis		Urinkultur, Urologische Abklärung. Zunächst empirisch Fluoroquinolon, z. B. Ciprofloxacin 2 × 250 mg für 14 Tage	Oralcefalosporin der 3. Generation, z. B. Cefixim
Prostatitis	Akut	TMP-SMZ 2 × 960 mg (28 Tage)	Fluoroquinolon
	Chronisch bakteriell	TMP-SMZ 2 × 960 mg (42–84 Tage)	Fluoroquinolon
Männer und Frauen (Partner mitbehandeln!)			
Gonokokken-Urethritis		1 × 500 mg Ciprofloxacin (Einmaldosis)	Cefixim 400 mg (Einmaldosis)
Chlamydien-Urethritis		2 × 100 mg Doxycyclin (7 Tage)	Azithromycin 1 g (Einmaldosis)

[1] TMP = Trimethoprim (Einmaldosis: 1 × 400 mg)

nolone sollten bei unkomplizierten Harnwegsinfekten möglichst nicht verwendet werden, um nicht der Resistenzbildung Vorschub zu leisten.

Die einmalige Einnahme von 400 mg Trimethoprim stellt ebenfalls eine Option bei der Behandlung des unkomplizierten Harnwegsinfektes der Frau dar. Allerdings ist die Erfolgsrate etwas geringer und Rückfälle sind häufiger als bei einer Dreitagestherapie.

Über die möglichen Ursachen und das therapeutische Vorgehen bei Rezidiven informiert ebenfalls Tab. **B-17.3**.

Eine Behandlung der asymptomatischen Bakteriurie ist bei sonst gesunden Frauen nicht erforderlich. Indiziert ist sie lediglich bei Schwangeren und seltenen Hochrisikopatienten wie Nierentransplantierten.

Da eine asymptomatische Bakteriurie (mit oder ohne Leukozyturie) bei sonst gesunden Frauen, aber auch Diabetikerinnen – im Gegensatz zu früheren Ansichten – nicht zu einer Schädigung der Niere oder erhöhter Morbidität und Mortalität führt, erübrigt sich ein Screening sowie die Behandlung von Zufallsbefunden. Lediglich Schwangere und seltene Hochrisikopatienten (z. B. nach Nierentransplantation) sollten untersucht und therapiert werden.

17.4 Weiterer Verlauf

Auch bei der geschilderten Patientin bin ich in üblicher Weise vorgegangen. 3 Tage nach Therapieende kam sie wieder in die Praxis, da die Schmerzen erneut aufgetreten waren. Der Urinbefund war wie zu Beginn der Konsultation: Leukozyturie, geringe (Mikro-) Hämaturie und Nitrit. Was sollte jetzt geschehen? Erst zu diesem Zeitpunkt befragte ich die Patientin näher zu ihrem Sexualleben (das hätte ich allerdings schon bei der Erstkonsultation tun sollen!). Aus großen Studien ist bekannt, dass **Frauen mit intensiver sexueller Aktivität vermehrt unter akuten Harnwegsinfekten leiden.** Diese sog. „honeymoon-cystitis" wird durch eine wiederholte Traumatisierung der weiblichen Urethra erklärt, bei der es zum mechanischen Transport von Kolibakterien in die Blase kommt. Die Patientin erzählte mir, leicht errötend, dass sie seit kurzem einen neuen Freund habe und vor wenigen Tagen mit ihm in eine gemeinsame Wohnung gezogen sei. Unter Verzicht auf eine Urinkultur verordnete ich dasselbe Antibiotikum für eine weitere Woche und riet ihr, unmittelbar nach jedem Geschlechtsverkehr die Blase zu leeren, um Keimen den Nährboden zu entziehen. Diese Empfehlung mag zwar von manchen Paaren als „technische Störung" empfunden werden, sie führt jedoch in vielen Fällen zu rascher Beschwerdefreiheit.

Frauen mit intensiver sexueller Aktivität leiden vermehrt unter akuten Harnwegsinfekten.

Empfehlung: Unmittelbar nach jedem Geschlechtsverkehr sollte die Blase geleert werden.

Als sich die junge Frau nach wenigen Tagen erneut in der Sprechstunde vorstellte, war die schmerzhafte Dysurie tatsächlich verschwunden. In den Fällen, in denen dieses Vorgehen nicht zum Erfolg führt, kann man auch eine Tablette Trimethoprim (100 mg) jeweils postkoital verordnen (Tab. **B-17.3**).

Führt dieses Vorgehen nicht zum Erfolg, kann eine Tablette Trimethoprim (100 mg) jeweils postkoital verordnet werden.

Es gibt im Übrigen noch eine ganze Reihe von nur teilweise wissenschaftlich belegten Verhaltensmaßregeln, die Patientinnen mit einer „empfindlichen Blase" empfohlen wird: Dazu gehören die Erhöhung der Trinkmenge und entsprechend häufigeres Entleeren der Blase, das Warmhalten der Blasenregion, das Verbot barfuß zu laufen und auf einem kaltem Untergrund zu sitzen sowie die Vermeidung von Intimsprays.

Weiterführende Literatur zu diesem Kapitel finden Sie unter www.thieme.de/specials/dr-allgemeinmedizin/

18 Schwindel

Heinz-Harald Abholz, Christiane Godt, Peter Godt

18.1 Behandlungsanlass

Fallbeispiel 1. Ein **76-jähriger, relativ rüstiger Patient**, den ich erst seit einem halben Jahr kenne, nachdem er zu seinen hier im Ort wohnenden Kindern gezogen ist, hat neben seinem noch **medikamentös behandelbaren Diabetes mellitus** immer nur eine Beschwerde: **Ihm ist so schwindelig.** Regelmäßig dazu befragt, wie dieses Gefühl sei, antwortet er: „na so unsicher, eben schwindelig". Erst auf die Nachfrage, ob es „im Kopf unsicher" oder anders sei, gibt er an, dass er immer das Gefühl habe „so aus den Beinen heraus" unsicher zu sein. Er müsse sich beim Laufen konzentrieren, sonst habe er das Gefühl zu torkeln. Er leide nicht an Hörstörungen oder Herzstolpern und er habe auch keine Ohnmachtsanfälle. Der Schwindel sei immer da, nicht nur anfallsweise.

Die körperliche Untersuchung ergibt einen normalen Blutdruck und einen regelmäßigen Puls, im EKG sind keine Überleitungsstörung oder Extrasystolen nachweisbar. Auch die Nystagmusprüfung ist wie zu erwarten ohne pathologischen Befund. Sowohl der Unterberger-Tretversuch als auch der Romberg-Test sind als unauffällig zu bewerten – auch wenn der Patient im Tretversuch bei geschlossenen Augen mit dem Oberkörper leicht in alle Richtungen schwankt und sich nur langsam auf einen geraden Stand „einpegelt". Die grobe Kraft an Armen und Beinen ist normal. Bei der Reflexprüfung fällt auf, dass der ASR und PSR auf beiden Seiten nicht auslösbar sind. Darüber hinaus besteht beidseits eine Hypästhesie und Pallanästhesie bis zum oberen Drittel des Unterschenkels.

Ich führe die Befunde auf eine Polyneuropathie bei langjährig bestehendem und nie wirklich gut eingestelltem Diabetes mellitus zurück. Zur Sicherheit lasse ich aber noch die Blutspiegel von Vitamin B_{12} und Folsäure bestimmen; beide Werte sind im Normalbereich.

Ich kläre den Patienten über seine Schädigung der Nerven aufgrund des Diabetes mellitus auf und vermittle ihm, dass es dagegen keine wirksame Therapie gibt – Hauptziel ist die bessere Einstellung der Blutzuckerwerte. Trotz einer guten Einstellung des Diabetes kann es Monate bis zu einem Jahr dauern, bis es unter Umständen zu einer Besserung der Symptomatik kommt. Nachdem es aber keine Garantie für eine Besserung gibt kommt es vor allem darauf an eine weitere Verschlechterung zu vermeiden. Im weiteren Verlauf erzählt der Patient immer wieder von eigenen „gezielteren" Therapieversuchen mit Salben etc., die aber niemals zu einer echten Verbesserung geführt haben. Eines Tages kommt er mit einer Zeitungsanzeige in die Sprechstunde, nach der „Nervenvitamine" helfen sollen. Obwohl ich es aufgrund der Studienlage besser weiß, stimme ich skeptisch einem Therapieversuch zu; nach drei (erfolglosen) Monaten bricht er auch diesen Versuch ab. Nach insgesamt 9 Monaten witzelt der Patient nur noch über seinen „Schwindel" – gemeinsam arbeiten wir nun an der möglichst optimalen Einstellung seines Diabetes und überprüfen dies regelmäßig durch die Bestimmung des HbA_{1c}-Wertes.

Fallbeispiel 2. Eine **48-jährige Frau**, Verkäuferin, steht nach meinem Aufruf nur langsam aus ihrem Stuhl im Wartezimmer auf und tastet sich an der Wand entlang in mein Zimmer. **Ihr sei so schrecklich schwindelig**, sie habe erbrochen, alles schwanke um sie, und sie wisse nicht, wo sie ihre Füße hinsetze. Deshalb müsse sie sich immer festhalten, hingefallen sei sie aber nicht. Alles habe am Vortag begonnen, sie habe glücklicherweise um 16 Uhr Feierabend gehabt und sich dann gleich ins Bett gelegt. Im Liegen sei es schließlich besser geworden. Aber sie könne ja nicht nur liegen, weil sie sich noch einige Tage um ihre beiden Enkel – 5 und 7 Jahre alt – kümmern müsse, bis deren Eltern von einer Reise zurückkehren.

Auf Nachfrage stellt sich heraus, dass sie am Vortag mittags erbrochen hat, der Schwindel habe sich aber erst im Laufe des Nachmittags eingestellt.

Die körperliche Untersuchung ergibt nichts Auffälliges, außer eine Unsicherheit/ein Schwanken in alle Richtungen bei geschlossenen Augen; bei diesen Steh- und Tretversuchen öffnet sie immer wieder die Augen, um sich zu orientieren und Halt zu finden. das Schwanken sistiert bei Ablenkung durch Hautschriftlesen. Der Blutdruck ist mit 115/75 mmHg im Sitzen eher niedrig.

Ich denke an einen psychogenen Schwindel, allerdings sind mir die Hintergründe noch unklar. Bisher war mir die Patientin diesbezüglich noch nie aufgefallen; sie war eine zurückhaltende, sich auf keinen Fall in den Vordergrund drängende Frau, die immer nur mit konkreten somatischen Beschwerden in die Sprechstunde kam.

Auf meine Nachfrage, ob sie schon einmal ähnliche Beschwerden gehabt habe, sagt sie: „Ja einmal, ich kann mich noch genau daran erinnern, es war, als ich erfahren habe, dass meine Tochter eine Totgeburt hat". Ich frage, ob denn jetzt auch etwas Schreckliches gewesen sei und sie schluchzt: „Unsere Filiale wird geschlossen; man hat mir nicht gekündigt, aber ich muss dann ohne Auto 35 km täglich fahren, das kann ich gar nicht, da bin ich jeden Tag 1,5 bis 2 unterwegs. Ab April werde ich keine Arbeit mehr haben, wer nimmt denn heute eine 48-jährige Verkäuferin!"

Ich erkläre ihr, dass solche Belastungen einen auch schwindelig machen können und dass man abwarten müsse wie sich alles weiterentwickelt. Ich verordne ihr ein Antivertiginosum. Diese Medikamente haben zwar keine überzeugende Wirksamkeit, insbesondere nicht bei psychogenem Schwindel, aber die sedierende Komponente schätze ich in der aktuellen Situation als nützlich ein. Ich schreibe die Patientin einige Tage arbeitsunfähig und bestelle sie in den Folgetagen regelmäßig ein. Nach der Rückkehr von Tochter und Schwiegersohn aus dem Urlaub wird die Frau beschwerdefrei.

18.2 Definition

▶ **Definition:** Unter Schwindel versteht man eine Unsicherheit im Raum.

Auf eine weitere Differenzierung wird unter „Klassifikation" eingegangen.

18.3 Epidemiologie

Das Symptom Schwindel kommt relativ häufig in der Hausarztpraxis vor, es gibt jedoch sehr wenige Studien, welche die Prävalenz oder gar Inzidenz des Schwindels genau und methodisch einheitlich erfasst haben.

Colledge und Mitarbeiter haben bei einer Befragung von 65-jährigen und älteren Patienten herausgefunden, dass etwa 30 % im letzten Jahr mindestens einmal pro Monat über Schwindel klagten. Yardley et al. finden in einer ähnlichen Befragung bei 18 bis 64-Jährigen Schwindel zu 20 % mindestens einmal pro Monat. Sandholzer et al. fanden bei im Durchschnitt 76 Jahre alten Patienten in Hausarztpraxen bei fast 50 % Schwindel als Symptom.

In der Rangliste der Behandlungsanlässe ist der Schwindel bei Göpel an 6. Stelle. In einer amerikanischen Ambulanz steht der Schwindel an 9. Stelle der Behandlungsanlässe.

Nach Kroenke ist in der Allgemeinpraxis bei nur einem Fünftel der Patienten mit Schwindel eine definierte somatische Ursachen nachweisbar. Ca. 15 % sind wahrscheinlich psychogen versursacht. Bei den restlichen zwei Drittel der Patienten lässt sich eine Diagnose mit ätiologischer Zuordnung selbst in einer Universitätspoliklinik nicht stellen.

In einer weiteren Studie aus drei deutschen Hausarztpraxen (Schwindel länger als 14 Tage zum Zeitpunkt der Erstvorstellung) war nur bei 25 % der Patienten eine gut belegte Zuordnung zu einem organischen Krankheitsbild möglich. Bei rund 60 % derjenigen unter 60 Jahre wurde der Schwindel von den Ärzten als psychogen eingeordnet. Bei einer Nachuntersuchung nach 1 Jahr wurde keine ernste Schwindelursache entdeckt, die zuvor übersehen worden wäre. Bei der Mehrzahl – rund 80 % – der Patienten unter 60 Jahren war der Schwindel nach einem Jahr verschwunden; die entsprechende Zahl für die über 60-Jährigen lag bei 65 %.

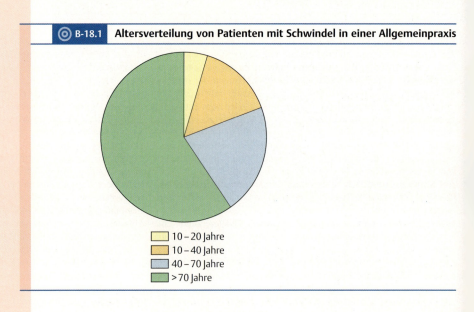

B-18.1 **Altersverteilung von Patienten mit Schwindel in einer Allgemeinpraxis**

- 10 – 20 Jahre
- 10 – 40 Jahre
- 40 – 70 Jahre
- > 70 Jahre

18.4 Klassifikation

Informationen über unsere Lage im Raum, und damit verbunden das Gefühl der Sicherheit im Raum erhalten wir über folgende Organe und Organsysteme:
- Gleichgewichtsorgan
- Hörorgan
- Augen
- Dehnungsrezeptoren in den Beinen
- Dehnungsrezeptoren in den Muskeln im Halswirbelsäulenbereich
- Gehirn, insbesondere Kleinhirn: Hier werden die Informationen der verschiedenen Bereiche koordiniert
- Psyche
- Herz-Kreislauf-System zum Erhalt der genannten Organfunktionen.

Es wird einem also schwindelig, wenn in einem der Bereiche der Gleichgewichtsrezeption oder in der Koordinierungsstelle, im Herzkreislaufsystem und/oder auf psychischer Ebene eine Störung der Regulation des Gleichgewichtes entsteht.

Diese Hintergründe zu den Ursachen erlauben eine Untersuchungs-Systematik für den Patienten mit Schwindel. Es hat sich aber in der Praxis herausgestellt, dass ein anderer Weg besser ist: Die Kategorisierung **nach 4 Schwindeltypen** (Tab. **B-18.1**).

Schwindel wird nach praktischen Gesichtspunkten in **4 Schwindeltypen** eingeteilt, siehe Tab. **B-18.1**.

B-18.1 Schwindeltypen

Schwindeltyp	Charakteristik und Ursache
I. Drehschwindel	„Karussell", Wegdrehen der Bilder: meist vestibulär, manchmal ZNS
II. Sekundenschwindel/ drohende Ohnmacht	• **Ohne Prodromi:** bradykarde Rhythmusstörungen, sensibler Karotissinus • **Mit Prodromi:** Orthostase, tachykarde Rhythmusstörungen
I. und II. sind sowohl voneinander als auch zu III. und IV. sehr gut abgrenzbar. Die Abgrenzung von III. zu IV. ist manchmal schwierig.	
III. Raumunsicherheit	Komisches Gefühl im Kopf • Nachschwanken, nur **durch Kopfbewegungen auslösbar:** ZNS, Augen (Brille), vestibulär, benigner Lagerungsschwindel • **Dauernd:** Psyche, ZNS (Medikamente), Hyperventilation
IV. Gangunsicherheit	Kopf ist frei: nicht auslösbar durch Kopfbewegung, sondern – wenn überhaupt – nur durch Körperbewegung: peripheres Nervensystem, ZNS, Augen, Psyche

18.5 Ätiologie – differenzialdiagnostischer Überblick

Wendet man die Systematik von Tab. **B-18.1** auf unsere beiden Fallgeschichten an, so sieht man, dass der Patient in Fallgeschichte 1 einen klaren Kopf hat und dennoch unsicher auf den Beinen war, also in Typ 3 hineingehört. Die Patientin aus Fallgeschichte 2 hatte keinen klaren Kopf, aber eher eine Unsicherheit im Raum, keinen Dreh- oder Schwankschwindel und ist somit leicht in Typ 2 einzuordnen.

Innerhalb der Typen ist differenzialdiagnostisch weiter zu verfahren. Dabei reichen für gut 80 bis 90 % der Patienten mit Schwindel eine ausführliche Anamnese – mit Zuordnung zu den Schwindel-Typen – und eine körperliche Untersuchung aus (Tab. **B-18.2** und Tab. **B-18.3**).

Eine Anamnese des Schwindels und die körperlichen Untersuchungen führen zu einer weiteren Differenzierung. Ursachen von Schwindel siehe Tab. **B-18.2** und Tab. **B-18.3**.

B-18.2 Die 10 häufigsten Schwindelsyndrome

- Orthostatische Hypotonie und kardiale Arrhythmie
- Benigner paroxysmaler Lagerungsschwindel (Tab. **B-18.4**)
- Multimodale posturale Störung des alten Menschen (Tab. **B-18.5**)
- Schwindel bei vestibulärer Migräne
- Psychogener und phobischer Schwindel
- Morbus Menière
- Zentral-vestibulärer Schwindel
- Vertebrobasiläre transitorisch-ischämische Attacken (TIA)
- Neuritis vestibularis
- Neurovaskuläre Kompression des 8. Hirnnervs (Vestibularis-Paroxysmie)

B-18.3 Schwindelursachen nach Häufigkeit in der Allgemeinarztpraxis geordnet*

1. Psychogen
2. Benigner Lagerungsschwindel
3. Niedriger Blutdruck; nur bei Aufrichten, nach Bücken etc.
4. Polyneuropathie
5. Intoxikation/Medikamentennebenwirkung
6. Neue Brille
7. Migräne
8. Morbus Parkinson
9. Sehr hohe oder plötzlich angestiegene Blutdruckwerte
10. Neuritis vestibularis/akuter vestibulärer Ausfall
11. Morbus Menière
12. Basiläre Durchblutungsstörung bis hin zum Basilarisinfarkt
13. Rhythmusstörungen; Adams-Stokes-Anfälle
14. Multiple Sklerose
15. Kleinhirnbrückenwinkeltumor
16. Subclavian-steel-Syndrom

* Die Häufigkeitsreihenfolge ist nach Literaturangaben zusammengestellt und wesentlich auch vom Alter der Patienten abhängig.

▶ **Merke:**
– Der „zervikogene Schwindel" ist eine Diagnose, die es eigentlich nicht gibt. Das gleichzeitige Auftreten von Schwindel und HWS-Symptomen ist häufig, ohne dass es einen Zusammenhang geben muss!
– Schwindel durch Kopfbewegungen hat *immer* andere Ursachen (z. B. benigner Lagerungsschwindel)!

B-18.4 Synopsis: Benigner paroxysmaler Lagerungsschwindel

- **Alter:** Meist sind ältere Patienten betroffen (selten im Alter < 40 Jahre)
- **Schwindeldauer:** kurz, Sekunden
- **Schwindelart:** ausschließlich Drehschwindel
- **Auslöser:** Hinlegen, Drehen auf die Seite im Bett; seltener: Aufrichten, Vorbeugen, Kopfreklination
- **Begleiterscheinungen:** Übelkeit, manchmal Brechreiz/Erbrechen
- **Diagnose:** Lagerungsprobe nach Hallpike: Patient mit zur Seite gedrehtem Kopf auf den Rücken legen; nach 10 Sekunden tritt Drehschwindel bei Drehung zum betroffenen Labyrinth auf, verbunden mit rotierendem Nystagmus
- **Ursache:** Partikelbildung im hinteren Bogengang
- **Therapie:** Befreiungsmanöver nach Epley (siehe Abb. **B-18.2** auf S. 432).

B-18.5 Synopsis: Multimodale posturale Instabilität des alten Menschen

Häufigste Form des „Schwindels" hochbetagter Menschen!
- **Schwindeldauer:** dauernd, immer, überall, „vor allem draußen".
- **Schwindelart:** Standunsicherheit, Gangunsicherheit, Taumeln zur Seite, „kann nicht gerade gehen".
- **Auslöser:** Aufstehen, Gehen, Gehen auf der Straße, plötzliches Stehenbleiben oder Umdrehen im Stehen.
- **Begleiterscheinungen:** typische motorische, sensible, sensorische Defizite des alten Menschen (s. u.) **Oft ist die gerontologische posturale Instabilität geprägt durch Fallangst!**
- **Ursachen:**
  - Alterstypische Veränderungen des Sehens, der Propriozeption, des vestibulären Systems, der Gelenke
  - Spezifische Veränderungen der sensiblen, motorischen, sensorischen Systeme:
    - Katarakt, Retinopathie, Glaukomfolgen
    - Zerebrale vaskuläre Prozesse, besonders subkortikale vaskuläre Enzephalopathie (führt zu „stackeligem Gang": „Gangapraxie")
    - Parkinsonkrankheit
    - Polyneuropathie (gestörte Sensibilität)
    - Erkrankungen des Rückenmarks mit Tiefensensibilitätsstörung (z. B. Vitamin-B_{12}-Mangel)

18.6 Abwendbar gefährliche Verläufe

Wichtig beim Schwindel ist festzuhalten, dass dramatischere Krankheitsbilder praktisch immer von einer Zusatzsymptomatik begleitet sind und auf diesem Wege diagnostiziert werden können.
Im Wesentlichen zählen zu den Krankheiten mit abwendbar gefährlichem Verlauf:
- **Schlaganfälle**, bei denen Schwindel auftreten kann (in der Regel durch die weitere neurologische Symptomatik aber nicht zu übersehen).
- Beim reinen **Basilarisinsult** kann dies aber auch schwierig sein. Meist jedoch sind der Schwindel und das Gefühl, „im Kopf sei etwas geschehen", die Balancestörung, die Körperschiefhaltung und das Doppeltsehen relativ deutlich ausgeprägt.
- Deutliche **Herzrhythmusstörungen**, die oft vom Patienten als solche bemerkt werden.

Nicht vergessen werden soll, dass der **psychogene Schwindel** ein **Präsentiersymptom mit Aufforderungscharakter** für den Arzt darstellen **kann**, der auf eine vom Patienten als **aussichtslos erlebte Situation** hinweisen kann.
Morbus Ménière und **Neuritis vestibularis** stellen Sonderformen mit gewisser Dringlichkeit dar, fallen aber fast immer durch ihre Zusatzsymptomatik auf.

Dramatische Krankheitsbilder haben immer eine Zusatzsymptomatik.

Abwendbar gefährliche Verläufe sind:
- Schlaganfälle
- Basilarisinsult
- Herzrhythmusstörungen.

Der **psychogene Schwindel** kann auch auf eine vom Patienten als **aussichtslos erlebte Situation** hinweisen.

Sonderformen sind: **Morbus Ménière** und **Neuritis vestibularis.**

18.7 Diagnostisches Vorgehen

▶ **Merke:** Mit einer guten Anamnese und klinischen Untersuchung kann man ohne apparative Maßnahmen die 10 häufigsten Schwindelursachen erfassen!

◀ Merke

18.7.1 Anamnese

Erster Schritt in der Diagnostik ist der Versuch **der Einordnung** des Schwindels nach den unter „Klassifikation" genannten **4 Schwindeltypen.** Dafür ist die genaue Anamnese wichtigster Hintergrund.

Versuch der Einordnung des Schwindels in einen der 4 Schwindeltypen.

Weitere diagnostische Hinweise:
- Sind definierte **Erkrankungen** die **Ursache des Schwindels**, treten immer Zusatzsymptome auf.
- Heftiger Schwindel tritt meist bei vestibulärer Ursache auf.
- Schwarzwerden vor den Augen ist typisch für Synkopen.
- Wenn bei Kopfdrehung H. a. sensiblen Karotissinus.
- Wenn bei Armhebung H. a. auf Subclavian-steal-Syndrom.
- Schwindel nach Lagewechsel ist häufig benigner Lagerungsschwindel.
- Eine ängstliche Schilderung ist ein H. a. psychische Ursachen.

Zusatzfragen:
Wann hat es angefangen?
Was sind Auslöser?

 B-18.6

Wie lange dauert der Schwindel?

Bei der Interpretation dessen, was man in der Anamnese erfährt, helfen folgende Orientierungsleitsätze:
1. Fast alle definierten **Erkrankungen, die als Schwindelursache** infrage kommen, und faktisch alle neurologischen (zentral u. peripher) sowie HNO-Erkrankungen haben **immer Zusatzsymptome**.
2. Sehr **heftiger Schwindel** – meist mit Erbrechen – ist eher auf eine vestibuläre Ursache zurückzuführen.
3. **Oszillopsien:** „wie bei schlecht geführter Kamera": vestibulärer Schwindel.
4. **Schwarzwerden vor Augen:** typisch für Synkopen/Orthostase.
5. **Kopfdrehung** als Auslöser von **Schwarzwerden vor Augen:** sensibler Karotissinus.
6. **Armheben** als Auslöser für **Schwarzwerden vor Augen:** Subclavian-steel-Syndrom.
7. Schwindel, der fast immer für maximal eine Minute entsteht, wenn die Person sich im Liegen umdreht oder aus dem Liegen aufsteht: benigner Lagerungsschwindel.
8. Blumenreiche, **ängstliche Schilderung** und/oder **schlecht einzuordnende Symptome:** eher psychogen.

Zusatzfragen, die bei einer weiteren Einordnung hilfreich sind:
- **Wann hat es angefangen?** Hinweise auf Ursachen, Patientenkonzept.
- **Welche Auslöser?** Körperbewegung, Haltung, Schmerzen, neue Brille, schnelles Atmen (Tab. **B-18.6**).

B-18.6 Schwindel-Auslöser als Diagnose-„Wegweiser"

Auslöser	*Mögliche Ursache*
Spontaner Schwindel	- Morbus Menière - Transitorisch-ischämische Attacke(n) (TIA) - Kardiale Arrhythmie - Neurovaskuläre Kompression - Panikattacken
Aufstehen aus dem Sitzen und Liegen	- Orthostatische Hypotension
Änderung der Kopfposition	- Benigner paroxsmaler Lagerungsschwindel - Zentraler Lageschwindel - Manche Migräneanfälle
Situativ (im Fahrstuhl, „immer wenn ich rausgehe")	- Psychogener Schwindel - Phobie
Prämenstruell, Stress, Schlafentzug	- Vestibuläre Migräne

- **Wie lange dauert der Schwindel?** Länger und durchgehend vorhanden bei Schwindeltypen I und III; bei anderen Formen nur kurz jeweils, aber wiederholt. Dies gilt auch für den benignen Lagerungsschwindel. Siehe hierzu auch Tab. **B-18.7**.

B-18.7 Typische Dauer von Schwindelepisoden und ihre Ursachen

Dauer	typische Ursachen
Sekunden bis eine Minute	- Benigner paroxysmaler Lagerungsschwindel - Orthostatische Hypotension - Kardiale Arrhythmie - Vestibularis-Paroxysmie (neurovaskuläre Kompression) - Angst und Panik
Minuten	- Transitorisch-ischämische Attacke (TIA) - Vestibuläre Migräne - Angst und Panik
30 Minuten bis wenige Stunden	- Morbus Menière - Vestibuläre Migräne - Angst und Panik
Tage bis Wochen	- Neuritis vestibualris - Akuter Schub einer Multiplen Sklerose - Hirnstamminfarkt - Vestibuläre Migräne - Angst und Panik
Permanent	- Neurologische/orthopädische Gangstörung - Hirnstammprozess - Angst und Panik

- **Welche zusätzlichen Symptome bestehen?** Übelkeit, Schmerzen, Palpitationen, Herzjagen, Hörstörungen, Lähmungen, Schluckstörungen. Siehe hierzu auch Tab. **B-18.8**.

Welche zusätzlichen Symptome bestehen?

B-18.8 Begleitsymptome als Schlüssel zur Diagnose

Begleitsymptom	Hinweis auf Ursache
- Migränekopfschmerz - Lichtempfindlichkeit - Geräuschempfindlichkeit - „Aura"	- Vestibuläre Migräne mit Migräneschwindel
- Hirnstammsymptome - Kleinhirnsymptome	- Transitorisch-ischämische Attacke (TIA) - Hirnstammläsion durch Tumor, Infarkt, Kleinhirnläsion
- Nackenschmerzen	- Migräne - Muskelverspannung durch vestibuläre Störung (cave diese beweisen nicht, dass „die HWS" die Ursache ist!)
- Hörminderung, Tinnitus, Ohrdruck	- Morbus Menière oder eine andere peripher vestibuläre Erkrankung
- Atemnot, Hyperventilation, Tremor, Herzrasen, Angst	- Angsterkrankung, Panikattacken
- Schwarzwerden vor den Augen - Synkopen	- Orthostatische Hypotension - Kardiale Arrhythmien

- **Welche Medikamente werden eingenommen?**
- **Welche Erklärung hat der Patient?** Patientenkonzepte.

Welche Medikamente werden eingenommen?
Welche Erklärung hat der Patient?

Stellen einer vorläufigen Diagnose

▶ **Merke:** Eine gründlich erhobene Anamnese ermöglicht in der Regel eine Zuordnung des Symptoms Schwindel zu einem verursachenden Organbereich.

Insbesondere sind in der Regel die Abgrenzungen von Drehschwindel (Typ I) und Sekundenschwindel (Typ II) zueinander und zu den beiden anderen Typen III und IV möglich. Gangunsicherheit (Typ III) ist manchmal schwieriger von Unsicherheit im Raum (Typ IV) abgrenzbar.

Auf der Basis der Anamnese kann anschließend die körperliche Untersuchung als **gezielt** erfolgen. **Andererseits** ist aber auch zu bedenken, dass der Patient bei einem so eingreifenden Symptom wie Schwindel die Erwartung haben wird, **ausführlich körperlich** untersucht zu werden. Daher empfiehlt sich häufig dieser Weg.

18.7.2 Körperliche Untersuchung

Allgemeiner Status: Blässe (Konjunktiven); Schwitzen/Angst/Beunruhigung; Bewegung des Patienten, Gangunsicherheit; Darstellung der Symptomatik (dramatisierend eher bei psychogenen Ursachen).

Kreislaufstatus: Blutdruck, ggf. Schellong-Test; Herzauskultation, Auskultation der Karotiden, ggf. und nur mit vorsichtigem Druck: Karotis-Druck-Versuch mit EKG-Ableitungen.

Neurologische Untersuchung

- **Reflexstatus**
- **Sensibilität an Beinen** (Polyneuropathie: Stimmgabel, Filamente)
- **Vestibulo-okulärer Reflex** (Refixation der Augen bei passiver Kopfdrehung)
- **Vorhalteversuch** (Ausschluss latenter Paresen)
- **Romberg-Stehversuch** und **Unterberger-Tretversuch** (zerebellär, spinal, vestibulär)
- **Diadochokinese-Prüfung** (zerebellär)
- **Finger-Nase-** und **Knie-Hacken-Versuch** (zerebral, zerebellär)

HNO-Untersuchungen

- **Nystagmusprüfung** einschließlich Lagerungs-Provokation:
  - **Spontannystagmus** weist auf eine vestibuläre Störung hin (wird bei Geradeausblick geprüft)
  - **Einstell-Nystagmus** bei extremer Blickeinstellung: wenn erschöpfbar, dann physiologisch, ansonsten Hinweis auf vestibuläre Störung
  - **Blickrichtungsnystagmus:** sakkadierte Blickfolge, Hinweis auf zerebelläre Störung
- **schneller Kopfschütteltest** (horizontal) als Auslöser für Schwindel/Nystagmus: Neuritis vestibularis sowie Vestibulopathien
- **Lagerungs-Versuch** zum Auslösen eines benignen Lagerungsschwindels.
- **grobe Hörprüfung:** Durchführung besonders beim Vorliegen von Hinweisen auf eine **vestibuläre Störung** (2 bis 3 m Entfernung: flüsterndes Sprechen mit erst linkem, dann rechtem Ohr zuhalten)
- ggf. Rinne-Weber-Testung

Nach der Untersuchung ist bei Integration von Anamnese und Untersuchungsbefund eine Diagnose oder zumindest eine Verdachtsdiagnose zu stellen. Besteht ein **Drehschwindel,** so ist nochmals nach **peripherer oder zentraler Auslösung** zu unterscheiden; dies ist nicht immer leicht. Hilfreich sind hier die in Tab. B-18.9 festgehaltenen Charakteristika.

B-18.9 Drehschwindel

Symptome	Periphere Störung	Zentrale Störung
Stärke	Massiv	Eher geringer
Ganginbalanz massiv	Nein	Ja
Übelkeit	Ja	Nein
Nystagmus auch vertikal	Nein	Ja
Nystagmusrichtung durch Blickrichtung beeinflusst	Nein	Ja
Unterdrückt eine Fixierung den Nystagmus	Ja	Nein
Adaption an Schwindel nach 12–24 h	Ja	Nein
Neurologische Symptome	Nein	Ja
Hörstörung	Ja	Nein

18.8 Weiterführende Diagnostik

Technische Untersuchungen

Sie sind nur als gezielte Untersuchungen sinnvoll, sonst findet man mehr falsch als richtig positive Befunde.

Überweisung

Keine Überweisung ist erforderlich, wenn eine sichere Diagnose mit eigener Kompetenz verlässlich zu stellen ist, z. B. ein benigner Lagerungsschwindel oder ein psychogener Schwindel.
Ansonsten soll bei einem unklaren Bild in Abhängigkeit von der Massivität des Schwindels, der Dauer des Bestehens und des Druckes von Seiten des Patienten eine Überweisung zunächst zum Neurologen erfolgen. Patienten mit Hinweisen auf Rhythmusstörungen und darüber erklärbaren Schwindelzuständen sind zum Kardiologen zu überweisen.

18.8 Weiterführende Diagnostik

Technische Untersuchungen

Überweisung

Ist eine Diagnose verlässlich zu stellen, erübrigt sich die weitere Überweisung zum Facharzt.

Ansonsten erfolgt zur weiteren diagnostischen Abklärung je nach Zusatzsymptomatik die Überweisung zum HNO-Arzt, dem Neurologen oder auch zum Kardiologen.

B-18.10 Was kann der Hausarzt von welchen Fachgruppen bei der Schwindelabklärung erwarten?

Internist	Abklärung kardiologischer Störungen
HNO-Arzt	Hörprüfung, kalorische Prüfung
Neurologe	Klärung zentralneurologischer oder peripherneurologischer Ursachen, Indikationsstellung für MRT-Diagnostik
Orthopäde	Nichts, da Schwindel nie von orthopädischen Veränderungen hervorgerufen wird!

18.9 Therapieoptionen

Im Zentrum muss stehen: Beruhigung. Bei Erwartung längeren Schwindels muss der Hinweis gegeben werden, dass eine Notwendigkeit von Adaptation des „Gleichgewichtssystems" stattfinden wird, die aber nur möglich ist, wenn der Schwindel – zumindest teilweise – bestehen bleibt. Daher soll keine längerfristige Therapie mit **Antivertiginosa** erfolgen. Die **Akutbehandlung** symptomatisch vorzunehmen.
Eine **Zweigleisigkeit** ist bei unklarer Diagnose oder Verdacht auf psychogenen Schwindel ratsam: neben **abwartendem Offenhalten** sind Antivertiginosa nur bei einer neu aufgetretenen Schwindelsymptomatik und nur kurzfristig indi-

18.9 Therapieoptionen

Im Zentrum steht die **Beruhigung des Patienten.**
Die **Akutbehandlung** ist **symptomatisch** vorzunehmen.

Bei unklarer Diagnose ist neben **abwartendem Offenhalten** eine Indikation für **Antivertiginosa** gegeben, z. B. **Diphenhydramin** oder **Meclozin** gegeben.

B-18.2 Therapie des benignen paroxysmalen Lagerungsschwindels – Befreiungsmanöver nach Epley zur Behandlung des benignen paroxysmalen Lagerungsschwindels

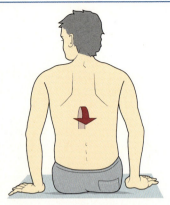

a Der Patient sitzt längs auf einer Liege (so dass im Liegen eine Kopfhängeposition erreicht werden kann). Der Kopf wird in einer 45°-Drehung nach links (zur betroffenen Seite) vom hinter dem Patienten stehenden Untersucher gehalten.

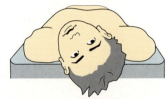

b Dann zieht der Untersucher den Patienten rasch nach hinten in eine leicht überhängende Kopfposition. In dieser Position bleibt der Patient für 2 Minuten, während der Untersucher den Kopf hält und die Augen beobachtet.

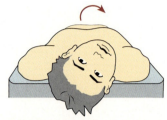

c Dann dreht der Untersucher den Kopf rasch um 90° zum rechten (nicht betroffenen) Ohr und hält ihn in dieser Position wieder für 2 Minuten.

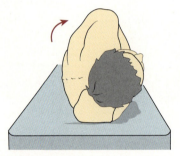

d Während der Untersucher den Kopf des Patienten in unveränderter Position hält, dreht sich der Patient auf die rechte Schulter.

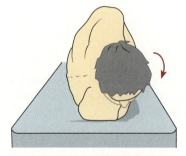

e Dann dreht der Untersucher den Kopf des Patienten noch einmal um 90° nach rechts, so dass der Patient zum Boden schaut. In dieser Position wird wieder 2 Minuten gewartet.

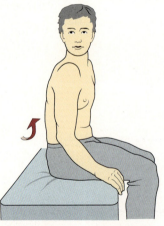

f Bei in der letzten Position gehaltenen Kopf wird der Patient in einer raschen Bewegung zum Sitzen aufgerichtet.

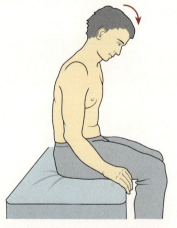

g Zuletzt wird im Sitzen der Kopf in einer raschen Bewegung nach vorne gedreht und zugleich nach vorne geneigt. Bei erfolgreichem Manöver ist zu erwarten, dass nach jeder Lageänderung ein Drehschwindel einsetzt.

ziert. Hier sollen vor allem auch begleitende Übelkeit und Unruhe bzw. Angst gelindert werden. Auf Grund ihrer sedierenden und antiemetischen Effekte sind **Diphenhydramin** oder **Meclozin** Mittel der Wahl. Wegen seines antiemetischen Effekts kann auch Sulpirid benutzt werden. Betahistin ist nur bei Morbus Menière indiziert.

Weitere Grundsätze zur Therapie

1. Die meisten Antivertiginosa sind nicht sehr wirksam, können aber häufig als Plazebo genutzt werden.
2. Ein länger bestehender Schwindel sollte nie bis zum völligen Verschwinden therapiert werden, weil dadurch die Anpassungsleistung des Gehirns unterdrückt wird und beim Absetzen der Therapie erneut Schwindel auftritt, wenn die Ursache noch nicht behoben ist.

Weiterführende Literatur zu diesem Kapitel finden Sie unter www.thieme.de/specials/dr-allgemeinmedizin/

Weitere Grundsätze zur Therapie

Die meisten Antivertiginosa wirken auch als Plazebo.
Bevor nicht die Ursache für den Schwindel behoben ist, sollte der Schwindel nicht bis zum völligen Verschwinden therapiert werden, um die Anpassungsleistung des Gehirns nicht zu unterdrücken.

19 Angst

Georg B. Wüstenfeld, Thomas Fischer

Fallbeispiel. Die **16-jährige** Sabine **kommt in Begleitung ihrer Mutter** notfallmäßig in die Sprechstunde (sie ist zum ersten Mal in meiner Praxis). Mit dem Hinweis, es ginge dem Mädchen schlecht, wurde ich von meiner Helferin um Eile gebeten. Die Patientin wirkt ängstlich und fahrig und steht an die Kante der Untersuchungsliege gelehnt. Sie hat ein blasses, angespanntes Gesicht. Ich spüre förmlich ihre innere Unruhe. Die Mutter sitzt ihr gegenüber und macht einen eher ärgerlichen und distanzierten Eindruck. Sie ergreift sofort das Wort und erklärt, ihre Tochter habe mal wieder einen ihrer Angstzustände, unter denen sie schon seit einem Dreivierteljahr leide. Der vorhergehende behandelnde Arzt habe sie nach mehreren medikamentösen Behandlungsversuchen schließlich an einen Nervenarzt überwiesen. Der habe dann Tropfen verschrieben, die zunächst den Anfall etwas erleichterten, aber heute sei es mal wieder besonders schlimm. Man habe ihr gesagt, ich könne ihrer Tochter vielleicht helfen.

Die Mutter ist etwa 40 Jahre alt, wirkt äußerlich sehr gepflegt, eher kühl, differenziert und rational. Ich spüre den Druck, den sie verbal und nonverbal auf mich ausübt und frage mich, wie groß der Druck sein mag, der auf ihrer Tochter lastet. Ich unterdrücke diesen innerlichen Konflikt und wende mich an die Tochter mit der Frage, ob es ihr recht sei, wenn die Mutter im Wartezimmer auf sie wartet. Nach einem stummen Kopfnicken der Tochter lässt uns die Mutter allein.

Ich kann mich jetzt voll auf die Patientin konzentrieren. Ich versuche mir vorzustellen, wie es ihr im Moment gehen mag. Eine völlig fremde Umgebung, ein ihr völlig fremder Mensch, lediglich mit dem fraglichen „Attribut des Helfers". Zwei Enttäuschungen in dieser Richtung hat sie bereits hinter sich. Ich spreche dieses direkt an. „Du hast sicher im Moment fürchterliche Angst und bist dir auch gar nicht so sicher, ob ich dir richtig helfen kann, nicht wahr?". Sie schaut mich kurz an und nickt mit dem Kopf. „Hast du jetzt im Moment irgendwelche körperlichen Beschwerden?" „Im Moment nicht, aber vorhin hatte ich wieder dieses Kribbeln in den Händen, was jedoch wieder nachgelassen hat, seit ich in der Praxis bin. Aber die **Angst** ist furchtbar, sie kommt **aus dem Nichts heraus.**" Sie berichtet stockend weiter, dass sie den Bezug zur Realität verliere, alles um sie herum sei fremd und weit entfernt. Sie habe Angst, nichts fassen zu können. Manchmal würden ihr die Tropfen vom Nervenarzt helfen, so dass die Angst wenigstens nachließe. Sie könne nicht genau sagen, wovor sie Angst habe, sie habe einfach eine panische Angst. Dabei beginnt sie zu weinen.

Ich lasse sie eine Zeit lang weinen und frage sie dann vorsichtig nach dem Beginn ihrer Angstzustände. Ich habe das Gefühl, dass sie Vertrauen zu mir fasst. Sie berichtet, dass sie die Angstzustände seit etwa einem Dreivierteljahr habe, dass sie von ihrem vorhergehenden behandelnden Arzt mehrfach untersucht worden sei. Auch die Schilddrüse habe er untersucht, jedoch nie etwas feststellen können. Der Nervenarzt habe dann bestätigt, dass es „psychisch" sei und habe ihr Tropfen zur Beruhigung verschrieben.

Im Verlaufe der Konsultation spricht die Patientin zunehmend freier. Sie schaut mich über längere Passagen an und wirkt nicht mehr so verkrampft. Ich denke, ich kann im Moment nicht mehr erreichen und mache Sabine das Angebot zu einem erneuten **ausführlichen Gesprächstermin** in 2 Tagen. Darauf geht sie ein. Sie fühle sich stabil genug, jetzt nach Hause zu gehen.

Hier noch einige anamnestische Informationen: Die 16-jährige Patientin lebt als Einzelkind bei ihren Eltern. Die **Eltern wollen sich offenbar trennen.** Hierbei scheint die Hauptaktivität von der berufstätigen, dominierenden Mutter auszugehen. Der Vater spielt in der Familie eine eher untergeordnete Rolle. Die Familie lebte bislang in einem Haus der Großeltern, nach dessen Verkauf Sabines Familie ausziehen musste. Sie haben sich dann eine Wohnung in einem anderen Stadtviertel gesucht, wo sie seit etwa einem dreiviertel Jahr wohnen. Für die Patientin war dies offensichtlich ein kaum zu bewältigender Verlust sozialer Geborgenheit. Hinzu kommt jetzt die drohende Auflösung der sozialen Einheit ihrer Familie. Verstärkend wirkt sicherlich die zunehmende Distanzierung der Mutter, zu der die Patientin ein ambivalentes Verhältnis hat: Auf der einen Seite ist sie ihre Bezugsperson innerhalb der Familie, auf der anderen Seite hat sie aber auch das Bedürfnis, sich von ihrer Mutter zu lösen. Dieser psychische Konflikt ist für die Patientin zurzeit nicht zu bewältigen. Ihre Reaktion hierauf sind rezidivierende Angstzustände, die mit oft wochenlangen symptomlosen Phasen wechseln. Das Vollbild einer Depression liegt nicht vor. Körperliche Ursachen für die Beschwerden waren durch die Untersuchungen des vorhergehenden behandelnden Kollegen unwahrscheinlich.

▶ **Definition**

▶ **Definition: Angst** ist grundsätzlich nichts Krankhaftes, sondern eine wichtige lebenserhaltende Emotion, die vorübergehend auftritt und Menschen dazu befähigt, reale Gefahren wahrzunehmen und zu bewältigen.

Zur Symptomatologie siehe Tab. **B-19.1**. Angst wird erst zur Krankheit, wenn sie in unangemessener Relation zur auslösenden Situation steht.

Die Symptomatologie der Angst ist in Tab. **B-19.1** zusammengefasst. Diese Angst erfordert keine Behandlung; sie **wird erst dann zur Krankheit, wenn sie in unangemessener Relation zur auslösenden Situation steht.** Sie lässt sich weder durch Vernunft noch durch Willen bekämpfen. Oft haben Ängste keinen bestimmten Bezug zu einem Objekt. Freud spricht in diesem Zusammenhang von „frei flottierender Angst".

▶ **Definition**

▶ **Definition: Phobien** sind Angstzustände, die durch bestimmte Dinge oder Lebewesen ausgelöst werden (Tab. **B-19.2**).

B-19.1 Die Symptomatologie der Angst

1. Kognitive Symptome	• Exzessives „Sich-Sorgen" • Entscheidungsunfähigkeit • Gestörte Konzentration • Angst „verrückt" zu werden, die Kontrolle zu verlieren oder zu sterben
2. Körperliche Symptome	Unruhe, Tremor, Schwindel, Schwäche, vermehrtes Schwitzen, Muskelkrämpfe, Palpitationen, „Kurzatmigkeit", Würgegefühle, Thoraxschmerzen, abdominelle Missempfindungen, Übelkeit, Erbrechen, Erröten, Kribbelparästhesien
3. Veränderungen des Verhaltens	• Vermeidung von bestimmten Situationen, die Ängste auslösen • Entwicklung individueller Vermeidungsstrategien, bzw. von Ritualen oder Zwängen (z. B. Händewaschen, wiederholte Kontrollen)

B-19.2 Phobien

Akrophobie	Höhenangst	**Pathophobie**	Angst vor Krankheit
Agoraphobie	Angst vor öffentlichen Plätzen	**Kanzerophobie**	Angst vor Krebs
Aviaphobie	Angst vor dem Fliegen	**Zoophobie**	Angst vor Tieren
Klaustrophobie	Angst vor geschlossenen Räumen	**Xenophobie**	Angst vor fremden Menschen
Nyktophobie	Angst vor Dunkelheit		

19.1 Grundlagen und Epidemiologie

Angst ist eine normale Empfindung im alltäglichen Leben. Die individuelle Toleranz in der Wahrnehmung variiert jedoch erheblich. Untersuchungen zeigen, dass die Zahl der Angstpatienten in der Praxis des niedergelassenen Arztes zunimmt. Vorwiegend haben wir es dabei mit Patienten zu tun, bei denen die Symptomatik relativ unklar ist. Die Patienten suchen den Hausarzt wegen körperlicher, aber auch psychischer Probleme auf. Je nach Weiterbildung und Einstellung des Hausarztes zu psychischen oder psychosomatischen Erkrankungen wird die Rate der „Fälle" zwischen 10 und 30 % angegeben. In der Bevölkerung sind Angstpatienten gemäß einer WHO Studie mit einer Jahresprävalenz von ca. 17 % vertreten. Etwa zwei Drittel dieser Patienten werden hausärztlich als angstgestört identifiziert und etwa je die Hälfte von ihnen medikamentös oder psychotherapeutisch behandelt. Die Angstkrankheit tritt bei Frauen ungefähr doppelt so oft auf als bei Männern. Die Altersgruppe zwischen 30 und 60 Jahren ist am häufigsten betroffen.

19.1 Grundlagen und Epidemiologie

Die Zahl der Angstpatienten nimmt in der Praxis des niedergelassenen Arztes zu. In der Bevölkerung sind Angstpatienten gemäß einer WHO-Studie mit einer Jahresprävalenz von ca. 17 % vertreten. Die Angstkrankheit tritt bei Frauen ungefähr doppelt so oft auf wie bei Männern. Die Altersgruppe zwischen 30 und 60 Jahren ist am häufigsten betroffen.

19.2 Ätiologie – differenzialdiagnostischer Überblick

Der Begriff Angststörungen umfasst eine heterogene Gruppe von Störungen; zu ihnen gehören u. a.:
- die generalisierte Angststörung,
- soziale Angststörungen,
- posttraumatische Störungen,
- Panikattacken.

19.2 Ätiologie – differenzialdiagnostischer Überblick

Angststörungen umfassen z. B.
- generalisierte Angststörung
- soziale Angststörungen
- Panikattacken.

▶ **Merke: Panikattacken** sind gekennzeichnet durch kurze Episoden intensiver Angstgefühle assoziiert mit verschiedensten somatischen und kognitiven Symptomen.

◀ **Merke**

Die **Symptome treten abrupt auf** und erreichen ihre maximale Intensität innerhalb von 10–15 Minuten. Die Episoden halten selten länger als 30 Minuten an. Definitionsgemäß werden Panikattacken nicht durch eine zugrunde liegende, medizinisch definierbare Krankheit oder durch Drogen/Medikamente bedingt. Zumeist sind die Patienten nicht in der Lage, das Auftreten der Attacken vorherzusagen, wenngleich bestimmte Situationen mit dem Auftreten von Panikattacken assoziiert sein können.

Die Differenzialdiagnose von Angststörungen wird dadurch erschwert, dass die Symptome häufig an kardiopulmonale, gastrointestinale oder neurologische Erkrankungen denken lassen.

19.3 Abwendbar gefährliche Verläufe

Angststörungen sind im hohen Maße mit **Depressionen** assoziiert. Hierbei ist eine wichtige Aufgabe, auf die **mögliche Suizidgefahr** bei manifester Depression zu achten. Ausführlich wird darauf im Kapitel B-20, S. 442 ff., eingegangen (s. auch Abb. **B-20.1**, S. 445).

19.4 Diagnostisches Vorgehen

19.4.1 Allgemeine Diagnostik

Bei allem Bemühen um eine klare Diagnosestellung wird in der Allgemeinarztpraxis oft zunächst ein **abwartendes Offenlassen der Diagnose** notwendig sein. Das **wiederholte ärztliche Gespräch** mit dem Patienten bzw. mit den beteiligten Angehörigen wird immer wieder neue Informationen liefern, die in den diagnostischen Prozess eingreifen. Diese *Gespräche* sind nicht immer Psychotherapie im engeren Sinne. Letztlich ergibt sich daraus früher oder später eine Diagnose. Zu den Formen der Angst siehe Abb. **B-19.1**.

Am Beginn des diagnostischen Prozesses steht immer eine körperliche Untersuchung, die auf die Organsysteme fokussiert werden sollte, in denen der Patient am meisten Symptome schildert (z. B. kardial oder respiratorisch). Die körperliche Untersuchung ist unbedingt notwendig und sollte nur dann unterbleiben, wenn – was oft der Fall ist – die Angstsymptome schon länger bestehen und der Patient bereits eine „somatische Karriere" mit zahlreichen medizinischen und technischen Untersuchungen hinter sich gebracht hat.

Diese Untersuchung hat auch immer eine therapeutische Funktion. Sie kann den Patienten zusätzlich beruhigen. Zurückhaltung bei allen diagnostischen

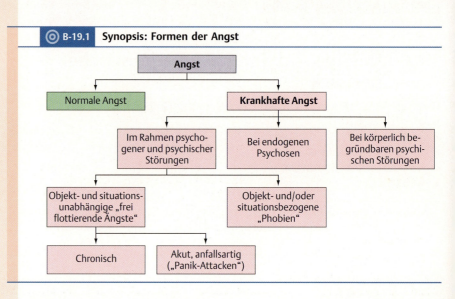

B-19.1 Synopsis: Formen der Angst

Aussagen ist geboten, um den Patienten nicht auf eine „somatische Schiene" zu setzen. Der Patient wird immer versuchen, rationale und fassbare Ursachen für sein psychisches Leiden zu finden.

Im Rahmen einer Primärdiagnostik sollten jedoch – falls noch nicht erfolgt – folgende Erkrankungen ausgeschlossen werden: Hyperthyreose, Hypoglykämien, Hyperparathyreoidismus, Arrhythmien, koronare Herzkrankheit, Asthma und chronisch obstruktive Lungenkrankheit (COPD), Anfallsleiden.

19.4.2 Spezielle Diagnostik

Die Situation in der hausärztlichen Praxis unterscheidet sich wesentlich von der eines niedergelassenen Psychiaters oder gar einer Klinik. Messbare Kriterien, Selbstbeurteilungsbögen, Einschätzung der Stärke des Angstzustandes sowie verschiedene Klassifikationen sind für den Hausarzt zunächst von nachrangiger Bedeutung (Tab. **B-19.3**). Im Vordergrund stehen vielmehr die Fragen, ob die Angst eine eigenständige Erkrankung darstellt, möglicherweise eine Depression dahinter steckt, oder ob der Patient suizidgefährdet ist. Nach Klärung dieser Kernfragen muss der Hausarzt für sich entscheiden, ob er sich die Behandlung dieses Patienten zutraut oder ob er ihn in spezialärztliche Behandlung überweisen muss. Die Erwartung des Patienten wird die Entscheidung zusätzlich beeinflussen.

Im Umgang mit Angstpatienten ist der diagnostisch-therapeutische Zirkel eminent, da zu jeder Zeit die Diagnostik auch Therapie und die Therapie auch Diagnostik ist. Insofern ist eine exakte Trennung von Diagnose und Therapie in der hausärztlichen Praxis selten praktikabel.

Der **erste Kontakt** mit dem Patienten kann ein in der Praxis geführtes Erstinterview sein, unter Umständen durch einen akuten Angstzustand veranlasst. In dieser Notfallsituation ist es in der Regel nicht möglich, ein systematisches Erstinterview zu führen. Es ist vielmehr von Wichtigkeit, eine einigermaßen tragfähige Arzt-Patienten-Beziehung aufzubauen und nicht gleich alles erfahren zu wollen. Der Patient muss zunächst Vertrauen fassen. Dies gelingt am ehesten durch eine patientenzentrierte Gesprächsführung. Diese Eingangsphase im Kontakt mit dem Patienten ist entscheidend für den weiteren Verlauf der Behandlung.

19.4.2 Spezielle Diagnostik

Im Vordergrund stehen die Fragen, ob die Angst eine eigenständige Erkrankung darstellt, möglicherweise eine Depression dahintersteckt, oder ob der Patient suizidgefährdet ist. Nach Klärung dieser Fragen muss der Hausarzt sich entscheiden, ob er die Behandlung dieses Patienten übernimmt oder ob er ihn in spezialärztliche Behandlung überweisen muss.

Eine Trennung von Diagnose und Therapie ist in der hausärztlichen Praxis selten praktikabel (diagnostisch-therapeutische Zirkel).

Beim ersten Kontakt zwischen Arzt und Patient ist es wichtig, eine tragfähige Arzt-Patienten-Beziehung aufzubauen. Der Patient muss zunächst Vertrauen fassen (patientenzentrierte Gesprächsführung, emotionale Wärme und positive Wertschätzung).

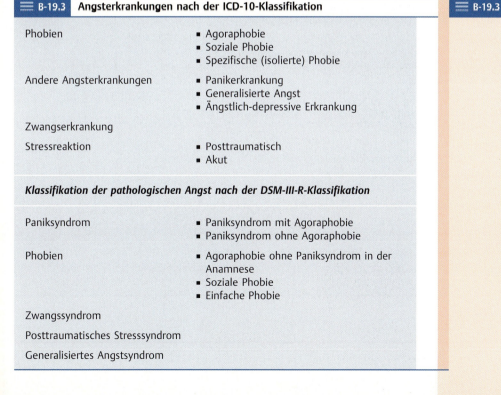

B-19.3	Angsterkrankungen nach der ICD-10-Klassifikation
Phobien	▪ Agoraphobie ▪ Soziale Phobie ▪ Spezifische (isolierte) Phobie
Andere Angsterkrankungen	▪ Panikerkrankung ▪ Generalisierte Angst ▪ Ängstlich-depressive Erkrankung
Zwangserkrankung	
Stressreaktion	▪ Posttraumatisch ▪ Akut
Klassifikation der pathologischen Angst nach der DSM-III-R-Klassifikation	
Paniksyndrom	▪ Paniksyndrom mit Agoraphobie ▪ Paniksyndrom ohne Agoraphobie
Phobien	▪ Agoraphobie ohne Paniksyndrom in der Anamnese ▪ Soziale Phobie ▪ Einfache Phobie
Zwangssyndrom	
Posttraumatisches Stresssyndrom	
Generalisiertes Angstsyndrom	

> **Merke:** Angstpatienten versuchen ihre Gefühle möglichst zu rationalisieren und zu kontrollieren, so dass der Arzt leicht zu einer Fehleinschätzung über die Schwere der Erkrankung kommt. Zur Vermeidung von Fehleinschätzungen kann für weniger Erfahrene der Gebrauch einer standardisierten Skala hilfreich sein (Tab. **B-19.4**).

B-19.4 Angst-Skala nach Hamilton

		0	1	2	3	4
1.	**Ängstliche Stimmung** Sorgen, Erwartung des Schlimmsten, furchtvolle Erwartungen, Reizbarkeit	0	1	2	3	4
2.	**Spannung** Gefühl von Gespanntheit, Erschöpfbarkeit, Schreckhaftigkeit, Neigung zum Weinen, Zittern, Gefühl von Unruhe, Rastlosigkeit, Unfähigkeit, sich zu entspannen	0	1	2	3	4
3.	**Furcht** Vor Dunkelheit, vor Fremden, vor Alleingelassenwerden, vor Tieren, vor Straßenverkehr, vor Menschenmengen	0	1	2	3	4
4.	**Schlaflosigkeit** Einschlafschwierigkeiten, Durchschlafstörungen, Nicht-ausgeruht-Sein und Abgeschlagenheit beim Aufwachen, Träume, Alpträume, Pavor nocturnus	0	1	2	3	4
5.	**Intellektuelle Leistungsbeeinträchtigung** Konzentrationsschwierigkeiten, Gedächtnisschwäche	0	1	2	3	4
6.	**Depressive Stimmung** Interessenverlust, mangelnde Freude an Hobbys, Niedergeschlagenheit, vorzeitiges Aufwachen, Tagesschwankungen	0	1	2	3	4
7.	**Allgemeine somatische Symptome (muskulär)** Muskelschmerzen, Muskelzuckungen, Muskelsteifigkeit, myoklonische Zuckungen, Zähneknirschen, unsichere Stimme, erhöhter Muskeltonus	0	1	2	3	4
8.	**Allgemeine somatische Symptome (sensorisch)** Tinnitus (Ohrensausen, Ohrenklingen), verschwommenes Sehen, Hitzewallungen und Kälteschauer, Schwächegefühl, Kribbeln	0	1	2	3	4
9.	**Kardiovaskuläre Symptome** Tachykardie, Herzklopfen, Brustschmerzen, Pochen in den Gefäßen, Ohnmachtsgefühle, Aussetzen des Herzschlags	0	1	2	3	4
10.	**Respiratorische Symptome** Druck- oder Engegefühl in der Brust, Erstickungsgefühl, Seufzer, Dyspnoe	0	1	2	3	4
11.	**Gastrointestinale Symptome** Schluckbeschwerden, Blähungen, Bauchschmerzen, Schmerzen vor oder nach dem Essen, Sodbrennen, Magenbrennen, Völlegefühl, saures Aufstoßen, Übelkeit, Erbrechen, Darmkollern, Durchfall, Gewichtsverlust, Verstopfung	0	1	2	3	4
12.	**Urogenitale Symptome** Häufiges Wasserlassen, Harndrang, Amenorrhö, Menorrhagie, Entwicklung einer Frigidität, Ejaculatio praecox, Libidoverlust, Impotenz	0	1	2	3	4
13.	**Neurovegetative Symptome** Mundtrockenheit, Erröten, Blässe, Neigung zum Schwitzen, Schwindel, Spannungskopfschmerz, Gänsehaut	0	1	2	3	4
14.	**Verhalten beim Interview** Zappeligkeit, Ratlosigkeit oder Hin- und Herlaufen, Händetremor, Augenbrauenfurchen, abgespanntes Gesicht, Seufzer oder beschleunigte Atmung, blasses Gesicht, Luftschlucken, Lidzucken, Tics, Schwitzen	0	1	2	3	4

0 Nicht vorhanden – 1 2 3 4 schwach bis sehr stark
Bitte kreuzen Sie jeweils diejenige Ziffer an, die den gegenwärtigen Zustand des Patienten am besten kennzeichnet.
Der Wert der Skala liegt weniger in der schematischen Einstufung der Beschwerden als vielmehr in der Verlaufsbeobachtung.

In einem **Erstinterview** sollte der Arzt die Lebensgeschichte des Patienten erfragen. Wichtig sind Informationen über psychosoziale Situation wie z. B. Konflikte am Arbeitsplatz oder im familiären Bereich. Dies wird zunächst in einem groben Raster erfolgen. Ein genaueres Nachfragen wird auch von der Bereitwilligkeit des Kranken abhängen, über bestimmte – oft vermiedene – Konfliktbereiche (z. B. Sexualität) sprechen zu wollen. Weiterhin sollte auf die Medikamentenanamnese (Sympathomimetika, Steroide, einige Antihypertensiva und NSAR, aber auch SSRI können Auslöser sein) und die Drogenanamnese (auch auf Nikotin und Koffein!) geachtet werden. Alkohol wird häufig von Patienten mit Angststörungen verwendet, um die Symptome zu lindern und führt dann nicht selten zu einem Abusus.

Die Einschätzung der therapeutischen Bedürftigkeit richtet sich nach dem Leidensdruck. Der Patient muss seinen Zustand als Erkrankung akzeptieren und das Bedürfnis nach Hilfe in Form von kurz- oder langfristiger Behandlung haben. Es sollte eine möglichst frühe Hypothese im diagnostischen Prozess angestrebt werden, da hiervon die Entscheidung abhängt, ob der Hausarzt den Patienten selbst behandelt oder möglicherweise an den Fachkollegen überweist.

Im **Erstinterview** sind neben der Erfragung der Lebensgeschichte auch Informationen über die psychosoziale Situation wichtig. Weiterhin ist nach der Einnahme von Medikamenten (Sympathomimetika, Steroide, Antihypertensiva und NSAR und SSRI) zu fragen, aber auch nach Alkohol, Nikotin und Kaffee sowie Drogen.

19.5 Therapieoptionen

Fallbeispiel (Fortsetzung). Der **zweite Kontakt** mit Sabine: Der Anruf meiner Frau erreichte mich an diesem Abend bei meinem letzten Hausbesuch, den ich auf die Zeit nach der Sprechstunde verschoben hatte. Ich möchte bitte umgehend zu Sabine kommen, die Mutter hätte angerufen, ihre Tochter kriege wieder einen ihrer Anfälle. Nachdem ich mich durch einen kurzen Anruf bei der Mutter der Patientin von der Dringlichkeit meines Kommens überzeugt hatte, fuhr ich umgehend los. Im Auto beschäftigten mich mehrere Gedanken: Was hatte den erneuten Anfall wohl ausgelöst? Wie schwer war der Anfall, konnte ich die Behandlung zu Hause übernehmen oder musste ich möglicherweise eine Einweisung veranlassen? Würde die Injektion eines Tranquilizers ausreichen, oder würde es mir durch ein beruhigendes Gespräch, mit einer gezielten Entspannungsübung gelingen, der Patientin Besserung zu verschaffen? Ich sah das Haus und die Wohnung, in der Sabine jetzt wohnt, zum ersten Mal: ein Mehrfamilienhaus in einer ruhigen Wohngegend. Die Mutter öffnete die Tür, sie wirkte angespannt auf mich und führte mich in das Zimmer ihrer Tochter. Sabine lag zusammengekrümmt auf ihrem großen Liegebett und hatte ihren Kopf in den Armen vergraben. Sie rührte sich nicht, als ich hineinkam. Ich zog mir einen Sessel heran und wartete ab. Als Sabine keinerlei Anstalten machte, sich zu rühren, sagte ich halblaut: „Hallo, Sabine." Sie hob den Kopf und sagte, es sei wieder ganz schlimm, alles sei so weit weg, so unwirklich, sie habe das Gefühl, gleich in ein tiefes, schwarzes Loch zu fallen. „Wann hat es denn angefangen?" „Heute am späten Nachmittag habe ich schon eine **Unruhe** in mir bemerkt, aber ich dachte, es ginge wieder weg. Als sich die Unruhe vor ungefähr einer halben Stunde steigerte und ich die **Angst** immer mehr auf mich zukommen sah, habe ich die Tropfen eingenommen. Zusätzlich habe **ich wahnsinnige Bauchschmerzen**. Als ich merkte, dass die Tropfen nicht helfen, habe ich Sie dann angerufen."

Aufgrund der mir bekannten Vorgeschichte und meines jetzigen Eindrucks scheidet eine organische Neuerkrankung aus. Insgesamt wirkte die Patientin nicht so angstüberflutet wie befürchtet, so dass ich dachte, ohne Fremdhilfe zurechtzukommen. Ich versuchte mich in die Situation der Patientin zu versetzen und sprach ein Gefühl an, das sie im Moment zu beherrschen schien, während sie leise vor sich hin weinte. „Bist du jetzt besonders traurig und verzweifelt, weil nach so einer langen Pause wieder ein Angstzustand eingetreten ist?" „Ja, ich habe mich so gut gefühlt die ganzen Wochen und von der Angst nichts gespürt. Warum muss das jetzt wieder losgehen? Ich versuche die ganze Zeit zu überlegen, was es ausgelöst haben kann." „Wenn du wüsstest, was der Grund für diesen Angstzustand wäre, könntest du eventuell beim nächsten Mal gegensteuern?" „Ja, genau, wenn ich wenigstens das wüsste." „Du hast gesagt, es ist dir in den letzten Wochen relativ gut gegangen, wie meinst du das?" „Ja", sagt Sabine, „ich war wirklich gut drauf. In der Schule bin ich ohne Mühe gut mitgekommen und zu Hause gab es auch relativ wenig Ärger mit meiner Mutter." „Du bist mit deiner Mutter besser klargekommen als in der Zeit davor?" „Ja. Wir haben uns viel weniger gestritten, und der **autogene Trainingskurs** in Ihrer Praxis hat mir auch gut getan." Es entstand eine längere Pause.

„Und im Laufe des Nachmittags haben sich dann auch meine Bauchkrämpfe entwickelt." „In welchem Bereich sind denn die Bauchkrämpfe?" „Hier um den Nabel herum und eigentlich im ganzen Bauch". Auf meine Bitte machte sie den Bauch frei, bei einer kurzen orientierenden Untersuchung war, abgesehen von einem diffusen Druckschmerz, kein weiterer pathologischer Befund zu erheben. Alles sprach für ein funktionelles Beschwerdebild.

Sabine hatte vor 8 Wochen an einem 6-wöchigen autogenen Trainingskurs in meiner Praxis teilgenommen und sich während der Übungen in der Praxis immer entspannen können. Es gelang mir auch jetzt, sie in relativ kurzer Zeit in eine gute Entspannung zu versenken. Die Atmung wurde ruhiger und gleichmäßig. Ich ließ die Patientin eine Zeit lang in dieser Entspannung und forderte sie dann auf, zurückzunehmen, das heißt, sich aus der Entspannung selbst herauszuholen. Sabine setzte sich auf und sah mich entspannt an. Sie lächelte sogar ein wenig. „Das hat gut getan. Einen Moment lang war ich richtig weg." „Was machen denn deine Bauchschmerzen?" „Die sind vollständig verschwunden." „Meinst du, ich kann dich jetzt alleine lassen?" „Ja, überhaupt kein Problem. Ich fühle mich wieder gut." „Ich erwarte es zwar nicht, aber falls es heute Nacht wieder schlimm werden sollte, kannst du mich jederzeit zu Hause erreichen. Sollte alles gut verlaufen, möchte ich dich gerne in der nächsten Woche in der Praxis sehen. Ich wünsche dir eine gute Nacht."

19.5.1 Allgemeine Aspekte der Angsttherapie

Die Genese und die Erscheinungsformen der Angstsyndrome sind ebenso vielschichtig wie die damit verbundenen körperlichen und physischen Beschwerden. Eine Therapie ist individuell und flexibel anzulegen. Psychotherapie und medikamentöse Therapie können sich durchaus sinnvoll ergänzen. Wichtige Hinweise zur Therapie finden Sie in Tab. **B-19.5**.

19.5.2 Das ärztliche Gespräch

Jedes ärztliche Gespräch in der Praxis ist eine Psychotherapie im weitesten Sinne. Das Gespräch hat nicht nur einen diagnostischen, sondern auch einen therapeutischen Sinn. Der Patient muss lernen, dass er Angst haben darf, und dass seine Angst nichts Negatives ist, nichts mit Schwäche oder Versagen zu tun hat. Ein Nichteingehen auf die Angst führt bei dem Patienten unweigerlich zu einer weiteren Intensivierung der Symptomatik. Es ist im Gegenteil notwendig, **die Angst mit großer Sensibilität und in aller Offenheit anzusprechen** („Ich spüre, dass Sie im Moment große Angst haben.") und dem Patienten das Gefühl zu geben, dass er mit seiner Beschwerde nicht allein gelassen wird. Es ist hilfreich, gemeinsam mit dem Patienten die Entstehung der Angst zu erarbeiten. **Völlig unsinnig ist es, jemandem seine Angst ausreden zu wollen:** „Ich verstehe gar nicht, wie Sie da Angst haben können."

Die **Gesprächsführung** sollte möglichst passiv sein. Der Arzt sollte den Patienten mit Fragen wenig einengen. Hierzu sind **offene Fragen** geeignet, auf die der Patient nicht mit Ja oder Nein antworten muss. Die Wiederholung des letzten Teiles des vom Patienten formulierten Satzes hält das Gespräch in Gang und gibt ihm das Gefühl, der Arzt habe verstanden, um was es ihm geht. Die **Verbalisierung emotionaler Erlebnisinhalte** durch den Patienten führt zu einer positiven Intensivierung der Patienten-Arzt-Beziehung. Emotionale Wärme und positive Wertschätzung, ebenso die Echtheit bzw. Selbstkongruenz des Arztes sind für die Beziehung zum Patienten von großer Bedeutung (Variablen von *Rogers*). Im Kontakt mit dem Patienten nimmt der Arzt die bereits von *Freud* außerordentlich wichtig erachtete **Spiegelfunktion des Therapeuten** ein. Der Patient hat die Möglichkeit, sich und sein Krankheitsgeschehen in der Reflexion dieses Spiegels zu sehen. Dies ist ihm allein nicht möglich.

Der Arzt muss **Geduld** haben, er muss warten können. Gerade die chronische Angst erfordert ein hohes Maß an Ausdauer während der Therapie. Rückschläge müssen sowohl vom Patienten wie auch vom Arzt immer wieder ver-

B-19.5 Prinzipien der Behandlung

- Ermutigen Sie die Patienten, angstbesetzte Orte oder Situationen nicht zu meiden. Die Vermeidung verstärkt nur die Angst.
- Bestärken Sie die Patienten darin, die Angst als ein unangenehmes, aber mit der Zeit nachlassendes Gefühl zu empfinden.
- Symptomtagebücher können hilfreich sein, um Auslöser zu identifizieren.
- Vermeiden Sie wenn möglich Krankschreibungen. Patienten sollten vielmehr ermutigt werden, sich ihrem Alltag so gut es geht zu stellen.
- Achten Sie auf Komorbiditäten wie Depression und setzen Sie ggf. ein Antidepressivum ein. Alkoholmissbrauch ist bei Angstpatienten häufig, um die Ängste zu „betäuben".
- Bevorzugen Sie die (kognitiv-)verhaltenstherapeutisch orientierte Psychotherapie vor medikamentösen Ansätzen (mit Ausnahme schwer erkrankter Patienten).
- Empfehlen Sie die Vermeidung von Koffein und Alkohol. Weisen Sie Patienten mit ausgeprägtem Koffeinkonsum dabei auf mögliche (Entzugs-)Kopfschmerzen hin.
- Weisen Sie auf die Bedeutung der Schlafhygiene hin (gleichmäßige Schlafzeiten, Vermeidung später Mahlzeiten, wenig Alkohol, Erlernen von Entspannungsübungen).
- Beziehen Sie Familienmitglieder und/oder enge Freunde in die Therapie mit ein.
- Machen Sie sich als Arzt mit lokalen Hilfsangeboten (vor allem Selbsthilfegruppen) vertraut. Diese können eine wichtige ergänzende Stütze der Therapie sein.

kraftet werden. Der Arzt sollte zunächst auf Themenangebote des Patienten eingehen. Später kann eine Konfrontation von ausgesparten Themenbereichen die Therapie und Diagnose voranbringen. „Mir fällt auf, dass Sie von Ihrem Vater überhaupt nicht sprechen!"

Die Patienten sollten ihren Arzt oft und regelmäßig aufsuchen und die Gewissheit haben, ihn auch am Wochenende oder während der Nacht erreichen zu können. Weitere Therapieempfehlungen siehe S. 446.

19.5.3 Psychotherapie

Für die (kognitiv-)verhaltenstherapeutisch orientierte Psychotherapie gibt es wissenschaftliche Belege für einen positiven, auch länger anhaltenden Effekt auf die Krankheit. Als Basistherapie stehen weiterhin übende Verfahren wie autogenes Training und andere Entspannungstechniken zur Verfügung (s. Kap. A-11, S. 121 ff.). In Studien konnte gezeigt werden, dass sog. „brief counselling" durch Hausärzte bei Patienten mit offensichtlichen Angststörungen ähnlich effektiv war wie eine anxiolytische Medikation. Dabei beruht diese Therapie auf der Erklärung der psychosomatischen Genese der Symptome, der Besprechung möglicher Auslöser und der zugrunde liegenden persönlichen Probleme und möglicher Lösungsansätze.

19.5.4 Medikamentöse Therapie

Die Auswahl eines Medikaments sollte sich immer an der Symptomatik orientieren.
1. **Tranquilizer,** z. B. Diazepam (Valium, Generika) oder Alprazolam (Tafil) sind Mittel der 1. Wahl beim **akuten** Angstsyndrom entsprechend ihrer Halbwertszeit. Eine langsame intravenöse Applikation von Diazepam (5–10 mg i. v. – Cave: Atemstillstand) kann speziell bei einer Panikattacke sinnvoll sein. Benzodiazepine sollten so kurz wie möglich gegeben werden, um eine Abhängigkeit zu vermeiden.
2. **Antidepressiva,** z. B. Doxepin (Aponal, Generika; 3 × 10–50 mg pro Tag) haben sich bei frei flottierender und spontan auftretender Angst sowie bei umschriebenen Phobien wie z. B. Agoraphobie (Platzangst) in randomisiert-kontrollierten Studien bewährt. Sie sind außerdem die Medikamente der Wahl, wenn Angst bei psychiatrischen Erkrankungen wie z. B. endogener Depression behandelt werden soll. Innerhalb der Gruppe der Antidepressiva konnte bislang in Studien kein relevanter Wirkungsunterschied bzgl. Angststörungen nachgewiesen werden.
3. **Betarezeptorenblocker,** z. B. Propranolol (Dociton, Generika; 3 × 40 bis 80 mg pro Tag) haben empirisch eine anxiolytische Wirkung, wenngleich randomisiert-kontrollierte Studien hierzu bislang fehlen. Sie sind insbesondere dann sinnvoll, wenn vornehmlich vegetative Symptome wie Herzklopfen, Hyperventilation, muskuläres Beben, Übelkeit oder Schwitzen im Vordergrund stehen.
4. **Buspiron** verbessert nach kontrollierten Studien die Angstsymptome signifikant. Bislang konnte jedoch nicht gezeigt werden, dass diese Wirkung über die von Antidepressiva hinausgeht.

19.5.4 Medikamentöse Therapie

Medikamente sind nach der Symptomatik auszuwählen:
1. **Tranquilizer** (z. B. Diazepam) sind Mittel der 1. Wahl beim **akuten** Angstsyndrom.
2. **Antidepressiva** haben sich bei spontan auftretender Angst sowie bei umschriebenen Phobien bewährt.
3. **Betarezeptorenblocker** sind besonders bei vegetativen Symptomen wirksam.
4. **Buspiron** verbessert die Angstsymptome signifikant, ob ihre Wirksamkeit über die von Antidepressiva hinausgeht, konnte bisher nicht nachgewiesen werden.

19.6 Prognose

Zur Prognose liegen wenige aussagekräftige Studiendaten vor. Gemäß einem systematischen Review ist bei der generalisierten Angststörung bei 25 % der Erkrankten nach 2 Jahren eine vollständige Remission zu erwarten, bei 38 % nach 5 Jahren.

Weiterführende Literatur zu diesem Kapitel finden Sie unter www.thieme.de/specials/dr-allgemeinmedizin/

20 Depression

Georg B. Wüstenfeld, Thomas Fischer

Fallbeispiel. An einem Samstagabend gegen 19 Uhr wurde ich von Frau W. um einen Hausbesuch gebeten. Sie sei „ganz fertig", es ginge ihr extrem schlecht, und ich möge bitte eine Vitaminspritze mitbringen. Ihr früherer Hausarzt habe ihr damit immer sehr geholfen.
Die Patientin ist 71 Jahre alt, vor 5 Jahren geschieden, hat zwei erwachsene Söhne und lebt alleine in ihrer Wohnung. Sie ist seit etwa einem halben Jahr in meiner Praxis in Behandlung, gleichzeitig geht sie sporadisch zum Nervenarzt, aber auch zur Heilpraktikerin. Die Patientin klagte ständig über ausgeprägtes Schwitzen verbunden mit Schwächegefühl, sodass sie über Tage im Bett blieb. Die Schweißausbrüche seien zeitweise so stark gewesen, dass sie mehrere Nachthemden pro Stunde wechseln musste. Verschiedene klinische Untersuchungen sowie mehrere Behandlungsversuche hätten keine Besserung erbracht. Mit der Frage: „Können Sie mir denn nicht helfen?" kam sie in meine Behandlung.
Der Psychiater bestätigte im Wesentlichen meine aufgrund der Anamnese gestellte **Verdachtsdiagnose einer somatisierten Depression** und berichtete mir, dass er die Patientin mit einem Antidepressivum behandelte.
Die Heilpraktikerin, erzählte mir die Patientin, habe sie veranlasst, das **Antidepressivum** abzusetzen und bei ihren Untersuchungen festgestellt, dass Leber und Darm nicht richtig funktionierten. Daraufhin erfolgte eine Behandlung mit mehreren pflanzlichen Tinkturen und Verdünnungen.
Die Patientin berichtete zwischenzeitlich, dies habe ihr gut geholfen, aber das Schwitzen sei wieder aufgetreten.
Als ich die Wohnung betrat, fand ich die Patientin im Wohnzimmer. Sie hatte einen leidenden Gesichtsausdruck, die Mimik war relativ unbewegt, die Stimme tonlos und halblaut. „Wie soll das bloß weitergehen, ich kann das nicht mehr aushalten, wenn das Schwitzen jetzt wieder losgeht wie früher. Sie glauben gar nicht, wie ich schwitze, Herr Doktor. Das Wasser läuft mir am Körper herunter. Ich muss ständig die Nachthemden wechseln. Das kann ich nicht überstehen. Und dann fängt der Schmerz an. Hier hinten im Nacken fängt es an und zieht bis in den gesamten Kopf. Ich habe schon drei Tabletten Voltaren genommen. Die habe ich noch vom Dr. F. Die haben überhaupt nichts genutzt. Ich bin völlig fertig. Sie müssen mir helfen!"
Die orientierende klinische Untersuchung ergab keinen pathologischen Befund. Ein übermäßiges Schwitzen war z. Z. nicht feststellbar. Im Bereich der Nackenmuskulatur fanden sich starke Verspannungen. Die manuelle Untersuchung vermittelte der Patientin das Gefühl, dass ich ihre Beschwerden ernst nahm, und das Behandeln, d. h. mit der Hand etwas tun, beruhigte sie zusätzlich.
Um sie nicht vor den Kopf zu stoßen, überging ich das momentan nicht objektivierbare Schwitzen und sprach sie auf etwas Fassbares an: „Im Nacken haben Sie ja ganz schöne Verspannungen, die sicher für Ihre ausstrahlenden Schmerzen bis in den Kopf verantwortlich sind." Sie war offensichtlich erleichtert, dass ich ihre Beschwerden vorbehaltlos akzeptierte. „Sehen Sie, ich bilde mir das doch nicht ein mit den Schmerzen, und wenn dann das Schwitzen losgeht, kann ich es kaum aushalten. Ich kann mich dann tage- oder auch wochenlang nicht davon erholen. Diesmal halte ich es überhaupt nicht mehr aus. Haben Sie mir denn eine Spritze mitgebracht?" Ich dachte mir, dass der Plazeboeffekt der Vitaminspritze momentan sicher hilfreich sein würde und antwortete: „Ja, ich habe eine dabei und werde sie Ihnen gleich geben." „Und Sie meinen, dass sich das mit den Tropfen der Heilpraktikerin verträgt?" „Schaden wird es sicher nichts, aber ich bin nicht so sicher, ob die Tropfen Ihnen bei dem Schwitzen helfen werden." „Ja, sie haben mir aber doch gut geholfen, und die Heilpraktikerin hat auch gesagt, es sei wichtig für den Darm und die Leber, die beide angegriffen sind." „Frau W., ich bin der Meinung, Sie können die Tropfen der Heilpraktikerin ruhig weiternehmen, weil sie hier in der Behandlung nicht stören. Aber, nun haben Sie mich einmal gerufen und mich gebeten, dass ich Ihnen helfe. Und ich kann Ihnen nur so helfen, wie ich es gelernt habe." „Aber mit den Nerven habe ich es sicher nicht, Herr Doktor, und im Kopf bin ich auch ganz klar. Nur dieses fürchterliche Schwitzen, keiner kann mir sagen, wo das herkommt."
Ich schlage ihr vor, noch einmal den Versuch mit einem Medikament für ihr vegetatives Nervensystem zu machen, von dem ich glaube, dass es der hauptsächliche Übeltäter ist. „Sie meinen ein Mittel gegen Depressionen? Aber ich habe doch gar keine Depression, das hat der Nervenarzt damals auch gemeint und mir Ludiomil verschrieben." „Und das hat nicht geholfen?" „Doch, es ging mir einigermaßen, aber nicht so hundertprozentig. Als ich dann zur Heilpraktikerin ging, hat sie gesagt, ich solle das Medikament absetzen. Und das Schwitzen ist auch nicht viel besser geworden." „Frau W., eine Depression ist ja eine Reaktion des Nervensystems, die sich nicht in Weinen äußert. Sie kann sich genauso gut in körperlichen Beschwerden wie z. B. in Schwitzen oder auch in Kopfschmerzen äußern. Und es ist eine Erkrankung wie jede andere. Sie selbst sind völlig schuldlos daran und können selber da nicht heraus." „Und was soll ich machen, wenn das Schwitzen wieder anfängt?" Ich begann zu verzweifeln „Frau W., ich biete Ihnen Folgendes an: Zum einen gebe ich Ihnen jetzt die Vitaminspritze und hoffe, dass diese Ihnen über das Wochenende deutliche Linderung verschafft. Und zum andern möchte ich Sie bitten, am Beginn der Woche zu einem ausführlichen Gespräch in die Praxis zu kommen, um eine mögliche medikamentöse Therapie zu besprechen. Was meinen Sie dazu?" „Hoffentlich hält es mein Körper so lange aus. Ich fürchte, ich schaffe es gar nicht, den Weg bis zu Ihrer Praxis." „Ich wünsche Ihnen, dass es Ihnen am Anfang der Woche wieder so viel besser geht, dass Sie kommen können. Sonst müssten Sie mich bitte noch einmal anrufen." Entschlossen gab ich ihr die Spritze und verabschiedete mich. Dabei bemühte ich mich, meine Frustration zu überspielen.

20.1 Grundlagen

Depressive Symptome sind in der Bevölkerung häufig. Ob den Beschwerden ein Krankheitswert zukommt oder nicht, hängt vom jeweiligen individuellen Leidensdruck ab.

20.1.1 Definitionen

Die Diagnose einer **schweren Depression („major depression")** ist gekoppelt an das Vorliegen von zumindest 5 der folgenden 9 Symptome (nach DSM-IV):
- niedergeschlagene Stimmung,

B-20.1	Risikofaktoren für Depressionen

- Arbeitslosigkeit, Trauer (z. B. nach Todesfällen), Scheidung, finanzielle Probleme
- Frauen nach Geburt, in der Menopause; unerfüllter Kinderwunsch
- Bewohner von Altersheimen, pflegende Angehörige von Behinderten
- Rekonvaleszenz nach Myokardinfarkt (15–20 % der Patienten!), Tumorpatienten
- Frühe Formen der Demenz, Morbus Parkinson, Diabetes mellitus, Übergewicht, COPD, chronische Schmerzpatienten (auch Migräne!)
- Patienten mit multiplen unerklärten Symptomen

- deutlich verminderte Interessen oder vermindertes Vergnügen an sonst üblichen Aktivitäten,
- signifikanter Gewichtsverlust/-zunahme,
- Schlaflosigkeit oder Müdigkeit,
- psychomotorische Unruhe oder Verlangsamung,
- allgemeine Schwäche,
- Gefühle von Nutzlosigkeit oder Schuld,
- wiederkehrende Gedanken an Tod oder Suizid.

Dabei muss eines der Symptome die niedergeschlagene Stimmung oder der Verlust an Interesse an sonst üblichen Aktivitäten sein. Die Symptome sollten nahezu jeden Tag über mindestens 2 Wochen vorliegen.

Der Begriff **leichte Depression** („minor depression") definiert Depressionen, bei denen entweder weniger als 5 der aufgeführten Symptome vorliegen oder eine kürzere Zeitdauer der Symptommanifestation als 2 Wochen besteht.

Die **Dysthymie** wird definiert als chronische niedriggradige Depression und gemäß ICD-10 werden hierzu 4 und mehr der aufgeführten Symptome in einem Zeitraum von 2 Jahren zur Definition verlangt.

Als vierte Kategorie werden **wiederkehrende kurzdauernde Depressionen** beschrieben. Diese werden charakterisiert durch Episoden mit zumindest 5 der aufgeführten Symptome bei einer Zeitdauer von weniger als 2 Wochen (zumeist 1–3 Tage), die innerhalb eines Jahres zumindest 12-mal auftreten und dabei die alltäglichen Aktivitäten stören.

Wesentliche Risikofaktoren für Depressionen werden in Tab. **B-20.1** dargestellt.

- Leichte Depression („minor depression")
- Dysthymie
- Wiederkehrende kurzdauernde Depressionen

Risikofaktoren für Depressionen siehe (Tab. **B-20.1**)

20.1.2 Epidemiologie

Schwere Depressionen betreffen jährlich mehr als 10 % der erwachsenen Bevölkerung. Die Lebenszeitprävalenz beträgt 17 %, wobei Frauen deutlich höhere Raten aufweisen. Das übliche Alter für den Krankheitsbeginn liegt zwischen dem 20. und 40. Lebensjahr, wobei sich jedoch Depressionen in jedem Alter erstmalig manifestieren können. Die Punktprävalenz in westlichen Industrienationen liegt für Männer bei 2–3 % und für Frauen bei 5–9 %. **Leichte Depressionen** sind etwa doppelt so häufig.

Über die **Häufigkeit der Depression bei hausärztlich versorgten Patienten** wird derzeit kontrovers diskutiert und Hausärzten dabei gleichsam unterstellt, sie würden Depressionen bei ihren Patienten nicht ausreichend erkennen. Daraus wird weiterhin abgeleitet, dass einer erheblichen Anzahl an Patienten eine wirksame Therapie ihres Leidens (hier: Antidepressiva) vorenthalten wird. Wesentliche Probleme von Häufigkeitsstudien im primärärztlichen Bereich sind die eingesetzten Messinstrumente (Fragebögen), die zumeist eine hohe Sensitivität bei mäßiger Spezifität aufweisen (Spezifität z. B. DSQ 65 %); demnach weisen nur Teile der erfassten Patienten im Nachhinein auch wirklich eine Depression auf (hohe Rate von falsch positiven Ergebnissen). Von wesentlicherer Bedeutung ist jedoch, dass bislang unzureichend untersucht wurde, welchen natürlichen Verlauf derartige „zufällig" diagnostizierte „Depressionen" nehmen. Die alltägliche Erfahrung zeigt, dass gerade bei leichten Depres-

20.1.2 Epidemiologie

Von **schweren Depressionen** sind jährlich mehr als 10 % der erwachsenen Bevölkerung betroffen. Der Krankheitsbeginn liegt meist zwischen dem 20. und 40. Lebensjahr.
Leichte Depressionen sind etwa doppelt so häufig.

sionen von einer hohen Rate an selbstlimitierten Verläufen auszugehen ist. Therapien mit Antidepressiva, die ja zumeist eine Wirklatenz von 2–3 Wochen haben – bei einem zudem erheblichen Nebenwirkungsspektrum –, sollten daher kritisch hinterfragt und eine Medikalisierung von potenziell selbstlimitierten Erkrankungen vermieden werden. Hinzu kommt, dass Patienten, die einen Hausarzt aufsuchen (im Gegensatz zu Kranken, die einen Psychiater konsultieren), eine ausgeprägte Abneigung gegen den „Stempel psychische Krankheit" haben und der Umgang mit ihnen oft mit erheblichen Problemen verbunden ist.

20.2 Diagnostisches Vorgehen

Das Erkennen einer Depression erscheint für den Hausarzt zunächst einfach, zumal er den Patienten in der Regel lange kennt. Die **Schwierigkeit** besteht aber zum einen in der **Vielzahl der Symptome,** ohne dass ein Symptom die Diagnose bestätigt, zum anderen, dass viele Patienten mit somatischen Beschwerden den Allgemeinarzt aufsuchen. Das Vollbild einer Depression ist in der Allgemeinpraxis eher die Ausnahme, jedoch sollte der Hausarzt besonders bei somatisch nicht verifizierbaren Beschwerden immer daran denken.

Zur Abklärung einer möglichen Depression kann man in Anlehnung an Nease und Malouin (2003) ein **2-stufiges Vorgehen** wählen. Als Screening werden dabei folgende zwei Fragen gestellt:
1. Fühlen Sie sich in der letzten Zeit traurig oder zornig?
2. Haben Sie das Interesse an Tätigkeiten/Hobbys verloren, die Ihnen sonst Spaß bereitet haben?

Die Sensitivität dieser Fragen liegt bei hohen 96 % (bei niedriger Spezifität von nur 57 %). Beantworten Patienten beide Fragen mit Nein und liegen keine anderen erkennbaren Risiken vor (s. Tab. **B-20.1**), kann mit hoher Wahrscheinlichkeit eine Depression ausgeschlossen werden. Werden eine oder auch beide Fragen bejaht, sollte ein **differenzierteres Fragebogeninstrument** mit höherer Spezifität zur weiteren Abklärung eingesetzt werden. Aufgrund hoher positiv prädiktiver Werte haben sich besonders der **„PRIME MD Patient Health Questionnaire" (PHQ)** in seiner deutschen Version (PHQ-D) und die abgeleitete Kurzversion (PHQ-9) bewährt. Diese Instrumente erlauben zusätzlich die Erfassung von Angststörungen, was aufgrund der hohen Koinzidenz dieser Krankheiten sehr sinnvoll erscheint (erhältlich z. B. unter www.neuropattern.com/neuropattern/pdf/PHQ.pdf). Solche Screeningverfahren sollten nicht bei beschwerdefreien Patienten angewendet werden – bergen sie im primärärztlichen Bereich doch immer auch die Gefahr, dass die genannten selbstlimitierten Verläufe vergessen werden und Patienten voreilig falsch *„gelabelt"* werden.

Überweisung

Der Hausarzt sollte sich zu jeder Zeit fragen, ob er über die für die Behandlung des Patienten notwendige psychosoziale Kompetenz verfügt oder ob es notwendig ist, einen Spezialisten zur Mitbehandlung heranzuziehen. Dies betrifft vornehmlich die endogene Depression. Er sollte sich aber darüber im Klaren sein, dass die Behandlung des depressiven Patienten auch auf einer guten Arzt-Patienten-Beziehung beruht und nicht allein auf Spezialwissen. Überweisungen zum Spezialisten sollten erwogen werden bei:
- unklaren Diagnosen (vor allem bei unsicherer Abgrenzung zu Psychosen),
- Therapieresistenz trotz antidepressiver Medikation,
- suizidalem oder fremdaggressivem Verhalten,
- Komorbiditäten (wie Drogenabusus oder Essstörungen),
- Kindern mit Symptomen einer schweren Depression.

20.2 Diagnostisches Vorgehen

Die **Schwierigkeit** besteht in der **Vielzahl der Symptome.**

Zur Abklärung einer Depression kann ein **2-stufiges Vorgehen mit folgenden 2 Fragen** gewählt werden:
1. Fühlen Sie sich in der letzten Zeit traurig oder zornig?
2. Haben Sie das Interesse an Tätigkeiten/Hobbys verloren, die Ihnen sonst Spaß bereitet haben?

Beantworten Patienten beide Fragen mit Nein und liegen keine anderen erkennbaren Risiken vor (s. Tab. **B-20.1**), kann mit hoher Wahrscheinlichkeit eine Depression ausgeschlossen werden. Werden eine oder auch beide Fragen bejaht, sollte ein differenzierteres Fragebogeninstrument mit höherer Spezifität zur weiteren Abklärung eingesetzt werden, z. B. der „PRIME MD Patient Health Questionnaire" (PHQ) bzw. in deutscher Fassung (PHQ-D) oder in Kurzfassung (PHQ-9).

Überweisung

Der Hausarzt sollte prüfen, ob er die Behandlung selbst übernehmen kann. In folgenden Situationen ist eine Überweisungen zum Spezialisten angezeigt:
- unklare Diagnose
- Therapieresistenz trotz antidepressiver Medikation
- suizidales oder fremdaggressives Verhalten
- Komorbiditäten
- Kinder mit Symptomen einer schweren Depression.

20.3 Abwendbar gefährliche Verläufe

Suizidalität ist eine schwerwiegende Komplikation im Rahmen eines depressiven Syndroms.

▶ **Merke:** Der Arzt muss davon ausgehen, dass jeder depressive Patient suizidgefährdet ist.

Eine ausgeglichene und ruhige Phase des Patienten bei scheinbar leichter Depression kann akut entgleisen und zum Suizidversuch führen. Man sollte sich nicht scheuen, nach suizidalen Gedanken zu fragen. Antwortet der Erkrankte mit konkreten Vorstellungen über die Durchführung, ist das Suizidrisiko erhöht (Abb. **B-20.1**).

B-20.1 Synopsis: Evaluation von Patienten mit suizidalen Absichten

Suizidale Absichten sind deutlich häufiger als deren konkrete Umsetzung. Etwa 3% der (anonym) befragten Patienten in hausärztlichen Praxen bestätigen suizidale Absichten. Die meisten Patienten, die Suizid begehen, leiden an einer psychiatrischen Grunderkrankung (ca. 90%). Da Hausärzte in absoluten Zahlen mehr Patienten mit psychiatrischen Erkrankungen betreuen als Psychiater, ist es von großer Wichtigkeit, dass Hausärzte die Zeichen und Symptome psychiatrischer Krankheiten erkennen können, die mit einer erhöhten Suizidgefahr assoziiert sind (speziell der Alkoholabusus und die schwere Depression). Viele Patienten suchen in den Monaten vor ihrem Suizid ihren Hausarzt auf, oft jedoch unter Vorgabe anderer Erkrankungen. Die Wahrnehmung der häufig subtilen Zeichen ist dementsprechend schwierig. Bei der Abschätzung eines suizidalen Risikos können die in Tab. **B-20.2** dargestellten Risikofaktoren hilfreich sein.
Die höchste Vorhersagekraft für einen Suizid hat eine positive Anamnese für vorherige Versuche, was dem häufig geäußerten Vorurteil hierzu widerspricht.
Wie sollte ein Screening auf Suizidgefahr konkret aussehen? Neue Patienten sollten immer zu psychiatrischen Erkrankungen und Drogenabusus befragt werden. Dabei haben sich bei klinischem Verdacht die CAGE-Fragen zum Screening auf Alkoholismus bewährt. Im positiven Fall sollte nach suizidalen Gedanken und/oder Absichten konkret gefragt werden. Dies sollte auch bei bereits bekannten Patienten mit nachgewiesener Depression, Drogenmissbrauch, Angststörungen oder belastenden Lebensereignissen erfolgen.
Die Befragung eines Patienten nach suizidalen Gedanken führt dabei nachweislich nicht zu einem erhöhten Suizidrisiko (wie es häufig befürchtet wird). Bestätigen die Patienten suizidale Gedanken, sollte nach einem konkreten Plan zur Umsetzung gefragt werden. Wird auch dies bestätigt und verfügt der Patient nicht über ein funktionierendes soziales Netz, sollte eine Hospitalisierung veranlasst werden. Bei stabilem Umfeld und entsprechender Einsicht kann versucht werden, mit dem Patienten einen „Behandlungsvertrag" abzuschließen (und ggf. eine ambulante Therapie mit Antidepressiva einzuleiten). Dies bedeutet, dass der Patient zustimmt, sich in einem (kurzen) Zeitraum (24–48 Stunden) nicht zu töten und den behandelnden Arzt sofort kontaktiert, sollte sich die klinische Situation ändern (was eine permanente Erreichbarkeit voraussetzt!). Dieser Kontrakt muss jeweils erneuert werden, wenn die vereinbarte Zeitdauer endet. Das soziale Umfeld sollte in diese Behandlung einbezogen werden.

B-20.2 Risikofaktoren und Symptome, die mit Suiziden assoziiert sind (modifiziert nach Gliatto und Rai 1999)

Epidemiologische Faktoren	*psychiatrische Erkrankungen*	*assoziierte Symptome*
Männliches Geschlecht	Schwere Depression	Hoffnungslosigkeit
Alter höher als 65 Jahre	Drogenmissbrauch	Schlafstörungen
Alleinlebend, keine Kinder unter 18 Jahren im Haushalt	Schizophrenie, Borderline-Störungen	Angst- und Panikstörungen
Belastende Lebensereignisse (Scheidung, Todesfälle)	Panikstörungen	Konzentrationsstörungen
Vorherige Suizidversuche, positive Familienanamnese für Suizide	**Bei Adoleszenten:** Aggressives, antisoziales Verhalten, Vorhandensein von familiärer Gewalt	Psychomotorische Unruhe

20.4 Therapieoptionen

Das klinische Erscheinungsbild der Depression unterscheidet sich in der Allgemeinarztpraxis ganz wesentlich von dem in einer psychiatrischen Praxis oder gar einer psychiatrischen Klinik. Das „Vollbild" einer Depression ist in der Praxis des Allgemeinarztes eher selten. Der überwiegende Anteil der Patienten mit einem depressiven Syndrom wird immer eine bunte Mischung der genannten Symptome mit jeweils unterschiedlichem Schwerpunkt aufweisen. Obwohl eine exakte Klassifizierung des depressiven Syndroms in der Realität wenig praktikabel ist (da von Zeitdruck und Handlungsbedarf gekennzeichnet), sollte der Hausarzt mit ihr vertraut sein. Die Art der Therapieform (Psychotherapie, Arzneimittel, Schlafentzug u.a.) richtet sich immer nach den individuellen Bedürfnissen des Patienten.

Der Arzt muss sich dabei **3 Fragen** stellen:
1. Ist dieser Patient überhaupt behandlungsbedürftig?
2. Welche Therapieform kommt für diesen Patienten in Betracht?
3. Wie kann ich ihm jetzt Hilfe bringen?

20.4.1 Psychotherapie

Vor allem für die leichte und mäßige Depression konnte in Studien gezeigt werden, dass verschiedenste psychotherapeutische Ansätze die Symptome positiv beeinflussen können (kognitive Therapie, kurze, nichtdirektive Beratung, interpersonelle Psychotherapie). Für die schwere Depression liegen derzeit nur wenige diesbezügliche Studien vor. Die Kombination aus Psychotherapie und medikamentöser Therapie ist jedoch bei der schweren Depression wirksamer als eine alleinige medikamentöse Behandlung. Für leichte bis mäßige Stadien ist die Studienlage für eine Kombinationstherapie uneinheitlich.

Das ärztliche Gespräch

▶ **Merke:** Dem ärztlichen Gespräch kommt in der Behandlung der Depression eine zentrale Rolle zu. Der Kranke soll dabei vor allem lernen, seine Depression als „normale Krankheit" zu akzeptieren.

Der Arzt muss dem Patienten genau darlegen, dass die Depression vergleichbar ist mit jeder anderen somatischen Krankheit wie z.B. Asthma. Er muss ihm klarmachen, dass es nichts mit geistiger Schwäche oder mit „Irresein" zu tun hat, und dass man nicht in eine „Irrenanstalt" kommen muss. Die Angst hiervor ist besonders verbreitet. Auch der Weg im Rahmen einer Überweisung zu einem Nervenarzt wird vor allem im kleinstädtischen und ländlichen Bereich von Patienten selten angenommen. Es könnte ja jemand merken, dass er es „mit den Nerven hat". Im Rahmen einer länger bestehenden Arzt-Patienten-Beziehung ist dieses Gespräch für den Hausarzt naturgemäß sehr viel leichter.

Zuhören

„Auf Fragen bekommt der Arzt nur Antworten, weiter nichts" *(Balint)*. Wie bereits in dem Kapitel C 19 über Angst ausführlich dargestellt, ist das Zuhörenkönnen die wichtigste ärztliche Fähigkeit im Gespräch mit dem Patienten. Eine entscheidende Qualifikation für einen Hausarzt ist ein guter, aktiver Zuhörstil. Der Patient sollte motiviert werden, seine Gefühle anzusprechen; der Arzt muss ihm signalisieren, dass er sich trotz des bestehenden Zeitdrucks Zeit für ihn nimmt.

Einfühlendes Verstehen

Der Patient soll spüren, dass der Arzt ihn und seine Probleme versteht und bedingungsfrei akzeptiert. Moralische Appelle sind ebenso fehl am Platz wie Aufmunterung.

Geduld haben

Der schnelle Effekt einer Glukoseinjektion bei einem hypoglykämischen Schock steht in krassem Gegensatz zu einer Therapie eines psychisch Kranken. Der Patient fühlt sich auch unter der Therapie zunächst schlechter als beispielsweise mit einem Gips nach einem komplizierten Knöchelbruch. Mit dem Gips hat man etwas „vorzuweisen". Bei einer Depression scheint einem nach außen hin nichts zu fehlen: „Also warum geht es mir so schlecht?" „Man sieht es mir nicht an!"

Auch Besserungen sind für den Patienten zunächst kaum spürbar. Oft ist es dem depressiven Patienten peinlich, dass er vor seinem Arzt die Fassung verliert. Weder Kritik noch väterliches Schulterklopfen („Das wird schon wieder") helfen ihm, im Gegenteil, vertiefen möglicherweise die Depression. Auch bei häufigen Gesprächskontakten über Wochen zeigt sich aus der subjektiven Sicht des Patienten keine oder nur eine geringfügige Besserung. Die daraus resultierenden Klagen bedeuten für den Arzt eine harte Geduldsprobe.

Körperliche Aktivität

Viele Patienten gewinnen ihr **Selbstvertrauen** dadurch zurück, dass sie feststellen, wie ihre **körperliche Leistungsfähigkeit** wiederkehrt. Regelmäßige körperliche Aktivität sollte vom Arzt ganz individuell behutsam, aber konsequent gefördert werden.

Vorsicht mit gut gemeinten Empfehlungen

Beim depressiven Syndrom ist es falsch:

- Patienten zu sagen, er solle sich „zusammenreißen" und wieder aktiv werden. Genauso wenig wie der Patient in einem Status asthmaticus willentlich seine Luftnot unterdrücken kann, kann auch der Depressive seine Stimmung nicht willentlich beeinflussen.
- Patienten zu empfehlen, in fröhliche Gesellschaft zu gehen oder Anschluss in neuen Vereinen zu suchen. Der Depressive hat die Fähigkeit verloren, sich zu freuen und neue Kontakte zu knüpfen. Ablenkungen dieser Art werden ihm seine Depressionen eher noch bewusster machen.
- Patienten zu empfehlen, Urlaub zu machen oder in die Kur zu fahren. Zusätzlich zu seinen Kontaktproblemen wird die fremde Umgebung ihm vermehrt seine Unfähigkeit deutlich machen, Kontakte zu knüpfen.
- Patienten einreden zu wollen, es gehe ihm schon wieder besser. Eine derartige Einschätzung durch den Arzt wird in jedem Fall vom Patienten als Unverständnis ausgelegt.
- Lebenswichtige Entscheidungen zu treffen: Selbst wenn es möglicherweise von Verwandten gefordert wird, sollte der Depressive auf keinen Fall weitreichende Entscheidungen treffen, die seinen Beruf, seine Familie oder sein Vermögen betreffen.

20.4.2 Medikamentöse Therapie

Die Wirkung von Antidepressiva auf den Krankheitsverlauf konnte verglichen mit Plazebos besonders für schwere Formen der Depression in zahlreichen Studien belegt werden (Geddes et al. 2004). Dabei ergab sich in systematischen Übersichtsarbeiten kein relevanter Unterschied in der Wirksamkeit der verschiedenen Substanzen. Wesentliche Unterschiede zwischen den Substanzgruppen bestehen jedoch bezüglich ihres Nebenwirkungsspektrums. Derzeit aggressiv beworben werden Antidepressiva aus der Gruppe der **selektiven Serotonin-Wiederaufnahme-Hemmer (SSRI)**. In der Tat weisen Studien darauf hin, dass SSRI bei ähnlicher Wirkpotenz verglichen mit **trizyklischen Antidepressiva (TZA)** geringfügig weniger Nebenwirkungen auslösen. SSRI sind dabei vor allem weniger kardiotoxisch als TZA. Umstritten ist derzeit bei widersprüchlicher Studienlage, ob SSRI verglichen mit TZA zu einer erhöhten Suizidrate führen. SSRI lösen vor allem beim abrupten Absetzen teilweise aus-

Johanniskraut-Präparate wirken bei leichter bis mäßig schwerer Depression. Als Nebenwirkungen werden jedoch neben gastrointestinalen Symptomen vor allem Schwindel und Müdigkeit angegeben, die Photosensibilität ist ausgesprochen selten. Johanniskraut kann aufgrund der Enzyminduktion im Cytochrom-P450-System zu Wechselwirkungen mit anderen Arzneisubstanzen führen.

geprägte Nebenwirkungen wie Schwindel, Übelkeit, Parästhesien und Kopfschmerzen aus.

Johanniskrautauszüge (Hypericum perforatum, St. John's wort) werden bei der Behandlung der Depression in den letzten Jahren vermehrt eingesetzt. Studien bestätigen, dass Johanniskraut-Präparate depressive Symptome bei leichter bis mäßig schwerer Depression verglichen mit Plazebo signifikant lindern. Zwischen der Wirksamkeit von „klassischen" Antidepressiva und Johanniskraut konnte in Studien bei leichter und mittelschwerer Depression kein Wirkunterschied nachgewiesen werden. Die Studienlage ist jedoch noch recht uneinheitlich und es gibt Hinweise, dass für die Wirksamkeit eine ausreichend hohe Dosierung erforderlich ist. Als Nebenwirkungen werden neben gastrointestinalen Symptomen vor allem Schwindel und Müdigkeit angegeben. Die häufig zitierte Photosensibilität ist ausgesprochen selten. **Zu beachten ist, dass Johanniskraut aufgrund der Enzyminduktion im Cytochrom-P450-System häufig zu Wechselwirkungen mit anderen Arzneisubstanzen führen kann.**

Benzodiazepine sollten in der Langzeittherapie der Depression aufgrund ihres Suchtpotenzials nicht mehr eingesetzt werden.

Rückfallprophylaxe

Antidepressiva sollten auch nach Besserung mehrere Monate weiter genommen werden.

Antidepressiva lassen sich in 3 Hauptgruppen einteilen (Tab. **B-20.3**).

Bei der **Behandlung mit Antidepressiva** sind besondere Behandlungsregeln zu beachten.

Rückfallprophylaxe

Gemäß der aktuellen Studienlage reduziert sich das Rückfallrisiko signifikant, wenn Antidepressiva auch nach Besserung der Symptome mehrere Monate weiter eingenommen werden.

Antidepressiva lassen sich in 3 Hauptgruppen einteilen (Tab. **B-20.3**):
- psychomotorisch aktivierend,
- psychomotorisch neutral,
- psychomotorisch dämpfend.

Bei der Behandlung mit Antidepressiva sollten folgende Behandlungsregeln beachtet werden, da sie sich von der üblichen medikamentösen Therapie in der Praxis unterscheiden:

B-20.3 Übersicht über wichtige Antidepressiva (nach Möller et al.)

Psychomotorisch aktivierend	MAO-Hemmer	▪ Moclobemid (Aurorix) ▪ Tranylcypromin (Parnate, JatrosomN)
	Trizyklische Antidepressiva („Desipramin-Typ")	▪ Desipramin (Pertofran, Petylyl) ▪ Nortriptylin (Nortrilen)
	Chemisch andersartige Antidepressiva	▪ Viloxazin (Vivalan) ▪ Sulpirid (Dogmatil, Generika)
Psychomotorisch neutral	Trizyklische Antidepressiva („Imipramin-Typ")	▪ Imipramin (Tofranil, Generika) ▪ Clomipramin (Anafranil, Generika) ▪ Dibenzepin (Noveril) ▪ Lofepramin (Gamonil)
	Tetrazyklische Antidepressiva	▪ Maprotilin (Ludiomil, Generika) ▪ Mianserin (Tolvin, Generika)
	Chemisch andersartige Antidepressiva	▪ Trazodon (Thombran)
	Serotoninselektive Antidepressiva	▪ Fluvoxamin (Fevarin) ▪ Fluoxetin (Fluctin, Generika) ▪ Paroxetin (Seroxat, Tagonis)
	Phytotherapeutika	▪ Hypericin (Hyperforat, Generika)
Psychomotorisch dämpfend	Trizyklische Antidepressiva („Amitriptylin-Typ")	▪ Amitriptylin (Saroten, Generika) ▪ Amitriptylinoxid (Equilibrin) ▪ Dosulepin (Idom) ▪ Trimipramin (Stangyl) ▪ Doxepin (Aponal, Generika)

Dosierung

▶ **Merke: Trizyklische Antidepressiva** müssen langsam eingeschlichen werden. Bei den **selektiven Serotonin-Wiederaufnahmehemmern** kann die Therapie bereits mit der therapeutischen Dosis begonnen werden. Bei beiden Substanzgruppen sollte sehr langsam ausgeschlichen werden.

Speziell bei älteren Patienten sollte die Initialdosis bei TZA noch niedriger und die Einschleichphase noch länger sein als sonst. In keinem Fall kann hier ein starres Schema gelten, es muss individuell dosiert werden. Eine Unterdosierung von Antidepressiva wäre jedoch auch ein Fehler.
Bei Präparaten mit einem beruhigenden Effekt (z. B. Amitriptylin) sollte die Hauptdosis möglichst am Abend gegeben werden. Die Vorteile sind, dass der Patient die Nebenwirkungen „verschläft" und das für die Depression typische Morgentief gemildert wird. Antidepressiva mit antriebssteigerndem Effekt sollten morgens und mittags gegeben werden, um bestehende Schlafstörungen nicht noch zu verstärken.

Wirkungseintritt

Nebenwirkungen werden von den Patienten sofort beschrieben, der **stimmungsaufhellende Effekt** tritt jedoch sowohl bei TZA als auch SSRI **frühestens nach einer Woche** auf. Oft muss man 4 Wochen auf einen antidepressiven Effekt warten. Frühestens nach dieser Zeitperiode sollte man auf ein Medikament einer anderen Wirkgruppe wechseln.

▶ **Merke:** Werden **antriebssteigernde Antidepressiva** verordnet, so ist zu beachten, dass die hemmungslösende Wirkung **vor** der Stimmungsaufhellung eintritt, so dass latente Suizidalität aktiviert und manifest werden kann. Deshalb sollte in diesen Fällen initial die zusätzliche Verordnung eines Tranquilizers erfolgen.

Behandlungsdauer und Rückfallprophylaxe

Nach eingetretener Besserung der Beschwerden muss mindestens einige Monate weiterbehandelt werden (Rückfallprophylaxe). Erst danach sollte eine langsame Dosisreduktion erwogen werden.

Beipackzettel und Nebenwirkungen

Antidepressiva haben kein Abhängigkeitspotenzial. Dennoch sollte der Arzt mit seinen Patienten über die möglichen Begleiterscheinungen, die im Beipackzettel aufgeführt sind, ausführlich sprechen (Tab. **B-20.4**). Die unerwünschten Wirkungen der Antidepressiva, z. B. Mundtrockenheit, Müdigkeit und herabgesetzte Reaktionsfähigkeit, sind bei vielen Antidepressiva ähnlich. Die Compliance ist sehr viel besser, wenn der Arzt den Patienten auf mögliche Nebenwirkungen vorbereitet (**Tipp:** gegen die häufige Mundtrockenheit helfen Kaugummi oder [zuckerfreie] Lutschbonbons).

▶ **Merke:** Im **Akutstadium einer Depression** sind wegen des **Suizidrisikos** grundsätzlich engmaschige Arztkonsultationen notwendig – Verordnung kleinster Packungsgrößen!

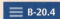

B-20.4 Mögliche unerwünschte Wirkungen von Antidepressiva

Vegetativ/anticholinerg	- Mundtrockenheit - Schwitzen - Obstipation - Miktions-/Akkommodationsstörungen - Selten: Harnsperre, Ileus, Glaukomanfall
Neurologisch	- Tremor - Dysarthrie (selten) - In hohen Dosen: Dyskinesie, zerebrale Krampfanfälle
Kardiovaskulär	- Tachykardie - Hypotonie - Schwindel - Herz (eher bei TZA): Erregungsleitungsstörungen (PQ-/QRS-Verbreiterung) (EKG-Kontrolle!) - Selten: Blutbildschäden
Psychisch	- Unruhe - Aktivierung suizidaler Impulse oder Müdigkeit - Selten: Provokation (schizophrenieähnlicher) produktiver Symptome, Umschlagen in Manie, Verwirrtheitszustände, Delir
Endokrin	- Gewichtszunahme (weniger bei SSRI) - Libido- und Potenzstörungen - Amenorrhö
Dermatologisch-allergisch	- Ödeme - Exantheme

20.5 Prognose

Etwa die Hälfte der Betroffenen entwickeln innerhalb von 10 Jahren nach der Erstmanifestation erneut Symptome. Für ältere Patienten ist von einer schlechteren Prognose auszugehen; chronische und rezidivierende Verläufe sind häufig. Gemäß einer systematischen Übersichtsarbeit führt die Depression bei Älteren zudem zu einer erhöhten Mortalität.

▶ **Fallbeispiel (Fortsetzung).** Frau W. war tatsächlich nach einigen Tagen in der Praxis erschienen und akzeptierte dann den Vorschlag einer medikamentösen Therapie. Nach einem Zeitraum von ungefähr 3 Wochen war auch für die Patientin eine deutliche Besserung ihres Befindens spürbar. Das Schwitzen hatte nachgelassen, die Schwächezustände waren seitdem nicht mehr aufgetreten. Nach über einem halben Jahr wurde die Therapie reduziert, da die Patientin Angst vor einem völligen Absetzen hatte. Es ging ihr weiterhin gut.

Weiterführende Literatur zu diesem Kapitel finden Sie unter www.thieme.de/specials/dr-allgemeinmedizin/

21 Augenprobleme

Dirk Wetzel

▶ **Fallbeispiel.** Im organisierten Notdienst stellt sich freitagabends eine 32-jährige Patientin vor, die bereits seit 3 Tagen von ihrem Hausarzt wegen eines Infekts der oberen Atemwege symptomatisch behandelt wird. In den letzten Stunden hat sich das linke Auge zunehmend gerötet, die Patientin klagt über wässriges Sekret und ein unangenehmes „Sandkorngefühl". Anamnestisch keine Hinweise auf Trauma oder Fremdkörper. Bei der Untersuchung zeigt sich eine starke Rötung der Konjunktiven auch auf den Lidinnenseiten. Unter dem Verdacht auf eine virale Konjunktivitis werden der Patientin symptomatisch eine dexpanthenolhaltige Augensalbe und kühlende Kompressen empfohlen. Die Patientin wird darüber informiert, dass die Entzündung sich möglicherweise auf das zweite Auge ausbreiten wird, und die Wichtigkeit von Hygienemaßnahmen wird besprochen. Falls innerhalb der nächsten Tage keine deutliche Besserung bzw. eine akute Verschlechterung eintritt, soll eine Vorstellung beim Augenarzt erfolgen.

21.1 Einleitung

Weniger als 2 % der Behandlungsanlässe in der Hausarztpraxis betreffen Augenerkrankungen im engeren Sinne. Hier soll – ohne Anspruch auf Vollständigkeit – ein kurzer Überblick über Erkrankungen gegeben werden, die dennoch jedem Hausarzt in seiner täglichen Praxis begegnen können. Abbildung **B-21.1** gibt einen Überblick über die Anatomie des menschlichen Auges.

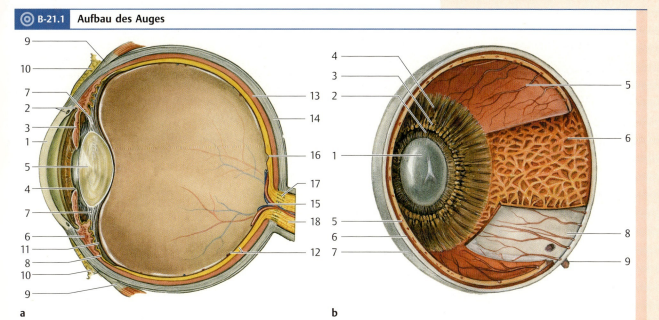

B-21.1 Aufbau des Auges

a Längsschnitt durch das Auge.
1 Hornhaut (Kornea)
2 Kammerwinkel mit Schlemm'schem Kanal
3 Regenbogenhaut (Iris) mit radiären und zirkulären Muskelfasern
4 Pupille
5 Linse
6 Ziliarkörper (Corpus ciliare) mit dem M. ciliaris
7 Zonulafasern (Zonula ciliaris, Zonula Zinnii, Aufhängeapparat der Linse)
8 Pars plana der Netzhaut
9 Augenmuskelansätze
10 Bindehaut (Konjunktiva)
11 Glaskörpergrenzmembran
12 Netzhaut (Retina) mit ihren Gefäßen
13 Aderhaut (Chorioidea)
14 Lederhaut (Sklera)
15 A. et V. centralis retinae
16 Makula
17 Lamina cribrosa
18 Sehnerv (Fasciculus opticus)

b Querschnitt durch das Auge (Blick von hinten).
1 Linse
2 Zonulafasern (Zonula ciliaris, Zonula Zinnii, Aufhängeapparat der Linse)
3 Ziliarkörperzotten
4 Ziliarkörper (Corpus ciliare)
5 Netzhaut (Retina)
6 Aderhaut (Chorioidea)
7 und 8 Lederhaut (Sklera)
9 Vortexvene

B-21.1 Häufige Ursachen für ein rotes Auge (modifiziert nach Murtagh)								
	Lokalisation der Entzündung	Beschwerdecharakter	Sekret	Visus	Photophobie	Pupille(n)	Kornea	Augendruck
Bakterielle Konjunktivitis	Konjunktiven, einschl. Innenseite der Lider (meist bilateral)	Gereizt-sandiges Fremdkörpergefühl	Eitrig, Lider morgens verklebt	Normal	Nein	Normal	Normal	Normal
Virale Konjunktivitis	Konjunktiva, Lidinnenseite oft follikelartig (uni- oder bilateral)	Sandiges Fremdkörpergefühl	Wässrig	Normal	Nein	Normal	Normal	Normal
Allergische Konjunktivitis	Konjunktiven und Lider	Juckend	Wässrig	Normal bis verschwommen	Nein	Normal	Normal	Normal
Subkonjunktivale Blutung (Hyposphagma)	Umschriebenes blutrotes Areal (unilateral)	Keine Beschwerden	Nein	Normal	Nein	Normal	Normal	Normal
Herpes-simplex-Keratitis	Unilateral zirkumkorneales, dendritisches Ulkus (Fluoresceinfärbung notwendig)	Schmerzen, sandiges Fremdkörpergefühl	Nein (reflektorisches Augentränen)	Normal bis verschwommen (lokalisationsabhängig)	Ja	Normal	Abnormal	Normal
Kornealulkus	Zirkumkorneal (unilateral)	Schmerzen	Nein (reflektorisches Augentränen)	Normal bis verschwommen (lokalisationsabhängig)	Ja	Normal	Abnormal	Normal
Skleritis/Episkleritis	(Meist) umschrieben, tiefrot	Schmerzen	Nein	Normal	Nein	Normal	Normal	Normal
Akute Iritis/Uveitis	Maximum um Kornea	Schmerzen, ausstrahlend in Schläfe, Stirn, Nase	Nein (reflektorisches Augentränen)	Verschwommen	Ja	Eng, kann unregelmäßig sein	Normal	Normal bis erniedrigt
Akuter Glaukomanfall	Diffus, Maximum zirkumkorneal	Starke Schmerzen, z. T. mit Übelkeit und Erbrechen	Nein (reflektorisches Augentränen)	Ringe um Lichter herum	Ja	Dilatiert, lichtstarr	Trüb	Erhöht, hart

21.2 Das rote Auge

Der bei weitem häufigste augenbezogene Behandlungsanlass in der Allgemeinarztpraxis ist mit etwa 80 % das „rote Auge". Das folgende Kapitel wird sich daher überwiegend mit dessen Differenzialdiagnose und Behandlung befassen. Eine exakte Anamneseerhebung zusammen mit einer gründlichen Untersuchung (einschließlich Ektropionieren der Lider) erlaubt hier häufig eine Diagnose auch ohne spezialistische ophthalmologische Ausstattung. Ein Fremdkörper sollte stets ausgeschlossen werden.

Zu den Ursachen für ein rotes Auge siehe Tab. **B-21.1**.

Tab. **B-21.1** gibt einen Überblick über charakteristische, differenzialdiagnostisch wertvolle Befunde bei den häufigsten Ursachen eines roten Auges.

21.2.1 Bakterielle Konjunktivitis

Ein anamnestischer Hinweis ist ein eitriges Sekret mit morgendlichem Verkleben der Lider. Meist einseitiger Beginn.

Das eitrige Sekret mit morgendlichem Verkleben der Lider ist ein **anamnestischer Hinweis;** häufig ist jedoch eine Unterscheidung von einer viralen Konjunktivitis nicht mit letzter Sicherheit möglich. Die bakterielle Konjunktivitis beginnt meist einseitig und breitet sich dann häufig innerhalb weniger Tage auf das zweite Auge aus.

Therapeutisch können antibiotikahaltige Augentropfen oder -salben verwendet werden, aber auch die Behandlung mit wirkstofffreien (symptomatisch wirkenden) Präparaten kann in milden Fällen gerechtfertigt sein, da die Erkrankung eine hohe Selbstheilungsrate hat (ca. zwei Drittel der Patienten sind in den ersten 5 Tagen auch unter Plazebo beschwerdefrei). Meist ist ein Keim- und Empfindlichkeitsnachweis, außer in schweren Fällen, unnötig. In Bezug auf klinische Heilung und Nebenwirkungen zeigen die meisten antibiotikahaltigen Präparate keine wesentlichen Unterschiede, so dass das ausgewählte Präparat ein Aminoglykosid, eine Aminoglykosidkombination, Fusidinsäure oder ein Chinolon enthalten kann. Chloramphenicol sollte wegen der (sehr seltenen) hämatologischen Nebenwirkungen nicht primär eingesetzt werden.

Prophylaktisch sollte enger Körperkontakt mit dem Patienten und das Verwenden gemeinsamer Handtücher u. ä. aufgrund der Ansteckungsgefahr vermieden werden.

Bei Verdacht auf eine **Chlamydienkonjunktivitis** (längere Krankheitsdauer, fehlendes Ansprechen auf Therapie, evtl. Auftreten im Zusammenhang mit sexuell übertragbarer Krankheit, häufig präaurikuläre Lymphknotenschwellung) sollte der Patient zum Spezialisten überwiesen werden.

21.2.2 Virale Konjunktivitis

Typischer **anamnestischer Hinweis** ist das Auftreten im Gefolge eines Infekts der oberen Atemwege, die häufigsten Erreger sind Adenoviren. Der Verlauf erstreckt sich über 2–3 Wochen, initial ist meist ein Auge betroffen, später dann häufig beide Augen. Diagnostisch wegweisend sind 0,1–15 mm große Follikel (Lymphozytenansammlungen) v. a. im Bindehautbereich. Die virale Konjunktivitis kann epidemisch auftreten.

Die **Therapie** der viralen Konjunktivitis ist symptomatisch: Kühlende Auflagen (Augen nicht dauerhaft abdecken), topisch wirkstofffreie Augentropfen („künstliche Tränen") oder -salben. Bei unsicherer Unterscheidung von einer bakteriellen Konjunktivitis bzw. Verdacht auf Superinfektion ggf. topische Antibiotika nach Kulturergebnis.

Prophylaktisch sollte zur Vermeidung epidemischer Verläufe auf strikte Einhaltung von Hygienemaßnahmen geachtet werden. Bei Verdacht auf eine epidemische Keratokonjunktivitis sollte der Patient zu Hause bleiben und Kontakte mit anderen Menschen meiden.

21.2.3 Allergische Konjunktivitis

Allergene wie Pollen (Conjunctivitis vernalis), Tierhaare oder Staub, aber auch topische Medikamente (Antibiotika!, Konservierungsmittel für Kontaktlinsen u. a.) kommen als Auslöser infrage.

Anamnestisch typisch ist der Juckreiz.

B-21.2 Konjunktivitis

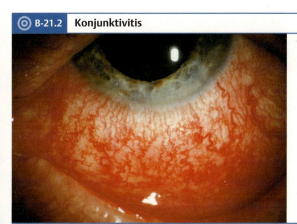

Gut sichtbare, hellrote Bindehautgefäße mit vermehrter Füllung, die in Richtung Limbus corneae eher abnimmt.

Therapeutisch sollte, wenn möglich, das Meiden des Allergens an erster Stelle stehen. Antihistaminika können, abhängig von weiteren Manifestationen der Allergie, systemisch oder lokal verabreicht werden. Mastzellstabilisatoren wie z. B. die Cromoglicinsäure wirken ähnlich gut, müssen jedoch schon prophylaktisch begonnen und 4 × täglich angewendet werden. Topische Steroide sind zwar wirksam, sollten jedoch grundsätzlich in der Hausarztpraxis nicht verschrieben werden (Gefahr der Superinfektion, bei längerer Anwendung auch der Glaukom- und Kataraktbildung).

21.2.4 Subkonjunktivale Blutung (Hyposphagma)

Spontan oder nach intrathorakaler Druckerhöhung (Hustenstoß) auftretende subkonjunktivale Blutungen sind harmlos und selbstheilend. Im Gefolge von Traumata sollte allerdings an eine Orbitafraktur gedacht werden.

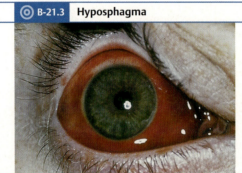

B-21.3 **Hyposphagma**

Vollständige Unterblutung der Bindehaut nach Trauma.

21.2.5 Skleritis/Episkleritis

Die Patienten berichten häufig über Schmerzen und Lichtscheu. Oft findet sich ein umschriebener, geröteter Bereich, aber auch das ganze Auge kann rot sein. Bei Verdacht auf eine der beiden Entitäten sollte der Patient zum Spezialisten überwiesen werden.

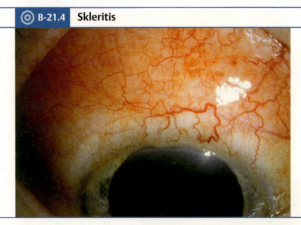

B-21.4 **Skleritis**

Typische ödematöse Skleraverdickung und – in diesem Fall – diffuse Rötung.

21.2.6 Herpes-simplex-Infektionen

Diese Virusinfektion führt meist zu einer follikulären Konjunktivitis, seltener zu einer Keratitis. Etwa die Hälfte der Patienten weist Lid- oder Hornhautulzera bzw. -vesikel auf, die dann diagnostisch sind. Weitere typische Untersuchungsbefunde finden sich in Tab. **B-21.1**. Patienten mit Verdacht auf eine Herpes-simplex-Infektion als Ursache des roten Auges sollten überwiesen werden.

21.2.7 Uveitis/Iritis

Iris, Ziliarkörper und Choroidea bilden die Uvea. Eine anteriore Uveitis wird daher auch als Iritis oder Iridozyklitis bezeichnet. Die wichtigsten Untersuchungsbefunde sind in Tab. **B-21.1** zusammengefasst. Die Pupille kann bei einer Iritis aufgrund von entzündlichen Adhäsionen unregelmäßig geformt sein. Eine Überweisung zum Augenarzt sollte dringlich erfolgen. Hausärztlich müssen u. U. Autoimmunerkrankungen (z. B. M. Reiter) als Ursache ausgeschlossen werden.

21.2.7 Uveitis/Iritis

Die wichtigsten Untersuchungsbefunde siehe Tab. **B-21.1**. Die Pupille kann bei einer Iritis unregelmäßig geformt sein. Eine Überweisung zum Augenarzt sollte dringlich erfolgen.

B-21.5 Iritis

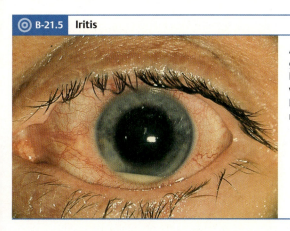

Ausgeprägte Iritis mit gemischter Gefäßinjektion, Hornhautödem, verwaschener Irisstruktur, Hypopyon (die Mydriasis ist medikamentös bedingt).

B-21.5

21.2.8 Kornealulzera

Kornealulzera sind meist sehr schmerzhaft und treten unilateral auf. **Anamnestische Hinweise** können der Gebrauch von weichen Kontaktlinsen, trockene Augen oder eine vorhergehende Herpes-zoster-Infektion des Auges sein. Korneatrübung und (je nach Lokalisation des Ulkus) Visusverschlechterung deuten ebenfalls auf eine Ulzeration hin. Eine Überweisung zum Augenarzt sollte dringlich erfolgen.

21.2.8 Kornealulzera

Kornealulzera sind meist sehr schmerzhaft und treten unilateral auf (z. B. beim Tragen von Kontaktlinsen oder bei trockenen Augen). Eine Überweisung zum Augenarzt sollte dringlich erfolgen.

21.2.9 Akuter Glaukomanfall

Glaukomanfälle betreffen meist Patienten über 50 Jahre und treten häufig in den Abendstunden auf, wenn die Pupille sich wegen der zunehmenden Dunkelheit erweitert. **Typische Befunde** sind:
- akuter, unilateraler, heftiger Schmerz,
- herabgesetzter Visus,
- „Ringesehen" um Lichtquellen,
- Korneatrübung,
- lichtstarre, (semi)dilatierte Pupille,
- erhöhter Augendruck,
- eventuell Übelkeit und Erbrechen.

21.2.9 Akuter Glaukomanfall

Meist bei Patienten über 50 Jahre, häufig in den Abendstunden. Typische Befunde sind:
- akuter, heftiger Schmerz,
- herabgesetzter Visus,
- „Ringesehen" um Lichtquellen,
- lichtstarre Pupille,
- evtl. Übelkeit und Erbrechen.

B-21.6 Akuter Glaukomanfall

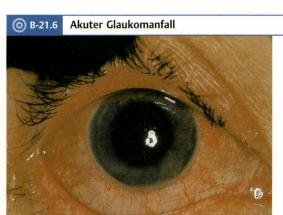

Akutes Winkelblockglaukom mit matter Hornhautoberfläche (durch Ödem), Stauung der episkleralen und konjunktivalen Venen, verwaschener Iris und weiter, leicht entrundeter und lichtstarrer Pupille.

B-21.6

Falls vorhanden, kann als erste Maßnahme eine **Therapie** mit Acetazolamid (z. B. Diamox) i. v., Pilocarpin-Augentropfen und betablockerhaltigen Augentropfen (z. B. Timolol) begonnen werden.

▶ **Merke:** Eine notfallmäßige Ein- bzw. Überweisung ist zur Vermeidung von Folgeschäden essenziell.

21.2.10 Keratoconjunctivitis photoelectrica („Verblitzung", Schneeblindheit)

Diese relativ häufige Erkrankung wird durch UV-Licht-Exposition des ungeschützten Auges hervorgerufen (z. B. Schweißen ohne Schutzbrille, durch Schnee reflektiertes Sonnenlicht).
Die **Anamnese** ist typisch. Die Beschwerden (beidseitige, sehr schmerzhafte Keratokonjunktivitis) treten mit 5–10 Stunden Latenz auf.

Therapeutisch kann
- evtl. einmalig (!) ein Lokalanästhetikum eingetropft werden,
- falls keine Kontraindikationen (Glaukom) bestehen, sollte ein Mydriatikum (z. B. Homatropin) eingetropft werden,
- zusätzlich kann lokal ein Antiphlogistikum (Diclofenac-Augentropfen) appliziert werden,
- orale Analgetika (Paracetamol oder NSAR) sind ebenfalls angezeigt,
- Licht sollte gemieden werden.

Nach 48 Stunden sollte der Patient beschwerdefrei sein.

21.3 Weitere für die Hausarztpraxis wichtige Augenerkrankungen

21.3.1 Trockenes Auge (Keratoconjunctivitis sicca)

Trockene Augen sind ein häufiges Problem, v. a. bei älteren Frauen. Der Mangel an Tränenflüssigkeit kann funktionell sein, im Gefolge verschiedener Erkrankungen (z. B. rheumatoide Arthritis) auftreten oder von Medikamenten (z. B. trizyklische Antidepressiva) verursacht werden.
Anamnestisch steht das Trockenheitsgefühl im Vordergrund, in schweren Fällen können auch Fremdkörpergefühl und Lichtscheu auftreten.
Therapeutisch stehen – neben der Therapie der Grunderkrankung bzw. Überprüfung auslösender Medikamente – eine Vielzahl von Tränenersatzflüssigkeiten, bei vorwiegendem Mukusmangel auch Hyaluronsäurepräparate zur Verfügung. Bei Dauergebrauch sollte darauf geachtet werden, dass diese konservierungsmittelfrei sind.

21.3.2 Hordeolum und Chalazion

Das **Gerstenkorn (Hordeolum)** ist eine bakterielle Entzündung von Talgdrüsen bzw. Haarfollikeln im Lidbereich, häufigster Erreger ist S. aureus. **Das Gerstenkorn ist schmerzhaft.**
Im Gegensatz dazu entsteht das **Hagelkorn (Chalazion),** durch Sekretstau der Meibomdrüse und stellt eine sterile Entzündung **ohne Schmerzen** dar.
Therapeutisch wird in beiden Fällen lokale Applikation feuchter Wärme empfohlen, z. B. in Form von feucht-warmen Kompressen für je 15 Minuten, 4 × täglich. Bei lokaler Ausbreitung einer bakteriellen Infektion sollte zusätzlich antiseptisch (Salbe) behandelt werden. Wenn die Therapie keine Wirkung zeigt, ist eine Überweisung ratsam.

▶ **Merke**

21.2.10 Keratoconjunctivitis photoelectrica („Verblitzung", Schneeblindheit)

Ursachen: Schweißen ohne Schutzbrille oder durch Schnee reflektiertes Sonnenlicht.

Symptome: beidseitige, sehr schmerzhafte Keratokonjunktivitis mit 5–10 Std. Latenzzeit.

Therapie
- evtl. einmalig (!) ein Lokalanästhetikum eintropfen
- ein Mydriatikum (Achtung Kontraindikationen)
- topisches Antiphlogistikum (Diclofenac-Augentropfen)

21.3 Weitere für die Hausarztpraxis wichtige Augenerkrankungen

21.3.1 Trockenes Auge (Keratoconjunctivitis sicca)

Trockene Augen sind ein häufiges Problem, evtl. funktionell bedingt oder im Gefolge von Erkrankungen.

Symptome: Trockenheitsgefühl, Fremdkörpergefühl und Lichtscheu.

Therapeutisch stehen eine Vielzahl von Tränenersatzflüssigkeiten zur Verfügung.

21.3.2 Hordeolum und Chalazion

Gerstenkorn: bakterielle Entzündung von Talgdrüsen/Haarfollikeln im Lidbereich.

Hagelkorn: sterile Entzündung im gleichen Bereich.

Therapie: in beiden Fällen lokale Applikation feuchter Wärme, z. B. in Form von feucht-warmen Kompressen für je 15 min, 4 × täglich.

B-21.7 Hordeolum und Chalazion

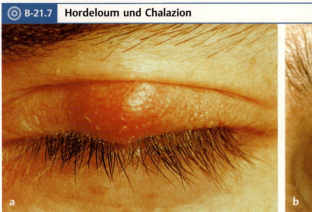
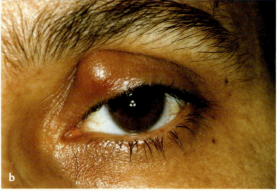

a Hordeolum (Gerstenkorn) durch Entzündung einer Liddrüse (meist Infektion mit Staphylococcus aureus). **Schmerzhaft!**
b Chalazion (Hagelkorn) bei Sekretstau der Meibomdrüse. **Schmerzlos!**

21.3.3 Blepharitis

Hierbei handelt es sich um eine chronische bakterielle Entzündung im Bereich der Lidränder.
Anamnestisch wird über Juckreiz, Fremdkörpergefühl und verkrustete Lidränder geklagt.
Therapeutisch kann zunächst versucht werden, die Lidränder ein- bis zweimal täglich mit milder (Baby-)Seife zu säubern und die Lidranddrüsen vorsichtig auszumassieren. Tränenersatzflüssigkeit kann zusätzlich symptomlindernd wirken. Genügen diese Maßnahmen nicht, sollte eine antiseptische Salbe auf den Lidrand aufgetragen werden. Wenn sich nach einigen Wochen kein Erfolg eingestellt hat, ist eine Kooperation mit dem Spezialisten ratsam.

21.3.3 Blepharitis

Chronische bakterielle Entzündung im Bereich der Lidränder.
Symptome: Juckreiz, Fremdkörpergefühl, verkrustete Lidränder.
Therapie: Lidränder mit milder Seife säubern, Tränenersatzflüssigkeit zur Symptomlinderung und evtl. antiseptische Salbe auf den Lidrand auftragen.

21.3.4 Verletzungen und Fremdkörper

In diesen Fällen ist die **Anamnese häufig wegweisend.** Bei einseitig gerötetem Auge muss immer an einen Fremdkörper gedacht werden.
Da **Fremdkörper** sehr unangenehm und schmerzhaft sind, ist bei kleinen, leicht erreichbaren Fremdkörpern eine Entfernung in der Hausarztpraxis indiziert. Zunächst sollte das Auge mit einem Lokalanästhetikum (z. B. Oxybuprocain in Einzeldosis-Ophtiolen) getropft und danach ausgiebig gespült werden. Dabei werden viele Fremdkörper bereits ausgeschwemmt. Ein angefeuchteter Watteträger kann zur gezielten Entfernung verwendet werden. Nach der Entfernung sollte für einige Stunden ein Salbenokklusionsverband z. B. mit einer dexpanthenolhaltigen Salbe angelegt werden.
Sollte mit diesen einfachen Maßnahmen der Fremdkörper nicht entfernbar sein, muss der Patient überwiesen werden. Eine **Überweisung** muss unbedingt erfolgen, wenn der **Verdacht auf einen intraokulären Fremdkörper besteht** (z. B. mit hoher Geschwindigkeit abgesplitterte Fremdkörper bei Arbeiten mit Metall).
Gleiches gilt für **Verletzungen** am Auge. Da selbst eine einfache Erosion nur nach Anfärbung mit Fluorescein-Lösung sicher beurteilt werden kann, was in der Hausarztpraxis in der Regel nicht gegeben ist, sollte der Patient dem Augenarzt vorgestellt werden.
Verätzungen mit Laugen und Säuren sollten bereits in der Hausarztpraxis gespült werden, selbstverständlich muss eine sofortige Ein- oder Überweisung erfolgen.

21.3.4 Verletzungen und Fremdkörper

Anamnese ist häufig wegweisend.

Da **Fremdkörper** sehr unangenehm und schmerzhaft sind, ist bei kleinen, leicht erreichbaren Fremdkörpern eine Entfernung in der Hausarztpraxis indiziert.

Überweisung an den Facharzt wenn eigene Maßnahmen keinen Erfolg zeigen bzw. der Verdacht auf einen intraokulären Fremdkörper besteht.

Auch bei Verletzungen am Auge ist der Patient zum Augenarzt zu überweisen.

Verätzungen mit Laugen und Säuren sollten bereits in der Hausarztpraxis gespült werden.

21.3.5 Orbitaphlegmone

Einseitige schmerzhafte Schwellung der Lider bzw. des gesamten Orbitabereichs, ggf. mit Hervortreten des betroffenen Auges. Gehäuft im Kindesalter vorkommend. Augenbewegung und Visus sind oft eingeschränkt.

▶ **Merke:** Patienten müssen notfallmäßig ein- bzw. überwiesen werden.

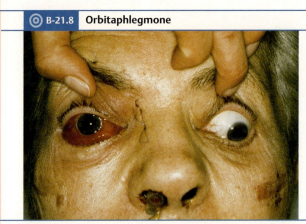

B-21.8 Orbitaphlegmone

Typische Symptome sind Bindehautschwellung (sog. Chemosis), Exophthalmus und Bewegungsstörungen (das rechte Auge bewegt sich nicht mit).

21.3.6 Wann soll grundsätzlich überwiesen werden?

Zusätzlich zu den bereits genannten speziellen Krankheitsbildern bzw. Verläufen sollte in folgenden Fällen großzügig überwiesen werden:
- bei unsicherer Diagnose,
- bei protrahierten Verläufen mit geringem oder fehlendem Ansprechen auf Therapie,
- wenn Schmerzen im Vordergrund stehen (im Gegensatz zu dem eher „unangenehmen" Gefühl z. B. bei unkomplizierter Konjunktivitis),
- bei akuter oder schleichender Visusverschlechterung.

Weiterführende Literatur zu diesem Kapitel finden Sie unter www.thieme.de/specials/dr-allgemeinmedizin/

22 Hörstörungen

Fritz Meyer

22.1 Behandlungsanlass

Plötzlicher Hörverlust wird vom Patienten als nicht aufschiebbarer Notfall empfunden, mit dem er häufig zuerst seinen Hausarzt konfrontiert. Chronischer Hörverlust hingegen entwickelt sich schleichend. In diesem Fall ist der Hausarzt gefordert, bei entsprechenden Symptomen die notwendige Abklärung zu veranlassen.

▶ **Fallbeispiel 1.** Der **50-jährige Schmiedemeister** Karl E. war seit seiner Lehrzeit **immer im Lärmbereich tätig,** doch mit dem Lärmschutz „hat man es früher nicht so genau genommen". Aber jetzt muss er wegen seines LKW-Führerscheines die obligate Tauglichkeitsuntersuchung absolvieren. Dabei sprechen wir auch über sein Gehör: Ohrenschmerzen hatte er nie, so der Patient, doch jetzt **bemerke er zunehmend, dass in Gesellschaft, „wenn alle durcheinander reden", Verständnisprobleme aufträten** und er **bei leisen Gesprächen oder Telefonaten** Schwierigkeiten habe. „Wenn man normal laut und direkt mit mir spricht, gibt es keine Probleme." Vor allem gegen schrillen Lärm sei er jetzt aber viel empfindlicher als früher.
Bei der Otoskopie finden sich beidseitig reizlose Trommelfelle mit regulären Lichtreflexen. Mit der Stimmgabel werden dann die „klassischen" **Stimmgabelversuche nach Weber und Rinne** durchgeführt: Der auf beiden Seiten regelrechte Rinne-Versuch schließt eine gröbere Mittelohrschwerhörigkeit aus, der Versuch nach Weber wird median wahrgenommen und lässt damit eine einseitige Innen- oder Mittelohrschwerhörigkeit unwahrscheinlich werden. In der seitengetrennten Sprachabstandsprüfung mit viersilbigem Zahlenmaterial bestätigt sich, was Herrn E. selbst schon aufgefallen war: während Umgangssprache im Sprechzimmer über eine Distanz von fast vier Metern auf beiden Ohren gut verstanden wird, können geflüsterte Zahlen erst bei einer Annäherung bis auf fast zwei Meter an das Prüfohr korrekt nachgesprochen werden.
Symptome und Befunde lassen an eine **beidseitige Innenohrschwerhörigkeit** denken. Die jahrzehntelange Geräuschexposition legt eine Lärmschwerhörigkeit nahe, angesichts des Alters ist andererseits auch eine Presbyakusis möglich.
Weil der Grad der Hörstörung in der Sprachabstandsprüfung noch tolerabel ist, kann Fahrtauglichkeit attestiert werden. Da aber der Verdacht auf eine Berufskrankheit vorliegt, muss der Patient dem Hals-Nasen-Ohrenarzt zur weiteren Begutachtung zugewiesen werden. Eine kausale Behandlung, so erkläre ich dem Patienten, ist bei dieser Form von Schwerhörigkeit, die mit zunehmendem Alter auch schlechter werden könne, jedoch nicht möglich. Umso wichtiger sei es für ihn, konsequenten Lärmschutz am Arbeitsplatz und im Privatbereich zu beachten (s. Abb. B-22.7).

◀ **Fallbeispiel**

B-22.1 Stimmgabelversuche nach Rinne

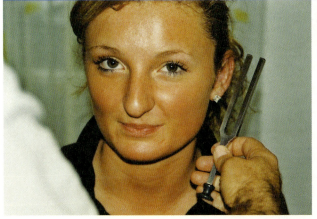
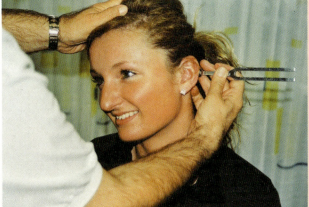

Die Frage an den Patienten lautet: „Welcher Ton ist lauter? Der vor dem Ohr oder derjenige hinter dem Ohr?". Wird der Ton vor dem Ohr lauter wahrgenommen, wird der Versuch als „positiv" bewertet, im umgekehrten Fall als „negativ".

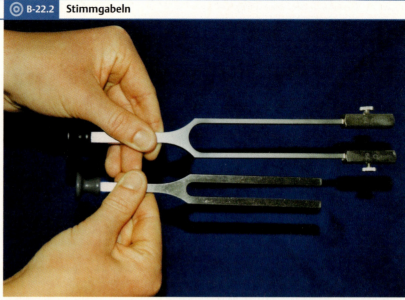

B-22.2 Stimmgabeln

Bei der Untersuchung des Ohres werden Stimmgabeln mit 512 Hz oder 440 Hz (im Bild unten) verwendet. Diese Frequenzen haben sich als zweckmäßig erwiesen, weil sie unterhalb der Resonanzfrequenz des Mittelohres liegen. Die für neurologische Untersuchungen übliche, große Stimmgabel mit 128 Hz (im Bild oben) kann bei den Stimmgabelversuchen nach Weber und Rinne nicht verwendet werden.

▶ **Fallbeispiel**

▶ **Fallbeispiel 2.** Eva-Maria J. B., **53 Jahre alt,** kenne ich von meiner Visitentätigkeit im Altenheim. Sie ist dort als engagierte Pflegerin beschäftigt, zu Hause betreut sie ihre hinfällige und demente Mutter. Heute kommt die sonst sehr beherrscht wirkende Patientin vollkommen aufgelöst in die Sprechstunde: seit gestern sei sie **auf beiden Ohren plötzlich ertaubt,** habe keine Ohrenschmerzen, spüre aber einen Druck auf beiden Ohren. „Ich befürchte einen Hörsturz und das wäre bei meiner Stressbelastung auch kein Wunder". Bei der Untersuchung sind **beide Gehörgänge vollständig mit zähem Ohrschmalz verschlossen,** das sich durch eine Spülung mit körperwarmem Wasser gut entfernen lässt. Danach finden sich auf beiden Seiten intakte Gehörgangs- und Trommelfellbefunde, die Stimmgabelversuche sind regelrecht und auch das subjektive Hörvermögen der Patientin ist wiederhergestellt.

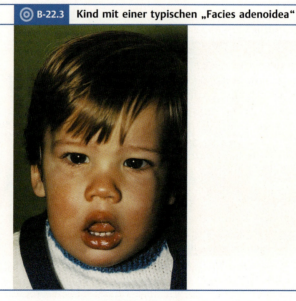

B-22.3 Kind mit einer typischen „Facies adenoidea"

▶ **Fallbeispiel 3.** Der **5-jährige Philipp** kommt mit seiner Mutter: „Ich möchte wissen, ob er nicht hören kann oder nicht hören will!". Das **Hörvermögen** sei bei Philipp in **den letzten Monaten auffallend schlechter geworden,** zudem habe er **häufig Ohrenschmerzen, seine Nase laufe ständig und nachts schnarche er laut.** Die Sprachentwicklung sei bislang normal verlaufen. Der Kleine bekommt wirklich keine Luft durch die Nase und so sitzt er mit weit geöffnetem Mund (s. Abb. **B-22.3**) vor mir. Bei der **Racheninspektion** sind nicht nur **stark vergrößerte Tonsillen** erkennbar, selbst ohne Spiegelbenutzung ist **hinter der Uvula hyperplastisches Adenoidgewebe** sichtbar. Die unteren Nasengänge sind mit weißlichem Sekret verklebt, beide Trommelfelle leicht gerötet und vorgewölbt. Der Untersuchungsbefund und die von der Mutter klassisch geschilderten Beschwerden weisen darauf hin, dass Philipp **„Polypen"** hat, **eine Rachenmandelhyperplasie** also. Angesichts der ausgeprägten Beschwerden rate ich zur operativen Entfernung und überweise das Kind zu einem Hals-Nasen-Ohrenarzt, der wenig später den Eingriff vornimmt.

◀ **Fallbeispiel**

22.2 Grundlagen

22.2 Grundlagen

▶ **Definition:** Patienten werden als **schwerhörig** bezeichnet, wenn sie infolge eines vorübergehenden oder andauernden Defektes des Gehörs eine verminderte Hörfähigkeit besitzen, aber noch imstande sind, akustische Eindrücke und Sprache, eventuell mit technischen Hilfen, über das Ohr wahrzunehmen und zu verstehen.

◀ **Definition**

Epidemiologie: Etwa 12 Millionen Erwachsene leiden in der BRD unter einer mittleren bis ausgeprägten Schwerhörigkeit. Die Vorstellung, schlecht zu hören, sei nur ein Problem des älteren Menschen, stimmt unter dem Einfluss wachsender Lärmbelastung immer weniger. Während ab dem 50. Lebensjahr Patienten in steigendem Prozentsatz von 25–54 % von der Schwerhörigkeit betroffen sind, fällt auf, dass in den letzten Jahren zunehmend auch jüngere Menschen unter bleibenden Hörstörungen leiden.

Bis zu 30 % der jugendlichen Berufsanfänger sollen schon messbare Hörverluste haben. Der Hausarzt wird mit dieser Fragestellung konfrontiert, wenn er etwa im Rahmen von Vorsorge- oder Tauglichkeitsuntersuchungen (Jugendschutzuntersuchungen, Fahr-, Flug-, Tauchtauglichkeit) bei jungen Menschen eine korrekte Einschätzung des Hörvermögens vornehmen soll. Mit vollkommen gehörlosen Patienten, in Deutschland sind dies über 60 000 Menschen, hat der Hausarzt eher selten zu tun. Bei Kindervorsorgeuntersuchungen ist aber zu bedenken, dass etwa 1–3 von 1000 Kindern mit einer angeborenen Hörstörung zur Welt kommen.

Epidemiologie: Etwa 12 Millionen Erwachsene leiden in der BRD unter einer mittleren bis ausgeprägten Schwerhörigkeit. In den letzten Jahren leiden zunehmend auch jüngere Menschen unter bleibenden Hörstörungen.

Der Hausarzt wird mit dieser Fragestellung konfrontiert, wenn er etwa im Rahmen von Vorsorge- oder Tauglichkeitsuntersuchungen (Jugendschutzuntersuchungen, Fahr-, Flug-, Tauchtauglichkeit) bei jungen Menschen eine korrekte Einschätzung des Hörvermögens vornehmen soll.

Klassifikation und Stadieneinteilung: Hörstörungen können **akut** oder **chronisch, angeboren** oder **erworben** sein.

Am sinnvollsten werden die Hörstörungen nach dem Ort der Schädigung und dem Grad der Funktionseinbuße eingeteilt.

Schallleitungsstörungen werden durch pathologische Veränderungen im Reiztransportorgan, anatomisch gesehen von der Ohrmuschel bis zur Stapesfußplatte, hervorgerufen. Im einfachsten Fall kann dies **Ohrenschmalz** sein, ebenso aber auch eine angeborene **Fehlbildung der Gehörknöchelchenkette.** Grundsätzliches Merkmal dieser Hörstörung ist das bessere Funktionieren der Knochenleitung gegenüber der Luftleitung.

Schallempfindungsstörungen entstehen bei krankhaften Veränderungen im Reiztransformationsorgan (Kochlea) und/oder im Hörnerv. Ihnen zugeordnet wird die Schallwahrnehmungsstörung, von der man spricht, wenn die Läsion in den kortikalen und/oder subkortikalen Hörzentren lokalisiert ist.

Die Festlegung des **Schweregrades einer Hörstörung** kann nach unterschiedlichsten Kriterien erfolgen. Da Sprachverständnis die wichtigste soziale Funktion des Hörvermögens ist, schätzt man als Hausarzt das **Ausmaß** einer **akuten** oder **chronischen Hörstörung** eines Patienten am besten anhand seiner **Hörweite für Umgangssprache** (Tab. **B-22.1**) ab.

Klassifikation und Stadieneinteilung: akut oder chronisch, angeboren oder erworben.

Einteilung der Hörstörungen nach dem **Ort der Schädigung** und dem **Grad der Funktionseinbuße:**
- Schallleitungsstörungen
- Schallempfindungsstörungen

Schweregrad einer Hörstörung: Einschätzung am besten anhand der **Hörweite** des Patienten **für Umgangssprache** (Tab. **B-22.1**).

B-22.1 Hörweite für Umgangssprache (nach Feldmann)

geringgradige Schwerhörigkeit	mehr als 4 Meter
mittelgradige Schwerhörigkeit	1–4 Meter
hochgradige Schwerhörigkeit	0,25–1 Meter
an Taubheit grenzende Schwerhörigkeit	weniger als 0,25 Meter
Taubheit	0

22.3 Ätiologie der Hörstörungen – differenzialdiagnostischer Überblick

Akute Schwerhörigkeit (Tab. **B-22.2**) kann:
- ein- oder beidseitig auftreten (Mittelohrentzündung),
- sich innerhalb von Minuten oder Stunden entwickeln (Hörsturz),
- sofort das volle Ausmaß erreichen (z. B. Zerumen).

Chronische Schwerhörigkeit (Tab. **B-22.3**): meist beidseitig, entwickelt sich über Jahre hinweg.

Primär muss der Hausarzt bei der akuten wie der chronischen Schwerhörigkeit zwischen Schallleitungs- oder Schallempfindungsschwerhörigkeit unterscheiden.

Die **akute Schwerhörigkeit** (Tab. **B-22.2**) kann:
- ein- oder beidseitig auftreten (z. B. Mittelohrentzündung),
- sich innerhalb von Minuten oder Stunden entwickeln (z. B. Hörsturz),
- sofort das volle Ausmaß erreichen (z. B. Zerumen).

Eine Verschlechterung des Hörens kann sich aber auch über Tage oder Wochen entwickeln (z. B. Hörsturz, Tubenventilationsstörung).

Die **chronische Schwerhörigkeit** (Tab. **B-22.3**) tritt meist beidseitig auf und entwickelt sich unter den Augen des Hausarztes oft über Jahre hinweg. Mit angeborenen, chronischen Schwerhörigkeiten ist der Hausarzt in der Regel nur in Ausnahmefällen befasst.

B-22.2 Akute Hörstörungen in der Hausarztpraxis unter Berücksichtigung der Lokalbefunde und der Krankengeschichte

Akute Schallleitungsschwerhörigkeit	*Akute Schallempfindungsschwerhörigkeit*
Regelmäßig häufig vorkommend	**Gelegentlich vorkommend**
Mit Gehörgangsbefund: – Zerumen – Otitis externa **Mit Trommelfell- und/oder Mittelohrbefund:** – Otitis media – Tubenventilationsstörung	**Mit richtungweisender Anamnese, ohne pathologischen Trommelfellbefund:** – Lärm- oder Knalltrauma – Hörsturz
Gelegentlich oder selten vorkommend	**Selten vorkommend**
Mit Gehörgangsbefund: – Fremdkörper – Ohrfurunkel **Mit Trommelfell- und/oder Mittelohrbefund:** – Trommelfellverletzungen – Barotrauma **Mit weiteren klinischen Symptomen:** – Mastoiditis	**Mit richtungweisender Anamnese und weiteren klinischen Symptomen:** – Hörnervschaden durch Zoster oticus – Hörnervschaden durch Encephalitis disseminata

B-22.3 Chronische Hörstörungen in der Hausarztpraxis

Chronische Schallleitungsschwerhörigkeit	Chronische Schallempfindungsschwerhörigkeit
Regelmäßig häufig vorkommend	**Regelmäßig häufig vorkommend**
▪ Mit Gehörgangsbefund: – Zerumen	▪ Mit richtungweisender Anamnese, ohne pathologischen Trommelfellbefund: – Lärmschwerhörigkeit – Altersschwerhörigkeit
Gelegentlich vorkommend	**Selten vorkommend**
▪ Mit Mittelohr- und/oder Trommelfellbefund: – chronische Otitis media – chronische Tubenfunktionsstörung ▪ Mit Gehörgangsbefund – Gehörgangsexostosen ▪ Mit richtungweisender Anamnese ohne Trommelfellbefund: – Otosklerose	▪ Mit richtungweisender Anamnese, ohne pathologischen Trommelfellbefund und weiteren klinischen Symptomen: – Hörnervschaden nach Viruserkrankungen, bei Encephalitis disseminata oder zerebralen Prozessen

22.4 Abwendbar gefährliche Verläufe

In der hausärztlichen Praxis sind lebensbedrohliche Folgeerkrankungen bei Hörstörungen sicherlich eine Rarität. Eine Ausnahme stellt hiervon die **Mastoiditis** als Folge einer akuten oder chronischen Mittelohrentzündung dar: auch unter antibiotischer Vorbehandlung muss bei entsprechenden Verdachtssymptomen zumindest daran gedacht werden.

Die seltenen **Nasenrachenraummalignome** (Abb. **B-22.4**) gehen bei Erwachsenen häufig genug nur mit einer plötzlichen leichten Hörminderung und Tubenfunktionsstörung einher. So werden diese Tumoren meist erst im Spätstadium erkannt. Für den Betroffenen kann es lebensrettend sein, wenn der Hausarzt beim „hartnäckigen Tubenkatarrh" des Erwachsenen auch an diese Ursache denkt.

▶ **Merke:** Ein Hörsturz kann bedrohend für das Hörorgan sein.

Bei der Hälfte der Patienten mit Hörsturz ist jedoch mit einer spontanen Vollremission zu rechnen. Auch im Notdienst kann der Hausarzt aufgrund der Symptomatik und mithilfe der otologischen Basisdiagnostik die Verdachtsdiagnose stellen.

B-22.4 Bösartiger Nasenrachenraumtumor

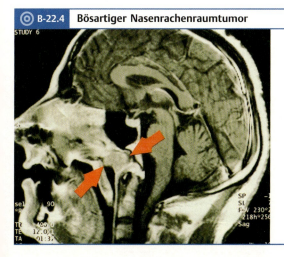

22.5 Diagnostisches Vorgehen

22.5.1 Basisdiagnostik

Die korrekte Untersuchung bei Hörstörungen beschränkt sich keineswegs auf die klinische Untersuchung. Gerade bei chronischen Schwerhörigkeiten spielt die **Anamnese** unter Einschluss der subjektiven Hörphänomene des Patienten eine wegweisende Rolle (Tab. **B-22.4**).

Da Hausarzt und Praxisteam in vielfältigem Kontakt zum Patienten und seiner Umgebung stehen, können auch entsprechende Beobachtungen recht deutliche Hinweise für eine Hörstörung geben (Tab. **B-22.5**).

Mit der zusätzlichen Frage „Hören Sie eigentlich schlecht?" hat man vor allem bei älteren Patienten schon eine Wahrscheinlichkeit von bis zu 70 % eine vorhandene Hörstörung aufzudecken. Unter Berücksichtigung der subjektiven Hörphänomene des Patienten kann dann mit einiger Erfahrung durchaus zwischen einer vermuteten Innen- oder Mittelohrschwerhörigkeit unterschieden werden (Tab. **B-22.6**).

B-22.4	Verdacht auf chronische Innenohrschwerhörigkeit aufgrund der Patientenbiographie

- Zustand nach Trauma mit direkter oder indirekter Innenohrschädigung (Schädelbasisfraktur, Explosionstrauma)
- Durchgemachter akuter Lärmunfall in der Vergangenheit (Knall-, Explosionstrauma)
- Lärm am Arbeitsplatz
- Lärmbelastete Hobbys (Schützenverein, Musiker)
- Durchgemachte, wegweisende Infektionskrankheiten (Meningoenzephalitis, Zoster oticus, Mumps, Toxoplasmose, Lymeborreliose, Masern, Scharlach
- Behandlungen mit ototoxisch wirksamen Substanzen (Tuberkulostatika, Zytostatika)
- Wegweisende internistische, orthopädische oder neurologische Vorerkrankungen (Nierenerkrankungen, Schilddrüsenfunktionsstörungen, vaskuläre oder Immunerkrankungen, Wirbelsäulensyndrome insbesondere der HWS, Encephalitis disseminata, Durchblutungsstörungen im Hirnstammbereich, Tumorerkrankungen)
- Hinweise für familiäre Hörstörungen
- Hinweise für Geburts- oder Schwangerschaftsprobleme mit intrauterin, peri- oder postnatal erworbener Schwerhörigkeit

B-22.5	Akute oder chronische Schwerhörigkeit können oft schon bei genauer Beobachtung des Patienten vermutet werden

- Patient versteht schlecht, wenn man ihn von hinten anspricht oder sich beim Sprechen von ihm abwendet.
- Der Betroffene spricht auffallend laut oder antwortet nicht in adäquater Lautstärke.
- Artikulation und Sprachmelodie sind oder haben sich auffällig verändert und sind nicht durch Dialekt oder Sprachgewohnheit erklärbar.
- Auffallende „Ohrigkeit" (Horchen auf leise Geräusche mit Kopfwendung, Verwendung immer des gleichen Ohres beim Telefonieren).
- Familienangehörige leiden unter einer Stimmstörung, die auf eine permanente Stimmüberlastung zurückzuführen ist.
- Fernseher oder Radio sind beim Hausbesuch auffallend laut eingestellt oder beim Telefonat lautstark im Hintergrund hörbar.

B-22.6	Unterscheidungsmöglichkeiten zwischen Schallleitungs- und Schallempfindungsschwerhörigkeit (bezogen auf das erkrankte Ohr) anhand der subjektiven Hörphänomene des Patienten

	Schallleitungsschwerhörigkeit	*Schallempfindungsschwerhörigkeit*
Höreindruck in ruhiger Umgebung	Meist gedämpft	Eher verzerrt
Höreindruck unter Lärm	Häufig besser	Meist schlechter
Ohrgeräusche	Meist tieffrequent	Meist hochfrequent
Differenz zwischen Umgangs- und Flüstersprache	Wird eher als gering empfunden	Wird eher als groß empfunden
Lärmempfindlichkeit	Normal bis reduziert	Erhöht

Beispiel: der Höreindruck eines schwerhörigen Patienten unter Lärm

Berichtet der Patient, dass er **Gesprächspartner in lärmerfüllter Umgebung besser verstehen könne,** spricht man von einer **positiven Paracusis Willisii,** die auf eine **Schalleitungsschwerhörigkeit** hinweisen kann. Die Erklärung ist ebenso einfach wie einleuchtend: der Mittelohrschwerhörige wird normalerweise durch Lärm, der zur Hauptsache aus tieferen Tönen besteht, nicht belästigt, da er sie nicht hört. Gestört wird hingegen der normalhörende Gesprächspartner, der seine Stimme in lauter Umgebung entsprechend anhebt und so für den Schallleitungsschwerhörigen besser verständlich wird.

Gibt der Patient hingegen an, dass **er in lärmerfüllter Gesellschaft kein Gespräch verstehe,** d. h. es liegt eine **negative Paracusis Willisii** vor, kann dies auf eine **Innenohrhochtonschwerhörigkeit** hinweisen, weil der noch intakte Teil des Gehörs von den niedrigen Frequenzen des Lärms überlagert und so der Sprachschall verdeckt wird.

Zur **korrekten Untersuchung von Ohr, Nase und Mundhöhle** müssen neben der entsprechenden Beleuchtung (Stirnreflektor mit Gegenlichtquelle, Stirnlampe für weniger Geübte) auch die richtigen Instrumente (Ohrtrichter und Nasenspekula verschiedener Größen, Metallmundspatel, Stimmgabel mit 440 oder 512 Hz, Ohrenhäkchen, Ohrenspritze, Otoskop) vorhanden sein.

Die **Besichtigung von Gehörgang und Trommelfell** stehen am Anfang der Ohruntersuchung. Das Hörvermögen störende Erkrankungen oder ein Verschluss (Abb. **B-22.5**) des Gehörganges (Zeruminalpfropf, Otitis externa, Gehörgangsexostosen, Fremdkörper) werden damit ausgeschlossen.

Die **Inspektion des Trommelfells** gibt weitere wichtige Hinweise:
- ist das Trommelfell intakt,
- sind Oberfläche und Reflex regelrecht,
- finden sich funktionseinschränkende Vernarbungen, Kalkplatten (Abb. **B-22.6**), atrophische Trommelfellanteile oder gar Perforationen?

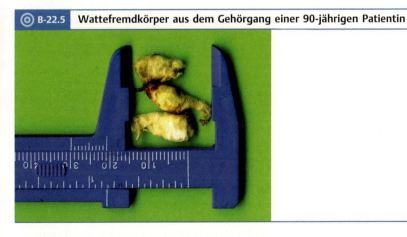

B-22.5 Wattefremdkörper aus dem Gehörgang einer 90-jährigen Patientin

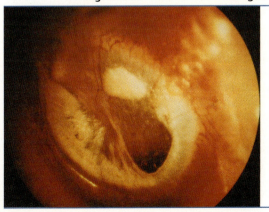

B-22.6 Kalkplatteneinlagerungen im Trommelfell, Zeichen früher durchgemachter Mittelohrentzündungen

So kann schon vom Hausarzt bei entsprechenden Veränderungen eine Störung der Mittelohrfunktion mit Einschränkung des Gehörs vermutet werden. Bei akuten Hörstörungen, etwa einer Mittelohrentzündung, ist der Trommelfellbefund wegweisend für die Erkrankung.

Ursache der meisten chronischen, entzündlichen Mittelohrerkrankungen sind Funktionsstörungen der Eustachi'schen Röhre. Deren Prüfung wird üblicherweise mit dem **Versuch nach Valsalva** durchgeführt: nach einer tiefen Einatmung soll der Patient bei verschlossener Nase und geschlossenem Mund Luft durch die Ohrtrompete in die Paukenhöhle pressen. Bei intakter Tubenfunktion können dann die Vorwölbung des Trommelfells und eine Verschiebung des Reflexes beobachtet werden, häufig begleitet von einem deutlichen Knackgeräusch.

Für den Patienten leichter durchführbar, wenngleich nicht ganz so aussagefähig, ist das **Tubenmanöver nach Toynbee:** der Patient soll die Nase wie beim Valsalva-Versuch verschließen und dann mit geschlossenem Mund schlucken. Dadurch entsteht in der Paukenhöhle ein Unterdruck, der zu einer deutlich sichtbaren Einziehung des Trommelfells führt. Der Versuch kann dadurch verbessert werden, dass man den Patienten einen Schluck Wasser in den Mund nehmen lässt, den dieser nach Verschluss der Nase und unter gleichzeitiger Beobachtung des Trommelfells wegschluckt.

▶ **Merke:** Bei aktuellen Infektionen der oberen Atemwege sollten Tubenfunktionsprüfungen unterlassen werden, da hierdurch eine tubogene Otitis media ausgelöst werden kann!

Zu jeder **vollständigen Ohruntersuchung** gehören die **Stimmgabelversuche nach Weber und Rinne** (Abb. B-22.1). Als Entscheidungshilfe zwischen Schallleitungs-(Mittelohr-) oder Schallwahrnehmungs-(Innenohr-)Störung tragen sie zur Topodiagnostik der Hörstörung bei und sind eine zusätzliche Plausibilitätskontrolle für durchgeführte Audiometrien.

Verwendet werden bei diesen Prüfungen Stimmgabeln mit 440 Hz (a1) oder 512 Hz (c2), die gegen einen weicheren Gegenstand wie die Schuhsohlen oder das Knie des Untersuchers angeschlagen werden.

Beim **Stimmgabelversuch nach Weber** wird das Hörvermögen für die Knochenleitung beider Ohren verglichen. Die auf Scheitelmitte, Stirn oder Nasenwurzel aufgesetzte Stimmgabel wird bei seitengleichem Hörvermögen in der Kopfmitte („im ganzen Kopf") gehört: „Weber median". Wird hingegen der Ton nur auf einem Ohr gehört (lateralisiert), kann der Grund hierfür entweder in einem Ausfall des kontralateralen Innenohres oder einer noch weiter abzuklärenden Schallleitungsschwerhörigkeit des ipsilateralen Ohres liegen.

Der **Stimmgabelversuch nach Rinne** testet das Hörvermögen über die **Luftleitung** und über die **Knochenleitung** eines Ohres und vergleicht die Ergebnisse. Das Prinzip der Untersuchung besteht darin, dass der normal hörende Patient ebenso wie der Innenohrschwerhörige den Stimmgabelton vor der Ohrmuschel (Luftleitung) lauter und länger wahrnimmt als beim Aufsetzen der Stimmgabel auf dem Mastoid (Knochenleitung). In diesem Fall wird der Rinne-Test als positiv bezeichnet. Bei einer Schallleitungsschwerhörigkeit kehrt sich diese Situation durch die Verschlechterung der Luftleitung und die hierdurch scheinbare Verbesserung der Knochenleitung um, der Rinne-Versuch wird negativ: es liegt dann eine Schallleitungsschwerhörigkeit von mindestens 15–20 Dezibel vor.

Natürlich können die Stimmgabelversuche nur einen groben Hinweis auf die Hörfähigkeit des untersuchten Patienten und den Sitz seiner Erkrankung geben. Außerdem sind sie nur für die entsprechende Eigenfrequenz der verwendeten Stimmgabel repräsentativ. Wird also eine Stimmgabel mit einer Frequenz von 440 Hz verwendet, muss im Fall des Rinne-Manövers für diese Prüffrequenz eine wesentliche Schallleitungseinbuße bestehen, damit der Test negativ ausfällt.

Während Anamnese, klinischer Befund und Stimmgabelversuche einen Hinweis auf die Art der Hörstörung (qualitative Prüfung) geben können, kann der

Hausarzt selbst im Sprechzimmer (Abb. B-22.8) das Ausmaß des Hörverlustes quantitativ durch eine Hörweitenprüfung für Umgangs- und Flüstersprache abschätzen. Gute Mitarbeit vorausgesetzt, können schon Kinder ab dem 4. Lebensjahr damit geprüft werden.

Beim Normalhörigen und beim Mittelohrschwerhörigen bestehen so gut wie keine Diskrepanzen in der Hörweite für Flüster- und Umgangssprache (Tab. **B-22.6**).

Da aber die Flüsterstimme gegenüber der normalen Umgangssprachlautstärke vor allem hohe Tonfrequenzen enthält, versteht der **Innenohrhochtonschwerhörige** (Schwerhörigkeit im Alter, Lärmschwerhörigkeit) Flüstersprache hingegen meist sehr viel schlechter als Umgangssprache. Dies kann auch als Siebtest zur Diagnostik von Schwerhörigkeit genutzt werden: in einer Metaanalyse aus 8 Studien wurde gezeigt, dass mit einer einfachen Flüsterprobe bei Erwachsenen und Kindern Schwerhörigkeit mit einer Wahrscheinlichkeit von 80–100 % richtig erkannt wurde.

Umgangs- und Flüstersprache abgeschätzt werden.

So gut wie keine Diskrepanzen in der Hörweite für Flüster- und Umgangssprache bestehen beim Normalhörigen und beim Mittelohrschwerhörigen.

Der **Innenohrhochtonschwerhörige** (Schwerhörigkeit im Alter, Lärmschwerhörigkeit) versteht Flüstersprache meist sehr viel schlechter als Umgangssprache.

B-22.7 Zeitliche Abhängigkeit des Schädigungsfaktors „Lärm" von seiner Stärke (mit freundlicher Genehmigung der Fördergemeinschaft Gutes Hören)

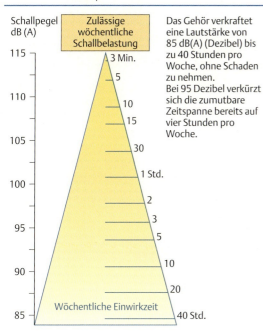

Das Gehör verkraftet eine Lautstärke von 85 dB(A) (Dezibel) bis zu 40 Stunden pro Woche, ohne Schaden zu nehmen.
Bei 95 Dezibel verkürzt sich die zumutbare Zeitspanne bereits auf vier Stunden pro Woche.

B-22.8 Sprachabstandsprüfung im Sprechzimmer

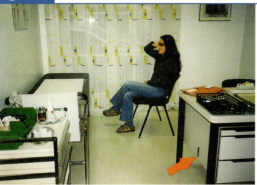

Entfernungsmarken (roter Pfeil) am Mobiliar markieren den Abstand. Die Prüfung am Patienten erfolgt für beide Ohren getrennt, wobei zunächst das vom Patienten subjektiv als „besser hörend" bezeichnete Ohr untersucht wird. Der Proband sollte sitzen, da er sich bei der Prüfung konzentrieren muss. Das Prüfohr ist dem Untersucher zugewandt: so wird ein Ablesen von den Lippen des Prüfers verhindert. Um die Ohren getrennt untersuchen zu können, muss das Gegenohr vertäubt werden. Bei der Flüstersprachprüfung genügt zur Ausschaltung des nichtgeprüften Ohres das einfache Verschließen des Gehörganges. Zu diesem Zweck drückt der Proband selbst die Beere des 2. oder 3. Fingers in den Gehörgang. Für die Umgangssprachprüfung reicht dieses Manöver nicht aus: zusätzlich wird ein angefeuchteter Wattepfropf in den Gehörgang hineingepresst und der eingeführte Finger sollte ständig hin- und herbewegt werden (Schüttelvertäubung nach *Wagener*).

Die eigentliche Hörprüfung sollte sich ausschließlich auf das Vorsprechen viersilbiger (zweistelliger) Zahlwörter von 21–99 beschränken, die der Untersucher zunächst in Flüstersprache, dann in der Lautstärke gewöhnlicher Umgangssprache in abnehmender Entfernung vom Patienten vorträgt. Als Hörweite gilt diejenige Entfernung, in der Zahlwörter zu mehr als der Hälfte verstanden und richtig nachgesprochen werden.

Natürlich können Sprachabstandsprüfungen nur als grobes Richtmaß für den bestehenden Grad einer Schwerhörigkeit dienen, keinesfalls können sie eine korrekte audiologische Untersuchung ersetzen.

Die vollständige Untersuchung des Ohres schließt die Inspektion der Nase und der Mundhöhle mit ein, die Untersuchung des Nasenrachenraumes ist dem Hausarzt in der Regel nicht möglich.

22.6 Weiterführende Diagnostik, Schnittstellenproblematik, Therapieoptionen

Anamnese, klinische Untersuchungen und orientierende Hörprüfungen sind in der hausärztlichen Praxis bei akuten Hörproblemen (Fallgeschichte 2) in Zusammenhang mit **entzündlichen oder nichtentzündlichen Erkrankungen des Gehörganges und des Mittelohres** (Mittelohrentzündung, Gehörgangsentzündung, Tubenfunktionsstörung, Zerumen, Gehörgangsfremdkörper) für die entsprechende **Behandlung** oder **Weiterleitung des Patienten** (Fallgeschichte 3) in der Regel **ausreichend.**

▶ **Merke:** Bei akuten oder chronischen Erkrankungen des Innenohres (Tab. **B-22.2** und **B-22.3**) sollte ein Hals-Nasen-Ohrenarzt hinzugezogen werden, der umfassendere Hörtests durchführen kann.

In diesem Zusammenhang sei darauf verwiesen, dass für die häufig durchgeführte „Infusionstherapie" bei idiopathischem Hörsturz keine Evidenz vorliegt, diese Therapie jedoch mit erheblichen Nebenwirkungen behaftet ist. Daher ist von dieser Therapieform nach dem aktuellen Stand der Forschung abzuraten. Der Patient mit einer beruflich verursachten Lärmschwerhörigkeit (Fallgeschichte 1) muss dem Hals-Nasen-Ohrenarzt vorgestellt werden, da es sich um eine meldepflichtige Berufskrankheit handelt. Neben der erweiterten audiologischen Diagnostik erfolgt durch ihn eine entsprechende Meldung an die zuständige Berufsgenossenschaft.

Innen- und mittelohrschwerhörige Patienten werden heute, sofern eine andere Behandlung (Operation, Medikamente) nicht Erfolg versprechend ist, mit individuell angepassten **Hörhilfen** ausgestattet, deren Verordnung dem Hals-Nasen-Ohrenarzt vorbehalten ist.

▶ **Merke:** Die Aufgabe des Hausarztes besteht vor allem darin, in enger Kooperation mit dem Hals-Nasen-Ohrenarzt Problembewusstsein beim Betroffenen zu schaffen, denn noch immer vergehen etwa 11 Jahre von der Feststellung einer Schwerhörigkeit bis zur Hörgeräteversorgung.

  B-22.9 Kooperation Hausarzt – HNO-Arzt bei Hörsturz

Stufe 1	
Hals-Nasen-Ohrenarzt	**Allgemeinarzt**
· Definitive Diagnosestellung	· Verdachtsdiagnose beim Erstkontakt
· Therapievorschlag	· Weiterleitung an HNO-Arzt
· Verlaufskontrolle	· Therapiedurchführung

Stufe 2	
Hals-Nasen-Ohrenarzt	**Allgemeinarzt**
Intradisziplinäres Case-Management	Interdisziplinäres Case-Management
· Definitive Diagnosestellung	· Neurologie/Psychiatrie · Radiologie
· Therapievorschlag	· Orthopädie · Labormedizin
· Verlaufskontrolle	· Innere Medizin/Arbeitsmedizin

Weiterführende Literatur zu diesem Kapitel finden Sie unter www.thieme.de/specials/dr-allgemeinmedizin/

23 Ohrenschmerzen

Fritz Meyer

23.1 Behandlungsanlass

Akute Ohrenschmerzen betreffen oft Kinder, sind aber auch für Erwachsene meist unerträglich und deshalb häufiger Beratungsanlass im Notdienst. Chronische Ohrenschmerzen können ihre Ursache auch außerhalb des Ohres haben und müssen dann differenziert abgeklärt werden.

▶ **Fallbeispiel 1.** Der **13-jährige Tobias** kommt vom Ferienaufenthalt in der Türkei. Dort seien **nach dem Schwimmen plötzlich stärkste, linksseitige Ohrenschmerzen** und **subjektive Hörminderung** aufgetreten**, aus dem Ohr habe sich eitriges Sekret entleert.** Mit Ausnahme der Ohrenschmerzen ging es ihm aber gut: kein Schnupfen, kein Fieber, keine Gliederschmerzen. „Ich habe ihm tagelang Teebaumöl in das kranke Ohr eingeträufelt, aber ohne Erfolg", so die begleitende Mutter. Bei der heutigen Untersuchung ist der linke Gehörgang massiv gerötet und nahezu vollständig zugeschwollen, das Trommelfell nicht einsehbar. Bei Druck auf den Tragus und Zug an der Ohrmuschel jammert Tobias stark. Der gleichseitige Warzenfortsatz ist weder druck- noch klopfschmerzhaft, das andere Ohr, sowie Nase und Rachen des Kindes sind unauffällig, Tobias ist fieberfrei. Der **Weber-Versuch** wird nach links lateralisiert, der **Rinne-Versuch** ist links negativ. Aufgrund der Anamnese und des Befundes ist von einer **linksseitigen Gehörgangsentzündung** auszugehen, die von mir durch das tägliche Einführen eines Alkoholtamponadestreifens lokal behandelt wird. Wegen der Ohrenschmerzen erhält das Kind Paracetamol als systemisch wirkendes Analgetikum. Nach 2 Tagen ist Tobias schmerzfrei, der Gehörgang zwar noch gerötet, aber abgeschwollen und ein unauffälliger Trommelfellbefund erkennbar. Auch die Stimmgabelversuche sind wieder regelrecht.

◀ **Fallbeispiel**

▶ **Fallbeispiel 2.** Zu Susanne werde ich von der Mutter aus der Sprechstunde heraus zum Hausbesuch gerufen: **das Mädchen habe hohes Fieber, Ohrenschmerzen und Bauchweh:** „Es geht ihr einfach nicht gut". Seit ihrer Geburt vor acht Jahren kenne ich das Kind, ihre Familie schon etliche Jahre länger. Schon in ihrem ersten Lebensjahr hatte das Mädchen mindestens achtmal Mittelohrentzündungen und diese ziehen sich neben wiederholten Pseudokruppanfällen wie ein roter Faden durch ihr junges Leben. Beide Eltern sind starke Raucher, der Vater langzeitarbeitslos, die häuslichen Umstände der Kleinen trostlos. Beim Hausbesuch bestätigt sich, was schon aufgrund des Anrufs vermutet werden konnte: das **linke Trommelfell der Patientin ist hochrot und vorgewölbt, die Nase sekretverschmiert, Rachenschleimhaut und Tonsillen stark gerötet, die zugehörigen Lymphknoten vergrößert und druckschmerzhaft,** der abdominelle Tastbefund trotz der geklagten Bauchschmerzen unauffällig. Das schon immer zarte Mädchen hat wieder einmal eine **Otitis media** (s. Abb. **B-23.1**) und verweigert zudem Essen und Trinken. Aufgrund der Vorgeschichte und der Umgebungssituation verordne ich Amoxicillin und abschwellende Nasentropfen, zusätzlich fiebersenkende Zäpfchen. Die Mutter weise ich auf die Bedeutung einer konsequenten Flüssigkeitszufuhr hin und bespreche zum wiederholten Mal den Zusammenhang des elterlichen Rauchverhaltens mit der Infekthäufung ihres Kindes.

◀ **Fallbeispiel**

ⓑ B-23.1 **Akute Mittelohrentzündung**

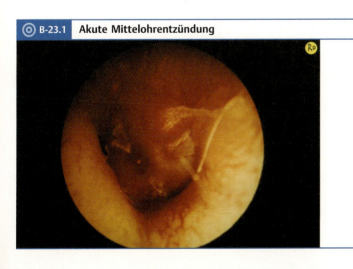

ⓑ B-23.1

23.2 Grundlagen

▶ **Definition:** Unter Ohrenschmerz (Otalgie) wird jedes im Ohr empfundene, schmerzhafte Gefühl oder Leiden verstanden. Als Auslöser kommen dabei sowohl das Ohr an sich, aber auch ohrferne Strukturen in Frage.

Epidemiologie: Ohrenschmerzen unterschiedlichster Herkunft sind ein regelmäßig **häufiger Beratungsanlass** in der hausärztlichen Sprechstunde. Dies gilt vor allem für **Kinder**, denn ihre Ohrenschmerzen sind meist durch eine **akute Otitis media** bedingt, an der etwa 40 % aller unter Zehnjährigen wenigstens einmal erkranken. Beim Ohrenschmerz des Erwachsenen spielen akute Mittelohrentzündungen eher eine untergeordnete Rolle, gelegentlich chronische Mittelohrentzündungen, die aber weniger schmerzhaft sind. Die Otalgie des Erwachsenen hat häufiger direkte lokale Ursachen, zu bedenken sind aber vor allem ohrferne Auslöser (Tab. **B-23.1**).

Klassifikation und Stadieneinteilung: An der sensiblen Versorgung des Ohres sind 4 Hirnnerven (V, VII, IX, X) sowie der Plexus cervicalis (C2, C3) beteiligt. Direkte Erkrankungen des Ohres können also eine ähnliche Symptomatik auslösen wie entfernt liegendere. Für die tägliche Arbeit ist es ratsam, Ohrenschmerzen nach ihrer Häufigkeit im hausärztlichen Alltag und nach ihrem Entstehungsort in „ohrnah" (otogene Otalgien) und „ohrfern" (nicht otogene Otalgien) einzuteilen und bei der Abklärung entsprechend systematisch vorzugehen (Tab. **B-23.2**).

23.3 Ätiologie der Ohrenschmerzen – differenzialdiagnostischer Überblick

Ohrenschmerzen sind bei entsprechendem Lokalbefund relativ schnell zu diagnostizieren. Schwierig wird es, wenn dieser fehlt. Dann müssen auch seltene oder nicht otogene Ursachen bedacht werden; einen Überblick hierzu zeigen die Tab. **B-23.1** und Tab. **B-23.2**.

B-23.1 Akute und chronische otogene und nicht otogene Otalgien in der Hausarztpraxis

	Otogene Otalgie	Nicht otogene Otalgie
Häufig vorkommend	▪ **Mit Gehörgangsbefund:** – Zerumen – Otitis externa diffusa ▪ **Mit Trommelfell- und/oder Mittelohrbefund:** – Otitis media akuta – Tubenventilationsstörungen ▪ **Mit Nasenrachenraumbefund** – Adenoide	▪ **Zahn-, Kiefergelenkerkrankungen** ▪ **Erkrankungen der Halswirbelsäule** ▪ **Rachenerkrankungen** – Tonsillitis – Pharyngitis ▪ **Nasennebenhöhlenerkrankungen**
Gelegentlich oder selten vorkommend	▪ **Mit Gehörgangsbefund:** – Fremdkörper – Gehörgangsfurunkel – Gehörgangsexostosen ▪ **Mit Trommelfell- und/oder Mittelohrbefund:** – Otitis media chronica – Trommelfellverletzungen – Barotrauma ▪ **Mit Befund am äußeren Ohr:** – Perichondritis – Erysipel – Zoster oticus – Chondrodermatitis nodularis helicis anterior – Tumoren des äußeren Ohres	▪ **Rachenerkrankungen (entzündlich)** – Peritonsillarabszess – Retrotonsillarabszess ▪ **Speicheldrüsenerkrankungen** ▪ **Malignome in:** – Mundhöhle, Zunge, Mundboden, Speiseröhre, Luftröhre, Schilddrüse ▪ **Neuralgien** – Trigeminusneuralgie – Irritation des N. glossopharyngeus nach Tonsillektomie

B-23.2 Ohrenschmerzen nach ihrem Entstehungsort

Ohrnah (otogen)
- Ohr
  - Gehörgang
  - Mittelohr
  - Tuba auditiva
- Nasenrachenraum

Ohrfern (nicht otogen)
- Mesopharynx
- Nasennebenhöhlen
- Kiefergelenk
- Zähne
- Halswirbelsäule
- Halsweichteile
- Halslymphknoten
- Speicheldrüsen
- Speiseröhre
- Luftröhre

23.4 Abwendbar gefährliche Verläufe

Im Hausarztalltag sind akut lebensbedrohliche Komplikationen bei Ohrenschmerzen selten. Der häufig genug mit starken, schneidenden Ohrenschmerzen ohne ausgeprägten Rachenbefund beginnende **Peritonsillarabszess** kann allerdings lebensbedrohliche Folgen (Kehlkopfödem, Halsphlegmone, Meningitis) für den Patienten haben. Andererseits können entzündlich verursachte ohrnahe Ohrenschmerzen mit hausärztlichen Mitteln meist erkannt und Komplikationen rechtzeitig bedacht werden.

Anders ist es bei den **akuten** oder auch **länger andauernden Otalgien des Erwachsenen** ohne erkennbare Ohrbeteiligung. Neben den häufigen Auslösern (Halswirbelsäule, Kauapparat) müssen **bei entsprechendem Alkohol- bzw. Nikotinmissbrauch** des Patienten **bösartige Erkrankungen** (Kiefer, Zunge, Mundboden, Pharynx, Ösophagus, Trachea) in Betracht gezogen und entsprechende Untersuchungen eingeleitet werden.

23.5 Diagnostisches Vorgehen

23.5.1 Basisdiagnostik

Der Untersuchungsweg bei Ohrenschmerzen beginnt mit der direkten **Inspektion des äußeren Ohres.** Hierbei können tumorverdächtige oder entzündliche Veränderungen (Abb. **B-23.2**, **B-23.3**, **B-23.4**) schon als Blickdiagnose erkannt,

B-23.2 Chondrodermatitis nodularis helicis anterior, „das schmerzhafte Ohrknötchen" (roter Pfeil)

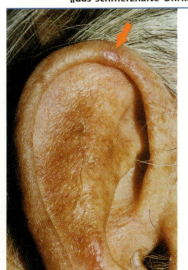

B-23.3

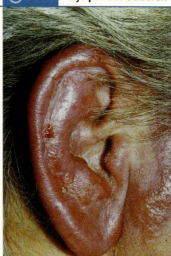

B-23.3 Erysipel des äußeren Ohres

Man beachte die Mitbeteiligung des Ohrläppchens. Das Erysipel ist eine wichtige differenzialdiagnostische Unterscheidung zur Perichondritis, bei der nur die knorpeligen Ohranteile betroffen sind.

B-23.4

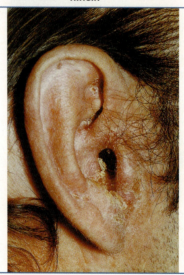

B-23.4 Otitis externa mit beginnender Ausbreitung in das Cavum conchae hinein

Eine Unterscheidung von Mittelohrentzündung und Otitis externa ist häufig in der sommerlichen Notfallsprechstunde zu treffen (Tab. **B-23.4** und **B-23.4**).

behandelt oder weiterführende Maßnahmen (etwa Probeentnahme) veranlasst werden. Die weitere Diagnostik des Ohres erfolgt wie im Kapitel C 22 „Hörstörungen" beschrieben.

Die **Unterscheidung einer Mittelohrentzündung von** der in aller Regel wesentlich schmerzhafter empfundenen **Otitis externa** (Abb. **B-23.4**) ist besonders in der sommerlichen Notfallsprechstunde ein häufiges Problem: Es kann in der Zusammenschau von Anamnese, Schmerzcharakter und Befund meist gut gelöst werden (Tab. **B-23.3** und **B-23.4**).

Der Schmerz im Ohr ohne Ohrbefund ist bei Erwachsenen nicht selten.

▶ **Merke**

▶ **Merke:** Da immerhin fast die Hälfte aller nichtotogenen Ohrenschmerzen vertebragener Natur sein sollen (Reiss 1999), stehen die Anamnese sowie die palpatorische und funktionelle Untersuchung der Halswirbelsäule an vorderster Stelle.

B-23.3 Synopsis der akuten Otitis externa diffusa

Infektanamnese	Provokationsschmerz
▪ Kein Zusammenhang mit einem vorangegangenen Infekt der oberen Atemwege	▪ Helixzugschmerz ▪ Tragusdruckschmerz ▪ Schmerz bei mechanischer Erweiterung des Gehörganges
Klinischer Allgemeinzustand	**Ausstrahlschmerz**
▪ Kein Fieber ▪ In der Regel kein Begleitinfekt ▪ Allgemeinbefinden mit Ausnahme der Schmerzen nicht herabgesetzt	▪ Kiefergelenk und Unterkiefer ▪ Seitliche Halsweichteile ▪ Retroaurikuläre Region, gleichseitige Wangen- und Schläfenweichteile
Klinischer Befund	**Objektive Funktionsprüfung**
▪ Gehörgang total bis subtotal geschwollen ▪ Gehörgangsschleimhaut hochrot, häufig nässend ▪ Trommelfell meist nicht einsehbar, falls doch: in der Regel unauffälliger Befund ▪ Sekret: nicht pulsierend, fötider Geruch	▪ Versuch nach Rinne in der Regel positiv, bei sehr starker Schwellung der Gehörgangshaut auch negativer Befund möglich ▪ Tubenmanöver nach Valsalva normalerweise regulär durchführbar
Schmerzcharakter	**Subjektives Funktionsempfinden**
▪ Stark beeinträchtigend bis unerträglich ▪ Stechend	▪ Hörvermögen nicht oder gering gemindert ▪ Kiefergelenk häufig funktionell deutlich eingeschränkt

B-23.4 Synopsis der akuten Otitis media

Infektanamnese	Provokationsschmerz
▪ Vorangegangener Infekt der oberen Atemwege ▪ Häufigkeitsgipfel in Infektjahreszeiten	▪ Kein Helixzug- oder Tragusdruckschmerz ▪ Schmerz verstärkbar durch Schlucken oder Tubenmanöver
Klinischer Allgemeinzustand	**Ausstrahlschmerz**
▪ Vor allem bei Kindern erhöhte Körpertemperatur ▪ Normalerweise Begleitinfekt der oberen Atemwege ▪ Allgemeinbefinden herabgesetzt	▪ Tiefe des Ohres in Richtung Rachen
Klinischer Befund	**Objektive Funktionsprüfung**
▪ Gehörgang frei ▪ Trommelfell hochrot, Oberfläche schollig getrübt, Strukturen verstrichen, Trommelfell vorgewölbt ▪ Im Perforationsfall: Sekret pulsierend, geruchlos, eitrig	▪ Versuch nach Rinne in der Regel negativ ▪ Versuch nach Weber lateralisiert in das erkrankte Ohr ▪ Tubenmanöver nach Valsalva nicht durchführbar
Schmerzcharakter	**Subjektives Funktionsempfinden**
▪ Eher dumpf und in der Tiefe des Ohres ▪ Häufig „klopfend"	▪ Hörvermögen deutlich herabgesetzt

Entzündliche oder **tumoröse Veränderungen** in der Mundhöhle (Zunge, Mundboden, Tonsillen), aber auch **dentogene** und **kieferorthopädische Ursachen** können vom Hausarzt durch eine orientierende Inspektion (Fehlbiss, Lückengebiss, Knacken in den Kiefergelenken, Mundöffnungswinkel, Girlandenzunge) und klinische Untersuchungen (abnorme Beweglichkeit oder Druckschmerz

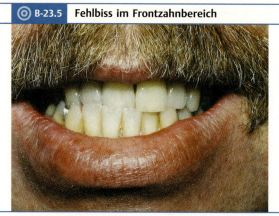

B-23.5 Fehlbiss im Frontzahnbereich

Ein vom Hausarzt gut erkennbarer Fehlbiss im Frontzahnbereich. Dieser kann Funktionsstörungen im Kauapparat verursachen und damit zum Auslöser von Ohrenschmerzen werden.

über den Kiefergelenken, Palpation der Massetermuskulatur) diagnostiziert werden (Abb. **B-23.5**).

23.5.2 Weiterführende Diagnostik, Schnittstellenproblematik

Die Diagnostik ohrnaher Ohrenschmerzen ist in aller Regel auch mit hausärztlichen Mitteln gut zu bewerkstelligen. Schwieriger ist die Fahndung nach den Auslösern einer ohrfernen Otalgie: lassen sich keine schlüssigen Ursachen im hausärztlich einsehbaren Bereich finden, muss der Patient interdisziplinär (HNO-Arzt, Neurologe, Orthopäde, Kieferorthopäde, Zahnarzt, Internist) untersucht werden.

23.6 Therapieoptionen und Prognose

Ohrenschmerzen sind grundsätzlich ein ernst zu nehmendes Symptom.
- Erkennbare **Erkrankungen des Außenohres** werden im Zweifelsfall (Tumorverdacht) unter Einbeziehung von Fachspezialisten behandelt.
- Die **akute Mittelohr- und Gehörgangsentzündung des Erwachsenen** wird in der Regel vom Hausarzt lokal (Otitis externa) oder ggf. antibiotisch (Otitis media) behandelt.
- Bei den **chronisch entzündlichen Mittelohrerkrankungen** empfiehlt es sich, wegen der langfristigen Vorgehensweise (Operation, Hörgeräteversorgung) den Hals-Nasen-Ohrenarzt hinzuzuziehen.

▶ **Merke:** Ein besonderes Problem stellt die **kindliche Mittelohrentzündung** dar. Eine sofortige Antibiotikatherapie wird nur bei besonderen Risikokonstellationen (Tab. **B-23.5**) empfohlen.

Bei **Kindern mit gering eingeschränktem Allgemeinbefinden** kann unter symptomatischer Behandlung 36–48 Stunden abgewartet werden. Dies setzt allerdings eine entsprechende Aufklärung der Eltern und kurzfristige, ein- bis zweitägige Verlaufskontrollen durch den Arzt voraus. Wenn die Symptome länger als 48 Stunden anhalten oder eine Verschlechterung eintritt, ist eine zuverlässige Erregerausschaltung erforderlich.

Die **Auswahl des Antibiotikums** richtet sich **nach** dem **Erregerprofil**, das von Pneumokokken geprägt wird, die insbesondere für die nicht spontan abheilenden Fälle verantwortlich sind. Primär wird der **5-tägige Einsatz von Amoxicillin** empfohlen. Kommt es unter dieser Standardtherapie innerhalb von 72 Stunden zu keiner Besserung, muss vom Vorliegen resistenter Keime und/oder Betalaktamase bildender Erreger (Haemophilus influenzae oder Moraxella catarrhalis) ausgegangen werden. Eine Dosiserhöhung des Betalaktamantibiotikums und

B-23.5	Argumente für eine primäre Antibiotikagabe bei Kindern mit Otitis media

- Jünger als 2 Jahre
- Schlechter Allgemeinzustand
- Beidseitige akute Otitis media
- Eitrige Otorrhö bei Trommelfellperforation
- Einzig hörendes Ohr (einseitige Taubheit)
- Angeborene oder erworbene Immundefekte
- Anatomische Besonderheiten (Gaumen-, Kieferspalte)
- Rezidivierende Mittelohrentzündungen („Otitis prone child")
- Frühere Mittelohrentzündungen mit Komplikationen
- Hohes und anhaltendes Fieber
- Krampfanfälle in der Vergangenheit
- Mangelnde Mitarbeit der Bezugspersonen
- Milieuprobleme

eine betalaktamasestabile Kombination mit Clavulansäure sind dann die rationale Antwort. Bleibt auch dies ohne Erfolg, muss ein Hals-Nasen-Ohrenarzt hinzugezogen werden.
Bei **Amoxicillinunverträglichkeit** können bei der unkomplizierten akuten Otitis media **Makrolidantibiotika** (Erythromycin, Azithromycin, Clarithromycin) verordnet werden. **Orale Cephalosporine der zweiten oder dritten Generation** sind wegen ihres bakteriologischen Wirkungsspektrums als **Mittel der Reserve** anzusehen, zudem bestehen häufig Kreuzallergien zu Penizillinen.
Eine **Schmerz-** und **Fieberbehandlung** der **kindlichen Mittelohrentzündung** ist nur **systemisch** sinnvoll. Neben **Paracetamol** kommt zunehmend häufiger auch **Ibuprofen** zum Einsatz.

Bei **Amoxicillinunverträglichkeit:** Einsatz von **Makrolidantibiotika** (Erythromycin, Azithromycin, Clarithromycin).
Mittel der **Reserve** sind **orale Cephalosporine der 2. oder 3. Generation.**

Schmerz- und **Fieberbehandlung** bei Kindern: **systemisch** (Paracetamol, Ibuprofen).

▶ **Merke:** Die Verwendung von **Ohrentropfen** kann nicht empfohlen werden, da durch sie die Trommelfelloberfläche aufgeweicht und schlechter beurteilbar wird; zudem besteht das Risiko einer Kontaktallergie.

◀ Merke

Keine überzeugende Evidenz gibt es für die Anwendung abschwellender **Nasentropfen**. Ihre Anwendung erscheint aber gerechtfertigt, wenn die **infektbedingt verschlechterte Nasenatmung zu Unruhe, Fütterungsschwierigkeiten und Schlafstörungen beim Kind** führt.

▶ **Merke:** Die Verwendungsdauer von **Nasentropfen** sollte eine Woche nicht überschreiten.

◀ Merke

Die wiederholte kindliche Mittelohrentzündung ist eine Domäne des Hausarztes: aufgrund der erlebten Anamnese und seiner Umgebungskenntnisse kommt ihm hier eine wichtige pädagogische Aufgabe zu. Der Hausarzt kann besonders bei jungen Eltern wichtige Aufklärungsarbeit in folgenden Situationen leisten: Zum Beispiel leiden Kleinkinder im Rauchermilieu fast doppelt so oft unter Mittelohrentzündungen als andere. Auch häufige Schwimmbadbesuche, „Schnullerberuhigung" und Kindergartenbesuch können zu vermehrten Mittelohrentzündungen führen.
Bei den **nicht otogenen Otalgien** muss vor allem auf Abklärung gedrängt werden, damit ein pathologischer, vielleicht sogar maligner Prozess außerhalb des Ohres nicht übersehen wird.

Die wiederholte kindliche Mittelohrentzündung ist eine Domäne des Hausarztes: aufgrund der erlebten Anamnese und seiner Umgebungskenntnisse kommt ihm hier die wichtige Aufgabe der Aufklärung über Ursachen und auch über vorbeugende Maßnahmen zu.

Bei **nicht otogenen Otalgien** muss eine baldige Abklärung erfolgen (maligne Prozesse).

Weiterführende Literatur zu diesem Kapitel finden Sie unter www.thieme.de/specials/dr-allgemeinmedizin/

24 Schulter-, Arm- und Handbeschwerden

Markus Gulich

Fallbeispiel. Frau R., eine 82 Jahre alte, ehemalige Verwaltungsangestellte erlitt vor 4 Jahren nach einem Sturz eine mediale Schenkelhalsfraktur, die operativ mit akzeptablem Ergebnis versorgt worden war (Gehfähigkeit mit Rollator, aber deutlicher Rotationsfehlstellung im damals verletzten Bein). Seit dieser Operation steht die Patientin, die ich in regelmäßigen Abständen besuche, Krankenhausaufenthalten sehr ablehnend gegenüber. Sie ist sozial gut integriert, kognitiv altersentsprechend leistungsfähig und in ihrer Wohnung mit einem Gehwagen auch mobil, geht aber nicht mehr allein außer Haus. Sie leidet an einer leichten Hypertonie, die mit Diuretika behandelt wird. Frau R. klagt **seit einigen Wochen** zunehmend **über Kribbeln und Schmerzen in beiden Händen,** vor allem nachts und früh morgens, in der linken Hand schlimmer als in der rechten. Sie wacht oft auf, und müsse dann die Hände kneten und kräftig schütteln. Danach lassen die Beschwerden langsam nach.
Ein Trauma ist nicht erinnerlich, die Inspektion der Hand ist unauffällig, Muskulatur und Kraft sind symmetrisch, die Pulse symmetrisch tastbar.
Durch Druck mit dem Daumen auf die Volarseite des Handgelenks lassen sich die beschriebenen Symptome auslösen.
Die **Verdachtsdiagnose Karpaltunnelsyndrom** liegt nahe; zur Bestätigung der Diagnose wird eine Messung der peripheren Nervenleitgeschwindigkeit beim Neurologen in der Praxis durchgeführt, wobei sich die Verdachtsdiagnose bestätigt. Es wird die Möglichkeit einer **operativen Spaltung des Lig. carpi transversum (Retinaculum flexorum)** besprochen, einer kleinen und effektiven Operation, die ein Chirurg im Ort ambulant durchführen kann.
Bereits in der Vorbereitungszeit wird die postoperative Versorgung mit den Angehörigen besprochen. Die Patientin wird dabei zu Hause auf erhebliche Hilfe angewiesen sein, da die operierte Hand für mindestens 2 Wochen komplett ruhig gestellt werden muss, was die Benutzung des Gehwagens unmöglich macht. Trotzdem lehnt die Patientin einen Krankenhausaufenthalt kategorisch ab und will den Eingriff ambulant durchführen lassen.
Bereits kurz nach dem komplikationslos verlaufenen Eingriff beschreibt die Patientin eine Erleichterung der Beschwerden. Nach 2 Wochen vermehrter pflegerischer Versorgung durch die Familie und einen Pflegedienst zu Hause sowie physiotherapeutischer Behandlung ist Frau R. wieder so mobil in ihrer Wohnung wie vor der Operation und kann sich wieder weitgehend selbst versorgen. Die Beschwerden in der linken Hand sind nach 6 Wochen auf ein für die Patientin nicht mehr belastendes Maß reduziert. Eine Operation an der anderen Hand wird von der Patientin dringend gewünscht.

24.1 Grundlagen

▶ **Definition:** Die Funktionsfähigkeit der oberen Extremität hat für die Autonomie und Leistungsfähigkeit eines Menschen eine sehr große Bedeutung, weshalb Beschwerden des Schultergürtels, der Schulter(n) oder der Arme oft mit erheblicher Einschränkung und Verlust an Lebensqualität verbunden sind.

Beschwerden des Schultergürtels, der Schulter(n) oder des Arms können ihre Ursache oft in anderen anatomischen Strukturen oder Regionen haben. Fortgeleitete Beschwerden und Symtpome auf der Basis chronischer Überlastung sind häufig.

▶ **Merke:** Wichtig ist, sich vom Patienten sehr genau die Lokalisation und Charakteristik der Beschwerden beschreiben zu lassen.

Das breite Spektrum von Beschwerden und Ätiologien mit zum großen Teil nicht eindeutiger morphologischer Zuordnung führt bei der oberen Extremität zu einer **Vielzahl von deskriptiven diagnostischen Bezeichnungen** wie Periarthropathia humeroscapularis, Paratenonitis, Myotendinose, vertebragener Schulterschmerz. Dies spiegelt einerseits die Vielfalt und Heterogenität der Symptomatik wider, die Patienten dem behandelnden Arzt schildern, und bringt andererseits zum Ausdruck, dass sich ein konkretes Beschwerdebild einer präziseren taxonomischen Zuordnung entzieht.

Epidemiologie: Patienten mit Beschwerden des Schultergürtels, der Schulter(n) oder des Arms kommen häufig zur hausärztlichen Behandlung. Da funktionelle und fortgeleitete Beschwerden sowie Belastungssyndrome, die nur unzureichend durch die gängigen Diagnoseklassifikationen erfasst werden, ebenso häufig sind, liegen nur zu wenigen abgrenzbaren Krankheitsbildern Daten zur Inzidenz oder Prävalenz vor.

Die Inzidenz des **Karpaltunnelsyndroms** liegt bei ca. 1 Neuerkrankung pro 1000 pro Jahr und steigt mit höherem Alter an. Beim **„Tennisellenbogen"** beträgt die Inzidenz ca. 4–7 Neuerkrankungen pro 1000 pro Jahr. Querschnittsuntersuchungen lassen vermuten, dass ein substanzieller Anteil (4–34 %) aller Erwachsenen während eines Monats Beschwerden des Schultergürtels, der Schulter(n) oder der Arme entwickelt; allerdings bedarf nur ein Teil dieser Personen (haus)ärztlicher Beratung.

Die Inzidenz des **Karpaltunnelsyndroms** liegt bei ca. 1 Neuerkrankung pro 1000 pro Jahr und beim **„Tennisellenbogen"** bei ca. 4–7 Neuerkrankungen pro 1000 pro Jahr.

24.2 Ätiologie – differenzialdiagnostischer Überblick

Symptome des Schultergürtels, der Schulter(n) oder des Arms/der Arme können auf ein großes Spektrum von Krankheitsentitäten zurückgeführt werden. Viele Beschwerdebilder finden ihre ätiologische Erklärung nicht in der oberen Extremität, sondern sind auf systemische Ursachen, auf Fortleitungen oder Projektionen zurückzuführen. Die Zusammenstellung in Tab. **B-24.1** kann nur einen groben Überblick über mögliche Zusammenhänge geben.

24.2 Ätiologie – differenzialdiagnostischer Überblick

Symptome des Schultergürtels, der Schulter(n) oder des Arms/der Arme können auf ein großes Spektrum von Krankheitsentitäten zurückgeführt werden (Tab. **B-24.1**).

B-24.1 Ursachen für Beschwerden im Schulter-, Arm- und Handbereich

Schulterbeschwerden	Häufige Ursachen	• Trauma ohne knöcherne Verletzungen • HWS- und andere vertebragene Syndrome • Blockierungen im HWS-Bereich • Periarthropathia humeroscapularis oder andere Myotendinosen der Rotatorenmanschette • Bizepssehnentendinose oder -ruptur • Arthrose des Schulter- oder Schultereckgelenks • (Atypische) Angina-pectoris-Beschwerden
	Weniger häufige Ursachen	• Frakturen • Schultergelenksluxationen • Arthritis des Schultergelenks • Projizierte Schmerzen in die Head-Zonen (Leber, Galle, Zwerchfell) • Zervikaler Bandscheibenvorfall • Knochen- oder Bindegewebetumoren • Pleuritis/Pneumonie
Beschwerden des Armes, einschließlich des Ellenbogens	Häufige Ursachen	• Trauma ohne Fraktur • Bursitis des Ellenbogengelenks • Epicondylitis humeroradialis (sog. „Tennisellenbogen") • HWS- und andere vertebragene Syndrome • Blockierungen im HWS-Bereich • (Atypische) Angina-pectoris-Beschwerden
	Weniger häufige Ursachen	• Frakturen und Luxationen • Knochen- oder Bindegewebetumoren • Zervikaler Bandscheibenvorfall
Beschwerden der Unterarme und Hände	Häufige Ursachen	• Trauma • Paratenonitis (syn. oft auch Tendovaginitis oder Sehnenscheidenentzündung) • Karpaltunnelsyndrom • Schnellender Finger • „Überbeine" • Heberden-Arthrose • Polyneuropathie verschiedener Genese • Kontrakturen, vor allem auch Dupuytren-Kontrakturen • Arthrose der Fingergelenke, insbesondere Rhizarthrose (Arthrose der Daumengrundgelenke) • Rheumatoide Arthritis (häufig Erstmanifestation in den peripheren Interphalangealgelenken)
	Weniger häufige Ursachen	• Knöcherne Schäden des Handgelenks und/oder der Handwurzelknochen • Knochen- oder Bindegewebetumoren • Zervikaler Bandscheibenvorfall

24.3 Abwendbar gefährliche Verläufe

Die Mehrzahl der Beschwerden des Schultergürtels, der Schulter(n) oder der Arme sind ihrer Natur nach harmlos, d. h. stellen keine unmittelbare, irreversible Bedrohung der Gliedmaßenfunktion oder anderer wichtiger Organfunktionen dar. Allerdings sind chronische und chronisch-rezidivierende Verläufe häufig, in deren Fortschreiten eine schleichende oder schubartige Verschlechterung der Funktion eintreten kann. Passagere Funktionseinschränkungen sind die Regel.

> ▶ **Merke:** Nach Traumen muss mit hinreichender Sicherheit eine knöcherne Verletzung ausgeschlossen werden, da die funktionelle Prognose in einem solchen Fall von einer frühzeitigen Therapie abhängt.

Neu aufgetretene **neurologische oder motorische Defizite** der oberen Extremität bedürfen einer eingehenden Abklärung, da sich ernsthafte Erkrankungen als motorisches oder neurologisches Defizit der oberen Extremität manifestieren können, z. B. Bandscheibenvorfälle der HWS.

> ▶ **Merke:** Jeder (akut aufgetretene, einseitige, ziehende, von allgemeiner körperlicher Belastung abhängige) Schmerz einer Schulter oder eines Armes (auch des rechten!) bei Patienten mit kardiovaskulärem Risiko sollte den erstbehandelnden Arzt wegen der weitreichenden therapeutischen Konsequenzen an eine koronare Herzkrankheit denken lassen!

Die **Spätfolge eines nicht behandelten Karpaltunnelsyndroms** kann eine irreversible Denervierung der Thenarmuskulatur mit **bleibender Parese der Thenarmuskulatur** und damit des Faustschlusses und der Haltefunktion der Hand sein.
Asymmetrische Schwellungen der Arme können manchmal ein Hinweis auf eine obere Einflussstauung, eine venöse Stauung oder eine abklärungsbedürftige Lymphabflussstörung bei malignen Erkrankungen sein.
Chronische Verlaufsformen von entzündlichen Prozessen des Sehnen- und Bandapparats können im langfristigen Verlauf zu Verwachsungen der Gleitgewebe mit irreversiblen Funktionseinschränkungen führen.

24.4 Diagnostisches Vorgehen

24.4.1 Basisdiagnostik

Die überwältigende Mehrzahl aller Beschwerden der oberen Extremität sind ihrer Natur nach harmlos, schränken den Patienten aber trotzdem in seiner Autonomie ein, und erzeugen deshalb einen erheblichen Verlust an Leistungsfähigkeit und Lebensqualität.
Ziel der Basisdiagnostik des primärbehandelnden Arztes muss es sein, einen abwendbar gefährlichen Verlauf auszuschließen und eine vorläufige ätiopathogenetische Zuordnung der Beschwerden vorzunehmen.

Anamnese

Ziel der Anamneseerhebung ist es, neben Dauer, Beginn, Tagesschwankungen, Charakteristik und Symmetrie der Beschwerden mögliche auslösende Faktoren zu bestimmen. Es ist sinnvoll, den Patienten in freier Wortwahl den Beginn sowie die Charakteristik seiner Beschwerden beschreiben zu lassen. Insbesondere sollte **nach einem Trauma gefragt werden**, sowie danach, ob sich die **Beschwerden durch bestimmte Bewegungen oder Belastungen auslösen, verstärken oder aber erleichtern lassen.** Häufig können Patienten selbst genau beschreiben, bei welcher Bewegung sich die Beschwerden verstärken, was den Untersuchungsgang erheblich vereinfacht und verkürzt.
Es ist sinnvoll, in der Anamnese typische **Fehlbelastungsmuster** zu erfragen, wie:
- Schreib- oder PC-Arbeit (Paratenonitis, „Mausfinger"),
- manuelle berufliche Tätigkeit (Schrauben, Haltearbeit),
- Belastungen durch Freizeitaktivitäten (Tennisellenbogen, „Skifahrerdaumen", Rucksacktragen).

Der Übergang zur körperlichen Untersuchung geschieht typischerweise fließend, da die meisten Patienten die Lokalisation ihrer Beschwerden direkt zeigen.

Körperliche Untersuchung

Erstes Ziel der körperlichen Untersuchung ist es, die Ergebnisse der Anamnese zu verifizieren und zu objektivieren. Erst sekundär werden gezielte Untersuchungstechniken angewandt. Eine (orientierende) **neurologische Statuserhebung** – grobe Kraft, motorische Ausfälle, sensible Störungen im betroffenen Gebiet – gehört zu jedem Untersuchungsgang bei Beschwerden der oberen Extremität.

Bei der Untersuchung ist darauf zu achten, welche **Regionen betroffen sind** (Gelenke, Muskelkompartimente, Sehnenscheiden), ob eine oder mehrere Regionen betroffen sind und ob die Beschwerden symmetrisch auftreten oder einseitig.

Insbesondere bei **unspezifischen Beschwerden** der Schulter(n) oder Oberarme sind die Beweglichkeits- und Symmetrieprüfung der HWS und eine Untersuchung auf Muskelhartspann im Bereich der HWS sinnvoll.

Bei Beschwerden an den **Schultergelenken** ist die freie Beweglichkeit in alle drei Raumrichtungen zu überprüfen, bei Beschwerden im **Ellenbogengelenk** die volle Streckbarkeit.

B-24.1 Impingement-Test nach Neer

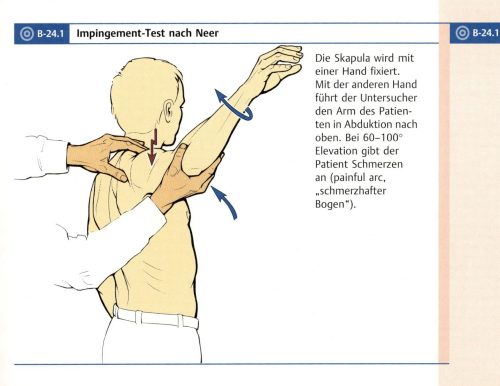

Die Skapula wird mit einer Hand fixiert. Mit der anderen Hand führt der Untersucher den Arm des Patienten in Abduktion nach oben. Bei 60–100° Elevation gibt der Patient Schmerzen an (painful arc, „schmerzhafter Bogen").

Spezielle Provokationsuntersuchungen:
- **Impingement-Tests** zur Feststellung eines Impingements (Hinweis auf eine Periarthropathia humeroscapularis), z. B. **Neer-Test** und **Painful arc.**
- **Stuhlhebetest** bei Verdacht auf Epicondylitis humeroradialis.
- **Karpalkompressionstest** zum Nachweis eines Karpaltunnelsyndroms (kräftige Kompression des N. medianus am Karpaltunnel für 30 s löst Parästhesien und Schmerzen im 1.–3. Finger aus).

Spezielle Provokationsuntersuchungen:
- **Impingement-Tests** zur Feststellung eines Impingements („Einklemmung" der subakromialen Strukturen am Schultergelenk):
  - **Neer-Test:** Endgradige Anteversion (extremes Anheben) des Armes führt zu Schmerzangabe beim Heben über die Horizontale; Hinweis für das Vorliegen einer **Periarthropathia humeroscapularis.**
  - **Painful arc:** Beim aktiven Heben des seitlich abduzierten Armes tritt bei etwa 60° NN ein Schmerz im Schultergelenk auf, der bei etwa 120–140° wieder nachlässt.
- **Stuhlhebetest** zur Objektivierung bei Verdacht auf **Epicondylitis humeroradialis:** Beim Heben eines Stuhls an der Lehne mit pronierter Hand aus dem Handgelenk tritt der typische Schmerz an der Radialseite des proximalen Unterarms auf.
- **Karpalkompressionstest:** Kräftige Kompression des N. medianus am Karpaltunnel für 30 Sekunden löst beim Vorliegen eines Karpaltunnelsyndroms die typischen Beschwerden im Verlauf des N. medianus (Parästhesien und Schmerzen im 1.–3. Finger) aus.

24.4.2 Weiterführende Diagnostik

Röntgenuntersuchungen:
- nach Trauma zum Ausschluss von knöchernen Verletzungen
- zur Differenzialdiagnose bei chronischen Gelenkbeschwerden.

Bei entzündlichen Prozessen sollten die **Entzündungsparameter** (z. B. Leukozytenzählung, CRP) bestimmt werden.

Spezifische Zusatzuntersuchungen:
- **Sonographie** bei Verdacht auf Ruptur der langen Bizepssehne
- **Messung der peripheren Nervenleitgeschwindigkeit** zur Bestätigung eines Karpaltunnelsyndroms.

Eine **MRT-Untersuchung** ist nur bei sehr konkreten und differenzierten diagnostischen Fragestellungen indiziert.

24.4.2 Weiterführende Diagnostik

Nach einem **Trauma** stellt oft eine **radiologische Untersuchung** die einzige Möglichkeit dar, eine knöcherne Verletzung mit hinreichender Sicherheit auszuschließen. Auch **zur Differenzierung chronischer** oder **chronisch rezidivierender Gelenkbeschwerden** werden Röntgenaufnahmen oft entscheidende differenzialdiagnostische Hinweise geben. Dennoch darf die Bedeutung der Röntgenaufnahme bei Beschwerden der Schultern, der Arme oder Hände nicht überbewertet werden, da chronische Verläufe auf degenerativer Basis therapeutisch häufig nicht gut beeinflussbar sind und die Diagnostik keine Konsequenzen hat. **Bei** subakuten Schmerzzuständen mit **Hinweisen auf entzündliche Prozesse** hat sich **die Bestimmung von Entzündungsparametern bewährt,** z. B. Leukozytenzählung, CRP, um eine entzündliche Beteiligung zu verifizieren und über die Schmerzbeschreibung hinaus einen Parameter der Therapiekontrolle zu haben.

Spezifische Zusatzuntersuchungen:
- Bei Verdacht auf eine **Tendinitis calcarea** (kalzifizierende Periarthropathia humeroscapularis) ist zur Bestätigung der Verkalkungen und vor der Therapie eine **Röntgenaufnahme** der Schulter erforderlich.
- Bei Verdacht auf **Ruptur der langen Bizepssehne** ist die **Sonographie** des Sehnenfaches beweisend.
- Zur Bestätigung eines **Karpaltunnelsyndroms** vor invasiver Therapie ist die **Messung der peripheren Nervenleitgeschwindigkeit** die Methode der Wahl.

Eine **MRT** (Magnetresonanztomographie) erbringt bei sehr konkreten und differenzierten diagnostischen Fragestellungen relevante Informationen. Da aber pathologische Veränderungen der Schultern, Arme und Hände ohne funktionelle Bedeutung vor allem bei zunehmendem Alter häufig sind, ergeben sich bei unspezifischen Fragestellungen aus einer MRT-Untersuchung oft keine zusätzlichen, diagnostisch weiterführenden Hinweise.

24.5 Therapieoptionen

Die Therapieoptionen richten sich naturgemäß nach der jeweils zutreffenden Diagnose. Hier kann aus nahe liegenden Gründen nur auf eine Auswahl von therapeutischen Möglichkeiten eingegangen werden.

Die größte Zahl der Beschwerdebilder des Schultergürtels, der Arme oder Hände sind ihrer Natur nach gutartig, d. h. die Behandlung wird sich in erster Linie am **Schweregrad der Symptome** orientieren, bzw. an der **funktionellen Beeinträchtigung**, die durch die Beschwerden verursacht wird.

▶ **Merke:** Die Therapie bei Beschwerden, die auf systemische Erkrankungen zurückzuführen sind, z. B. rheumatoide Arthritis, Gicht, ausstrahlender **Schmerz bei Angina pectoris** oder vertebragene Beschwerden, richten sich nach der Grunderkrankung bzw. nach der zugrunde liegenden Veränderung.

◀ Merke

Für alle **nichtspezifischen Schmerzzustände** an der oberen Extremität ist eine adäquat dosierte, symptomorientierte Schmerztherapie mit nichtsteroidalen Antirheumatika (NSAR) in der Regel ausreichend. Falls die Schmerzen dadurch nicht ausreichend gelindert werden können, ist nach dem WHO-Stufenschema der Schmerztherapie zu verfahren. Adäquate Analgesie ist eine Voraussetzung, um weitere therapeutische Maßnahmen, wie physiotherapeutische Behandlung, überhaupt durchführen zu können.

Unspezifische Therapiemaßnahmen, die bei nahezu allen Beschwerden des Schultergürtels, der Arme und Hände angewendet werden, sind:
- Ruhigstellung,
- Wärme- oder Kälteanwendung,
- Reizstrombehandlung,
- Bewegungstherapie.

Für alle **nichtspezifischen Schmerzzustände** ist eine adäquat dosierte, symptomorientierte **Schmerztherapie mit NSAR** in der Regel ausreichend, auch um z. B. physiotherapeutische Behandlung durchführen zu können.

Unspezifische Therapiemaßnahmen sind:
- Ruhigstellung
- Wärme- oder Kälteanwendung
- Reizstrombehandlung
- Bewegungstherapie.

▶ **Merke:** Die Ruhigstellung von Gliedmaßenabschnitten (z. B. volare Gipsschiene für zwei oder mehr Wochen bei Sehnenscheidenentzündung) stellt eine erhebliche Belastung der Patienten dar und wird deshalb oft nicht gut toleriert.

◀ Merke

Besonders bei **vertebragenen Beschwerden** der oberen Extremität sind **physiotherapeutische Maßnahmen** die Methoden der Wahl.

Kaum eine der erwähnten Therapieformen ist in ihrer Wirksamkeit durch entsprechende klinische Studien belegt; die Einschätzung der Wirksamkeit beruht meist auf der Beschwerdeschilderung der Patienten, die im „natürlichen Verlauf" der Erkrankungen erheblichen Schwankungen unterworfen ist.

Bei **entzündlichen Erkrankungen** der Schulter- und Ellenbogengelenke, der Schleimbeutel oder der Sehnenscheiden kann eine intraartikuläre Injektion von Kortikosteroiden im Einzelfall eine Beschwerdebesserung erbringen; wiederholte Injektionen können allerdings zu einer Schwächung und späteren Ruptur betroffener Sehnen führen.

Bei **vertebragenen Beschwerden:** Physiotherapie.

Bei **entzündlichen Erkrankungen** im Bereich der Gelenke kann eine **intraartikuläre Injektion von Kortikosteroiden** im Einzelfall die Beschwerden bessern.

24.6 Prognose, Nachsorge

Rezidive sind bei Beschwerden der Schultern, der Arme oder Hände häufig, chronische Verläufe vor allem bei älteren Patienten und degenerativen oder vertebragenen Beschwerden sind eher die Regel als die Ausnahme.

Ein wichtiger Punkt bei der Betreuung von Patienten mit Beschwerden der Schultern, Arme oder Hände ist die Beachtung der individuellen **Einschränkung durch die Beschwerden bzw. die Folgewirkungen therapeutischer Interventionen.** Häufig ist es in der Behandlung derartiger Beschwerden notwendig, eine ganze Gliedmaße oder funktionell wichtige Teile davon für einen längeren Zeitraum ruhig zu stellen, und nicht selten bedeutet diese Ruhigstellung für den Patienten eine weitaus größere Einschränkung – vor allem auf funktionaler Ebene – als die ursprünglichen Beschwerden. Typisches Beispiel hierfür ist die wochenlange Ruhigstellung der Hand und des Unterarms zur Behandlung einer Paratenonitis (Sehnenscheidenentzündung), die eine erhebliche Beeinträchtigung des Alltags und eine unter Umständen wochenlange Arbeitsunfähigkeit mit sich bringt.

Weiterführende Literatur zu diesem Kapitel finden Sie unter www.thieme.de/specials/dr-allgemeinmedizin/

24.6 Prognose, Nachsorge

Bei degenerativen oder vertebragenen Beschwerden sind Rezidive häufig.

Die oft notwendige längerfristige Ruhigstellung im Arm- und Handbereich ist meist für den Patienten mit einer erheblichen Beeinträchtigung im Alltag und Berufsleben verbunden.

25 Potenzstörungen

Thomas Fischer, Michael M. Kochen

Fallbeispiel. Ein **32-jähriger Maurer** (zurzeit arbeitslos) kommt **häufig mit Schmerzen im Bewegungsapparat** in die Praxis. Äußerlich wirkt er etwas ungepflegt, ist leicht adipös und ein **starker Raucher**. Bei der aktuellen Vorstellung klagt er erneut über Schmerzen im unteren Rückenbereich. Die orientierende Untersuchung lässt auf unkomplizierte Kreuzschmerzen schließen. Üblicherweise helfen dem Patienten hier nichtsteroidale Antiphlogistika (z. B. Diclofenac 2 × 50 mg p. o.). Zudem ist er sehr auf eine Reizstrombehandlung fixiert, die es ihm erlaubt, häufig in die Praxis zu kommen. Beim Verlassen des Zimmers spricht er eine zunehmende **Schwächesymptomatik und Müdigkeit** an. Auf Nachfrage schildert er in leicht stockendem Gesprächsfluss, dass er sogar zu müde zum Sex sei. Nachdem die erste „Scham"-Hürde genommen ist, kommt er relativ frei auf seine sexuellen Probleme zu sprechen. Er habe seit einigen Wochen eine neue Freundin, die gerne mit ihm schlafen möchte. Bei einem ersten Versuch habe er jedoch **Erektionsstörungen** gehabt, seine Freundin habe allerdings sehr locker darauf reagiert. Vor erneutem Sex habe er jedoch Angst und bittet mich um Hilfe, da mit seinem Körper „irgendwie etwas nicht in Ordnung" sei.
Bei der Sexualanamnese gibt der Patient an, bisher keine Erektionsprobleme gehabt zu haben. Bei der Selbstbefriedigung sei „im Großen und Ganzen" ebenfalls „alles wie sonst". Da ich weiß, dass sein Vater unter einem Diabetes mellitus Typ 2 leidet, vereinbare ich mit dem Patienten eine Laboruntersuchung für den Folgetag. Diese ergibt einen unauffälligen Nüchternblutzucker, das Blutbild zeigt mit einem Hb von 17,4 g/dl eine Polyglobulie am ehesten durch Nikotinabusus, MCV und MCH sind ebenso wie die Gamma-GT deutlich über der Norm. Bei der Wiedervorstellung zwei Tage später sind die Rückenschmerzen nahezu verschwunden. Mit den Laborergebnissen konfrontiert, bestätigt der Patient einen erheblichen Alkoholkonsum. Auf meinen Hinweis, dass dies seine sexuellen Beschwerden mit beeinflussen könne, verspricht er Mäßigung. Bei diesem zweiten Kontakt kommt der Patient von sich aus auf seine neue Partnerin zu sprechen. Sie sei mit 19 Jahren sehr viel jünger, zudem sei sie seine Nichte. Verwandte dürften von dieser Beziehung auch nichts erfahren. Bereits vor zwei Jahren hätte es erste Anbahnungen gegeben, er habe sie aber wegen des Altersunterschiedes abgewiesen. Es wird rasch ersichtlich, dass sich der Patient in der Beziehung nicht wohl fühlt. Im weiteren Gespräch berichtet er von seiner frustrierenden Lebenssituation zwischen Arbeits- und Perspektivlosigkeit und seinem steigenden Alkoholkonsum. Auf meine Frage, ob er sich vorstellen könne, dass seine Lebenssituation und die ambivalente Haltung zu der neuen Beziehung zu seiner Impotenz geführt haben könnte, wird der Patient skeptisch. Er möchte eine **weitere organische Abklärung**, die ich mit einer **Überweisung zum Urologen** veranlasse. Bei einem Folgekontakt (jetzt ein oberer Atemwegsinfekt) berichtet der Patient, dass er nicht zum Urologen gegangen sei. Er habe sich von seiner Freundin getrennt. Jetzt habe er eine neue, gleichaltrige Partnerin, mit der seine Impotenz „verschwunden" sei.

25.1 Definition und Epidemiologie

Bei der Impotenz werden zwei Formen unterschieden:

▶ **Definition:** Die **Impotentia coeundi** bezeichnet die Unfähigkeit zur Ausübung des Geschlechtsverkehrs und wird im allgemeinen Sprachgebrauch als eigentliche Impotenz verstanden.
Die **Impotentia generandi** (Infertilität) steht für die Unfähigkeit zur Fortpflanzung.

Zusätzlich kann zwischen einer **primären Impotenz**, bei der noch nie ein Koitus möglich war, und der **sekundären Impotenz** unterschieden werden. Von einer **situativen Impotenz** wird gesprochen, wenn nur unter bestimmten Umständen oder bei bestimmten Partnerinnen die Erektion ausbleibt.
Aktuell wird empfohlen, den Begriff „Impotenz" zu vermeiden und durch den Begriff **„erektile Dysfunktion"** (ED) zu ersetzen, da viele Patienten die Formulierung „Impotenz" als kränkend empfänden. Dieser Begriffswandel ist jedoch auch Ausdruck der zunehmenden Bemächtigung der sexuellen Störungen durch die Urologie. Während die Diagnose Impotenz früher sowohl das körperliche Versagen als auch die erlebte Ohnmacht des Patienten einschloss, suggeriert die ED eine abgrenzbare körperliche Entität. Die Impotenz wird als mechanisches Problem gesehen, das von der Sexualität und damit vom Menschen losgelöst sei und „repariert" werden könne.
Häufig tritt in den Hintergrund, dass die sexuelle Dysfunktion kein ausschließliches Problem der Männer ist. Bei Befragungen von 100 Paaren mittleren Alters gaben 40 % der Männer eine ED, jedoch auch 63 % der Frauen Orgasmusprobleme, Vaginismus oder eine Dyspareunie an. Interessanterweise hatte keines dieser Paare medizinische Hilfe in Anspruch genommen. Dies macht deutlich, wie schwer es ist, valide epidemiologische Daten zu erfassen. Erst eine kürzlich erschienene US-amerikanische Fragebogenstudie an 32 000 Männern

konnte die bisherigen Spekulationen ablösen. Demnach zeigt sich ein rascher **Anstieg der Prävalenz der ED ab der 5. Lebensdekade.** Ab dem 75. Lebensjahr gibt etwa jeder zweite Mann an, Beschwerden bei der Erektion zu haben. Neben chronischen Krankheiten erwiesen sich dabei Rauchen, Alkoholkonsum, Übergewicht und häufiges Fernsehen (!) als Risikofaktoren. Körperliche Aktivität war mit reduziertem Risiko verknüpft.

25.2 Klassifikation/Stadieneinteilung

Masters und Johnson haben einen Mann als impotent klassifiziert, wenn er über einen Zeitraum von 6 Monaten bei mindestens 75 % seiner koitalen Versuche wegen mangelnder Rigidität (Steifheit) nicht zu einer Penetration (Eindringen) in der Lage war.

25.3 Ätiologie – differenzialdiagnostischer Überblick

Tab. **B-25.1** gibt eine Übersicht über häufige Differenzialdiagnosen und Ursachen der Impotenz. Psychosomatische Ursachen dominieren bei jüngeren Patienten, mit zunehmendem Alter überwiegen organische Ursachen.

B-25.1 Ätiologie und differenzialdiagnostische Überlegungen der Impotenz

Ätiologie		Differenzialdiagnostische Überlegungen
Psychogen	Depression, Angststörungen, Versagensängste, Schuldgefühle, vorangegangener Missbrauch, sexuelle Orientierungsstörungen, Beziehungsprobleme	▪ Psychogene Ursachen überwiegen bei jüngeren Patienten. ▪ Ist die Erektion nur beim Koitus, nicht aber bei der Masturbation oder anderen nichtkoitalen Sexualpraktiken gestört, ist eine psychogene Genese wahrscheinlich.
Vaskulär	Makroangiopathie bei Diabetes mellitus, arterieller Hypertonus, periphere arterielle Verschlusskrankheit	▪ Vaskuläre Krankheiten haben den größten Anteil bei organischen Ursachen.
Endokrin	Hyperlipidämien, Testosteronmangel, Hyperprolaktinämie	▪ Hyperlipidämien finden sich in 50 % aller organisch bedingten Erektionsstörungen. ▪ Hormonelle Mangelzustände sind seltene Diagnosen.
Neurologisch	Spinalkanalverletzungen, nervale Schädigungen nach Operation (z. B. nach radikaler Prostatektomie), neurolog. Systemerkrankungen (z. B. multiple Sklerose), Polyneuropathie (Alkohol, Diabetes mellitus)	▪ Die ED kann erstes Symptom einer diabetischen Polyneuropathie sein und sollte daher bei Diabetikern regelhaft in die Anamnese einbezogen werden. ▪ Alkohol kann bei bestehender Leberzirrhose auch hormonell zur ED führen.
Medikamentös	Antihypertensiva (Diuretika, Betablocker), H2-Blocker, Psychopharmaka (Neuroleptika, Antidepressiva, Tranquilizer), Antiphlogistika, Allopurinol, Glukokortikoide	▪ Die Auswirkung dieser Medikamente auf die ED tritt häufig rasch auf und ist daher anamnestisch bei Neuverordnung erfragbar.

25.4 Diagnostisches Vorgehen

25.4.1 Basisdiagnostik

Die gründliche **Anamnese** stellt das Fundament der Diagnostik der ED dar. Auf die Technik der Sexualanamnese wurde bereits in Kap. A-13 (S. 141 ff.) eingegangen. Wie aus dem Fallbeispiel ersichtlich, kann das Ansprechen dieses Themas für die Patienten auf Grund gesellschaftlicher Konventionen schwierig sein. Wichtig ist daher, dass gerade bei Risikopatienten wie Diabetikern auch von ärztlicher Seite sexuelle Probleme in die Anamnese einbezogen werden. Screeningfragen zu Sexualstörungen können z. B. sein: „Sind Sie sexuell aktiv?", „Haben Sie derzeit einen Sexualpartner?" oder stärker bezogen auf die Zufriedenheit „Wie zufrieden sind Sie mit Ihrem Sexualleben?"

Der hohe Anteil psychogener Störungen gerade bei jüngeren Patienten sollte Veranlassung sein, die ärztliche Aufmerksamkeit im Gespräch auf die psychische Situation des Patienten zu konzentrieren. Wichtig ist in diesem Zusammenhang die Frage, ob die Erektionsstörung nur beim Koitus auftritt, nicht aber bei der Masturbation, was ein sicherer Hinweis auf eine Psychogenese der Impotenz ist.

Neben Fragen nach **Grunderkrankungen** wie Diabetes mellitus, arterieller Hypertonie und einer peripheren arteriellen Verschlusskrankheit sollte auch eine exakte **Medikamentenanamnese** erfolgen (vgl. Tab. **B-25.1**), da ältere Patienten häufig entsprechende Präparate einnehmen. Eine **Lebensstilanamnese** zu Risikofaktoren wie Nikotin- und Alkoholabusus sowie Fettstoffwechselstörungen ist ebenfalls sinnvoll, um das weitere Vorgehen einzuengen.

Die **körperliche Untersuchung** spielt bei sexuellen Störungen eher eine untergeordnete Rolle. In Frage kämen eine Induratio penis plastica, Fibrosen, Hypospadie und ein Peniskarzinom. Wichtig ist die körperliche Untersuchung eher in Hinsicht auf **Begleiterkrankungen** (Hinweise auf Polyneuropathie oder sonstige neurologische Defizite, Zeichen des chronischen Alkoholabusus, abgeschwächte periphere Pulse, Strömungsgeräusche der Karotiden).

Eine wichtige diagnostische Basis-Maßnahme ist die **nächtliche penile Tumeszenz-(NPT-)Messung.** Dieser Test kann allerdings nur mittels aufwändiger apparativer Unterstützung durchgeführt werden; für die hausärztliche Praxis hat sich jedoch der „Briefmarken-Test" bewährt. Hierzu wird der (nicht erigierte) Penis abends mit einem schmalen Papierstreifen umgeben, der mit einer Briefmarke „verschlossen" wird. Bei regulärer NPT wird dieser Ring morgens aufgebrochen sein. Tritt die NPT regelmäßig auf, ist eine organische Ursache der ED unwahrscheinlich.

Laboruntersuchungen sollten nur sehr eingeschränkt und nur bei klinischem Verdacht erfolgen. Ein Test auf Diabetes mellitus (evtl. oraler Glukose-Toleranztest) sowie auf Fettstoffwechselstörungen sollte erwogen werden, ebenso die Bestimmung des Testosteron-Spiegels.

Sind die medizinische, psychosoziale und die Sexualanamnese, die körperliche Untersuchung und die Laborwerte unauffällig, kann eine probatorische Gabe von Sildenafil oder anderen PD-5-Hemmern versucht werden (Kontraindikationen s. u.), da diese Substanz bei einem breiten Spektrum an Krankheitsursachen der ED wirksam ist. Bei Ansprechen auf diese Präparate kann der Verzicht auf weitere Diagnostik erwogen werden. Bei fehlender Antwort ist vor allem eine Evaluation vaskulärer Erkrankungen notwendig.

25.4.2 Weiterführende Diagnostik

Bei Hinweisen auf organische Ursachen der ED kann eine weitere **Abklärung durch die Urologie** sinnvoll sein. Als weitere diagnostische Maßnahmen stehen zur Verfügung:
- pharmakologische Tests zum Auslösen einer Erektion (z. B. mit Papaverin, Cave: Priapismusgefahr),
- Dopplersonographie (arterielle Einstrommessung),
- Pharmakokavernographie (bei ausreichendem arteriellen Einstrom als Test auf ein venöses Leck),
- Angiographie.

25.5 Therapieoptionen

Die erfolgreiche Behandlung der ED hängt von der korrekten Identifizierung der **zugrunde liegenden Ätiologie** ab:
- Psychogene Ursachen machen nicht selten eine psychotherapeutische Behandlung notwendig. Die Applikation von Nitroglycerinsalbe kann als Adjuvanz bei der Behandlung der psychogenen Impotenz hilfreich sein (Cave: Kopfschmerzen, u. U. auch bei der Partnerin/beim Partner).

- Bei der medikamenteninduzierten Impotenz sollte durch Umstellung (z. B. Meiden von Betablockern), ggf. Dosisreduktion, eine Verbesserung der Erektionsqualität versucht werden.
- Niedrige Testosteronspiegel sind nur bedingt mit einer ED assoziiert, trotzdem kann bei sehr niedrigen Hormonspiegeln eine Substitution versucht werden. Diese Therapie hat zudem (wenn auch geringe) Auswirkungen auf die Libido der Patienten.

Medikamentöse Therapie

Ein Meilenstein in der Therapie der ED stellte die Entwicklung des **Phosphodiesterase-Hemmers Sildenafil** (Viagra) dar, wodurch die psychisch stark belastenden Therapieformen wie die Vakuumpumpe und die Schwellkörper-Autoinjektionstherapie (SKAT) in den Hintergrund getreten sind. Die Number Needed to Treat (NNT) beträgt 2, d. h. einer von 2 behandelten Patienten profitiert von der Einnahme. Das Präparat wirkt ausdrücklich auch bei diabetisch bedingter ED.

Es bestehen jedoch eine Reihe von **Kontraindikationen,** die auch für andere, inzwischen verfügbare PD-5-Hemmer gelten (s. u.):
- gleichzeitige Behandlung mit Nitraten oder NO-Donatoren (z. B. Molsidomin) in jeder Form,
- schwere Herz-Kreislauf-Erkrankungen wie instabile Angina pectoris oder schwere Herzinsuffizienz,
- kürzlich erlittener Herzinfarkt oder Schlaganfall,
- schwere Leberinsuffizienz.

Typische **Nebenwirkungen der Therapie** sind Kopfschmerzen (bis zu 15 %), Dyspepsie (bis 12 %), verstopfte Nase und Flush (etwa 4 %). Sehstörungen bis hin zum Visusverlust wurden berichtet. **Todesfälle** wurden beschrieben, die Zuordnung ist jedoch schwierig, da keine Vergleichszahlen „natürlicher" Todesfälle älterer Männer beim Geschlechtsverkehr vorliegen.

Inzwischen sind weitere **Phosphodiesterase-Hemmer** auf dem Markt erschienen: **Tadalafil (Cialis)** mit einer längeren Halbwertzeit verspricht Patienten gegenüber der Wirkdauer von Sildenafil eine größere zeitliche Flexibilität. **Vardenafil (Levitra)** unterscheidet sich chemisch nur wenig von Sildenafil und weist eine vergleichbare Kinetik auf. Für beide Substanzen gilt, dass bislang kaum vergleichenden Studien zu Sildenafil existieren und dass das Nebenwirkungsspektrum etwa mit dem von Sildenafil übereinstimmt.

Eine Alternative kann der Alphablocker Yohimbin darstellen, für den ebenfalls ein positiver systematischer Review vorliegt. Mit einer Wirkung ist jedoch frühestens nach 1–2 Wochen Behandlung zu rechnen. Vergleiche zu Sildenafil liegen bislang nicht vor. Immerhin bis zu einem Drittel der Anwender erleiden (meist jedoch milde) Nebenwirkungen wie Unruhe, Kopfschmerzen oder Blutdruckerhöhung.

25.6 Zusammenfassung

Die erektile Dysfunktion ist eine häufige Erkrankung des alternden Mannes. Risikofaktoren sind vor allem chronische Krankheiten (Diabetes mellitus), Nikotin- und Alkoholkonsum sowie Übergewicht/Inaktivität. Besonders bei jüngeren Männern sind psychische Ursachen wesentlich beteiligt. Die hohe Prävalenz (ca. 50 % im 75. Lebensjahr) sollte Anlass sein, diese Erkrankung in das Arzt-Patienten-Gespräch stärker mit einzubeziehen. Phosphodiesterase-Hemmer stellen unter Beachtung der Kontraindikationen eine in vielen Fällen wirksame Therapieoption dar.

Weiterführende Literatur zu diesem Kapitel finden Sie unter www.thieme.de/specials/dr-allgemeinmedizin/

26 Essstörungen

Ingrid Paur

▶ **Fallbeispiel.** Die **15-jährige Julia** kommt in Begleitung ihrer Mutter in meine Sprechstunde. Die Mutter berichtet, dass ihre Tochter seit einem Jahr Vegetarierin sei und die Familie sich darauf eingestellt habe. Seit 6 Monaten beobachte die Mutter aber eine Gewichtsreduktion, die ihr Sorge bereite. Die Tochter hätte vor etwa 6 Monaten 50 kg gewogen, das jetzige Gewicht sei ihr nicht bekannt.
Gemeinsame Mahlzeiten würden seit einigen Wochen nicht mehr eingenommen, da die Tochter sehr viel für die Schule lerne (Gymnasium Klasse 9) und sich deshalb zur Familienessenszeit meist in ihrem Zimmer aufhalte.
Als sie beobachtet habe, dass ihre Tochter vor zwei Tagen nach dem Essen erbrochen habe, hätte sie sich entschlossen, einen Arzt zu konsultieren.
Die Tochter bleibt bei dem Gespräch unbeteiligt und äußert auf Befragen, dass sie immer genug äße, nur zu anderen Zeiten als die Familie, da sie viel lernen müsse. Sie lege Wert auf gesunde, vollwertige Ernährung. Im Übrigen wäre sie nur auf Wunsch der Mutter mitgekommen, die auf einer gründlichen ärztlichen Untersuchung bestanden hätte.
Die **18-jährige Angelika** sucht mich nach längerer Zeit wieder einmal auf. Sie klagt über Schwindel, Übelkeit und rezidivierende Bauchschmerzen mit Obstipation. Sie fühle sich seit einiger Zeit matt und erschöpft, habe auch vielerlei Konflikte mit Familie und Freunden, über die sie nicht weiter sprechen will. Sie möchte etwas gegen ihre Bauchschmerzen und ein laxierendes Medikament.

26.1 Grundlagen

26.1.1 Definition

Kurzfassung der Diagnosekriterien nach DSM IV

1. **Anorexia nervosa**
   - Körpergewicht 15 % unter dem erwarteten Gewicht (BMI < 17,5 kg/m^2),
   - Amenorrhö,
   - Körperschemastörung,
   - bewusst herbeigeführter Gewichtsverlust.
2. **Bulimia nervosa**
   - normal- bis leicht übergewichtig,
   - starke Gewichtsschwankungen in den letzten 24 Monaten,
   - Essattacken mindestens 2 × pro Woche über 3 Monate,
   - inadäquate gewichtskontrollierende Maßnahmen.
3. **EDNOS** (**E**ating **D**isorders **N**ot **O**therwise **S**pecified)
   - Mischformen, z. B. bei Fehlen eines Diagnosekriteriums.

Methoden der Gewichtsreduktion

A. **Restriktiver (asketischer) Typ:** Vermeidung hochkalorischer Speisen, keine aktiven Maßnahmen zur Gewichtsreduktion.
B. **Aktiver (bulimischer) Typ:** Übertriebene körperliche Aktivität, selbstinduziertes Erbrechen, Laxanzien, Diuretika, Appetitzügler.

26.2 Epidemiologie

Die Häufigkeit von Essstörungen zu bestimmen, gestaltet sich schwierig. Die Erkrankungen wurden erst in letzter Zeit systematisch untersucht. Es ist strittig, ob die Zunahme von Essstörungen auf einer realen höheren Inzidenz oder nur einer höheren Sensibilität der behandelnden Ärzte und der Gesellschaft beruht. Außerdem gehören Verleugnung und Dissimulation per definitionem zum Krankheitsbild, was Umfrageergebnisse von vornherein als wenig zuverlässig ansehen lässt.

Die in westlichen Industrieländern ermittelte **Prävalenz** von Essstörungen bei Frauen in Adoleszenz und frühem Erwachsenenalter beträgt für die Anorexia nervosa 0,5–1 % und für die Bulimia nervosa 1–3 %. Viele Studien zeigen bei Schwellenländern mit zunehmender Angleichung an die westliche Kultur auch eine Zunahme von essgestörten Patientinnen und Patienten. Die **Bulimie** nimmt in allen westlich geprägten Ländern stärker zu als die Anorexie, deren Inzidenz in den letzten Jahren stabil geblieben ist. Männer sind deutlich seltener betroffen.

In Amerika wollen 45 % der Mädchen und Jungen im Grundschulalter dünner sein als sie sind. In Deutschland machen 30–60 % der Mädchen im Teenageralter Diäten, Körperschemastörungen bestehen bei einem Prozentsatz von 12 % der Jugendlichen.

Über den erschreckend hohen Prozentsatz von 11–16-jährigen Jugendlichen hinaus, die routiniert mit Diäten umgehen, zeigen nach neueren Untersuchungen 13 % der Mädchen und 7 % der Jungen Verhaltensweisen im Sinne von beginnenden Essstörungen (selbstinduziertes Erbrechen, Fasten, Appetitzügler). Möglicherweise wird ein großer Teil dieser Jugendlichen zu normalen Essgewohnheiten zurückkehren. Trotzdem scheinen die Zahlen problematisch hoch zu sein.

Manches deutet darauf hin, dass ein grundsätzlicher Unterschied zwischen den Krankheitsbildern Anorexie und Bulimie besteht. Sowohl die epidemiologischen Daten als auch die Analyse der Risikofaktoren deuten in die Richtung, dass die Bulimie möglicherweise leichter exogen zu beeinflussen ist, sei es durch äußere Lebensumstände (Stadt/Land), sei es durch Risikofaktoren wie Diätgewohnheiten oder Beeinflussung durch Peer Groups.

In unserer Gesellschaft wird äußerliche Schönheit zunehmend als entscheidend für ein glückliches Leben empfunden. Schönheitsoperationen sind bereits an der Tagesordnung – das heutige Durchschnittsgewicht der Bevölkerung gegenüber dem der 1960er-Jahre **deutlich angestiegen** ist. Junge Menschen sehen sich mit einem extremen Schlankheitsideal konfrontiert und streben dieses an. Die Zunahme der Bulimieerkrankungen könnte hier eine Ursache haben.

In westlichen Industrieländern beträgt die Prävalenz bei jungen Frauen für die Anorexia nervosa 0,5–1 % und für die Bulimia nervosa 1–3 %. Die **Bulimie** nimmt in allen westlich geprägten Ländern stärker zu als die Anorexie.

B-26.1 Körperschemastörung

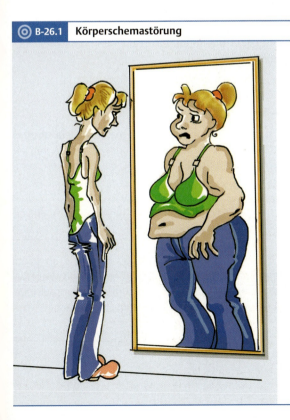

Als **Körperschemastörung** bezeichnet man das Phänomen, dass Betroffene ihren Körper in irrealer Weise wahrnehmen (Abb. **B-26.1**): Eine Anorektikerin in kachektischem Allgemeinzustand zum Beispiel „sieht" an ihrem Körper „unschöne" Fettrollen. Rationale Argumente oder nachweisbare Tatsachen wie Körpergewicht und Größe können diese fehlerhafte Wahrnehmung nicht korrigieren.

26.3 Klassifikation

26.3.1 Anorexia nervosa

▶ **Definition:** Das Vollbild der Anorexia nervosa ist gekennzeichnet durch eine unversöhnlich ablehnende Einstellung zur Nahrungsaufnahme, Gewichtsabnahme bis zur Kachexie und der Gefahr des möglichen Todes durch Verhungern.

Hunger und schlechter Gesundheitszustand werden **verleugnet**, oft wird die Gewichtsabnahme durch exzessiven Sport und den Abusus von Diuretika und Laxanzien forciert. Bei Gewichtskontrollen durch Familie oder Arzt versuchen die Patientinnen oft mit viel Kreativität die Gewichtsabnahme zu verschleiern. Beispielsweise kann das Trinken von 2–3 l Wasser vor dem Wiegen oder das Verbergen von Gewichten in der Kleidung ein höheres Gewicht vortäuschen.

▶ **Merke:** Verleugnung und Verschleierung gehören zum Krankheitsbild.

Als Folge der Anorexie kommt es oft zu verschiedenen Symptomen und Folgeerkrankungen wie:
- sekundärer Amenorrhö,
- abdominellen Beschwerden,
- Obstipation,
- Haut- und Schleimhauterkrankungen,
- ausgeprägten Zerstörungen der Zähne durch das rezidivierende Erbrechen,
- irreversible Schädigungen der Niere,
- Osteoporose (langfristig).

26.3.2 Bulimia nervosa

Im Gegensatz zur Anorexie sind die Patientinnen oft **normal- bis leicht übergewichtig.** Es kommt zu Essattacken mit wahlloser Nahrungsaufnahme von bis zu 10 000 kcal/Tag. Nach dem Essen wird Erbrechen herbeigeführt, oft kombiniert mit Laxanzienabusus.

▶ **Merke:** Im Gegensatz zur Anorexie sind die Patientinnen sich oft ihrer Erkrankung bewusst und leiden darunter.

Sie schämen sich ihrer Essattacken, können sich aber aus eigener Kraft kaum aus dem Circulus vitiosus von Essattacke – Ekel – Erbrechen – Heißhungerattacke mit Einkauf von teilweise absurd großen Lebensmittelmengen befreien. Die Beschäftigung mit dem Essen bestimmt oft den Lebensrhythmus.

26.4 Ätiologie – differenzialdiagnostischer Überblick

Die **Symptome einer Essstörung** (Gewichtsabnahme oder starke Gewichtsschwankungen, Erbrechen und Übelkeit) **können auch auf andere Erkrankungen hindeuten,** die zunächst ausgeschlossen werden müssen, z. B.:
- Tumorerkrankung, insbesondere des Gastrointestinaltraktes,
- Diabetes mellitus,
- Hyperthyreose,
- Erkrankung der Nebennierenrinde,
- Nahrungsmittelallergien,
- Morbus Crohn, Colitis ulcerosa,
- Malassimilationssyndrom.

Sowohl die Bulimie als auch die Anorexia nervosa gehen immer mit tiefgreifenden psychischen Problemen einher. Andere psychische Erkrankungen müssen differenzialdiagnostisch in Betracht gezogen werden:
- Angsterkrankungen,
- depressive Erkrankungen,
- Erkrankungen aus dem schizoiden Formenkreis.

Die **Anorexie** entsteht oft aus Abwehr der drohenden weiblichen Rolle in der Pubertät. Die ambivalente Bindung zur Mutter führt zur Ablehnung von Essen und damit zur Ablehnung der Zuwendung der Mutter. Die Nahrungsverweigerung wird als Triumph der eigenen Autonomie erlebt. Sexueller Missbrauch in der Anamnese ist möglich, aber nicht immer der Fall. Anorektische Patientinnen sind oft überdurchschnittlich intelligent, als Kinder oft angepasst, in der Behandlung scheinbar „vernünftig". Die Rolle des behandelnden Arztes ist durch die verleugnende Haltung der Patientinnen, gepaart mit ihrem teilweise erschreckenden Gesundheitszustand und eines erheblichen Konfliktpotenzials in der Familie, sehr schwierig.

Die psychodynamischen Prozesse der **Bulimie** ähneln denen der Anorexie. Autonomiekonflikte und Mutterprobleme führen auch hier zu Körperschemastörungen. Im Gegensatz zur Anorexie ist die akute Gefährdung der Patientinnen geringer – die Krankheit ist durch das im Allgemeinen bestehende Norm- oder leichte Übergewicht nicht so offensichtlich und wird deshalb auch leichter übersehen. Langzeitschäden sind natürlich genauso zu berücksichtigen wie bei der Anorexie.

26.5 Abwendbar gefährliche Verläufe

▶ **Merke:** Ein Absinken des Körpergewichtes unter einen BMI von 15 ist mit einer vitalen Gefährdung verbunden.

Hier ist eine stationäre Behandlung mit Flüssigkeits- und Nahrungssubstitution erforderlich. Gerade in der Behandlung einer schwierigen anorektischen Entwicklung, in welcher der Hausarzt als Vertrauensperson angenommen wird, ist dies natürlich ein sehr kritischer Moment. Man sollte deshalb bereits vorher für sich selbst und mit den Patientinnen Verabredungen treffen und Grenzen der ambulanten Behandlung festsetzen, um nicht den Tod der untergewichtigen Patientin zu riskieren.

Weitere Komplikationen können sein:
- blutendes Ulcus ventriculi/duodeni,
- Hypokaliämie mit Herzrhythmusstörungen,
- akutes Nierenversagen,
- Ileus,
- Ösophagitis, Mallory-Weiss-Syndrom.

26.6 Diagnostisches Vorgehen

26.6.1 Basisdiagnostik

Ergebnisse von Studien in Zentren für Essstörungen zeigen, dass bis zu 30 % der in diesen Zentren behandelten Patientinnen nicht vom Hausarzt erkannt worden sind.

Die mittlere Erkrankungsdauer vor Diagnosestellung beträgt 1,4–3,5 Jahre vor Therapiebeginn.

Essgestörte Patientinnen suchen, gemessen an einem vergleichbaren Patientinnenkollektiv, 4- bis 5-mal so häufig ihren Hausarzt auf, meistens aber, ohne ihr zentrales Problem zu thematisieren. Charakteristisch für Anorexie und Bulimie ist das **Vorschieben von Symptomen, die auf andere Erkrankungen hindeuten.** Die häufigsten Beschwerden sind **gynäkologischer Art** (Dysmenorrhö und Amenorrhö), weiter finden sich **gastrointestinale Beschwerden** im Sinne von Gastritiden, Ulcera ventriculi et duodeni und Meteorismus. Häufiger als in Vergleichsgruppen werden **Suizidalität** und allgemeine **Schwierigkeiten, mit dem Leben fertig zu werden,** geäußert.

Das „Symptomverschieben" wurzelt oft in Scham und Schuldgefühlen der Patientinnen; gelegentlich werden aber auch gezielt Beschwerden präsentiert, um Wunschmedikamente zu bekommen. Vor der Diagnosestellung hatten 27 % der Bulimiepatientinnen in Verkennung der geäußerten Beschwerden Laxanzien oder Diuretika verschrieben bekommen, 45 % psychotrope Medikamente.

▶ **Merke:** Charakteristisch für Essstörungen ist das Vorschieben von Symptomen. Deshalb werden Essstörungen häufig zu spät erkannt und oft fehlgedeutet.

Anamnese

▶ **Merke:** Eine genaue Anamnese ist bei dem Verdacht auf Essstörungen das wichtigste Instrument des Hausarztes.

Es hat sich bewährt, den Verdacht auf eine Essstörung taktvoll, aber direkt anzusprechen. Oft wird der Hausarzt als Familienarzt bereits Kenntnisse der Familienstruktur haben, was die Vertrauensbildung erleichtern kann. Der Aspekt des sexuellen Missbrauchs sollte nicht vergessen werden; ob er im Erstkontakt angesprochen werden kann, sollte im Einzelfall entschieden werden.

▶ **Merke:** Das Wichtigste für den Hausarzt ist: Daran denken!

Einige **gezielte Fragen** haben sich bewährt, um einer möglichen Essstörung auf die Spur zu kommen:
1. Fühlen Sie sich zu dick?
2. Haben Sie in den letzten beiden Jahren Diäten durchgeführt? Wenn ja, wie oft?
3. Ist Ihr Wohlbefinden von Ihrem aktuellen Gewicht abhängig?
4. Hat sich Ihr Gewicht in den letzten sechs Monaten verändert?

Körperliche Untersuchung

Bei der **gründlichen körperlichen Untersuchung** sollte besonders auf folgende hinweisende Zeichen und Symptome geachtet werden:
- Hämatome? Hinweise auf Misshandlungen? Hinweise auf Selbstverletzung („Ritzen")?
- Körpergewicht in Unterwäsche messen,
- Körpergröße,
- Herztöne: Arrhythmien, pathologische Herzgeräusche?
- Blutdruck und Puls: Hypotonie, Tachykardie?

- Status der Haut und Schleimhäute: Exsikkose, Malnutritionssymptome?
- Zahnstatus: Karies?

Zusatzuntersuchungen
Nach Ausschluss anderer Grunderkrankungen sind folgende Untersuchungen zu empfehlen:
- Gesamteiweiß im Serum,
- Kalium,
- Kreatinin, Harnstoff, Harnsäure,
- Blutbild.

▶ **Merke:** Viele Patientinnen mit Essstörungen haben völlig normale Laborparameter!

26.6.2 Weiterführende Diagnostik – Schnittstellenproblematik

Bei Verdacht auf eine Essstörung müssen zunächst andere Erkrankungen sicher ausgeschlossen werden. Hier werden Fachkollegen nach Bedarf eingeschaltet. Wie immer bewährt sich die gezielte, aber nicht einengende Fragestellung, ein persönlicher Anruf mit Schilderung der Problematik und der Bitte um taktvolles Vermeiden des Themas Untergewicht führt wahrscheinlich zu einer besseren Akzeptanz der Untersuchungen.

Jede Essstörung bedarf einer psychotherapeutischen Begleitung. Zu Beginn der therapeutischen Beziehung sollte (s. o.) eine psychiatrische Erkrankung ausgeschlossen werden. Sicherlich ist es nicht leicht, eine Patientin davon zu überzeugen einen Psychiater aufzusuchen; es empfiehlt sich, zunächst somatisch abzuklären, sofern der Zustand der Patientin es zulässt.

26.7 Therapieoptionen

Die Therapie oder auch Begleitung essgestörter Patientinnen oder Patienten stellt den behandelnden Arzt vor erhebliche Probleme. Fast immer bestehen starke innerfamiliäre Konflikte. Der Arzt wird einerseits mit den drängenden Sorgen der Angehörigen konfrontiert (die erwarten, dass „etwas geschieht"), andererseits mit einem hilfsbedürftigen Patienten in einer Grenzsituation. Der Aufbau einer tragfähigen therapeutischen Beziehung führt zwangsläufig zu einer Verwicklung in diese Konflikte; oft versucht der Patient die Familie zu spalten und zu polarisieren. Der Patient sucht eventuell beim „guten" Hausarzt Schutz vor der „bösen" Psychotherapie oder Klinik. Versprechungen und Vereinbarungen werden getroffen und nicht eingehalten; Patient, Familie und Arzt sind frustriert und enttäuscht.

Eine Umfrage unter Ärzten und essgestörten Patientinnen beschäftigt sich mit Problemen der Arzt-Patienten-Beziehung. Die häufigsten Konflikte waren:

Patient:
- Mein Arzt ist nicht für mich da, wenn ich ihn brauche.
- Mein Arzt kennt sich nicht mit meiner Krankheit aus.
- Mein Arzt soll immer für mich da sein, sich aber nicht in meine privaten Belange einmischen, wenn ich nicht will.
- Mein Arzt will mich zu einer Therapie zwingen.

Arzt:
- Ich bin nur ein Alibi-Doktor.
- Mein Patient will Laxanzien und Diuretika.
- Mein Patient will keine Therapie.
- Mein Patient lügt.

Das Dilemma einer suffizienten Behandlung wird hier überdeutlich. Diese Probleme setzen sich im Kontakt mit Kliniken, Psychotherapeuten und Spezialambulanzen fort. Klare Richtlinien und Absprachen, die auch dokumentiert werden (Zeugen), sind hier sehr wichtig.

▶ **Merke:** Die Therapie von Essstörungen durch den Hausarzt ist:
– schwierig
– langwierig
– oft von Rückschlägen begleitet
– nicht ohne spezialistische Begleitung möglich.

Rolle des Hausarztes

Der Hausarzt hat unschätzbare Vorteile: Er gehört zu der Fachgruppe, die **regelmäßig mit Jugendlichen in Kontakt kommt und in der Regel die Familienstruktur und das soziale Umfeld über Jahre kennt.** Hier bietet sich die Gelegenheit für zwanglose Gespräche und Nachfragen. Die Hemmschwelle für die Betroffenen oder die besorgte Familie, zum Hausarzt zu gehen, ist meist geringer als bei anderen Fachgruppen. Verändertes Verhalten und Aussehen der Betroffenen fallen dem Hausarzt auf.

▶ **Merke:** Das Wichtigste bei Essstörungen ist die Früherkennung.

Wie bereits ausgeführt, ist insbesondere die **Bulimie** möglicherweise **getriggert durch Peer Groups** und **subklinisches Fehlverhalten.** Unser Fallbeispiel zeigt, wie zweideutig das Verhalten von Julia interpretiert werden kann: handelt es sich um eine Normvariante in einem schwierigen Alter oder beginnt hier eine Essstörung? Mehrere ausführliche Gespräche, allein und im Familienverbund, können hier das Bild klären. Bei **subklinischem Fehlverhalten** helfen manchmal **einfache Strategien:**
- Klärung der persönlichen Einstellung der Patientin zu ihrem Körpergewicht,
- Analyse von Rollenvorbildern,
- feste Regeln für Mahlzeiten,
- Ernährungsberatung: gesunde Kost versus Diäten.

Der in diesem Alter oft vorhandene Hang zu einer vegetarischen Kost sollte beratend begleitet werden: Vegetarische Ernährung bedarf einer besonders bewussten Nahrungszusammenstellung, um Mängel zu vermeiden. Viele Patientinnen sind sehr offen für eine Beratung in diesem Sinne.

26.8 Prognose, Nachsorge

In vielen Fällen wird der Hausarzt die Rolle des Begleiters, Lotsen und Vermittlers zwischen Klinik und Praxis für die gesamte betroffene Familie, oft über lange Zeit, übernehmen.
Der Hausarzt kann:
- eine Essstörung früh erkennen,
- bei Hinweisen auf eine Essstörung früh eingreifen, stützen und begleiten.

Er muss nur daran denken!

Weiterführende Literatur zu diesem Kapitel finden Sie unter www.thieme.de/specials/dr-allgemeinmedizin/

27 Harninkontinenz

Christina Niederstadt

▶ **Fallbeispiel.** Die **93-jährige Mutter,** die Handtücher und Monatsbinden als „heimliche Hilfsmittel" benutzt und von ihrem Sohn in die Praxis begleitet wird. Der Sohn berichtet über das Problem, das von der Mutter selbst nicht angesprochen wird.
Eine **Chefsekretärin**, gebildet und gepflegt, **45-jährig,** kommt völlig aufgelöst in die Praxis, weil sie seit einigen Wochen immer wieder unwillkürliche Urinverluste hat und eine möglichst schnelle Lösung dieses für sie höchst peinlichen Problems wünscht.
Ein **älterer Patient** aus der Praxis wurde radikal an der Prostata operiert und ist extrem unglücklich über die seitdem bestehende Inkontinenz.

27.1 Grundlagen

▶ **Definition:** Harninkontinenz ist jeder unfreiwillige Harnverlust. (www.icsoffice.org).

Diese Definition ermöglicht leider keine Unterscheidung zwischen Symptomträgern mit und ohne Behandlungsbedürftigkeit.
Für diesen Zweck geeignet ist der Schweregrad-Index (Incontinence Severity Index), der in Skandinavien am Department of Public Health and Primary Health Care der Universität Bergen entwickelt wurde. Dieses Instrument kann Personen mit behandlungsbedürftiger Inkontinenz von nichtbehandlungsbedürftigen Personen abgrenzen (natürlich muss auch der individuelle Leidensdruck berücksichtigt werden).

Epidemiologie. Die Angaben zur Prävalenz schwanken in der Literatur sehr stark. Nach einer Übersicht von Payne 1998 liegt die Prävalenz zwischen 5 und über 50%. Nach einer systematischen Übersicht ist von etwa 5–20% Betroffenen mit signifikanter Inkontinenz über 65 Jahren in der Allgemeinbevölkerung auszugehen.
Der Tabucharakter, der dem Symptom anhaftet, macht eine Aufdeckung der Betroffenen schwierig. Zudem existiert auch eine schwer ausrottbare Überzeugung bei Ärzten wie Patienten, dass eine medizinische Behandlung der Inkontinenz weder notwendig noch Erfolg versprechend sei. Dies drückt sich unter anderem darin aus, dass mindestens 30% der mittel bis schwer betroffenen Patienten keine medizinische Behandlung erhalten.

Klassifikation. Bei der in der Hausarztpraxis beobachtbaren Harninkontinenz handelt es sich um ein Symptom, dem Störungen diverser Funktionskreise an unterschiedlichen Stellen zugrunde liegen können. Entsprechend der möglichen Störungen lassen sich auf der Grundlage der Empfehlungen der International Continence Society folgende **Formen der Harninkontinenz** beschreiben:
- **Harndranginkontinenz:** Sie ist gekennzeichnet durch ein **starkes Harndranggefühl in Zusammenhang mit einem unwillkürlichen Urinverlust.** Charakteristischerweise haben Betroffene oft einen so ausgeprägten Harndrang, dass es bereits auf dem Wege zur Toilette zum Urinverlust kommt.
Die Dranginkontinenz spielt **bei Frauen** erst **ab** etwa dem **50. Lebensjahr** eine Rolle; bei **Männern** ist sie die vorherrschende Inkontinenzform **in jedem Lebensalter.** Sie beeinflusst die Lebensqualität sehr stark und kann am ehesten „kompliziert" werden. Sie kann Teil des sog. Syndroms der überaktiven Blase (engl. „overactive bladder", abgekürzt OAB) sein, das ebenfalls durch das Symptom des schwer unterdrückbaren Harndrangs charakterisiert ist, aber auch ohne Inkontinenz bestehen kann. Dieses Syndrom wurde früher auch als „Reizblase" bezeichnet.

Epidemiologie.
Nach der Bundesgesundheitsberichterstattung ist von etwa 5–20% Betroffenen mit signifikanter Inkontinenz über 65 Jahren auszugehen.

Klassifikation.
- **Harndranginkontinenz:** starkes Harndranggefühl in Zusammenhang mit einem unwillkürlichen Urinverlust.
- **Harnstressinkontinenz (Stressinkontinenz, Belastungsinkontinenz):** Harnverlust bei Anstrengungen, z.B. beim Heben und Tragen, aber auch beim Niesen oder Husten, oder bei sonstigen körperlichen Arbeiten. Sie ist die vorherrschende Inkontinenzform bei Frauen.
- **Enuresis:** Als Enuresis wird jeder unwillkürliche Harnverlust während des Schlafs bezeichnet.
- **Reversible, funktionelle oder transiente Inkontinenz:** Bei älteren Patienten kommt es in der Folge eingeschränkter Mobilität oder Kognition zu Harnverlusten, die teilweise komplett

verschwinden, wenn die zugrunde liegenden Defekte kompensiert werden können.
- **Komplizierte Inkontinenz:** Dazu gehören ein **kontinuierlicher Harnverlust**, der auf einen extraurethralen Urinverlust hindeutet, und die **Überlaufblase**, die meist durch eine chronische Obstruktion infolge stark vergrößerter Prostata, Steine oder Tumoren entsteht.

- **Harnstressinkontinenz (Stressinkontinenz, Belastungsinkontinenz):** Die Harnstressinkontinenz wird zunehmend auch als „Belastungsinkontinenz" bezeichnet. Symptom ist ein **unwillkürlicher Harnverlust bei Anstrengungen**, z. B. beim Heben und Tragen, aber auch beim Niesen oder Husten, oder bei sonstigen körperlichen Arbeiten. Generell kann jede mechanische Belastung, die zu einer Erhöhung des Drucks im Bauchraum führt, eine Belastungsinkontinenz auslösen. Sie ist die vorherrschende Inkontinenzform bei Frauen.
  Vor allem mit **zunehmendem Alter kommen** die vorherrschenden Formen **Stress- und Dranginkontinenz gehäuft gemeinsam vor.** Man spricht dann von einer **Mischinkontinenz**.
- **Enuresis:** Als Enuresis wird jeder unwillkürliche Harnverlust während des Schlafs bezeichnet. Eine reine Enuresis findet sich bei Kindern sowie bei Älteren mit gestörter ADH-Regulation.
- **Reversible, funktionelle oder transiente Inkontinenz:** In der Allgemeinarztpraxis wichtig ist die Kenntnis der reversiblen (auch als transiente oder funktionelle Inkontinenz bezeichnete) Inkontinenz. Bei älteren Patienten kommt es in der Folge eingeschränkter Mobilität oder Kognition zu Harnverlusten, die teilweise komplett verschwinden, wenn die zugrunde liegenden Defekte kompensiert werden können (z. B. durch Aufsteh- oder Geh-Hilfen, Toilettensitzerhöhungen und Ähnliches) oder auslösende Momente wie Harnwegsinfektionen und Medikamente beseitigt werden. Auch eine chronische Verstopfung mit Kotstau (Koprostase) kann eine reversible Inkontinenz bedingen (in Altenheimen soll das relativ häufig vorkommen; doch finden sich dazu keine genauen Zahlen in der Literatur).

Diese genannten Inkontinenzformen oder -typen sind im Regelfall unkomplizierte Inkontinenzen, die problemlos vom Hausarzt behandelt werden können.

- **Komplizierte Inkontinenz:**
  - Ein **kontinuierlicher Harnverlust** deutet auf einen extraurethralen Urinverlust z. B. durch Fisteln und muss immer spezialistisch abgeklärt werden.
  - Eine **Überlaufblase** entsteht in der Mehrzahl der Fälle durch eine chronische Obstruktion infolge stark vergrößerter Prostata, Steine oder Tumoren, die dazu führt, dass die Blase überdehnt wird und nicht mehr in der Lage ist, sich zur Entleerung zusammenzuziehen.

In der Praxis ist es zusätzlich sinnvoll, **sekundäre Inkontinenzen** als Folge zugrunde liegender, unter Umständen ernsthafter Störungen, wie chronischer Erkrankungen oder Unfallfolgen, abzugrenzen.

27.2 Ätiologie – differenzialdiagnostischer Überblick

Ein Überblick der physiologischen Grundlagen der Harninkontinenz sowie der entsprechenden Symptombilder und der jeweils wegweisenden Diagnostik findet sich in folgender Tabelle:

B-27.1 Ursachen und Differenzialdiagnostik bei Harninkontinenz

Mögliche Ursache	Typische Klinik und Besonderheiten	Wegweisende Diagnostik
Beckenbodenschwäche	Urinverlust bei körperlicher Belastung (inklusive Husten, Niesen und allem, was potenziell den intraabdominalen Druck erhöht)	Anamnese
Gestörte Hemmung des Entleerungsreflexes	Verringerte „Vorwarnzeit" („Es war nicht mehr rechtzeitig bis zur Toilette zu schaffen.")	Anamnese
Verringerte funktionelle Blasenkapazität	Häufiger Harndrang	Anamnese
Fehlkonditionierung	Häufiger Harndrang, Urinverlust beim Anblick der Toilette, Urinverlust oder Harndrang beim Öffnen oder Schließen der Haus-/Wohnungstür („Schlüssel-in-der-Tür-Syndrom")	Anamnese
Beckenbodenschwäche im Zusammenspiel mit Organsenkungen	„Gefühl, dass unten etwas locker ist oder herauszufallen droht"	Anamnese, ggf. gynäkologische Untersuchung
Verlegung oder Blockierung der Harnröhre	Nachlassender Harnstrahl oder seltene, dann zum Teil schwallartige Entleerung	Anamnese, Urinstatus (bei Hämaturie auch Urinzytologie) und gynäkologische oder urologische Untersuchung
Verringerte Blasen-Elastance oder -Compliance durch Bindegewebeveränderung (altersbedingt oder nach Bestrahlungen, chron. Entzündungen)	Verminderte Ausscheidungsmengen, Restharn mit Gefühl der unvollständigen Entleerung, gehäufte Infekte	Anamnese, urologische und ggf. neurologische Untersuchung

27.3 Abwendbar gefährliche Verläufe

Geht eine Harninkontinenz mit **Schmerzen, neurologischen Symptomen, Fieber** oder sonstigen **Allgemeinsymptomen** einher, so ist immer der Verdacht auf eine zugrunde liegende oder komplizierende Erkrankung gegeben. Dieser muss abgeklärt werden, bevor eine hausärztliche Inkontinenztherapie eingeleitet werden kann.
Wichtigste **Differenzialdiagnosen** mit Harndrangsymptomatik oder Irritation beim Wasserlassen sind:
- entzündliche Prozesse im unteren Harntrakt und in unmittelbarer anatomischer Nähe zum Harntrakt,
- alle Neubildungen, die mit Inkontinenz als Symptom einhergehen könnten.

Typische Entzündungszeichen können in der Regel schon per Anamnese festgestellt und dann entsprechend mittels Untersuchung und Laborbefund weiter abgeklärt werden.
Hinsichtlich eines möglichen okkulten Blasentumors ist nicht mit einem über dem Durchschnitt der Bevölkerung liegenden Risiko zu rechnen.

27.3 Abwendbar gefährliche Verläufe

Treten außer der Harninkontinenz Schmerzen, neurologische Symptome und Fieber auf, sind diese zuerst abzuklären.

Differenzialdiagnosen:
- entzündliche Prozesse im unteren Harntrakt
- Neubildungen, die mit Inkontinenz als Symptom einhergehen.

27.4 Diagnostisches Vorgehen

27.4.1 Basisdiagnostik

Anamnese

Zum **Ausschluss** einer komplizierten Harninkontinenz sind folgende Fragestellungen zu empfehlen:
- Befragung im Hinblick auf mögliche **neurologische** Symptome oder Entzündungszeichen,
- gezielte Fragen nach möglichen Störungen des **anatomischen Gefüges im kleinen Becken,** wie Operationen oder Unfällen (von denen der Hausarzt evtl. nichts weiß, weil sie z. B. sehr lange zurückliegen etc.),

27.4 Diagnostisches Vorgehen

27.5.1 Basisdiagnostik

Anamnese

Anamnestisch ist zuerst eine komplizierte Harninkontinenz durch gezielte Fragestellung auszuschließen.

- älteste Männer sollten immer nach **Entleerungsstörungen** bzw. Symptomen einer **Obstruktion** wegen der Möglichkeit einer Prostatahyperplasie gefragt werden (abgeschwächter oder stotternder Harnstrahl, verzögerte Entleerung, verstärktes Nachtröpfeln oder Dauertröpfeln).

Der Patient ist nach seiner Einnahme von **Medikamenten** zu fragen bzw. es sind die eigenen Verordnungen zu überprüfen.

Wichtig ist, **Medikamente** zu erfragen, von denen man bislang vielleicht noch nichts weiß, bzw. Medikamentenverordnungen in der eigenen Karte zurückzuverfolgen. Im Zweifel immer davon ausgehen, dass ein Medikament die wahrscheinliche Ursache eines Symptoms ist, und das Medikament absetzen oder gegen eine andere Substanz austauschen, wenn möglich. Bei manchen Substanzen, vor allem Diuretika, kann eine Änderung des Einnahmezeitpunkts Abhilfe schaffen.

Den Patienten nach **Nykturie** fragen.

Nykturie erfragen – ältere Patienten mit diesem Symptom sollten immer auf diskrete Ödeme als Hinweise auf Herzinsuffizienz untersucht werden.

Prüfen, ob **kognitive Defizite** oder **Mobilitätseinschränkungen** vorliegen.

Wenig bekannte Patienten: Hinweise auf **kognitive Defizite** oder **Mobilitätseinschränkungen** suchen. Eventuell ergibt sich ein unmittelbarer therapeutischer Ansatzpunkt bei reversibler Inkontinenz.

Nach **Urinverlust bei Anstrengung** fragen.

Fragen nach **Urinverlust bei Anstrengung**, Husten, Niesen oder zeitlichem Zusammenhang mit Schwangerschaft dienen dazu, die Indikation für ein Beckenbodentraining abzuklären (bei Belastungsinkontinenz immer indiziert).

Fragen nach **Harndrang** oder verkürzter Vorwarnzeit.

Fragen nach **Harndrang** oder verkürzter Vorwarnzeit (Zeit, die zwischen dem Auftreten des ersten Harndrangs und einer ununterdrückbaren Detrusorkontraktion vergeht) deuten auf eine Dranginkontinenz und damit auf medikamentöse und verhaltenstherapeutische Optionen.

Fragen nach Konstellationen, die typisch sind für ein **psychosomatisches Syndrom** (Rückenschmerzen, Kopfschmerzen, Sexualprobleme).

Fragen nach Konstellationen, die typisch sind für ein **psychosomatisches Syndrom** bei Inkontinenz: Koinzidenz von Rückenschmerzen, Kopfschmerzen, Sexualproblemen und Inkontinenz. Allgemein Fragen nach psychosozialen Belastungen (Stichwort: Die Frau weint mit der Blase.).

Körperliche Untersuchung

Restharnbestimmung: Bei erschwerter Entleerung der Blase indiziert (auch mit Ultraschall möglich).

Körperliche Untersuchung

Restharnbestimmung: Hat die Befragung Hinweise auf eine erschwerte Entleerung ergeben, ist eine Bestimmung des Restharns (Urinmenge, die nach einer Blasenentleerung ungewollt noch in der Blase verbleibt) notwendig.

In der Hausarztpraxis kann der Verdacht auf klinisch relevanten Restharn zunächst durch Betasten der Blasenregion erhärtet werden; bei Vorhandensein eines entsprechenden Gerätes kann die Restharnbestimmung mittels Ultraschall vorgenommen werden. Wird ein Restharn per Tastuntersuchung festgestellt, besteht mit großer Wahrscheinlichkeit eine Störung, die der spezialärztlichen Intervention bedarf (Patient muss überwiesen werden).

Laboruntersuchungen: Zur Abklärung von evtl. vorhandenen Infektionen dient eine einfache Urinuntersuchung. Bei bestehender Hämaturie ist ein **zytologischer Test** auf ein Blasenkarzinom zu empfehlen.

Laboruntersuchungen: Wegen der relativen Häufigkeit des Blasenkarzinoms bei Älteren und um gleichzeitig evtl. vorhandene Infektionen aufzuspüren, deren Sanierung die Inkontinenz möglicherweise günstig beeinflusst, wird für alle inkontinenten Patienten eine einfache **Urinuntersuchung** empfohlen. Besteht eine Hämaturie trotz Infektsanierung weiter, sollte ein **zytologischer Test** auf ein Blasenkarzinom angefordert werden. Dieser Test ist für die Patienten nicht belastend und liefert selten falsch positive Ergebnisse. Als Suchtest ist er – wenn keine weiteren Hinweise auf einen möglichen Tumor vorliegen – gut geeignet.

Bei älteren und bei Pflegeheimpatienten ist eine Blutuntersuchung des **Serumnatriumspiegels** empfehlenswert. Eine Hyponatriämie findet sich mit einer Prävalenz zwischen 7% bei nicht hospitalisierten älteren Personen und über 20% bei älteren Bewohnern von Langzeitpflegeinstitutionen. Da diese Veränderung auf eine Störung der ADH-Sekretion und damit der nächtlichen Harn-Konzentrationsfähigkeit schließen lässt, sind bei einer Hyponatriämie unmittelbare und einfache Konsequenzen im Hinblick auf Ernährung und Getränkeversorgung möglich.

Nicht notwendig ist die vielfach empfohlene Bestimmung des Serumkreatinins, da es keine wissenschaftlichen Belege dafür gibt, dass Inkontinenz oder erhöhter Restharn mit einer erhöhten Rate an Nierenversagen einhergehen.

Bei Hinweisen auf verzögerte oder seltene Entleerung erscheint ein **Diabetes-Suchtest** gerechtfertigt, da Entleerungsstörungen zu den häufigeren Symptomen einer diabetischen Zystopathie gehören.

Zusatzuntersuchungen: Körperliche Untersuchungen sind vom Einzelfall abhängig – bei Anzeichen einer eingeschränkten Mobilität ist eine **Mobilitätsprüfung**, idealerweise mit Augenscheinnahme evtl. vorhandener häuslicher „Stolperfallen" sinnvoll.

Im gleichen Sinne kann ein **Kognitionstest** oder **Demenztest** sinnvoll sein, wenn begründete Hoffnung besteht, hier erkannte Defizite durch gezieltes Training bessern zu können.

Nicht sinnvoll sind die vielfach geforderte rektal-digitale Untersuchung oder eine neurologische Untersuchung ohne Vorliegen konkreter Hinweise auf eine entsprechende Störung. Eine **vaginale Untersuchung** ist nur notwendig bei Patientinnen mit Operationen oder Unfallfolgen im Beckenbereich in der Vorgeschichte.

Sinnvoll ist – ergänzend zu den gezielten Befragungen bezüglich der **Entleerungsgewohnheiten** – die Ausgabe eines **Miktionskalenders**, der über 3 Tage geführt werden sollte. Diese Maßnahme stellt eine validierte diagnostische Methode dar, mit deren Hilfe sowohl der Schweregrad als auch der Typ der Inkontinenz zuverlässig eingeschätzt werden können.

Zur Optimierung einer evtl. notwendigen Hilfsmittelanpassung kann noch ein sog. **Vorlagentest** durchgeführt werden. Dabei wird eine benutzte Vorlage ausgewogen. Das Leergewicht der Vorlage wird von dem gewogenen Gewicht abgezogen; die so ermittelte Urinmenge in Gramm entspricht ungefähr dem Verlust in Millilitern.

27.4.2 Weiterführende Diagnostik/Schnittstellenproblematik

Notwendig ist eine **Zusatzdiagnostik immer dann**, wenn:
- die Patientin/der Patient bereits eine Anti-Inkontinenz-Operation hatte,
- der Patient ein junger Mann ist,
- die Patientin/der Patient den Wunsch nach einer operativen Korrektur äußert,
- im Rahmen der hausärztlichen Diagnostik (Basisdiagnostik der Inkontinenz) Befunde erhoben werden, die auf einen organischen oder psychopathologischen Hintergrund schließen lassen und zur Vermeidung abwendbar gefährlicher Verläufe spezialistisch abgeklärt werden sollten,
- sonstige Hinweise auf eine **komplizierte Inkontinenz** vorliegen, durch deren spezialistische Abklärung therapeutische Konsequenzen erwartet werden.

Die Langfassung der Leitlinie „Harninkontinenz" der Deutschen Gesellschaft für Allgemeinmedizin und Familienmedizin (DEGAM – www.degam.de) gibt weitere Hinweise, die vor allem bezüglich der Patientenberatung im Hinblick auf eine Operation beachtet werden sollten.

27.5 Therapieoptionen

Inkontinenz ist ein medizinisches Problem, dem mit der gleichen Zuwendung und dem gleichen Respekt für die Betroffenen begegnet werden sollte wie jedem anderen medizinischen Problem.

27.5.1 Allgemeinmaßnahmen – allgemeinärztliches Beratungskonzept

Das ärztliche Beratungsgespräch ist bei dem Problem Harninkontinenz die wichtigste Intervention.

Allen Patienten sollte zunächst eine **Ernährungsberatung** und **Getränkeberatung** gegeben werden, um die Prinzipien der Obstipationsvermeidung zu vermitteln (Ballaststoffe, genug Kalium und Magnesium, Trinkmengen ausreichend und über den Tag verteilt, nicht zu viele harntreibende Getränke, schleimhautreizende Stoffe vermeiden).

Zur „**Entleerungs-Etikette**" gehören auch Aufklärung über „genügend Zeit lassen für körperliche Bedürfnisse" sowie der Hinweis darauf, dass ständiges und vermehrtes Pressen zur Entleerung den Beckenboden schädigen kann.

Ältere und **bewegungseingeschränkte Patienten** profitieren von einer **Bekleidungs-** und **Wohnumfeldberatung**, die auch von einer geschulten Kontinenzfachkraft – sofern vorhanden – durchgeführt werden kann. Diese zielt darauf, Kleidung und Wohnung behindertengerecht zu optimieren.

Speziell bei Hinweisen auf psychologische oder psychosomatische Hintergründe des Problems, aber auch bei allen anderen Patienten, sollte eine **allgemeine Lebensberatung** zur Problembewältigung angeboten werden, wobei z. B. die Reorganisation körperlich belastender Tätigkeiten im Haushalt erörtert werden sollte, da das Vermeiden schwerer körperlicher Tätigkeit wahrscheinlich günstige Effekte auf eine Inkontinenz hat.

Sinnvolle therapeutische Maßnahmen können bei entsprechenden Hinweisen in der Anamnese auch in der Teilnahme an einer **Rückenschule** oder einem **Entspannungstraining** bestehen.

Ein wichtiges Feld ist die **Hygiene- und Hilfsmittelberatung**: Trotz Nutzung aller Therapieoptionen kann nicht immer die komplette Wiederherstellung der Kontinenz das Behandlungsziel sein, sondern nur eine **soziale Kontinenz**, die auch mit der Verordnung von Inkontinenzhilfsmitteln erreicht werden kann. Verordnungsfähig zu Lasten der GKV sind alle im sog. **Hilfsmittelkatalog** aufgenommenen Produkte sowie Hilfsmittel, deren Aufnahme in den Katalog beantragt ist. Es ist sinnvoll, möglichst individuell angepasste Inkontinenzhilfsmittel zu verordnen, **wenn** diese **medizinisch** zur Ermöglichung der Teilnahme am sozialen Leben und zur Verhütung von Hautschäden **indiziert** sind. Bei schlecht angepassten Hilfsmitteln entstehen Geruchs- und Geräuschbelästigungen, es kommt zu Nässe in der Kleidung, zu Hautproblemen, Infektionen und Allergien; die Folge kann eine soziale Isolation sein.

Bei Frauen besteht eine geeignete Versorgung meist in angepassten (Größe und Saugfähigkeit) **Vorlagen**, für Männer mit schwerer Inkontinenz kommen **Kondomurinale** in Frage.

Keine sinnvollen Hilfsmittel sind Endloswindeln, Flockenwindeln oder Penisbändchen- oder -klemmen sowie Dauerkatheter.

27.5.2 Medikamentöse Therapie

Eine medikamentöse Therapie kann die Häufigkeit ungewollter Urinverluste bei der Dranginkontinenz reduzieren. Daneben können Medikamente eine Hilfe beim Verhaltenstraining mit dem Blasenkalender sein und die durch Harndrang induzierte soziale Isolation vermeiden helfen.

Die aktuell am besten erprobten Wirkstoffe zur Behandlung von Harndrang gehören zur Gruppe der **Anticholinergika**. Diese Medikamente wirken spasmolytisch an der Blasenmuskulatur und erhöhen das Blasenfüllungsvolumen. Da die Medikamente auf das vegetative Nervensystem wirken, können folgende **Nebenwirkungen** auftreten:
- trockener Mund,
- verschwommenes Sehen,
- Tachykardie,
- Übelkeit etc.

▶ **Merke:** Bei Engwinkelglaukom sind **Anticholinergika** kontraindiziert.

Im **Patientengespräch** sollten die **möglichen Nebenwirkungen** und der beste **Einnahmemodus** (am besten bei Bedarf, eine Gewöhnung mit allmählichem Wirkungsverlust wird diskutiert) besprochen werden.

Aus der Gruppe der Anticholinergika ist die Wirksamkeit von Oxybutinin am besten belegt (Nebenwirkung vor allem in Form von Mundtrockenheit). Bei Verträglichkeitsproblemen mit Oxybutinin ist Tolterodin eine Alternative.

Für die übrigen in Deutschland verordneten Substanzen Trospiumchlorid, Propiverin, Flavoxat und Emepronium ergeben die publizierten Studien keine eindeutige Beweislage.

27.5.3 Spezifische, nichtmedikamentöse Therapieoptionen

Abhängig von den durch Anamnese, Untersuchungen und ggf. Inkontinenz-Fragebogen (im Set der DEGAM-Leitlinie „Harninkontinenz" enthalten) ermittelten „Problemfeldern" sollten Therapieoptionen für die einzelnen Patienten angeboten werden.

Bei **Harndrangproblemen** ist ein **Verhaltenstraining mithilfe des erwähnten Miktionskalenders** sinnvoll. Ziel des Trainings ist es, die Zahl der Toilettengänge sowie die Intervalle zwischen den Toilettengängen systematisch auf ein normales Maß (5–8 Entleerungen; jeweils alle 2–4 Std.) zu reduzieren oder zu erhöhen. „Nebenbei" kann auch noch die Trinkmenge dem Bedarf angepasst und die Art der Getränke kontrolliert werden. Unter Umständen kann die Übungstherapie an Kontinenzberater, psychotherapeutisch tätige Psychologen, Physiotherapeuten oder Ergotherapeuten delegiert werden.

Für **Pflegepatienten** besteht die Möglichkeit, mithilfe der **Miktion nach der Uhr**, also durch (zumindest versuchte) Entleerung zu festen Zeiten eine Verbesserung der Blasenfunktion zu erreichen.

Liegen überwiegend Hinweise auf eine **Beckenbodenschwäche** vor, so ist Therapieoption der ersten Wahl das **Beckenbodentraining**. Zwar gibt es Bücher und Anleitungen zu diesem Training, doch existieren vielfache Hinweise darauf, dass ein solches Training die beste Wirkung nur bei geschulter Anleitung durch speziell dafür ausgebildete Physiotherapeuten oder Kontinenztrainer erzielt.

Unterstützt werden kann das Training mit einer **Elektrostimulationsbehandlung**, die vor allem anfänglich das Gefühl für den Beckenboden verbessern hilft. Fortgeschrittenere Patientinnen können auch mit **Vaginalgewichten** üben, doch sollte dies nicht ohne eine professionelle Anleitung erfolgen.

27.6 Prognose

Eine **Harninkontinenz** allein ist praktisch **niemals das erste Symptom einer bösartigen Erkrankung** am Harntrakt.

Wohl steigert das Vorliegen einer Inkontinenz das Risiko für eine Krankenhausaufnahme und auch für eine Heimaufnahme und gilt als wesentlicher **Indikator** für **Schweregrad, Verlauf und Rehabilitation eines Schlaganfalls.**

In der Form der **Dranginkontinenz** stellt Inkontinenz einen **Risikofaktor für Stürze und Frakturen** dar. Doch nur im Zusammenhang mit anderen Symptomen kann Inkontinenz eine ernsthafte, lebensbedrohliche Störung anzeigen.

Weiterführende Literatur zu diesem Kapitel finden Sie unter www.thieme.de/specials/dr-allgemeinmedizin/

Theoretische Grundlagen der Allgemeinmedizin

1 Definition der
  Allgemeinmedizin 502

2 Epidemiologische und
  biostatische Aspekte
  der Allgemeinmedizin 507

3 Der Patient im Kontext
  der Familie 524

4 Psychosoziale Determinanten
  des Krankseins 537

5 Arzt-Patienten-Beziehung
  in der Allgemeinpraxis 548

6 Ethische Alltagsprobleme
  in der Allgemeinmedizin ... 560

7 Entscheidungsfindung
  in der Allgemeinmedizin ... 565

8 Allgemeinmedizin im
  Rahmen der vertrags-
  ärztlichen Versorgung 575

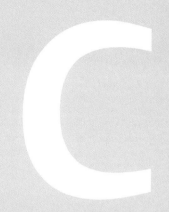

1 Definition der Allgemeinmedizin

Heinz Harald Abholz, Michael M. Kochen

1.1 Das Problem einer Definition

Allgemeinmedizin lässt sich im Vergleich zu anderen Fächern der Medizin nicht einfach definieren. Das liegt im Wesentlichen daran, dass **Allgemeinmedizin** sich nicht primär auf eine Gruppe von Krankheiten bezieht, die einem Organsystem, wie z. B. Augenkrankheiten, oder einem Verfahren, wie z. B. Chirurgie, zuzuordnen sind. Dies sind die Fächer der Spezialisten, die in erster Linie auf Organsysteme oder Behandlungsmethoden fokussieren.

Allgemeinmedizin hingegen ist das Fach des **Generalisten**, der sich auf **den ganzen Menschen konzentriert** und seine Krankheiten und Störungen im komplexen Zusammenhang der ganzen Person und deren Umwelt sieht. In dieser Herangehensweise muss er sich des Wissens von Spezialisten, aber auch von Psychologen und Sozialwissenschaftlern bedienen.

Was das Fach ausmacht, die Arbeit des Generalisten charakterisiert und in weiten Teilen so unterschiedlich zur Arbeit der Spezialisten erscheint, ist am besten in der konkreten Arbeit zu beobachten oder in den entsprechenden Kapiteln zu Behandlungsthemen oder Beschwerdebildern dieses Buches zu entnehmen. Die nachfolgend gemachten definitorischen Aussagen werden also nur den Rahmen abstecken, in dem Allgemeinmedizin stattfindet.

1.2 Charakteristika des Faches

A. Allgemeinmedizin beinhaltet die Versorgung der **häufigsten Erkrankungen** aller einzelnen medizinischen Fächer. Anders ausgedrückt: Der Allgemeinarzt muss über **alles** (zumindest) **Grundkenntnisse** haben.

B. Allgemeinmedizin ist in der Regel **erste Anlaufstelle** und zeichnet sich so durch die **Breite der Zuständigkeit** aus. Dabei hat sie eine Siebfunktion, bei der „banale" von schwerwiegenden Erkrankungen unterschieden werden müssen. Schwerer erkrankte Patienten werden häufig – ambulant oder ins Krankenhaus – zum Spezialisten überwiesen. Im Englischen wird diese Funktion mit der des **„gate-keeper"** (Torhüter), im Deutschen mit der des **Lotsen** beschrieben.

C. Allgemeinmedizin hat eine **koordinierende** und **beratende** Funktion im komplexen und spezialisierten Netz der Medizin. Gemeint ist hier, dass der Allgemeinarzt seinen Patienten – auch bei Überweisung ins Krankenhaus oder zum Spezialisten – berät und koordinierend führt. Der Allgemeinarzt ist initialer Ansprechpartner und Berater.

D. Der Allgemeinarzt ist **Hausarzt** und **Familienarzt**. Er betreut nicht selten die ganze Familie, kennt deren Probleme und die einzelnen Familienangehörigen über Jahre und Jahrzehnte. Krankheiten, Kümmernisse und Leid werden in den familiären bzw. sozialen Zusammenhang der Familie eingeordnet. Beratungsfunktion und Ansprechbarkeit des Hausarztes gehen weit über medizinische Fragen hinaus. Ein Schwerpunkt der Allgemeinmedizin, die Familienmedizin, sieht diese Funktion als eine zentrale ärztliche Tätigkeit (s. Kap. C-3, S. 524 ff.).

E. Allgemeinmedizin zeichnet sich durch die **kontinuierliche Betreuung** in Krankheit und Gesundheit aus. Dies knüpft eng an die unter D. gegebene Aussage an, betont jedoch nicht so sehr die Notwendigkeit des familiären Zusammenhanges. Wesentlich ist hier, dass Allgemeinmedizin nicht nur den kranken, sondern auch den gesunden Menschen betreut – z. B. prophylaktisch oder im Sinne der Gesundheitsberatung. Kontinuität gibt es dabei sowohl in Bezug auf die Zeit als auch die Breite der Versorgung. Dabei kann es eine *persönliche Kontinuität* (immer der gleiche Arzt ist zuständig) oder eine *institutionelle Kontinuität* (das Team der Allgemeinpraxis ist insgesamt zuständig) geben. Letzteres erfordert hohe Qualität der Kommunikation innerhalb des Teams, um damit eine annähernd ähnliche Funktion wie bei der persönlichen Kontinuität zu erreichen.

▶ **Teildefinition I.** Allgemeinmedizin beinhaltet die kontinuierliche und koordinierende Betreuung von Patienten in Krankheit und Gesundheit und unter Anwendung sowohl eines breiten, nicht spezialisierten medizinischen als auch psychologischen und sozialwissenschaftlichen Wissens.

◀ **Teildefinition I**

Diese vorläufige Definition trifft in der Tat das, was man bei Betrachtung allgemeinärztlicher Tätigkeit zunächst einmal sieht. Aber zum Fach gehört noch mehr.

1.3 Weitere Charakteristika des Faches

Was aber geschieht, wenn Patient und Arzt sich über lange Zeit kennen, wenn der Arzt nicht nur wegen medizinischer, sondern auch anderer Sorgen angesprochen wird und hierüber seine Patienten wirklich kennen lernt?

F. **Es entsteht** eine gemeinsame Erfahrung, die zu einer tragenden **Arzt-Patienten-Beziehung** führt.
G. Wenn sich Arzt und Patient länger kennen, dann kann sich – auf der Basis einer stabilen Arzt-Patienten-Beziehung – der Patient mehr mit seinen Wünschen und Vorstellungen zu Krankheit und deren Behandlung einbringen. **Der Patient gestaltet den Behandlungsprozess mit.**
H. Über eine gute Kenntnis des Patienten und eine gewachsene Arzt-Patienten-Beziehung erhält der Arzt zunehmend mehr Einblick in das Leben des Patienten; er kann **Krankheit** als Teil des Lebens des Patienten verstehen und erlebt, wie der Patient mit Krankheit umgeht. **Das Kranksein wird zum wesentlichen Fokus der Betreuung.**

1.3 Weitere Charakteristika des Faches

F. Über die Zeit entsteht eine tragende Arzt-Patienten-Beziehung.
G. Auf deren Basis kann der Patient in die Gestaltung des Behandlungsprozesses einbezogen werden.
H. Über den Einblick in das Leben des Patienten, wird dessen Kranksein zum Fokus der Betreuung.

Zur Illustration des Gesagten sollen nachfolgende Fallbeispiele dienen.

▶ **Fallbeispiel. Zwei Patientinnen mit akuten Kopfschmerzen.**
Patientin A: Eine 17-jährige Patientin, deren Hausarzt momentan nicht erreichbar war, wurde von ihrem Vater zu mir gebracht. Sie habe **3 Tage leichte Erkältungssymptome** gehabt und leide jetzt unter **ungewöhnlich starken Kopfschmerzen**. Die Patientin machte einen sehr ängstlichen und eher kindlichen Eindruck. Alle wesentlichen Auskünfte wurden an ihren Vater delegiert, der mein Tun auch aufmerksam beobachtete. Die Patientin hatte **38,4 °C Temperatur** und wies ansonsten neben einem leichten Schnupfen keinerlei Infektzeichen auf. Es bestand ein fraglicher Meningismus, wobei ich mir nicht sicher war, ob hier ängstliche Verspannung oder eine meningeale Reizung die Ursache war. Da ich die Patientin nicht kannte und die Reaktion des Vaters nicht abschätzen konnte, entschied ich mich, die junge Frau mit dem Verdacht auf meningeale Reizung bei Virusinfekt in ein Krankenhaus einzuweisen. Dort wurde mittels einer Lumbalpunktion die **Diagnose Virusmeningitis** gestellt und die Patientin nach 5 Tagen wieder nach Hause entlassen.
Patientin B: Eine ebenfalls 17-jährige Patientin, die ich jedoch seit etwa 5 Jahren kannte, kam zu mir mit „rasenden Kopfschmerzen". Sie hatte **39 °C Temperatur** und berichtete über einen **leichten Schnupfen** sowie **Halsweh** seit einigen Tagen. Bei der körperlichen Untersuchung stellte sich ebenfalls ein fraglicher Meningismus dar.

Ich wusste von der Patientin, die als Verkäuferin in einer Fleischwarenabteilung tätig war, dass sie im Bereich des Schultergürtels und des Nackens fast immer eine muskuläre Verspannung aufwies. Zudem hatte ich bei ihr die Erfahrung gemacht, dass immer wieder Beschwerden auftraten, die keiner eindeutigen medizinischen Diagnose zuzuordnen waren. Solche Beschwerden traten besonders gehäuft in Phasen auf, in denen ihr **Vater – wieder einmal – exzessiv viel Alkohol trank.** Ja, es war sogar so, dass sich der Arztbesuch des Vaters zum Höhepunkt seiner Alkoholexzesse häufig dadurch ankündigte, dass eine seiner Töchter oder die Ehefrau mit den verschiedenartigsten Krankheitserscheinungen bei mir auftauchten. Auch diesmal war eine solche Alkoholphase eingetreten. Ich deutete die Symptomatik der Patientin in diesem Zusammenhang, gab ihr ein Analgetikum und bestellte sie für die nächsten Tage regelmäßig wieder in die Praxis. Die Symptomatik verschwand langsam. Bei dieser Entscheidung ging ich das **Risiko einer übersehenen und dann unbehandelten bakteriellen Meningitis** ein, das ich jedoch als sehr niedrig einschätzte (die Wahrscheinlichkeit für einen psychosomatisch zu erklärenden Kopfschmerz bei Virusinfekt hingegen erschien hoch). Schließlich konnte ich mir – bei Kenntnis der Familie und deren Vertrauen in mich – die Korrektur einer eigenen möglichen Fehlentscheidung vorstellen.

Worin bestand der Unterschied zwischen Patientin A und Patientin B? Bei der Patientin A war ich aufgrund der fehlenden Langzeitkenntnis auf die rein medizinische Betrachtungsweise beschränkt und hatte sie aus Vorsicht eingewiesen. Bei der Patientin B bestand zwar die gleiche medizinische Differenzialdiagnose. Darüber hinaus erschloss sich für mich aber noch die Mehrdimensionalität des Krankseins, die sich aus jahrelanger Kenntnis der Patientin, ihres familiären Hintergrundes, ihrer Reaktionen auf Belastung usw. ergab. Ich hatte also die Möglichkeit, nicht nur die Krankheit, sondern auch das Kranksein ins Zentrum meiner Überlegungen zu stellen. Unter **Kranksein** wird die **Mehrdimensionalität einer Krankheitssituation** mit medizinischem, psychologischem und soziokulturellem Aspekt verstanden. Eine grundsätzliche Hierarchie dieser Aspekte existiert dabei nicht; vielmehr können sie gleichberechtigt nebeneinander oder in unterschiedlichster Weise kausal zueinander angeordnet sein. Dabei ist festzuhalten, dass die Berücksichtigung der Mehrdimensionalität des Krankseins zu recht unterschiedlichen Schlüssen im Vergleich zur eindimensionalen medizinischen Betrachtungsweise führen kann (siehe hierzu ausführlicher S. 538 und S. 566).

Noch ein zweites Moment des allgemeinmedizinischen Ansatzes wird durch das Beispiel erhellt: In der Mehrdimensionalität der Betrachtungsweise allgemeinmedizinischer Arbeit ist jede Entscheidungsfindung stark von **Subjektivität** geprägt: Was ich als wichtig herausarbeite, wie ich den Patienten in der konkreten Situation erlebe, wie dieser sich mir gegenüber erlebbar macht, all dies ist subjektiv.

Aus den Beispielen lassen sich die folgenden **weiteren Charakteristika** des Faches herleiten:

I. Im Mittelpunkt der allgemeinmedizinischen Betrachtung steht die Mehrdimensionalität des Krankseins.

I. Allgemeinmedizin hat nicht die Eindimensionalität der Krankheit, sondern die **Mehrdimensionalität** des Krankseins mit seinen medizinischen, psychischen und soziokulturellen Aspekten im Zentrum der Betrachtung.

J. Die vertrauensvolle Arzt-Patienten-Beziehung bildet die Grundlage für die diagnostische und die therapeutische Arbeit.

J. Allgemeinmedizin ist wesentlich durch eine vertrauensvolle, stabile Arzt-Patienten-Beziehung geprägt, die sowohl die Grundlage für diagnostische als auch therapeutische Arbeit ist.

K. Allgemeinmedizin ist durch eine starke Subjektivität in der Entscheidungsfindung geprägt.

K. Sowohl aufgrund der Mehrdimensionalität allgemeinmedizinischer Betrachtungsweise des Krankseins als auch der wesentlichen Bedeutung der Arzt-Patienten-Beziehung ist Allgemeinmedizin durch eine starke Subjektivität in der Entscheidungsfindung geprägt.

▶ Fallbeispiel

▶ **Fallbeispiel. Der schlecht therapierte Asthmatiker.**
Ein 55-jähriger Patient mit einem **seit Jahren bestehenden schweren Asthma bronchiale** kam regelmäßig in miserablem Zustand in die Praxis: Eine heftige Spastik ließ ihn – häufig schon in Ruhe – kaum ganze Sätze ohne Unterbrechung sprechen. Oft konnte er sich nicht aus der Wohnung bewegen, und ich musste ihn zu Hause besuchen. Mehrmals wies ich ihn in katastrophalem Zustand in ein Krankenhaus ein, von wo er regelmäßig in relativ gutem pulmonalen Zustand und unter ausreichender Medikation entlassen wurde. Kurze Zeit nach Entlassung jedoch reduzierte der Patient seine Medikation sowohl an Kortikosteroiden wie auch an Beta-Sympathomimetika. Immer wieder machte ich den Patienten darauf aufmerksam, dass nur ein Beibehalten der gerade gefundenen Medikation seinen Zustand in dem relativ guten Bereich halten könne, in dem er jetzt sei. Ganz offensichtlich jedoch akzeptierte der Patient dies nicht und **setzte von sich aus immer wieder Medikamente ab** oder reduzierte sie in einen pharmakologisch unsinnigen Bereich – mit dem Ergebnis einer massiven Verschlechterung. Ich habe den Patienten nie gut genug kennen gelernt, um zu sagen, warum dies geschah. Waren hier Selbstbestrafungstendenzen die Ursache, oder war es der ungebrochene Stolz, nicht von Medikamenten abhängig sein zu wollen? Ohne jemals auf diese Fragen eine Antwort geben zu können, akzeptierte ich ab einem bestimmten Punkt das Verhalten des Patienten. Auch hier stellt sich die **Frage subjektiver Entscheidung:** Hätte ich ihn nicht mit der ganzen ärztlichen Autorität bedrohen sollen und damit zu einem medizin-therapeutisch sinnvolleren Behandlungsablauf zwingen können? Oder war die Akzeptanz – so wie von mir praktiziert – der „beste" Weg für den Patienten? Hatte ich den von mir vermuteten möglichen psychosomatischen Zusammenhang ausreichend angesprochen, dem Patienten „zugänglich" gemacht?

L. Die Wünsche des Patienten müssen bei den therapeutischen Entscheidungen beachtet werden, auch wenn sie aus medizinischer Sicht inadäquat erscheinen.

Aus dem Beispiel lässt sich als weiteres Charakteristikum festhalten:

L. Der Patient bestimmt wesentlich die diagnostischen und therapeutischen Entscheidungen in der Allgemeinmedizin mit. Dies beinhaltet auch, dass der Patient als Person akzeptiert werden muss, selbst wenn er sich aus medizinischer Sicht inadäquat verhält.

Aus den Punkten F. bis J. ergibt sich:

▶ **Teildefinition II.** Allgemeinmedizin fokussiert auf die Mehrdimensionalität des Krankseins. Sie fußt wesentlich auf einer gewachsenen Arzt-Patienten-Beziehung, die dem Patient eine Mitgestaltung am Behandlungsprozess erlaubt. Damit ist Allgemeinmedizin bei den Entscheidungsfindungen naturgemäß immer auch von Subjektivität gekennzeichnet.

◀ Teildefinition II

1.4 Die offizielle Definition des Faches Allgemeinmedizin

Abschließend soll die offizielle Definition des Faches Allgemeinmedizin angeführt werden, die auf dem Hintergrund der oben gegebenen Darstellung verständlich wird. Sie führt jedoch noch weitere Charakteristika des Faches ein, die im Lehrbuch später erklärt werden (z. B. erlebte Anamnese, S. 22).

Die Definition der Deutschen Gesellschaft für Allgemeinmedizin und Familienmedizin (DEGAM) vom September 2002

- Der **Arbeitsbereich** der Allgemeinmedizin beinhaltet die Grundversorgung aller Patienten mit körperlichen und seelischen Gesundheitsstörungen in der Notfall-, Akut- und Langzeitversorgung sowie wesentliche Bereiche der Prävention und Rehabilitation. Allgemeinärztinnen und Allgemeinärzte sind darauf spezialisiert, als erste ärztliche Ansprechpartner bei allen Gesundheitsproblemen zu helfen.
- Die **Arbeitsweise** der Allgemeinmedizin berücksichtigt somatische, psychosoziale, soziokulturelle und ökologische Aspekte. Bei der Interpretation von Symptomen und Befunden ist es von besonderer Bedeutung, den Patienten, sein Krankheitskonzept, sein Umfeld und seine Geschichte zu würdigen (hermeneutisches Fallverständnis).
- Die **Arbeitsgrundlagen** der Allgemeinmedizin sind eine auf Dauer angelegte Arzt-Patienten-Beziehung und die erlebte Anamnese, die auf einer breiten Zuständigkeit und Kontinuität in der Versorgung beruhen. Zu den Arbeitsgrundlagen gehört auch der Umgang mit den epidemiologischen Besonderheiten des unausgelesenen Patientenkollektivs (s. Kap. C-2, S. 507 ff.) mit den daraus folgenden speziellen Bedingungen der Entscheidungsfindung (abwartendes Offenhalten des Falles, Berücksichtigung abwendbar gefährlicher Verläufe).
- Das **Arbeitsziel** der Allgemeinmedizin ist eine qualitativ hoch stehende Versorgung, die den Schutz des Patienten, aber auch der Gesellschaft vor Fehl-, Unter- oder Überversorgung einschließt.
- Der **Arbeitsauftrag** der Allgemeinmedizin beinhaltet:
  - die *primärärztliche Filter- und Steuerfunktion*, insbesondere die angemessene und gegenüber Patient und Gesellschaft verantwortliche Stufendiagnostik und Therapie unter Einbeziehung von Fachspezialisten;
  - die *haus- und familienärztliche Funktion*, insbesondere die Betreuung des Patienten im Kontext seiner Familie oder sozialen Gemeinschaft, auch im häuslichen Umfeld (Hausbesuch);
  - die *Gesundheitsbildungsfunktion*, insbesondere Gesundheitsberatung und -förderung für den Einzelnen wie auch in der Gemeinde;
  - die *Koordinations- und Integrationsfunktion*, insbesondere die gezielte Zuweisung zu Spezialisten, die federführende Koordinierung zwischen den Versorgungsebenen, das Zusammenführen und Bewerten aller Ergebnisse und deren kontinuierliche Dokumentation, sowie die Vermittlung von Hilfe und Pflege des Patienten in seinem Umfeld.

1.4 Die offizielle Definition des Faches Allgemeinmedizin

Die Definition der Deutschen Gesellschaft für Allgemeinmedizin und Familienmedizin (DEGAM) vom September 2002

Der **Arbeitsbereich** der Allgemeinmedizin beinhaltet Grund-, Notfall-, Akut- und Langzeitversorgung sowie Prävention und Rehabilitation.

Die **Arbeitsweise** berücksichtigt somatische, psycho-soziale, soziokulturelle und ökologische Aspekte.

Zu den **Arbeitsgrundlagen** zählen die Arzt-Patienten-Beziehung, die erlebte Anamnese und die Berücksichtigung der Epidemiologie des unausgelesenen Patientenkollektivs (s. Kap. C-2, S. 507 ff.).

Als **Arbeitsziel** der Allgemeinmedizin wird eine qualitativ hoch stehende Versorgung des Patienten angesehen.

Der **Arbeitsauftrag** setzt sich zusammen aus:
- der primärärztlichen Filter- und Steuerfunktion;
- der haus- und familienärztlichen Funktion;
- der Gesundheitsbildungsfunktion;
- der Koordinations- und Integrationsfunktion.

1.5 Allgemeinmedizin als Arbeitsansatz

Betrachtet man diese Definitionen, so muss man zu dem Schluss kommen, dass zumindest ein Teil der Aspekte auch bei den Spezialisten vorzufinden ist. Dies sind insbesondere:
– die Arzt-Patienten-Beziehung als wesentlicher Hintergrund in Diagnostik und Therapie,
– die Betrachtung der Mehrdimensionalität von Krankheit und damit die Fokussierung auf das Kranksein,
– die Subjektivität der Entscheidungsfindung.

Kennt ein Spezialist seinen Patienten über längere Zeit und weiß mehr von ihm, als für die eher enge Fragestellung des jeweiligen Problems notwendig ist, so wird er zunehmend auch die Möglichkeit des spezifisch allgemeinmedizinischen Arbeitsansatzes nutzen können. **Der Unterschied zum Allgemeinarzt besteht aber darin, dass dieser Arbeitsansatz in der Allgemeinmedizin das Charakteristische, in den Spezialfächern die Ausnahme ist.**

Weiterführende Literatur zu diesem Kapitel finden Sie unter www.thieme.de/specials/dr-allgemeinmedizin/

2 Epidemiologische und biostatische Aspekte der Allgemeinmedizin

Heinz Harald Abholz, Norbert Donner-Banzhoff

2.1 Definitionen

2.1.1 Epidemiologie

▶ **Definition.** Unter Epidemiologie versteht man die Wissenschaft, die sich mit der Verteilung von Erkrankungen in einer Bevölkerung beschäftigt. Die Verteilung der Krankheiten kann nach unterschiedlichen Gesichtspunkten wie z. B. sozialer Schicht, Einkommen, Wohnort, Lebensalter und Geschlecht, Raum, Zeit usw. untersucht werden. Ziel ist, etwas zu Ätiologie, Pathogenese und Verlauf zu erfahren.

Aus diesem ursprünglichen Bereich der Verteilungsepidemiologie hat sich ein differenziertes System weiterer epidemiologischer Ansätze entwickelt, denen allen gemeinsam ist, dass große Persongruppen bezüglich vorher definierter Charakteristika untersucht werden. Die für die Allgemeinmedizin relevanten Bereiche der Epidemiologie sind in Tab. **C-2.1** zusammengefasst. Insbesondere für die klinische Epidemiologie sind die dargestellten Grundlagen der Biostatistik von großer Bedeutung.

C-2.1 Epidemiologische Arbeitsbereiche mit wesentlicher Bedeutung für die Allgemeinmedizin

I. Verteilungs-Epidemiologie
Untersuchung der Krankheitsverteilung, Häufigkeit (Prävalenz, Inzidenz), Assoziation zu möglichen Ursachen usw.

II. Epidemiologie der Versorgungsinstitutionen
1. Verteilung der Versorgungsinstitutionen
2. Zuordnung von Krankheitsbildern und Behandlungsanlässen zu verschiedenen Versorgungsinstitutionen
3. Analyse der Arbeitsinhalte von Versorgungsinstitutionen
4. Untersuchung der Effektivität verschiedener Versorgungsinstitutionen

III. Interventions- oder Klinische Epidemiologie
Untersuchung von Behandlung und Behandlungskonzepten mit dem Ziel der Nutzenbestimmung anhand klinischer Parameter (Mortalität, Morbidität) und auf der Basis epidemiologischer Untersuchungsverfahren. Darüber hinaus zählen Untersuchungen zur Diagnostik und zur Prognose hierzu.

2.1.2 Biostatistik

▶ **Definition.** Unter Biostatistik oder Biometrie versteht man die wissenschaftliche Anwendung statistischer Methoden unter Berücksichtigung bestimmter Gesetzmäßigkeiten, die aus der Biologie der untersuchten Phänomene resultieren.

2.2 Krankheitsbilder und Behandlungsanlässe in der Allgemeinmedizin

Vergegenwärtigt man sich die Definition der Allgemeinmedizin (s.S. 502) – und sieht insbesondere die umfassende Betreuung aller Aspekte des Krankseins unter Berücksichtigung des Wunsches des Patienten, am Behandlungsprozess teilzunehmen oder sich in ihm passiv zu verhalten – stößt man auf ein zentrales Problem der deskriptiven Epidemiologie. Die üblichen und bekannten diagnostischen Einteilungen haben – bis auf wenige Ausnahmen, die aus der Allgemeinmedizin selbst stammen – nur den medizinischen Aspekt des Krankseins berücksichtigt. Damit ist eine Epidemiologie der „behandelten Diagnosen" möglich, allerdings unter Aufgabe der Vielfältigkeit, die einen Arztbesuch beim Allgemeinarzt häufig ausmacht. Ein Beispiel soll dies verdeutlichen.

▶ **Fallbeispiel.** Eine Patientin mit Diabetes mellitus möchte ein Rezept für ihre Tabletten. Bekannt ist, dass die Frau zusätzlich an einem Hochdruck, einer immer wieder aufflackernden nicht klar zuordnerbaren Kolitis sowie rezidivierenden Oberbauchbeschwerden leidet, die trotz ausführlicher Diagnostik nicht zu erklären sind (und bei denen irgendwie die Idee der Selbstbestrafung bei gutem Essen als Erklärung für den Arzt nahe liegt). Der heutige Praxisbesuch erfolgt, obwohl die oralen Antidiabetika noch für gut 3 Wochen reichen müssten. Hat sie irgendein anderes Anliegen, stellen die Tabletten nur einen Vorwand dar? Angesprochen, „was es denn sonst so gäbe", zeigt sie einen eingewachsenen Zehennagel, den sie selbst bereits gut beschnitten hat und erzählt dann – immer ausführlicher werdend – über die Sorgen, die sie sich mache. Ihr Sohn wolle sich einer Sterilisation unterziehen, obwohl er doch gar keine Kinder hat! In einer solchen Situation stellt sich die Frage, weswegen die Patientin sich vorstellte – war es ihr Diabetes mit dem Wunsch nach einem noch gar nicht fälligen Wiederholungsrezept? Oder war es ihre Sorge in Bezug auf die vorenthaltene Rolle als künftige Großmutter?

Schließlich entziehen sich nicht-medizinisch bedingte Behandlungsanlässe dieser Art der Kategorisierung. Die **Mehrdimensionalität des Krankseins,** also die **kategorisch unterschiedlichen Ebenen (psychisch, soziokulturell und medizinisch)** der Behandlungsanlässe in der Allgemeinmedizin sind mit den üblichen diagnostischen Kriterien häufig nur sehr schlecht wiederzugeben. Dies gilt selbst für Klassifikationssysteme, die gesondert für die Allgemeinmedizin geschaffen wurden (wie z.B. ICPC – International Classification for Primary Cave).

2.3 Befindlichkeitsstörung – Krankheit – behandelte Krankheit

Die Tab. **C-2.2** zeigt aus einer englischen Studie einen Überblick über die Art der Versorgung von wahrgenommenen Krankheitssymptomen. Nach dieser Untersuchung wird der überwiegende Teil der subjektiven Symptomatik nichtärztlich bzw. in Selbstbehandlung versorgt. Lediglich der kleinere Teil von etwa 20% der Krankheitssymptome führt zu einem Arztbesuch. Diese Tendenz wird ähnlich auch in anderen Ländern bestätigt.

C-2.2 Krankheitssymptome und Art der Versorgung
(nach Williamson, Danaher)

Bei 100 Personen mit Krankheitssymptomen innerhalb der letzten 4 Wochen kam es zu:	
Keiner Behandlung	16%
Einer Selbstbehandlung	63%
Einer ärztlichen Versorgung	20%
Einer Krankenhausversorgung	1%

2 Epidemiologische und biostatische Aspekte der Allgemeinmedizin

Da in einem frei zugänglichen System der medizinischen Versorgung im Wesentlichen die Selbsteinschätzung des Patienten über die Art der Versorgung entscheidet, lässt sich ableiten, dass die Krankheitsbilder an den verschiedenen Orten der Versorgung unterschiedlich charakterisiert und definiert sind. Das, was der Patient als „vorstellenswert" ansieht, wird zum Behandlungsanlass – den Ort der Versorgung wählt er dafür selbst aus.

Und noch eine Überlegung lässt sich anhand der Tab. **C-2.2** anstellen: Wie werden die Grenzen zwischen Nichtbehandlung, Selbstbehandlung, ambulanter ärztlicher Behandlung und Krankenhausbehandlung gezogen? Diese Grenzziehung geschieht in Abhängigkeit soziokultureller Faktoren auf Seiten der versorgten Bevölkerung einerseits und der Angebotsstruktur der Versorgungsinstitutionen andererseits. Eine weitere Einflussgröße ist schließlich die Bereitschaft der medizinischen Institutionen – so auch der niedergelassenen Ärzte – auf die vom Patienten vorgestellten Krankheitssymptome einzugehen. Daraus lässt sich ableiten, dass diese Grenzen in den verschiedenen Ländern, Versorgungseinrichtungen sowie zwischen den verschiedenen Ärzten – selbst innerhalb einer Fachrichtung – unterschiedlich verlaufen. Das ist bei epidemiologischen Vergleichen von Arztpraxen, auch innerhalb des Versorgungssystems eines Landes, zu bedenken.

In der Allgemeinmedizin wird aus den angesprochenen Gründen meist **nicht** von **Diagnosen, sondern** von **Behandlungsanlässen** gesprochen, also das, was der Patient als Anlass seiner Konsultation angibt bzw. was der Arzt dafür ansieht. Dies können Diagnosen, d. h. definierte Krankheiten sein, aber auch Beschwerden oder Probleme, die nicht oder noch nicht einer Diagnose zuzuordnen sind.

Manchmal wird in der allgemeinmedizinischen Epidemiologie nochmals zwischen **Beratungsgrund** und **Beratungsergebnis** unterschieden – Ersteres entspricht dem Behandlungsanlass vor ärztlicher Diagnostik, Letzteres ist das Zuordnungsergebnis nach diagnostischer Bearbeitung des Beratungsgrundes.

In einem frei zugänglichen medizinischen System wählt der Patient die Art und den Ort der medizinischen Versorgung selbst aus.

Diese Grenzziehung zwischen Nichtbehandlung, Selbstbehandlung, ambulanter ärztlicher Behandlung und Krankenhausbehandlung hängt von soziokulturellen Faktoren und der Angebotsstruktur der Versorgungsinstitutionen ab.

2.4 Die Behandlungsanlässe in der Allgemeinpraxis

In der Tab. **C-2.3** sind die wichtigsten Behandlungsanlässe in einer englischen Allgemeinpraxis zusammengestellt. In England wird – ähnlich wie in den Niederlanden – die gesamte ambulante Versorgung durch Allgemeinärzte getragen, so dass nur Patienten mit differenzierten Fragestellungen zum Spezialisten in die Krankenhausambulanz überwiesen werden. Alle Personen schreiben sich bei ihrem Allgemeinarzt in eine Kartei ein, selbst wenn es nicht zu einem Arztkontakt kommt. Die Bezugsgröße von 2500 eingeschriebenen Patienten dürfte in etwa auch der betreuten Population eines durchschnittlichen Allgemeinarztes in Deutschland entsprechen (dies ist also nicht mit der Scheinzahl pro Quartal zu verwechseln). Aus der Tab. **C-2.3** lässt sich ersehen, dass überwiegend leichtere Erkrankungen oder Probleme aus dem Bereich der „sozialen Pathologie" den wesentlichen Anteil an den Behandlungsanlässen ausmachen.

Bedrohliche Krankheitsbilder sind in der Allgemeinarztpraxis eher selten. Dennoch muss sie der Allgemeinarzt bei fast **jedem Patienten** und **jedem Problem** als Möglichkeit in sein ärztliches Handeln einbeziehen, um seine Aufgabe verantwortungsbewusst zu erfüllen.

2.4 Die Behandlungsanlässe in der Allgemeinpraxis

Die wichtigsten Behandlungsanlässe sind in Tab. **C-2.3** wiedergegeben.

C-2.3 Behandlungsanlässe einer englischen Allgemeinpraxis (nach Fry)

I. Leichtere Erkrankungen:	Patienten, die den Arzt konsultieren – pro Jahr und 2500 beim Arzt eingeschriebene Personen	III. Chronische Erkrankungen	Patienten, die den Arzt konsultieren – pro Jahr und 2500 beim Arzt eingeschriebene Personen
Infekte der oberen Luftwege	600	Rheumatischer Formenkreis	100
Hauterkrankungen	325	Chronisch-psychiatrische Erkrankungen	60
Psychische Probleme	300	Hochdruck	50
Magen-Darm-Erkrankungen	300	Übergewicht	40
Unfälle, Verletzungen	200	Chronische Bronchitis	35
		Herzinsuffizienz	30
Spezielle Erkrankungen:		Karzinomleiden (alt und neu)	30
Akute Tonsillitis	100	Asthma	25
Otitis media	75	Peptisches Ulkus	20
Zerumen	50	Koronare Herzerkrankung	20
Harnwegsinfekte	50	Zerebrovaskuläre Erkrankungen	15
Rückenschmerzen	50	Zerebrales Krampfleiden	10
Kopfschmerzen	25	Diabetes mellitus	10
Allergische Rhinitis	25	Schilddrüsenerkrankungen	7
		Morbus Parkinson	3
Präventive Maßnahmen:		Multiple Sklerose	1
Impfungen, Durchuntersuchungen, pränatale Versorgung usw.	300	Schwere chronische Niereninsuffizienz	1
II. Schwerwiegende Erkrankungen		**IV. Soziale Behandlungsanlässe**	
Akute Bronchitis	100	Armut	150
Lungenentzündung	20	Probleme des hohen Alters	460
Schwere Depression	10	Schwere Behinderung, Erblindungen, Hörstörungen	70
Selbstmordversuch	3	Geistige Behinderungen	15
Selbstmord	alle 4 Jahre 1	Alkoholkrankheit	20
Akuter Herzinfarkt	8	Arbeitslosigkeit	30
Akuter Schlaganfall	5	Alleinerziehende	30
Appendizitis	5	Jugenddelinquenz	7
		Erwachsenenkriminalität	4
Neu aufgetretene Karzinome:		Ehescheidungen	5
davon:		Uneheliche Geburten	3
Bronchien	2		
Mamma	1		
Dickdarm	alle 3 Jahre 2		
Magen	alle 2 Jahre 1		
Prostata	alle 2 Jahre 1		
Zervix	alle 4 Jahre 1		
Gehirn	alle 10 Jahre 1		
Malignes Lymphom	alle 15 Jahre 1		
Schilddrüse	alle 20 Jahre 1		

2 Epidemiologische und biostatische Aspekte der Allgemeinmedizin

C-2.4 Behandlungsanlässe und Dauerdiagnosen – Daten aus 4309 Behandlungsanlässen in 34 Praxen (nach Abholz)

Behandlungsanlässe	Anteil an allen Behandlungsanlässen (%)	„Dauerdiagnosen"	Anteil an Dauerdiagnosen (%)
1. Krankheit und Schmerzen im Bereich des Bewegungsapparates	14,1	1. Rückenschmerzen, Bandscheibenprobleme, Spondylose	8,1
2. Erkältungskrankheiten	11,1	2. Hypertonie	8,1
3. Unspezifische Beschwerden	9,0	3. Arthrose, Polyarthrose, sonstige Probleme des Bewegungsapparates	6,3
4. Bluthochdruck	6,5	4. COPD, Bronchitis, Asthma	6,1
5. Gastrointestinale Beschwerden	5,4	5. Neurose, somatoforme Störung, Depression	5,7
6. Erkrankungen der Haut	5,0	6. Hyperlipidämie, Hyperurikämie	6,0
7. Prävention	4,8	7. Nichttoxische Struma	5,7
8. Erkrankungen des Herzens	4,3	8. Allergien, Pollinosis	4,9
9. Psychiatrische Probleme	4,1	9. Diabetes mellitus	3,4
10. Diabetes mellitus	4,1	10. KHK, Angina pectoris	3,1
11. Allergien	4,1	11. Gastritis, Ulkuskrankheit	2,8
12. Asthma, COPD	3,2	12. Varikosis	2,8
13. Verletzungen	3,0	13. Dermatitiden	2,5
14. Psychosoziale Probleme	2,6	14. Herzrhythmusstörungen	2,4
15. Erkrankungen der Schilddrüse	2,1	15. Migräne und chronische Kopfschmerzen	1,9
Summe	**83,4**	**Summe**	**70,1**

In Tab. **C-2.4** sind die häufigsten Behandlungsanlässe in deutschen Allgemeinpraxen aufgeführt. Ordnet man sie – künstlich, weil häufig mehrdimensional – einmal dennoch den einzelnen medizinischen Spezialfächern zu, dann ergibt sich folgendes Bild (Abb. **C-2.1**).

Tab. **C-2.5** zeigt, dass in der Allgemeinmedizin **ein sehr weites Spektrum von Krankheiten betreut wird**: Die häufigsten 20 Diagnosen **sind nur** für etwa die Hälfte der Behandlungsanlässe verantwortlich. Ganz anders sieht dies in den anderen Fachrichtungen aus: Wenige Krankheitsbilder füllen das gesamte Fach.

Der **Allgemeinarzt hat** im Vergleich zu den Ärzten anderer Fachrichtungen **das breiteste Spektrum der zu versorgenden Krankheitsbilder** (Tab. **C-2.5**).

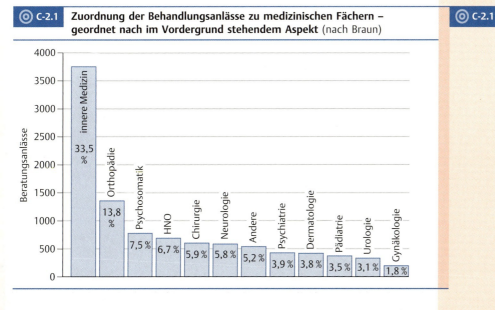

C-2.1 Zuordnung der Behandlungsanlässe zu medizinischen Fächern – geordnet nach im Vordergrund stehendem Aspekt (nach Braun)

C-2.5 Diagnosespektrum in der Allgemeinmedizin und in weiteren Fachgebieten (nach Häussler)

Die häufigsten 20 Diagnosen eines Faches machen folgenden (kumulativen) Prozentanteil der Behandlungsanlässe aus:

Allgemeinmedizin	53,0 %
Innere Medizin	70,0 %
Chirurgie	75,0 %
Urologie	82,0 %
Kinderheilkunde	83,0 %
Gynäkologie	97,0 %
HNO	98,0 %
Haut	99,6 %
Augen	99,9 %

In der allgemeinmedizinischen Praxis ist eine **endgültige ätiologische Klärung von Symptomen häufig nicht möglich** (Tab. **C-2.6**).

Dass im allgemeinmedizinischen Bereich **endgültige Klärungen einer Symptomatik zumindest sehr häufig nicht möglich** sind, wird in einer amerikanischen Studie noch deutlicher, in der Patienten mit 14 häufig vorkommenden Symptomen über 3 Jahre nachverfolgt wurden. In der Mehrzahl der Fälle (74 %) war eine medizinische Klärung trotz ausführlicher zusätzlicher Diagnostik durch Spezialisten nicht möglich (Tab. **C-2.6**).

In Tab. **C-2.7** ist – aus einer englischen Allgemeinpraxis – für zwei Symptomenkomplexe eine Aufschlüsselung nach Diagnosen wiedergegeben. Dies schließt – wie man sieht – auch ein, dass wiederum eine diagnostische Zuordnung mittels üblicher medizinischer Klassifikation zum Teil nicht möglich war.

C-2.6 Diagnostische Abklärungsmöglichkeiten bei 1000 Patienten mit 14 häufigen Symptomen (nach Kroenke, Mangelsdorff)

Symptom	Häufigkeit	Wahrscheinliche Ätiologie (in %)		
		organisch	psychisch	unbekannt
Thoraxschmerz	96	11	6	83
Erschöpfung	82	13	21	66
Schwindel	55	18	2	80
Kopfschmerz	52	10	15	75
Ödeme	45	36	0	64
Rückenschmerzen	41	10	0	90
Luftnot	37	24	3	73
Schlaflosigkeit	34	3	50	47
Bauchschmerzen	30	10	0	90
Taubheitsgefühl	26	19	4	77
Impotenz	24	21	4	75
Gewichtsverlust	18	5	28	67
Husten	15	40	0	60
Obstipation	12	0	0	100
Gesamt	**567**	**16 %**	**10 %**	**74 %**

2 Epidemiologische und biostatische Aspekte der Allgemeinmedizin

C-2.7 Symptome und ihre diagnostische Zuordnung – am Beispiel einer englischen Allgemeinpraxis und bezogen auf ein Jahr (nach Morell)

Diagnosen	Häufigkeit der Beratungsursache	Diagnosen	Häufigkeit der Beratungsursache
I. Thoraxschmerzen		**II. Bauchschmerzen**	
Muskelzerrungen, rheumatische Beschwerden	26	Gallenkoliken, Darmkoliken	36
Von der Wirbelsäule ausgehende Beschwerden	19	Muskelzerrungen	22
Psychische Ursachen, psychosomatische Krankheitsbilder	14	Peptische Geschwüre	15
Pleuritis	13	Funktionelle Magenbeschwerden	15
Akute Bronchitis	12	Weitere intestinale und peritoneale Erkrankungen	15
Ösophagitis, Erkrankungen der Mundhöhle und des Ösophagus	11	Weitere Magen- und Duodenalerkrankungen	13
Prellungen	9	Appendizitis	8
Laryngitis, Tracheitis	7	Pyelonephritis und Zystitis	8
Lungenentzündung	7	Tonsillitis	3
Koronare Herzerkrankung	5	Malignome	2
Andere, häufig nicht erklärbar und zuordenbar	**45**	**Andere, häufig nicht erklärbar und zuordenbar**	**46**
Summe	**168**	**Summe**	**197**

Bei den bisher angeführten Daten über die Diagnosehäufigkeit und zur ätiologischen Zuordnung von Behandlungsanlässen handelt es sich keinesfalls um exakte, für alle Allgemeinpraxen gültige Zahlen. Denn **verschiedene Praxen** – selbst innerhalb eines Gesundheitssystems – haben **unterschiedliche Versorgungsspektren**. Dies liegt einmal am Schwerpunkt des Arztes, mit dem er bestimmte Patienten „anzieht", andere aber eher abhält. Zum anderen nehmen verschiedene Ärzte – je nach Schwerpunkt ihrer Arbeit und ihrer Sichtweise – unterschiedliche diagnostische und ätiologische Zuordnungen vor. So gibt es z. B. Ärzte, die eher die psychischen Anteile am Kranksein sehen und im Gespräch mit dem Patienten herausarbeiten; andere drängen diesen Anteil eher in den Hintergrund. Gleiches gilt selbst innerhalb der rein medizinischen Dimension des Krankseins. Und dennoch haben derartige Darstellungen über die Verteilung der Behandlungsanlässe einen Sinn, zeigen sie doch die Dimensionen auf, in denen sich die allgemeinmedizinische Tätigkeit abspielt.

In Tab. **C-2.8** sind Zuordnungen von Behandlungsanlässen nach der Bedeutung der Dimension „vorwiegend psychisch" oder „vorwiegend somatisch" wiedergegeben (sie stammen aus verschiedenen Untersuchungen mit unterschiedlichen Arbeitsbereichen und Zeiträumen der Erhebung). Die Praxisinhaber ordneten die Behandlungsanlässe den Kategorien „psychosozial" und „somatisch" zu. Deutlich wird in allen angeführten deutschen Studien, dass der Anteil des Psychischen oder Psychosozialen sehr groß ist.

Der Tatsache, dass in der Allgemeinmedizin häufig keine umgehende, aber auch keine endgültige Diagnose zu stellen ist, trägt die in Deutschland und Österreich einflussreiche Schule von R. N. Braun Rechnung.

Die von Braun vorgeschlagene Unterscheidung lautet:

A. **Definitive Diagnose**, also *Beweis* eines Krankheitsbildes mit diagnostischer Einordnung: Beispiel: Eitrige Tonsillitis mit positivem Streptokokkennachweis.

B. **„Bild einer Erkrankung"**: Das Bild einer Erkrankung wäre zum Beispiel eine eitrige Tonsillitis *ohne* Erregernachweis.

Die Versorgungsspektren und Schwerpunkte der Allgemeinärzte sind unterschiedlich. Auch die Patienten wählen die Arztpraxis individuell aus.

C-2.8 Ätiologische Zuordnung von Behandlungsanlässen – Beurteilung durch den Arzt

Landpraxis[1]	Überwiegend somatisch und eher somatisch	57 %
	Eher psychosozial und überwiegend psychosozial	43 %
Stadtpraxis[2]	Somatisch	50 %
	Überwiegend psychisch	10 %
	Nicht mehr sinnvoll trennbar in psychisch, sozial und somatisch	40 %
Stadt- und Landpraxen[3]	Überwiegend somatisch und eher somatisch	68,8 %
	Überwiegend psychisch	14,7 %
	Nicht mehr sinnvoll trennbar	16,5 %

1: Vogt u. Blohmke 1974
2: Abholz 1989
3: Abholz 2001

C. **„Symptomgruppen"** und **„Symptome"**. Hier handelt es sich um summatorische Zuordnungen wie „Fiebriger Infekt", „Ziehen in der Wade" etc.

Rund ⁴⁄₅ der neuen Behandlungsanlässe – bei Braun der „Beratungsursachen" – müssen in die Gruppen B und C eingeordnet werden, da sie nicht weiter abgeklärt und/oder eine definitive Diagnose auch gar nicht gestellt werden kann.

2.5 Der unterschiedliche Inhalt einer medizinischen Diagnose im ambulanten und klinischen Bereich

Im Vergleich zum Krankenhaus überwiegen im ambulanten Bereich Patienten, die – bei gleicher Diagnose – eher die leichteren, prognostisch günstigeren Verlaufsformen aufweisen. Patienten mit schweren Krankheitsverläufen oder mit besonderen diagnostischen Problemen werden eher in die Klinik eingewiesen. Dadurch kommt es neben den deutlichen Unterschieden im diagnostischen Spektrum zwischen Krankenhaus und ambulantem Bereich auch zu deutlichen **Unterschieden innerhalb einer medizinischen Diagnosekategorie**. Dies soll an wenigen Beispielen skizziert werden:

- Hypertonie: Bei Klinik-Patienten liegen in 10–15 % sekundäre Ursachen vor, im ambulanten Bereich nur in 1–2 %.
- Bei dem eher seltenen Krankheitsbild eines Lupus erythematodes war man anhand klinischer Daten anfänglich von einer **2-Jahres**-Sterblichkeit von 90 % ausgegangen. Erst nach Durchführung ambulanter Studien ließen sich Mortalitätsraten zwischen 70 und 100 % **pro 10 Jahre** nachweisen.
- In England werden 68 von 1000 Einwohnern mindestens einmal pro Jahr wegen Rückenschmerzen von ihrem Hausarzt gesehen. Nur 1 % davon wird in ein Krankenhaus eingewiesen. Wegen einer rheumatoiden Arthritis konsultieren 19 von 1000 Personen mindestens einmal jährlich ihren Hausarzt. Nur etwa jeder vierzigste davon wird im Krankenhaus aufgenommen. Unabhängig von der Ätiologie wird offensichtlich, dass für Krankenhaus- und Allgemeinarzt ein völlig unterschiedliches Bild von der rheumatoiden Arthritis oder von dem Patienten mit Rückenschmerzen entstehen muss.
- Bei Studien zur Behandlung der Depression, die in verschiedenen Ländern durchgeführt wurden, ergab sich, dass die ambulant verwendeten durchschnittlichen Amitriptylin-Dosen pro Tag um etwa ⅔ niedriger lagen als nach Expertenempfehlungen notwendig. Es stellt sich die Frage, ob es sich

hier um eine sog. Pseudoplazebo-Medikation oder um die Behandlung unterschiedlicher Krankheitsbilder bei gleicher Diagnose handelt.
- Nach schulmedizinischer Meinung ist die manifeste arterielle Hypertonie eine lebenslange Erkrankung. Langzeitstudien im ambulanten Bereich zeigen jedoch, dass etwa bei ⅓ der Patienten der Hochdruck im Laufe von Jahren verschwindet und eine Behandlung somit nicht mehr notwendig ist.
- Für das Krankheitsbild der Anorexia nervosa ging man aufgrund von Krankenhausstudien über lange Zeit von einer 10-Jahres-Sterblichkeit um 30 % aus. Ambulante Langzeitstudien weisen hingegen eine 10-Jahres-Sterblichkeit von etwa 3 % auf.

2.6 Arbeitsinhalte der Allgemeinpraxis

Die Arbeitsinhalte wie auch der zeitliche Aufwand sind ganz wesentlich durch die Unterschiedlichkeit der Ärzte, ihre Mentalität, ihr Engagement, ihre Schwerpunkte und durch das Gesundheitssystem – einschließlich des Honorierungssystems – bestimmt. Es soll an dieser Stelle ausreichen, einen durchschnittlichen Arbeitstag eines Allgemeinarztes in einer Großstadt anhand einiger abgerechneter Leistungen zu charakterisieren (Tab. **C-2.9**).

Zwei Drittel der Arzt-Patienten-Kontakte im Sprechzimmer dauern im Schnitt zwischen 5 und 10 Minuten, der Rest ist deutlich kürzer, kann aber gelegentlich auch bis zu 40 Minuten in Anspruch nehmen. Patienten sind durchschnittlich etwa 8-mal pro Jahr bei ihrem Hausarzt.

Im Durchschnitt kennt ein Allgemeinarzt ¾ seiner Patienten seit mindestens 5 Jahren. Die längere Kenntnis, das wiederholte Zusammentreffen mit dem Patienten lässt eine **Anamnese gemeinsam erleben** (S. 520) und zahlreiche Vorinformationen gewinnen. Dadurch ist es oft möglich, auch bei neuen Behandlungsanlässen eine qualitativ gute Versorgung in kurzer Zeit und mit wenigen diagnostischen Mitteln durchzuführen.

2.6 Arbeitsinhalte der Allgemeinpraxis
Siehe Tab. **C-2.9**.

Arzt-Patienten-Kontakte dauern in der Regel zwischen 5 und 10 Minuten.

Der Allgemeinarzt kennt ¾ seiner Patienten länger als 5 Jahre. Dadurch ist häufig eine qualitativ gute Versorgung in kurzer Zeit und mit wenigen diagnostischen Mitteln möglich.

C-2.9	Was tut der Allgemeinarzt wie häufig? C-2.9
	(Berechnung aus der Abrechnungsstatistik für Berlin, abgerundete Durchschnittswerte bei 750 Patienten pro Quartal)

An einem Arbeitstag		In einer Arbeitswoche	
Konsultationen	45–80	Belastungs-EKG	1
Hausbesuche	2	Lungenfunktionstest	1
Ausstellen von Arbeitsunfähigkeitsbescheinigungen	9		
Überweisungen	5		
Ausführliche körperliche Untersuchungen	13		
Psychotherapeutisch orientierte Gespräche	2		
Längere Gespräche bei chronischen Erkrankungen	5		
Blutabnahmen	6		
EKG-Ableitungen	1–2		
I. m. Injektionen	11		
Behandlung mit Mikrowellen	7		
Verbände	3		

2.7 Biostatistische Grundlagen allgemeinmedizinischer Arbeit

Die Darstellung biostatistischer Grundlagen allgemeinmedizinischer Arbeit bezieht sich allein auf die medizinische Dimension des Krankseins. Es geht dabei um medizinische Diagnosen, Therapieverfahren oder präventive Maßnahmen, die sich auf medizinisch definierte Krankheitsbilder beziehen. Die grundsätzlichen Überlegungen lassen sich jedoch unschwer auch auf die psychischen und sozialen Aspekte des Krankseins übertragen.

▶ **Merke:** Drei wesentliche **Grundbedingungen** allgemeinmedizinischer Tätigkeit bestimmen die hier gegebene Darstellung zur Biostatistik:
1. Allgemeinmedizin findet in einem Bereich statt, in dem definierte und „beweisbare" Krankheiten relativ selten vorkommen (**Niedrig-Prävalenz-Bereich**): Die zu diagnostizierenden Erkrankungen und insbesondere die gefährlichen Erkrankungen sind hier seltener als in allen anderen medizinischen Versorgungsbereichen.
2. Definierte Krankheiten kommen also per se nicht nur selten vor – Krankheitsbilder liegen auch eher in ihren leichten Ausprägungsformen vor (**Niedrig-Risiko-Bereich**).
3. Die **Nutzendimension** medizinischen Handelns in Diagnostik und Therapie ist insbesondere im allgemeinmedizinischen Bereich von zentraler Bedeutung. Die Frage, was ein Patient „davon hat", leitet allgemeinmedizinisches Handeln. Leitsatz der Allgemeinmedizin war daher immer: **Vor jeder Diagnostik steht die Therapie(-Überlegung).**

Die Darstellung der biostatistischen Grundlagen ist generell für jede medizinische Tätigkeit gültig, in welchem Versorgungsbereich sie auch erbracht wird. Sie bezieht sich hier jedoch auf die Arbeit im Niedrig-Prävalenz-Bereich und bei Niedrig-Risiko-Populationen.

2.8 Rahmenbedingungen medizinischen Nutzens

Die Rahmenbedingungen zur Nutzenbestimmung sollen wegen unterschiedlicher Problembereiche getrennt nach diagnostischem und therapeutischem Nutzen dargestellt werden.

2.8.1 Diagnostischer Nutzen

▶ **Definition.** Eine diagnostische Methode ist von Nutzen, wenn sie dazu beiträgt, eine gesuchte Erkrankung oder eine pathologische Abweichung treffsicher zu identifizieren.

Sensitivität und Spezifität

Wir bezeichnen eine diagnostische Methode (hier „Test" genannt) als verlässlich, wenn sie uns hilft, eine gesuchte Erkrankung oder eine pathologische Abweichung treffsicher zu identifizieren (Sensitivität).
Mit zu dieser „Verlässlichkeit" gehört aber auch (was häufig übersehen wird), aus der Population die Gesunden auch als „gesund" – und nicht fälschlicherweise als „krank" – zu identifizieren (Spezifität).

Die **Sensitivität wird definiert** als Prozentsatz aller Kranken, die mithilfe des Tests richtig als krank identifiziert werden. In der Formel ausgedrückt bedeutet dies:

2 Epidemiologische und biostatische Aspekte der Allgemeinmedizin

$$\text{Sensitivität} = \frac{\text{richtig positive}}{\text{richtig positive \textbf{plus} falsch negative}} \quad (= \text{alle Kranken})$$

Die **Spezifität wird definiert** als Prozentsatz aller Gesunden, die mithilfe des „Tests" auch als „gesund" identifiziert werden. In der Formel heißt das:

$$\text{Sensitivität} = \frac{\text{richtig negative}}{\text{richtig negative \textbf{plus} falsch positive}} \quad (= \text{alle Kranken})$$

Ein Test mit einer **Sensitivität** von 90 % und einer Spezifität von 60 % erlaubt, 90 % der Erkrankten als solche herauszufinden. Von allen Gesunden werden jedoch nur 60 % als gesund identifiziert, der Rest von 40 % wird im Test fälschlicherweise als krank erscheinen.

Die Tatsache, dass Testverfahren nie 100 %ig richtig ausfallen (also nie eine 100 %ig sichere Identifizierung von Gesunden und Kranken leisten können), liegt **nicht** an einem „Laborfehler" oder an der „Ungeübtheit der Untersucher". Vielmehr stellen Laborfehler und Unerfahrenheit von Untersuchern noch weitere Quellen für eine fehlerhafte Beurteilung von „krank" und „gesund" dar, die zu der hier beschriebenen „fehlerhaften Abweichung" noch addiert werden müssen.

Die von 100 % abweichende Sensitivität und Spezifität kommt vielmehr durch die Bandbreite biologischer Phänomene zustande. Es gibt kein biologisches Phänomen, das durch einen Test oder eine Untersuchung absolut trennscharf in „krank" oder „gesund" abzugrenzen ist. **Immer haben einige Gesunde auch Befunde, die eigentlich typisch für den Kranken, und einige Kranke auch Befunde, die eigentlich typisch für den Gesunden sind. Die Kollektive von „krank" und „gesund" überschneiden sich also immer etwas.** Natürlich finden sich diese Überschneidungen nur im Grenzbereich, d. h. in der Regel nicht bei extremen Normabweichungen.

Im Bereich der klinischen Chemie erfolgt eine „willkürliche" Festlegung der Spezifität und Sensitivität auf 95 %: Das bedeutet, dass 95 % der Gesunden in Bezug auf die hinter einem Laborwert steckenden Erkrankungen in den Normalbereich fallen. Die restlichen 5 % der Gesunden sind dem krankhaften Bereich zugeordnet und sind dadurch falsch positiv.

Die meisten Labortests und medizintechnischen Untersuchungen sind so angelegt, dass die **Spezifität** (richtig negative) zwischen 90 und 99 % liegt. Für die Malignomdiagnostik beträgt sie bei der Mammographie 90 %. Bei der Bronchoskopie mit Biopsie sowie der Röntgenuntersuchung des Magens liegt sie bei 99 %. Deutlich niedriger, d. h. bei 80 bzw. 75 % liegt die Spezifität des TSH zur Diagnostik einer Hypothyreose und der Röntgenuntersuchung des Thorax zur Abklärung hilärer Lymphome. Zum Vergleich sei erwähnt, dass auch körperliche Untersuchung und Anamnese eine relativ hohe Spezifität aufweisen. Die kardiale Auskultation auf verschiedene Vitien weist Spezifitäten zwischen 85 und 99 % auf. Die Anamneseerhebung bei einer vermuteten koronaren Herzerkrankung hat eine Spezifität von 90 %.

Bei diesen Daten, die eine relativ hohe Sicherheit nahe legen, ist allerdings zu bedenken, dass das Risiko mindestens eines falsch positiven Ergebnisses bei einem Gesunden mit der Zahl eingesetzter und unabhängig abgenommener Tests wächst. Das hat Konsequenzen: Führt man eine sehr breite, ungezielte Diagnostik mit sehr vielen Untersuchungen durch, wird man damit rechnen müssen, dass sich unter den „Testpositiven" relativ viele falsch positive Befunde befinden.

Bei Tests mit einer Spezifität von jeweils 95 % ergibt sich folgende Wahrscheinlichkeit, mindestens einen falsch positiven Befund zu erheben – selbst wenn der Patient gesund ist:
1 Test: 5 %.
2 Tests: 10 %.
4 Tests: 19 %.
6 Tests: 26 %.
10 Tests: 40 %.

Unter **Spezifität** versteht man die „Fähigkeit" eines Tests, Gesunde als solche mithilfe des Tests zu identifizieren.

Es gibt kein biologisches Phänomen, das durch einen Test oder eine Untersuchung absolut trennscharf in „krank" oder „gesund" abzugrenzen ist. Immer haben einige Gesunde auch Befunde, die eigentlich typisch für den Kranken sind, und einige Kranke auch Befunde, die eigentlich typisch nur beim Gesunden zu erwarten sind.

Die meisten Labortests und medizintechnischen Untersuchungen sind so angelegt, dass die **Spezifität** (richtig Negative) zwischen 90 und 99 % liegt.

Bei Labortests und medizintechnischen Verfahren wird immer ein Teil von Gesunden fälschlicherweise als „krank" definiert. Das Risiko, bei einem Gesunden auf **mindestens ein** falsch positives Ergebnis zu stoßen, wächst mit der Zahl der eingesetzten Tests.

Die **Sensitivität** ist **bei den meisten angewendeten Untersuchungen niedriger als die Spezifität**. Der Arzt muss also damit rechnen, dass ein nicht unwesentlicher Teil der eigentlich Kranken im Test nicht erkannt wird.

Prädiktive Wertigkeit

Prädiktive Wertigkeit
Für den Arzt bleibt die entscheidende Frage: Wer von seinen Patienten mit einem positiven oder negativen Testergebnis ist krank oder gesund? Diese Entscheidung ist anhand des Tests allein nicht möglich, sie ist nur über **Wahrscheinlichkeiten** zu fällen.

Die durch die Testcharakteristik vorgegebenen Arbeitsbedingungen treffen auf alle Ärzte – wo immer sie auch arbeiten – in gleicher Weise zu. Für den **Allgemeinarzt** jedoch kommt noch hinzu, dass er in einem **Niedrig-Prävalenz-Bereich** tätig ist. Daraus resultiert eine Verschärfung der beschriebenen Problematik. In Kenntnis des Problems, dass es sowohl richtig positive als auch falsch positive Befunde und entsprechend richtig negative als auch falsch negative Befunde gibt, bleibt für den handelnden Arzt die entscheidende Frage: Wer von seinen Patienten mit einem positiven oder negativen Testergebnis ist tatsächlich krank oder gesund? Diese Entscheidung ist anhand des Tests und der Kenntnis von Sensitivität und Spezifität allein nicht mehr möglich; sie ist nur über die **Wahrscheinlichkeit** des Vorliegens einer Erkrankung zu fällen.

Die Wahrscheinlichkeit eines richtig positiven Testergebnisses nimmt mit der **Prävalenz** der gesuchten Erkrankung zu. Dabei versteht man unter Prävalenz die Häufigkeit einer Erkrankung in einer Bevölkerung oder Subpopulation. Hat man einen Patienten vor sich, dann ordnet man ihn gedanklich einer solchen Subpopulation mit einer eingeschätzten Krankheitshäufigkeit zu.

Beispiel: Ein positiver HIV-(Antikörper-)Test hat eine hohe Wahrscheinlichkeit, richtig positiv zu sein, wenn er bei einem homosexuellen Mann aus San Francisco mit zahlreichen Sexualpartnern durchgeführt wurde. Setzen wir hier einmal eine Prävalenz von 20 % für die HIV-Durchseuchung an. Ein ebenfalls positiver HIV-Test, der bei einem Blutspender in der Bundesrepublik gewonnen wurde, hat hingegen eine hohe Wahrscheinlichkeit, falsch positiv zu sein, da die Prävalenz der HIV-Infektion auf maximal 1 pro 10 000 geschätzt wird.

Ist die Testcharakteristik (Sensitivität und Spezifität) und die Prävalenz der gesuchten Erkrankung in einer Population bekannt, kann der Patient entsprechend zugeordnet werden. So lassen sich Wahrscheinlichkeitsaussagen zur diagnostischen Wertigkeit eines positiven oder negativen Testergebnisses ableiten. Mehr als Wahrscheinlichkeiten zu berücksichtigen, ist jedoch nicht möglich.

Beispiel HLA B27: Eine Frau mit anhaltenden Rückenschmerzen, die nach einem Sturz auftraten, wird einer Population mit niedriger Prävalenz einer Sacroiliitis zuzuordnen sein. Hingegen würde ein junger Mann mit den gleichen Rückenschmerzen aber ohne Trauma und hervorragendem Ansprechen auf ein Antiphlogistikum einer eher höheren Prävalenz-Gruppe angehören. Daraus lassen sich dann Wahrscheinlichkeitsaussagen zur diagnostischen Wertigkeit eines positiven oder negativen Testergebnisses ableiten. Nach dem *Bayes-Theorem* (erster Statistiker, der dies herausfand) unterscheidet man einen positiven und einen negativen Vorhersagewert **(prädiktive Wertigkeit)** – in Abhängigkeit von positivem oder negativem Testergebnis.

▶ **Merke**

▶ **Merke: Die prädiktive Wertigkeit ist dabei immer von der Sensitivität und Spezifität, meist noch stärker aber von der Prävalenz der gesuchten Erkrankung abhängig.** Dies bedeutet, dass gleiche Tests mit gleicher Sensitivität und Spezifität in unterschiedlichen Populationen mit unterschiedlichen Prävalenzen (und damit Krankheitswahrscheinlichkeiten) zu unterschiedlicher Sicherheit der diagnostischen Aussage führen. Ein Test im Krankenhaus hat also eine andere Aussagesicherheit als der gleiche Test in der Praxis!

Positiver Vorhersagewert: Prozentsatz richtig positiver Befunde an der Gesamtzahl aller positiven Befunde.
Negativer Vorhersagewert Prozentsatz richtig negativer Befunde an der Gesamtzahl aller negativen Befunde.

Unter einem **positiven Vorhersagewert** (**p**ositive **p**rädiktive **W**ertigkeit) versteht man den Prozentsatz richtig positiver Befunde an der Gesamtzahl aller positiven Befunde. Unter einem **negativen Vorhersagewert** versteht man den Prozentsatz richtig negativer Befunde an der Gesamtzahl aller negativen Befunde. Die Tragweite dieser Überlegung soll im Folgenden am Beispiel der EKG-Untersuchung zur Diagnostik einer koronaren Herzerkrankung illustriert werden.

2 Epidemiologische und biostatische Aspekte der Allgemeinmedizin

▶ **Beispiel:**
Sensitivität: 50 %, Spezifität: 90 %
Prävalenz einer koronaren Herzerkrankung:
Population A (asymptomatische Personen zwischen 35 und 60 Jahren): 1 %.
Population B (symptomatische männliche Raucher zwischen 65 und 80 Jahren mit Hypertonie): 50 %
Der positive Vorhersagewert des EKG lässt sich wie folgt ermitteln:
Für Population A:
Krank ist 1 %: von 10 000 Personen sind also 100 krank, 9900 gesund. Im EKG erscheinen bei einer Sensitivität von 50 % 50 der 100 Personen als krank; bei einer Spezifität von 90 % werden nur 90 % der 9900 Gesunden als gesund identifiziert, dies sind 8910. Die restlichen 10 % der Gesunden, 990, sind im Test falsch positiv.

Positiver Vorhersagewert: $\frac{\text{richtig positiv}}{\text{richtig positiv \textbf{plus} falsch positiv}} = \frac{50}{1040} = 0{,}05 = 5\,\%$

◀ Beispiel

Neben der Formel kann eine sog. Vierfeldertafel (Tab. **C-2.10**) verwendet werden, die vielleicht besser zu erinnern ist als eine Formel.

Statt der Formel kann auch eine Vierfeldertafel (Tab. **C-2.10**) eingesetzt werden.

C-2.10 Vierfeldertafel

	Insgesamt	Im Test positiv	Im Test negativ
Alle Gesunden	9900	990 (10 %, nämlich der Rest zur Spezifität von 90 %)	8910 (Spezifität 90 %)
Alle Kranken	100 (nämlich 1 % aller 10000 Personen)	50 (sensitiv 50 %)	50 (der Rest zur Sensitivität von 50 %)
Alle Personen	10 000	**1040**	8960

▶ **Beispiel (Fortsetzung):** Auf ein richtig positives Ergebnis sind also 20 falsch positive Befunde gekommen (nämlich 50 von 1040).
Für Population B:
Krank sind 50 %: Von 10 000 Personen sind 5000 Kranke; davon werden 2500 über richtig positive Befunde als Kranke identifiziert (Sensitivität 50 %). Von den 5000 Gesunden werden (bei 90 % Spezifität) 10 % falsch positiv befunden, das sind 500 Personen.
Es stehen somit 2500 richtig positiven 500 falsch positive Befunde gegenüber, was einer Relation von 5:1 entspricht. Auf 5 richtig positive Ergebnisse kommt also ein falsch positiver Befund.

Positiver Vorhersagewert: $\frac{\text{richtig positiv}}{\text{richtig positiv \textbf{plus} falsch positiv}} = \frac{2500}{3000} = 0{,}83 = 83\,\%$

◀ Beispiel (Fortsetzung)

▶ **Merke:** Bei der Nutzenbestimmung eines diagnostischen Tests, der in einem Bereich wie z. B. dem Krankenhaus, der Arztpraxis oder bei der Früherkennung angewendet wird, geht neben Spezifität und Sensitivität die Prävalenz der anzunehmenden Erkrankung als bestimmender Faktor mit ein. Dies hat weitreichende Implikationen: z. B. wird sich die diagnostische Aussagesicherheit ein und desselben diagnostischen Instruments zwischen einer Krankenhaus- und einer ambulanten Population wesentlich unterscheiden, da in der Krankenhauspopulation Kranke häufiger vorkommen als in einem ambulanten Patientenkollektiv (Niedrig-Prävalenz-Population).

◀ Merke

Beim Patienten in der allgemeinärztlichen Praxis ist die Wahrscheinlichkeit des Vorliegens einer koronaren Herzerkrankung im Vergleich zum Kardiologen und erst recht im Vergleich zum Krankenhaus besonders gering. Der All-

Der Allgemeinarzt hat im **Niedrig-Prävalenz-Bereich** immer mit einem sehr geringen positiven Vorhersagewert pathologischer Befunde zu rechnen. Eine **diagnostische Vorselektion** über Anamnese, körperliche Untersuchung und die Einbeziehung seines Wissens über den Patienten (erlebte Anamnese) verbessert den Vorhersagewert.

Die Bedeutung der erlebten Anamnese

gemeinarzt hat im **Niedrig-Prävalenz-Bereich** immer mit einem sehr geringen positiven Vorhersagewert pathologischer Befunde zu rechnen (es sei denn, er führt eine **diagnostische Vorselektion** durch).

Die Bedeutung der erlebten Anamnese

Bei dieser Vorselektion stehen dem Allgemeinarzt einmal die üblichen diagnostischen Mittel zur Verfügung: Anamnese, körperliche Untersuchung, Kenntnis von Risikofaktoren. **Hinzu kommt** aber noch etwas, das nur beim Allgemeinarzt – in der Regel – vorkommt: Die „**erlebte Anamnese**".

Hierunter wird das gesamte, zur herkömmlichen Anamnese hinzutretende Vorwissen aus der Geschichte des Patienten (zusammen mit dem Patienten erlebt) verstanden (zu Details s.S. 22). Dies sind **Kenntnisse zu**:

A. Vorerkrankungen in ihren detaillierten Ausformungen und Besonderheiten (wie sie bei Übermittlung einer Anamnese nie so detailliert wiedergegeben werden können)
B. Gesamtheit der Krankheiten und psychischen Besonderheiten des Patienten
C. Reaktionen des Patienten auf Krankheit (Krankheitsumgang)
D. Sozio-kultureller Einbettung des Patienten mit deren Auswirkungen auf Krankheit und Gesundheit.
E. Bisher nicht einer Diagnose zugeordneten Beschwerden und mögliche Frühformen von Krankheiten, die sich erst in bestimmten – neuen – Zusammenhängen zuordnen lassen. Diese Dinge können nicht alle schriftlich in Akten festgehalten werden, sie werden aber gedanklich wieder aktivierbar, wenn sie einen neuen Sinnzusammenhang bekommen können. Zum Beispiel erscheint eine uncharakteristische Neigung zur Blähung in einem anderen Licht, wenn – ein halbes Jahr später – ein Eisenmangel festgestellt wird.

Diese Kenntnisse – also die Nutzung der erlebten Anamnese – erlauben, mögliche Diagnosen wahrscheinlicher oder weniger wahrscheinlicher werden zu lassen, also den Patienten „vorzuselektionieren". Damit wird allgemeinärztliche Diagnostik zielgerichteter anwendbar und das Problem der Diagnostik im Niedrig-Prävalenz-Bereich wird vermindert.

Die Bedeutung der erlebten Anamnese steigt, wenn der Patient bei möglichst **allen Krankheitsanlässen** (Breite der Versorgungszuständigkeit) gesehen wird, er in **regelmäßiger Betreuung** (Kontinuität der Versorgung) ist, und wenn ein entwickeltes **Arzt-Patienten-Verhältnis** besteht.

Breite der Versorgung und **Kontinuität** tragen zum entwickelten Arzt-Patienten-Verhältnis bei – alle drei Aspekte sind somit Garant des Entstehens der „erlebten Anamnese".

Die **erlebte Anamnese** selbst wieder ist das **zusätzliche „diagnostische Instrument"** des **Allgemeinarztes**, das eine ausreichend treffsichere Arbeit im Niedrig-Prävalenz-Bereich überhaupt ermöglicht (inhaltliche Begründung für die immer wieder geforderte und von der Mehrheit der Bevölkerung auch genutzte Primärarztfunktion des Hausarztes).

▶ Merke

▶ **Merke:**
1. Ein Test ist umso aussagekräftiger, je höher die Wahrscheinlichkeit des Vorliegens der gesuchten Erkrankung ist. Dies lässt sich über die anzunehmende Prävalenz der gesuchten Erkrankung bestimmen (Bayes-Theorem).
2. Identische Tests sind daher in verschiedenen Populationen von unterschiedlichem Vorhersagewert.
3. Jeder einzelne Patient kann gedanklich einer Prävalenz-Population zugeordnet werden.
4. Will man die Aussagekraft eines Tests erhöhen, so ist bei jedem Patienten eine Vorselektion über Anamnese, Symptomatik und erlebte Anamnese nötig, bevor der Test angewendet oder unterlassen wird.

Der diagnostische Nutzen des allgemeinmedizinischen Ansatzes ist nur dann relevant, wenn aus der Diagnostik eine therapeutische, manchmal auch nur eine prognostische, Schlussfolgerung gezogen werden kann. Anders ausgedrückt: Ein diagnostisches Verfahren mit hohem Nutzen ist dann irrelevant, wenn sich keine nützliche Therapie anschließen kann. Eine der entscheidendsten und dabei einfachsten Fragen an jegliche Diagnostik ist daher: „Was hat der Patient davon?" Dies begründet den Leitsatz allgemeinmedizinischer Arbeit: **„Vor der Diagnostik steht die Therapie"**.

2.8.2 Therapeutischer Nutzen

Beurteilungskriterien: Bei der Beurteilung des therapeutischen Nutzens sind drei Ebenen zu unterscheiden:
- Der **Maßstab** zur Beschreibung des Nutzens,
- die **Evidenz** des Nutzennachweises (wie methodisch gut abgesichert) und
- der **Ausdruck** des Nutzens (die Darstellung dem Patienten gegenüber).

Der **Maßstab des Nutzens** einer Therapie kann sein:
- die Veränderung einer pathophysiologisch relevanten Größe (zum Beispiel Blutzucker, Blutdruck etc.) und
- die Veränderung von Morbidität, Mortalität und Lebensqualität.

Für den behandelnden Arzt sind Aussagen auf der Basis von Morbidität, Mortalität und Lebensqualität von größerer Relevanz als auf der Grundlage pathophysiologischer Größen. Die pathophysiologischen Größen **(Surrogatparameter)** sind deshalb weniger relevant, weil deren Assoziation zu Morbidität oder Mortalität keineswegs immer gradlinig oder kausal ist. Gelegentlich ist sogar das Gegenteil der Fall. Bei der Behandlung ventrikulärer Rhythmusstörungen (die mit erhöhter kardialer Mortalität assoziiert sind) mit bestimmten Arzneimitteln verbessert sich zwar der Surrogatparameter „Rhythmusstörungen", dennoch sterben die Patienten häufiger durch therapieinduzierte Nebenwirkungen oder ein erhöhter Blutzucker ist bei einem Diabetiker mit erhöhter kardiovaskulärer bzw. renaler Morbidität verbunden. Durch die stärkere Senkung des Blutzuckers lässt sich zwar die Nierenbeteiligung vermindern, die kardiovaskuläre Mortalität jedoch nicht.

Die Stärke eines wissenschaftlich belegten Nutzennachweises **(Evidenzgrad)** nimmt mit der Qualität des Studien-Designs zu. Eine Untersuchung von hoher Qualität zeichnet sich dadurch aus, dass nicht kontrollierbare bzw. nicht untersuchte Größen das Ergebnis **nicht** beeinflussen dürfen bzw. bei Studienauswertung getrennt berücksichtigt werden können. Die folgende Skala gibt einen entsprechenden Überblick zu den herkömmlichen Studien-Designs (höhere Evidenz von A nach E):

A. **Fallbeschreibung.**
B. **Kohorten-Studie ohne Randomisierung:** Nach ärztlicher Entscheidung werden einige Patienten nach dem Therapieprinzip X, andere nach Y oder gar nicht behandelt; hierbei besteht immer eine subjektive Selektion durch die Therapeuten. Hierzu zählt auch der **regionale oder zeitliche Vergleich:** Zum Beispiel wird die Therapie im Krankenhaus A der Therapie im Krankenhaus B gegenübergestellt. Sind es wirklich die gleichen Patienten?
C. **Fall-Kontroll-Studie:** Hierbei werden Kranke und Gesunde gegenübergestellt und die erhaltene Therapie verglichen.
D. **Randomisierte Studien:** Hier findet eine zufällige Verteilung in Behandlungs- und Vergleichsgruppe statt. Um eine subjektive Beurteilung durch Patienten und Beurteiler auszuschalten, können diese **einfachblind** (d. h. Patienten wissen nicht, was sie bekommen) oder **doppelblind** (d. h. Patient und Arzt wissen nicht, was gegeben wurde) angelegt sein.

Ausdruck des Nutzens: Der Nutzen einer Behandlung kann unterschiedlich ausgedrückt werden. Dies soll am Beispiel der Hochdrucktherapie aus dem Australian Trial illustriert werden (Tab. **C-2.11**). Es ging in dieser großen Hochdruckstudie um die Behandlung von Hochdruckkranken mit diastolischen Werten zwischen 95 und 110 mmHg (sog. mild hypertension).

C-2.11 Hochdruckstudie

Kardiovaskuläre Ereignisse	Raten pro 1000 Behandlungsjahre		Reduktion in % (RRR)	Differenz der Daten (ARR)
	Verum	Plazebo		
Insgesamt	17,2	24,5	30 %	7,3
Tödliche	1,7	3,7	54 %	2,0

Relative-Risiko-Reduktion (RRR) ist bei der Beratung des Patienten ungeeignet!

Relative-Risiko-Reduktion (RRR): Als Beleg des Erfolges einer Hochdrucktherapie wird eine 30 %ige Reduktion aller Hochdruck-Folgeerkrankungen und eine 54 %ige Verminderung aller tödlichen Ereignisse angeführt. So lesen wir in der Regel Studienergebnisse, die eine Relative-Risiko-Reduktion (RRR) angeben.

RRR berücksichtigen allerdings nicht – und dies ist für eine Aufklärung des Patienten von großem Nachteil – die zugrunde liegende Wahrscheinlichkeit des Auftretens eines beschriebenen Ereignisses. Nehmen wir als Beispiel einmal an, dass in einer anderen Studie – mit jüngeren Patienten – nur jeweils um eine 10er-Potenz niedrigere Raten vorlägen: also 1,72 (Verum) vs. 2,45 (Plazebo), dann würde sich an den 30 % RRR nichts ändern, obwohl die Differenz der Raten von 7,3 auf nur 0,73 ginge. Von 100 Behandelten profitieren also nicht 7,3, sondern nur 0,73 – über 99 % profitieren nicht.

Für eine Behandlungsentscheidung ist es aber sehr wichtig, dem Patienten sagen zu können, wie viele von 100 Personen in seiner Lage denn wirklich von einer vorgeschlagenen Therapie profitieren. Hier helfen RRR wenig, da sie die Antwort auf die Frage „Was habe ich davon?" verschleiern. Hierfür ist die **Absolut-Risiko-Reduktion (ARR)** weitaus geeigneter: In sie gehen sowohl der therapeutische Gewinn *als auch* die zu erwartenden oder zu verhindernden Ereignisse mit ein.

Absolute-Risiko-Reduktion (ARR): Der Nutzen lässt sich auch über die „Differenz der Raten" zwischen Plazebo- und Behandlungsgruppe ausdrücken.

Absolute-Risiko-Reduktion (ARR): Der Nutzen lässt sich damit über die „Differenz der Raten" zwischen Plazebo- und Behandlungsgruppe ausdrücken. Von 100 über 10 Jahre behandelten Patienten wurden 7,3 vor einem kardiovaskulären Ereignis bewahrt; 92,7 werden also „umsonst" behandelt, weil sie entweder auch ohne Behandlung verschont geblieben wären, oder trotz einer Behandlung von der Krankheit ereilt werden. Ein tödlicher Ausgang wird für 2 von 100 Behandelten verhindert; 98 werden 10 Jahre lang „umsonst" behandelt.

Fasst man das Ergebnis der Studie – in ARR – zusammen, dann bleiben von 100 über 10 Jahre Behandelten 7,3 durch die Therapie vor einem kardiovaskulären Ereignis bewahrt. Viele Patienten werden diesen Nutzen für sich als zu klein empfinden.

Man kann die ARR auch als Umkehrbruch ausdrücken und kommt dann zur **Number Needed to Treat (NNT):** Wenn 7,3 (s. Tab. **C-2.11**) von Hundert von einer Behandlung profitieren, dann kann man auch sagen, dass 14 behandelt werden müssen, um einem Patienten zu helfen (100 geteilt durch 7,3).

▶ Merke

▶ **Merke:** Für die **Patientenberatung** ist die Nutzenbeschreibung anhand der **Reduktion der Raten** die entscheidende Größe; wann immer möglich sollte man im Gespräch mit dem Patienten die **ARR** oder die **NNT** benutzen.

Für **wissenschaftliche Fragestellungen** oder Public-Health-Überlegungen, ob und in welchem Ausmaß eine Therapie hilft, ist die Nutzenbeschreibung über die R-R-R von zusätzlicher Wichtigkeit.

Für die Beratung von Patienten ist die verständliche Darstellung des Nutzens von sehr von großer Bedeutung. Dies gilt insbesondere für den Arbeitsansatz der Allgemeinmedizin, in dem der ganze Mensch im Vordergrund steht, solche Therapie-Beratungen also immer auf dem Hintergrund des Lebens, der Lebensführung und der Wertewelt des Patienten stehen. **Beispiel**: Bei einem 50-jährigen Mann, der als Fernkraftfahrer arbeitet, viel raucht und in gestörten Familienverhältnissen lebt, werden ein erhöhter Cholesterinwert von 275 mg/dl sowie ein pathologischer LDL-Cholesterin-Wert gemessen. Der Patient möchte nun wissen, welche Bedrohung von einer solchen Erhöhung ausgeht. Der Hausarzt überlegt, ob er zu einer lebenslangen medikamentösen Behandlung raten soll, da diätetisch kaum etwas zu verbessern ist. Die Tab. **C-2.12** gibt einen Überblick zum positiven Vorhersagewert von Cholesterinwerten, im Zeitraum von 10 Jahren einen Infarkt zu erleiden.

C-2.12 Positive Vorhersagewerte von Cholesterinwerten – Pooling Project (nach Schmidt)

Gesamtcholesterin in mg/dl	Infarktrisiko bei Vorliegen des entsprechenden Cholesterinwertes – in % und auf 10 Jahre bezogen
300	13,6
275	12,5
250	11,7
225	11,4
200	8,6
175	8,1

Der Unterschied zwischen einem Cholesterin von 275 mg/dl (der Patient) und 200 mg/dl (Zielwert) lässt bei 100 Patienten im Zeitraum von 10 Jahren 4 Infarkte weniger erwarten. Diese Differenz erscheint dem einen Patienten so gering, dass er auf Maßnahmen verzichten möchte. Ein anderer Patient hingegen entscheidet anders: Zwar ist die Zahl derjenigen, die von der Behandlung profitieren klein, dennoch möchte dieser zweite Patient auch nur kleinste Chance nutzen. Hätte man hier nicht die ARR, sondern die RRR von ca. 30 % zum Arzt-Patienten-Gespräch genutzt (die Rate von 8,6 ist um fast 30 % niedriger als die von 12,5) hätte man aber zumindest den ersten Patienten „übertölpelt", da eine Krankheitsverminderung von 30 % außerordentlich eindrucksvoll erscheint. Das Gleiche gilt auch dann, wenn man – wie heute notwendig – das Gesamtrisiko also nicht einzelne RIsikofaktoren, berücksichtigt! Derartige Kenntnisse über die prädiktive Bedeutung eines Risikos können dem Allgemeinarzt Entscheidungen sehr erleichtern. Im gewählten Beispiel sind medizinisch nur relativ gering wirksame Behandlungen machbar. Deshalb stehen die anderen Aspekte des Krankseins und des Lebens des Patienten u. U. stärker im Vordergrund. Wäre hingegen der „Gewinn" einer Beeinflussung des Cholesterinwertes deutlich höher, müsste die Notwendigkeit der Medikation mit sehr viel mehr Überzeugung durchgesetzt werden.

▶ **Merke**
1. Eine **Aussage zum Nutzen einer Therapie** ist umso relevanter, je stärker sie sich auf Morbidität, Mortalität und Lebensqualität bezieht. Sie ist umso irrelevanter für praktisches Handeln, je stärker sie sich nur auf pathophysiologischen Größen (Surrogatparameter) bezieht.
2. Untersuchungen zum Nutzen einer Therapie sind nur dann zuverlässig, wenn sie **randomisiert** oder – auch noch akzeptabel – als Fall-Kontroll-Studie durchgeführt werden.
3. Für die **Fragen der Patientenversorgung** sind Angaben zum Therapienutzen immer nur als absolute **Reduktion von Krankheits- oder Sterblichkeitsraten (ARR) oder der NNT** ratsam. Die in der Medizin immer noch üblichen Angaben zur Relativen Reduktion (RRR) sind hier irreführend.
4. Ein **diagnostischer ohne einen begleitenden therapeutischen Nutzen** ist für das Handeln in der Praxis, insbesondere bei allgemeinmedizinischem Arbeitsansatz, meist irrelevant.

Weiterführende Literatur zu diesem Kapitel finden Sie unter www.thieme.de/specials/dr-allgemeinmedizin/

3 Der Patient im Kontext der Familie

Wolfgang Himmel, Wolfgang Ewert, Reinhold Klein

Die **Familienmedizin** ist ein Bestandteil der Allgemeinmedizin. Sie umfasst die hausärztliche Betreuung von Familien oder familienähnlichen Gruppen in somatischer, psychischer und sozialer Hinsicht. Wesentliche Voraussetzungen sind Kenntnisse über die Beziehungen der Familienmitglieder untereinander und zu ihrer Umwelt. Analog der seit vielen Jahrzehnten in Nordamerika bestehenden Bezeichnung „family medicine" spiegelt auch die Umbenennung der Deutschen Gesellschaft für Allgemeinmedizin (DEGAM) in Deutsche Gesellschaft für Allgemeinmedizin und Familienmedizin im Jahre 1998 die Bedeutung der Familienmedizin. Als Arbeitsauftrag des Allgemeinarztes nennt die DEGAM u. a. „die haus- und familienärztliche Funktion, insbesondere die Betreuung des Patienten im Kontext seiner Familie oder sozialen Gemeinschaft, auch im häuslichen Umfeld (Hausbesuch)".

Direkt oder indirekt konfrontiert fast jede Krankheit den Hausarzt mit der Familie (und sei es nur mit den familiären Normen und Werten) und fast jedes ärztliche Handeln trifft die Familie. Familienmedizin in der hausärztlichen Praxis heißt nicht (oder nur selten), dass die Familie der Mittelpunkt der Behandlung (**unit of care**) ist, aber die Familie bildet fast immer den therapeutischen Rahmen (**context of care**).

3.1 Bedeutung der Familienmedizin

Die enge Verschränkung zwischen Patient, Krankheit und Familie zeigt sich vor allem auf folgenden Ebenen:
- Die Familie prägt die Einstellungen zur Gesundheit (*health beliefs*) und das Gesundheitsverhalten, z. B. bei Alkohol, Rauchen, Ernährung und Bewegung.
- Die Familie beeinflusst positiv oder auch negativ das Krankheitsverhalten und damit auch den Krankheitsverlauf (z. B. die Bereitschaft zum Arztbesuch, die Einnahme von Medikamenten oder generell die Akzeptanz ärztlicher Behandlungsempfehlungen); selbst die Häufigkeit des Arztbesuches zeigt ähnliche Muster in einer Familie.
- Die Familie ist fast immer von der Krankheit des Patienten betroffen, manchmal sogar stärker als der Patient selbst (besonders bei chronischen, pflegeintensiven oder psychiatrischen Krankheiten).
- Das Familienleben selbst, insbesondere belastende Ereignisse, können zu Krankheiten führen oder den Ausbruch einer Krankheit wahrscheinlicher bzw. ihren Verlauf komplizierter machen.

Ein familienorientierter Ansatz in der Hausarztmedizin ist besonders effektiv (Tab. C-3.1) und wird von Patienten grundsätzlich begrüßt.

Hinter jedem Arztbesuch kann sich ein familienmedizinischer „Fall" verstecken; ein entsprechendes Herangehen ist in der Hausarztpraxis oft indiziert bei:
- Schwangerschaft,
- Wachstums- und Entwicklungsproblemen,
- Verdacht auf Kindesmisshandlung,
- Schulproblemen,
- pubertärer Fehlanpassung,
- Depression,
- chronischer Erkrankung,
- Alkohol- und Drogenproblemen,
- Compliance-Problemen,
- häufigen Konsultationen,
- Scheidung,
- terminaler Erkrankung.

C-3.1 Ergebnisse hausärztlicher Familieninterventionen
(nach Campbell und Patterson)

- Die Beratung des Ehepartners bei Bluthochdruck verbesserte die Medikamenten-Compliance, den durchschnittlichen Blutdruck und die Sterblichkeit im Vergleich zu einer Kontrollgruppe.
- Die Beratung von Patienten mit Bluthochdruck und ihrer Ehepartner zur Verbesserung der Kommunikationsfähigkeiten senkte die Konflikte in der Partnerschaft, die Häufigkeit von aggressiven Auseinandersetzungen und schließlich auch den Blutdruck.
- Ernährungsempfehlungen zur Verringerung des kardiovaskulären Risikos waren deutlich wirksamer, wenn sie sich an die gesamte Familie und nicht nur an die betroffene Person richteten.
- In den meisten Studien erwiesen sich psychoedukative Massnahmen im Rahmen der Familienberatung als wirksam.

C-3.2 Familienmedizinische Anamnese (nach Hamm)

Familienstruktur	- Beziehungen der Familienmitglieder - Besonders ausgeprägte familiäre Bindung - Menschlicher Mittelpunkt (z. B. Mutter, Einzelkind)
Hausärztliche Sicht	- Sind die Familienmitglieder dem Arzt bekannt? - Besondere Bezugspersonen für den Arzt zur Behandlung der Familie - Kooperationsbereitschaft
Krankheitsanamnese	- Erbleiden und anlagebedingte Krankheiten - Körperliche oder seelische Dauerleiden - Psychopathien, Psychosen, Neurosen, Süchte, Abhängigkeiten
Familiäre Belastungen	- Stufe im Lebenszyklus - Unvorhergesehene Übergangssituationen - Besondere Krisenpunkte (missgebildetes Kind, Alkoholabhängigkeit oder Pflegebedürftigkeit eines oder mehrerer Familienmitglieder)
Gesundheitsverhalten	- Einstellung gegenüber gesundheitlich orientierter Lebensführung - Einstellung gegenüber ärztlicher Behandlung
Soziale Situation	- Soziale Position in der Umwelt - Integrierte versus isolierte Familie - Wohnverhältnisse - Hygienische Verhältnisse
Berufliche Situation	- Liegen besondere berufs- und arbeitsmäßige Belastungen vor? - Arbeitsklima - Nebenberufe, Heimarbeit
Ökonomische Situation	- Familieneinkommen gesichert? - Arbeitslose in der Familie?
Hilfen und Hilfsquellen in der Familie	- Psychische Ressourcen - Pflegerische Ressourcen - Materielle Ressourcen

Zentrale Begriffe und die Praxis der Familienmedizin stehen im Mittelpunkt dieses Kapitels – oft illustriert am **Beispiel der Familie Trix/Richter/Kreis** (Tab. **C-3.3**): Die Wohnlage (die Generationen wohnen Haus an Haus in einer Straße) spiegelt die Familienphilosophie wider: „Alles dreht sich um die Familie." Kontakte nach außen bestehen kaum. Die Familie ist durch verschiedene gesundheitliche Risiken belastet, z. T. in Zusammenhang mit ihrer „Eingeengtheit". Die emotionale Kommunikation ist eingeschränkt (Großmutter Eva Trix: „Meine Enkelin Gertrud ist die einzige, die mich umarmt – die anderen können das nicht!"). Wohl aufgrund dieser eingeschränkten Emotionalität werden vorhandene Konflikte nicht ausgetragen. So flüchtet z. B. Großmutter Eva angesichts der Dominanz von Großvater Albert immer wieder in „Zitteranfälle", die den Hausarzt auf den Plan rufen. In vielen Lebensfragen ist sich die Familie einig, oft an der Grenze zur überangepassten Pseudonormalität („Wir sehen die Welt mit den gleichen Augen").

Diese familiäre Kurzcharakteristik soll nicht pathologische Familienmuster implizieren, sondern nur einige Besonderheiten andeuten, die dem äußeren Betrachter auffallen. Diese Familie ist normal – wie jede andere Familie normal und einzigartig ist. Die ganze Familie ist dem Hausarzt vertrauensvoll zugewandt; zusätzlich wird aber auch „alternative Medizin" in Anspruch genommen.

C-3.3 Erlebte Familienanamnese der Familie Trix/Richter/Kreis

Personen	Erstkontakt; Vorgeschichte und Verlauf (exemplarisch)
1. Generation: Großeltern Albert Trix Großvater, 84 J., 521 Arztkontakte in 17 Jahren	**Erstkontakt:** „Stechen in der Brust". **Vorgeschichte:** Mit 24 Jahren Malaria, Gallenkolik, Hypertonie, Hypercholesterinämie, Schwerhörigkeit. **Verlauf:** Ergometrie, Szintigraphie, Herzkatheter; Indikation zur Dilatation gestellt, 3 Wochen vor Termin Notruf: unerträglicher Brustschmerz – Myokardinfarkt, der gut überstanden wurde. Wegen einer Koxarthrose geht der Patient am Stock. Seit 3 Jahren besteht Diabetes mellitus (diätetisch einstellbar). Patient ist insgesamt mit Gesundheitszustand zufrieden.
Eva Trix Großmutter, 78 J., 625 Arztkontakte in 17 Jahren	**Erstkontakt:** Ohne Behandlungsanlass („Meinen Mann kennen Sie schon. Möchte Sie auch als Hausarzt."). **Vorgeschichte:** „Muskelzitteranfälle" („Nerven größtes Problem"), Schlafstörungen, ständig Knieschmerzen („Wasserader"). **Verlauf:** Psychovegetativer Erschöpfungszustand, Osteoporose, Tachykardieanfälle, Kreislaufkollaps/ Erregungszustand; vor 9 Jahren psychische Dekompensation bei familiärem Konflikt, immer wieder Gastritiden (wiederholt Gastroskopie). Vor 2 Jahren „Wende" in der Krankengeschichte: „Magenschmerzen", gastroskopisch und im MR kein auffälliger Befund. Nach 3 Wochen erfolgt Einweisung in ein Krankenhaus wegen Bluterbrechen; Ergebnis inoperables Magenkarzinom. Erstaunlich gelassene Annahme der Krebsdiagnose durch die überaus ängstliche Frau (als würde sie durch die Gewissheit, an einem bösartigen Tumor zu leiden, von ihrer Angst befreit).
2. Generation: Eltern Anna Richter Mutter, 59 J., 411 Arztkontakte in 17 Jahren	**Erstkontakt:** „Ich habe mir den Hals verrissen. Sie machen doch Chirotherapie!" **Vorgeschichte:** Asthma bronchiale, Wirbelsäulenbeschwerden. **Verlauf:** Zäsur in der Karriere der Patientin, neben diversen Bagatellerkrankungen bis vor 8 Jahren in erster Linie wegen Asthma bronchiale in der Sprechstunde. Nach einem Kuraufenthalt vor 8 Jahren ist eine Depressionssymptomatik führend.
Berthold Richter Vater, 63 J., 296 Arztkontakte in 17 Jahren	**Erstkontakt:** „Ich komme zum Gesundheitscheck". **Vorgeschichte:** Vor 22 Jahren Meniskus- und Kreuzbandoperation. **Verlauf:** Hypertonie seit 17 Jahren; zweimal Hörsturz, einseitiger Hörverlust vor 11 Jahren; fortgeschrittene Osteoporose mit Brustwirbelfraktur seit 6 Jahren. Potenzstörungen seit 6 Monaten. Beide Hörsturzattacken stehen im zeitlichen Zusammenhang mit der psychischen Dekompensation der Ehefrau nach Kur und nachfolgendem Partnerkonflikt.
3. Generation: Kinder Gertraud Kreis Tochter, 36 J. 185 Arztkontakte in 17 Jahren; 8 Jahre Unterbrechung aufgrund eines Arztwechsels	**Erneuter Erstkontakt** (nach Arztwechsel): Hausbesuchsanforderung im Rahmen des ärztlichen Bereitschaftsdienstes um 3 Uhr morgens („Herr Doktor kommen Sie schnell, ich habe wahnsinnige Bauchschmerzen!"). **Vorgeschichte:** Bereits zwischen ihrem 20. und 28. Lebensjahr von uns ärztlich betreut; zwischenzeitlich Arztwechsel. Depression vor 14 Jahren mit abdominaler Somatisation. **Verlauf:** Nächtliche Untersuchung ergibt keine Besonderheiten hinsichtlich des Abdominalbefundes, deshalb abwartendes Offenlassen bis zum nächsten Morgen. Die Patientin leidet derzeit in der Arbeit unter Mobbing. Medikamentöse (Sertralin) und psychotherapeutische Behandlung der psychischen Störung. Patientin beendet das Arbeitsverhältnis wegen der Mobbingsituation. Auswanderung mit ihrem Mann nach Mallorca.
Manfred Kreis Schwiegersohn, 39 J. 146 Arztkontakte in 17 Jahren	**Erstkontakt:** Distorsion von Handgelenk und Knie. **Vorgeschichte:** Mopedunfall mit Schienbeinfraktur; Autounfall vor 2 Jahren mit Fraktur LWK4. **Verlauf:** Übergewicht (zuletzt: BMI = 31,8); 3-mal Bandscheibenoperation der LWS; schweres obstruktives Schlafapnoesyndrom. Seit über einem Jahr wegen Wirbelsäulenproblematik ohne Arbeit und derzeit laut Arbeitsamt schwer vermittelbar. Deutliche Besserung nach Einleitung einer CPAP-Therapie im Schlaflabor.

3.2 Die familienmedizinische Anamnese

Die familienmedizinische Anamnese wird in der Praxis meist nicht systematisch in ein oder zwei Konsultationen erhoben, sondern im Verlauf vieler einzelner Besuche eines Patienten. Auch bei Konsultationen anderer Familienmitglieder und gelegentlicher Familienberatungen lassen sich immer wieder weitere Aspekte erfragen und/oder gezielt vertiefen. Aus Interesse haben wir einmal bei der Familie Trix/Richter/Kreis (s. Tab. **C-3.3**) ausgezählt, wie häufig die hausärztlich betreuten 6 Familienmitglieder in die Praxis gekommen sind bzw. besucht wurden: Es waren insgesamt 2184 Kontakte in 17 Jahren!

Über den Praxisbesuch hinaus sind dem Familienarzt viele Dinge aus dem persönlichen Erleben durch Hausbesuche, Langzeitbehandlung einzelner Familienmitglieder, Mitteilungen von Verwandten und Freunden sowie durch den gemeinsamen Lebensraum von Arzt und Patient bekannt (erlebte Anamnese). Aus diesen Informationen erschließt sich dem Hausarzt ein zunehmend umfassenderes Bild der Familie und damit die Grundlage für die familienärztliche Behandlung. Tab. **C-3.2** nennt die möglichen Aspekte einer Familienanamnese, die im Verlauf einer Behandlung an Bedeutung gewinnen können und erhoben werden sollen.

3.3 Familienstammbäume zur Unterstützung des familienmedizinischen Ansatzes

Ein Familienstammbaum (Genogramm) rekonstruiert Familien „auf dem Papier" (Abb. **C-3.1**) und:
- kombiniert biomedizinische und psychosoziale Informationen (inkl. Beziehungsmuster),
- beleuchtet generationenübergreifende Muster von Krankheit und Problemverhalten,
- stellt das aktuelle Problem in einen zeitlichen Zusammenhang,
- hat nicht nur einen diagnostischen, sondern auch einen therapeutischen Wert.

Es fehlt bisher noch an überzeugenden elektronischen Instrumenten für Genogramme in der hausärztlichen Praxis. In welche Richtung eine solche elektronische Hilfe vorstellbar ist, zeigt z. B. die Website www.genogram.org (inkl. Demo).

Wenn die Familie nicht zu groß bzw. das Krankheitsgeschehen zu komplex ist, sollte ein vorläufiges Genogramm nicht länger als 10 Minuten dauern; es kann bei späteren Terminen erweitert werden.

C-3.1 Genogramm der Familie Trix/Richter/Kreis

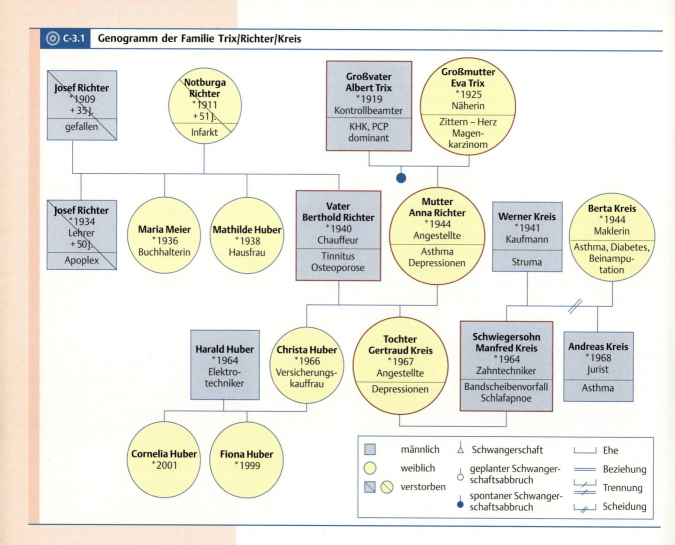

3.4 Familienstruktur

Für die hausärztliche Praxis ist die Vielfalt der familiären Lebensformen und Orientierungen von Bedeutung.

Unser Bild von der Familie ist geprägt von eigenen Erfahrungen sowie den Medien. Das wirkliche Familienleben ist meist vielfältiger als unser Bild und genau diese Vielfalt der familiären Lebensformen und Orientierungen zu kennen und zu beachten, ist für die hausärztliche Praxis wichtig. Im weitesten Sinne lässt sich Familie definieren als eine Gruppe von zwei oder mehr Personen, die durch Blutsverwandtschaft, Heirat (Partnerschaft) oder Adoption miteinander verbunden sind. Das umfasst beispielsweise auch gleichgeschlechtliche Partnerschaften. Selbst der Single ist immer Familienmitglied: durch seine Herkunftsfamilie oder auch durch eine Wohngemeinschaft oder ein festes Netz an Bezugspersonen.

Die Vielfalt von Familienformen ergibt sich nicht nur durch Verwandtschaftsbeziehungen und neue Formen des Zusammenlebens, sondern auch aufgrund neuer, oft ungewohnter und unbekannter Familientraditionen durch Einwanderung.

Die Vielfalt von Familienformen ergibt sich nicht nur durch die komplexen horizontalen und vertikalen Verwandtschaftsbeziehungen sowie neuen Formen des Zusammenlebens. Bedingt durch Einwanderer, Mischehen oder Asyl suchende Menschen, insbesondere in der Großstadt, ist auch eine Vielzahl oft unbekannter oder ungewohnter Familientraditionen von Bedeutung. Diese Traditionen und Orientierungen können den Hausarzt brennpunktartig, z. B. bei Eltern-Kind-Problemen, bei Untersuchungen im Intimbereich, aber auch bei der Anwendung von Heilmethoden begegnen. Eng mit der familiären Lebensform hängt das Gesundheitsverhalten der Familie zusammen.

C-3.4 Hauptformen der Familie in Deutschland
(Statistisches Bundesamt Wiesbaden 2005)

Haushalte	1961 %	1980 %	2004 %
Single	20,6	30,2	37,2
Mehrpersonen	79,4	69,8	62,8
Ehepaare ohne ledige Kinder	29,7	35,2	43,9
Ehepaare mit ledigen Kindern	57,1	55,5	41,3
Alleinerziehende	13,2	9,3	14,8
Ehepaare/Alleinerziehende mit			
1 Kind	50,0	46,2	51,0
2 Kindern	30,9	35,5	36,8
3 oder mehr Kindern	19,1	18,3	12,2

Bei aller Vielfalt haben sich in den letzten Jahrzehnten besonders 2 Familienformen stark entwickelt: der **Single-Haushalt** und die **Familie mit keinen oder höchstens 1 Kind bzw. 2 Kindern** (Tab. **C-3.4**). Immer mehr Familien bleiben – oft gewollt – kinderlos. In unserem Beispiel wohnen alle 3 Generationen **nicht** in **einem** Haus (wie bei einer Großfamilie), aber im engen Kontakt **Haus an Haus** in einer Straße.

Die Frage nach der **Familienstruktur** (z. B. Tendenz zur Kleinfamilie) war ehemals das beherrschende Thema der Familiensoziologie. Später schob sich die Frage nach den **Funktionen der Familie** (Erziehung, Sozialisation, Pflege, Kontrolle, Reproduktion, Konsumption, Motivation) in den Vordergrund. Von großem Interesse ist heute die Frage, was Familien tun bzw. wer was tut, also die Frage nach den **Familienpraktiken** (Gegenstand sowohl der Familiensoziologie als auch -medizin).

Typische Familienformen heute:
- Single-Haushalt
- Familien mit keinem oder nur 1 Kind bzw. 2 Kindern.

Heute sind die **Familienpraktiken,** d. h. die Frage, was Familien tun bzw. wer was tut, von besonderem Interesse.

3.5 Der Lebenszyklus der Familie

Die Familienstruktur zeigt jeweils nur eine Momentaufnahme einer Familie. Die Familiengeschichte wird dagegen von einem typischen Lebenszyklus bestimmt. Die Stufen dieses Lebenszyklus sind in einzelnen Familien in der Abfolge meist ähnlich, ihre zeitliche Ausdehnung und Intensität können aber deutlich variieren. Carter und McGoldrick (1980) unterscheiden 7 Stufen des Lebenszyklus der Familie (Tab. **C-3.5**).

Heute ist die Lebensphase „**Eltern ohne Kinder**" die längste im Lebenszyklus der Familie. Durch Verkürzung der Lebensarbeitszeit und durch Frührenten – sei es aus gesundheitlichen oder betrieblichen Gründen – und der noch immer steigenden Lebenserwartung werden die Abschnitte als Rentner(in) und Witwe(r) immer länger. Bei unserer Beispielfamilie sind bereits 2 von 3 Generationen berentet.

3.5 Der Lebenszyklus der Familie

Die Familiengeschichte folgt einem typischen Lebenszyklus. Die Abfolge ist in den Familien meist ähnlich, zeitliche Ausdehnung und Intensität können variieren.

Die Lebensphase **Eltern ohne Kinder** ist heute die längste im Lebenszyklus der Familie.

C-3.5 Lebenszyklus der Familie (nach Carter u. Goldrick)

Stufe	Aufgaben/Anforderungen
1. Das neue Paar	▪ Anpassung der beiden Partner und Abgrenzung ▪ Familiäre Einheit durch gegenseitige Ergänzung ▪ Sexualität und Konzeption sowie wirtschaftliche Basis im Vordergrund ▪ Verbindung mit Herkunftsfamilien manchmal problematisch
2. Die Geburt des 1. Kindes	▪ Zusätzliche Pflichten für beide Elternteile ▪ Neues Selbstverständnis ▪ Wirtschaftliche Basis zunehmend wichtiger ▪ Neuordnung der Verhältnisse zu den Großeltern ▪ Von der „Zweierbeziehung" zunehmend Übergang zur „Sorge um alle Familienmitglieder"
3. Die Familie im Schulalter	▪ Öffnung der Familie nach außen
4. Die heranwachsende Familie	▪ Größte Ausprägung der Familie nach außen ▪ Streben der Kinder nach Autonomie ▪ Spannungen durch erwachende Sexualität der Kinder ▪ Ablöseprozess
5. Die Familie in Bewegung	▪ Entlastung der Eltern von den Pflichten ▪ Suche nach neuen Aufgaben ▪ Ggf. neue oder veränderte Berufstätigkeit der Mütter ▪ Sorge um Großeltern
6. Die Familie des leeren Nestes	▪ Lernen für ein Leben zu zweit ▪ Einstellen auf Alterungsprozess mit chronischen Krankheiten ▪ Häufige Hausarztbesuche
7. Die alternde Familie	▪ Witwenschaft (deutliches Überwiegen der Frauen) ▪ Zunehmende Hilfs- und Pflegebedürftigkeit mit besonderer Herausforderung für den Hausarzt

3.6 Risikozonen im Leben der Familie

Besondere Belastungen im Leben der Familie werden häufig durch grundsätzliche Änderungen der Lebensumstände ausgelöst. Man kann hierbei vorbestimmte von unerwarteten Übergängen im Lebenszyklus unterscheiden. Vorbestimmte Übergänge sind z. B. Heirat und Geburt des ersten Kindes. Unerwartete Übergänge, wie der Verlust eines Kindes nach schwerer Krankheit oder Unfall stellen Störfaktoren der familiären Entwicklung dar und können sich im Ablauf des Familienzyklus zu Schwachstellen oder gar Bruchstellen ausweiten. Besondere Risiken sind u. a.:
- Verlust eines Familienmitgliedes,
- Geburt eines behinderten Kindes,
- Aufnahme eines Gebrechlichen oder Behinderten in die Familie,
- übermäßige Belastungen oder Benachteiligungen aus der Umwelt (z. B. Arbeitsplatzverlust; ungünstige Arbeits- und Berufsbedingungen, Stigmatisierung),
- Invalidität durch Unfälle oder Krankheit,
- lebensverändernde Erkrankungen (z. B. Krebs),
- Suchtprobleme der Ehepartner oder Kinder,
- Kriminalität und Strafvollzug,
- Partnerschaftskonflikte, Trennung, Scheidung.

Belastungen am Arbeitsplatz spielen heute eine immer größere Rolle, so auch in unserer Beispielfamilie. Gertraud Kreis leidet im Büro durch die neu eingestellte Lebensgefährtin des Chefs unter Mobbing, was vermutlich zur Entstehung ihrer psychosomatischen Bauchbeschwerden beiträgt. Manfred Kreis (gelernter Zahntechniker, zuletzt im Außendienst tätig) bekommt am Arbeitsmarkt „kein Bein mehr auf den Boden". Insbesondere wenn die Anpassungskapazitä-

ten einer Familie geschwächt sind, können normale Entwicklungsstufen oder Krisen zu starkem Stress führen und Vorläufer von Erkrankungen werden.
Frau Richter hat einen eher wenig dominanten Ehepartner gewählt. Im Anschluss an einen Kuraufenthalt kommt es, nachdem sie für eine gewisse Zeit den stark gebundenen Familienverband verlassen hatte, zu einer gewissen inneren Umorientierung. *„Seit der Kur verstehe ich mich mit meinem Mann nicht mehr"*. Ein Partnerkonflikt ist die Folge. Beide Ehepartner erkranken: Frau Richter an Depression, Herr Richter erleidet zweimal einen Hörsturz mit Dauerfolgen für das Hörvermögen. Die Symptome klingen erst wieder ab, als die Wogen unter Einbeziehung des Hausarztes geglättet werden konnten.

Der Tod eines Familienmitgliedes oder Scheidung zählen zu den stärksten Belastungen im Familienleben. Scheidung hat von allen psychosozialen Faktoren die stärkste Voraussagekraft für eine nachfolgende körperliche Erkrankung. So haben Geschiedene ca. 30 % mehr akute Erkrankungen und entsprechend häufigere Arztbesuche als Verheiratete (Campbell und Bray 2000). Nach einer Scheidung ist auch eine reduzierte Immunfunktion nachweisbar.

Allerdings warnen Familiensoziologen und -mediziner davor, in einer stark veränderten Gesellschaft hauptsächlich oder ausschließlich positive Leistungen von der Familie (Intimität, starke Beziehungen, Pflege von Angehörigen, etc.) zu erwarten.

3.7 Erkrankungen im Lebenszyklus der Familie

Schon akute, vergleichsweise harmlos verlaufende Erkrankungen können das Familiengefüge durcheinander bringen. So kann z. B. ein fieberndes Kleinkind die gewohnte Aufgabenverteilung innerhalb der Familie ändern, wenn die Mutter ihre berufliche Tätigkeit unterbrechen und das Kind pflegen muss, während die anderen Familienmitglieder teilweise Aufgaben der Mutter übernehmen. Der Freiraum der Familie wird zeitweilig eingeschränkt. Alles konzentriert sich auf die Hilfe zur Gesundung des kranken Familienangehörigen.

Chronische Erkrankungen erfordern längerfristige Änderungen der Aufgaben- und Rollenverteilung innerhalb der Familie, um die Situation zu meistern. Von allen Familienmitgliedern werden erhebliche Opfer verlangt. Krankheit ist immer ein Prüfstein, der unter Umständen die Grenzen der Belastbarkeit der Gesamtfamilie überschreiten, aber auch die Geschlossenheit der Familie fördern kann. Sehr treffend spricht die Familienmedizin im Krankheitsfall von der „energisierten Familie": Diese mobilisiert Kräfte und zeigt, was in ihr (bisher nur schlummernd) steckt. Der Hausarzt kann sich diese Ressourcen zur Pflege des Kranken und zur Beschleunigung der Genesung zunutze machen. Regelmäßig sollte er aber auch sicherstellen, dass die mitpflegenden Familienangehörigen nicht überfordert werden, weil die Familie zwar automatisch „energisiert", aber bei Gefahr der „Überhitzung" nicht automatisch gebremst wird. Die erste Krisenreaktion ist meist durch Zusammenrücken, gegenseitige Hilfe, Überwinden von Grenzen in der Familie und Abgrenzung gegen unerwünschte äußere Einmischungen gekennzeichnet. Auf die Krebserkrankung von Großmutter Eva Trix reagiert die Familie mit dem Impuls: *„Wir brauchen keinen Pflegedienst – unsere Oma pflegen wir selbst!"*

Erkrankt ein Elternteil an Krebs, werden heranwachsende Kinder häufig mit entsprechenden Elternfunktionen betreut und wieder stark an die Familie gebunden. Dies hemmt ihren Ablösungsprozess. In der psychosozialen Nachsorge gerade älterer Tumorpatienten wird die Beziehung zu den Enkelkindern als eine der wesentlichsten Bewältigungsressourcen sichtbar, eng verbunden mit dem Gefühl, „noch gebraucht zu werden." Im Falle der Großmutter ist die Beziehung zu den Enkelkindern ein wesentlich stabilisierendes Element. Allerdings können sich hinsichtlich des – ohnehin verspäteten – Ablöseprozesses Probleme ergeben (*„Wie wird es Oma ergehen, wenn wir nach Ibiza auswandern?"*).

Der Großvater Albert Trix verkraftet die Erkrankung seiner Frau schlecht. (Enkelin: *„Er redet nicht über die Krankheit der Frau."*) Beim Hausbesuch sagt er ärgerlich zu mir: *"Herr Doktor, sie isst immer nichts!"* Tochter Anna Richter: *„Seit der Krankheit der Mutter habe ich kein freies Leben mehr! Mein Asthma ist schlechter geworden. Ich wache jeden Tag auf und denke: Wie wird es den Eltern gehen?"* Eine Psychotherapie konnte die Situation nicht spürbar verbessern.

3.8 Genetisches Risiko und Familienmedizin

Die Sequenzierung des menschlichen Genoms und das zunehmend bessere Verständnis der komplexen Zusammenhänge von Genetik und Krankheit dürfte in Zukunft Hausärzte vor die neue Aufgabe stellen, Patienten mit einem familiär deutlich erhöhten genetischen Risiko rechtzeitig zu beraten und ggf. zu überweisen. So hatten in einer britischen Gruppenpraxis mit 2000 Patienten knapp 50 Patienten zumindest einen Verwandten ersten Grades mit Brust-, Eierstock-, Dickdarm- oder Gebärmutterkrebs.

Patienten werden sich und ihren Hausarzt fragen, ob Krankheiten im Familienumfeld eine genetische Belastung bedeuten, ob ggf. ein genetischer Test angeraten ist und wie dessen Ergebnisse im Hinblick auf präventive Maßnahmen zu bewerten sind. Für diese neuen Herausforderungen sollten zentrale Begriffe der Genetik präsent sein (Tab. **C-3.6**). Hausärzte berichten, dass sie mindestens ein- bis zweimal pro Monat mit Patienten über Krebsängste im Zusammenhang mit einer familiären Belastung sprechen.

C-3.6 Genetische Übertragung (nach Rose und Emmery)

Erkrankungen		
Chromosomale Erkrankungen	Verursacht durch: ■ Zu viele Chromosomen in der Zelle (z. B. Down-Syndrom) ■ Zu wenig Chromosomen (z. B. Turner-Syndrom) ■ Teile fehlend, dupliziert oder falsch platziert (Translokation) – häufig ohne Krankheitswert	
Monogenetische Erkrankungen	Autosomal dominant: ■ Mutation in einer der beiden Kopien eines Genes (z. B. Huntington-Erkrankung) ■ Weitergabe mit 50 % Wahrscheinlichkeit	
	Autosomal rezessiv: ■ Beide Kopien eines Genes krankhaft verändert (z. B. zystische Fibrose) ■ Personen mit Veränderung des Gens heißen „Träger" ■ 25 % Wahrscheinlichkeit der Weitergabe	
	X-chromosomale Erkrankungen: ■ Nur männliche Nachkommen erkranken (z. B. Hämophilie) ■ Frauen sind Trägerinnen ■ 50 % Weitergabe an Söhne (Erkrankte) und 50 % Weitergabe an Töchter („Trägerin")	
Multifaktorielle Erkrankungen	Verursacht durch Interaktionen zwischen Genen oder Genen und Umweltfaktoren	
Mutationswahrscheinlichkeit („Penetranz")	**Wahrscheinlichkeit, dass ein Mutationsträger tatsächlich eine Krankheit entwickelt:**	**in %**
	■ Chronisch rezidivierende Pankreatitis bei Mutationen im SPINK1-Gen	1–2
	■ Alzheimer-Erkrankung bei heterozygoten APOE4-Trägern	6–13
	■ Hämochromatose bei homozygoten HFE-Mutationsträgern	10–50
	■ Erblicher Brustkrebs bei BRCA1- oder BRCA2-Mutationsträgerinnen	40–80
	■ Huntington-Erkrankung	fast 100

Auch im Bezug auf andere bedrohliche Krankheiten bestehen häufig Ängste auf Seiten der Patienten. Im Fall unserer Beispielfamilie bezog sich die Angst von Herrn Berthold Richter auf zerebrale Blutungen, da sein Bruder im Alter von 40 Jahren daran verstorben war. Tab. **C-3.7** zeigt für einige chronische Krankheiten, wie sich das Risiko, zu erkranken, im Falle familiärer Belastungen erhöht.

C-3.7 Einschätzung des genetischen Risikos verbreiteter Krankheiten (nach Scheuner et al.)

Risiko, zu erkranken[1]	Familienanamnese
Durchschnittliches Risiko (Gesamtbevölkerung)	• Keine erkrankten Verwandten • Kein oder nur ein betroffener Verwandter 2. Grades • Familienanamnese unbekannt • Patient adoptiert (Familienanamnese unbekannt)
Mäßig erhöhtes Risiko (2- bis 5-mal höheres Risiko)	• Ein Verwandter 1. Grades mit spätem (oder zeitlich unbekanntem) Ausbruch der Krankheit • Zwei Verwandte 2. Grades (aus derselben Linie des Stammbaums) mit spätem (oder zeitlich unbekanntem) Ausbruch der Krankheit
Hohes Risiko (Erkrankungsrisiko von bis zu 50 %)	• Vorzeitige[2] Erkrankung bei einem Verwandten 1. Grades • Vorzeitige[2] Erkrankung bei einem Verwandten 2. Grades (nur im Falle der koronaren Herzkrankheit) • Zwei betroffene Verwandte 1. Grades • Ein Verwandter 1. Grades mit spätem (oder zeitlich unbekanntem) Ausbruch der Krankheit und einen Verwandten 2. Grades mit vorzeitiger Erkrankung aus derselben Linie des Stammbaums • Zwei Verwandte 2. Grades (mütterlicher- oder väterlicherseits) mit zumindest einmal vorzeitigem Ausbruch der Krankheit • Drei oder mehr Verwandte (mütterlicher- oder väterlicherseits) und Vorliegen eines mäßigen Risikos in der Familienanamnese auf beiden Seiten des Stammbaums

[1] Gilt u. a. für folgende Erkrankungen: koronare Herzkrankung; Schlaganfall; Hypertonie; Typ-2-Diabetes; erblicher Krebs (Brust-, Ovarial-, Dickdarm- und Prostatakrebs); auf genetisch erhöhtes Risiko bei Magenkrebs weisen z. B. Classen et al. (2004) hin.
[2] Vorzeitige Erkrankung heißt:
- bei koronarer Herzkrankung <55 J (♂); <65 J (♀)
- bei Schlaganfall, Typ-2-Diabetes, Dickdarm- und Prostatakrebs: <50 J
- bei Brust-, Ovarial- und Endometriumkrebs <50 J

Die Beratung von Patienten mit erhöhtem familiärem Risiko ist eine wesentliche Aufgabe von Hausärzten; diese Aufgabe bedeutet auch, ihre Patienten vor übereilten genetischen Test zu schützen – und damit vor den (statistischen) Unsicherheiten eines Testergebnisses und den „Risiken" genetischen Wissens für Patient und Familie. So ist die Aussagekraft eines genetischen Tests ganz entscheidend davon abhängig, wie hoch die Krankheitsprävalenz überhaupt („Vortest-Wahrscheinlichkeit") und wie groß die „Penetranz" eines betreffenden Gens ist (Tab. **C-3.7**).

Oft ist die Familienanamnese optimal geeignet, eine Entscheidung über den Wert eines prädiktiven genetischen Tests zu treffen. Beispielsweise gibt es einen verlässlichen Test für die Genveränderung bei der familiären adenomatösen Polyposis. Hat ein Elternteil diese Krankheit, liegt das Risiko des Kindes bei 50 %. Die Penetranz beträgt nahezu 100 %. Da jedoch die Krankheit vergleichsweise selten ist, würde ein generelles Screening zu einer sehr hohen, nicht vertretbaren falsch positiven Rate führen. Ist aber eine entsprechende Familienanamnese bekannt, läge der prädiktive Wert eines positiven Test-Ergebnisses bei nahezu 100 %. Für einen genetischen Test muss das schriftliche Einverständnis des Patienten vorliegen.

Hausärzte sollen die Patienten bei erhöhtem familiärem Risiko beraten, aber auch vor übereilten genetischen Tests schützen. Die Aussagekraft eines genetischen Tests hängt vom Ausmaß der Krankheitsprävalenz und der „Penetranz" ab.

Die Familienanamnese ist optimal geeignet, eine Entscheidung über den Wert eines prädiktiven genetischen Tests zu treffen.

Nicht nur monogenetische, auch multifaktorielle Erkrankungen sind unter familienmedizinischen Gesichtspunkten in der Hausarztpraxis von Bedeutung. Selbst wenn die Bedeutung vieler Gene, vor allem ihr komplexes Zusammenspiel oft noch nicht bekannt sind, gibt es einen engen Zusammenhang von Familie (als Ausdruck gemeinsamer genetischer Ausstattung, geteilter Umwelt und familiärer Verhaltensweisen) und Krankheit. In diesem Sinne ist „Familie" in vielen Fällen ein Risiko *per se* für Krankheit. Solche Risiken im Sinne familiärer Besonderheiten und Belastungen kann der Hausarzt im Vorfeld entdecken und darauf aufmerksam machen.

3.9 Technik des Gesprächs mit oder über Familien

Es gibt drei grundsätzliche Typen von Familieninterviews in der ärztlichen Praxis:
1. Häufig ist das **familienorientierte Interview mit einem individuellen Patienten.** Es unterscheidet sich von einem patientenzentrierten Interview nur durch die Betonung auf die Familie. Selbstverständlich waren auch in unserer Beispielfamilie solche Themen („wie geht's der Mutter?" und dergleichen) häufig.
2. Die **Befragung eines Familienmitglieds,** das einen Patienten zur Routinevisite begleitet, geschieht bei ca. einem Drittel der Arztbesuche. In unserem Beispiel waren die Angaben von Gertraud Kreis wegweisend für die Diagnostik der Schlafapnoe ihres (zur Dissimulation neigenden) Ehemannes Manfred. Leitlinien, wie solch ein Gespräch geführt werden soll, fehlen bisher.
3. Die **Familienkonferenz** oder das **Familientreffen** sind in der Hausarztpraxis zwar kaum gebräuchlich, werden aber gut von den Patienten angenommen. Managed-Care-Organisationen haben herausgefunden, dass Gruppenvisiten bei einigen chronischen Krankheiten sogar kosteneffektiv sein können.

Für Familiengespräche mit Krebskranken und ihren Angehörigen entwickelten Hill und Hansen bereits 1964 einen Gesprächsleitfaden. Es empfehlen sich „Schlüsselfragen" (Tab. C-3.8) verbunden mit einer „einladenden" Herangehensweise.

Achtet man während der Erstellung des Genogramms auf die verbalen und nonverbalen Rückmeldungen der Patienten, ergibt sich oftmals die Chance zu einem vertieften Gespräch. Der Patient entscheidet, über welche der berührten Themen er ausführlicher reden möchte. So sagt Schwiegersohn Manfred in unserer Beispielfamilie auf die Frage nach Krankheiten in der Familie u. a.:

C-3.8 Schlüsselfragen*

Fragen	Hintergrund und Ziele der Fragen
Hat noch jemand in der Familie dieses Problem?	Gibt es eine Familienanamnese? Bisheriger Umgang der Familie mit dem Problem?
Wodurch wurde dieses Problem (nach Meinung der Familie) verursacht oder wie könnte es behandelt werden?	Krankheitstheorie der Familie? Abschätzen der Compliance
Wer ist in der Familie am meisten über das Problem beunruhigt?	Ist der Patient über seine Krankheit beunruhigt? Hat jemand aus der Familie den Patienten zum Arzt geschickt? Wer ist der eigentliche „Kunde" des Arztes?
Gab es im Verlauf Ihrer Erkrankung andere Veränderungen in Ihrer Familie?	Familiärer Stress? Übergangsprobleme im Rahmen des Familienzyklus?
Wie könnte Ihre Familie Ihnen helfen, mit dem Problem fertig zu werden?	Aktivierung familiärer Unterstützung möglich?

* Angelehnt an die „5 Frage-Themen" (nach Cole-Kelly 1999)

"Mein Bruder leidet seit der Kindheit an Asthma. Meine Eltern haben immer viel gestritten. Die Mutter hatte das Sagen. Sie haben sich inzwischen scheiden lassen. Mutter lebt jetzt auf Mallorca, sitzt im Rollstuhl, weil ein Bein amputiert werden musste, der Zucker! Rauchen tut sie noch immer. Mit meinem Vater habe ich kaum Kontakt. In Deutschland sehen wir keine Chancen mehr, deshalb wandern wir aus!"

3.10 Vorteile der Familienmedizin bei der Betreuung

Die Vorteile der Familienmedizin bei der Betreuung wurden konkret an der Beispielfamilie in diesem Kapitel erläutert. Die Kenntnis der Familienstruktur war für den Hausarzt unerlässlich: Er konnte Anna Richter Gespräche zur Konfliktbewältigung im Anschluss an eine Kur anbieten oder dem jungen Paar – Gertraud und Manfred Kreis – die Chance zu geben, aus der Verstrickung zu entkommen. Sie kamen übrigens „vom Regen in die Traufe", als sie zur pflegebedürftigen (dominanten) Großmutter Richter nach Mallorca zogen. Dort wurden sie sofort „vereinnahmt". Schon nach 3 Monaten sind sie wieder zurückgekehrt: *„Wir verkaufen das Haus trotzdem und ziehen irgendwo hin, wo wir endlich zu zweit ein neues Leben anfangen können!"*

Die Struktur einer Großfamilie stellt eine nützliche Ressource für die Behandlung von chronisch kranken Patienten dar („alle helfen und halten zusammen"). Die Chemotherapie kann z. B. so gestaltet werden, dass der Krankenhausaufenthalt verkürzt wird. Das sollte den Hausarzt allerdings nicht veranlassen, ausschließlich die Familie zu stärken und zu unterstützen, damit sie diese Pflege (allein) erbringt; parallel sollten immer auch ökonomische und kulturelle Bedingungen für die Pflege von Kranken gefördert und aktiviert werden (was den einzelnen Hausarzt jedoch überfordern kann).

Trotz jahrelanger Familienkenntnis und geschulten Blicks werden nicht alle Patienten/Familien optimal hausärztlich zu betreuen sein. Es gibt Familien, die ihrem Hausarzt sowie der medizinischen Behandlung überhaupt äußerst skeptisch gegenüber stehen und die diesbezüglich kaum beeinflussbar sind. Sie neigen zu häufigem Arztwechsel sowie zur Inanspruchnahme von alternativen Heilverfahren.

Bei der Beispielfamilie ist eine gewisse Tendenz zu alternativen Heilverfahren zu akzeptieren. Die Arzt-Patienten-Beziehung ist jedoch so stabil, dass sogar anfängliche Irritationen über die (vermeintlich zu) späte Entdeckung des Magenkarzinoms bei der Großmutter Eva Trix überwunden werden konnten. *„Es hat mich zwar gegrämt, dass Sie mich nicht richtig ernst nahmen, mir kleine Mahlzeiten empfahlen und wohl dachten, es sei wieder die Psyche. Aber ich mache Ihnen keine Vorwürfe, alles soll wieder so werden wie vorher."*

Ebenfalls problematisch sind Alkoholikerfamilien oder solche mit erheblicher asozialer Potenz.

3.11 Aktuelle Bedeutung der Familienmedizin

Trotz der Auflösungserscheinungen in Familien und einer zunehmenden Spezialisierung in der medizinischen Versorgung nehmen auch heute noch die meisten Familien denselben Hausarzt in Anspruch und ist die hausärztliche Konsultation oft eine Familienangelegenheit: Medalie und Kollegen beobachteten 1998 an 2 Tagen in 138 Allgemeinpraxen in Ohio 4454 Patientenkontakte. Familienprobleme beanspruchten 10 % der Konsultationszeit. In 32 % der Konsultationen kamen Familienangehörige als Begleitung mit in die Praxis. Ein Gesundheitsproblem eines anderen Familienangehörigen wurde in 18 % besprochen. Die Familienvorgeschichte wurde bei neuen Patienten in 51 %

Der Ausbau und die weitere Stärkung der hausärztlichen Versorgung wird den „Trend zum Familienarzt" unterstützen.

erhoben, bei bereits bekannten Patienten in 22 % ergänzt. Die Frage nach Brust- oder Darmkrebs bei Familienangehörigen stellten die Ärzte in 40 % der Konsultationen.

In Deutschland sind in etwa 70 % der hausärztlichen Behandlungsfälle noch weitere Familienangehörige in derselben Praxis. Dem „Trend zum Familienarzt" dürfte die geplante Stärkung der hausärztlichen Versorgung weiteren Auftrieb geben.

Weiterführende Literatur zu diesem Kapitel finden Sie unter www.thieme.de/specials/dr-allgemeinmedizin/

4 Psychosoziale Determinanten des Krankseins

Gerd Ziegeler

Warum sucht eine Person medizinische Hilfe und in welcher Form? Solche Fragen würden mit aller Wahrscheinlichkeit von der Mehrheit der Bevölkerung mit dem Hinweis auf eine vorliegende Krankheit beantwortet. Wenn diese Antwort wirklich die Realität widerspiegelt und die geäußerte Meinung tatsächlich dem Verhalten der Gefragten entspricht, dann fiele es nicht schwer, sowohl die Reaktion auf Symptome als auch die Inanspruchnahme medizinischer Hilfe als ein Muster rationaler Entscheidungsfindung darzustellen. Dabei würde man aber übersehen, dass sehr viele Menschen bis zu einem gewissen Grad täglich krank sind. Man muss also annehmen, dass manche Krankheitsepisoden von den Betroffenen als so gering bzw. als so selbstverständlich erachtet werden, dass sie deswegen nie zu einem Arzt gehen. Weitere Untersuchungen zeigen, dass bei gleichen Krankheiten auf einen behandelten mindestens ein nicht behandelter Patient kommt. Unter diesem Gesichtspunkt darf die Repräsentativität der Fälle, die Ärzte in ihren Praxen und in den Krankenhäusern sehen, angezweifelt werden. Schließlich wird solch ein Modell rationalen Verhaltens weder der großen Zahl derer gerecht, die sich zwar subjektiv gesund fühlen, objektiv jedoch als krank diagnostiziert werden (z. B. im Rahmen von Vorsorgeuntersuchungen), noch denen, die von anderen Personen aufgefordert, gedrängt oder gar gezwungen werden, einen Arzt aufzusuchen (z. B. psychisch Kranke). Man denke auch an die Fülle verschiedener Beratungsanlässe von chronisch Kranken, die eben nicht nur vor dem Hintergrund neuer Symptome ihre Ärzte aufsuchen.

Unter diesen Gesichtspunkten erscheint ein theoretisches Modell, das sich lediglich an der Rationalität der Menschen ausrichtet und letztlich nur nach Gründen für die Nichtbefolgung der von medizinischer Seite als notwendig erachteten Verhaltensanforderungen fahndet, wenig geeignet, der Komplexität von Kranksein in unserer Gesellschaft gerecht zu werden.

▶ **Merke:** Die Krankheit eines einzelnen Menschen, ob im Sinne individueller Missempfindung oder als diagnostizierter Befund, greift in jedem Fall in die entwickelte Stabilität und Routine seines Alltagslebens ein, sie bedroht seine körperliche Intaktheit und sein Selbstbild genauso wie seine Beziehungen zu Angehörigen, Freunden und Arbeitskollegen. Die Qualität eines solchen Einschnittes, seine Reichweite und seine Bedeutung für den individuellen Kranken werden die Erwartungen gegenüber den Ärzten maßgeblich beeinflussen.

4.1 Zum Unterschied zwischen Krankheit und Kranksein

Der Begriff „Krankheit" ist sehr vieldeutig. Im biomedizinischen Sinn bedeutet er eine physikalische Funktionsstörung bzw. eine Abweichung vom organischen Regelablauf. Aber zuallererst versteht man unter Krankheit Phänomene wie die Störung der Befindlichkeit, der Stimmung, des Verhältnisses zum Körper und im Handlungsablauf. Außerdem ist unser Verständnis von Krankheit nicht nur von dem zur Verfügung stehenden professionellen Wissen allein geprägt, sondern Alltags- und Laienwissen wurden schon immer dazu benutzt, Krankheiten zu erkennen, zu bewältigen und den Wert therapeutischer Angebote einzuschätzen.

Die Definition von Krankheit beinhaltet die Abweichung von einem Zustand, der für wünschenswert, vertraut oder normal erachtet wird. Krankheit unterliegt immer einer Bewertung.

Wie auch immer **Krankheit** definiert wird, alle Auffassungen enthalten die Vorstellung von Krankheit als einer **Abweichung von einem Zustand, der für wünschenswert**, vertraut oder normal **erachtet wird**. Krankheit unterliegt in diesem Sinne immer einer Bewertung. Zum Beispiel kann eine Person eine Erkältung, die im medizinischen Sinne eine diagnostizierbare Krankheit ist, ohne einen Arzt aufzusuchen oder seine alltäglichen Aktivitäten zu unterbrechen, selbst „auskurieren". Gibt er aber den Symptomen nach, teilt sie anderen mit, legt sich – bestärkt durch seine Angehörigen oder von einem Arzt krankgeschrieben – vorübergehend ins Bett, dann erzeugen diese Bewertungen ein „Kranksein".

Krankheit ist eine Abweichung von organischen Regelabläufen.
Kranksein ist eine soziale Abweichung.

Mit **Krankheit** soll daher im Folgenden die klinische Symptomatik gemeint sein, die die naturwissenschaftliche Medizin diagnostiziert und behandelt. **Kranksein** umfasst dagegen den Zustand, der einen Einzelnen veranlasst (oder veranlassen könnte), sich mit seinen Symptomen zu beschäftigen und Hilfe zu suchen, und damit eine Vielfalt sozialer Reaktionen auslöst, die vorübergehend oder dauerhaft (im Falle chronischer Krankheiten) in eine soziale Abweichung münden.

4.2 Formen der Hilfesuche

Kranksein beginnt nicht erst mit der ärztlichen Diagnose. Die **Hilfesuche** ist als sozialer Prozess mit mehreren Stadien zu betrachten.

Aus soziologischer Sicht beginnt das **Kranksein** nicht erst mit der ärztlichen Diagnose. Wenn es auch bisher noch keine allgemeingültige soziologische Theorie der **Hilfesuche** gibt, so erscheint es doch sinnvoll, alle sozialen Aktivitäten, die um das Faktum Krankheit kreisen, als einen sozialen Prozess zu betrachten. In ihm stellt der Eintritt ins Medizinsystem ein Stadium dar, dem schon eine Vielfalt an konkreten Reaktionsmustern und Entscheidungen vorausgegangen ist. Der Begriff der Hilfesuche bietet sich zur Beschreibung dieses Prozesses an, weil er auf die Betrachtung der tatsächlichen Verhaltensmuster, die zur Mitteilung, Abklärung und im gegebenen Fall zur Behandlung von Befindlichkeitsstörungen und Leidenserfahrungen führen, abzielt. Zugleich bietet der Begriff „Hilfesuche" die Möglichkeit, auch andere als nur körperliche Symptome als Ausgangspunkt aller Aktivitäten zu begreifen. Abb. **C-4.1** stellt dieses komplexe Geschehen in idealtypischer Form als einen Prozess aufeinander folgender Stadien dar.

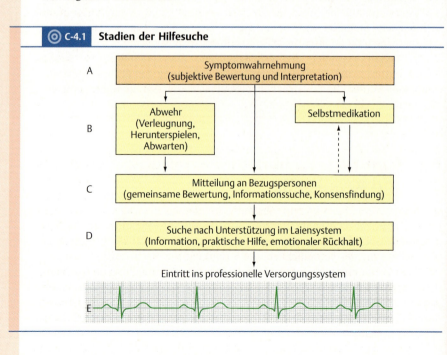

C-4.1 Stadien der Hilfesuche

4 Psychosoziale Determinanten des Krankseins

Fünf Phasen der Hilfesuche sind zu unterscheiden (Abb. **C-4.1**). Am Beginn stehen die subjektive **Bewertung** und die **Interpretation wahrgenommener Symptome** (A). Sie hängen dabei im Allgemeinen stark von der Differenziertheit des körperlichen Erlebens, von den subjektiven Krankheitstheorien und von gruppenspezifischen Einstellungen und werthaften Orientierungen (z. B. gegenüber Schmerzen oder psychischem Leiden, betroffenen Körperregionen oder Organen) ab.

Die Initiierung von Hilfesuche vor dem Hintergrund subjektiv bewerteter Qualität wahrgenommener Symptome erscheint im Allgemeinen umso wahrscheinlicher,
- je unerträglicher die begleitenden Schmerzen,
- je auffälliger das Symptom selbst oder die daran geknüpften Behinderungen,
- je unvertrauter und bedrohlicher die Krankheitsanzeichen,
- je dauerhafter die Störungen sind,
- je deutlicher die begleitenden Beeinträchtigungen die Kontinuität der Alltagsroutine behindern, aber auch
- je geringer die Gefahr erscheint, dass eine künftige Krankenrolle auf Dauer das Selbstbild verändert oder gar die Fortführung des Lebensstils in Frage stellt.

Unter diesen genannten Voraussetzungen sind nun unterschiedliche Reaktionsmuster denkbar. Einmal ist vorstellbar, dass die subjektive Beurteilung **Abwehrprozesse** auslöst, die in der Regel in Form von Verleugnung, Verschiebung und Rationalisierung auftreten (B). Das häufigste, beinahe tägliche Verhalten von Betroffenen mündet hier in die Neigung, abzuwarten. Meist setzt sich der Einzelne einen Zeitpunkt, bis zu dem er den weiteren Verlauf beobachtet, um dann gegebenenfalls Hilfe zu suchen. Zum Beispiel die Frau, die ihre heftigen Durstgefühle spontan auf die sommerliche Hitze zurückführte und damit zugleich Erklärung für das häufige Wasserlassen fand; verstärkte Schwindelgefühle und auffällige Konzentrationsschwächen führten sie schließlich 6 Wochen später zum Arzt, der einen Diabetes mellitus diagnostizierte.

Das zweite Reaktionsmuster beinhaltet die **Selbstmedikation,** die hier noch nicht öffentlich abläuft (B). Die Bereitschaft, diese Form der Selbsthilfe zu praktizieren, ist sowohl bei Angehörigen der sozialen Unterschicht als auch der Oberschicht am stärksten ausgeprägt. Die Gründe dafür können bei den un- und angelernten Arbeitern am ehesten in dem Versuch gesehen werden, sich den Besuch bei dem häufig als sozial distanziert erlebten Arzt zu ersparen. Bei den Selbstständigen und qualifiziert Ausgebildeten besteht offenbar eine größere Kenntnis, zumindest aber Sicherheit in der Beurteilung der Zusammenhänge, in denen man noch ohne absehbare schädliche Folgen selbstinitiierte Therapiemaßnahmen erprobt.

Die dritte Alternative des Verhaltens besteht in der **Mitteilung an andere,** in der Regel an die Familienangehörigen (C). Denkbar wäre, dass dieser Schritt erst auf die Erfahrung hin vollzogen wird, dass entweder die anfangs entwickelte Abwehr nicht mehr aufrechterhalten werden kann, oder dass die Selbstmedikation erfolglos bleibt. Der Schritt zur Mitteilung ist insofern von besonderer Bedeutung, weil dadurch **Krankheit zu einer sozialen Tatsache** wird. Wenn andere auf die Krankheit reagieren, beginnt damit das Kranksein. Ganz allgemein wird in dieser Phase eine **gemeinsame Bewertung mitgeteilter Symptome** versucht, indem ein Konsens über die den Beschwerden beizumessende Ernsthaftigkeit gefunden wird. In vielen sozialen Gruppen wird auf die berichteten Anzeichen eines grippalen Infektes ganz anders reagiert als auf die schmerzhafte Vergrößerung von Lymphknoten oder auf die erstmalig erlebten Durchblutungsstörungen im Bein eines Kettenrauchers. Unter diesem Gesichtspunkt ist denkbar, dass Angehörige durchaus die Abwehrhaltung bestärken oder zur Selbstmedikation raten. Genauso kann vor dem Hintergrund aktivierter Ängste und Bedrohungsgefühle sozialer Druck ausgeübt werden, die Symptome ernst zu nehmen und nach weiterer Abklärung zu suchen. In diesen Fällen setzt die nächste Phase des Hilfesuchens innerhalb des **Laiensystems** ein (D). Im Vordergrund aller Aktivitäten steht die Suche nach Infor-

---

Bei der **Hilfesuche** sind 5 Phasen zu unterscheiden.
1. Phase: subjektive Bewertung und Interpretation wahrgenommener Symptome (A).

Gründe, die den Prozess der Hilfesuche wahrscheinlich auslösen:
- unerträgliche Schmerzen,
- auffällige Symptome,
- bedrohliche Krankheitszeichen,
- dauerhafte Störungen,
- starke Beeinträchtigung der Alltagsroutine,
- Hoffnung auf Vermeidung der Krankenrolle.

Der Symptomwahrnehmung folgen häufig **Abwehrprozesse** (B).

Die **Selbstmedikation** (B) ist eine Form selbstinitiierter Therapie.

Die **Mitteilung an andere** (C) löst soziale Reaktionen aus und dadurch wird **Krankheit zu einer sozialen Tatsache.**

In dieser Phase der **gemeinsamen Bewertung mitgeteilter Symptome** wird versucht, einen Konsens über die Ernsthaftigkeit der Beschwerden zu finden.

Die Hilfesuche innerhalb des **Laiensystems** (D) umfasst sowohl die Suche nach Informationen als auch die nach emotionaler Unterstützung.

Erst nach dem Scheitern der individuellen Anpassungsversuche erfolgt der Eintritt in das **professionelle Versorgungssystem** (E).

mationen, entweder durch den Austausch von Erfahrungen oder durch Einholung von Ratschlägen und Empfehlungen, z. B. von Freunden, Bekannten oder Arbeitskollegen. Als hilfreich werden auch Leistungen erlebt, die den Betroffenen emotional unterstützen, z. B. im Sinne von Entängstigung, von Trost oder von Entlastung und Schonung.

- Für diejenigen schließlich, die durch eigene oder fremde Initiative ins **professionelle Versorgungssystem** gelangen (E), lässt sich allgemein die Hypothese aufstellen, dass sie schon längere Zeit Beschwerden hatten, an die sie sich mithilfe von anderen physisch, psychisch und sozial anzupassen versuchten. Erst wenn diese Anpassung misslingt oder zusammenzubrechen droht, wird medizinische Hilfe aufgesucht. Weder das Vorliegen von Beschwerden, noch von Krankheiten sind eine hinreichende Bedingung für das Aufsuchen eines Arztes. Um diese Gegebenheiten spielen sich in einem anhaltenden Prozess eine Vielfalt sozialer Reaktionen und Interpretationen ab.

Häufige und typische Bedingungen, unter denen die Anpassung an den Krankheitsprozess nicht mehr gelingt, sind z. B.:
- das Auftreten einer interpersonellen Krise,
- wahrgenommene Störungen von sozialen und persönlichen Beziehungen,
- Druck von außen.

Häufige und typische Bedingungen, unter denen die Anpassung nicht mehr gelingt, sind:
- das Auftreten einer interpersonellen Krise, z. B. wenn im Gefolge eines Familienstreites die zuvor gewährte Unterstützung entzogen wird,
- wahrgenommene Störungen von sozialen und persönlichen Beziehungen, z. B. wenn Kinder unter dem Ausfall der Mutter leiden,
- Sanktionen, z. B. der Druck von Seiten des Arbeitgebers oder von Arbeitskollegen.

▶ **Merke**

▶ **Merke:** Für den Arzt ist die Frage, warum der Besuch gerade zum jetzigen Zeitpunkt erfolgt, wichtiger als die nach den Gründen des Aufschubs.

Mit der **Frage: „Warum gerade jetzt?"**, kann der Arzt schon während der Anamnese herausfinden, welche Anpassungsversuche ein Patient vor der Konsultation unternommen hat. Daraus ergeben sich typische Rollenerwartungen an den Arzt und sie enthalten Hinweise auf die subjektive Bedeutung der Krankheit.

Der Arzt erhält durch den Versuch, den Prozess der Hilfesuche und der erfolglosen Anpassung zu rekonstruieren, die Chance, die über das Krankheitsverhalten im engeren Sinne hinausweisenden Motive und damit die spezifische Erwartungshaltung des Patienten ihm gegenüber zu klären. Mit der **Frage: „Warum gerade jetzt?"**, im Gegensatz zum häufig geäußerten „Warum erst jetzt?", kann der Arzt schon während der Anamnese herausfinden, welche Anpassungsversuche ein Patient vor der Konsultation unternommen hat, denn daraus ergeben sich typische Rollenerwartungen an den Arzt und sie enthalten Hinweise auf die subjektive Bedeutung der Krankheit.

Anhand des folgenden Fallbeispiels wird die Komplexität des Prozesses der Hilfesuche deutlich gemacht.

▶ **Fallbeispiel**

▶ **Fallbeispiel.** Bei dem Patienten handelt es sich um einen 52-jährigen Angestellten im Kundendienst, der vier Jahre vor Krankheitsausbruch nach vier überstandenen „Bleivergiftungen", die er auf die Arbeitsbedingungen als Schlosser in einer Bleihütte zurückführte, umgeschult wurde. Der Mann ist verheiratet und seine Frau arbeitet ganztägig als technische Angestellte. Von den beiden erwachsenen Kindern lebt der 30-jährige Sohn mit der eigenen Familie im Neubau der Eltern direkt nebenan.

Der Patient verspürte eines Sonntagabends Engegefühle in der Brust und im Hals. Die Schmerzen wurden immer stärker und er vermochte nicht mehr ins Bett zu gehen. Die gesamte Nacht verbrachte er in zwei zusammengeschobenen Sesseln sitzend und von seiner Ehefrau in Wolldecken gehüllt. Als Ursache seiner Schmerzen dachte er an eine Erkältung, von seiner Frau darin bestärkt, denn in den Wochen zuvor hatte er zwei grippale Infekte nicht völlig auskurieren können. Als seine Frau, die er ins Bett geschickt hatte, um sie nicht weiter zu beunruhigen, am nächsten Morgen um 6.30 Uhr selbst zur Arbeit musste, wollte sie einen Arzt herbeirufen. Er lehnte zunächst ab. Nach einiger Zeit konnte er es aber nicht mehr aushalten, die Schmerzen waren nicht gewichen, so dass er seinen Sohn telefonisch bat, einen Notarzt herbeizurufen. Er selbst packte noch alle seine Sachen und wurde „aufrecht sitzend", wie er ausdrücklich hervorhob, in die Klinik gefahren.

Dieses individuelle Reaktionsmuster enthält alle Merkmale künftiger Krankheitsbewältigung. Der Herzinfarkt mit den unerträglichen Schmerzen wird als eine Bedrohung seines Selbstbildes – er ist stark und unabhängig – erlebt. Entsprechend wird die Erkrankung als eine Herausforderung betrachtet und die Ärzte als Bündnispartner im Kampf gegen sie erwartet.

4.3 Psychosoziale Folgen der Diagnose

Kranksein setzt meistens schon vor dem Arztbesuch ein und prägt spezifische Erwartungen gegenüber dem Arzt. In dieser Situation löst die ärztliche Diagnose in der Regel eine neue Qualität des beschriebenen Zustandes aus, u. a. weil die ärztliche Tätigkeit durch den Akt der Legitimation die Krankenrolle erst schafft. Der Arzt erlegt dem Patienten beispielsweise Bettruhe auf, was nicht nur eine Unterbrechung seiner Berufsrolle beinhaltet, sondern auch die Entlastung von familiären Pflichten. Auf solche Veränderungen reagiert seine Umwelt mit veränderten Anforderungen. Der Patient wird geschont, gleichzeitig wird er aber auch kontrolliert.

Diese Reaktionen von Angehörigen oder Bekannten und Freunden auf die durch ärztliche Autorität legitimierte Krankenrolle laufen nicht automatisch auf eine vorbehaltlose Anerkennung und umfassende Befreiung von Alltagsverpflichtungen hinaus. Vielmehr variiert die beigemessene Gewichtigkeit diverser Krankheitszustände innerhalb von Kulturen und sozialen Gruppen. Vorstellbar ist, dass Angehörige auf die Diagnose einer Epilepsie gänzlich anders reagieren als auf die einer Lungenentzündung. Während im ersten Fall dem Betroffenen vielleicht die Aussetzung einiger gewöhnlicher Verpflichtungen zugestanden wird, fällt im zweiten Fall die zugestandene Legitimität sicher stärker aus: Der Kranke wird von gewöhnlichen Verpflichtungen nicht nur befreit, sondern durch Aufmerksamkeit, Pflege oder Krankschreibung weitere Privilegien genießen, sofern er sich durch Inanspruchnahme ärztlicher Kompetenzen an seiner Genesung interessiert zeigt.

Dieses unterschiedliche Maß an Legitimität übt einen entscheidenden Einfluss auf die Art der Unterstützung durch andere aus. Das Beimessen von Legitimität/Illegitimität ist keine statische unverrückbare Festlegung. Da jede einzelne Krankheit prozesshaft verläuft, werden auch die Reaktionen des Umfeldes dieser Bewegung folgen und können sich entsprechend verändern.

Ein wichtiger letzter Gesichtspunkt zum Verständnis der unmittelbaren Konsequenzen einer Diagnose stellt die Veränderung des Selbstbildes dar. Schon die subjektive Reaktion auf die anfänglichen Symptome ist u. a. vom Charakter des Selbstbildes abhängig.

> ▶ **Merke:** Die Beantwortung der Fragen, wie ich für mich sein will und was ich von mir erwarte, entscheiden darüber, ob ich Symptomen nachgeben werde.

Die Antworten auf diese Fragen beeinflussen im weiteren Verlauf der Krankheit das Maß der Bereitschaft, sich über Störungen und begleitende Gefühle mitzuteilen, auf die andere überhaupt erst reagieren können. So fällt es einem 42-jährigen, rauchenden Architekten außerordentlich schwer, seiner Hypercholesterinämie überhaupt einen Krankheitswert zuzuweisen, sie anzuerkennen und diverse Lebensgewohnheiten zu verändern, da das kaum mit seinem Selbstbild als erfolgreicher und leistungsstarker Unternehmer vereinbar ist. So sinnvoll und notwendig die Perspektive ist, Kranksein als eine Form sozialer Abweichung zu betrachten und damit die Bedingungen für die Schaffung und den Verlauf der Krankenrolle zu klären, so sollte neben die Selbstwahrnehmung der Befindlichkeitsstörung, neben die subjektive Definition der Diagnose und der sozialen Reaktionen darauf die Realität des Krankheitsbildes als weitere wesentliche Determinante einbezogen werden.

Bestimmte Krankheiten lassen sich bezüglich der daran geknüpften spezifischen Folgen typisieren:
- Begrenzte Krankheiten, deren Anfang und Ende einen relativ deutlichen Einschnitt darstellen (z. B. Lungenentzündung),
- Krankheiten mit langfristigen medizinischen Konsequenzen, die oft schleichend beginnen und dabei Verlaufsschwankungen aufweisen können, aber nie endgültig beseitigt werden können (z. B. chronische Erkrankungen wie Diabetes oder Rheuma),

- Krankheiten mit langfristigen medizinischen Konsequenzen, deren Stigmatisierungsgrad – etwa durch Isolierung – außerordentlich hoch ist (z. B. Tbc, Lepra oder AIDS),
- psychische Krankheiten, die chronisch oder akut sein können, deren Form der Etikettierung, z. B. durch Beimessen von Illegitimität, sich wesentlich von körperlichen Krankheiten unterscheidet.

Jeder dieser Krankheitstypen wird vom Patienten unterschiedlich erlebt und impliziert jeweils typische soziale Konsequenzen, die der einzelne Kranke, aber auch sein Umfeld als zusätzliche Aufgabe zu bewältigen haben.

4.4 Bewältigung von Krankheit als ein Versuch zur Erhaltung bzw. Wiederherstellung sozialer Identität

Um zu verstehen, wie das Kranksein im Gefolge der Diagnosestellung konkret ausgestaltet wird, soll der Begriff der Krankheitsbewältigung eingeführt werden, der maßgeblich Art, Qualität und Reichweite des Krankseins bestimmt.

Es bietet sich an, für die nachfolgende Betrachtung chronische Krankheiten als Bezugspunkte zu verwenden. Denn im Unterschied zu Akutkrankheiten lassen sich hier medizinische, psychische und soziale Folgen und darauf gerichtete Bewältigungsaktivitäten besser voneinander trennen. Dafür spricht auch, dass sich seit einigen Jahrzehnten eine Veränderung des Morbiditätsspektrums von akut lebensbedrohlichen hin zu chronischen Erkrankungen vollzieht. Da chronisch Kranke heute infolge der erweiterten medizinischen Möglichkeiten oft jahrzehntelang mit ihrer Krankheit leben können, stellt sich die Frage, ob damit notwendigerweise auch eine zufriedenstellende Lebensqualität verknüpft ist, bzw. ob der Arzt einen maßgeblichen Beitrag zum Selbstmanagement leisten kann, damit sein Patient mit selbstgesetzten Zielen zu einer verbesserten Krankheitsbewältigung gelangt.

Wie der Kranke seine Symptomatik, seine Einschränkungen und Behinderungen erlebt, was er überhaupt als Krankheitsfolgen anerkennt und entsprechend bearbeitet, wo die Krankheit ihn am stärksten betrifft, z. B. bei der Verfolgung seiner beruflichen Pläne, bei den Verzichtleistungen in Bezug auf Essen, bei dem Verlust von Bewegungsmöglichkeiten oder in seinem Verständnis von Männlichkeit, alle diese Fragen sind aufs Engste mit der zuvor entwickelten sozialen Identität und einem daran gebundenen Lebensstil verknüpft.

Da zudem viele chronische Krankheiten durchaus die Möglichkeiten bieten, auch weiterhin die Arbeit aufrechtzuerhalten und am sozialen Leben teilzuhaben, kann man davon ausgehen, dass **eine chronische Krankheit zu haben nicht automatisch heißt, auch chronisch krank zu sein,** d. h. die Rolle eines chronisch Kranken umfassend einzunehmen.

4.4.1 Grundbegriffe

▶ **Definition.** Krankheitsbewältigung soll definiert werden als dem Krankheitsausbruch folgend und alle kognitiven und motorischen Aktivitäten umfassend, die ein Kranker einsetzt, um seine körperliche, psychische und soziale Identität zu wahren und um seine beeinträchtigte Funktionsfähigkeit zu kompensieren. Bewältigung umfasst daher alle Bemühungen, mit denen der Kranke die physischen, psychischen und sozialen Folgen seiner Erkrankung in seine innere und äußere Realität zu integrieren sucht.

In dieser weit gefassten Definition ist auch die Art und Weise enthalten, in der ein Individuum mit seinen emotionalen Zuständen umgeht, wenn z. B. Gefühle wie Angst, Verzweiflung, Resignation, aber auch Hoffnung und Zuversicht auftauchen. Ebenso fallen darunter individuelle Abwehrreaktionen wie die

Verleugnung von Krankheitsfolgen oder Beschwichtigungsversuche und Rückzugsverhalten.
Der Erkrankte wird sich bei einer Veränderung seiner selbst nicht nur passiv verhalten, sondern auch aktiv reagieren. Der Ausbruch einer Krankheit wird in der Regel nicht das erste einschneidende Lebensereignis sein. Zurückliegende Erkrankungen, aber auch Ereignisse wie Einstieg ins Berufsleben, Arbeitslosigkeit, Geburt eines Kindes und Verlust von Angehörigen sind vergleichbare Ereignisse. Die in der Bewältigung solcher besonderer Situationen, Konflikte und Krisen entwickelten Fähigkeiten und gesammelten Erfahrungen, d. h. die vorhandenen Problemlösungsfähigkeiten werden auch im Falle einer erneuten Erkrankung aktiviert. Der Einzelne wird immer nach Alternativen suchen, die Situation zu seinem eigenen Vorteil zu gestalten.

Im Krankheitsfall wird der Betroffene auf seine in der Vergangenheit entwickelten Problemlösungsfähigkeiten zurückgreifen, um die Situation zu seinem Vorteil zu gestalten.

▶ **Merke:** So weitreichend medizinische, körperliche oder auch psychische Folgen der Krankheit auch sind, die Bewertung und Lösung dieser Probleme hängen maßgeblich von der Persönlichkeit des Kranken ab, von seinen biographischen Erfahrungen, seinem sozialen Status und seinen Lebensbedingungen.

◀ Merke

Die täglichen Lebensprobleme eines Kranken sind zugleich auch immer das Produkt eines Bewältigungsversuches. In diesem Sinne variieren die Bewältigungsstrategien nicht nur von Krankheit zu Krankheit, sondern auch innerhalb des gleichen Krankheitsbildes ergeben sich vielfältige Ansätze im Umgang mit ihren Folgen.

4.4.2 Der prozesshafte Charakter der Krankheitsbewältigung

Bei der Bewältigung einer chronischen Krankheit handelt es sich nicht um die Meisterung einer Episode, deren immanente Bedrohung damit endgültig abzuschließen ist, sondern um einen dauerhaften Prozess.
Da die Krankenkarriere sowohl vom wechselhaften Krankheitsverlauf selbst und von den eigenen Ressourcen als auch von der Bereitschaft und dem Maß an Unterstützung aus dem sozialen Umfeld abhängt, wird der Prozess der Bewältigung nicht geradlinig verlaufen. Es gibt auch keine universellen Reaktionen auf unerwünschte Lebensereignisse wie z. B. Schock, Angst oder Depression. Bislang spricht auch nichts dafür, dass bestimmte Reaktionsphasen wie z. B. Nichtwahrhabenwollen, Zorn, Feilschen, Depression und schließlich Versöhnung notwendigerweise aufeinander folgen bzw. jeder Kranke diese Phasen nacheinander durchlaufen muss.
Typisch ist eher eine **zyklisch verlaufende Krankenkarriere,** deren Charakteristika die Unsicherheit des Krankheitsverlaufs und angesichts immer möglicher Rezidive das nochmalige Durchlaufen früherer Stadien sind. Die Bewältigung kann dann nicht mehr unter der Frage abgehandelt werden, wie der Einzelne seine Krankheit meistert, sondern wie er trotz möglicher Rückkehrschleifen Fortschritte erzielt. Selbst wenn Fähigkeiten entwickelt worden sind, die es ermöglichen, mit den Lebensveränderungen umzugehen und sie in einer Vielzahl von veränderten Rollen zu organisieren, können erneute Anpassungen notwendig werden, wenn beispielsweise ein Schub mit bleibenden Behinderungen eintritt oder die Trennung vom Ehepartner bzw. eine Umsetzung am Arbeitsplatz erfolgt.
Bei der Mehrheit chronischer Krankheiten ist davon auszugehen, dass im Verlauf der Zeit die Chance wächst, viele soziale Rollen weiterhin auszuüben, von denen die des Patienten nur eine von vielen darstellt. Um das damit verbundene ständige **Balancieren** bzw. das immer wieder neu herzustellende **Gleichgewicht zwischen „gesunden" und „kranken" Anteilen in der täglichen Rollenausübung** konkreter zu fassen, sei an dieser Stelle etwas ausführlicher auf die Ergebnisse unserer Untersuchung über das Leben mit einer multiplen

4.4.2 Der prozesshafte Charakter der Krankheitsbewältigung

Die Bewältigung einer chronischen Krankheit ist ein dauerhafter Prozess.

Der Prozess der Bewältigung verläuft nicht geradlinig in strukturierten Phasen.

Eine **Krankenkarriere verläuft zyklisch.** *Charakteristika sind die Unsicherheit des Krankheitsverlaufs und mögliche Rezidive, d. h. das nochmalige Durchlaufen früherer Stadien.*

Bei der Mehrheit chronischer Krankheiten kommt es nach einiger Zeit in der täglichen Rollenausübung der Kranken zur **Balance zwischen „gesunden" und „kranken" Anteilen.**

Determinanten des Bewältigungsmusters:
- biographische und persönlichkeitsspezifische Momente,
- soziokulturelle Einstellungen,
- Prozesse innerhalb der Familie.

Krankheitserfahrungen und objektive Fakten des Krankheitszustandes sind weniger einflussreich.

Sklerose (MS) zurückgegriffen. Mithilfe qualitativer Methoden wurden 60 MS-Kranke und deren Partner über einen Zeitraum von 5 Jahren regelmäßig befragt.

In unserer Untersuchung haben wir bei den **Kranken** vor allem **4 typische Reaktions-** und **Bewältigungsmuster** gefunden. Diese werden sehr stark bestimmt
- von biographischen und persönlichkeitsspezifischen Momenten,
- von soziokulturellen Einstellungen und
- von den Prozessen innerhalb der Familie.

Vorangegangene Krankheitserfahrungen und objektive Fakten des Krankheitszustandes sind von geringerer Bedeutung.

Die Gruppe der **Kontrollierten** (n = 20; 4 Männer, 16 Frauen) erlebt die MS als massive Bedrohung ihres Selbstbildes, das durch Eigenständigkeit, Leistungsfähigkeit und Erfolgsorientierung gekennzeichnet ist. Zugleich dient die Diagnose als Auslöser zur Reflexion des bisherigen Lebensstils, und die jeweiligen Symptome führen im Verlauf jeweils zu einer Überprüfung des individuellen Verhaltens. Die sorgsam registrierten körpereigenen Symptome werden unter Beachtung des Wechselverhältnisses von Körper und Selbst vorsichtig in das Selbstbild integriert. Mit dieser behutsamen Integration und Antizipation kranker Anteile gelingt, gestützt von der Hoffnung auf einen leichten Verlauf, ein flexibler Adaptionsstil, bei dem vor allem im privaten Bereich durch einen sorgsameren Umgang mit dem eigenen Körper Verluste sich selbst zugestanden, durch die Demonstration uneingeschränkter beruflicher Leistungsfähigkeit aber gleichzeitig minimiert werden können.

Die zweite Gruppe, die **zwiespältig Kämpfenden** (n = 16, 4 Männer, 12 Frauen), erlebt die MS als Bedrohung von Selbstständigkeit und Leistungsfähigkeit und, infolge von in der Regel bereits verfestigten und bei einigen Kranken erheblich beeinträchtigenden Symptomen, als massive Kränkung ihres Selbstbildes. Gezwungenermaßen müssen sie mit den Symptomen eines als fremd empfundenen Körpers leben, können es aber nicht. Sie sehen sich einem übermächtigen, von zerstörerischen Phantasien begleiteten Geschehen ausgeliefert, das sie nicht in ihre Person integrieren können, weil dies gleichbedeutend mit dem Gefühl von Selbstentwertung und Minderwertigkeit ist. Ihr Kampf, je nach Auftreten der Symptome oft mit bewundernswerten, tendenziell aber immer mit überfordernden Anstrengungen verbunden, schwankt zwischen Hoffnung und Verzweiflung, richtet sich immer gegen den Körper und wird nicht unter Beachtung seiner Schwäche geführt. Die Fixierung körperlichen Geschehens als äußerliche feindliche Vorgänge setzt einerseits Widerstandskräfte frei, führt aber andererseits zu schwer integrierbaren Rückschlägen, wenn dieser Feind sich nachdrücklich bemerkbar macht.

Kennzeichnend für die dritte Gruppe, die **chronisch Kranken** (n = 13; 5 Männer, 8 Frauen), ist die Anerkennung der Krankenrolle im Sinne ihres Behindertenstatus. Symptome und Verlauf der MS werden als Verlust und irreversible Beeinträchtigungen des vormaligen Körpererlebens und Selbstbildes hingenommen. Chronisch Kranke haben zum „Frieden mit dem eigenen Körper" gefunden, doch sie geben sich nicht auf, sondern verbinden die bisherige Integration kranker Anteile und Verluste in ihr Selbstbild mit der Suche nach einer der jeweiligen Behinderung angepassten neuen Lebensweise. Dabei entwickeln sie flexible Adaptationsweisen, bei denen – je nach Schweregrad – partielle bis totale Abhängigkeit und eigene Hilfsbedürftigkeit selbstverständlich geworden sind und auch nach außen demonstriert werden. Die MS verliert so ihren Schrecken, wenngleich Anstrengungen unternommen werden, sie auf ihre bisherigen Auswirkungen zu begrenzen. Der Kampf um kleinste Fortschritte und Stillstand ersetzt hier die Hoffnung auf größere Veränderungen.

Die vierte Gruppe, die **Überrollten** (n = 8; 3 Männer, 5 Frauen), erlebt die MS als einen bösartigen, heimtückischen Feind, dem sie als fremdes Körpergeschehen hilflos sich ausgeliefert fühlt. Nach jahrelangem vergeblichem Kampf obsiegt schließlich die Krankheit, wird fatalistisch hingenommen und als totale Selbstentwertung empfunden. Der Körper als Feind und bösartiges Geschehen hat das Selbst besiegt, die eigene Nutzlosigkeit bestätigt. Die Folge ist die totale psychosoziale Desintegration. Die Ursache ist entweder eine rapide, stabilisierende Ansätze subjektiver Verarbeitung überrollende Verschlechterung des körperlichen Zustandes, die einen Rest von Kontrollerhalt jeweils im nächsten Schub obsolet werden lässt (die Hälfte dieser Gruppe ist schon nach drei Jahren ein Pflegefall) oder ein Mangel an Selbstachtung über den Verlust identitätsstiftender Attribute, wie er insbesondere bei den an körperlicher Leistungsfähigkeit und Selbstständigkeit orientierten Rollenbildern von Männern anzutreffen ist. Eine Integration kranker Anteile in das Selbstbild ist in beiden Fällen nicht möglich.

Stabilität im Leben mit der MS ist aber immer nur eine vorläufige und nicht gleichzusetzen mit einer abgeschlossenen Bewältigung. Da Krankheit kein isoliertes Phänomen darstellt, sollte man immer den gesamten Lebenszusammenhang, in den sie integriert wird, im Auge behalten, wenn man verstehen will, **wie** jemand und **warum** er so und nicht anders bewältigt. Zuerst wird jeder Kranke versuchen, dort eine Kontinuität zwischen seiner entwickelten sozialen Identität und den künftigen Möglichkeiten herzustellen. Ob dies dauerhaft gelingt, hängt von den genannten intervenierenden Variablen ab:
- dem Krankheitsverlauf und der sich wandelnden Symptomatik,
- den Therapienotwendigkeiten,
- den sozio-ökonomischen Lebensbedingungen einschließlich der Voraussetzungen am Arbeitsplatz und
- nicht zuletzt von dem Muster und dem Ausmaß an sozialer Unterstützung durch andere Personen.

> Krankheit ist immer im gesamten Lebenszusammenhang zu betrachten. Ob es dem Kranken gelingt, eine Kontinuität zwischen seiner entwickelten sozialen Identität und den künftigen Möglichkeiten herzustellen, hängt von folgenden Faktoren ab:
> - Krankheitsverlauf und der sich wandelnden Symptomatik,
> - Therapienotwendigkeiten,
> - sozioökonomische Lebensbedingungen inkl. der Voraussetzungen am Arbeitsplatz,
> - Ausmaß an sozialer Unterstützung durch andere Personen.

4.5 Der Arzt für Allgemeinmedizin als Berater

Ein umfassendes Verständnis des Krankseins und der Krankheitsbewältigung wirft für das ärztliche Handeln eine Reihe von Fragen auf:
- Kann und sollte der Hausarzt die Art der Bewältigung beeinflussen und steuern?
- Kann er auf die Familie einwirken?
- Wie und wo münden die Erkenntnisse über den subjektiven Gehalt von Krankheit und die Bedingungen der psychosozialen Krankheitsbewältigung in eine somatische Endstrecke mit den objektiven medizinischen Fakten ein?

Erfahrungsgemäß verstehen sich gerade Allgemeinärzte nicht als individualistisch und kurativ orientierte Techniker, die ausschließlich das defekte Organ oder somatische Funktionsstörungen behandeln. Vielmehr haben sie in der Regel ein eher ganzheitliches Interesse und wollen dem Patienten als Person helfen. Der Umsetzung dieses Anspruchs stehen aber oft erhebliche Probleme entgegen. So ergibt sich beispielsweise häufig die Situation, dass ein Arzt recht hilflos auf einen Kranken reagiert, der erhebliche, medizinisch relevante Verhaltensprobleme aufweist, z.B. ein Infarktpatient, der sich das Rauchen nicht abgewöhnen kann.

> Allgemeinärzte haben in ihrer ärztlichen Auffassung ein eher ganzheitliches Interesse. Die Umsetzung dieses Anspruchs ist bei Patienten mit medizinisch relevanten Verhaltensproblemen oft schwierig.

Der übliche Versuch, durch direkte Beratung, durch Drohgebärden und autoritäre Führung diesen Patienten zu beeinflussen, schlägt in der Regel fehl. Hier hilft auch der Rückgriff auf paternalistisch-fürsorgliche Verhaltensmuster nicht. Denn der Arzt würde damit letztlich die Gesamtverantwortung übernehmen und dem Patienten die Rolle des sich vertrauensvoll in seine Hände begebenden und gewissenhaft seine Anweisungen ausführenden Abhängigen zuweisen.

> Patienten mit medizinisch relevanten Verhaltensproblemen können weder durch Drohgebärden noch durch autoritäre Führung beeinflusst werden.

Ein weiteres Problem stellt sich bei den Patienten, die psychosoziale Aspekte und Zusammenhänge ihrer Krankheit abwehren und im Grunde auf symptomatische Linderung ihres Leidens beharren. Problematisch sind auch Patienten, die die erweiterte ärztliche Sichtweise und das Interesse des Arztes für das Leben mit der Krankheit ablehnen bzw. unfähig sind, dieses zu akzeptieren. In diesen Fällen bleiben dem ganzheitlich orientierten Arzt nur die traditionellen Möglichkeiten. Entweder er erklärt sich für nicht zuständig und verweigert die Hilfestellung oder er folgt, nicht zuletzt aus ökonomischen Erwägungen,

> Patienten, die psychosoziale Aspekte und Zusammenhänge ihrer Krankheit abwehren sowie Patienten, die das Leben mit der Krankheit ablehnen bzw. unfähig sind, dieses zu akzeptieren, sind problematisch.

den Erwartungshaltungen dieser Patienten und verschreibt beispielsweise weiterhin die geforderten Medikamente.

Die entscheidende Schwierigkeit bei der Umsetzung von ganzheitlicher Orientierung ergibt sich aber in der grundsätzlichen Frage nach dem **Charakter des beratungsrelevanten Wissens.** Mit anderen Worten: Was soll ein Hausarzt einem chronisch Kranken an verbindlichen Informationen, an gesicherten Erkenntnissen und an Befunden über das Wesen seiner Krankheit und vor allem über das Leben mit ihr mitteilen? **Objektiv entsteht daher für jeden Arzt immer ein Vermittlungsproblem,** das erst gelöst wird, wenn sein Wissen die Lebenspraxis des Patienten, dessen Problemsicht und dessen Kompetenzen trifft, andernfalls kann der Patient wenig damit anfangen.

▶ **Merke:** Die Umsetzung einer ganzheitlichen Orientierung in der Langzeitversorgung von chronisch Kranken erfordert vom Hausarzt vor allem die Fähigkeit und Bereitschaft, eine kooperative Beziehung zum Patienten zu entwickeln. Hier geht es weder um die Fülle von Wissen über psychische und soziale Aspekte von Krankheit noch um das Erlernen von „Techniken". Im Grunde handelt es sich um die Fähigkeit, ein je nach Patient und Problemlage variierendes, flexibles Verhalten zu entwickeln, das sich vereinheitlichender Routine entzieht. Dazu gehört die Bereitschaft des Arztes, seine eigene Problemsicht ständig zu erweitern, selbst von seinen Patienten zu lernen und unter Umständen sogar sich selbst in Frage zu stellen.

▶ **Merke**

Die ganzheitlich orientierte Langzeitversorgung von chronisch Kranken stellt hohe Ansprüche an den Arzt. Drei Anregungen zur Umsetzung:
1. **Die Problembearbeitung bleibt eigenständige Aufgabe des Patienten,** der Arzt kann sie ihm nur erleichtern.
2. Der Hausarzt hat die Möglichkeit, statt in langen Gesprächen **kontinuierlich und „in kleinen Häppchen" wichtige Themen anzusprechen,** dabei muss er aber keine fertigen Lösungen anbieten.
3. Eine Reihe von Patienten kann **im weiteren Verlauf auf den Arzt als Berater verzichten,** da sie im Umfeld über stabile und bedeutsame Beziehungen verfügen.

Es wird kaum möglich sein, bei allen Patienten diese Ansprüche zu erfüllen. **Drei Anregungen sollen helfen, Überforderung und auch Enttäuschung und Resignation zu vermeiden:**
1. Ein Hausarzt hat zwar viele Möglichkeiten, seinem Patienten wirksame Unterstützung bei dem Leben mit seiner Krankheit zu geben, **die Problembearbeitung bleibt aber eigenständige Aufgabe des Patienten,** der Arzt kann sie ihm nur erleichtern. Der Arzt zeichnet daher nicht verantwortlich für den „Erfolg" der Bewältigung von Lebensproblemen oder Verhaltensänderungen.
2. Beratung bedeutet nicht allein das zeitaufwendige, manchmal auch anstrengende Gespräch, geschweige denn die „große Psychoanalyse" im Sprechzimmer. Gerade im Rahmen von Langzeitversorgung ergeben sich für den Hausarzt **Chancen, kontinuierlich und „in kleinen Häppchen" nachzufragen, diverse Aspekte zu thematisieren**, zu beobachten und zuzuhören. Beratung kann nicht als Anbieten fertiger Lösungen verstanden werden; sie ist vielmehr die grundsätzliche Bereitschaft, den anderen ernst zu nehmen, ihn zu verstehen und möglicherweise zu helfen.
3. Eine Reihe von Patienten wird **den Arzt als einen Berater im Laufe der Zeit immer weniger benötigen,** da sie im Umfeld über so stabile und bedeutsame Beziehungen verfügen und selbst so flexibel sind, dass sie alle notwendigen Selbsthilfe- und Problemlösungspotenziale in ihrer Familie und im Umfeld mobilisieren können.

▶ **Merke**

▶ **Merke:** Alle ärztlichen Bemühungen um Unterstützung und Bewältigungshilfe fallen umso wirksamer aus, je mehr die Ärzte bereit sind, die soziale Realität ihrer Patienten in die Konsultationen einzubeziehen.

Die moderne Auffassung der **Compliance-** oder **Adhärenzproblematik** beinhaltet die Motivation des Patienten zur Mitwirkung bei der Therapie. Für den Arzt bedeutet das, Patientenschulungen durchzuführen.

Solch ein Rollenverständnis auf Seiten des Allgemeinmediziners weist auf die **Compliance-** oder **Adhärenzproblematik** hin. Wenn, wie neuere Untersuchungen nahe legen, Compliance nicht mehr verstanden wird als Patientengehorsam, sondern als eine solide Motivation des Patienten zur Mitwirkung bei der Therapie, dann ist der Arzt gefordert, Patientenschulung, z. B. im Sinne von Aufklärung, Herstellung von Krankheitseinsicht, Sensibilisierung von Körperwahrnehmung und Mobilisierung von sozialer Unterstützung zu betreiben. Solch ein Modell des Aushandelns, z. B. von Behandlungsschemata, ist aber nicht nur abhängig vom professionellen Wissen, sondern eben auch vom Alltagswissen des Patienten, von seinen Wünschen, Befürchtungen, Hoffnungen und von seiner Vorstellung von Lebensqualität.

Diese Sichtweise impliziert zugleich den Verzicht auf die in letzter Zeit verstärkt hörbare Vorstellung vom Patienten als einem „Klienten" oder gar einem „Konsumenten". Wenn auch eine wachsende Ökonomisierung der Arzt-Patienten-Beziehung durch die zurückliegenden gesundheitspolitischen Reformbestrebungen zu registrieren ist, so bleibt der einzelne hilfsbedürftige Kranke bei der Herstellung von Gesundheit oder der Linderung seiner Beschwerden immer auch ein „Ko-Produzent". Er sollte je nach Möglichkeit als betroffenes Subjekt in die (relative) Erhaltung seiner Gesundheit einbezogen werden, denn das Leben mit der Krankheit findet maßgeblich außerhalb der Praxis statt. Der Arzt kann als Berater aber viel Realität dieses Lebens in die Sprechstunde holen und dadurch als Vermittler von medizinischer und sozialer Unterstützung wirken.

Weiterführende Literatur zu diesem Kapitel finden Sie unter www.thieme.de/specials/dr-allgemeinmedizin/

5 Arzt-Patienten-Beziehung in der Allgemeinpraxis

Wolfgang Himmel, Wolfgang Rönsberg

Der Allgemeinarzt *Michael Balint* hat in der Beziehung zwischen Arzt und Patient den Angelpunkt des therapeutischen Prozesses gesehen und die therapeutische Wirksamkeit des Arztes mit der eines Medikamentes verglichen („Arzt als Droge").

Die Beziehung zwischen Arzt und Patient ist für den therapeutischen Prozess wichtig.

5.1 Die zwei Ebenen der therapeutischen Beziehung

▶ **Fallbeispiel.** Eine **70-jährige Patientin** leidet seit Jahren unter **Schwindelzuständen,** wahrscheinlich wegen generalisierter Arteriosklerose mäßigen Grades auf dem Boden eines Bluthochdrucks sowie einer **Fettstoffwechselstörung**. Die Patientin ist wiederholt über notwendige diätetische und medikamentöse Maßnahmen aufgeklärt worden. Der Arzt hat aber guten Grund zur Annahme, dass seine Ratschläge, wenn überhaupt, nur sehr lückenhaft befolgt werden (nur selten Wiederholungsrezepte). In letzter Zeit hat der Schwindel erheblich zugenommen, und die Patientin klagt: „Jetzt behandeln Sie mich schon so lange, Herr Doktor, **und der Schwindel wird immer schlimmer."**

Die beschriebene Situation kann auf zwei Ebenen analysiert und erlebt werden:
- **Sachliche Ebene:** Die Patientin ist hinsichtlich Blutdruck und Schwindel ungebessert. Unklar bleibt, in welchem Umfang und aus welchen Gründen sie die Verordnung nicht befolgt.
- **Emotionale Ebene:** Die Patientin ist über den Misserfolg der Behandlung enttäuscht. Der menschlichen Natur folgend sucht sie die Schuld weniger bei ihrer eigenen Non-Compliance als beim Arzt.

Der Arzt hat die Wahlfreiheit, auf welche der Ebenen er einsteigen will. Auf beiden muss er sich darüber hinaus entscheiden, ob er auf der Seite des Patienten oder gegen ihn argumentieren will oder ob er, als meist ungünstigste Variante, beide Positionen zu einer Doppelbotschaft vermengt. Die daraus sich ergebenden sechs Varianten der Beziehungsgestaltung zeigt Tab. **C-5.1**.

Eine **Analyse** der Arzt-Patienten-Beziehung kann auf **2 Ebenen** erfolgen:
- **sachliche Ebene**
- **emotionale Ebene.**

Der Arzt kann entscheiden, mit welcher Ebene er eine Analyse beginnt.

C-5.1	Die Wahl der Beziehungsebene im Arzt-Patienten-Gespräch
Patientin: „Jetzt behandeln Sie mich schon so lange, Herr Doktor, und der Schwindel wird immer schlimmer."	
Arzt: A Sachliche Ebene	
1. Pro	„Wir müssen genauere Untersuchungen veranlassen, um herauszufinden…"
2. Kontra	„Ich habe den Verdacht, dass Sie Ihre Tabletten nicht nehmen."
3. Doppelbotschaft	„Ich weiß ein gutes Mittel; es hilft aber nur dem, der es auch nimmt."
B Emotionale Ebene	
4. Pro	„Sie sind enttäuscht, dass es nicht vorwärts geht."
5. Kontra	„Den Ärger haben Sie sich selbst zuzuschreiben!"
6. Doppelbotschaft	„Ich verstehe Ihre Enttäuschung, kann Ihnen aber den Vorwurf nicht ersparen…"

Für die Entscheidungsdimension „pro oder kontra Patient" ist zu empfehlen, Gesundheitserziehung möglichst nicht konfrontativ, sondern kooperativ anzugehen. Die Wahl der Beziehungsebene (Sach- oder Gefühlsebene) wird eher von der Persönlichkeit des Arztes abhängen.

Aus persönlichen Erfahrungen plädieren wir dafür, öfter die emotionale Beziehungsebene zu nutzen. Im vorliegenden Fall liegt das schon deshalb nahe, weil es offensichtlich nicht an Informationen mangelt. Die Patientin wurde wiederholt und eingehend aufgeklärt. Der betroffene Arzt erinnerte sich auch, dass schon in der Vergangenheit viele Konsultationen von eben dieser Mischung aus Ärger und vorwurfsvoller Enttäuschung geprägt waren. Bislang hatte er selbst stets auf der sachlichen Ebene und meist konfrontierend reagiert, etwa mit den Varianten A2 oder A3 der Tab. **C-5.1**.

Für die Entscheidung „pro oder kontra Patient" ist zu empfehlen, Gesundheitserziehung nicht konfrontativ, sondern kooperativ zu gestalten.

Bei der Gesundheitserziehung ist aus Erfahrung die emotionale Beziehungsebene günstig.

5.2 Die Spiegelung von Gefühlen

Zu tieferem Verständnis der therapeutischen Beziehung führen eine Reihe theoretischer Ansätze, z. B. das Modell von Übertragung und Gegenübertragung von Freud. Für die Konsultation in der Allgemeinmedizin sollte man sich den **Arzt als Spiegel der Patientengefühle** vorstellen.

Nicht nur die Patientin mit den Schwindelzuständen, sondern auch der Arzt erlebte den Dialog keineswegs emotionslos. In ihm stieg Ärger auf, als die Patientin ihren Misserfolg dem Arzt zum Vorwurf machte und ihre Enttäuschung zum Ausdruck brachte, dass seine Bemühungen nicht gefruchtet hatten. Die Gefühle Ärger und Enttäuschung waren aus der Aussage der Patientin herauszuhören. Für die Antwort überlegte der Arzt, welches Gefühl bei der Patientin wohl im Vordergrund steht. Im Ergebnis sprach er ihre Enttäuschung an.

Sein Ziel wäre auch auf anderem Wege zu erreichen gewesen. Ein Blick nach innen hätte ihm dort die gleichen Gefühle gezeigt: nicht (oder weniger) als persönliche Affekte, sondern als Spiegelungen der Gefühlslage seines Gegenübers. Dieser Weg über die Selbstwahrnehmung mag ungewohnt erscheinen. Er hat aber (für den Geübten) den großen Vorzug, blitzlichtartig Beziehungsprobleme zu erkennen. Einige weitere Beispiele für die Nutzung der Selbstwahrnehmung sind in Tab. **C-5.2** zusammengefasst.

Im Idealfall wäre die Spiegelung des Patientengefühls im Arzt verzerrungsfrei. Die gesamte Pathologie käme also vom Patienten. In der Realität lässt sich jedoch beobachten, dass Ärzte keine normierten („glatten") Projektionsflächen sind, sondern mit ihren mehr oder minder ausgeprägten Eigenheiten zur Färbung des Wechselspiels beitragen.

5.2 Die Spiegelung von Gefühlen

In der Allgemeinmedizin ist es ausreichend, sich den **Arzt als Spiegel der Patientengefühle** vorzustellen.

Der Weg über die Selbstwahrnehmung hat den Vorzug, blitzlichtartig Beziehungsprobleme zu erkennen.

Im Idealfall spiegelt der Arzt das Patientengefühl verzerrungsfrei. Ärzte sind jedoch keine normierten Projektionsflächen, sondern färben mit ihren Eigenheiten das Wechselspiel.

C-5.2 Selbstwahrnehmung als Weg zur emotionalen Befindlichkeit des Patienten		
Patientin	*Gefühl des Arztes*	*Reaktion des Arztes*
„Aber man kann doch nicht einfach nur zusehen, wie mein Mann immer weiter in den Alkohol rutscht."	In die Verantwortung genommen, evtl. Schuldgefühl.	„Sie fühlen sich verantwortlich für den Alkoholmissbrauch Ihres Mannes …"
Berichtet scheinbar emotionslos, aber in zumutungsvoller Langatmigkeit über minimale Leistungsverluste, u. a. erschwertes Einfädeln von Stopfgarn.	Ärger	„Diese Beeinträchtigung scheint Sie sehr zu ärgern …"
„Ich habe schon hin und her überlegt, ob die Bauchschmerzen psychisch sind, aber eigentlich ist bei uns alles normal."	Peinlichkeit; Hemmung, die Ehe der Patientin anzusprechen.	„Es scheint Ihnen irgendwie unangenehm zu sein, über Einzelheiten zu sprechen …"
Auf die Mitteilung, dass ein kardiologisches Konsil keinen krankhaften Befund ergab: „Aber was ist das dann? Gerade hat es hier (zeigt aufs Herz) schon wieder so gekrampft."	Beunruhigung, Unsicherheit, ob es wirklich nur funktionelle Beschwerden sind.	„Und das beunruhigt Sie sehr …"

Haltungen und Hemmungen des Arztes mögen ihm bewusst oder auch unbewusst sein – in der Regel ist er von ihrer Richtigkeit so überzeugt, dass er seinen „gesunden Menschenverstand" geradezu missionarisch vertritt. *Balint* hat in diesem Zusammenhang von der „apostolischen Funktion" des Arztes gesprochen.

5.3 Arzt und Patient – nur Rollen?

Aus einem anderen Blickwinkel als die Psychoanalyse kann die Soziologie zum Verständnis der Arzt-Patienten-Beziehung beitragen. In einem schon klassischen Modell hat der Soziologe *Talcott Parsons* den „Kranken" als eine spezifische Rolle beschrieben, mit der eine Gesellschaft die Bedrohungen des Alltagslebens durch Krankheit zu kontrollieren versucht. Danach wird der Kranke:
- nicht für seinen Zustand verantwortlich gemacht,
- von den Alltagspflichten befreit.

Dafür sollte er:
- den Wunsch haben, schnellstmöglich gesund zu werden,
- ggf. professionelle Hilfe in Anspruch nehmen.

Das Modell von *Parsons* wird häufig als naiv und unvollkommen kritisiert und dabei vielleicht ein wesentlicher Punkt übersehen: Das Modell beschreibt nicht die Realität im Sprechzimmer oder behauptet, dass jeder Kranke „seine Rolle" bewusst kennt, sondern kann – auch heute noch – überzeugend erklären, warum Arzt und Patient im Regelfall gut miteinander klar kommen, aber manchmal auch nicht. Die Arzt-Patienten-Beziehung ist immer dann gestört, wenn es Abweichungen von der Krankenrolle gibt.

Das kann ein Patient sein:
- der im engeren Sinne medizinisch nicht krank ist, aber durch eine Krankschreibung hofft, Probleme in der Familie oder am Arbeitsplatz zu lösen,
- der ganz offensichtlich seine Krankheit (und die damit erlangte Aufmerksamkeit) genießt,
- der sich nicht an die ärztlichen Empfehlungen hält und dadurch möglicherweise die Krankheit prolongiert.

Selbst wenn die Patienten dieser drei Beispiele aus guten Gründen so handeln, werden Ärzte häufig ablehnend, aggressiv, vielleicht auch frustriert reagieren, weil die Normen des Alltagslebens offensichtlich verletzt wurden (Millward und Kelly 2004). Darauf macht das Rollenmodell aufmerksam und könnte dadurch helfen, zumindest diejenigen Konflikte zu vermeiden oder zu begrenzen, die das Ergebnis „normativen Fehlverhaltens" sind.

5.4 Der „fordernde" Patient

Ein eigenes Kapitel in diesem Lehrbuch widmet sich dem „schwierigen Patienten" (Kap. A-12, S. 133 ff.), deshalb wird hier nur kurz ein Thema angesprochen, das Hausärzte besonders bewegt: der „fordernde" Patient. Dabei gibt es offensichtlich zwei Aspekte:
1. Eine (qualifizierte) Minderheit von Patienten **stellt** in der Tat deutliche **Forderungen** nach Verordnungen, Arbeitsunfähigkeitsbescheinigungen, diagnostischen Maßnahmen etc. Es spricht aber einiges dafür, dass viele dieser Patienten angemessen einschätzen können, was für sie günstig ist (aufgrund ihrer Selbstständigkeit aber dennoch manchen Ärzten bedrohlich erscheinen).
2. Häufig jedoch **vermuten Ärzte** nur, dass Patienten eine ärztliche Handlung erwarten, **ohne dass dies der Fall** ist. Oft erfüllen Ärzte diese vermeintlichen Erwartungen und fühlen sich dabei unter Druck gesetzt.

5.3 Arzt und Patient – nur Rollen?

Der Soziologe *Talcott Parsons* hat den „Kranken" als eine spezifische Rolle beschrieben, mit der eine Gesellschaft die Bedrohungen des Alltagslebens durch Krankheit zu kontrollieren versucht.

Das Modell von *Parsons* erklärt das Funktionieren der Arzt-Patienten-Beziehung. Störungen treten immer dann auf, wenn es Abweichungen von der Krankenrolle gibt.

5.4 Der „fordernde" Patient

Bei den sog. fordernden Patienten gibt es 2 Aspekte:
1. Eine Minderheit von Patienten stellt Forderungen an den Arzt, können diese aber auch angemessen einschätzen (für den Arzt erscheinen sie trotzdem oft bedrohlich).
2. Häufig **vermuten Ärzte** nur, dass die Patienten eine ärztliche Handlung erwarten, **ohne dass dies der Fall** ist.

C-5.3 Welche Rolle spielt Patientendruck auf die Ausstellung eines Rezepts?*

Einflussfaktor	Rezept ausgestellt	Kein Rezept	OR (95 % KI)**	adjustierte*** OR (95 % KI)
Ärztlich eingeschätzte Notwendigkeit eines Rezepts				
Keine	6 %	87 %	1,0	1,0
Geringe	13 %	9 %	23,5 (12,8–43,2)	14,7 (4.2–50,8)
Mittlere bis starke	81 %	4 %	281,2 (148.1–533,9)	147,9 (39,4–555,0)
Ärztlich wahrgenommener Patientendruck				
Keiner	27 %	84 %	1,0	1.0
Geringer	23 %	11 %	6,3 (4,1–9,6)	1,8 (0,8–4,4)
Mittlerer bis starker	51 %	4 %	36,1 (21,3–61,4)	2,9 (1,1–7,1)
Vor Konsultation eingeschätzter Patientendruck				
Keiner	46 %	80 %	1,0	1,0
Geringer	27 %	10 %	4,5 (3,0–6,7)	2,3 (1,1–4,8)
Mittlerer bis starker	27 %	10 %	4,9 (3,2–7,4)	1,7 (0,9–3,3)

* Nach Little et al. (2001)
** Odds Ratio mit 95 % Konfidenzintervall (wenn die 1,0 im Intervall nicht eingeschlossen ist, ist das Ergebnis signifikant)
*** Jeweils wechselseitig kontrolliert für gemessenen Patientendruck, wahrgenommenen Patientendruck und ärztlich eingeschätzte Notwendigkeit

Tab. C-5.3 zeigt die Ergebnisse einer neueren Studie, wonach der **wahrgenommene Patientendruck** ein weitaus stärkerer Prädiktor für ärztliche Handlungen ist als die tatsächlichen Wünsche oder Forderungen von Patienten. So sieht man in der Tabelle, dass die befragten Ärzte bei 81 % aller Patienten, die ein Rezept erhielten, auch von der Notwendigkeit überzeugt waren. Bei 51 % aller Patienten, die ein Rezept erhielten, berichteten die Ärzte von einem Patientendruck zur Ausstellung des Rezepts. Die Autoren konnten aber nur bei 27 % aller Patienten – aufgrund ihrer gründlichen – Befragung eine starke Erwartung nach einem Rezept feststellen. Noch interessanter ist es, wenn man die Ergebnisse wechselseitig statistisch kontrolliert. Dann nämlich ist die ärztlich eingeschätzte Notwendigkeit für ein Rezept der mit Abstand stärkste Faktor für die Ausstellung eines Rezeptes (OR: 148); der ärztlich wahrgenommene Patientendruck fällt zumindest etwas ins Gewicht (OR: 2,9); dagegen ist die Rezepterwartung der Patienten – also der Patientendruck – der schwächste (und nicht einmal mehr signifiankte) Einflussfaktor für die Ausstellung eines Rezeptes (OR: 1,7). Am Rande sei nur erwähnt, dass die Erfüllung der Erwartungen von Patienten zumeist nicht deren Zufriedenheit steigert (Himmel et al. 1997).

Der **wahrgenommene Patientendruck** ist ein weitaus stärkerer Prädiktor für ärztliche Handlungen als tatsächliche Wünsche oder Forderungen von Patienten.

5.5 Sprache als Werkzeug der Arzt-Patient-Beziehung

Dass die **Sprache** ein **fundamentales Werkzeug der Arzt-Patient-Beziehung** ist, klingt wie eine Selbstverständlichkeit. Schließlich hat die Sprache diese Bedeutung in jeder zwischenmenschlichen Beziehung. Der Gedanke ist richtig, sollte aber nicht dazu verführen, das „Sprechen" in der Medizin als selbstverständlich anzusehen, nach der Devise Sprechen kann jeder.

5.5 Sprache als Werkzeug der Arzt-Patient-Beziehung

Sprache ist ein fundamentales Werkzeug der Arzt-Patient-Beziehung.

Der Durchschnittsarzt verfügt über ein **Fachvokabular** von 13 000 Fremdwörtern. Dieser „Vorsprung" vor seinen Patienten erweist sich nicht selten als schwerwiegende Verständigungshürde.

Schätzungen zufolge verfügt der Durchschnittsarzt über ein **Fachvokabular** von 13 000 Fremdwörtern. Dieser „Vorsprung" vor seinen Patienten erweist sich nicht selten als schwerwiegende Verständigungshürde. Weitere Besonderheiten des ärztlichen Sprachgebrauchs kommen hinzu. *Tucholsky* hat diesem Umstand den scharfzüngigen Aphorismus gewidmet, die Medizin sei „eine Wissenschaft – also der Missbrauch einer zu diesem Zweck erfundenen Terminologie".

Auch medizinsoziologische Untersuchungen geben Anlass, den Erfolg von Arzt-Patienten-Gesprächen kritisch zu sehen. So wurde in einer amerikanischen Studie gemessen, in welchem Umfang Patienten in unmittelbarem Anschluss an eine Konsultation die Information korrekt wiedergeben konnten, die ihnen soeben vermittelt worden war. Es waren weniger als 50 %!

Ein Arzt-Patienten-Dialog aus der Praxis:
1. *Arzt:* „Guten Abend, Herr … wie geht es denn heute?"
2. *Patient:* „Ich weiß selbst nicht so richtig. Die Pillen vom letzten Mal habe ich nicht genommen, weil ich sie, glaube ich, nicht gut vertrage."
3. *Arzt:* „Und haben Sie Ihre Übungen für den Rücken gemacht?"
4. *Patient:* „Und ob! Dreimal jeden Tag eine Viertelstunde, und das jeden Tag, auch am Wochenende."
5. *Arzt:* „Hmm, und was machen die Kreuzschmerzen?"
6. *Patient:* „Ach, Herr Doktor, die sind heute so, morgen so."
7. *Arzt:* (schaut in die Karteikarte) „Und der Schlaf?"

Von manchen Lesern wird das Transkript als Karikatur empfunden. Die Mehrzahl der befragten Kollegen gibt aber zu, selbst gelegentlich ähnliche Gespräche zu führen, besonders zu fortgeschrittener Abendstunde. Gewisse verallgemeinerbare Züge scheinen sich darin also widerzuspiegeln.

Was macht den Dialog so auffällig? Offensichtlich ist es die Tatsache, dass sich der Arzt mit Ausnahme eines mageren „Hmm" nie auf die Aussagen des Patienten bezieht (der seinerseits in enger Bezogenheit jeden thematischen Sprung des Doktors mitmacht!). Interessanterweise gerät das Gespräch dennoch nicht zur Katastrophe. Das dürfte einmal an der Gutmütigkeit des Patienten liegen, aber auch daran, dass der Arzt mit seinen Fragen Interesse signalisiert, ein oberflächliches Minimalinteresse zwar, aber immerhin. Außerdem lässt sich zwischen den Zeilen eine Art „Gedankenkitt" heraushören. So kann man sich seine Reaktion auf die Nichteinnahme der Pillen etwa folgendermaßen vorstellen:

Arzt (denkt: „Über Nebenwirkungen und Packungsprospekte mag ich mich eine halbe Stunde vor Feierabend nicht schon wieder streiten. Des Menschen Wille ist sein Himmelreich. Vielleicht gibt es in anderer Hinsicht etwas Positives zu berichten.") „Und haben Sie Ihre Übungen für den Rücken gemacht?"

Mit dieser weiteren Frage stößt der Arzt – zufällig zwar, aber immerhin – auf eine sprudelnde Quelle, den Übungseifer des Patienten. Statt diesen aber nun mit Lobesworten positiv zu verstärken, verschenkt er diese Chance und springt zum nächsten Thema.

Die Aussagen eines Patienten sind bei sorgsamer Beachtung ideale Wegweiser, die auf kürzestem Wege zu seinen wichtigen Problemfeldern führen.

Eine bessere Kommunikation wäre zweifellos möglich, wenn sich der Arzt in seinen Reaktionen auf die Angebote des Patienten bezöge. In der Regel könnte er auf diese Weise auch Energie und Zeit sparen. Die Aussagen eines Patienten stellen nämlich bei sorgsamer Beachtung ideale Wegweiser dar, die auf kürzestem Wege zu seinen wichtigen Problemfeldern führen.

Für den **beispielhaften Arzt-Patienten-Dialog** werden folgende alternative **Vorschläge** gemacht, die nicht für sich in Anspruch nehmen, die besten zu sein. Es dürfte aber deutlich werden, dass sie das Angebot des Patienten in höherem Maße aufgreifen und als Chance nutzen:
3. *Arzt:* „Erzählen Sie doch mal von Ihren Bedenken gegen die Pillen!"
5. *Arzt:* „Donnerwetter! Das beeindruckt mich, wie konsequent Sie an der Behandlung mitarbeiten."
7. *Arzt:* „Das scheint Sie zu belasten, dass Ihr Befinden so unberechenbar ist …"

Sie können sich als Leser weitere fruchtbarere **Alternativen** für alle drei Äußerungen des Arztes überlegen.

5.6 Die Körpersprache in der Arzt-Patienten-Beziehung

Die Arzt-Patienten-Beziehung bemisst sich nicht nur am Grad der Information, sondern ist immer auch ein subtiles Geflecht bzw. ein komplexer Austausch von Symbolen. Bevor noch das erste Wort gesprochen ist, tauschen Interaktionspartner über die Körpersprache Signale aus und vermitteln darüber Führungsanspruch oder Unterordnungsbereitschaft. Im gesamten Verlauf der Beziehung wird sich der körpersprachliche „Dialog" fortsetzen. Aufgrund unserer kulturspezifischen Konzentration auf verbalen Ausdruck entgeht dieser wichtige Schauplatz oft unserer Aufmerksamkeit. Tab. **C-5.4** zeigt einige häufige Körpersignale, wie sie in unserem Kulturkreis im Zusammenhang mit Dominanz beobachtet werden können.

C-5.4 Einige Körpersignale für Führung und Unterordnung im Arzt-Patient-Kontakt

Führen	Unterordnung
Aktiver Blickkontakt	Wegschauen, Kopf einziehen
Distanz unterschreiten bis zum aktiven Körperkontakt, z. B. Hand auflegen	Distanz halten
Expansive Motorik	Verhaltene Motorik

5.7 Die längerfristige Arzt-Patienten-Beziehung

▶ **Fallbeispiel.** Ein **18-jähriger** Gymnasiast, Sohn eines Hochschullehrers, kommt erstmals in die Sprechstunde. Da er seit dem **Kleinkindesalter Asthmatiker** ist, hat er zahlreiche stationäre Behandlungen hinter sich. Nach klinischen Aufenthalten ging es ihm meist für einige Zeit besser, dennoch zeigte er eine starke Ambivalenz gegenüber den bewährten Therapieempfehlungen und dem Konsum erheblicher Mengen selbst gedrehter **Zigaretten**.
In letzter Zeit gab es eine Häufung von Anfällen. Wiederholt musste der Notarzt gerufen werden. Zum Hintergrund der Verschlimmerung gibt der Patient an, es gebe zu Hause ständig Stress: Der als streng geschilderte Vater reagiere sehr scharf auf seine „relaxte" Auffassung schulischer Pflichten.
Warum er jetzt gerade zum Arzt komme? Weil er von einem „Kumpel" gehört habe, der Arzt sei „alternativer" Medizin gegenüber aufgeschlossen, was nur zum Teil das Motiv ist, wie sich bald zeigen wird. Ob er selbst Vorstellungen habe, was ihm hinsichtlich seines Asthmas helfen könne? Durchaus, er sei so gut wie entschlossen, in eine Wohngemeinschaft im Einzugsbereich der Praxis zu ziehen. Falls es einmal schlimmere Anfälle geben sollte: Ob der Arzt wohl zu Hausbesuchen dorthin bereit sei? Der Arzt stimmt zu. Was die Behandlung angeht, so einigen Arzt und Patient sich darauf, zunächst einmal alles beim Altbewährten zu belassen.
Der **Milieuwechsel** wirkt sich in einem unerwarteten Maße positiv aus. Die befürchteten Hausbesuche werden nicht notwendig und die Medikation kann reduziert werden. Episodisch kommt es zu Verschlechterungen der Lungenfunktion. Als neues Symptom taucht im Laufe der Zeit eine deutliche **Hypochondrie** auf. Der Patient kommt jetzt öfter mit diversen alternativen Behandlungswünschen in die Praxis.
Zu diesen Vorschlägen hält der Arzt wohlwollend passive Distanz. **Drei Jahre nach dem Erstkontakt** kommt es deshalb bei einem solchen Ansinnen zu einem Hauch von Konflikt: Anfangs hätte sich der Arzt für ihn eingesetzt, in letzter Zeit aber würde er gar nichts mehr tun und nur noch freundlich nicken. Der Arzt widerspricht. Von Anfang an hätte er sich entschlossen, (fast) nichts zu tun und (vor allem) freundlich zu nicken. „Als Sie das erste Mal hierher kamen, wussten Sie bereits, dass mehr Selbstbestimmung wichtig für Sie ist, und Sie haben damit Recht behalten. So gut, wie es Ihnen insgesamt geht, sehe ich nicht, warum jetzt plötzlich Fremdbestimmung besser sein sollte." Der Kommentar ist abstrakt, erreicht aber sein Ziel. In den Folgejahren nimmt der Student den Arzt nur selten in Anspruch. Die Frequenz der Wiederholungsrezepte verrät, dass er mit der minimal notwendigen Medikation auskommt.

Spezifisch allgemeinärztlich an diesem Beispiel sind das **Prinzip der Längsschnittbeobachtung** und der relative Charakter des Ziels „Gesundheit", das hier stärker vom Patienten mitbestimmt wird, als das typischerweise in den Spezialdisziplinen der Fall ist. Die Momentaufnahme eines lungenfachärztlichen Befundes hätte meist Handlungsbedarf ergeben. Ebenso wäre ein Psychosomatiker auf erhebliche Strukturmängel der Persönlichkeit gestoßen. Der Patient hätte sich aber weder einer strengeren Medikation noch einem psychotherapeutischen Setting unterworfen. Sein Drang nach Autonomie hätte dem entgegengestanden.

Genau dieser Behandlungswiderstand, den man zu bekämpfen geneigt sein könnte, erweist sich als wesentliche Ressource für eine relative Gesundung. Der Verlauf, die „Zeitgestalt" des Allgemeinarztes, ergibt ein deutlich gesünderes Bild als die Momentaufnahme eines jeweiligen spezialärztlichen Befundstatus, und das nicht trotz, sondern wegen der Eigenwilligkeit des Patienten. Möglicherweise wird er in der Zukunft zu einer Psychotherapie bereit sein, wenn er entsprechend gereift ist und sich Übertragungskonflikten gewachsen fühlt. **Für den Allgemeinarzt ist dieses abwartende Beobachten völlig legitim. Jeder Therapieschritt braucht außer der Indikation auch den richtigen Zeitpunkt.**

Um Missverständnissen vorzubeugen: Die Langzeitbeziehung ist nicht *per se* ein heilsames Prinzip, auf das man sich getrost und tatenlos verlassen könnte. Sie ist zwar mehr als die Summe der Einzelberatungen, aber in ihrer Wirkung aufs Engste an deren jeweilige Qualität gebunden. *Balint* hat in diesem Zusammenhang von der „Investierungsgesellschaft auf Gegenseitigkeit" gesprochen. Allgemeinmedizin lässt sich vor diesem Hintergrund definieren als langfristig konzipierter Einsatz der minimalen Schritte zur Erhaltung oder Wiedererlangung jenes Ausmaßes an Gesundheit, mit dem sich der Patient identifizieren kann.

5.8 Sackgassen

Wer im Umgang mit Patienten „manövrierfähig" bleiben will, sollte die folgenden Beziehungssackgassen kennen.

5.8.1 Arzt-Zentriertheit

In der Mehrzahl der Beratungen überwiegt die Redezeit des Arztes gegenüber der des Patienten deutlich. Kehrt sich die Relation gelegentlich einmal um, wird dem Patienten rasch das wertende Prädikat „Logorrhö" attestiert. Für den Patienten ist (jedoch) nicht so wichtig, was wir ihm sagen, sondern das, was er uns sagen will (*Luban-Plozza*).

> ▶ **Merke:** Nicht nur in seinen verbalen Äußerungen, auch durch sein Denkmodell dominiert der Arzt die Konsultation. Ein Symptomangebot wird überwiegend in das diagnostisch-therapeutische Denksystem des Arztes integriert. Dabei geht unter, was es für den Patienten bedeutet, wie es sein Leben verändert oder was es ihn befürchten lässt.

Eine sehr einfache Empfehlung, um Arzt-Zentriertheit zu entgehen, ergibt sich aus einer Untersuchung über die spontane Redezeit von Patienten am Beginn einer Konsultation: Patienten sprechen nämlich im Durchschnitt gerade einmal 1 ½ Minuten, bis sie darauf warten bzw. signalisieren, dass nun der Hausarzt das Gespräch fortsetzen sollte (Stunder 2004). Es gibt also keinen Grund, Patienten am Beginn der Konsultation frühzeitig zu unterbrechen – eine häufig praktizierte Unart, die wohl von der Angst herrührt, die Patienten könnten einem sonst die „Zeit stehlen".

5.8.2 Routine

In der Anfangsphase einer hausärztlichen Betreuung sind beide Gesprächspartner meist noch neugierig und fragen sich: Wer ist der andere und wie ist seine gegenwärtige Situation? Im Laufe der Zeit verfestigen sich die bisher gesammelten Informationen zu einem Bild, das nur noch auf massive Impulse hin für Veränderungen offen ist. **Dezente Anfangssymptome einer neuen Erkrankung drohen dann unterzugehen oder in das alte Bild eingepasst zu werden.** Hieraus wächst eine diagnostische Fallgrube und eine Beziehungsfalle: Der Patient spürt, dass der Arzt nicht wirklich auf seine aktuelle Befindlichkeit eingeht, sondern offenbar mit Vorstellungen aus der Vergangenheit arbeitet. Das kann bei dem Patienten dazu führen, dass er sich vom Arzt in seinen gesundheitlichen Belangen in ein Schema gezwängt fühlt.

Die Folgen der Routine sind an einer gewissen Oberflächlichkeit und Banalität des Dialogs zu erkennen. Die Arzt-Patienten-Beziehung ist spannungsarm, ohne Höhen und Tiefen, ohne Lob oder Tadel und mögliche Krisenpunkte werden elegant umschifft. Die Wahrnehmung solcher Entwicklungen ist der erste Schritt zu ihrer Überwindung. Im zweiten Schritt muss das Interesse an den Befindlichkeiten des Patienten wieder verstärkt werden, indem intensiver zugehört und auch nachgefragt wird und der Patient in seinen erkennbaren positiven Bemühungen bestärkt wird.

5.8.3 Doppelbotschaften

Mit Doppelbotschaften sind in sich widersprüchliche Aussagen oder Verhaltensweisen gemeint, die zugleich eine Bejahung und eine Verneinung enthalten. Das kann sich sowohl auf der sachlichen als auch auf der emotionalen Ebene abspielen. Zum Beispiel die Ermutigung eines Patienten, sein Problem ausführlicher darzustellen, um dann wiederholt auf die Uhr zu schauen. Verunsichert wird sich der Patient fragen: Soll ich nun berichten oder mich beeilen? Der Zwiespalt kann aber auch die gesundheitlichen Probleme des Patienten betreffen. Der Arzt hält z. B. eine strengere Diät für sinnvoll, verschweigt aber seine Vermutung, dass der Patient sie sowieso nicht einhalten würde.

Ist die Ambivalenz im Arzt selbst begründet, vermeidet ein einfacher Entscheidungsprozess die Doppelbotschaften. Zum Beispiel Zeit: Will und kann ich Zeit geben oder möchte ich lieber meinen Terminplan einhalten? Zum Beispiel Diät: In diesem Fall wäre es wichtig, den Patienten an das Problem und die Entscheidung heranzuführen. Ist er bereit, Diätregeln einzuhalten, oder lebt er lieber mit dem Risiko?

5.8.4 Enttäuschung

Eine häufige Belastung der Arzt-Patienten-Beziehung geht auf Enttäuschung zurück. Der Arzt ist bei schlechter Kooperation oder Undankbarkeit des Patienten enttäuscht; der Patient ist es beim ausbleibenden Heilerfolg oder bei einem mangelnden Einsatz des Arztes. Eine Lösung bietet sich an, wenn die **Enttäuschung** nicht als **Wertungs-**, sondern als **Erkenntnisvorgang** betrachtet wird, d. h. als „Ent"-Täuschung. So sind Ärzte gelegentlich über die Undankbarkeit von Patienten enttäuscht, für die man sich weit überdurchschnittlich eingesetzt hat.

Um davon enttäuscht zu sein, muss sich der Arzt vorher getäuscht haben, indem er den Kranken z. B. für seinesgleichen hält, d. h. für eine im Grunde gesunde Persönlichkeit, deren Krankheitssymptome nur überlagert sind. Von einem solchen Menschen kann man erwarten, dass er auf Hilfe ebenso dankbar reagiert, wie man das selbst täte. Schließlich kann **Hilfe,** besonders wenn sie überdimensioniert ist, eine **Selbstwertbedrohung** darstellen. Der Hilfeempfänger kann sie oft nur bewältigen, indem er sie als Entwertung auf den Helfer zurückspiegelt. Wer das weiß, wird Undankbarkeit nicht persönlich nehmen und wird möglichst frühzeitige Selbsthilfe unterstützen.

5.9 Austausch und Partnerschaft – neue Konzepte für das Verhältnis von Arzt und Patient

Das Bild des väterlichen, zugleich autoritären Arztes, der aufgrund seines Expertenwissens weiß, was für den Patienten am besten ist und darüber auch keine Diskussion gestattet, passt schon lange nicht mehr in die moderne Gesellschaft – was nicht heißt, dass es nicht dennoch oft vorherrscht und von manchen Patienten auch gewünscht wird. Wenn heute von einer Gleichberechtigung zwischen Arzt und Patient oder von einem patientenzentrierten Modell gesprochen wird, so ist das auf dem Hintergrund der großen gesellschaftlichen Veränderungen und neuer medizinischer Strömungen zu sehen:

- Demokratisierung aller Lebensbereiche,
- externe Kontrolle der medizinischen Qualität, die nicht mehr (allein) auf die Selbstregulation der ärztlichen Profession vertraut,
- Erkenntnis, dass klinisch weitgehend ähnliche Krankheiten und Symptome von Patienten höchst unterschiedlich wahrgenommen und interpretiert werden und sich daraus unterschiedliche funktionelle, soziale und psychische Konsequenzen und ggf. unterschiedliche Behandlungserfordernisse ergeben.

In all diesen Tendenzen zeigt sich die Notwendigkeit, den Patienten als Bewertungs- und Entscheidungsinstanz nicht nur zu berücksichtigen, sondern letztlich auch die entscheidende Rolle einzuräumen. Um diese Idee des gleichberechtigten Patienten bzw. einer partnerschaftlichen Arzt-Patienten-Beziehung konkreter auszugestalten, finden sich verschiedene theoretische und praktizierte Konzepte, z. B. das patientenzentrierte Modell oder das Modell geteilter Entscheidungsfindung (*shared decision making*). Hier sollen nur einige zentrale Elemente, die den meisten dieser Modelle gemeinsam sind, angesprochen werden:

- Ärzte und Patienten werden jeweils als Experte in ihrem Gebiet verstanden und haben damit notwendigerweise eine aktiv gestaltende Rolle.
- Die Vorstellungen und Konzepte des Patienten von seiner Krankheit, ihren Ursachen und möglichen Behandlungen sollten in der Konsultation zur Sprache kommen (*sharing ideas* nennt es *Tuckett* in seinem Buch „Meetings between Experts").
- Arzt und Patient sollten möglichst immer eine gemeinsame Grundlage für ihr Gespräch und für das weitere Vorgehen finden.
- In der Konsultation ist der Patient Person (nicht nur Kranker), die einzigartig Krankheit und Behandlung erlebt und bewertet.

Besonders im **Shared-Decision-Modell** müssen Arzt und Patient zu einer gemeinsamen Entscheidung (und wechselseitigen Akzeptanz) über die Behandlung kommen; das setzt besonders im Fall von mehreren Behandlungsoptionen für einen Patienten eine ausführliche Information mit Aufklärung über die verschiedenen Risiken einzelner Behandlungen (oder deren Unterlassung) voraus.

Besonders das Shared-Decision-Modell ist in den letzten Jahren nicht nur häufig propagiert, sondern fast ebenso häufig kritisiert worden, weil zum Beispiel Ärzte sich darauf nicht vorbereitet fühlten, Zeitmangel in der Praxis die ausreichende Information des Patienten nicht gestattet oder auch die Informationen nicht in ausreichender Klarheit vorliegen. Einige Patienten scheinen auch gar keine aktive Rolle zu wünschen. Diese, teils berechtigten, Einwände sollten keinesfalls den expliziten Wunsch und das Bedürfnis von Patienten nach Informationen unterschätzen. Nach Coulter et al. (1999) möchten mehr oder minder alle Patienten:

- verstehen, was nicht in Ordnung ist,
- eine realistische Vorstellung der Prognose erhalten,
- das Arztgespräch bestmöglich nutzen,
- die Abläufe und die wahrscheinlichen Ergebnisse von Untersuchungen und Behandlung verstehen,

- Unterstützung und Hilfe bei der Bewältigung erhalten,
- darin unterstützt werden, selber etwas zu tun,
- ihr Hilfsbedürfnis und ihre Besorgnis rechtfertigen,
- andere darin unterstützen, sie zu verstehen,
- lernen, weitere Krankheit zu verhindern („Gesundheitsförderung"),
- wissen, wer die besten Ärzte sind.

Gut informierte Patienten sind im Regelfall stärker an ihrer Gesundheit interessiert, werden sich dafür engagieren und sich häufiger an den ärztlichen Behandlungsempfehlungen orientieren. Damit Ärzte ihren Patienten die manchmal nicht leicht zu verstehende Evidenz klinischer Studien besser vermitteln können, sollten sie:

- die bisherigen Erfahrungen des Patienten (ggf. auch seiner Familie) mit der Krankheit und ihrer Behandlung kennen,
- eine Partnerschaft aufbauen,
- klinische Evidenz aus Studien einschließlich der dort genannten Nachteile (Nebenwirkung) so vermitteln, dass Patienten zu einer balancierten Abwägung von Vorurteilen und Nachteilen in der Lage sind,
- anschließend eine Behandlung vereinbaren, die sowohl klinische Evidenz als auch Patientenpräferenzen berücksichtigt,
- schließlich prüfen, ob Patienten die Erklärungen verstanden haben und umsetzen wollen.

Gut informierte Patienten sind im Regelfall stärker an ihrer Gesundung interessiert.

5.10 Gestaltung der Arzt-Patienten-Beziehung

Ein beständiger Wechsel von lebendiger Erfahrung und Selbstkritik ist sicherlich die wichtigste Quelle, um im Praxisalltag der Vielfalt von Patientenpersönlichkeiten gerecht zu werden. Hilfreich, und manchmal sogar der Erfahrung überlegen, ist ein Plan zur Gestaltung des einzelnen Patientenkontaktes oder der „Langzeitbeziehung". Ein solcher Plan sollte, abhängig vom einzelnen Patienten, folgende Aspekte umfassen:

- Probleme gemeinsam definieren,
- Behandlungsziele festlegen,
- Patienten informieren, anleiten und motivieren,
- Folgetermine vereinbaren,
- Ergebnisse gemeinsam überprüfen,
- Compliance thematisieren,
- Befunde besprechen und (ggf.) überweisen.

Was bei diesen einzelnen Aufgaben und Schritten zu beachten ist und wie sie organisiert werden können, zeigt Tab. **C-5.5** in einem schematischen Überblick.

Schließlich können drei Regeln von *Millward* und *Kelly* dazu beitragen, dem Patienten offen und einfühlsam zu begegnen:

- Der Hausarzt sollte sich immer wieder bewusst machen, dass seine Beziehung zum Patienten sozial eingebettet ist, sich beide Parteien nicht von Zumutungen des Kassenrechts und der Gesundheitspolitik freimachen können, ihr Denken, Handeln und Empfinden von kulturellen Normen geprägt ist und psychische Konstellationen medizinische Erfordernisse konterkarieren können (awareness rule).
- Der Experte, der schon in einer vergleichsweise günstigen Position gegenüber dem Patienten ist, sollte nicht dessen Probleme auch noch dadurch verstärken, dass er ihn diese Überlegenheit spüren lässt (avoidance rule).
- Der Hausarzt sollte üblicherweise davon ausgehen, dass ein „schwieriger" Patient vor allem Ergebnis des eigenen Denkens und Handelns ist – und nur im geringeren Ausmaß Ausdruck des Verhaltens und der Persönlichkeit des Patienten (assumptive rule).

5.10 Gestaltung der Arzt-Patienten-Beziehung

Ein Plan für den einzelnen Patientenkontakt bzw. für die Langzeitbeziehung ist hilfreich. Dieser sollte folgende Aspekte enthalten:
- Gemeinsame Definition des Problems
- Festlegung der Behandlungsziele
- Information und Anleitung des Patienten
- Vereinbarung von Folgeterminen
- Gemeinsame Überprüfung des Ergebnisses
- Besprechung der Befunde.

Drei Regeln von *Millward* und *Kelly* zur offeneren und einfühlsameren Begegnung des Patienten:
- Der Hausarzt sollte sich immer wieder bewusst machen, dass seine Beziehung zum Patienten sozial eingebettet ist (awareness rule)
- Der Arzt sollte seine günstigere Position nicht ausnutzen (avoidance rule)
- Ein „schwieriger" Patient ist vor allem Ergebnis ärztlichen Denkens und Handelns (assumptive rule).

C-5.5 Stufen und Schritte eines Behandlungsplans*

Aufgaben bei der Erst-Konsultation oder beim Nachfolgetermin	Einzelne Schritte (■ obligatorisch; □ optional)	Bevorzugter Konsultationsstil
Aufbau einer Beziehung	■ Rollendefinition, Vertrauen, Unterstützung ■ formale Arrangements	Patientenzentriert aktives Zuhören Vermeiden von Unterbrechungen
Probleme des Patienten eruieren	■ Screening der Beschwerden und Krankheiten ■ Erste Hypothesen, warum der Patient heute in die Sprechstunde kommt	Patientenzentriert aktives Zuhören strukturiertes Vorgehen
Diagnostisches Vorgehen Anamnese Untersuchungen	■ Evidenzbasierte Untersuchungen; ggf. Labortests ■ Information über vorangehende Krankheiten (ggf. genetische Aspekte)	Patientenzentriert aktives Zuhören strukturiertes Vorgehen
Kontext	■ Multiple Ursachen und Wirkungen einer Erkrankung ■ Familiäre, berufliche, soziale und persönliche Situation des Patienten ■ Gesundheitsvorstellung des Patienten eruieren ■ Unterstützung in der Familie abschätzen	Anleitung und Information des Patienten
Information	■ Mitteilung der Diagnose und ihrer Konsequenzen	Strukturiertes Vorgehen
Behandlungsziele	■ Prioritäten der Patienten □ Körper-Seele-Zusammenhang □ Kontrolle bzw. Linderung des Schmerzes □ Lebensqualität □ Prävention	Beachtung der Patientenpräferenzen (shared-decision making) Anleitung des Patienten
Behandlungsplan und Stufen der Realisierung	■ Evidenzbasierte Behandlung □ Unterstützung der Coping-Bemühung des Patienten □ Modifikation des Gesundheitsverhaltens □ Ggf. Behandlungsplan schriftlich festhalten bzw. Patienten auffordern, ein Tagebuch zu führen	Motivierung Beachtung der Patientenpräferenzen und der Compliance edukativer Dialog und Anleitung
Stepped care	■ Ggf. Intensivierung der Behandlung □ Ggf. Überweisung	Berücksichtigung der Patienten-Präferenzen
Evaluation der Behandlung ■ kurzfristige ■ mittelfristige ■ langfristige	■ Emotionale Aspekte (Patientenzufriedenheit) ■ Verhaltensaspekte (adherence; compliance) ■ Kognitive Aspekte (Erinnerung des Patienten) ■ Health outcome: Symptome, funktionelle Beeinträchtigung, Schmerzen, Lebensqualität □ Ökonomische Aspekte: Kosten, Arbeitsunfähigkeit, etc.	Strukturiertes Interview; standardisierter Fragebogen; Test
Abschluss der Behandlung; Follow-up	□ Optimierung des Behandlungsergebnisses □ Prävention	Dem Patienten regelmäßige Kontrolle anbieten Nachkontrolle

* Nach Himmel et al. 2004

5.11 Trennung vom Patienten

Es mag merkwürdig anmuten, wenn das Kapitel über die Arzt-Patienten-Beziehung mit dem Thema Abbruch endet. Das geschieht jedoch mit Absicht. Die Angst vor einem unfreundlichen Ende ist verbreitet, pflegt aber schädlicher zu sein als dieses selbst. Wer dagegen damit vertraut ist, die Betreuung eines Patienten notfalls auch zu beenden, gewinnt dadurch Sicherheit und Konfliktfestigkeit, sodass es nur sehr selten zum Äußersten kommen wird.

Auf der Patientenseite hat *Balint* auf den „Nomaden" aufmerksam gemacht. Selbst im relativ fluktuationsfeindlichen britischen National Health Service der 1950er Jahre gab es einen jährlichen Patientenschwund von etwa 10 %. Innerhalb von 5–10 Jahren pflegt sich somit ein Patientenstamm herauszubilden, der leidlich gut zu dem jeweiligen Arzt passt.

Auf der Arztseite sollte eine Trennung eingeleitet werden, wenn z. B. das Vertrauensverhältnis ernstlich beschädigt oder er/sie nicht mehr bereit ist, die Risiken ständiger Non-Compliance ohnmächtig mit anzuschauen. Der **Trennungsakt** vollzieht sich in der Regel **mit der Übergabe eines Weiterbehandlungsscheines für den nächsten Kollegen.** Es empfiehlt sich, diesen Akt taktvoll und einvernehmlich zu vollbringen, auch wenn einem nach Affektentladung zumute sein sollte.

5.12 Ausblick

Zum Abschluss die Frage: lohnt sich überhaupt die Beschäftigung mit der Beziehung zwischen Arzt und Patient und was bringt eine verbesserte Kommunikation? Vor einigen Jahren hat eine amerikanische Untersuchung uns vor der Illusion gewarnt, dass eine bessere Kommunikation mit dem Patienten schon automatisch zu besserer Gesundheit und größerer Patientenzufriedenheit führt.

Der Zusammenhang ist etwas komplizierter, aber es gibt ihn! Immer dann, wenn der Patient den Eindruck hat, man sei zu einem gemeinsamen Verständnis über Ursachen, Ausmaß und Behandlung bzw. Kontrolle der Symptome und Beschwerden gekommen, fühlt sich dieser Patient – im Vergleich zu anderen – wohler, ist weniger beunruhigt über seine Beschwerden und psychisch stabiler. Mehr noch: in diesen Fällen kommt es auch seltener zu Anforderung diagnostischer Tests oder zu Überweisungen. Erscheint dagegen ein Gespräch einem fremden Beobachter „objektiv patientenzentriert" ohne dass der Patient denselben Eindruck gewinnt, kommt es nicht zu diesen positiven Ergebnissen. Das heißt: Es bedarf mehr als einer geschickten Gesprächsführung; der Patient muss vielmehr **spüren**, in der Konsultation mitgenommen zu werden und das Gespräch gestalten zu können. Dann lohnt es sich für beide Seiten.

Weiterführende Literatur zu diesem Kapitel finden Sie unter www.thieme.de/specials/dr-allgemeinmedizin/

C Theoretische Grundlagen der Allgemeinmedizin

6 Ethische Alltagsprobleme in der Allgemeinmedizin

Heinz Harald Abholz

Es soll hier nicht versucht werden, Ethik generell und in ihrer ganzen Breite und Tiefe zu skizzieren. Dies ist nicht möglich, da es sich um einen eigenständigen wissenschaftlichen und philosophischen Bereich handelt.

Das folgende Kapitel soll vielmehr zweierlei erreichen: Einmal soll gezeigt werden, dass auch mit wenigen ethischen Vorkenntnissen ethisch fundierte Analysen von Behandlungsentscheidungen möglich sind. Zum anderen soll Ethik im allgemeinmedizinischen Alltag, also bei Versorgung der „kleinen Probleme" des Alltags, zum Gegenstand der Überlegungen gemacht werden. Dabei kann Gelerntes teilweise auch auf die „großen Fragen" der Ethik – z. B. Abtreibung, Organtransplantation oder Tötung auf Verlangen etc. – übertragen werden.

6.1 Was beinhaltet medizinische Ethik?

Ethik basiert auf **Grundprinzipien des Umganges** der Menschen miteinander, die dem Ziel einer stabilen Gesellschaft oder Gemeinschaft dienen und die über Kulturgrenzen oder geschichtliche Epochen hinaus Verbindlichkeit haben. Die Interpretation dieser Prinzipien ist zeit- und kultur-abhängig. Zwei Beispiele dafür:
- Das Prinzip „Du sollst nicht töten" gilt in allen Gesellschaften, ist aber in bestimmten Gesellschaften und Situationen oder gegenüber bestimmten Personen oder Gruppen durch andere Prinzipien außer Kraft gesetzt (Kriege, Verbrechern gegenüber, etc.).
- Das Prinzip der „Wahrhaftigkeit" – z. B. bei der Aufklärung eines Patienten – gilt in fast allen Gesellschaften, wird aber in manchen Gesellschaften (z. B. in Südeuropa) weniger zentral angesehen als in anderen (z. B. Nordeuropa).

Mit dem Beispiel ist man schon bei zwei zentralen Aspekten medizinischer Ethik:
- Es gibt **ethische Prinzipien** und
- ein **Abwägen von Prinzipien**. Wo es ein Abwägen gibt, gibt es **ethische Konflikte** zwischen den Prinzipien und deren Bewertung in einer Gesellschaft oder bei unterschiedlichen Menschen.

6.1.1 Ethische Prinzipien

Nach *Beauchamp und Childress* (in ihrem die Medizinethik zentral prägenden Standardlehrbuch) kann die Mehrzahl von ethischen Problemen in der Medizin mittels **vier ethischer Prinzipien** verstanden und analysiert werden. Dies sind:
1. **Non-Malefizenz** (Nichts Schädigendes tun),
2. **Benefizenz** (Gutes für den Patienten tun),
3. **Autonomie** (Beachtung der Selbstständigkeit des Patienten),
4. **Gerechtigkeit** (alle Patienten „gleich" behandeln).

Insbesondere für die Gerechtigkeit bedarf es einer Erläuterung, die deutlich macht, dass hinter den leicht verständlichen Prinzipien auch eine Differenziertheit mit zu bedenken ist.

Gerechtigkeit kann sein:
A. **Gleichheit – egal wie die medizinische Bedürftigkeit** ist. Dies würde den Patienten mit einem Splitter im Finger gleich behandeln lassen wie den mit einem Status asthmaticus – z. B. bei der Frage der Reihenfolge der zu Behandelnden und des Zeitaufwandes für die Behandlung.
B. **Gleichheit unter Berücksichtigung der medizinischen Bedürftigkeit** mit Ziel gleicher Gesundheit. Hier würden diejenigen mehr bekommen, die nach unserer Sicht kränker sind. Auch dies muss nicht immer leicht zu entschei-

den sein: Ein Patient mit Colon irritabile mag sich kränker als einer mit Dickdarmkarzinom fühlen.

C. **Nach „Wert des Menschen"** – dies kann der gesellschaftliche Wert sein: So kann man einem Institutsdirektor eher die Transplantation der Leber als einem Stadtstreicher, selbst wenn der nicht trinkt, geben wollen. Es kann aber auch das Alter oder das Geschlecht des Patienten etc. Kriterium sein. So haben viele keine Probleme damit, dem 80-jährigen Patienten eher eine teure Behandlung zu verweigern als dem 18-Jährigen.
D. **Nach Einbringen von Eigenleistung** für die Gesundheit. Der, der viel für seine Gesundheit tut, z. B. nicht raucht, soll mehr bekommen bzw. für weniger Krankenkassenbeitrag das Gleiche bekommen – dies ist ein Beispiel dafür. Oder: Der, der mehr einzahlt (z. B. als Krankenkassenbeitrag mit gestuften Sätzen etc.), bekommt auch mehr an Gesundheitsleistungen.

Für das **Prinzip der Non-Malefizenz** müssen ebenfalls Anmerkungen gemacht werden:
Will man dem Prinzip der Non-Malefizenz folgen, so hat man zu beachten, dass sehr oft unterschiedliche Ebenen des Schadens oder des möglichen Schadens vorliegen können:
- Schaden für das *Überleben* oder die *körperliche Gesundheit*. Dies zu bestimmen, ist nicht immer ganz leicht: Personen, die an Screening-Untersuchungen teilnehmen, werden im günstigen Fall weniger an körperlichen Schäden im Sinne von Tod oder zu spät entdeckten Krankheiten leiden. Sie bekommen aber potenziell mehr körperliches Leid zugefügt, denn die Mehrzahl der in Screening-Untersuchungen als „krank" entdeckter Personen wird „umsonst" behandelt. Ein Beispiel hierfür ist das umstrittene Screening auf Prostatatumoren mittels „PSA"-Markers.
- Schaden für den *seelischen Zustand*, die *Persönlichkeit* des Patienten. So kann durch die Abklärung eines Pankreaskarzinoms – mit dann frühzeitiger Palliativoperation – erreicht werden, dass der Patient zwar nicht länger lebt, aber er am Schluss weniger körperliches Leid hat. Zugleich wird er aber über die Abklärung der Diagnose früher in die Rolle des Kranken versetzt werden, verbunden mit einer entsprechenden Minderung der Lebensqualität.

Bei der **Non-Malefizenz** lassen sich zwei Ebenen des Schadens unterscheiden:
- Schaden für das Überleben bzw. die Gesundheit.
- Schaden für den seelischen Zustand bzw. die Persönlichkeit des Patienten.

6.1.2 Prinzipien und Handlungsregeln

Die ethischen Prinzipien geben den Zuordnungsrahmen zum Verständnis ethischer Probleme vor. Sie werden aber – in Abhängigkeit des Handlungsortes und der Situation – mittels **Handlungsregeln** jeweils konkretisiert.
Z. B. gibt es für das Prinzip der **Autonomie** folgende **Handlungsregeln**:
- Sei dem Patienten aufrichtig gegenüber (Wahrhaftigkeits-Regel)
- Respektiere die Entscheidung des Patienten, auch z. B. gegen deinen Therapievorschlag zu handeln (wenn er entscheidungsfähig und adäquat aufgeklärt ist)
- Kläre den Patienten auch über alle Folgen (Schäden) genauso auf, wie zum Nutzen – z. B. über die falsch positiven Befunde eines Screenings, die zu „unnötigen" Operationen, Chemotherapien etc führen.
- Gewähre dem Patienten Vertrauensschutz (Patientengeheimnis, was wir mit Arztgeheimnis bezeichnen).

6.1.2 Prinzipien und Handlungsregeln

In Abhängigkeit von Handlungsort und Situation werden die ethischen Prinzipien durch **Handlungsregeln** konkretisiert.

Behandlungsauftrag und Auftraggeber

Schließlich ist bei Anwendung medizin-ethischer Überlegungen oder Analysen zu beachten, wer der **Auftraggeber des Arztes** ist.
Auftraggeber kann sein:
1. Der **Patient**: „Tue das Beste für mich."
2. Die **Gesellschaft:** „Schütze die Gesellschaft vor Schaden, Ansteckung und Kosten etc."
3. **Angehörige** des Patienten: „Mache mir das Leben mit meinem Partner, Kind etc. leichter."

Behandlungsauftrag und Auftraggeber

Wer **Auftraggeber des Arztes** ist, ist bei ethischen Überlegungen zu berücksichtigen.

Auftraggeber können sein:
1. der Patient,
2. die Gesellschaft,
3. Angehörige des Patienten,
4. Arbeitgeber, Vormund oder Aufsichtsbehörde, private Krankenversicherung.

Vorrangig für den Arzt ist der ungeschriebene Behandlungsvertrag mit seinem Patienten.

Das ethische Dilemma – Widersprüche zwischen den Prinzipien

4. **Arbeitgeber, Vormund oder Aufsichtsbehörde**: „Verhindere, dass unter Nutzung von gesundheitlichen Argumenten der Patient etwas anderes – nicht-medizinisches – erreichen kann."

Der Arzt hat sich in der Regel vorrangig an den – ungeschriebenen – Behandlungsvertrag mit seinem Patienten zu halten. Ist der Arzt bei einer Behörde/Institution angestellt, so steht er immer im Widerspruch zweier Verträge (Patienten-Behandlungsvertrag, eigener Arbeitsvertrag).

Das ethische Dilemma – Widersprüche zwischen den Prinzipien

Auf der Hand liegt, dass häufig unterschiedliche ethische Prinzipien in ein und derselben Behandlungssituation berührt werden. Gilt es nun, eine ethisch begründete Entscheidung zu fällen, dann sind grundsätzlich zwei Möglichkeiten vorstellbar:

A. Die **Prinzipien** weisen alle in **die gleiche Richtung** der Entscheidung. Dann ist es zumindest nach ethischen Gesichtspunkten leicht zu entscheiden.
B. Stehen die **Prinzipien im Widerspruch zueinander**, wird eine ethische Entscheidung schwieriger, weil man sich entscheiden muss.

Nur Fall B. ist problematisch, denn mit welcher Begründung kann man dem einen eher folgen als dem anderen? Hier gibt es wiederum mehrere formale Begründungen:

1. Der Patient bewertet für sich eines der beiden, im Widerspruch stehenden Prinzipien höher. Diese „Hilfe" kann man aber nur beanspruchen, wenn man entschieden hat, dass man den Patienten in die Entscheidung einbeziehen kann. Dies ist nicht immer der Fall (siehe Fallgeschichten).
2. Der Arzt beachtet eine Hierarchie der Prinzipien, unterliegt also einem Vor-Urteil. Noch vor 20 bis 30 Jahren hatten Ärzte das Prinzip der Autonomie des Patienten gestellt. Heute ist es eher so, dass junge Ärzte dieses Prinzip weit nach vorn stellen. Die Gefahr, eigenen Vor-Urteilen zu folgen, liegt auf der Hand: Man folgt eigenen Wertungen, die aber nicht immer die des Patienten sind. Daher sollte man alle Entscheidungen, die eigenen Hierarchien der ethischen Prinzipien folgen, immer besonders selbstkritisch hinterfragen.

6.2 Die Entscheidungskaskade

Zu Beginn des Entscheidungsprozesses empfiehlt es sich, die medizinische von der ethischen Ebene zu trennen.

Wird bei einer ärztlichen Entscheidung die medizinische und die ethische Ebene integriert, kann man nach folgendem Schema vorgehen. Wichtigstes Prinzip dabei ist:

Die strikte Trennung der medizinischen Entscheidung von der ethischen – zumindest zu Beginn des Analyseprozesses.

6.2.1 Ärztliche Entscheidungen, die wichtigsten Schritte

1. Was ist das medizinische Problem?
2. Mit welchem Nutzen kann man medizinisch vorgehen?
3. Was sind die ethischen Probleme? Wer ist Auftraggeber? Welche ethischen Prinzipien sind berührt?
4. Welche Interessen habe ich als Arzt, welche ethischen Vor-Urteile?
5. Welche Wünsche und Vorstellungen hat der Patient?
6. Revision bei Auftreten neuer Aspekte.

1. Was ist das (vordringliche) medizinische Problem?
2. Wie sicher und mit welchem Nutzen/Schaden kann etwas medizinisch getan/unterlassen werden?

▶ *Provisorische* **rein medizinische** *Lösung*
3. Was sind die ethischen Probleme?
   Wer sind die Auftraggeber, welche gleichsinnigen, widersprüchlichen Interessen gibt es?
   Welche ethischen Prinzipien sind berührt und stehen in Widerspruch/Einklang?

▶ *Provisorische* **rein ethische** *Lösung*
4. Welche Interessen habe ich als Arzt, welche ethischen „Vor-Urteile"?
   Überdenken und ggf. Revision der medizinischen Lösung.
   Integration der medizinischen und der ethischen Lösung.

5. Abgleichen des Entscheidungsvorschlages nach 4. mit den expliziten – manchmal auch nur impliziten – Wünschen und Vorstellungen des Patienten.

▶ *Endgültige* **medizinisch-ethische** Lösung

6. Revision bei Auftreten neuer Aspekte. Daher immer wieder bei Arzt-Patienten-Begegnungen fragen: Hat sich etwas medizinisch, in der Einstellung des Patienten oder in den ethischen Aspekten verändert?

Man wird diese Kaskade nicht bei jedem ärztlichen Handeln immer so ablaufen lassen. Wichtig ist den Ablauf zu üben, wenn die Entscheidungen wichtig werden. Die folgenden Patientengeschichten, welche die Anwendung des bis hierher Dargestellten illustrieren, stellen bewusst auf die „kleinen Probleme" – die Alltagsprobleme des Arztes, der Studierenden in der klinischen Ausbildung – ab, um zu zeigen, dass fast hinter jedem „Fall" auch ein ethisches Problem steckt.

Fallbeispiel (1). Eine 28-jährige Patientin kommt zu ihrem Hausarzt, weil sie darüber beunruhigt ist, dass seit zwei Tagen ein Ziehen in der rechten Wade, insbesondere beim Treppensteigen, aufgetreten ist. Der Hausarzt kennt die Frau als eine recht ängstliche Dame, die bei schon relativ geringen Symptomen „immer alarmiert" ist. Die Nachfrage, ob irgendwelche Auslöser, kleinere Unfälle etc. vorgelegen haben, ergibt keinerlei Hinweise auf die Ursache des angegebenen Symptoms. Die Frau raucht nicht, nimmt keine Antibabypille ein und ist nicht übergewichtig. Bei der Untersuchung stellt sich eine Druckschmerzhaftigkeit am seitlichen Rand des Wadenmuskels heraus.

Der Arzt entscheidet – unter Abwägung der Krankengeschichte, möglicher Risikofaktoren der Patientin und des Untersuchungsbefundes –, dass bei der Patientin nichts Ernsthaftes vorliegt. Insbesondere verwirft er die Möglichkeit einer Beinvenenthrombose. Soweit die medizinische Entscheidung.

Er teilt der Patientin mit, dass sie nichts Ernstes habe, dass es im Alltag auch manchmal Muskelzerrungen gäbe, deren Entstehung man selbst nicht bemerkt, und dass sie ruhig weiter laufen solle, nach einigen Tagen werde der Schmerz weggehen.

Eine Alltagsgeschichte, die für viele Arzt-Patient-Kontakte in der Allgemeinpraxis steht. So genannte banale Erkrankungen müssen von bedrohlichen Erkrankungen getrennt werden. Der Patient muss beruhigt werden und kann erleichtert aus der Praxis gehen. Ein Fall ohne Probleme?

Betrachtet man die geschilderte Geschichte näher, so gibt es hier auch eine andere, ethische Ebene. Der Arzt kann auf medizinischer Ebene nur mit einer gewissen Wahrscheinlichkeit ernste Erkrankung – hier die tiefe Beinvenenthrombose – ausschließen. Eine Restunsicherheit bleibt bestehen. Wollte man diese noch ausschließen, so müssteman intensivere Diagnostik betreiben und dabei auch das Risiko von diagnostischen Fehlbeurteilungen und Eingriffen mit Nebenwirkungen in Kauf nehmen.

Der Arzt in unserer Geschichte tut also das aus seiner Sicht Beste für seine Patientin, wenn er durch Kenntnis der Vorgeschichte und den Untersuchungsbefund geleitet zum Urteil kommt, es sei nichts Schlimmes. Damit ist er im Einklang mit einem der Prinzipien medizinischer Ethik, dem Patienten keinen Schaden zuzufügen oder ihn vor einem möglichen Schaden zu bewahren (Non-Malevolenz).

Was geschieht jedoch mit dem weiteren, für die Medizinethik so wichtigen Prinzip der Autonomie, der Handlungsregel zur Aufrichtigkeit, der Wahrheit dem Patienten gegenüber? Sicherlich hätte der Arzt sich nach diesem Prinzip der Patientin gegenüber in der folgenden Weise äußern müssen: „Mit aller Wahrscheinlichkeit liegt bei ihnen nichts Schlimmes vor, es bleibt jedoch immer eine gewisse Restunsicherheit der Beurteilung. Daher kann ich nicht 100% ausschließen, dass sie eine Thrombose mit Emboliegefahr haben. Man könnte dies durch andere Untersuchungen ausschließen, die möglicherweise eingreifend wären und Nebenwirkungen hätten. Ich würde ihnen, wegen der geringen Wahrscheinlichkeit, jedoch davon abraten."

Bei einer – wie in diesem Fall – ängstlichen Patientin könnte dies dazu führen, dass man die Untersuchung dann schließlich doch macht. Oder man nähme in Kauf, dass die Patientin sich über die nächsten Tage quält und auf jedes Körperzeichen achtet, weil doch im Hintergrund Gefahr lauert. Der Wahrhaftigkeit (Autonomie) wäre gedient, dem Wohlbefinden des Patienten geschadet und damit das Prinzip verletzt, dem Patienten nicht zu schaden (Non-Malevolenz).

Der Arzt ist sich in diesem Fall seiner Entscheidungsrichtung sicher: Immer wieder – in ähnlichen Situationen – hat die Patientin von sich aus zu verstehen gegeben, dass sie nicht in schwierige Entscheidungen hineingezogen werden wolle; der Arzt solle entscheiden. Damit kann er vom impliziten Höherbewerten des Prinzips Non-Malevolenz gegenüber dem der Autonomie auf Seiten der Patientin ausgehen.

Wichtig ist: Erst einmal muss man medizinisch entscheiden, wie wahrscheinlich die Diagnose ist, um dann die ethischen Implikationen beurteilen zu können. Ohne gute Medizinkenntnis wird ethische Entscheidungsfindung bodenlos.

Fallbeispiel (2). Eine 76-jährige Dame, die ich seit vielen Jahren als resolute, aber auch verbitterte Frau kennen gelernt habe und die als Grunderkrankung eine chronische Bronchitis, ein Krampfaderleiden sowie einen leichten Hochdruck und periphere Durchblutungsstörungen hat, kommt seit einiger Zeit und klagt immer wieder über Inappetenz. Sie mag nichts essen, insbesondere Fleisch mag sie nicht mehr sehen. Die körperliche Untersuchung und die Laborwerte in Bezug auf den Oberbauch erbringen außer einer leicht erhöhten alkalischen Phosphatase als Hinweis auf mögliche geringe Störungen im Gallengangsystem (bei Zustand nach Entfernung der Gallenblase vor 30 Jahren) nichts Auffälliges zutage. Die Patientin nimmt über die Monate ab und ich entscheide mich recht bald, keine weitergehende Diagnostik – Ultraschalluntersuchung des Oberbauches und Magenspiegelung – zu machen. Sie bekommt hingegen symptomatisch Magenmedikamente; dies unter der Vorstellung, hier könnte eine Gastritis vorliegen. Die Symptomatik bessert sich aber nicht nennenswert. Dennoch bleibe ich bei meiner Entscheidung, in der Diagnostik nicht weiterzugehen.

Was hat mich dazu bewogen? Auf der medizinischen Ebene ist an eine Gastritis zu denken. Dies habe ich „blind" mit den eingesetzten Medikamenten behandelt. Fernerhin kommt ein Magen-, Pankreas- oder Gallengangstumor infrage. Bei der 76-jährigen Dame mit den zuvor aufgeführten Zusatzleiden sowie einer gewissen Lebensverbitterung entscheide ich, dass auch das Auffinden einer derartigen Diagnose für die Patientin nicht segensreich wäre. Entweder brächte man sie in die Situation, sich operieren, gar chemotherapieren zu lassen, ohne dass hierbei – medizinisch gesehen – eine nennenswerte Aussicht auf Erfolg als Hoffnung bestünde. Damit würde man die Patientin – so meine Einschätzung der Frau – schädigen: Sie hätte länger mit der Diagnose zu leben, die therapeutisch nicht mehr anzugehen wäre; sie würde wahrscheinlich noch verbitterter.

Auf der ethischen Ebene ist also dem Prinzip Rechnung getragen, „keinen Schaden zuzufügen" (Non-Malevolenz): Meine medizinische Einschätzung war, dass ein möglicherweise fehlender Tumor wegen Lokalisation und Entwicklung nicht mehr mit einer erhöhten Überlebenschance für die Frau zu therapieren sei. Die Nicht-Diagnose stellt demnach keinen Schaden für die Patientin dar, weil auf medizinischer Ebene eine kurative Therapie nicht mehr möglich erschien. Allerdings hatte ich bei meinem Vorgehen – wie so häufig bei alltagsethischen Entscheidungen in der Allgemeinmedizin – das ethische Prinzip der Autonomie/Wahrhaftigkeit verletzt: Ich wollte die Patientin mit meinen Überlegungen über das Unterlassen weitergehender Diagnostik nicht beunruhigen. Dafür konnte ich dem Prinzip der Autonomie/Wahrhaftigkeit nicht folgen.

Mit dieser Entscheidung war ich meinem eigenen Vor-Urteil, meiner ethischen Präferenz gefolgt, nach der „Keinen-Schaden-Zufügen" wesentlicher als die Autonomie/Wahrhaftigkeit ist. Derartige Entscheidungen stellen immer eine besondere Gefahr dar. Die Überlegung, was das Vor-Urteil der Patientin wohl sei, brachte mich allerdings in Übereinstimmung mit meiner gefällten Entscheidung. Auf der Basis langjährigen Kennens schätzte ich sie als jemand ein, der nach dem Prinzip lebt: „Was ich nicht weiß, macht mich nicht heiß".

Fallbeispiel (3). Es kommt ein 29-jähriger Patient, den ich seit einigen Jahren mit so genannten banalen Erkrankungen nur ab und zu gesehen habe. Diesmal hatte er ein ernsteres Anliegen: Er möchte sich auf HIV testen lassen, er sei homosexuell. Da wir schon zu Zeiten des Aufkommens einer Testung – Mitte der 80iger Jahre – mehrmals über diesen Test, seine Probleme und seine Haltung dazu gesprochen hatten, war ich erstaunt. Bisher hatte es der Patient abgelehnt, sich testen zu lassen. Für sein Verhalten als schwuler Mann würde sich nichts ändern, er würde weiter Safer-Sex betreiben und er wollte, hätte er eine solche Diagnose, nichts von dieser wissen. Er wollte dann lieber durch die Symptomatik der Erkrankung davon erfahren, nachdem er dann so einige Jahre noch in Ruhe gelebt hätte. Was war nun der Hintergrund für seine gewandelte Position? Sein Freund, mit dem er jetzt seit eineinhalb Jahren in einer festen Beziehung lebte, hatte sich schon testen lassen, war negativ und bestand auf einem Test, damit sie nicht auf Safer-Sex angewiesen seien.

Ein verständlicher Wunsch, aber was war er meinem Patienten wert, verglichen mit der Angst vor einem möglicherweise positiven Befund? Es stellte sich heraus, dass er selbst weiterhin gegen den Test war, aber hoffe, dass er negativ sei. Sein Partner hätte aber damit gedroht, die Beziehung zu beenden, wenn kein gegenseitiges Vertrauen da sei und die Sexualität weiter auf Safer-Sex reduziert sei. Ich versuchte den Patienten in seinem Widerstand gegen den Test und damit aber gegen den Wunsch seines Partners zu stärken, stellte aber dann doch fest, dass der Druck des Freundes und die Hoffnung, es werde ja gut gehen, einen solchen Zwang ausübten, dass getestet werden musste.

Eigentlich war der Behandlungsauftraggeber nicht der Patient, sondern der Freund. Ich ließ mich dennoch – wegen der im Hintergrund stehenden Wahrscheinlichkeiten – relativ schnell darauf ein, um die Beziehung zu entlasten.

Das Testergebnis war positiv – bei noch sehr guten immunologischen und virologischen Ausgangswerten. Der Patient selbst war schwerst getroffen, sah keine Perspektive mehr, ließ von seinen Hobbys ab. Er war ein gebrochener Mann und nach einem guten viertel Jahr verließ ihn sein Freund – soweit ich weiß, nicht wegen des Testergebnisses, sondern weil mein Patient „so anders" geworden sei. Der Patient bekam dann ungewöhnlich schnell Komplikationen seiner HIV-Infektion trotz adäquater Behandlung.

Welche ethischen Prinzipien waren in diesem Fall angesprochen? „Du sollst nicht Schaden zufügen" war – zumindestens zum damaligen Therapiestand – auch mit einer Politik des Nicht-Testens erfüllt. Selbst für die Gesellschaft war (bei Safer-Sex) ein Schaden abzuwenden. Der mögliche Schaden durch das Wissen um ein positives Testergebnis wurde von dem Patienten selbst als so groß angesehen, dass er lieber auf den Test verzichten wollte. Umso bedenklicher war mein Nachgeben, den Test dann dennoch – im Auftrage des Partners – durchzuführen. Ich tat es eigentlich nur, weil ich das Risiko eines positiven Testergebnisses auch als eher gering einschätzte. Hierbei aber fügte ich Schaden zu.

Weiterführende Literatur zu diesem Kapitel finden Sie unter www.thieme.de/specials/dr-allgemeinmedizin/

7 Entscheidungsfindung in der Allgemeinmedizin

Heinz Harald Abholz, Stefan Wilm

7.1 Problemstellung

Ein wesentlicher Teil jeder ärztlichen Tätigkeit besteht in der Entscheidungsfindung in den Bereichen Diagnostik, Therapie und Betreuung. Die **allgemeinmedizinische Entscheidungsfindung ist** aufgrund der Vielfalt der Ebenen **sehr komplex** und unterscheidet sich dadurch von der sonst üblichen medizinischen Entscheidungsfindung.

Die allgemeine medizinische Betrachtung eines Behandlungsproblems wird durch die Einbeziehung weiterer Ebenen in der Allgemeinmedizin – etwa psychosoziale und soziokulturelle Aspekte des Krankseins, Beteiligung des Patienten und seines Umfeldes am Behandlungsprozess (S. 558) – noch komplexer. Weitere Besonderheiten der allgemeinmedizinischen Entscheidungsfindung leiten sich aus den biostatistischen Grundlagen ab (S. 516).

Bei der Entscheidungsfindung muss bedacht werden, dass in einem so genannten Niedrig-Prävalenz-Bereich gearbeitet wird: Der positive Vorhersagewert diagnostischer Tests ist gering und der Anteil derjenigen Patienten, die von einer Standardtherapie profitieren, meist gering.

Bei der **allgemeinmedizinischen Entscheidungsfindung** sind immer folgende Aspekte **zu beachten**:

1. Geringe Wahrscheinlichkeiten des Vorliegens bestimmter Erkrankungen bzw. schwerer Ausprägungen von Krankheiten.
2. Häufigkeit von Störungen/Beschwerden, die diagnostisch nicht zuzuordnen sind.
3. Multimorbidität (s.S. 84 und S. 162).
4. Psychosoziale Aspekte des Krankseins (S. 537).
5. Soziokulturelle und ökologische Aspekte des Krankseins.
6. Krankheitskonzepte des Patienten (S. 199).
7. Wünsche des Patienten.
8. Ethische Hintergründe und Konflikte im Zusammenhang mit der geforderten Entscheidung (S. 560).

7.2 Besonderheiten allgemeinärztlicher Entscheidungsfindung

7.2.1 Spezifische Ziele

In der allgemeinärztlichen Entscheidungsfindung gibt es meist **mehrere Behandlungsziele**, die durchaus widersprüchlich zueinander sein können (Tab. **C-7.1**). Ursachen sind die meist vorhandene **Multimorbidität** und die **Mehrdimensionalität** des Krankseins, d.h. die ganzheitliche Sicht des Krankseins sowie die Berücksichtigung des Patienten mit seinen Krankheitskonzepten und Wünschen.

C-7.1 Allgemeinmedizinische Behandlungsziele

1. **Gesundheit und Wohlbefinden** (meist mehr Linderung als Heilung – immer bei chronischer Erkrankung).
2. **Erzielung eines Behandlungsoptimums**; Unterlassung der Behandlung bei Beachtung von Multimorbidität und Mehrdimensionalität des Krankseins.
3. **Integration eines ärztlichen Behandlungskonzeptes in die Krankheitskonzepte des Patienten** oder Erarbeitung eines gemeinsamen Konzeptes.
4. Wahrung der **Würde des Patienten.**
5. Wahrung bzw. **Stärkung der Autonomie des Patienten** unter Beachtung seiner Möglichkeiten.

7.2.2 Kranksein und Mehrdimensionalität

In der Allgemeinmedizin stehen der Mensch und sein Kranksein im Mittelpunkt, in der klinischen Medizin ist es eher die Krankheit.

Zum Kranksein gehört nicht nur die Krankheit selbst, sondern auch die Umgangsform des betroffenen Menschen mit seiner Krankheit.

Diese Mehrdimensionalität bestimmt in der Allgemeinmedizin den Entscheidungsraum. Dagegen bezieht sich die Entscheidungsfindung nach klinischem Ansatz im Wesentlichen „eindimensional" auf die medizinischen Fragen im Bereich von Diagnostik und Therapie (Tabelle **C-7.2**).

C-7.2 Allgemeinmedizinischer und klinischer Entscheidungsraum

	Allgemeinmedizin	*Klinik*
Krankheitsverständnis	Krank**sein**: medizinische, psychosoziale, soziokulturelle und ökologische Dimension	Krank**heit**: medizinische Dimension
Krankheitsspektrum	Sehr weit, oft nicht mit einer Diagnose beschreibbar	Eher engeres Spektrum
Variation innerhalb einer Diagnose	Weit	Eng
Patienten-Rolle	Aktiv, beteiligt	Passiv, eher unbeteiligt
Arzt-Patienten-Beziehung	Zentrale Bedeutung	Untergeordnete Bedeutung
Zeit-Dimension	Häufig Zeit für Entscheidungsfindung, Abwarten	Möglichst schnelle Entscheidungsfindung, fast nie Abwarten

7.2.3 Subjektivität der Entscheidungsfindung

Die Mehrdimensionalität des Krankseins verursacht bei der Entscheidungsfindung des Allgemeinarztes immer **Subjektivität**. Schon auf den einzelnen Ebenen der Entscheidungsfindung gibt es selten eindeutig richtige oder falsche Entscheidungen. Das gilt erst recht für die Integration der verschiedenen Ebenen. Hier wird der eine Arzt eher den Aspekt „A" stärker gewichten als ein anderer Arzt, der den Aspekt „B" wichtiger findet.

Damit aus der **Subjektivität** nicht **Beliebigkeit** wird, müssen in den Vorgang der eigenen Entscheidungsfindung immer Kontrollen eingebaut werden, um die Sicherheit des Patienten zu gewährleisten. Zu den **Kontrollen** gehören:
- **Auf Widersprüche und Unstimmigkeiten** bei der Deutung von Krankheitssymptomen und Befunden **achten.**
- **Ethische Überlegungen einbeziehen**, die erlauben, den gesamten Entscheidungsvorgang nochmals zu prüfen.
- **Bereitschaft zur Reflexion** und ggf. **Korrektur der Entscheidung** erhalten, wenn sich im Verlauf neue Befunde ergeben (ohne dabei die Komplexität aus den Augen zu verlieren).
- Immer auf abwendbar **gefährliche Verläufe achten.**

- **Selbstkritischen Umgang mit den eigenen Grenzen** von Wissen, Können und Erfahrung pflegen; ggf. Einbeziehung anderer in die Entscheidungsfindung.

7.2.4 Abwartendes Offenhalten unter Berücksichtigung von abwendbar gefährlichen Verläufen

Eines der **zentralen Prinzipien** allgemeinmedizinischer Entscheidungsfindung ist das **abwartende Offenhalten unter Vermeidung abwendbar gefährlicher Verläufe.** Das bedeutet, es wird bewusst keine weitergehende diagnostische oder therapeutische Handlung vollzogen, sondern aktiv beobachtet und abgewartet, wie sich das Beschwerdebild oder der Behandlungsanlass entwickelt. Die Begründung für dieses Vorgehen ist, dass im hausärztlichen Versorgungsbereich häufig keine definitive Diagnose gefunden werden kann, oder dass Beschwerden auch ohne therapeutische Intervention wieder verschwinden. Dadurch soll verhindert werden, dass durch Diagnostik und Therapie mehr Schaden als Nutzen entsteht.

Verantwortliches Umgehen mit dem abwartenden Offenhalten ist nur auf der Grundlage einer ausreichenden Anamnese, einer körperlichen Untersuchung und dem daraus resultierenden differenzialdiagnostischen Erwägen aller Möglichkeiten durchführbar. Dabei hilft dem Allgemeinarzt die ‚erlebte Anamnese' (S. 520).

Feste Bestandteile des abwartenden Offenhaltens sind die **Zeitgrenze** oder das **Wiederbestellen** des Patienten zur erneuten Bewertung der Symptomatik. Diese **Rückmeldungsmöglichkeiten** dienen der Beobachtung des Krankheitsverlaufes und der Feststellung, ob zusätzliche Aspekte bzw. neue Symptome oder Befunde auftraten, die nicht in das primär entstandene Bild passen.

Bei diesem Vorgehen dürfen aber weder gefährliche Erkrankungen übersehen werden oder unbehandelt bleiben noch Komplikationen entstehen.

7.2.5 Doppelte Hierarchisierung

Unter der **doppelten Hierarchisierung** wird die Bildung einer Entscheidungshierarchie nach den folgenden **2 Kriterien** verstanden:
A. **Häufigkeit (Niedrig-Prävalenz-Bereich)** und
B. **Dringlichkeit,** die sich bei der Beachtung abwendbar gefährlicher Verläufe ergibt.
Die Schritte sind in Tabelle **C-7.3** getrennt für die Bereiche Diagnostik und Therapie dargestellt.

▶ **Fallbeispiel.** Ein **23-jähriger Patient** kommt in die Sprechstunde, weil er seit einigen Wochen Luftnot bei Belastung bemerkt. Er hatte primär eine Erkältung mit deutlichem Husten; jetzt ist nur noch ein Hustenreiz vorhanden. Er steht unter Prüfungsstress, meint mit seiner Examensarbeit nicht fertig zu werden. Die Luftnot wird als „Notwendigkeit zum schnellen Atmen" beschrieben. Die körperliche Untersuchung erbringt keinerlei Auffälligkeit, eine Peak-flow-Messung in Ruhe und nach Belastung ist unauffällig. Der Patient hat keine lange Flugreise gemacht, keine Operationen oder Gipsverbände in der Vorgeschichte. Die Beine sehen unauffällig aus. Die Konjunktiven sind gut durchblutet. Die Muskulatur des Schultergürtels ist relativ verspannt. Der Patient wirkt besonders ängstlich. Der Arzt hat ihn bereits einmal kurz vor seinem Abitur in einer ähnlichen Verfassung erlebt.
Der Allgemeinarzt bildet eine Hierarchie nach Wahrscheinlichkeiten der möglichen Diagnosen/Erklärungen: psychosomatische, situationsbedingte Luftnot, ausgelöst bei primär infektbedingten Beschwerden der Atmung – Lungengerüsterkrankung (z. B. Sarkoidose) – Kardiomyopathie/Karditis – rezidivierende Lungenembolien. Dann bildet er eine Hierarchie nach Dringlichkeit, um abwendbar gefährliche Verläufe nicht zu übersehen: Lungenembolien – Karditis/Kardiomyopathie – Lungengerüsterkrankung.
Er entscheidet, dass in diesem Fall die Lungenembolie extrem unwahrscheinlich ist und dass es möglich ist, die anderen Diagnosen noch im weiteren Verlauf zu diagnostizieren, ohne dass es zu einer Prognoseverschlechterung käme, er den Fall also abwartend offenhalten kann. Er beruhigt den Patienten mit der Erklärung eines durch den Infekt ausgelösten Atemproblems, das sich im Prüfungsstress verselbstständigt habe. Es sei nichts „Schlimmes" und werde sich wahrscheinlich ohne Behandlung schnell legen. Er sagt ihm, dass er nur wiederkommen solle, wenn die Symptome in 8 bis 10 Tagen nicht verschwunden sind bzw. sofort, falls sich etwas verschlechtere.

C-7.3 Doppelte Hierarchisierung und Nutzenfrage

I. Diagnostik

1. Hierarchisierung nach Häufigkeit und damit nach der Wahrscheinlichkeit für das Vorliegen einer bestimmten Krankheit.
2. Hierarchisierung nach Dringlichkeit zur Vermeidung abwendbar gefährlicher Verläufe.
3. Frage des Nutzens einer gestellten Diagnose (therapeutische Konsequenz – Therapie kommt vor Diagnose)
4. Abgleichung des diagnostischen Weges mit den Krankheitskonzepten und Erwartungen des Patienten.

II. Therapie

1. Beachtung des **absoluten** – nicht des relativen – **Nutzens**.
2. Betrachtung des therapeutischen Nutzens bei Berücksichtigung des Gesamtbildes des Patienten, seiner Wertvorstellungen sowie seiner Prognose.
3. Hierarchisierung der Wichtigkeit der zu behandelnden Krankheiten und Störungen (nicht alle gleichzeitig bestehenden Krankheiten können behandelt werden).
4. Bevorzugung von Behandlungsformen, die den Wertevorstellungen und Möglichkeiten des Patienten entsprechen und seine Autonomie erhalten.
5. Aushandelung des Behandlungskonzeptes mit dem Patienten unter Einbezug seiner Krankheitskonzepte (S. 199).

7.2.6 Nutzen für den Patienten

In der Allgemeinmedizin wird immer nach dem **Nutzen für den Patienten** gefragt. Dieser Aspekt ist in der Medizin keinesfalls selbstverständlich. Er kann in den Hintergrund geraten, wenn die Krankheit und nicht das Kranksein eines Patienten im Vordergrund steht (Tab. **C-7.3**).

7.2.7 Hermeneutisches Fallverständnis

Hermeneutik ist die Lehre vom Verstehen der Dinge. Das hermeneutische Fallverständnis erfasst Situationen mit komplexem Charakter und berücksichtigt alle Aspekte bei der Entscheidungsfindung. In der **allgemeinärztlichen Praxis** bedeutet das **hermeneutische Fallverständnis**, dass die **zahlreichen Informationen** wie Befunde und Symptome des Patienten, seine medizinische Vorgeschichte und seine Biografie, seine jetzigen Beschwerden, seine bisherige sowie jetzige Lebenssituation und sein Umfeld **zu einem Gesamtbild zusammengefasst** und **bei der Entscheidung** über das weitere Vorgehen **zugrunde gelegt werden.**

Im hermeneutischen Fallverständnis des Allgemeinarztes finden sich also die wesentlichen Besonderheiten der allgemeinmedizinischen Entscheidungsfindung vereint: Komplexität, Mehrdimensionalität, Subjektivität, Kranksein, Krankheitskonzepte und Wünsche des Patienten sowie Nutzen für den Patienten.

7.3 Der Prozess der Entscheidungsfindung in der Allgemeinmedizin

Trotz der Mehrdimensionalität des Krankseins wird der Allgemeinarzt primär als Arzt und nicht als Seelsorger, Psychotherapeut oder Sozialarbeiter aufgesucht. Diese medizinische Priorität drängt alle anderen Dimensionen des Krankseins keineswegs in den Hintergrund, wirkt aber ordnend.

In der folgenden Übersicht sind die wesentlichen Fragen bei der Entscheidungsfindung in der Allgemeinmedizin aufgeführt, welche die Besonderheiten der allgemeinmedizinischen Arbeitsweise berücksichtigen. In einer konkreten

Entscheidungssituation in der Allgemeinarztpraxis ergeben sich die Fragen allerdings nicht immer in der aufgeführten Reihenfolge.

1. **Lässt sich eine medizinische Diagnose stellen?**
In der Allgemeinmedizin kann man häufig keine endgültige Diagnose stellen, sondern nur Symptome, Symptomgruppen oder Krankheitsbilder in einem medizinischen Problembereich beschreiben. Dennoch gilt auch hier, dass **differenzialdiagnostische Überlegungen** aufgrund der Symptome und der Befunde angebracht sind.

Darüber hinaus ist die **doppelte Hierarchisierung** (Häufigkeit, Dringlichkeit) vorzunehmen, die **2 Gesichtspunkte berücksichtigt**:

- Welche mögliche Erkrankung ist potenziell gefährlich und kann nur bei umgehendem Handeln abgewendet oder gut versorgt werden (abwendbar gefährlicher Verlauf)? Alle Krankheiten, die keinen Aufschub bei der Diagnosestellung dulden, müssen umgehend abgeklärt werden. Dabei ist allerdings dem Prinzip zu folgen, dass daraus auch therapeutische Konsequenzen folgen müssen.
- Wenn kein unmittelbarer Druck für medizinisches Handeln besteht, kann unter bewusstem Verzicht auf weiterführende Diagnostik auch ohne endgültige Diagnose abgewartet werden (abwartendes Offenhalten).

Es ist ein Charakteristikum der Allgemeinmedizin, **dass immer an alles gedacht werden, aber nur das getan werden muss, was nicht aufschiebbar ist bzw. aus Dringlichkeit oder Symptomatik zum umgehenden Handeln zwingt**.

2. **Wie kann die Krankheitssituation in ihren psychosozialen und soziokulturellen Dimensionen charakterisiert werden?**
Hier kommt es darauf an, wie gut der behandelnde Arzt den Patienten aus der erlebten Anamnese kennt und was der Patient bei der Anamneseerhebung dazu beiträgt. Auf dieser Grundlage entscheidet sich, welcher Handlungsdruck besteht und in welche Richtung er geht. Zielt er in die Richtung einer medizinischen Entscheidung, so ist die Situation unproblematisch. Bei auftretenden Widersprüchen muss abgewogen werden. Die Berücksichtigung der psychosozialen und soziokulturellen Dimensionen des Krankseins wird in den Fällen leichter sein, in denen die medizinische Diagnose ein abwartendes Offenhalten erlaubt.

3. **Was will der Patient, welche Krankheitskonzepte hat er?**
Die Antworten ergeben sich aus der (erlebten) Anamnese, aber auch explizit aufgrund direkter Fragen an den Patienten nach seinem Krankheitskonzept (S. 199). Die entscheidende Frage für den Arzt ist, ob der Patient seine Krankheitssymptomatik verlieren will oder ob er aus ihr einen Krankheitsgewinn zieht. Die Entscheidung muss mit den Fragen 1 und 2 abgeglichen werden.

4. **Wie reagiere ich als Arzt auf den Patienten, welche Krankheitskonzepte habe ich selbst?**
Was fließt an emotionalem Eindruck, an Vorurteilen in meine Reaktion auf den Patienten ein? Was denke ich über den Patienten? Kann ich die Vorstellungen und Vorschläge des Patienten zum Vorgehen akzeptieren? Ändert die Reflexion meiner Empfindungen, Eindrücke und eigenen Krankheitskonzepte etwas an den bisher getroffenen Entscheidungen?

5. **Welche ethischen Prinzipien werden bei der Entscheidung tangiert?**
Hier ist zu prüfen, welche ethische Basis die Entscheidung hat bzw. welche ethischen Konflikte berührt sind. Bei diesem Vorgang wird auch die eigene Haltung zur jeweiligen Thematik hinterfragt.

6. **Wie kann ich meine Entscheidung dem Patienten vermitteln?**
Kann ich den Patienten in alle Überlegungen aushandelnd einbeziehen, muss ich mit ihm taktisch umgehen? Wie sieht mein mittel- und langfristiges Behandlungskonzept aus?

7. **Wann und wie überprüfe ich meine getroffene Entscheidung?**
Eine Überprüfung erscheint notwendig, weil unter der Vielfältigkeit der beeinflussenden Faktoren und der Subjektivität einer Entscheidungsfindung inadäquate bis hin zu gefährlichen Entschlüssen möglich sind. Dabei ist das besondere Augenmerk auf Unstimmigkeiten/Widersprüche zu bisher gemachten Überlegungen/Diagnosen/Behandlungsverläufen zu richten.

7.4 Der Umgang mit der Subjektivität und Unsicherheit

An einen **Spezialisten** wird immer die Anforderung gestellt, eine Diagnose mit größter Sicherheit zu stellen oder zu verwerfen. Dafür wird er alle verfügbaren Möglichkeiten einsetzen. Da der Spezialist diese Aufgabe von einem Allgemeinarzt bei einem ausgewählten Patienten (Vorselektion) überantwortet bekommt, ist er dazu sowohl berechtigt als auch aufgefordert. Entsprechendes gilt auch für den therapeutischen Aufgabenbereich. Allerdings verhalten sich auch Spezialisten nicht immer so idealtypisch, weil sie – in Abhängigkeit von der jeweiligen Situation – auch einen allgemeinmedizinischen Arbeitsansatz in ihr Handeln einbringen können.

Der **Allgemeinarzt** arbeitet dagegen mit einer unselektierten Patientengruppe in einem Bereich, der durch Komplexität und Mehrdimensionalität der Entscheidungsfindung gekennzeichnet ist. Beides bedingt ein hohes Maß an **Subjektivität in der Entscheidungsfindung**.

> ▶ **Merke:** Bei den diagnostischen und therapeutischen Entscheidungen ist das Maß an Unsicherheit beim Allgemeinarzt größer als beim Spezialisten. Allgemeinärzte sollten den reflektierten Umgang mit der berechtigten Unsicherheit anstelle einer unberechtigten Sicherheit als eine ihrer Aufgaben ansehen.

Die Fähigkeit, dies auszuhalten, ist von der Persönlichkeit des Arztes, seinem Wissen und seiner Erfahrung, seiner Medizinorientierung, dem Gesundheitssystem, in dem er arbeitet, und den juristischen Rahmenbedingungen abhängig.

Sie verhindert, dass der Patient in den Strudel falsch positiver Befunde und daraus resultierender Folgediagnostik gezogen wird, der sich ergibt, wenn man im Niedrig-Prävalenz-Bereich die „letzte Sicherheit" erreichen will. Außerdem fühlen sich viele Patienten völlig missverstanden, wenn auf jedes Symptom eine Fülle von Diagnostik und Therapie erfolgt.

> ▶ **Merke:** Ein Allgemeinarzt versteht sein Handwerk, wenn er nicht immer die gesamte diagnostische Breite benötigt. Er kann sich vor Fehlern schützen, indem er immer wieder hinterfragt, ob seine Verdachtsdiagnosen noch gültig sind und Widersprüche oder Unstimmigkeiten beachtet, die sich im Verlauf ergeben.

Fallbeispiel. Dieses Beispiel charakterisiert einen **typischen Anfängerfehler in der Allgemeinmedizin**. Im ersten Halbjahr meiner Tätigkeit als Allgemeinarzt kam eine Patientin mit den Worten zu mir: „Vielleicht können Sie mir helfen, eine Freundin hat Sie mir empfohlen. Sie sollen so schwierige Dinge rauskriegen." Die **27-jährige Patientin** berichtete dann, dass sie **seit 5 Jahren ein- bis maximal zweimal im Monat Bauchkrämpfe habe und dass anschließend für 3 bis 7 Tage Durchfälle** aufträten. Die Symptomatik sei weder von den Essgewohnheiten noch anderen Dingen abhängig. Die gesamte Symptomatik habe sich **6 Wochen nach der Geburt des einzigen Sohnes** eingestellt. Zu dieser Geburt sei es überraschenderweise gekommen, obwohl ihr über Jahre gesagt worden sei, sie werde aufgrund zahlreicher „Unterleibsentzündungen" nie schwanger werden. Entsprechend habe sie auch keine Verhütungsmaßnahmen getroffen. Die Patientin war gelernte Arzthelferin, jedoch in den letzten Jahren nicht mehr beruflich tätig gewesen. Sie hatte zahlreiche Versuche diagnostischer Abklärung des Beschwerdebildes einschließlich röntgenologischer Untersuchungen der Gallenblase und des gesamten Darmes sowie einer Gastroskopie unternommen. Es habe aber letztlich keinerlei Diagnose gestellt werden können. Die Patientin hatte mit der Symptomatik zu leben gelernt, dabei aber sehr an Gewicht verloren, sodass sie zum Zeitpunkt der Vorstellung sehr mager war. Sie machte einen freundlichen und zugewandten Eindruck.

Zum damaligen Zeitpunkt gingen mir mehrere Dinge durch den Kopf:
- Warum hat es eine normal intelligente Frau, die zudem noch als Arzthelferin tätig war, nicht geschafft, einen Arzt zu finden, der eine Diagnose stellen konnte? Ist daraus abzuleiten, dass keine organische Erkrankung diagnostiziert werden konnte?
- Warum hat es die Frau über 5 Jahre akzeptiert, mit diesen Beschwerden zu leben? Wollte sie die Krankheit überhaupt loswerden?
- Was bezweckte die Patientin mit den „Vorschusslorbeeren", dass ich ein so guter Diagnostiker sei? Wollte sie mich auf eine falsche, hier „medizinische" Fährte bringen?
- Welche Bedeutung hat der Zeitpunkt des Krankheitsbeginnes, die Zeit nach der unerwarteten Schwangerschaft? Warum hat sie nur ein- oder zweimal pro Monat die Beschwerden?

Alle diese Fragen zielten mehr oder minder deutlich auf die **Hypothese eines psychosomatischen Geschehens**. Unter einem allgemeinmedizinischen Ansatz lässt sich daraus ableiten, dass die Mehrdimensionalität des Krankseins in ihren psychosozialen und somatischen Aspekten auszuloten war. Da es sich um eine neue Patientin handelte, hätte von vornherein klar sein müssen, dass die psychische Dimension des Krankheitsbildes wohl kaum in der ersten Begegnung zu erfassen war.

Ich habe dann im Verlauf des weiteren diagnostischen Prozesses eine körperliche Untersuchung sowie eine detaillierte, somatisch fokussierte Anamneseerhebung durchgeführt. Dabei versprach ich mir kaum weitere Klärung. Die Hauptbegründung für die medizinische Anamneseerhebung und die körperliche Untersuchung lag darin, der Patientin ein **bekanntes Ritual,** etwas vom Arzt Erwartetes vorzuführen und damit Sicherheit zu geben. Die Untersuchung sollte auch signalisieren, dass ich den körperlichen Bereich ernst nehme, und Vertrauen schaffen, auf dessen Basis ich mehr über das Leben der Patientin erfahren konnte. Ich sprach während der Untersuchung die Möglichkeit psychosomatischer Zusammenhänge an.

Die Patientin berichtete über Spannungen, die sich insbesondere in den letzten anderthalb Jahren zwischen ihr und ihrem Ehemann entwickelt hätten und die sie auf ihre vermeintliche Unattraktivität durch die Magerkeit zurückführte. Sie wolle auch deswegen wieder gesund werden, weil sie ihren Ehemann doch liebe, aber sich irgendwie als Zumutung empfände. Wir redeten dann noch über ihre früher regelmäßig aufgetretenen Unterleibsentzündungen, die aber seit der Geburt ihres Sohnes nicht mehr bestanden. Auch das Gespräch über die unerwartet aufgetretene Schwangerschaft bei angeblicher Unfruchtbarkeit brachte keine rechten Fortschritte bezüglich meiner Hypothesenbildung einer psychosomatischen Pathogenese des Krankheitsbildes.

Bei der Frage, was sie denn von sich aus probiert habe, um wieder an Gewicht zuzunehmen, kam es dann zu einer überraschenden Wendung: Sie berichtete, dass ihre Mutter ihr zum Essen von Sahne geraten habe, **was aber gerade die geschilderten Attacken besonders häufig und heftig werden ließ.**

Bis zu dieser Stelle unseres Gespräches war ich von einem psychosomatischen Zusammenhang überzeugt. Aufgrund des Hinweises auf die Verstärkung der Symptomatik durch Sahne wurde ich jedoch schlagartig auf den Verdacht einer Organdiagnose gelenkt: einen Laktasemangel mit konsekutiver Laktose-Intoleranz. Dennoch war meine primäre Hypothesenbildung noch nicht erschüttert, und ich erklärte der Patientin, dass ein psychosomatisches Geschehen zwar wahrscheinlich, die Laktoseintoleranz jedoch noch durch einen Labortest auszuschließen sei. Am nächsten Tag wurde der Laktose-Toleranztest durchgeführt und fiel positiv aus.

Spätestens an diesem Punkt begann mein Anfängerfehler: **Ich ließ die Mehrdimensionalität des Krankheitsgeschehens fallen und konzentrierte mich auf die Eindimensionalität der medizinischen Diagnosebestätigung.** Ich sah die Patientin noch einmal und erklärte ihr die Notwendigkeit der weiteren differenzialdiagnostischen Abklärung mithilfe einer Dünndarmbiopsie. Entsprechende Termine in der Universitäts-Poliklinik wurden telefonisch organisiert.

Mit diesem Handeln gab ich jede Chance des Sich-Kennenlernens und damit Ins-Gespräch-Kommens über Lebensbedingungen, Konflikte und Hintergründe des Krankheitsgeschehens auf – obwohl die Krankheit nicht lebensbedrohlich war und damit auch kein Zeitdruck herrschte.

Im weiteren Verlauf bestätigte sich ein isolierter Laktasemangel. Nur: die Patientin kam nie mehr zur Besprechung in die Poliklinik und trotz dreimaliger telefonischer Anfragen auch nicht mehr in meine Praxis. Beim dritten und letzten Telefongespräch schilderte sie mir allerdings, dass die Symptomatik wieder aufgetreten sei, nachdem sie erneut mit dem Schlagsahneessen begonnen hatte. Und dies, obwohl ich der Patientin anfangs deutlich gemacht hatte, dass mich das Schlagsahneessen auf die Diagnose der Laktoseintoleranz gebracht hatte.

Was hätte besser gemacht werden können? Ich hätte die Ebene meines diagnostischen Vorgehens (organische Abklärung) langsamer und mit mehr Zwischenschritten organisieren müssen. Sowohl die Patientin als auch ich selbst hätten damit die Gelegenheit gehabt, in häufigeren Konsultationen weiter im Gespräch zu bleiben, um auf der anderen, sehr viel plausibleren diagnostischen Ebene (psychosomatische Genese des Krankheitsgeschehens) weiterzukommen. Ob dies dann erfolgreicher ausgegangen wäre, ist zwar nicht sicher. Allein über einen solchen Weg hätte jedoch eine Chance zu einer umfassenderen Diagnose bestanden. Nach der Eindimensionalität medizinischer Betrachtungsweise hatte ich richtig gehandelt, **unter der Mehrdimensionalität des allgemeinmedizinischen Ansatzes war das Vorgehen jedoch falsch.**

Schlussfolgerungen

Aus dem Beispiel lassen sich folgende **Erkenntnisse zur Entscheidungsfindung** festhalten:
- Kranksein hat mehrere Dimensionen; die Beachtung nur einer Dimension führt zu Fehlern.
- Medizinisch richtiges Handeln kann im allgemeinmedizinischen Ansatz falsch sein.
- Bei der diagnostischen Entscheidungsfindung ist neben der medizinischen und psychosozialen Anamnese auch die Wirkung des Patienten auf den Arzt zu berücksichtigen. Die Arzt-Patienten-Beziehung lässt diesen Bereich erschließen.
- Wenn ein Krankheitsbild nicht bedrohlich ist, kann die Diagnosefindung auf einer Ebene auch verzögert werden, um diagnostisches Fortkommen auf anderen Ebenen zu ermöglichen.
- Medizindiagnostisches Vorgehen kann auch als Ritual eingesetzt werden, um Vertrauen bzw. Zeit zu gewinnen und damit psychosoziale Dimensionen des Krankseins besser erschließen zu können.

Fallbeispiel. In diesem Beispiel will ich von zwei etwa gleichaltrigen Patienten mit ähnlicher Symptomatik berichten. Es handelt sich um **zwei ältere, etwa 70-jährige Herren,** die ich seit etwa 4 Jahren kannte. **Patient A** war ein Mann, den ich in der Gesamtzeit meiner Betreuung nie beschwerdefrei erlebte: Immer hatte er irgendwelche Symptome, die kaum jemals einen ernsthaften Hintergrund hatten, von ihm aber als sehr quälend erlebt wurden. Dabei war er weinerlich und ließ sich von seiner Frau bemuttern. Er hatte als **Grunddiagnosen eine chronische Bronchitis mit leichtem Verlauf, geringfügige degenerative Veränderungen im Bereich der großen Gelenke und der Wirbelsäule, eine fragliche koronare Herzerkrankung sowie ein mehrfach operiertes Blasenkarzinom.** Dazu gesellten sich zahlreiche Beschwerden, die sich zum Teil schlecht zuordnen ließen (u. a. Schwindel bis zur allgemeinen Schwäche, starke Müdigkeit, Inappetenz). Der Patient ließ sich immer von seiner Frau gestützt in die Praxis bringen. Musste er einmal länger warten, kam es im Wartezimmer nicht selten zu melodramatischen Zuständen von drohender Ohnmacht.
Patient B war ein Mann, den ich sehr viel seltener sah, obwohl er an einer **schweren chronisch-obstruktiven Lungenerkrankung und einem ihn erheblich einschränkenden Morbus Parkinson** litt. Er kam höchst selten und dann meist, um sich „nur ein Rezept" zu holen.
Beide Patienten hatten Thoraxschmerzen, die sich wie folgt darstellten:
Patient A: Die Arzthelferin gab mir einen Durchruf, dass Patient A stöhnend auf der Behandlungsliege läge, da er zusammenzubrechen drohe, bleich sei und heftigste Schmerzen im Thorax habe. Ich ordnete ein EKG an und sagte, dass ich danach zum Patienten käme.
Patient B: Der Patient war wieder einmal zum „Holen" eines Rezeptes gekommen. Wir redeten ein wenig miteinander und ich schrieb ihm die verlangten Medikamente auf. Im Aufstehen sagte er dann: „Ach, Herr Doktor, heute Nacht hatte ich so eine Luftnot, die ist jetzt aber wieder vorbei." Dabei ging er in Richtung Tür. Ich hielt ihn zurück und fragte nach der näheren Charakteristik der Beschwerden. Es stellte sich heraus, dass er nachts mit Luftnot und Thoraxdruck aufgewacht war, sich dann nicht mehr hatte hinlegen können und einige Zeit am Fenster verbrachte. Jetzt war er beschwerdefrei. Hier sah ich die Sache deutlich dringlicher aus als bei Patient A und ich ordnete ein umgehendes EKG an.
Bei beiden Patienten musste also ein abwendbar gefährlicher Verlauf (etwa ein akutes Koronarsyndrom) beachtet werden.
Bei **Patient A** erwartete ich aus der Kenntnis des Mannes und seiner Darstellungsweise keinen Hinweis auf eine relevante koronare Minderdurchblutung. Im EKG gab es dafür auch keinen Hinweis. Nach beruhigenden Worten, welche die Dramatik der Darstellung aufnahmen, sie teilweise aber auch wieder herunterspielten, ging es dem Patienten deutlich besser. Da ein Abschluss für die dramatische Darstellung gefunden werden musste, gab ich ihm – gewissermaßen als Ritual – „starke Schmerztropfen", die er auf die Zunge zergehen lassen musste, damit die – wie ich es erklärte – von der Wirbelsäule ausstrahlenden Schmerzen verschwinden. Ich ließ ihn dann, gestützt von seiner Frau, nach Hause gehen, und verlangte, dass er nach 2 Stunden nochmals durch seine Frau in der Praxis anrufen lassen sollte.
Bei **Patient B** war mir durch Kenntnis seiner Bescheidenheit und ängstlichen Zurückhaltung der dezente Hinweis auf die nächtliche Attacke ein schwergewichtiges Argument für den Verdacht auf ein kardiales Ereignis. Dies bestätigte sich dann auch im EKG als **frischer Hinterwandinfarkt.** Natürlich muss ein Patient mit frischem Herzinfarkt mit dem Notarztwagen in die Klinik transportiert werden. Dieser Patient wurde jedoch ausnahmsweise von mir und einer Arzthelferin mit bereitstehendem Notfallkoffer ins Krankenhaus gebracht. Zu dieser Entscheidung kam ich, da ich die Irritation des sehr ängstlichen Patienten durch die Dramatik eines Notarztwagens als problematischer ansah als die nicht ganz optimale medizinische Begleitung durch mich.

In der Allgemeinmedizin spielen die Kenntnis des Patienten und seines Umgangs mit Krankheit, die der Allgemeinarzt aus der „erlebten Anamnese" bezieht, eine wesentliche diagnostische Rolle. Daraus erklärt sich das unterschiedliche Vorgehen des Allgemeinarztes bei formal identisch erscheinenden Krankheitsbildern.

Auch im therapeutischen Bereich wird unter allgemeinmedizinischem Ansatz der Mehrdimensionalität des Krankseins Rechnung getragen. Es geht nicht nur um die medizinische Therapie, sondern auch um die „Behandlung" der gesamten Person: Wie in den Beispielen gezeigt, war es einmal die teilweise Übernahme der Darstellungsdramatik des Patienten, ein andermal die Berücksichtigung einer ängstlichen Persönlichkeit.

Derartige Entscheidungen müssen immer subjektiv sein, weil schon die Interpretation des Patienten und seiner Reaktionen nie nach objektiven Kriterien

7 Entscheidungsfindung in der Allgemeinmedizin

erfolgen kann. In einigen Fällen wird ein gewisses medizinisches und damit tendenziell auch juristisches Risiko eingegangen, indem z. B. nicht der Notarztwagen zum Transport ins Krankenhaus bestellt wird.

Folgende **Charakteristika der Entscheidungsfindung** lassen sich ableiten:

- Die Kenntnis des Patienten und seines Umgangs mit Krankheit und Beschwerden als Teile der „erlebten Anamnese" bestimmen die Diagnostik.
- Unstimmigkeiten in der Krankheitsgeschichte müssen interpretiert werden und weisen häufig den richtigen Weg.
- Auch bei der therapeutischen Entscheidungsfindung wird der ganze Patient, nicht nur der medizinische Aspekt, berücksichtigt.
- Medizin und medizinische Handlung werden teilweise rituell eingesetzt.
- Eine Wahrscheinlichkeitsabschätzung und eine Risikoabwägung finden nicht nur unter Berücksichtigung der medizinischen Aspekte, sondern auch der Persönlichkeit des Patienten statt.
- Die Subjektivität ärztlicher Entscheidung ist – ständig reflektierter – Bestandteil allgemeinärztlichen Handelns.

Schlussfolgerungen

◀ **Fallbeispiel**

▶ **Fallbeispiel.** Eine **78-jährige sehr rüstige und mir gut bekannte Frau,** die ich über einige Jahre wegen jeweils geringfügiger Beschwerden behandelte, entwickelte eine Symptomatik von **Inappetenz, Meteorismus, Oberbauchschmerzen und dann deutlicher Gewichtsabnahme bei eher breiigen Stühlen.** Schließlich stellte sich ein **leichter Diabetes mellitus** ein. Die Patientin hatte in der Vorgeschichte (außerhalb meiner Betreuungszeit) rezidivierende Pankreatitiden gehabt, sodass ein solcher Krankheitszustand wieder wahrscheinlich war. Obwohl eine Ultraschalluntersuchung zu diesem Zeitpunkt bis auf einige „Kalkreflexe" im Bereich des Korpus keinen pathologischen Befund erbrachte, wurde eine entsprechende Behandlung eingeleitet, die Symptomatik jedoch nicht gebessert. Zunehmend mehr drängte sich der **Verdacht auf ein Tumorleiden** auf. An dieser Stelle – der Patientin ging es insgesamt unter einer symptomatischen Therapie mit Pankreasfermenten nicht schlecht – stellte sich nun für mich die Frage, inwiefern über die einfache Labordiagnostik und die jetzt schon einige Monate zurückliegende Ultraschalluntersuchung hinaus eine weitergehende Tumordiagnostik betrieben werden sollte. Bei Kenntnis der Patientin und ihrer Lebenseinstellung entschloss ich mich, im diagnostischen Ansatz eher zurückhaltend zu bleiben und nur die Tumoren auszuschließen, die therapeutisch noch sinnvoll anzugehen sind. Mein Interesse war also die **Stellung einer Diagnose unter der Voraussetzung, dass sie therapeutische Konsequenzen hatte.** Der klinische Orientierungssatz: „Vor jeder Therapie steht die Diagnose", wurde – wie im ambulanten Bereich häufig notwendig – also umgekehrt in: **„Vor jeder Diagnose steht die (Abschätzung des Nutzens der) Therapie."**

Aus der Kenntnis der Patientin und ihres Umganges mit Problemen nahm ich an, dass ich sie in meine Überlegung einbeziehen könne. Dies geschah, und „wir" beschränkten uns dann auf den Ausschluss all der Tumoren, die therapeutisch noch angehbar gewesen wären. Den Bereich des Pankreas, also der aus der Vorgeschichte wahrscheinlichsten Lokalisation eines Tumors, ließen wir ohne weitere diagnostische Abklärung. Die Patientin lebte in recht gutem Zustand noch ein gutes halbes Jahr, dann traten vermehrt Bauchschmerzen und eine weitere Gewichtsreduktion ein, sodass zu diesem Zeitpunkt das Gespräch über eine weitergehende Diagnostik erneut aufgenommen wurde. Die Patientin wollte, in Anbetracht ihres zunehmend schlechteren Zustandes (und einiger familiärer Dinge, die sie zu regeln hatte), nun wissen, woran sie sei. Schließlich wurde die **Diagnose eines Pankreastumors** gestellt, und die Patientin verstarb 8 Wochen nach Diagnosestellung.

Nicht bei jedem Patienten erscheint es sinnvoll und human, ihn in derartig folgenschwere Überlegungen mit einzubeziehen. Zumindest gilt das in unterschiedlicher Weise für die verschiedenen Phasen eines Tumorgeschehens. Das Beispiel schildert insofern ein eher unproblematisches Vorgehen, bei dem die aufgeklärte Patientin zusammen mit ihrem Arzt eine so folgenschwere Entscheidung trifft. Muss der Arzt für seinen Patienten entscheiden, so bleibt für ihn – neben der Last der gesamten Verantwortung – immer die **Unsicherheit, ob er wirklich im Sinne des Patienten gehandelt hat.**

Dass vor jeder Diagnose die therapeutische Überlegung zu stehen hat, ist im Alltag der Allgemeinmedizin eher die Regel. Auch bei so genannten „banalen" Erkrankungen lenkt sie ganz wesentlich das Handeln des Arztes. Zum Beispiel ist es bei einem Trauma im Thoraxbereich ohne Luftnot meist irrelevant, eine Röntgenuntersuchung der Rippen anzufertigen, da die therapeutische Konsequenz mit oder ohne gebrochene Rippe identisch ist. Viele ähnliche Beispiele ließen sich anführen.

Schlussfolgerungen

Aus dem Fallbeispiel lassen sich folgende **Schlussfolgerungen zur Entscheidungsfindung** erkennen:
- „Vor jeder Diagnose steht die Therapie."
- Die gute Kenntnis des Patienten, seiner Lebenseinstellung und Lebensbedingungen, die der Allgemeinarzt aus der „erlebten Anamnese" bezieht, sind wichtige Einflussmomente auf diagnostische und therapeutische Entscheidungen.
- Die umfassende und aktuelle Kenntnis medizinischer Möglichkeiten ist Grundvoraussetzung für ein diagnostisch-therapeutisches Abwägen. Ohne eine auf dem neuesten Stand befindliche Kenntnis z. B. verschiedener Tumortherapien und ihrer Erfolgsaussichten ist eine Entscheidungsfindung nicht möglich.
- Diagnostische und therapeutische Konsequenzen unterscheiden sich in verschiedenen Phasen des Lebens und eines Leidens.
- Selbst in einer existenziell bedrohlichen Situation, wie beim Tumorverdacht, ist der medizinische Aspekt **nur ein Aspekt** unter vielen.
- Der Arzt kann mit dem Patienten zu einer gemeinsamen Entscheidungsfindung kommen. Manchmal aber muss er es **ohne ihn** und nur **für ihn** tun.

Fallbeispiel. Abschließend will ich wieder von zwei etwa gleichaltrigen Patienten mit ähnlicher Symptomatik berichten.

Bei einer **35-jährigen Frau** wurde im Rahmen einer gynäkologischen Untersuchung erstmals ein **leichter bis mittelschwerer Hochdruck mit diastolischen Werten zwischen 95 und 105 mmHg** diagnostiziert. Die Patientin war Lehrerin und wirkte auf mich immer sehr wohlgeordnet und ihr Leben kontrollierend. Die Frage war nun, ob eine Hochdrucktherapie begonnen werden sollte oder nicht. Da die Patientin schlank war, regelmäßig einer sportlichen Betätigung nachging und nach ihrer Überzeugung keinen besonderen Belastungen ausgesetzt war, kam keine Lebensstiländerung, sondern nur eine medikamentöse Behandlung in Frage. Sicherlich war dies ein Hochdruckbereich, bei dem eine Behandlung erwogen werden kann. Nach Kenntnis der klinisch-epidemiologischen Studien erschien aber das langfristige Risiko für Hochdruckfolgeerkrankungen bei Fehlen weiterer Risikofaktoren als gering. Es galt also abzuwägen, ob eine vielleicht lebenslange Therapie begonnen werden sollte oder nicht. Mir war nicht klar, in welchem Maß die Patientin eine solche Dauerbehandlung auch als persönliche Kränkung erleben würde. Bei der sehr differenzierten Frau entschied ich mich, die Problematik sowie die Nutzendimension einer Therapie mit ihr zu erörtern. Die **Patientin sprach sich eindeutig für den Beginn einer Therapie aus** und begründete dies damit, dass sie doch eher ängstlich sei und zudem – würde sie nach vielen Jahren von einer Hochdruckfolge betroffen sein – sich ewig vorwerfen würde, selbst daran schuld zu sein. Die Therapie (für deren Beginn immer Zeit bleibt, denn bedrohlich ist – außer der Hochdruckkrise – ja nur die langfristig unbehandelte Hypertonie) wurde begonnen und lief problemlos.

Ein **33-jähriger Taxifahrer** mit abgebrochener Lehrerausbildung, dessen Leben einen eher ungeordneten Eindruck macht, klagte eines Tages über immer wieder auftretende Beschwerden von **Herzjagen, Kopfdruck und Schwindelerscheinungen**. Bei der Untersuchung betrug der **Blutdruck 175/115 mmHg**. In den nächsten Wochen lagen dann die Blutdruckwerte regelmäßig zwischen diastolisch 95 und 110 mmHg. Die medizinische Ausgangssituation ist also zur oben genannten Patientin ähnlich. Und dennoch verlief die Entscheidungsfindung völlig anders: Der Patient lehnte jede medikamentöse Therapie ab, wollte aber etwas vom Stress in seinem Leben abbauen und erschien für eine ganze Weile nicht mehr in der Praxis. Anlässlich einer Erkältung stellte er sich erneut vor und das Thema der Hochdruckbehandlung wurde wieder angesprochen. In mehreren Gesprächen gewann ich den Eindruck, dass die Ablehnung einer medikamentösen Therapie aufgrund einer Kränkung durch die regelmäßige Tabletteneinnahme zustande kam. Unter anderem sagte der Patient: „Dann bin ich ja invalide, wenn ich jeden Tag so eine Tablette einwerfen muss." Ich entschied mich dazu, die Patientenentscheidung zu akzeptieren, sah ich doch bei den genannten Blutdruckwerten das eingegangene Risiko kurzfristig als gering an. Der Patient kam erst nach etwa einem Jahr wieder und hatte **fast normale Blutdruckwerte**. Auch die Kontrollen in der Folgezeit zeigten diastolische Werte bis nur maximal 100 mmHg (eine obligate Indikation zur Arzneibehandlung von jüngeren Personen besteht nach den meisten Hochdruckstudien erst ab einem konstanten diastolischen Druck von 105 mmHg). Es stellte sich heraus, dass der Mann in seinem privaten Lebensbereich und in seiner Arbeitstätigkeit wesentliche Änderungen vorgenommen hatte und dies auch als Hintergrund für die Verbesserung seiner Blutdruckwerte interpretierte.

Schlussfolgerungen

Als **Schlussfolgerungen zur Entscheidungsfindung** lassen sich zusammenfassen:
- Die Persönlichkeit des Patienten, sein Lebenszusammenhang und sein Umfeld haben wesentlichen Einfluss auf die medizinische Therapie.
- Erst die profunde Kenntnis klinisch-epidemiologischer Untersuchungen zum Nutzen therapeutischer Interventionen erlaubt, sowohl andere Lebensbereiche als auch die Einstellungen des Patienten mit in der Entscheidungsfindung zu berücksichtigen.
- Die Entscheidungsfindung sollte mit dem Patienten zusammen getragen werden. Daraus lässt sich ableiten, dass die Behandlung immer Ergebnis eines gemeinsamen Aushandelungs- und Entscheidungsprozesses von Arzt und Patient ist.

Weiterführende Literatur zu diesem Kapitel finden Sie unter www.thieme.de/specials/dr-allgemeinmedizin/

8 Allgemeinmedizin im Rahmen der vertragsärztlichen Versorgung

Thomas Fischer, Wilhelm Niebling, Thomas Lichte

8.1 Alltägliche Konflikte – die Rolle des Vertragsarztes im Gesundheitssystem

Wer als junger Arzt erstmals den Alltag in einer hausärztlichen Praxis erlebt, wird viele Beobachtungen machen, die nicht mit den im Studium erworbenen klinischen Kenntnissen übereinstimmen. Fachgerechte medizinische Maßnahmen allein lösen oft das eigentliche gesundheitliche Problem der Patienten nicht. Außerdem fällt rasch auf, dass es in der Sprechstunde an Zeit mangelt, dass mit Verordnungen und Leistungen sparsam umgegangen werden muss und sich daraus gelegentlich Konflikte ergeben.

▶ **Merke:** Der Widerstreit zwischen den Grundsätzen der Medizin, die Erwartungen der Patienten, die Kostenfragen und die Vorschriften des Sozialrechtes sowie das Bemühen um den eigenen wirtschaftlichen Erfolg bestimmen häufig den Praxisalltag.

▶ **Fallbeispiel.** In der Praxis erscheint ein **hochbetagter Patient, dessen schwerst pflegebedürftige Ehefrau zu Hause von der Schwiegertochter versorgt wird.** Der dringend erforderliche Erholungsurlaub soll durch Übernahme der Kosten durch die Pflegeversicherung ermöglicht werden. Der Höchstbetrag von € 900 deckt jedoch die Kosten für den bereits vereinbarten vierwöchigen Aufenthalt in einer Kurzzeitpflegeeinrichtung (die hier wegen fehlender anderer Angebote allein in Frage kommt) nicht. Die durch die Pflegeaufgabe belastete **Familie erwartet nun vom Arzt eine Krankenhauseinweisung für den fraglichen Zeitraum,** um diese Kosten zu vermeiden. Dieser Bitte möchte der Kollege nicht entsprechen, denn er kommt häufig in Situationen, in denen die häusliche Pflege die Angehörigen überfordert und eine medizinisch nicht indizierte stationäre Einweisung als einzige Möglichkeit erscheint. Mit dem Hinweis auf die Möglichkeit der Zuzahlung aus eigenen Mitteln beginnt eine längere Auseinandersetzung zwischen dem Patienten und seinem Hausarzt, die für beide Beteiligte unbefriedigend bleibt und in deren Verlauf **sich der Patient darüber beklagt, dass ihm in dieser Praxis bereits wiederholt notwendige Gesundheitsleistungen vorenthalten worden seien.** Er kann nur schwer einsehen, dass sein Arzt ihm und seiner Frau im Laufe der Zeit bei entsprechenden Beschwerden nicht durch eine Verordnung z. B. von Nasentropfen, Abführmitteln oder Venensalben auf Kosten der Krankenkasse Erleichterung verschaffen konnte, da solche Mittel (seit Anfang 2004) nicht mehr verordnungsfähig sind. Er nimmt an, dass seine Beschwerden vom Arzt nicht hinreichend ernst genommen werden und aus diesem Grunde die erwarteten Maßnahmen unterbleiben. Diesmal hat auch der Wunsch nach einer leicht einzunehmenden und daher beliebten, aber teureren Saftzubereitung eines Antibiotikums Anlass zur Erörterung gegeben. Auch dies kann der Arzt nicht auf einem Krankenkassenrezept verordnen, da es sich ohne Zweifel um einen uneingeschränkt schluckfähigen Patienten handelt.

8.2 Aufgaben des Vertragsarztes gehen über die Grenzen der Medizin hinaus

Der in eigener Praxis niedergelassene freiberuflich tätige Arzt prägt das Bild des Hausarztes und der ambulanten Versorgung in der Bundesrepublik. Die vertragsärztliche Versorgung gliedert sich in eine **haus-** und eine **spezialärztliche Versorgung.** Der hausärztlich tätige Kassenarzt nimmt eine besondere **Schlüsselrolle** ein. Er wird nach wie vor bei Gesundheitsproblemen meist an erster Stelle in Anspruch genommen. Mehr als 90 % der gesetzlich Krankenversicherten geben an, einen festen Hausarzt zu haben. In vielen Ländern (z. B. Großbritannien, Niederlande) wird der Zugang zum Gesundheitswesen verpflichtend durch den Hausarzt geregelt (Primärarztsystem). Die freie Arztwahl – so wir sie in Deutschland kennen – wird dabei in einigen Ländern stark eingeschränkt, d. h. jede Person (nicht nur der Patient) muss sich bei einem wohnortnahen Hausarzt „einschreiben". Im Gegensatz zu Deutschland, wo Ärzte nur bezahlt werden, wenn tatsächlich eine Inanspruchnahme von Leistungen stattgefunden hat, wird in diesen Ländern ein Teil der Vergütung über eine Grundpauschale für die auf der „Liste" eingetragenen Personen vorgenommen.

Die Gesundheitsreform in Deutschland im Jahr 2004 hat die Entwicklung hin zu einem freiwilligen Hausarztsystem ermöglicht. In sog. Hausarztmodellen bieten gesetzliche (aber auch private) Krankenkassen ihren Versicherten an, die Praxisgebühr ganz oder teilweise zu erlassen, wenn die Patienten zuerst einen Hausarzt aufsuchen. Bei privaten Krankenkassen werden ebenfalls finanzielle Boni angeboten, wenn zuerst ein Hausarzt aufgesucht wird. Ob diese Form der Steuerung des Gesundheitswesens hilft, Kosten zu sparen, ist derzeit noch umstritten. Vergleiche mit anderen Staaten werden durch Systemunterschiede erschwert. Neben der kurz- bis mittelfristigen Absicht einer Kostenreduktion erhofft man sich vom Hausarztsystem auch qualitative Verbesserungen u. a. durch:
- Vermeidung von Doppeluntersuchungen durch gezielte Überweisung,
- verschiedene in Anspruch genommene Ärzte, Koordination der Medikation,
- Unterbindung des sog. Doktor-Hoppings (unbegründete, parallele oder konsekutive Inanspruchnahme mehrerer Ärzte)
- Bündelung der Patientenunterlagen in einer Hand – hausarztzentrierte Dokumentation,
- individuell angepasste Patienteninformation.

Dem Hausarzt kommt vor allem auch die Aufgabe zu, die begrenzt **verfügbaren Mittel im Gesundheitswesen sinnvoll einzusetzen und deren Verteilung zu steuern und zu koordinieren.** Vor derart komplexe Aufgaben sieht sich der Allgemeinarzt in seinem hausärztlichen Alltag in sehr viel größerem Maße gestellt als seine vertragsärztlichen Kollegen aus anderen Fachgebieten. Das Sozialgesetzbuch schreibt eine **bedarfsgerechte und gleichmäßige, dem allgemein anerkannten Stand der medizinischen Erkenntnisse entsprechende Versorgung** der Versicherten vor. Die Versorgung muss **ausreichend** und **zweckmäßig** sein, sie darf das **Maß des Notwendigen** nicht überschreiten und muss **wirtschaftlich** erbracht werden (§ 12 SGB V).

Dieses für Krankenkassen und Kassenärzte gleichermaßen verbindliche Handlungsgebot des Gesetzgebers wird durch den ab 2004 neu eingerichteten gemeinsamen Bundesausschuss (der Ärzte und Krankenkassen) in Richtlinien erfasst, die als Bestandteil der Verträge zwischen Kassenärztlicher Vereinigung und Krankenkassen für die Vertragsärzte verbindlich sind (Vertragspartnerschaft von Krankenkassen und Kassenärztlichen Vereinigungen).

Die **Richtlinien des gemeinsamen Bundesausschusses** (G-BA) bestimmen z. B. wie die ausreichende, zweckmäßige und wirtschaftliche Versorgung der Kranken zu gestalten ist. Es existieren bisher Richtlinien über die Bedarfsplanung, wirtschaftliche Verordnung von Arzneimitteln, Heil- und Hilfsmitteln sowie über die Verordnung von Krankenhauspflege, Krankentransport- und Rettungsdienstleistungen. Außerdem sind die Durchführung von Früherkennungsuntersuchungen und „sonstigen Hilfen" (Empfängnisverhütung, Schwangerschaftsabbruch) geregelt.

8.3 Wirtschaftlichkeit im Rahmen der vertragsärztlichen Tätigkeit

Der § 1 der Bundesärzteordnung nimmt den Arzt in die Pflicht, der Gesundheit des Einzelnen sowie des ganzen Volkes zu dienen. Dabei werden an den Allgemeinarzt in seiner Funktion als Hausarzt sowohl Forderungen von den Patienten als auch von der Gesellschaft gestellt. Der Patient überträgt seinem Hausarzt vielfältige Aufgaben, d. h. er soll sich den auftretenden Gesundheitsproblemen medizinisch kompetent, aber auch mit warmer persönlicher Anteilnahme widmen und die persönlichen Interessen des Patienten im Gesundheitssystem wahrnehmen. Wenn er selbst nicht helfen kann, soll er durch Überweisung zum Spezialisten bzw. Hinzuziehen anderer Heilberufe oder durch eine Krankenhauseinweisung Hilfe bereitstellen. Bei der Erfüllung dieser Anforderungen muss sich der Hausarzt jedoch nicht nur an dem **objektiven medizinischen Versorgungsbedarf** orientieren, sondern auch den **subjektiven Bedürfnissen des Patienten Rechnung tragen.** Dem steht allzu häufig § 12 des SGB V entgegen. Demnach müssen Ärzte ihre Verordnungen am Wirtschaftlichkeitsgebot orientieren. Die Leistungen müssen ausreichend, zweckmäßig und wirtschaftlich sein und dürfen das Maß des Notwendigen nicht überschreiten. Leistungen, die nicht notwendig oder wirtschaftlich sind, können Versicherte nicht beanspruchen, die Leistungserbringer dürfen diese nicht bewirken und die Krankenkassen dürfen sie nicht bewilligen.

Aus der Sicht des Patienten übernimmt der Hausarzt somit nicht nur die Rolle eines medizinischen Experten ein, sondern auch die eines persönlichen Helfers und Koordinators von professionellen Hilfen bei der Lösung seiner Gesundheitsprobleme. Bei der Durchsetzung der Ansprüche des Patienten auf Leistungen des Gesundheitswesens ist der Hausarzt auch „Anwalt". Der Patient misst die Leistungen seines Hausarztes an der Befriedigung seiner subjektiven Bedürfnisse. Das erfordert im Alltag zahlreiche Kompromisse und gelegentlich parteiische Entscheidungen.

Da es sich in der Allgemeinpraxis jedoch häufig um uncharakteristische Beschwerdebilder handelt und sich der Hausarzt mit gesellschaftlich bzw. kulturell geprägten Verhaltensweisen und Bewältigungsformen bei Krankheit auseinander zu setzen hat, gerät er in Konflikt mit der großen Zahl von normierenden wirtschaftlichen und rechtlichen Vorgaben der vertragsärztlichen Tätigkeit. Nach den Bestimmungen des Sozialrechts wird die Leistung des Vertragsarztes auch daran gemessen, ob er einen Ausgleich zwischen den Bedürfnissen seiner Patienten und der Finanzierbarkeit von Seiten des Gesundheitswesens herstellen kann.

▶ **Merke:** Damit der Arzt der Forderung des Ausgleiches zwischen den Bedürfnissen seiner Patienten und der Finanzierbarkeit im Praxisalltag entsprechen kann, wird ihm im Sozialgesetzbuch weitgehend das Recht zur Definition von Krankheit und Kranksein gegenüber dem Patienten, den Krankenkassen und den nichtärztlichen Gesundheitsberufen eingeräumt.

8.4 Einige Grundsätze der gesetzlichen Krankenversicherung

Das System der kassenärztlichen Versorgung stellt innerhalb der gesetzlichen Krankenversicherung einen Versuch dar, unter den Interessen des Patienten, der Gesellschaft und der Erbringer von Gesundheitsleistungen einen Ausgleich herzustellen. Das Grundgesetz der Bundesrepublik setzt dafür den **normativen Rahmen,** bietet aber allenfalls Anhaltspunkte, wie die ambulante ärztliche Versorgung zu gestalten ist. Nach dem **Sozialstaatsprinzip** ist der Gesetzgeber verpflichtet, ein angemessenes Gesundheitssystem mit Zugang für alle behandlungsbedürftigen Bürger zu gewährleisten. Dabei muss aber die **Freiheit der**

Berufswahl und der Berufsausübung (§ 12 GG) gewahrt bleiben. Der Gesetzgeber ist verpflichtet, die Funktionsfähigkeit und Finanzierbarkeit des Krankenversicherungssystems zu gewährleisten. Das Sozialstaatsprinzip findet in einer Vielzahl von Gesetzen zur sozialen Absicherung des Bürgers seinen Niederschlag, die im **Fünften Sozialgesetzbuch (SGB V)** zusammengefasst sind. Der Allgemeinarzt hat sich täglich mit Fragen der sozialen Sicherung auseinander zu setzen. Vom Patienten wird er nicht nur als Ratgeber dafür in Anspruch genommen, sondern trägt als Gutachter und Berichterstatter auch zur Einzelfallentscheidung bei. So wird der Allgemeinarzt mit dem Arbeitsamt zusammenarbeiten, wenn es um Fragen der Arbeitsförderung geht oder der Rentenversicherung die erforderlichen Unterlagen zur Verfügung stellen, wenn es um einen Renten- oder Kurantrag geht bzw. bei einer Rehabilitation die Unfallversicherung informieren. Daher sollte der Hausarzt die Regelungen der gesetzlichen Krankenversicherung kennen, in der mehr als 90 % der Bundesbürger versichert sind.

> Der Allgemeinarzt hat sich täglich mit Fragen der sozialen Sicherung auseinander zu setzen und sollte die Regelungen der gesetzlichen Krankenversicherung kennen.

Die gesetzliche Krankenversicherung (GKV) kennt eine Reihe von Prinzipien. Von grundsätzlicher Bedeutung ist das **Prinzip der öffentlich-rechtlichen Organisation.** Alle nach den Vorschriften der gesetzlichen Krankenversicherung gebildeten Krankenkassen sind – wie die Kassenärztlichen Vereinigungen – Körperschaften des öffentlichen Rechts mit Selbstverwaltung. Der für das Sozialwesen zuständige Minister des Bundes oder eines Bundeslandes überwacht im Wege der Rechtsaufsicht die Selbstverwaltungen von Kassenärzten und Krankenkassen (Abb. **C-8.1**).

> Alle nach den Vorschriften der gesetzlichen Krankenversicherung gebildeten Krankenkassen sind Körperschaften des öffentlichen Rechts mit Selbstverwaltung.

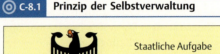 **Prinzip der Selbstverwaltung**

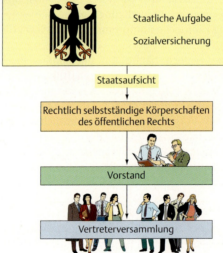

Die Träger der staatlichen Aufgabe der Sozialversicherung (nach dem Sozialstaatsprinzip Art. 20 GG) sind Körperschaften des öffentlichen Rechts, da sie die Pflichtmitgliedschaft kennen. Nur durch die Pflichtmitgliedschaft ist sicherzustellen, dass sich die hohen Risiken bei der Sozialversicherung konzentrieren und bei geringeren Risiken die freiwillige und preiswertere Privatversorgung vorgezogen wird. Die Sozialversicherungsträger haben das Recht zur Selbstverwaltung und unterliegen der staatlichen Rechtsaufsicht.

Die Vertreterversammlung wird bei der Kassenärztlichen Vereinigung von gewählten Ärzten, bei den Krankenkassen von gewählten Vertretern der Arbeitgeber und Arbeitnehmer gebildet.

Dies steht im Gegensatz zu den zentral organisierten Sozialversicherungssystemen anderer Länder (z. B. osteuropäische Länder, Schweden, Großbritannien). Zu den Prinzipien der gesetzlichen Krankenversicherung zählen des Weiteren die Versicherungspflicht und Versicherungsberechtigung. **Versicherungspflichtig** sind alle Arbeiter und Angestellten bis zu einer bestimmten Einkommensgrenze sowie Arbeitslose, Behinderte, Studenten und Rentner. **Versicherungsberechtigt** sind freiwillige Mitglieder, die mit ihrem Einkommen über dieser Grenze liegen oder unter bestimmten Voraussetzungen solche ohne vorherige Krankenversicherung.

> Zu den Prinzipien der gesetzlichen Krankenversicherung zählen des Weiteren die **Versicherungspflicht** und **Versicherungsberechtigung.**

8 Allgemeinmedizin im Rahmen der vertragsärztlichen Versorgung

Die Pflichtversicherung führt zur Mitgliedschaft in einer Allgemeinen Ortskrankenkasse, in der Betriebskrankenkasse des Betriebes, dem man angehört, oder auch in einer berufsständischen Krankenversicherung wie z. B. der Landwirtschaftlichen Krankenkasse oder der Innungskrankenkasse. Bei der Entwicklung des Sozialversicherungssystems wurde zudem Angestellten schon früh die Möglichkeit eingeräumt, anstelle dieser Pflichtversicherungen ersatzweise eine andere Krankenversicherung zu wählen. So kam es zu den Angestellten- bzw. Ersatzkassen als einem weiteren Träger der gesetzlichen Krankenversicherung. Inzwischen kann jeder frei eine Versicherung wählen.

In der Krankenversicherung gilt das **Gemeinnützigkeitsprinzip.** Die gesetzliche Krankenversicherung ist nicht gewinnorientiert, sie erhebt Beiträge nach gesetzlicher Vorschrift für die Leistungen, zu denen die Krankenkassen nach dem Krankenversicherungsrecht verpflichtet sind. Die Beiträge für die Krankenkassen der gesetzlichen Krankenversicherung werden nach dem **Solidaritätsprinzip** einkommensbezogen erhoben, d. h. die Beiträge des Versicherten sind unabhängig von seinem Leistungsbedarf. Geringverdienende zahlen weniger zur Krankenversicherung, Höherverdienende mehr. Die Beiträge zur Pflichtversicherung werden zur Hälfte vom Arbeitnehmer (Mitglied) und zur Hälfte vom Arbeitgeber in Abhängigkeit von der Höhe des Lohnes oder Gehaltes erhoben entsprechend dem Grundsatz der paritätischen Finanzierung.

Innerhalb der Krankenkassen gibt es nach den gesetzlichen Vorschriften eigene Versicherungstarife für:
- Mitglieder,
- Familienversicherte (nicht berufstätige Ehefrauen und Kinder),
- Rentner.

Für die Finanzierung der Krankenversicherung der Rentner gilt eine Mischfinanzierungsregelung aus Beiträgen der Rentenversicherung, Bundeszuschüssen und einem Solidarbeitrag der Mitglieder der Krankenversicherung.

Die Krankenkassen der gesetzlichen Krankenversicherung erbringen ihre Leistungen nach dem **Sachleistungsprinzip** unabhängig von der Höhe der geleisteten Beiträge (Abb. **C-8.2**). Nach dem Sachleistungsprinzip werden Leistungen erbracht, ohne dass es zu einer Bezahlung zwischen dem Arzt und dem Patient kommt. Die Krankenkassen entrichten aus den Beiträgen von Arbeitgeber und Versicherten eine **Gesamtvergütung** an die Kassenärztliche Vereinigung (KV), die zuvor mit dieser ausgehandelt und vertraglich vereinbart wurde und die von der KV entsprechend den jeweiligen vom Vertragsarzt mithilfe einer Gebührenordnung abgerechneten Leistungen an diesen weitergegeben wird.

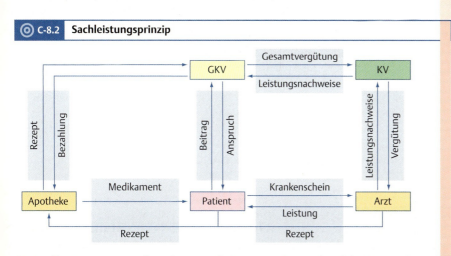

C-8.2 Sachleistungsprinzip

Das Sachleistungsprinzip sichert dem Versicherten einen Anspruch auf die Versorgung mit Sachleistungen, z. B. ärztliche Leistungen, Medikamente usw. Die Kasse übernimmt die Vergütung der Ärzte (über die Kassenärztliche Vereinigung) und die Bezahlung (z. B. der Medikamente) mit den Erbringern der Sachleistung.
(KV = Kassenärztliche Vereinigung; GKV = Gesetzliche Krankenversicherung)

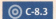

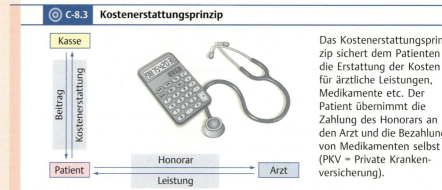

C-8.3 **Kostenerstattungsprinzip**

Das Kostenerstattungsprinzip sichert dem Patienten die Erstattung der Kosten für ärztliche Leistungen, Medikamente etc. Der Patient übernimmt die Zahlung des Honorars an den Arzt und die Bezahlung von Medikamenten selbst (PKV = Private Krankenversicherung).

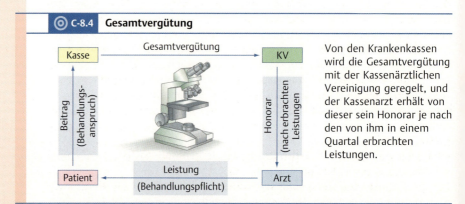

C-8.4 **Gesamtvergütung**

Von den Krankenkassen wird die Gesamtvergütung mit der Kassenärztlichen Vereinigung geregelt, und der Kassenarzt erhält von dieser sein Honorar je nach den von ihm in einem Quartal erbrachten Leistungen.

Selbstbeteiligung- bzw. Zuzahlungsbestimmungen für Arztbesuch, Medikamente, Krankenhaustage, Heil- und Hilfsmittel und Kuren dienen der Kostendämpfung.

Die gesetzlichen Regelungen zur Kostendämpfung im Gesundheitswesen haben durch **Selbstbeteiligungs- bzw. Zuzahlungsbestimmungen** für Arztbesuch, Medikamente, Krankenhaustage, Heil- und Hilfsmittel und Kuren trotz bestimmter Härtefallregelungen das Solidarprinzip eingeschränkt. Diese Zuzahlungen durch Kranke sollen eine übermäßige Inanspruchnahme von Leistungen und eine eventuelle Rationierung von Gesundheitsleistungen verhindern. Da derzeit ca. 70 % aller Kosten in der GKV direkt von Versicherten bzw. Patienten getragen werden, kann auch nur noch eingeschränkt von einer paritätischen Finanzierung gesprochen werden. Da die Finanzierung der deutschen Kranken- und Sozialversicherung aus Erwerbsarbeit angesichts des dauerhaften Mangels an Vollzeitarbeitsplätzen bzw. hoher Lohnnebenkosten langfristig kaum ausreichend sein wird, muss nach **alternativen Formen der Finanzierung** (z. B. aus Steuermitteln) gesucht werden.

Die private Krankenversicherung folgt dem **Äquivalenzprinzip**, d. h. die Beiträge des Versicherten entsprechen seinem wahrscheinlichen Leistungsbedarf. Die Kosten einer Behandlung werden nach dem **Kostenerstattungsprinzip** bezahlt.

Die private Krankenversicherung folgt dem **Äquivalenzprinzip.** Hier entsprechen die Beiträge des Versicherten seinem wahrscheinlichen Leistungsbedarf. Die Kosten einer Behandlung bezahlt der Versicherte zunächst selbst, um sie sich dann von seiner Privatversicherung nach dem **Kostenerstattungsprinzip** zurückzahlen zu lassen (Abb. **C-8.3**). Seit 1931 wird von den Krankenkassen die Gesamtvergütung mit der Kassenärztlichen Vereinigung geregelt, und der Vertragsarzt erhält über diese sein Honorar (Abb. **C-8.4**).

8.5 Die Vergütung des Vertragsarztes

Die Krankenkassen stellen durch Verträge mit den sog. **Leistungserbringern** die Versorgung sicher.

Die Gebührenordnung für die vertragsärztliche Tätigkeit in Form von Punktzah-

8.5 Die Vergütung des Vertragsarztes

Durch Verträge mit den sog. **Leistungserbringern** (wie Vertragsärzten, Apotheken, Krankenhäusern, Heilmittellieferanten) und ärztlichen Heilberufen (wie Masseuren, Krankengymnasten, Logopäden usw.) stellen die Krankenkassen die Versorgung sicher.

Die abrechnungsfähigen ärztlichen Leistungen werden im Einzelnen von Vertretern der Spitzenverbände der Krankenkassen und der Kassenärztlichen Bundesvereinigung im Bundesmantelvertrag festgelegt und bilden die Grundlage für die Gebührenordnungen und den einheitlichen Bewertungsmaßstab. Im **einheitlichen Bewertungsmaßstab (EBM)** werden die ärztlich erbrachten Leistungen über Punktzahlen bewertet. Neue Untersuchungs- und Behandlungsmethoden dürfen nur abgerechnet werden, wenn die in gleicher Weise zusammengesetzten Bundesausschüsse entsprechende Empfehlungen in Form von Richtlinien abgegeben haben.

Die Punktbewertung ärztlicher Leistungen hat ihren Ursprung im Bemühen um eine Begrenzung des Kostenanstiegs im Gesundheitswesen. Die Krankenkassen und die Erbringer von Gesundheitsleistungen haben bei Vereinbarungen über die Vergütung dieser Leistungen den Grundsatz der **Beitragssatzstabilität** zu beachten. Daher wurde die Steigerung der ärztlichen Vergütungen an die allgemeine Einkommensentwicklung gebunden. Die Gesamtvergütung aller in der Kassenärztlichen Vereinigung zusammengeschlossenen Ärzte kann also nur in dem Maße wachsen, wie das Durchschnittseinkommen steigt.

Seit dem 2. Quartal 2005 kommt ein **überarbeiteter EBM („EBM 2000 plus")** zur Anwendung. In diesem ca. 1000-seitigen Regelwerk sind zahlreiche neue Leistungsziffern eingeführt worden. Von praktischer Bedeutung ist die Trennung in arztgruppenübergreifende allgemeine Leistungen, arztgruppenspezifische Leistungen und arztgruppenübergreifende spezielle Leistungen. Dies bedeutet konkret, dass je nach Facharztzugehörigkeit nur bestimmte Leistungen abgerechnet werden dürfen. Im Abschnitt für arztgruppenspezifische Leistungen finden sich die hausärztlichen Leistungen. Eine wesentliche Neuerung dieses EBM 2000 plus sind sog. **Komplexziffern**, so z. B. die Ziffer 03210 („Behandlung und Betreuung eines Patienten mit chronisch-internistischer[n] Grunderkrankung[en]). In diesen Komplexen sind zahlreiche Tätigkeiten pauschal abgegolten, die zuvor getrennt abgerechnet werden konnten, so die fortlaufende Betreuung des Patienten, die Durchführung von EKG, Spirometrie und die körperliche Untersuchung („Ganzkörperstatus"). Die Zusammenfassung von Leistungen zu Komplexen ist u. a. Ausdruck der Bemühungen, das Ausufern von Leistungen – zu verhindern. Den jeweiligen Ziffern und Komplexen sind wie bisher Punktwerte zugeordnet. Der Wert der Punkte ergab sich bisher aus der Teilung der Gesamtvergütung durch die Summe der erzielten Punkte, was durch eine ständige Zunahme der Punktmenge zu einem ständig sinkenden Punktwert führte („Punkteinflation"). Um den Kreislauf sinkender Punktwerte und dadurch bedingter Ausweitung der Leistungen durch die Ärzte zu durchbrechen, wurde angestrebt, einen festen Punktwert zu vereinbaren. Um eine – durchaus sinnvolle – Begrenzung des Leistungsvolumens zu erzielen, wurde ein sog. **Regelleistungsvolumen** (RLV) eingeführt. Demnach sind altersabgestuft Punktmengenobergrenzen vereinbart worden, bis zu denen Leistungen gemäß einem festen Punktwert honoriert werden. Leistungen, die über diese Grenze hinaus geleistet werden, werden wie zuvor gemäß einem floatenden Punktwert vergütet. Der Wert der Vergütung pro Punkt ist je nach Bundesland unterschiedlich, liegt jedoch fast durchgängig unterhalb einer von ärztlicher Seite initial angestrebten kostendeckenden Vergütung. Ab 2007 sieht das Gesundheitsreformgesetz eine Umstellung des RLV auf eine Orientierung an die Morbidität der Patienten vor, so dass das Morbiditätsrisiko von den Leistungserbringern an die Kostenträger übergine.

Die Gesamtvergütung wird durch die Kassenärztlichen Vereinigungen nach **einem Honorarverteilungsmaßstab** unter den abrechnenden Vertragsärzten verteilt (§ 85 SGB V). Er regelt Bestimmungen über die Auszahlung, Verwaltungskostenabzüge, Abzüge bei verspäteter Abrechnung und dient nicht zuletzt auch der Steuerung der Honorarentwicklung bei den verschiedenen ärztlichen Fachgruppen.

▶ Merke

▶ **Merke:** Derzeit tragen die Vertragsärzte das infolge der ungünstigen Altersstruktur wachsende Morbiditätsrisiko der Gesellschaft ebenso wie die Kosten für den medizinisch-technischen Fortschritt. Sie erbringen die zwangsläufig wachsenden Versorgungsleistungen für eine starr begrenzte Gesamtvergütung, die den sich wandelnden Anforderungen an die ambulante Gesundheitsversorgung kaum Rechnung trägt.

Für jeden Arzt gilt mit Inkrafttreten des zweiten Neuordnungsgesetzes zur Strukturreform (NOG) ab 1.7.1997 im Bereich von ca. 80 % seiner Leistungen, die die Standardversorgung in seiner Fachgruppe darstellen, eine **Honorarobergrenze.** Diese hängt von der Patientenzahl ab und soll nach Abzug der durchschnittlichen Praxiskosten ein zwischen den Fachgruppen und einzelnen Vertragsärzten vergleichbares Einkommen sichern. Um dennoch Anreize für innovative ambulante Versorgungsangebote zu schaffen, werden hochspezialisierte, kostenintensive und strukturpolitisch förderungswürdige Leistungen außerhalb des Budgets vergütet und sollen so eine beschränkte Differenzierung des vertragsärztlichen Einkommens ermöglichen.

In der Gebührenordnung für Ärzte (GOÄ) bei privatärztlichen Leistungen ist für jede Leistung ein Geldbetrag festgelegt. Sie wird vom Bundesgesundheitsministerium mit Zustimmung des Bundesrates amtlich erlassen.

Seit 1.7.1997 ist die **Budgetierung der Arzneiverordnungen** neu geregelt. Auf das seit 1993 geltende feste Jahresbudget, bei dessen Überschreitung pauschale Honorarabzüge vorgesehen waren, folgen **praxisbezogene Richtgrößen.** Nach Bewältigung der enormen datentechnischen Anforderungen bei der zeitnahen Erfassung der pro Praxis und Patient im Quartal verordneten Arzneimittel sind die Ergebnisse Grundlage der Wirtschaftlichkeitsprüfung (bei Überschreitung der Richtgröße). Eine Überschreitung des im Mittel pro Patient vorgesehenen Budgets führt zur Rechenschaftspflicht des Arztes, ggf. auch zum Regress; in diesem Fall muss der Arzt mit seinem Einkommen für eine Budgetüberschreitung haften.

8.5.1 Die Kassenärztliche Vereinigung – eine Körperschaft mit staatlichem Auftrag

Die Kassenärztliche Vereinigung ist eine an die Vorschriften des Sozialgesetzbuches gebundene öffentliche Körperschaft. Sie nimmt eine Vermittlerrolle zwischen Arzt und Sozialstaat ein.

Es wird deutlich, dass die Kassenärztliche Vereinigung (KV) bei der Gestaltung der Bedingungen hausärztlicher Tätigkeit eine wichtige Rolle spielt. Dabei muss hervorgehoben werden, dass sie – anders als die zur berufspolitischen Interessenvertretung freien Verbände – eine an die Vorschriften des Sozialgesetzbuches gebundene öffentliche Körperschaft ist. Sie stärkt die ärztliche Handlungsfreiheit ihrer Mitglieder dadurch, dass sie in der Beziehung des ambulant tätigen Arztes zum Sozialstaat und seinen Organen eine Vermittlerrolle wahrnimmt. So kann vermieden werden, dass der einzelne Arzt unter den Gesichtspunkten des allgemein gesellschaftlichen Nutzens und der Wirtschaftlichkeit direkt in die Pflicht genommen und an der Wahrnehmung seiner eigentlichen ärztlichen Aufgaben gehindert wird. Die Kassenärztlichen Vereinigungen können diese Funktion jedoch nur erfüllen, wenn sie zugleich gegenüber den Krankenkassen die Gewähr für die ordnungsgemäße Erfüllung der kassenärztlichen Pflichten übernehmen und auch gesetzliche Aufgaben bei der Kontrolle ihrer Mitglieder wahrnehmen.

Zu den Aufgaben der Kassenärztlichen Vereinigungen gehören der **Sicherstellungsauftrag** für die vertragsärztliche Versorgung, der **Gewährleistungsauftrag** und die **Interessenwahrung** des Vertragsarztes (s. Abb. **C-8.5** bis **C-8.7**).

Die Bildung von Kassenärztlichen Vereinigungen zur Erfüllung ihrer gesetzlichen Aufgaben wird den Vertragsärzten durch das Sozialgesetzbuch vorgeschrieben. Zu den Aufgaben der Kassenärztlichen Vereinigungen gehört zunächst der **Sicherstellungsauftrag** für die vertragsärztliche Versorgung. Aufgrund ihres **Gewährleistungsauftrages** (er umfasst die Verantwortung der Kassenärztlichen Vereinigungen gegenüber den Krankenkassen im Einzelnen) haben die Kassenärztlichen Vereinigungen darüber hinaus Sorge zu tragen, dass diese auch den gesetzlichen und vertraglichen Anforderungen entspricht und ordnungsgemäß durchgeführt wird (Abb. **C-8.5**).

C-8.5 Gewährleistung

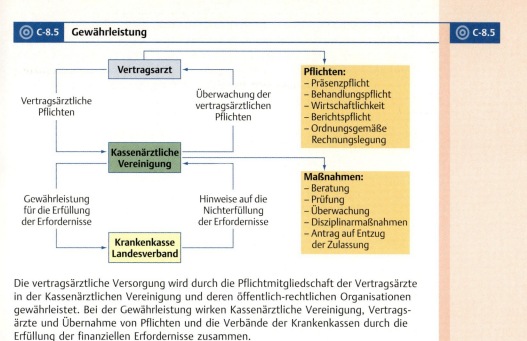

Die vertragsärztliche Versorgung wird durch die Pflichtmitgliedschaft der Vertragsärzte in der Kassenärztlichen Vereinigung und deren öffentlich-rechtlichen Organisationen gewährleistet. Bei der Gewährleistung wirken Kassenärztliche Vereinigung, Vertragsärzte und Übernahme von Pflichten und die Verbände der Krankenkassen durch die Erfüllung der finanziellen Erfordernisse zusammen.

Die **Interessenwahrung** des Vertragsarztes umfasst alle Belange, die die rechtliche Stellung des Arztes im weitesten Sinne betreffen (Abb. **C-8.6**).
In allen Fragen der vertragsärztlichen Tätigkeit ist die Kassenärztliche Vereinigung und nicht die Krankenkasse Ansprechpartner des Vertragsarztes. Andererseits ist auch für die Krankenkassen der Verhandlungspartner nicht der einzelne Arzt, sondern die Kassenärztliche Vereinigung (Vertragshoheit), die auch die Ausschüsse im Rahmen der gemeinsamen Selbstverwaltung von Ärzten und Krankenkassen besetzt.

In allen Fragen der vertragsärztlichen Tätigkeit ist die Kassenärztliche Vereinigung der Ansprechpartner (Vertragshoheit).

C-8.6 Interessenvertretung

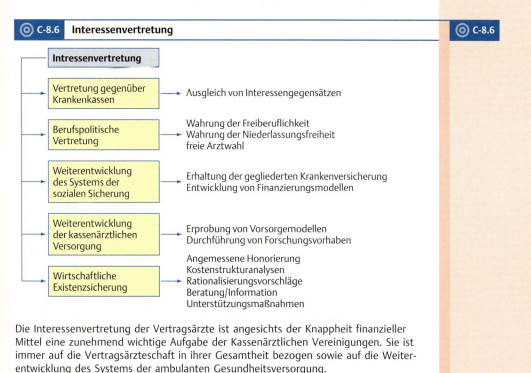

Die Interessenvertretung der Vertragsärzte ist angesichts der Knappheit finanzieller Mittel eine zunehmend wichtige Aufgabe der Kassenärztlichen Vereinigungen. Sie ist immer auf die Vertragsärzteschaft in ihrer Gesamtheit bezogen sowie auf die Weiterentwicklung des Systems der ambulanten Gesundheitsversorgung.

Die Kassenärztlichen Vereinigungen sind nicht nur – einer Gewerkschaft vergleichbar – als wirtschaftliche Interessenvertretung aller ihrer Mitglieder tätig, sondern haben auch staatliche Aufgaben wahrzunehmen. Sie können also nicht die wirtschaftlichen Interessen einzelner Fachgruppen oder Vertragsärzte wahrnehmen. Das bleibt Aufgabe der verschiedenen Berufsverbände.

Die Übertragung öffentlicher Aufgaben an die Kassenärztliche Vereinigung bildet die rechtliche Basis für **Pflichtmitgliedschaft und Disziplinarbefugnis.** Die Mitgliedschaft in der Kassenärztlichen Vereinigung ist für jeden Arzt, der an der vertragsärztlichen Versorgung teilnimmt, obligatorisch. Wer einen Antrag auf Zulassung zur vertragsärztlichen Versorgung stellt, muss neben der Approbation eine Vorbereitungszeit als Assistent oder Vertreter eines frei praktizierenden Vertragsarztes und eine abgeschlossene Weiterbildung in Allgemeinmedizin oder einem anderen Spezialfach nachweisen.

Verwaltungsentscheidungen der Kassenärztlichen Vereinigungen gegenüber ihren Mitgliedern sind Verwaltungsakte, gegen die es **Rechtsmittel** gibt.

Der Spitzenverband der Vertragsärzte ist die Kassenärztliche Bundesvereinigung, die ebenfalls Körperschaft des öffentlichen Rechts ist. Zur Organisation der Kassenärztlichen Vereinigungen siehe (Abb. **C-8.7**).

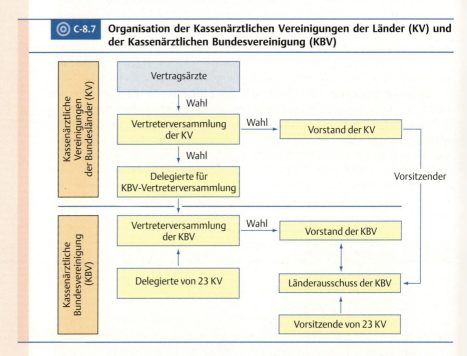

C-8.7 **Organisation der Kassenärztlichen Vereinigungen der Länder (KV) und der Kassenärztlichen Bundesvereinigung (KBV)**

8.6 Bedarfsplanung und Qualitätssicherung

Die Kassenärztlichen Vereinigungen haben durch Bedarfsplanung und Qualitätssicherung dafür Sorge zu tragen, dass an jedem Ort und zu jeder Zeit ein geeigneter Arzt für die ambulante Versorgung verfügbar ist.

Die Tätigkeit in der Praxis setzt daher eine **Zulassung zur vertragsärztlichen Versorgung** voraus, für die sich jeder Arzt nach **Eintragung in das Arztregister** für den betreffenden Zulassungsbezirk bewerben kann und für die gesetzlich vorgeschriebene Voraussetzungen erfüllt sein müssen. Die **Zulassungsausschüsse** der Kassenärztlichen Vereinigungen entscheiden dann auf der Basis einer Bedarfsplanung, die im Einvernehmen mit den Krankenkassen auf Landesebene erstellt werden muss (§ 95, 95a SGBV). Die Bedarfspläne sind die Grundlage für räumlich begrenzte, arztgruppenspezifische **Zulassungsbeschränkungen** aufgrund von Überversorgung und enthalten Bestimmungen über die Feststellung derselben. Sie berücksichtigen u. a. qualitätsbezogenen

Sonderbedarf und Maßstäbe für eine **ausgewogene hausärztliche und fachärztliche Versorgungsstruktur.** Der Bedarf wird für Planungsbereiche anhand von **Verhältniszahlen** (Zahl der zugelassenen Vertragsärzte und Zahl der Einwohner) je Arztgruppe ermittelt, der Anteil der hausärztlich tätigen Ärzte sollte 60 v. H. der Gesamtzahl der im Planungsbereich tätigen Ärzte betragen (Bedarfsplanungsrichtlinien-Ärzte des Bundesausschusses Ärzte und Krankenkassen v. 9. März 1993).

Seit dem 1.1.1999 endet die Zulassung am Ende des Quartals, in dem der Vertragsarzt das 68. Lebensjahr vollendet. Eine Verlängerung ist möglich, wenn er weniger als 20 Jahre tätig und vor dem 1.1.1993 zugelassen war (neuerdings auch in unterversorgten Gebieten). Nach Ende der Zulassung in einem zulassungsbeschränkten Planungsbereich führt die KV auf Antrag des Betreffenden oder seiner Erben eine **Ausschreibung des Vertragsarztsitzes** durch, wenn die Praxis von einem Nachfolger weitergeführt werden soll. Dieser wird vom Zulassungsausschuss der KV nach pflichtgemäßem Ermessen ausgewählt. Dabei sind vor allem berufliche Eignung, das Approbationsalter und die Dauer der ärztlichen Tätigkeit zu berücksichtigen, ferner ob der Bewerber der Ehegatte, ein Kind, ein angestellter Arzt des bisherigen Praxisinhabers oder ein Vertragsarzt ist, mit dem die Praxis bisher gemeinschaftlich ausgeübt wurde (§ 103 SGB V).

Sofern es für eine ausreichende ärztliche Versorgung der Versicherten nötig ist, ist eine **Ermächtigung** von Ärzten oder ärztlich geleiteten Institutionen zur vertragsärztlichen Versorgung möglich. Eine solche Ermächtigung ist räumlich und in ihrem Umfang auf bestimmte Versorgungsleistungen begrenzt.

Der Kassenarzt wird auch mit gesetzlichen Regelungen zur **Qualitätssicherung** konfrontiert, die das Sozialgesetzbuch den Kassenärztlichen Vereinigungen zur Aufgabe macht. Das Ziel ist dabei nicht die Erreichung von Maximalstandards, sondern das ständige Bemühen um eine Qualitätsverbesserung auf breiter Basis.

> Die gesetzlichen Regelungen zur **Qualitätssicherung** haben das Ziel einer Qualitätsverbesserung auf breiter Basis.

Der Vertragsarzt übt seine Tätigkeit „persönlich und in freier Praxis" aus. Bei Krankheit, Urlaub oder Teilnahme an Fortbildungen kann er sich bis zu 3 Monate im Jahr vertreten lassen. Ein zur ambulanten vertragsärztlichen Versorgung zugelassener Arzt kann unter der Voraussetzung, dass ein Krankenhaus ihm eine Zahl von Betten zur Behandlung eigener und überwiesener Patienten als **Belegarzt** zur Verfügung stellt, auch stationär behandeln.

> Ein zur ambulanten Versorgung zugelassener Arzt kann auch als **Belegarzt** stationär behandeln, wenn ein Krankenhaus ihm eine Zahl von Betten zur Verfügung stellt.

Die **Beschäftigung von Assistenten** bedarf der Genehmigung der KV und kann gewährt werden zur:
- Sicherstellung der vertragsärztlichen Versorgung
- Ableistung der **Vorbereitungszeit** und
- **Weiterbildung** zum Allgemeinarzt.

Die Kassenärztlichen Vereinigungen unterstützen die Einrichtung von **Gemeinschaftspraxen** und **Praxisgemeinschaften.** Beide bieten gegenüber der Einzelpraxis Vorteile. Die Gemeinschaftspraxis wird bei der Abrechnung als eine Einheit behandelt, die Regelung der Einkommensverteilung bleibt Sache der beteiligten Ärzte. Die Praxisgemeinschaft stellt dagegen eher einen lockeren Zusammenschluss unabhängig voneinander abrechnender Ärzte dar, die lediglich Räume, Personal und technische Einrichtungen gemeinsam nutzen.

> Die Kassenärztlichen Vereinigungen unterstützen die Einrichtung von **Gemeinschaftspraxen** und **Praxisgemeinschaften.**

Der Vertragsarzt wird durch das Sozialrecht mit Pflichten belastet, die in Verträgen zwischen Kassenärztlichen Vereinigungen und Krankenkassenverbänden noch erweitert werden. Beispielsweise darf er im Gegensatz zu seinen Mitbürgern seinen Wohnsitz nicht völlig frei wählen. Es ist als **Residenzpflicht** vorgeschrieben, dass er in der Nähe seiner Praxis wohnt. Er ist auch an bestimmte **Mindestsprechstundenzeiten** gebunden und hat am offiziellen **Notfalldienst** der Kassenärztlichen Vereinigung teilzunehmen. Es gibt die Behandlungspflicht, die Berichtspflicht, die Pflicht zur Einhaltung der Qualitäts- und Wirtschaftlichkeitsanforderungen sowie zur ordnungsgemäßen Rechnungslegung.

> Der Vertragsarzt hat eine Reihe von **Pflichten** zu erfüllen. Dazu gehören die **Residenzpflicht** (er muss in der Nähe der Praxis wohnen), die Einhaltung von **Mindestsprechstundenzeiten** und die Teilnahme am offiziellen **Notfalldienst.** Darüber hinaus gibt es die Behandlungs- und Berichtspflicht sowie die Qualitäts- und Wirtschaftlichkeitspflicht.

8.7 Ökonomische Aspekte der Praxisplanung und Praxisorganisation

Der wirtschaftliche Erfolg einer hausärztlichen Praxis hängt entscheidend von einer ökonomisch ausgewogenen Praxisstruktur ab. In der Gründungsphase denken die Ärzte eher an ihr diagnostisches bzw. therapeutisches Angebot und werden unter diesem Aspekt die Ausstattung ihrer Praxis unter Umständen zu großzügig wählen. Vorausschauend ist es gerade in der Praxisplanungs- und Gründungsphase aber sehr wichtig, neben den Anschaffungskosten von Geräten, den Mietzins für die Praxisräume, insbesondere die Folgekosten zu berücksichtigen. Es ist für die Akzeptanz einer Praxis von den Patienten fast unerheblich, inwieweit die Ausstattung einer Praxis vom Ambiente her hochmodern und von der Raumaufteilung großzügig gestaltet ist. Im Gegenteil könnten zu „protzige Ausstattungen" durchaus abschreckend wirken. In der Planungsphase sind daher neben den Anschaffungs- und Unterhaltungskosten für Geräte auch scheinbare Kleinigkeiten wie Raumgröße in Bezug auf Heizungskosten, Raumpflege etc. zu berücksichtigen. Stromkosten werden als ein nicht unwesentlicher Faktor durch moderne wärmeproduzierende Halogensysteme in die Höhe getrieben und z. B. durch Stromsparleuchtmittel vermindert. Ähnliche ökonomische Probleme könnten überdimensionierte EDV- und Telefonanlagen bringen.

Auch in vorgegebenen Räumlichkeiten einer Mietwohnung, deren Grundrisse nicht mehr zu beeinflussen sind, sollten die Anordnung der Räume, die Raumanzahl und der Praxisablauf sinnvoll aufeinander abgestimmt werden. Bei Vorbereitung der Praxisplanungen ist eine konkrete Vorstellung über die Praxisabläufe, am besten erworben während der Weiterbildungszeit in Allgemeinpraxen, zwingend erforderlich. Die Kleinzeitwerte (z. B. Wegebedarf in der Praxis) sind besonders zu berücksichtigen.

Der Vorteil von kompakten, eher kleineren Praxisräumlichkeiten liegt in kürzeren Wegstrecken. Eine schlecht geplante bzw. organisierte Praxis kosten Arzt und Helferinnen Arbeitszeit, die in Form von Freizeit und Kosten ausgeglichen werden müssen.

8.8 Aufbau einer Hausarztpraxis

Der **Eingangsbereich** einer Arztpraxis sollte auch für Behinderte leicht zugänglich und allgemein gut zu finden sein. Schnell nach Betreten der Praxis ist der Anmeldebereich als Schaltstelle der Praxis zu erreichen. Hier sind unter Berücksichtigung der Diskretion (evtl. gelber Streifen wie bei der Bank) die Anmelde- oder Steuerungshelfer die ersten Ansprechpartner für die eintreffenden Patienten oder Praxisbesucher. An diesem Knotenpunkt sind die Patientenwege in der Praxis vorgeplant zu organisieren. Mithilfe eines Terminsystems können in der Regel Spitzenfrequenzen im **Anmeldebereich** vermindert werden und ein ruhiger Praxisablauf gestaltet werden. Meistens sind von der Helferin in der Anmeldung auch nebenbei Telefonanrufe und Steuerungsaufgaben für den Praxisbereich zu erledigen. Das ist jeweils abhängig von der Praxisgröße und Anzahl der Praxisteammitglieder. Der Wartebereich sollte von der Anmeldung leicht zu finden und gut erreichbar sein und kann vom eigentlichen Behandlungsbereich der Praxis auch weiter entfernt liegen. Wichtig ist die enge Anbindung der Schaltstelle „Anmeldung" in direkter Nähe zum Arbeitsbereich der Helferinnen (Büro, Sozialraum, Labor, Physiotherapie etc.) bzw. zum ärztlichen Versorgungsbereich wie Sprechzimmer, Verbandsbereich, Infusionsbereich, Kinderuntersuchungen usw.

Der **Wartebereich** liegt am günstigsten weiter entfernt vom Helferinnen- und Arztbereich, um gegenseitig akustische Irritationen zu vermeiden. Die Anbindung an den Anmeldebereich muss besonders der Diskretion gerecht werden. Ein offener Wartebereich mit ständig höherem Lautstärkepegel ist gegenüber einem abgeschlossenen Wartezimmer (mit häufigem Türklappen und Frischluftproblemen) abzuwägen und individuell zu entscheiden.

Eine zeitsparende und gut zu koordinierende Behandlung im **ärztlichen Versorgungsbereich** kann prinzipiell nur mit mehreren Behandlungszimmern möglich sein. Neben am besten zwei klassischen Sprechzimmern mit Untersuchungsmöglichkeit sind kleinere Einheiten für Kinderuntersuchungen, Verbände bzw. kleinere Operationen, EKG, Lungenfunktion, Ergometrie, Ultraschall, etc. günstig. Diese Räumlichkeiten können durchaus nur zwischen 8 und 15 Quadratmeter groß sein und sollten möglichst um eine kleine zentral gelegene Koordinationsstelle platziert sein. Hier bietet sich zur Organisation ein Stehpult bzw. eine Schreibmöglichkeit, evt. mit EDV-Arbeitsplatz, ohne Einsicht durch Patienten an. In der Nähe dieser zentral gelegenen Einheit können auch häufig benutzte Medikamente bzw. Zubehör gelagert und vorbereitet werden. Eine Zentralisierung ist zur Ökonomisierung und Instandhaltung bzw. Bevorratung sehr effektiv. Kurze Verbindungswege zwischen den einzelnen Versorgungsbereichen hält die Kleinzeitwerte niedrig. Zur Erhaltung der Diskretion sind Verbindungstüren zwischen Behandlungseinheiten nur mit gutem Schallschutz einzurichten und Behandlungskabinen möglichst ganz zu vermeiden.

Die Wege des Arztes und die seiner Mitarbeiterinnen im Praxisbereich sollten kurz sein, die Wege des Patienten dürfen länger sein. Der ärztliche Arbeitsbereich ist so zu gestalten, dass Kontakte des Arztes mit der Kurzwartezone, dem Anmeldebereich etc. nur gezielt erfolgen und zufällige Arzt-Patienten-Kontakte minimiert werden.

Der **Schreibtisch** des Arztes im Sprech- und Zuhörzimmer – in seiner Form nicht zu wuchtig bzw. stark beladen – sollte keine Barriere zu Patienten bilden, sondern möglichst eine individuelle Patientenposition zum Arzt anbieten. Meist sitzen Hausarzt und Patienten „über Eck" des Schreibtisches, so dass die Distanz des „Gegenüber" entfällt.

Der heute fast immer vorhandene **Computerarbeitsplatz** ist tangential, also auf keinen Fall im Blickfeld oder zwischen Arzt und Patient zu installieren. Eine leichte Tischkonstruktion, am besten als Halbrund, ermöglicht dem Patienten sehr gut individuell seinen Platz zu finden. Patientenstühle sind leicht beweglich, trotzdem bequem und mit Blickmöglichkeit auf die Eingangstür des Sprechzimmers aufzustellen. Zu „enge" Stühle (z.B. mit Armlehnen) sollten vermieden werden, da sie gerade für adipöse Patienten ein Problem darstellen. Für die Position des Arztes sind wiederum unter Berücksichtigung von Kleinzeitwerten kurze Wege zu planen.

Eine **Untersuchungsliege** ist für den Arzt günstig erreichbar im Raum zu positionieren. Zum Auskleiden des Patienten ist eine abgetrennte Zone (Paravent) mit Kleiderhaken vorzusehen oder der Patient für das Ausziehen allein zu lassen.

Mit einem leichten Regal hinter dem Arztarbeitsplatz sind 12 bis maximal 20 Quadratmeter für ein Sprechzimmer ausreichend. Obwohl Arzt- und Patientenstuhl prinzipiell keinen hierarchischen Unterschied darstellen sollte, ist es sinnvoll, dass ärztliche Sitzmöbel durch seine Art bzw. Position am Schreibtisch eindeutig zu gestalten, um dem Patienten die Peinlichkeit zu ersparen, im falschen Stuhl Platz zu nehmen. Sitzhöhenunterschiede sollten jedoch vermieden werden, um eine gleichberechtigte Kommunikation zu ermöglichen.

Der PC-Arbeitsplatz im Sprechzimmer sollte möglichst unaufdringlich (Flachbildschirm, kleine Tastatur, Tastatur unter der Schreibfläche einschiebbar) gestaltet werden. Über die Nutzung eines Druckers im Sprechzimmer muss nach eigenem Geschmack entschieden werden. Ein zentraler Ausdruck mit Arztunterschrift beim Verlassen des ärztlichen Behandlungsbereiches erscheint organisatorisch gut machbar und vor allem auch legal zu sein.

Die eigentlichen Sprechzimmer sind in Ausstattung und Einrichtung sehr ähnlich zu gestalten, damit Patienten keine Absichten hinter Zufälligkeiten vermuten. Aus der Sicht der Patienten könnte schnell ein gutes und ein schlechtes Sprechzimmer existieren und sich daraus unter Umständen eine Rangordnung entwickeln, falls ein Patient häufiger im „minderwertigen" Zimmer sitzen muss.

Zur Ökonomisierung für den Arzt sind Formulare neben Informationsmaterialien ähnlich geordnet in allen Räumlichkeiten bereit zu stellen. Diese sollten unter Verschluss und nicht optisch störend bzw. leicht für den Patienten erreichbar gelagert werden. Ein übersichtlich geordneter Schreibtisch mit den notwendigsten Utensilien – Schreibunterlage, Schreibgerät, Blutdruckmessgerät, Stethoskop – sind neben dem Computerarbeitsplatz oft ausreichend. Die meist hinter dem Arztstuhl positionierte Regalwand bzw. Schrankbereiche können teilweise geschlossen für nicht leicht zu ordnende Inhalte und offen z. B. für Bücher und dekorative Gegenstände gestaltet werden. Aus dem Patientenblickwinkel sitzt der Arzt vor einem mehr oder weniger ordentlich gestalteten Hintergrund mit seinem entsprechend wirkenden Ambiente.

Waschmöglichkeiten können in jedem Sprechzimmer oder Funktionsraum installiert werden, alternativ kann ein zentral positioniertes Waschbecken, am besten mit Fußschalter, gewählt werden.

Die **Funktionsräume** für technische Untersuchungen (Sonographie, EKG, Spiegelungen) und Wundversorgungen bzw. kleinere Operationen sind u. a. wegen der gesetzlichen Vorgaben mit leicht zu pflegenden Gegenständen und Materialien auszustatten. Bei aller Sachlichkeit können unter dem Aspekt der „Corporate Identity" trotzdem auch vom Weiß abweichende Ausstattungen gewählt werden.

Der **Helferinnenbereich** sollte am besten zwischen Anmelde- und ärztlichem Versorgungsbereich liegen. Damit ist speziell der Verwaltungsbereich mit Büroeinheit inklusive einer Besprechungsmöglichkeit für Patienten sowie ein Laborbereich mit Kontakt zum Patienten-WC über eine Durchreiche gemeint. Durch Trennung vom ärztlichen Bereich sind reine Arzthelferinnentätigkeiten zwar abgetrennt, in vielen Fällen ist aber ein schneller Kontakt zwischen Helferin, Arzt und Patient machbar, so dass nach Geschmack des Praxisteams hier auch eine engere Verzahnung denkbar ist. Die Räumlichkeiten sind nah beieinander und nicht zu groß zu wählen, um ökonomische Abläufe zu ermöglichen. Auch hier sind durch kurze Wege und gute Übersichtlichkeit personell günstige Konstellationen am ehesten zu erreichen.

Weiterführende Literatur zu diesem Kapitel finden Sie unter www.thieme.de/specials/dr-allgemeinmedizin/

Qualifikation in der Allgemeinmedizin

1 Evidenzbasierte Medizin
  (EBM) 590

2 Qualitätsförderung in
  der Allgemeinmedizin 595

3 Zusatzbezeichnungen
  für den Allgemeinarzt 608

D

1 Evidenzbasierte Medizin (EBM)

1.1 Informations- und Wissensmanagement

Jean-François Chenot, Norbert Donner-Banzhoff

▶ **Fallbeispiel.** Antibiotika sind bei akuter Bronchitis, die meist viral bedingt ist, nicht indiziert. Dies ist auch das Ergebnis eines **Cochrane Reviews** (Antibiotics for acute Bronchitis – Erläuterung siehe unten). Immer wieder wünschen Patienten mit Husten Naturheilmittel, die jedoch bis auf wenige Ausnahmen nicht mehr auf Kassenrezept verordnet werden können. Eine Patientin mit produktivem Husten und ohne Fieber hat vom Apotheker Umckaloabo empfohlen bekommen und bittet mich um meine Meinung. Da ich diese Substanz nicht kenne, entscheide ich mich, eine Literaturrecherche durchzuführen.

Ärztliches Lernen geschieht auf zweierlei Weise. **Regelmäßiges Studium** soll uns auf dem aktuellen Stand des Wissens halten; dem dient z. B. die Lektüre von relevanten Zeitschriften oder der regelmäßige Vortrag des örtlichen Ärztevereins. Auf der anderen Seite müssen wir **Fragen nachgehen**, die sich uns in der Praxis stellen; diese können sehr begrenzt sein (z. B.: Welches ist die Höchstdosis von Enalapril? Wie wahrscheinlich ist bei einem jungen Mann mit Palpitationen eine ernste Herzrhythmusstörung?). Es kann aber auch sein, dass ich einen recht grundsätzlichen Bedarf bei mir feststelle, eine neue Kompetenz zu lernen; dies mag die Gesprächsführung bei depressiven Patienten, eine neue Injektionstechnik oder auch das Qualitätsmanagement in der Praxis sein.

1.1.1 Regelmäßiges Studium

Eine Übersicht über die **Vor- und Nachteile verschiedener Fortbildungsangebote** gibt die Tab. **D-1.1**.

▶ **Merke:** Das regelmäßige Lesen von **seriösen Fachzeitschriften** ist wichtiger Teil des Selbststudiums zum Erhalt der eigenen Kompetenz.

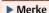

D-1.1 Vor- und Nachteile verschiedener Fortbildungsangebote

Quelle	Vorteile	Nachteile
Fachzeitschrift	■ Aktuell	■ Erhebliche Qualitätsunterschiede ■ Oft nur wenige relevante Artikel ■ Meist abhängig von Inserenten (Industrie) ■ Gute Zeitschriften sind teuer
Veranstaltungen	■ Kollegenkontakt ■ Möglichkeit Fragen zu stellen und zu diskutieren	■ Oft industrieabhängig
Pharmareferent	■ Bequem und ggf. unterhaltsam	■ Tendenziöse Information ■ Zeitraubend
Qualitätszirkel	■ Kollegenkontakt ■ Meist autonome Entscheidung über Themen und Didaktik möglich	■ Qualität ist vom Einsatz der Teilnehmer abhängig
Fachbuch	■ Gute Verfügbarkeit ■ Guter Überblick/Einführung in ein Thema	■ Sehr allgemein gefasst ■ Meist keine konkreten Handlungshilfen ■ Kurze Halbwertszeit ■ Teuer

1 Evidenzbasierte Medizin (EBM)

Gute Zeitschriften veröffentlichen Beiträge nach Durchführung eines Peer-Reviews, d. h. einer kritischen Beurteilung durch unabhängige kompetente Kollegen, und legen Interessenkonflikte der Autoren dar. Wichtige Forschungsergebnisse werden oft nur auf Englisch publiziert.

Viel häufiger als seriöse Fachblätter werden leider sog. **Streuzeitschriften** gelesen, die sich vollständig durch Inserate finanzieren und deshalb kostenlos vor allem an niedergelassene Ärzte versandt werden. Inserierende Firmen üben hier oft Druck aus, damit ihnen genehme Artikel im redaktionellen Teil erscheinen. Einen großen Raum nehmen die Äußerungen von sog. „Meinungsführern" ein, die sich im Rahmen von mehr oder weniger verdeckten Werbekampagnen für bestimmte Produkte äußern (Prof. X wies beim Symposium der Firma Y darauf hin, dass bei Krankheit Z unbedingt …).

▶ **Merke:** Oft auf Hochglanzpapier gedruckte **Streuzeitschriften** sind geschickt aufgemacht und können eilige und wenig aufmerksame Leser leicht täuschen.

Nur wenige Printmedien kommen ohne Inserate aus; dazu gehören z. B. das **arznei-telegramm,** der **Arzneimittelbrief** oder die **pharma-kritik,** die unabhängig und kritisch über Medikamente berichten.

Eine besonders fragwürdige – da tendenziöse – Art der Informationsgewinnung sind Gespräche mit **Pharmareferenten.** Allerdings erfüllen diese besonders für in Isolation (Einzelpraxis) arbeitende Ärzte eine gewisse soziale Funktion; auch können Kontakte mit **Industrievertretern** mit materiellen Vorteilen verbunden sein, wie z. B. aktuellen Lehrbücher oder sonstig Fortbildungsmaterialien, Reisen zu Veranstaltungen, honorierte Teilnahme an Studien usw. Manche Ärzte lehnen jedoch das Gespräch mit Industrievertretern grundsätzlich ab.

Fortbildungsveranstaltungen werden gerade von Hausärzten oft als irrelevant erlebt. Als Referenten treten oft im **Krankenhaus oder Spezialambulanzen** tätige Ärzte auf. Die epidemiologischen, organisatorischen und sozialen Probleme der **Praxis** sind ihnen meist nicht vertraut; entsprechend gehen die Inhalte am Bedarf niedergelassener Ärzte vorbei. Dazu kommt, dass die Sponsoren solche Veranstaltungen oft primär als Vehikel ihrer eigenen Interessen sehen (industrielle Hersteller; Selbstdarstellung von Klinikabteilungen oder spezialisierten Praxen).

In der kleinen Gruppe eines **Qualitätszirkels** dagegen haben die Mitglieder die Möglichkeit, Themen, Lernziele und Methoden selbst festzulegen. Allerdings stellen diese hohe Ansprüche an die fachliche und didaktische Kompetenz von Mitgliedern und Moderatoren. Inzwischen sind in Deutschland praktisch die Hälfte aller niedergelassenen Ärzte in Qualitätszirkeln organisiert. Regional werden Schulungen für Moderatoren angeboten; durch die Bündelung entsprechender Kompetenz sind evidenzbasierte Leitlinien für wichtige Erkrankungen erarbeitet worden (s. Literaturhinweise im Internet).

▶ **Merke:** All diese Fortbildungsangebote zeigen, dass das Filtern nützlicher Information aus der Masse der Angebote immer wichtiger wird.

1.1.2 Gezielte Recherche

Mit den beschriebenen Methoden versuchen Ärzte, auf dem aktuellen Stand des Wissens zu bleiben. Gerade in der allgemeinärztlichen Praxis jedoch, wo **gesundheitliche Probleme jeglicher Art** zum Thema werden, müssen Fragen beantwortet werden, die sich im Alltag ergeben. Da ein einzelner Arzt nicht das gesamte medizinische Wissen im Gedächtnis speichern kann, müssen externe Informationsquellen genutzt werden, um diese oft sehr individuellen und speziellen Fragen des Versorgungsalltags zu beantworten. Das ist der wesentliche Aspekt **evidenzbasierter Medizin** (**EBM**).

Die **"Technik" der EBM** präsentiert sich in 4 Schritten:
- Formulieren einer präzisen Frage,
- Informationsrecherche,
- Bewertung der gefundenen Information,
- Anwendung auf den konkreten Patienten.

Die **Fragen** sollten möglichst präzise und gezielt gestellt werden, z. B. nicht „Was hilft bei der Prävention von Erkältungen?", sondern eher „Kann die Häufigkeit von Erkältungssymptomen durch regelmäßige Einnahme von Vitamin C vermindert werden?". In der Praxis tauchen durchschnittlich 6–8 klinische Fragen pro Tag auf. Man unterscheidet dabei Fragen zur:
- **Ätiologie** (z. B. können Diuretika eine Depression verursachen?),
- **Differenzialdiagnose (Symptomevaluation)** (z. B.: Wie wahrscheinlich ist eine koronare Herzerkrankung bei Brustschmerzen einer 40-jährigen Patientin?),
- **Diagnose** (z. B.: Sind geschwollene Halslymphknoten ein Hinweis auf eine bakterielle Tonsillitis?),
- **Therapie** (z. B.: Wie lange nach Besserung der depressiven Symptomatik soll ein Patient ein Antidepressivum weiternehmen?),
- **Prognose** (z. B.: Wie wahrscheinlich ist ein Schlaganfall [arterielle Embolie] bei einer 68-jährigen Patienten mit Vorhofflimmern, die außerdem eine Hypertonie und einen Diabetes mellitus Typ 2 hat?).

Ziel der **Recherche** ist es, die bestverfügbare Evidenz für die Beantwortung der Frage zu finden. Dies ist seit der Einführung des Internet erheblich einfacher geworden, aber durch die Masse auch ein Problem. Allgemeine Suchmaschinen wie z. B. Google (www.google.de) bieten eine Möglichkeit, Informationen zu sammeln. Viele dieser Informationen richten sich an Laien, und Seriosität und Qualität der Informationen sind oft nicht sicher zu beurteilen. Ein einheitliches Gütesiegel für medizinische Informationen im Internet hat sich bisher noch nicht durchgesetzt (z. B. www.non.ch).

Die wichtigste Datenbank für wissenschaftliche Publikationen stellt Medline (www.ncbi.nlm.nhi.gov) dar. Hier sind die wichtigsten medizinischen Publikationen seit 1966 u. a. mit definierten Schlüsselwörtern und Abstracts erfasst. Eine Einführung zum Umgang mit Medline gibt es z. B. unter www.degam.de/alt/spreu/spreu.htm. Idealerweise sollte der Volltext einer Veröffentlichung herangezogen werden, um die Vertrauenswürdigkeit der Aussagen kritisch zu beurteilen. Außerhalb der Universität ist die Beschaffung jedoch umständlich und mit Kosten verbunden. Die Beurteilung einer Originalarbeit erfordert Übung, Zeit und Grundkenntnisse in Epidemiologie und Biostatistik.

In der täglichen Praxis ist die zeitaufwendige Suche und kritische Beurteilung von Originalstudien, wenn überhaupt, nur eingeschränkt möglich. Auch Geübte kommen deshalb um **aufbereitete Quellen** nicht herum, z. B.:
- nichtsystematische (narrative) Übersichtsarbeiten,
- systematische Übersichtsarbeiten,
- Metaanalysen.

Systematische Übersichtsarbeiten behandeln eine genau definierte Fragestellung, setzen eine nachvollziehbare und möglichst umfassende Suchstrategie ein und sichten einschlägige Studien nach ihrer methodischen Qualität. Hier ist es weniger wahrscheinlich, dass Studien, welche die Autoren übersehen haben oder deren Ergebnisse ihnen nicht genehm sind, unberücksichtigt bleiben.

Eine besondere Form der Übersichtsarbeit sind **Metaanalysen.** Sie fassen die Ergebnisse einzelner Studien in einem mathematischen Verfahren („pooling") zusammen, um so eine präzisere Aussage als die Einzelstudien zu erreichen (wobei unterschiedliche Aussagen einzelner Studien („Heterogenität") interessante Rückschlüsse auf die untersuchten Patienten, Behandlungsverfahren und die Art der Studien erlauben). Die **Cochrane Collaboration** ist eine weltweite Initiative, die systematische Übersichtsarbeiten und Metaanalysen nach einheitlichem Protokoll für eine zunehmende Zahl vor allem therapeutischer Fragen erstellt.

Zur **„Technik" der EBM:**
- Frage formulieren
- Informationsrecherche
- Bewertung
- Anwendung.

Die **Fragen** sollten möglichst präzise und gezielt gestellt werden.

Ziel der **Recherche** ist es, die bestverfügbare Evidenz für die Beantwortung der Frage zu finden.

Die wichtigste Datenbank für wissenschaftliche Publikationen stellt **Medline** (www.ncbi.nlm.nhi.gov) dar. Hier sind die wichtigsten medizinischen Publikationen seit 1966 u. a. mit Schlüsselwörtern und Abstracts erfasst. Eine Einführung zum Umgang mit Medline gibt es z. B. unter www.degam.de/alt/spreu/spreu.htm.

Aufbereitete Quellen sind:
- Übersichtsarbeiten
- Metaanalysen.

Systematische Übersichtsarbeiten behandeln eine genau definierte Fragestellung.

Metaanalysen fassen die Ergebnisse einzelner Studien in einem mathematischen Verfahren („pooling") zusammen, um eine präzisere Aussage als die Einzelstudien zu erreichen. Die **Cochrane Collaboration** ist dazu eine weltweite Initiative, v. a. zu therapeutischen Fragen.

1 Evidenzbasierte Medizin (EBM)

Eine weitere Handlungshilfe sind **Leitlinien (LL),** die sich allerdings in ihrer Qualität erheblich unterscheiden. Grundsätzlich kann man zwei Arten differenzieren:
- **Konsensusleitlinien**, die vornehmlich die Meinung von „Experten" widerspiegeln und
- **evidenzbasierte LL**, deren Empfehlungen auf einer Auswertung der Literatur basieren. Letztere lassen sich auch als ein arbeitsteiliges Erschließen der Evidenz aus wissenschaftlichen Studien verstehen: eine Arbeitsgruppe von methodisch und klinisch erfahrenen Ärzten bereitet das vorhandene Wissen auf und formuliert daraus relevante und begründete Handlungsempfehlungen für ihre Fachgruppe. Da dieser Prozess sehr aufwändig ist, kann er von Einzelnen für sämtliche versorgungsrelevante Fragen auch nicht annähernd geleistet werden.

Qualitätskriterien für Leitlinien sind:
- Angaben zu Verfassern, Finanzierung, Begutachtungsverfahren,
- Definition der Anwender (z. B. allgemein- versus spezialärztliche Versorgung),
- Definition der Zielerkrankung bzw. des angesprochenen Problems,
- Darlegung der Entscheidungsgrundlagen/Transparenz (Literaturangaben, Suchstrategien, Evidenztabellen für einzelne Studien),
- Anwendbarkeit/Erprobung in der Praxis (Praxistauglichkeit),
- Aktualität, Gültigkeitsdauer bzw. regelmäßige Aktualisierungen.

Ein großer Teil der in den letzten Jahren in Deutschland und international erarbeiteten Leitlinien ist im Internet verfügbar Die Tab. **D-1.2** gibt einen Überblick über **nützliche Informationsquellen.**

D-1.2 Nützliche Informationsquellen

Institution	Kommentar	Internetadresse
Cochrane Collaboration	Stellt qualitativ hochwertige systematische Übersichtsarbeiten und Metaanalysen her. Zusammenfassungen sind allgemein zugänglich; Volltexte kostenpflichtig (oft von Universitäts- oder größeren Klinikbibliotheken abonniert).	www.cochrane.de
Medline	Datenbank, die medizinische Fachzeitschriften seit 1966 systematisch auswertet. Viele nichtenglische Fachzeitschriften werden nicht berücksichtigt.	www.ncbi.nlm.nhi.gov
Clinical Evidence	Stellt übersichtlich die Evidenz zu wichtigen klinischen Fragestellungen zusammen; als Buch (engl., dt. Übersetzung), CD-ROM und Datenbank im Internet verfügbar.	www.clinicalevidence.com
AWMF	Arbeitsgemeinschaft wissenschaftlicher medizinischer Fachgesellschaften (AWMF) sammelt deutschsprachige Leitlinien; starke Qualitätsunterschiede.	www.awmf.de
Ärztliches Zentrum für Qualität	Einrichtung der Bundesärztekammer und der Kassenärztlichen Bundesvereinigung. Erstellt Behandlungsempfehlungen und beurteilt Leitlinien.	www.aezq.de
arznei-telegramm	Kritische industrieunabhängige Information über Arzneimittel.	www.arznei-telegramm.de
Arzneimittelbrief	Kritische industrieunabhängige Information über Arzneimittel.	www.arzneimittelbrief.de
infomed-screen	Kritische industrieunabhängige Information über Arzneimittel.	www.infomed.org
pharma-kritik	Kritische industrieunabhängige Information über Arzneimittel.	www.infomed.org
Horten Zentrum	Gute Aufarbeitung aktueller klinisch relevanter Studien.	www.evimed.ch
Deutsche Gesellschaft für Allgemeinmedizin und Familienmedizin (DEGAM)	die DEGAM stellt qualitativ hochwertige Leitlinien für Allgemeinärzte her (Cochrane-Library Volltexte für Mitglieder kostenlos).	www.degam.de
Institut für Qualität und Wirtschaftlichkeit im Gesundheitswesen (IQWiG)	Das IQWiG bewertet im Auftrag des Gemeinsamen Bundesausschusses (G-BA) oder des Bundesgesundheitsministeriums Diagnoseverfahren, Arzneimittel sowie Behandlungsleitlinien.	www.iqwig.de

▶ **Fallbeispiel**

▶ **Fallbeispiel (Fortsetzung).** Ich gebe den Namen Umckaloabo in **Google** ein. Als Erstes finde ich die Website einer Apotheke, die das Mittel anpreist und dann die Website des Herstellers. Es handelt sich um einen Pflanzenextrakt aus einer Pelargonienart und der Hersteller behauptet, Bakterienvermehrung würde verhindert, die Virenabwehr verstärkt und Schleim gelöst. Es gibt hier keinen Hinweis auf Studien, die diese Behauptungen belegen. Im **arznei-telegramm** (2003; 34: 28), einer industrieunabhängigen Zeitschrift (die auch als Datenbank im WWW verfügbar ist), finde ich eine negative Beurteilung. Der Nutzen sei nicht durch Studien belegt, zudem enthalte das Präparat 12 % Alkohol. Ich entscheide mich dennoch zu einer kurzen Literatursuche in **Medline** (Suchwörter: pelargonium AND acute bronchitis) um die Frage „Mindert Pelargonium-Extrakt die Symptome einer akuten Bronchitis?" zu beantworten. Es finden sich zwei Artikel, darunter eine randomisierte, doppelblinde und plazebokontrollierte Studie (Phytomedicine 2003; 10: S7-17), die im arznei-telegramm nicht berücksichtigt wurde. Im frei verfügbaren Abstract steht, dass die Studie mit 468 hausärztlichen Patienten durchgeführt wurde und sowohl Symptome als auch Arbeitsunfähigkeit statistisch signifikant vermindern konnte. Es gab nur leichte unerwünschte Nebenwirkungen. Um die Studie kritisch beurteilen zu können, lasse ich mir eine Kopie schicken. Der Studienverlauf ist vorbildlich nach den Consort-Kriterien (www.consort-statement.org) dargestellt. Es fällt auf, dass von 918 Patienten nur 476 (ca. 52 %) in die Studie eingeschlossen wurden. Leider gibt es keine genauen Angaben, warum diese Patienten ausgeschlossen wurden. Die Patienten in beiden Studienarmen waren vergleichbar bezüglich ihrer Beschwerden (die mit einem Score erfasst wurden) und demographischen Daten. Im Plazeboarm waren nur 55 % im Vergleich zu 85 % in der Interventionsgruppe bis zum 7. Tag in der Studie. Dies könnte eine Verzerrung (bias) darstellen, da die letzte Beobachtung für den 7. Tag vorgetragen wurde. Ich bin mir auch nicht sicher, welche klinische Bedeutung ein statistisch signifikanter Unterschied von 2,7 im Symptomscore (Konfidenzintervall 2,06–3,36) nach 7 Tagen hat. Obwohl eine einzelne Studie eigentlich nicht ausreichend ist, um die Wirksamkeit mit genügender Sicherheit zu belegen, gebe ich der Patientin in Abwägung der berichteten Nebenwirkungen dennoch die vorsichtige Information, dass es Hinweise auf einen Nutzen des Präparats bei akuter Bronchitis gäbe ein zweifelsfreier Beweis der Wirksamkeit allerdings fehle.

Weiterführende Literatur zu diesem Kapitel finden Sie unter www.thieme.de/specials/dr-allgemeinmedizin/

2 Qualitätsförderung in der Allgemeinmedizin

Ferdinand Gerlach, Joachim Szecsenyi

2.1 Warum Qualitätsförderung?

Der Gedanke, bestimmte **Mindestanforderungen** an denjenigen zu stellen, der als Arzt andere Menschen behandelt, ist wahrscheinlich so alt wie der Berufsstand selbst. Schon im hippokratischen Eid werden entsprechende **Rahmenbedingungen** gesetzt. Auch die Gesellschaft suchte früh nach Möglichkeiten, die Qualität ärztlicher Arbeit transparent zu machen: Im alten China soll vor dem Haus des Arztes eine Laterne angezündet worden sein, wenn einer seiner Patienten verstarb. Aus der Zahl der Laternen schloss die Bevölkerung indirekt auf die Fähigkeiten des Arztes.

Vor dem Hintergrund eines steigenden Qualitäts- und Gesundheitsbewusstseins der Patienten, dem Bemühen um kontinuierliche Optimierung der Versorgung und dem immer stärker werdenden ökonomischen Druck seitens der Kostenträger, gab es in den vergangenen Jahren innerhalb der Ärzteschaft zunehmende Bemühungen, Kriterien für die Qualität der durchgeführten Leistungen zu entwickeln. Insbesondere in Dänemark, Großbritannien und den Niederlanden hatten Allgemeinärzte eine Vorreiterrolle bei der Entwicklung und Umsetzung von Verfahren zur kontinuierlichen Qualitätsförderung (u. a. Qualitätszirkel, Praxisleitlinien).

Die Berufsordnungen der Ärztekammern der Länder bestimmen bundeseinheitlich (§ 5), dass alle deutschen Ärzte zur Teilnahme an Maßnahmen zur Qualitätssicherung verpflichtet sind. Seit 2004 müssen alle Praxen auch ein internes Qualitätsmanagement einführen und weiterentwickeln (§ 135 a Abs. 2 im Sozialgesetzbuch V).

2.2 Was ist Qualität?

▶ **Definition.** „Qualität ist der unter Anwendung des derzeitigen Wissens vom medizinischen Versorgungssystem erreichte Grad der Wahrscheinlichkeit, für den Patienten erwünschte Therapieresultate zu erzeugen und unerwünschte Behandlungsergebnisse zu vermeiden" *(US Joint Commission on the Accreditation of Health Care Organisations und Institute of Medicine).*

„Qualität ist das Erreichte im Verhältnis zum Machbaren, bezogen auf die Menge des Gewünschten" *(van Eimeren).*

Diese Definitionen verdeutlichen das Spannungsfeld, das sich um die Begriffe „Qualität" und „systematische Qualitätsförderung" bzw. „Qualitätsmanagement" aufbaut. Anders als in der Industrie, deren Qualitätsmanagement sich vorrangig an ökonomischen, neuerdings auch an ökologischen Kriterien orientiert, müssen **in der Medizin in stärkerem Maße moralische, ethische und psychologische Dimensionen** mitbedacht werden. Patienten wünschen sich Heilung oder zumindest Linderung; sie wollen „richtig" behandelt werden. Kostenträger möchten qualitativ hochwertige Leistungen zu vertretbaren Kosten, und die an der Versorgung beteiligten Ärzte wünschen sich u. a. Gestaltungsfreiraum, leistungsgerechte Bezahlung und Schutz vor Überforderung durch ihre Patienten.

2.3 Wie kann man Qualität beurteilen?

Für das weitere Vorgehen ist es wichtig, die verschiedenen Schritte darzustellen, nach denen eine Beurteilung der Qualität erfolgen kann. Weithin akzeptiert ist der **Vorschlag von** *Donabedian*, **Qualität nach den Dimensionen Struktur, Prozess und Ergebnis zu bewerten. Diese Bereiche sollen im Folgenden weiter erläutert werden.**

Die politischen und ökonomischen Faktoren, unter denen ärztliche Tätigkeit stattfindet, bestimmen die **Strukturqualität.** Darin fließen die Rahmenbedingungen der medizinischen Ausbildung ebenso ein wie der Ausbildungsstand der Praxishelferinnen und die personelle bzw. technische Ausstattung der Praxis. Auch die Genauigkeit und Vollständigkeit der Dokumentation in den Patientenkarteikarten sind Teil der Strukturqualität. Die Analyse der Strukturqualität allein – in einer Praxis oder in anderen Bereichen des Gesundheitssystems – kann jedoch allenfalls eine grobe Richtschnur für die Qualitätsbeurteilung abgeben oder bestimmte Mängel aufzeigen. Es ist z. B. offensichtlich, dass aus dem Vorhandensein eines EKG-Gerätes allein noch nicht auf die Qualität der Versorgung eines Patienten mit koronarer Herzerkrankung (KHK) geschlossen werden kann.

Der große Komplex der Handlungen und Interaktionen, die sich zwischen Arzt und Patienten abspielen, wie z. B. Gesprächsführung, Anamneseerhebung, klinische Untersuchung, Arzneimittelverordnungen usw., gehört zur sog. **Prozessqualität.** Der Prozess der Behandlung wird bestimmt durch die Persönlichkeit und durch die Einstellungen von Arzt und Patient sowie durch äußere Normen, Wertvorstellungen und ethische Aspekte. Wenn man z. B. anlässlich einer Patientenberatung den Prozess der Verschreibung eines Medikamentes untersucht, so kann man sich fragen, ob ein Arzneimittel zur Lösung des vom Patienten vorgebrachten Problems überhaupt sinnvoll ist, und ob ein zweckmäßiges und kostengünstiges Präparat verordnet wird. Weiterhin kann die Frage gestellt werden, ob dem Patienten die Verordnung verständlich erklärt wurde. Die Analyse von Prozessdaten ist für den behandelnden Arzt von besonderem Interesse und lohnenswert: Er kann sich mit geringem organisatorischem Aufwand vergewissern, ob er gute Arbeit leistet.

Die **Ergebnisqualität** beschreibt Veränderungen des gegenwärtigen oder zukünftigen Gesundheitszustandes eines Patienten, die durch die medizinische Versorgung verursacht sind. Dabei kann der Begriff des Gesundheitszustandes auch Bereiche wie Zufriedenheit, Selbstkontrolle und Verminderung von Risikoverhalten des Patienten beinhalten. So lässt sich z. B. das Ergebnis eines Programms zur Verbesserung der Versorgung von Hypertonikern nicht nur als bessere Blutdruckeinstellung oder Gewichtsreduktion, sondern auch in der Senkung der Mortalität oder in einer Verbesserung der Lebensqualität der Patienten messen. Solche Ergebnisse sind letztlich der beste Indikator für die Qualität ärztlicher Leistungen. Ihre Messung setzt jedoch die Berücksichtigung einer Reihe von möglichen Einflussfaktoren voraus (Abb. **D-2.1**).

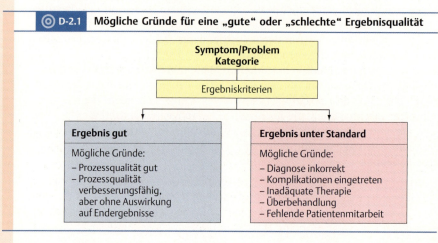

D-2.1 Mögliche Gründe für eine „gute" oder „schlechte" Ergebnisqualität

Will man z. B. beurteilen, ob eine Allgemeinpraxis gute Behandlungsergebnisse bei der Therapie von Infekten der oberen Atemwege erzielt, so muss man Patienten, die wegen dieses Gesundheitsproblems behandelt wurden, nach einer gewissen Zeit nachuntersuchen. Alternativ könnte man die Patienten auch schriftlich oder telefonisch zu ihrem aktuellen Befinden befragen. Ein schlechtes Ergebnis kann sowohl durch eine falsche Diagnose als auch durch eine unzureichende oder gar übertriebene Therapie zustande kommen. Außerdem könnte das gleichzeitige Vorliegen mehrerer anderer Erkrankungen, also eine hohe Komorbidität, verhindern, dass ein Erfolg messbar wird.

2.3.1 Der Zusammenhang zwischen Prozess und Ergebnis

Während die Auswahl verschiedener Prozessvariablen zur Beurteilung der Qualität meist keine Schwierigkeiten bereitet, lässt sich ein kausaler Zusammenhang zwischen Prozess- und Ergebnisvariablen nur selten beweisen. Da eine Praxis kein Labor ist, in dem man möglichst viele Störfaktoren heraushalten oder zumindest kontrollieren kann, wird man eher Situationen vorfinden, in denen sowohl die beobachteten Prozessvariablen als auch die Ergebnisvariablen ständig äußeren Einflüssen und Veränderungen unterliegen.

▶ **Fallbeispiel.** Dem Inhaber einer Allgemeinpraxis ist aufgefallen, dass sich in den letzten Jahren eine gewisse Impfmüdigkeit unter seinen Patienten ausgebreitet hat. Er beschließt, fortan in seinen Beratungen auf eine Reihe von Impfungen (z. B. die von ihm als besonders wichtig erachtete Grippeschutzimpfung bei älteren, chronisch kranken Patienten) verstärkt hinzuweisen. Außerdem erarbeitet er ein kurzes Patientenmerkblatt, das er in seinem Wartezimmer auslegen lässt, und hängt in der Praxis Plakate auf. Sein Idealziel ist, bei über 60-jährigen Patienten eine 80%ige Immunisationsrate zu erreichen. Eine Analyse von 100 zufälligen Patientenakten aus dieser Altersgruppe lässt erkennen, dass nur bei 15 % der Patienten eine solche Impfung dokumentiert war. Nachdem er sein Programm ein Jahr lang durchgeführt hat, ergibt eine Durchsicht weiterer vergleichbarer Patientenakten, dass die Immunisierungsrate bereits auf 45 % angestiegen ist.

Dieses Beispiel zeigt, mit welch einfachen Mitteln in der Allgemeinarztpraxis eine Qualitätssteigerung erreicht werden kann. Es verdeutlicht aber auch die Schwierigkeiten, die manchmal bestehen, wenn man Ergebnisvariablen definieren will. Der eigentliche Indikator für das Ergebnis ist ja nicht die Immunisierungsrate der Patienten in der Praxis, sondern die Zahl der neu aufgetretenen Krankheitsfälle (Inzidenz) an Influenza, gegen die geimpft worden ist. So gesehen ist die Immunisierungsrate nur ein Teil des gesamten Behandlungsprozesses, also eine Prozessvariable. In Bezug zum Ausgangspunkt unseres Beispiels, als in der Praxis noch unsystematisch geimpft wurde, ist das Erreichen einer bestimmten Immunisierungsrate jedoch ein intermediäres Ergebnis.

Da es in der Medizin – und besonders in der Allgemeinmedizin – **nicht immer sog. Goldstandards** gibt, an denen sich die Qualitätsförderung orientieren kann, genügt es für die konkrete Praxisarbeit oftmals, die bestehende Situation zu analysieren und einen Zielpunkt für die Verbesserung festzusetzen.

2.4 Methoden der Qualitätsförderung

2.4.1 Dokumentation

Bei vielen Qualitätsförderungsmaßnahmen bildet die Erfassung von Daten, die durch einfache Zählung und Kategorisierung zu gewinnen sind, eine wichtige Grundlage. So können z. B. die Hausbesuche oder die Zahl bestimmter Leistungen auf einem Zählbogen oder ggf. durch eine Praxis-EDV erfasst und auf bestimmte Patientengruppen bezogen werden. Auch routinemäßig erbrachte Leistungen wie z. B. Blutzuckerkontrollen bei Diabetikern, Blutdruckkontrollen bei Hypertonikern und Überweisungen lassen sich so erfassen. Eine retrospektive Erfassung und Dokumentation schon vorhandener Daten (z. B. aus der routinemäßigen Patientendokumentation oft erhebliche Mängel aufweist. Patientenkartei) kann am Anfang dazu dienen, das Problem näher einzuordnen. **Nachteil der retrospektiven (z. T. aber auch der prospektiven) Datensammlung ist jedoch, dass die Qualität der routinemäßigen Patientendokumentation oft erhebliche Mängel aufweist.**

2.4.2 Beobachtung

Die Beratung zählt zu den wesentlichen Schwerpunkten hausärztlichen Handelns. In den letzten Jahren hat es zahlreiche Projekte gegeben, in denen der Ablauf von Beratungen in Hausarztpraxen durch **Tonbandmitschnitte, Videoaufnahmen** oder **teilnehmende Beobachtung** erfasst und analysiert wurde. In England und in den Niederlanden ist eine Analyse der Beratungstätigkeit mithilfe der genannten Verfahren inzwischen fester Bestandteil der Weiterbildung zum Allgemeinarzt. Der Einwand, eine Videokamera im Sprechzimmer würde die Beratungssituation zu stark beeinflussen, konnte mittlerweile durch entsprechende Studien widerlegt werden.

Die Aufzeichnung von Beratungsgesprächen mittels Video erlaubt neben der Betrachtung nonverbaler und verbaler Kommunikation von Arzt und Patient die **Analyse des** gesamten **Interaktionsprozesses** im Ablauf eines Gespräches. Zur Beurteilung der Beratungsqualität können z. B. folgende Fragestellungen dienen: Welche Angebote bringt der Patient in das Gespräch ein; nimmt der Arzt diese Angebote wahr; können sich beide auf eine einheitliche Problemdefinition einigen; gelingt es, einen „Behandlungsvertrag" abzuschließen; verhält sich der Arzt zu direkt usw.?

2.4.3 Befragung eigener Patienten

Die Einbeziehung der Patientenperspektive kann wichtige Hinweise auf Probleme bzw. Versorgungslücken geben, die von Seiten der Ärzte nicht unmittelbar erkennbar sind oder in ihrer Bedeutung anders eingeschätzt werden. Darüber hinaus ist es für den niedergelassenen Arzt auch von wirtschaftlicher Bedeutung, etwas über die Erwartungen und die Zufriedenheit seiner Patienten zu erfahren. Schon aus Zeitgründen kann dies in einer freien Aussprache zwischen Arzt und Patient nur selten zum Thema gemacht werden; weiterhin ist zu vermuten, dass in einer solchen Situation seitens der Patienten wenig Bereitschaft zur offenen Äußerung von Kritik besteht. Diesem Problem kann man jedoch durch eine anonyme schriftliche Befragung aus dem Wege gehen.

▶ **Fallbeispiel.** In einer europäischen Vergleichsstudie wurden Patienten in Hausarztpraxen danach befragt, welche Aspekte der medizinischen Versorgung ihnen besonders wichtig sind. In Deutschland beantworteten 429 Patienten aus 12 Praxen einen Fragebogen mit jeweils 56 Aussagen. Die Ergebnisse (Tab. **D-2.1**) zeigten, dass es aus Sicht der Patienten besonders wichtig ist, dass der Hausarzt im Notfall erreichbar ist, dass er Sorgfalt und genügend Zeit zum Zuhören und Erklären aufwenden sollte.

D-2.1 Was macht einen guten Hausarzt oder eine gute Hausarztpraxis aus? Die 20 ranghöchsten (von 56) Aussagen (aus: Klingenberg et al.)

Rang	Ein Hausarzt sollte …	% Angaben sehr wichtig oder besonders wichtig
1	Im Notfall schnell zur Hilfe sein	88,7
2	Sorgfältig sein	88,1
3	Genügend Zeit haben zum Zuhören/Reden/Erklären	87,5
4	Mir alles sagen, was ich über meine Krankheit wissen will	84,2
5	Es mir ermöglichen, offen über meine Probleme zu reden	82,4
6	Offen und ehrlich sein	81,9
7	Alle Informationen über seine Patienten vertraulich behandeln	81,7
8	Nützlichkeit von Medikamenten/Verordnungen kritisch abwägen	79,1
9	Über neueste Entwicklungen in der Medizin informiert sein	77,4
10	Zuhören können	76,1
11	Vorbeugende Maßnahmen anbieten	75,7
12	Schnelle Termine möglich machen	74,2
13	Untersuchung und Behandlung genau erklären	73,0
14	Ermutigen	69,5
15	Hausbesuche machen	69,4
16	Es ermöglichen, jedes Mal beim selben Arzt behandelt zu werden	68,8
17	Verstehen, was ich von ihm will	66,9
18	Über Spezialisten beraten	66,9
19	Meine Meinung ernst nehmen	66,9
20	Mir vertrauen	66,8

2.5 Umsetzung eines konkreten Qualitätsprojektes

Schon ein einmalig durchgeführtes Projekt kann die Aufmerksamkeit in der Praxis auf ein bestimmtes Gesundheitsproblem lenken und dadurch zu vorübergehenden Qualitätsverbesserungen führen. Eine systematische Qualitätsförderung ist jedoch grundsätzlich auf einen längeren Zeitraum ausgelegt und beinhaltet ein schrittweises Vorgehen. Es wäre illusorisch zu glauben, dass durch eine einmalige Aktion sofort das ideale Ziel erreicht wird.

In vielen Ländern arbeiten mittlerweile Gruppen von Allgemeinärzten mit dem Ziel der verbesserten Versorgung ihrer Patienten zusammen. Für diese Form der Gruppenarbeit haben sich die Begriffe „peer review groups" oder „quality circle" durchgesetzt, die am besten durch das deutsche Wort **Qualitätszirkel** (s. S. 603) zu übersetzen sind.

▶ **Merke:** Qualitätszirkel unterstützen die professionelle Selbstkontrolle durch gegenseitige interkollegiale Überprüfung.

2.5.1 Erster Schritt: Prioritäten festlegen

Zu Beginn sollte unter der Vielzahl von möglichen Problembereichen ein Aspekt herausgegriffen und in möglichst einfacher und klarer Form eingegrenzt werden. Die Auswahl des Problems kann dabei sowohl durch die Interessen der einzelnen Gruppenteilnehmer als auch durch äußere Faktoren (z. B. Beschwerden von Patienten, Beobachtungen des Praxispersonals, Pressemeldungen usw.) mitbestimmt werden. Auch Einzelbeobachtungen aus dem Praxisalltag wie z. B. eine Häufung nächtlicher Anrufe von Asthmatikern oder das Gefühl des Arztes, dass ihm einzelne Patientengruppen zunehmend „auf die Nerven" gehen, können zum Ausgangspunkt genommen werden. Die Gruppe kann zunächst auch eine Zusammenstellung ihrer wichtigsten Tätigkeitsbereiche erarbeiten und dann Hypothesen bilden, wie Mängel in der Versorgung zu erkennen sind (Tab. **D-2.2**).

Für die endgültige Festlegung der Prioritäten können folgende Punkte eine Richtschnur bilden:
- Ist das Problem häufig?
- Beeinflusst es die Behandlung?
- Erhöht es die Morbidität oder Mortalität?
- Ist es methodisch fassbar?
- Können auch die Praxishelferinnen für das Problem interessiert werden?
- Ist es kostengünstiger, das Problem zu lösen oder zu ignorieren?
- Fühlen die beteiligten Ärzte sich in der Lage, das Problem anzugehen?

D-2.2 Qualitätsförderung durch Analyse von Mängeln in der Versorgung (modifiziert nach Metcalfe)

Aufgabenbereich des Hausarztes (Beispiel)	Mögliche Folgen von strukturellen Versorgungsmängeln
Unterscheidung von krank und nicht krank	Unangemessene Verschreibung, unzureichende Anamnese und Untersuchung, unangemessene Überweisung
Behandlung akuter geringfügiger Probleme mit minimaler Intervention	Verschlechterung des Gesundheitszustandes durch Überbehandlung
Behandlung akuter ernsthafter Gesundheitsprobleme	Tod, vermeidbare Beeinträchtigung oder Behinderung
Prävention infektiöser Erkrankungen durch Immunisierung	Komplikationen: z. B. Masern-Enzephalopathie, Mumps-Orchitis, erhöhte Inzidenz von Polio, Diphtherie, Tetanus
Prävention chronischer Erkrankungen z. B. durch RR-Kontrolle, Gewichtsüberwachung, Nikotinabstinenz	Schlaganfall bei Hypertonikern, Myokardinfarkt bei Patienten mit koronaren Risikofaktoren
Kontrolle chronischer Erkrankungen, Schilddrüsenerkrankungen, Diabetes mellitus, Hypertonie	Z. B. Hyperthyreose und Herzversagen, Retinopathie, Amputation, Coma diabeticum, Schlaganfälle
Versorgung Sterbender	Unzufriedenheit der Verwandten, Zusammenbruch Pflegender, Notfalleinweisungen ins Krankenhaus

2.5.2 Indikatoren für die Qualität der Versorgung formulieren

Für den nächsten Schritt bei der Planung eines Qualitätsprojektes ist es notwendig, dass sich die Teilnehmer darauf einigen, was sie erreichen wollen. Die **Formulierung dieses Ziels** hängt zunächst davon ab, ob das Problem ohne viele Zwischenschritte leicht abgrenzbar ist und ein Erfolg auch leicht messbar wird. Dafür müssen möglichst eindeutige und einfach zu bestimmende Messgrößen oder **Indikatoren** formuliert werden. So kann sich ein Qualitätszirkel z. B. darauf einigen, dass alle Akten von Patienten mit Penizillinallergie auf der Vorderseite eindeutig gekennzeichnet werden müssen. Zur Überprüfung können die Helferinnen 100 konsekutive Akten durchgehen und diejenigen aussortieren, in denen ein Hinweis auf Penizillinallergie enthalten ist, die aber äußerlich nicht eindeutig gekennzeichnet sind. Außerdem kann der Arzt 100 konsekutive Patienten gezielt nach einer Penizillinallergie befragen und überprüfen, ob es Lücken in seiner bisherigen Dokumentation gibt.

2.5.3 Leitlinien nutzen

Sowohl im Praxisalltag als auch bei der Umsetzung eines Qualitätsprojektes können speziell für die hausärztliche Praxis entwickelte Leitlinien hilfreich sein.

▶ **Definition.** Leitlinien sind nach der Deutschen Gesellschaft für Allgemeinmedizin und Familienmedizin (DEGAM) „systematisch entwickelte Empfehlungen, die Grundlagen für die gemeinsame Entscheidungsfindung von Ärzten und deren Patienten zu einer im Einzelfall sinnvollen gesundheitlichen Versorgung darstellen".

Solche Leitlinien beschreiben demnach nicht, was diagnostisch und therapeutisch maximal möglich ist, sondern geben vielmehr Empfehlungen zu einer im Einzelfall angemessenen, bedarfsgerechten hausärztlichen Grundversorgung. Die DEGAM hat bereits 1999 damit begonnen, wissenschaftlich fundierte und zugleich praxiserprobte Leitlinien zu entwickeln. Leitlinien für die hausärztliche Praxis gehen dabei in der Regel von häufigen Patientenanliegen (z. B. „Kreuzschmerzen") und nicht einer bereits verifizierten Diagnose (z. B. Bandscheibenvorfall) aus. Typische Themen sind u. a.:

- Brennen beim Wasserlassen,
- Müdigkeit,
- Kopfschmerzen,
- Ohrenschmerzen,
- Harninkontinenz,
- ältere Sturzpatienten,
- Umgang mit pflegenden Angehörigen.

Weitere Themen und der aktuelle Entwicklungsstand finden sich unter: www.degam-leitlinien.de.
Alle Leitlinien durchlaufen einen festgelegten „Zehn-Stufen-Plan", der die Prinzipien der „evidence-based medicine" berücksichtigt. Soweit Studien zu einzelnen Empfehlungen einer Leitlinie vorliegen, wird die **„Stärke der Empfehlung" (A, B oder C)** bzw. der **„level of evidence" (sechsstufig: Ia bis IV)** angegeben. Steht in der Leitlinie ein „A" hinter einer Empfehlung, so liegen randomisierte kontrollierte Studien vor, die diese Empfehlung stützen. Ein „C" steht hingegen für „Expertenmeinungen" und somit für das Fehlen guter klinischer Studien. Dabei ist allerdings zu beachten, dass viele hausärztliche Vorgehensweisen in der Praxis bisher nicht untersucht worden sind und somit zum Teil keine genauen Angaben zur Güte der Empfehlungen möglich sind.
Besonderer Wert wird auf die Beteiligung der späteren Anwender gelegt. So wurden erste Entwürfe der Leitlinie „Brennen beim Wasserlassen" z. B. von 31 niedergelassenen Ärzten ausführlich beurteilt und kommentiert. In einem nächsten Schritt müssen sich alle DEGAM-Leitlinien in einem Praxistest bewähren. Auf diese Weise wird bereits in der Entwicklungsphase die Akzeptanz und Praktikabilität unter Praxisbedingungen festgestellt. Neben einer ausführlichen Langfassung zum Nachlesen, kann im Praxisalltag eine Kurzversion in Form einer doppelseitig bedruckten DIN-A5-Kunststoffkarte eingesetzt werden.

schritte leicht abgrenzbar ist und ein Erfolg auch leicht messbar wird.

2.5.3 Leitlinien nutzen

◀ Definition

DEGAM-Leitlinien für die hausärztliche Praxis gehen in der Regel von häufigen Patientenanliegen (z. B. „Kreuzschmerzen") und nicht einer bereits verifizierten Diagnose (z. B. Bandscheibenvorfall) aus.

Alle Leitlinien der DEGAM durchlaufen einen festgelegten „Zehn-Stufen-Plan", der die Prinzipien der „evidence-based medicine" berücksichtigt. Soweit Studien zu einzelnen Empfehlungen einer Leitlinie vorliegen, wird die „Stärke der Empfehlung" (A, B oder C) bzw. der „level of evidence" (sechsstufig: Ia bis IV) angegeben.

D-2.2 DEGAM-Leitlinie „Kreuzschmerzen" mit Modulen für Ärzte, Praxisteam und Patienten

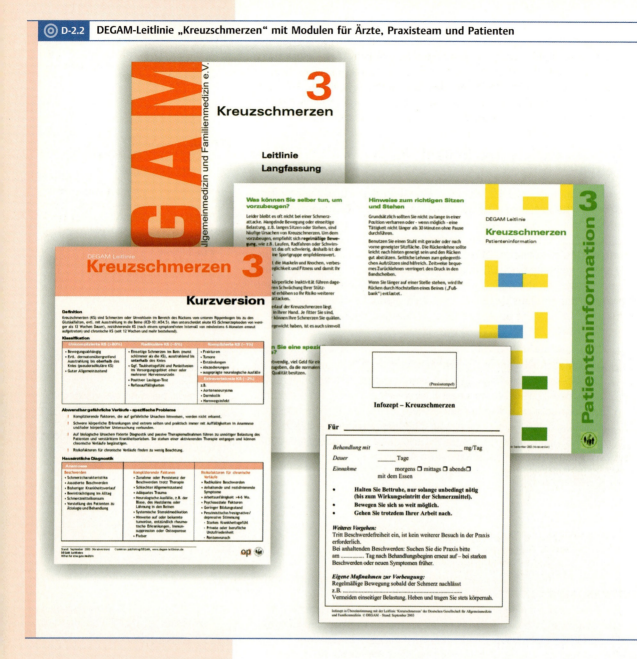

Auch die **Beteiligung von Praxismitarbeiterinnen und Patienten** ist fester Bestandteil des DEGAM-Konzeptes. So wird zu vielen Leitlinien ein kurzgefasster Telefonleitfaden für Praxismitarbeiterinnen entwickelt, der bei Anrufen von Patienten eine erste Vorklärung ermöglicht: Hat der Patient Schüttelfrost, Harnverhalt oder heftige Schmerzen? Falls ja: sofort mit dem Arzt verbinden. Auch erste Hinweise an den Patienten zur Vorbereitung des Praxisbesuchs werden vorgeschlagen: Bitte Fieber messen, bereits eingenommene Medikamente und ggf. Allergiepass mitbringen!

Um eine möglichst gute Mitarbeit der Patienten zu erreichen, werden **wichtige Empfehlungen in die Sprache der Patienten übersetzt.** Zu jeder Leitlinie werden daher inhaltlich abgestimmte Patienteninformationen entwickelt. In einem Patienten-Faltblatt, das an der Anmeldung oder im Wartezimmer bereitliegt, werden allgemeine Hinweise zum jeweiligen Problem gegeben: Was verursacht Brennen beim Wasserlassen? Was ist ein Harnwegsinfekt? Woher kommen Harnwegsinfekte? Sind Harnwegsinfekte gefährlich? Was können Sie selber tun? Was kann Ihr Arzt tun?

Zur Ausgabe im Sprechzimmer eignen sich individuell auf den Patienten abgestimmte „Infozepte". Diese sehen ähnlich wie ein Privatrezept aus und geben Informationen über medikamentöse und nichtmedikamentöse Maßnahmen, z. B. 2–3 Liter Flüssigkeit trinken, Wasserlassen nach Geschlechtsverkehr. Da viele Patienten bereits beim Verlassen des Sprechzimmers einen Teil der zuvor besprochenen Empfehlungen vergessen haben, sollen sie auf diese Weise in Erinnerung gebracht werden.

2.5.4 Der Kreislauf der Qualitätsförderung

Das Festlegen von Prioritäten und die Entwicklung von Kriterien sind nur die ersten beiden Schritte im Kreislauf der Qualitätsförderung. Der nächste Schritt besteht darin, mit einem geeigneten **Instrumentarium** (s.S. 597) Informationen über die derzeitige Vorgehensweise in der Praxis zu sammeln. Jetzt können erste Vergleiche zwischen der momentanen Realität und den vorher aufgestellten Kriterien angestellt werden (Abb. **D-2.3**):
- Handle ich entsprechend der Kriterien?
- Wenn nein: woran liegt das?
- Sind meine Kriterien realistisch?
- Was muss ich ändern, um die Kriterien in Zukunft erfüllen zu können?

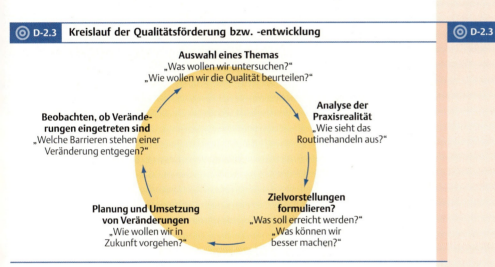

D-2.3 Kreislauf der Qualitätsförderung bzw. -entwicklung

2.6 Qualitätszirkel

Qualitätszirkel (QZ) niedergelassener Ärzte haben seit Beginn der 1990er Jahre eine breite Akzeptanz gefunden. Gab es 1993 nicht mehr als ca. 15–20 Qualitätszirkel in Deutschland, so waren es nach Angaben der Kassenärztlichen Vereinigungen zehn Jahre später bereits 5500 Gruppen, die sich als Qualitätszirkel bezeichneten. Gerade Hausärzte haben diese Entwicklung dankbar aufgenommen und sind anderen Fachgruppen vielerorts und oft mit gutem Beispiel vorangegangen.

2.6.1 Prinzipien

Im Qualitätszirkel findet sich eine Gruppe gleichrangiger Ärzte auf freiwilliger Basis zusammen, wobei zunächst jeder als „Experte seiner eigenen Praxis" gilt. Dadurch wird die Schaffung einer vertrauensvollen Atmosphäre erleichtert. Die Diskussion in der Gruppe sollte an eigenen Erfahrungen aus der täglichen Praxisarbeit anknüpfen, die systematisch und zielbezogen aufgearbeitet werden (Tab. **D-2.3**).

D-2.3 Prinzipien ärztlicher Qualitätszirkel

Ärztliche Qualitätszirkel arbeiten

- Auf freiwilliger Basis
- Mit selbstgewählten Themen
- Erfahrungsbezogen
- Im interkollegialen Diskurs
- Themenzentriert
- Systematisch
- Zielbezogen
- Kontinuierlich (ca. 6–12 × jährlich)
- Mit festem Teilnehmerkreis (ca. 6–15 Personen)
- Mit Ärzten gleicher oder unterschiedlicher Fachrichtung
- Von Moderatoren gestützt

Die Gegenüberstellung von Fremd- und Selbstbeurteilung sowie das Beispiel von Kollegen ermöglichen den Teilnehmern, ihre eigene Praxisroutine selbstkritisch zu hinterfragen und auf „blinde Flecken" aufmerksam zu werden.

▶ **Merke:** Qualitätszirkel stellen im Gegensatz zu traditioneller Fortbildung nicht das Wissen, sondern das Handeln der Teilnehmer ins Zentrum ihrer Arbeit.

Um den für eine konstruktive Diskussion unabdingbaren Erfahrungsbezug herzustellen, genügt es in der Regel nicht, die jeweils eigenen Ansichten über ein Thema auszutauschen. Um eine Reflexion des täglichen Handelns in der eigenen Praxis überhaupt erst zu ermöglichen, muss mehr Transparenz als bisher gewohnt geschaffen werden.

Der einfachste Weg, dies zu erreichen, ist die Vorstellung von Fällen (auf Grundlage der eigenen Praxisdokumentation) im „Reihum-Verfahren". Eine andere Möglichkeit ist die Schaffung eigener kleiner Dokumentationen, entsprechend dem gewählten Qualitätszirkelthema (z. B. 10 hintereinander folgende Beratungen). Derartige Dokumentationen machen die Qualitätszirkelarbeit spannend, weil sie im Vergleich aller Beteiligten in der Runde zeigen, dass es – gleichgültig zu welchem Bereich man dokumentiert hat – deutliche Unterschiede, aber auch Gemeinsamkeiten gibt.

2.6.2 Moderatorenfortbildung

Moderatoren haben als „primus inter pares" eine wichtige Funktion für die Initiierung von Qualitätszirkeln und für einen konstruktiven Arbeitsstil. In der Regel sind Moderatoren selbst niedergelassene Ärzte, die ein mehrtägiges Training durchlaufen haben. Das Training soll den Moderatoren Techniken zur positiven Beeinflussung von Gruppenatmosphäre und Diskussionsverlauf, aber auch – und das ist besonders wichtig – Methoden vermitteln, die das Handeln in der Praxis zum Diskussionsgegenstand werden lassen.

Das Moderatorentraining wird in der Regel von den Kassenärztlichen Vereinigungen organisiert und von externen Trainern durchgeführt. Vorsicht aber ist geboten beim Angebot reiner Moderationstechniken, bei denen Fallvorstellungen und Dokumentationsmethoden außen vor bleiben oder bei Trainern, die direkt aus der Fortbildungsabteilung eines Pharmaunternehmens stammen.

2.6.3 Beispiel QZ Pharmakotherapie

In mehreren Bundesländern wurden inzwischen **strukturierte, datenbasierte Qualitätszirkelprogramme** etabliert, in denen Hausärzte auf der Grundlage eigener Verordnungsdaten sowie evidenzbasierter Arzneimittelinformationen und Leitlinien ihr Verordnungsverhalten nach den Prinzipien der rationalen Pharmakotherapie diskutieren und optimieren. Diese Gruppen sind nach einem multimodalen Ansatz aufgebaut: Feedback (hier Verordnungsdaten), evidenzbasiertes Wissen (hier z. B. DEGAM-Leitlinien, Leitlinien der Arzneimittelkommission) sowie der soziale Einfluss und die Diskussionsmöglichkeiten in der Gruppe sind wichtige Parameter.

Der Moderator sorgt mithilfe einer Moderationsdramaturgie dafür, dass in der Diskussion eine **Balance zwischen der Reflexion individueller Verordnungsdaten, dem Erkennen von Verbesserungsmöglichkeiten, der Vermittlung aktuellen Wissens und der späteren Umsetzung in den Praxen** gehalten werden kann. Eine detaillierte Darstellung findet sich unter www.aqua-institut.de.

2.6.4 Bedeutung für die Allgemeinmedizin

Gerade für den Hausarzt, der täglich mit einer Vielzahl von Beratungsproblemen konfrontiert wird, die sich nicht üblichen Krankheitsbegriffen zuordnen lassen, können Qualitätszirkel eine Plattform für den fachlichen und emotionalen Austausch bieten, der oft jahrelang vermisst wurde. Nur durch gemeinsame Aufarbeitung des Praxisalltags wird für manche Teilnehmer ein integrierter hausärztlicher Arbeitsansatz deutlich, den ihnen die Aus- und Weiterbildung bisher nicht mit auf den Weg geben konnte.

Durch den Aufbau von Qualitätszirkeln ist nach unserer Beobachtung eine zunehmende Professionalisierung und Aufwertung des Selbstverständnisses der Fachgruppe möglich.

2.6.5 Qualitätsmanagement in der Hausarztpraxis

Mit dem zum 1.1.2004 in Kraft getretenen Gesundheitssystemmodernisierungsgesetz ist erstmals für alle Gesundheitseinrichtungen, also auch für Hausarztpraxen, eine Verpflichtung zu Einführung und Weiterentwicklung eines internen Qualitätsmanagements eingeführt worden. Infolge dieses Gesetzes hat sich ein breiter Anbietermarkt für **Qualitätsmanagement** entwickelt. **Beispielhaft** sollen hier **zwei Verfahren** dargestellt werden, die speziell auf die Hausarztpraxis zugeschnitten sind:

European Foundation for Quality Management (EFQM)

Das Modell der **European Foundation for Quality Management (EFQM)** zielt auf die Einführung eines umfassenden Qualitätsmanagements in Organisationen, seien es Betriebe, Krankenhäuser oder Praxen. Hierunter versteht man eine Managementmethode, die zur Optimierung der Qualität alle Mitglieder einer Organisation einbezieht und sich an Kunden sowie Prozessen orientiert. Das Modell **unterscheidet nach Befähigerkriterien** und **Ergebniskriterien**, die in einer Selbstbewertung erhoben werden.

Die **Befähigerkriterien** besagen, **wie** die **Qualität** erzielt wird und die **Ergebniskriterien**, **welche Qualität** erzielt wird.

Insgesamt gibt es **5 Befähigerkriterien** und **4 Ergebniskriterien** (Abb. **D-2.4**), die Elemente wie Praxisführung, Prozesse (z. B. Arbeitsplatzbeschreibungen, Arbeitsabläufe), Kundenergebnisse (z. B. Patientenzufriedenheit) und Schlüsselergebnisse (z. B. finanzieller Erfolg) beschreiben.

Eine externe Zertifizierung ist im EFQM-Modell nicht vorgesehen. Organisationen, die nach dem Modell arbeiten, können sich um den Europäischen Qualitätspreis oder in Deutschland um den Ludwig-Erhard-Preis bewerben.

In Deutschland hat eine Gruppe von Hausarztpraxen (www.qualitaetspraxen.de) das EFQM-Modell speziell auf den hausärztlichen Versorgungsbereich zugeschnitten und um Elemente wie Mitarbeiter- und Patientenbefragung sowie Musterhandbuch ergänzt.

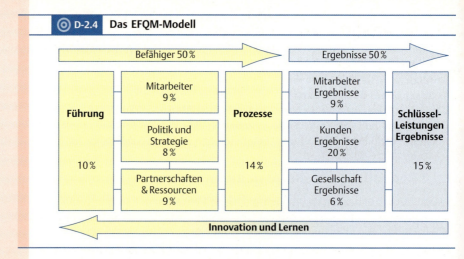

D-2.4 Das EFQM-Modell

Europäisches Praxisassessment (EPA)

Ausgehend von dem holländischen „Visitatie" oder „Visit-in-practice"-Programm, hat eine internationale Arbeitsgruppe um den Qualitätsexperten Richard Grol ein spezifisch hausärztliches Qualitätssystem entwickelt und bereits in 9 europäischen Ländern mit gutem Erfolg eingesetzt (www.praxisassessment.de).

Das **Grundkonzept von EPA** ist am sog. Kreislauf der Qualitätsförderung (s. o.) orientiert. Eine Bestandsaufnahme (Assessment) mithilfe eindeutiger und valider Indikatoren (s. o.) schafft Übersicht und zeigt Stärken und Schwächen auf. Der Besuch eines trainierten „Visitors" mit Begehung der Praxis und einer nachfolgenden Teambesprechung gibt edukatorische Anstöße und soll das gesamte Praxisteam für Veränderungen von Strukturen und Prozessen motivieren und unterstützen. Eine Besonderheit von EPA ist, dass der Visitor schon während der Teambesprechung über einen Online-Zugang zu einer Datenbank der jeweiligen Praxis zeigen und erläutern kann, wo sie im Vergleich zu anderen Praxen steht. Dieser Vergleich kann nach der Visitation von der Praxis systematisch, fortlaufend und anonym fortgesetzt werden (Benchmarking).

EPA unterscheidet 5 große Themenbereiche der Qualität:
- Infrastruktur,
- Menschen,
- Informationen,
- Finanzen,
- Qualität und Sicherheit.

Diese Themenbereiche (sog. „Domänen") bilden das Gedankengebäude für die Weiterentwicklung der Hausarztpraxis. Innerhalb der Domänen gibt es insgesamt 26 Unterthemen, sog. „Dimensionen". Diese werden durch 200 Indikatoren gebildet. Hinter den Indikatoren stehen mehr als 330 Fragen oder Informationen (erhoben über Selbstauskunft, Patienten- und Mitarbeiterbefragung sowie Praxisbegehung), mit denen eine Standortbestimmung erfolgt und eine Entwicklungsperspektive aufgezeigt wird.

2.6.6 Fehlervermeidung und Risikomanagement

Im Jahr 1999 erschien ein Bericht („To Err is Human") des amerikanischen Institute of Medicine, der für erhebliches Aufsehen sorgte: Auf der Basis empirischer Studien wurde errechnet, dass in amerikanischen Kliniken jährlich bis zu 98 000 Menschen aufgrund medizinischer Fehler sterben. Die Häufigkeit medizinischer Fehler ohne Todesfolge wurde um ein Vielfaches höher berechnet. In Großbritannien durchgeführte Studien ergaben vergleichbare Schätzungen. Entsprechende Studien aus Deutschland fehlen bislang.

2 Qualitätsförderung in der Allgemeinmedizin

Zunehmend wird gefordert, dass medizinische Fehler in Diagnostik und Therapie (vor allem auch Risiken von Unter- und Fehlversorgung) nicht mehr nur einer internen Aufsichtsroutine (oder auch dem Verschweigen) überlassen werden dürfen, sondern offensiv und nachvollziehbar erforscht und vermieden werden müssen.

▶ **Merke:** Obwohl aus hausärztlichen Praxen wesentlich weniger fehlergeneigte Prozesse und Kunstfehlervorwürfe bekannt sind als z.B. aus den Hochrisikobereichen der Anästhesie, Chirurgie oder Geburtshilfe, treten auch hier abwendbar gefährliche Verläufe auf.

Die Ursachen sind – ersten Hinweisen zufolge – möglicherweise in Besonderheiten der hausärztlichen Versorgung zu suchen, wie etwa der langfristigen und komplexen Betreuung von multimorbiden Patienten sowie großen Symptomvariationen, die klare Diagnosestellungen erschweren.
Die erste internationale Studie über medizinische Fehler in hausärztlichen Praxen bestätigte Ergebnisse aus anderen Bereichen (Kliniken, Luftfahrt etc.). Auch hier handelte es sich zumeist (rund 80%) um **Abwicklungsfehler** (etwas läuft nicht so wie eigentlich geplant), **lediglich 20% der Fehler beruhen auf mangelnden Kenntnissen bzw. Fertigkeiten.** Besonders häufig waren Medikationsfehler. Oft spielten Kommunikationsprobleme eine Rolle.
Als **fehlerbegünstigend** kristallisierten sich vor allem **folgende Faktoren** heraus:
- Teamworkfehler,
- Hektik,
- Unerfahrenheit,
- computerassoziierte Probleme,
- unklare Verantwortlichkeiten,
- ungenügendes Training des Praxispersonals.

Zukünftig sollen Praxen einfache, praktikable und kosteneffektive Werkzeuge (z.B. Checklisten) bzw. Methoden (z.B. EDV-gestützte Plausibilitätsprüfungen) bis hin zu Visitationskonzepten (gegenseitige Praxisbesuche) zur Verfügung gestellt werden, mit denen das Auftreten von Fehlern unwahrscheinlicher gemacht wird.
Wie Erfahrungen z.B. aus der Luftfahrt zeigen, ist dabei entscheidend, dass sich sukzessive eine regelrechte **„Fehler-" bzw. „Sicherheitskultur"** entwickelt. Dazu gehören vor allem folgende **Prinzipien**:
1. Es muss akzeptiert werden, dass überall und von jedem Fehler gemacht werden – völlig unabhängig davon, ob man ein „guter" oder „schlechter" Arzt ist.
2. Man kann aus Fehlern nur dann etwas lernen, wenn diese erkannt, offen gelegt und analysiert werden. Hier ist insbesondere das speziell für hausärztliche Praxen entwickelte, anonyme Frankfurter Fehlerberichts- und Lernsystem für Hausarztpraxen zu nennen: www.jeder-fehler-zaehlt.de.
3. Ein Anklagen derjenigen, die zu diesem Zweck freiwillig ihre Fehler offen legen, muss wann immer möglich vermieden werden (sog. No-blame-Approach).

Weiterführende Literatur zu diesem Kapitel finden Sie unter www.thieme.de/specials/dr-allgemeinmedizin/

◀ Zunehmend wird gefordert, dass medizinische Fehler in Diagnostik und Therapie erforscht und vermieden werden müssen.

◀ Merke

Die Ursachen sind möglicherweise u.a. in Besonderheiten der hausärztlichen Versorgung zu suchen.

Die erste internationale Studie über medizinische Fehler in hausärztlichen Praxen bestätigte Ergebnisse, dass es sich meist um **Abwicklungsfehler** handelt (80%), lediglich 20% der Fehler beruhen auf mangelnden Kenntnissen bzw. Fertigkeiten. Besonders häufig waren Medikationsfehler.

Durch praktikable und kosteneffektive Werkzeuge (z.B. Checklisten) bzw. Methoden soll das Auftreten von Fehlern unwahrscheinlicher gemacht werden.

Für die Fehlervermeidung wichtig ist die Entwicklung einer regelrechten **„Fehler"- bzw. „Sicherheitskultur"**.

3 Zusatzbezeichnungen für den Allgemeinarzt

Gernot Lorenz, Stefan Wilm

Um fachliches Interesse und Kompetenz zu vertiefen, die Praxis zu profilieren, Wartezeit auf eine Niederlassung oder eine verlängerte Weiterbildungsphase sinnvoller zu nutzen, können neben dem Facharzt für Allgemeinmedizin bzw. dem Facharzt für Innere und Allgemeinmedizin (Hausarzt) zusätzliche Qualifikationen erworben werden. Ob es berufsrechtlich erlaubt ist, diese auch auf dem Praxisschild oder im Rahmen des Praxismanagements anzukündigen, muss mit der zuständigen Landesärztekammer geklärt werden.

Die **(Muster-)Weiterbildungsordnung (MWBO)** nach den Beschlüssen des 106. Deutschen Ärztetages 2003 in Köln und den Ergänzungen von 2004 unterscheidet grundsätzlich:
1. 32 Gebiete (Facharzt),
2. Schwerpunkte (nicht in der Allgemeinmedizin),
3. **46 Zusatzweiterbildungen** (Tab. **D-3.1**).

Die MWBO wird ergänzt durch **(Muster-)Richtlinien** über den Inhalt der Weiterbildung. Wenn diese Richtlinien von den Landesärztekammern übernommen sind, enthalten sie verbindlich die näheren Beschreibungen zum **Inhalt der Weiterbildung**.

Neuerdings kann auch ein Allgemeinarzt von der Landesärztekammer anerkannte Weiterbildungen in zwei Gebieten als Facharztbezeichnungen führen. Ggf. kann die Berechtigung von der zuständigen Kassenärztlichen Vereinigung anerkannt werden, bestimmte spezialistische Leistungen als „Praxisbesonderheit" zu erbringen.

Der Allgemeinarzt kann (berufsbegleitend während oder nach seiner Weiterbildung) zusätzlich zu dieser die Berechtigungen zur Führung von Zusatzweiterbildungen erwerben (Tab. **D-3.1**). Die Voraussetzungen zum entsprechenden Erwerb sind für die einzelnen Bundesländer verbindlich in der **Weiterbildungsordnung (WBO) der jeweiligen Landesärztekammer** festgelegt. Rechtzeitig sollte sich der Interessent dort informieren.

D-3.1 Geeignete Zusatz-Weiterbildungen nach der Musterweiterbildungsordnung (MWBO) 2003/2004 (Auszüge)

1. Ärztliches Qualitätsmanagement
2. Akupunktur
3. Allergologie
4. Betriebsmedizin
5. Diabetologie
6. Flugmedizin
7. Geriatrie
8. Homöopathie
9. Manuelle Medizin/Chirotherapie
10. Medizinische Informatik
11. Naturheilverfahren
12. Notfallmedizin (Rettungsmedizin)
13. Palliativmedizin
14. Phlebologie
15. Physikalische Therapie und Balneologie
16. Proktologie
17. Psychotherapie
18. Rehabilitationswesen
19. Sozialmedizin
20. Spezielle Schmerztherapie
21. Sportmedizin
22. Suchtmedizinische Grundversorgung
23. Tropenmedizin

Alle Weiterbildungen werden mit einer Prüfung vor der zuständigen Landesärztekammer abgeschlossen.

Neben der Möglichkeit der Niederlassung besteht heute ein zunehmend vielfältigeres **Arbeitsfeld für Allgemeinärzte auch in Anstellung**: an medizinischen Versorgungszentren, an geriatrischen oder Rehabilitationskliniken, an Institutionen im öffentlichen Gesundheitswesen, in Verwaltung und Forschung, in arbeitsmedizinischen Einrichtungen oder den Medizinischen Diensten der Krankenkassen. Bei einem Teil dieser Arbeitsstellen werden zusätzliche Qualifikationen erwünscht oder erforderlich sein.

Weiterführende Literatur zu diesem Kapitel finden Sie unter www.thieme.de/specials/dr-allgemeinmedizin/

Anhang

1 Wichtige Formulare im Alltag der hausärztlichen Versorgung 612

1 Wichtige Formulare im Alltag der hausärztlichen Versorgung

Thomas Fischer, Stefan Wilm

Die vertragsärztliche Tätigkeit umfasst eine große Zahl von Verordnungen und anderen Maßnahmen, die von anderen Beteiligten im Gesundheitswesen umgesetzt und von der zuständigen Krankenkasse abgerechnet werden müssen. Zur besseren Abwicklung der vertragsärztlichen Versorgung wurden daher geeignete **Vordrucke** geschaffen, die **einheitlich im gesamten Bundesgebiet gültig** sind. Der **Vertragsarzt** darf nur solche Vordrucke verwenden, die ihm von seiner Kassenärztlichen Vereinigung oder von sonst autorisierten Stellen zur Verfügung gestellt worden sind. Er muss sie vollständig, sorgfältig und leserlich ausfüllen, mit dem Vertragsarztstempel versehen und persönlich unterzeichnen. Durchschläge der Formulare müssen aufbewahrt werden, zumeist für 10 Jahre. Im Folgenden sollen wichtige Vordrucke für den hausärztlichen Praxisalltag besprochen werden.

1.1 Krankenversichertenkarte/Abrechnungsschein für vertragsärztliche Behandlung

Die **Krankenversichertenkarte (KVK)** wurde **1994 eingeführt** und **ersetzt den früher üblichen Krankenschein**. Alle gesetzlich krankenversicherten bzw. freiwillig krankenversicherten Mitglieder der Krankenkassen sind im Besitz einer KVK. Sie muss grundsätzlich bei jedem Arztbesuch vorgelegt werden. Die KVK wird mittels **Eingabegerät** direkt in die EDV-Anlage der Praxis eingelesen. Im Notdienst verwenden die meisten Kollegen tragbare Einlesegeräte, die später an die Praxis-EDV angeschlossen werden, um die Daten zu übertragen.

Falls die KVK vom Patienten nicht vorgelegt werden kann bzw. die technische Anlage in der Praxis ausgefallen ist, kann ein so genanntes **Ersatzverfahren** durchgeführt werden. In diesen Fällen muss der Abrechnungsschein manuell ausgefüllt und unbedingt vom Patienten unterschrieben werden.

Die Krankenversichertenkarte darf nicht bei Arbeitsunfällen und Berufskrankheiten bzw. bei Kindergarten- oder Schulunfällen verwendet werden. Für diese Fälle gibt es besondere Vordrucke, die zwischen Ärzten und Unfallversicherungsträgern vereinbart wurden. Die Abb. **E-1.1** zeigt eine deutsche und die seit 2004 sukzessiv eingeführte europäische KVK.

E-1.1 Krankenversichertenkarten (KVK)

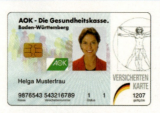
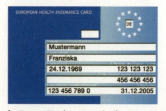

a Aktuelle deutsche KVK **b** Europäische KVK (sukzessive Einführung)

1.2 Notfall-/Vertretungsschein

Das Formular ist bei Notfällen, im kassenärztlichen Notdienst und im Vertretungsfall einzusetzen (bitte ankreuzen) und besteht aus dem ersten Blatt und zwei Durchschlägen (Abb. **E-1.2**).

1 Wichtige Formulare im Alltag der hausärztlichen Versorgung

E-1.2 Notfall-/Vertretungsschein

- Auf dem **ersten Blatt** sind neben den Diagnosen auch die entsprechenden Abrechnungsziffern und der weiterbehandelnde Arzt anzugeben.
- Auf dem **1. Durchschlag** sollen Befunde und therapeutische Maßnahmen für den Weiterbehandler festgehalten werden. Dabei ist es wichtig, diesen Durchschlag so zeitnah an den Weiterbehandler zu übermitteln, dass er bei einer etwaig notwendigen Weiterbehandlung über die notwendigen Informationen verfügt (z.B. über das initial eingesetzte Antibiotikum o.ä.). Dazu kann der Durchschlag dem Patienten ausgehändigt oder umgehend per Post versandt werden.
- Der **2. Durchschlag** verbleibt zur Dokumentation beim Behandler, das vordere Blatt geht zur Abrechnung zur KV.

besteht aus dem ersten Blatt und zwei Durchschlägen (Abb. **E-1.2**).
- Erstes Blatt: Angabe der Diagnose mit Abrechnungsziffern
- Durchschlag: Befunde und therapeutische Maßnahmen
- 2. Durchschlag: zur Dokumentation beim Behandler.

1.3 Überweisungsschein

Der Überweisungsschein (Abb. **E-1.3**) darf nur dann ausgestellt werden, wenn dem Vertragsarzt eine gültige KVK vorgelegen hat. In Ausnahmefällen, z.B. bei großer Dringlichkeit der durch die Überweisung veranlassten Maßnahmen oder zweifelsfreier Kassenzugehörigkeit, kann hiervon abgewichen werden. Der Arzt sollte stets angeben, ob die Überweisung zur kurativen Versorgung, zur Prävention oder zur Durchführung von Maßnahmen der sonstigen Hilfen erfolgt.

1.3 Überweisungsschein

Der Überweisungsschein darf nur dann ausgestellt werden, wenn dem Vertragsarzt eine gültige KVK vorgelegen hat (Abb. **E-1.3**). In Ausnahmefällen, z.B. bei großer Dringlichkeit, kann hiervon abgewichen werden.

▶ **Merke:** Im Hinblick auf das freie Arztwahlrecht des Versicherten darf in der Rubrik „Überweisung an" kein bestimmter Arzt angegeben werden, sondern lediglich die zutreffende Gebietsbezeichnung (z.B. Chirurg).

◀ Merke

E-1.3 Überweisungs-/Abrechnungsschein

Überweisungs-/Abrechnungsschein 06-2

Krankenkasse bzw. Kostenträger: AOK NIEDERSACHSEN
Name, Vorname des Versicherten: MUSTERMANN
geb. am: 31.12.45
Kassen-Nr.: 2014226
Vertragsarzt-Nr.: 0884211
Datum: 09/05/05

[X] Kurativ
[X] Ausführung von Auftragsleistungen

Überweisung an: RADIOLOGIE

Auftrag (bitte auch wichtige Befunde/Medikation angeben)/Diagnose/Verdacht:
RÖNTGEN THORAX 2 EBENEN
V.a. PNEUMONIE RE. BASAL

Dr. Thomas Fischer
Facharzt für Allgemeinmedizin
Phlebologie
Genfstraße 17 a
Tel. 0551/6 22 74, Fax 6 18 25
37079 Göttingen

08-83-224

Nicht zu verwenden bei Arbeitsunfällen, Berufskrankheiten und Schülerunfällen
Muster 6 (4.2005)

Überweisungsaufträge können erfolgen zur:
- Auftragsleistung,
- Konsiliaruntersuchung,
- Mit-/Weiterbehandlung.

Eine Auftragsleistung erfordert die genaue Angabe der Leistungen nach Art und Umfang, z.B. durch Angabe der präzisen Leistungsbezeichnung.

Im Feld **Auftrag/Diagnose/Verdacht** sollte der überweisende Arzt möglichst aussagekräftige Hinweise für den weiterbehandelnden Arzt einfügen, um steuernd in die Weiterbehandlung eingreifen zu können.

Nur bei der speziellen Zuweisung an ermächtigte Ärzte oder ärztlich geleitete Einrichtungen ist die Angabe des betreffenden Namens bzw. die genaue Anschrift möglich.
Überweisungsaufträge können erfolgen zur:
- Auftragsleistung,
- Konsiliaruntersuchung,
- Mit-/Weiterbehandlung an einen anderen Arzt oder Psychotherapeuten.

Eine Auftragsleistung erfordert die genaue Angabe der Leistungen nach Art und Umfang, z. B. durch Angabe der präzisen Leistungsbezeichnung. Der ausführende Arzt kann nur die im Auftrag definierten Leistungen berechnen. Eine Erweiterung dieses Auftrages bedarf der Zustimmung des überweisenden Kollegen, die vermerkt werden muss. Bei Mit-/Weiterbehandlung obliegt die Entscheidung über weiterführende Diagnostik und Therapie dem Spezialisten. Er ist zur Mitteilung der Befunde und eingeleiteten Maßnahmen, meist in Form eines Arztbriefes, verpflichtet.

Im Feld **Auftrag/Diagnose/Verdacht** sollte der überweisende Arzt möglichst aussagekräftige Hinweise für den weiterbehandelnden Arzt einfügen, um steuernd in die Weiterbehandlung eingreifen zu können. Leider lässt das Textfeld hierzu nur wenig Platz. Sinnvoll wäre die Angabe relevanter anamnestischer Informationen, bisheriger Therapieversuche und einer Verdachtsdiagnose. Eine aktuelle Studie zeigt, dass es hier erhebliche qualitative Defizite gibt. Wenn Hausärzte ihre Rolle als „gatekeeper" ausfüllen wollen, ist die Übermittlung ausführlicher Informationen unabdingbar. In anderen Ländern (vorzugsweise mit Primärarztsystem, z. B. England) ist es bei Überweisungen üblich, ausführliche Arztbriefe mitzugeben, um den Weiterbehandler umfassend zu informieren. Hierdurch bieten sich unter Umständen Möglichkeiten zur Einsparung von Ressourcen z. B. durch Vermeidung von Doppeluntersuchungen.

1.4 Verordnung von Krankenhausbehandlung

Bei der Verordnung von Krankenhausbehandlung sollte der Vertragsarzt **prüfen, ob eine medizinische Notwendigkeit vorliegt und ob häusliche Krankenpflege anstelle der Krankenhausbehandlung ausreicht.** Der Vordruck (Abb. **E-1.4**) ist nicht zu verwenden bei Behandlungen in Vorsorge- und Rehabilitationseinrichtungen. Erfolgt die Krankenhausbehandlung aufgrund eines Unfalls, von Unfallfolgen oder eines Versorgungsleidens, ist eine entsprechende Kennzeichnung vorzunehmen, damit die Krankenkassen ggf. Kosten gegenüber Dritten geltend machen können. Für die Aufnahmeärzte im Krankenhaus ist es hilfreich, wenn möglichst detaillierte Angaben zu Symptomen, Befunden, bisherigen Maßnahmen, Dauermedikation, Vorerkrankungen und ggf. Angehörigen notiert werden. Wichtige Vorbefunde sollten in Kopie beigefügt werden. Blatt 1 und 2 gehen mit dem Patienten ins Krankenhaus, Blatt 3 verbleibt als Dokumentation beim einweisenden Arzt.

E-1.4 Formular zur Verordnung von Krankenhausbehandlung

1.5 Verordnung häuslicher Krankenpflege

Häusliche Krankenpflege durch geeignete Pflegekräfte kann verordnet werden, wenn:
- eine Krankenhausbehandlung zwar geboten, aber nicht ausführbar ist (z. B. wenn die Trennung einer erkrankten Person vom häuslichen Umfeld den Erkrankungszustand nachteilig beeinflussen würde),
- eine Krankenhausbehandlung dadurch nicht erforderlich wird bzw. abgekürzt werden kann,
- das Ziel der ärztlichen Behandlung dadurch gesichert wird (z. B. bei der häuslichen Betreuung chronisch Kranker, multimorbider oder terminaler Patienten, deren Erkrankung durch stationäre Maßnahmen nicht mehr zu beeinflussen ist).

Der Arzt bestätigt durch die Verordnung, dass keine im Haushalt lebende Person die Maßnahmen übernehmen kann. Alle Verordnungen sind genehmigungspflichtig durch die Krankenkasse (Abb. E-1.5).

Häusliche Krankenpflege kann folgende Bereiche umfassen:
- Behandlungspflege,
- Grundpflege,
- hauswirtschaftliche Versorgung.

▶ **Merke:** Die **Behandlungspflege** dient zur Sicherung der ärztlichen Behandlung und ist Regelleistung der Krankenkassen, die zeitlich unbegrenzt gewährt werden kann.

Die **Grundpflege** kann als Krankenhausvermeidungspflege initial über einen Zeitraum von 14 Tagen verordnet werden; begründete Verlängerungen sind möglich. Längerfristige Grundpflege fällt in den Bereich der Pflegeversicherung, die der Patient bzw. seine Angehörigen beantragen müssen. Auf Krankenhausvermeidungspflege besteht ein Anspruch auf bis zu 4 Wochen im Jahr. Zum Umfang der Leistungen siehe Tab. E-1.1.

Die einzelnen im Rahmen einer Behandlungspflege zu erbringenden Leistungen müssen bei der Verordnung genau bezeichnet werden.

▶ **Merke: Grundpflege** umfasst allgemein pflegerische Maßnahmen wie Betten und Lagern, Körperpflege, Hilfen im hygienischen Bereich, Körpertemperatur messen sowie Tag- und Nachtwachen.

E-1.1 Leistungen bei häuslicher Krankenpflege

Behandlungspflege	• Verbandwechsel, Kompressionsverbände • Pflege von versorgten Wunden • Subkutane und intramuskuläre Injektionen • Wechsel von Harnkathetern einschließlich Spülungen • Blutzuckerkontrolle und Führen eines Messprotokolls • Einreibungen und Wickel • Herrichten und Verabreichen der Medikamente • Dekubitusversorgung • Einläufe • Bewegungstraining
Grundpflege	• Pflege, z. B. Dekubitusprophylaxe • Tagwache • Nachtwache • Waschen • Ankleiden
Hauswirtschaftliche Versorgung	

E-1.5 Formular: Verordnung häuslicher Krankenpflege

Verordnung häuslicher Krankenpflege — 12

NIEDERSACHSEN

Name, Vorname des Versicherten: MUSTERFRAU
geb. am: 13.3.23
Kassen-Nr.: 2014226
Vertragsarzt-Nr.: 0884211
Datum: 09/05/05

[X] Erstverordnung
vom 090505 bis 130505

Verordnungsrelevante Diagnose(n) / Besonderheiten lt. Verzeichnis:
Z.u. OBERSCHENKELHALSFRAKTUR S720Z
DIABETES MELITUS TYP II, INSULINBEHANDELT E11.9, DEKUBITUS 289

Häusliche Krankenpflege erfolgt: [X] zur Sicherung der ambulanten ärztlichen Behandlung

Folgende Maßnahmen sind notwendig:

Behandlungspflege:

- [X] Blutzuckermessung — 2 x tgl.
- [X] Dekubitusbehandlung — 1 x tgl.
  Lokalisation/Grad/Größe: RECHTS-GLUTEAL BETONT, CA. 10 CM
- [X] Injektionen: [X] s.c. — 2
- [X] Medikamentengabe: [X] verabreichen
  Präparate: INSULIN ACTRAPHANE 30 MORGENS 28 IE, ABENDS 8 IE
  SONSTIGE MED. S. VERORDNUNGSPLAN

Grundpflege:

- [X] Ausscheidungen (Hilfe, Kontrolle und Training)
- [X] Ernährung — 3
- [X] Körperpflege — 1

Hauswirtschaftliche Versorgung: TÄGLICH

Dr. Thomas Fischer
Facharzt für Allgemeinmedizin
Phlebologie
Genfstraße 17 a
Tel. 0551/6 22 74, Fax 6 18 25
37079 Göttingen

Die **hauswirtschaftliche Versorgung** umfasst Arbeiten, die zur Grundversorgung des Erkrankten notwendig sind.

Venöse Blutentnahmen oder i. v. Infusionen sind nicht verordnungsfähig.
Die **hauswirtschaftliche Versorgung** umfasst Arbeiten, die zur Grundversorgung des Erkrankten notwendig sind, z. B. Einkaufen oder Zubereiten von Mahlzeiten, Reinigung der Wohnung usw. Bei Verlängerung der häuslichen Krankenpflege muss der Formularsatz erneut ausgefüllt werden. Sofern sich gegenüber der Vorbescheinigung nichts geändert hat, kann dabei auf die Angaben der Diagnosen und Befunde verzichtet werden.

1.6 Kassenrezept

Auf dem unteren Rand ist die Arztnummer des Kassenarztes einzutragen (Abb. E-1.6).

Das **Kassenrezept** (Abb. **E-1.6**) dient zur Verordnung von Arzneimitteln u. a., die zu Lasten der Gesetzlichen Krankenversicherung verordnungsfähig und verschreibungspflichtig sind. Nicht verschreibungspflichtige Arzneimittel, so genannte OTC-Präparate („over the counter" – etwa Abführmittel, Erkältungsmedikamente), muss der Patient seit 2004 selbst bezahlen. Das Kassenrezept ist zum Zweck der maschinellen Rezepterfassung auf dem unteren Rand mit der Arztnummer des Kassenarztes gekennzeichnet.

▶ Merke

▶ **Merke: Betäubungsmittel** dürfen aufgrund der Betäubungsmittelverschreibungsverordnung nur auf einem **dreiteiligen amtlichen Formblatt** verordnet werden.

Bedeutung des Feldes „Aut idem": Das angegebene Präparat darf nicht durch ein preiswerteres substituiert werden.

Bitte beachten Sie die Bedeutung des Feldes „Aut idem". Entgegen der wörtlichen Bedeutung veranlassen Sie den Apotheker durch das Ankreuzen, dass er nur das angegebene Präparat herausgeben muss und nicht durch ein preiswerteres substituieren darf. Üblicherweise dieses Feld nicht angekreuzt. Der Apotheker ist dann bei Generika verpflichtet, ein Präparat aus dem unteren Preisdrittel herauszugeben.

▶ Merke

▶ **Merke:** Es dürfen maximal **3 Präparate pro Rezept** verordnet werden; wenn weniger verordnet wird, empfiehlt es sich, den Leerraum durchzustreichen, um Manipulationen zu verhindern.

Das Kästchen „Gebühr frei" darf nur angekreuzt werden, wenn der von der Krankenkasse ausgestellte Befreiungsausweis im Original vorliegt oder der Patient das 18. Lebensjahr noch nicht vollendet hat.

E-1.6 Kassenrezept

Durch Ankreuzen von „Noctu" entfällt die sonst ab 20 Uhr anfallende Nachtgebühr der Apotheken. Sie sollten dies jedoch nur ankreuzen, wenn es sich um einen „echten" Notfall handelt.

Über das Rezeptformular werden auch Hilfsmittel (z. B. Kompressionsstrümpfe o. ä.) rezeptiert; dann muss Kästchen 7 angekreuzt werden, damit die Kosten nicht dem Arzneimittelbudget der Praxis zufallen. Hierzu werden die Hilfsmittel in Textform gemäß Katalog spezifiziert. Die Angabe einer Diagnose gemäß ICD-10 ist hier notwendig.

1.7 Heilmittelverordnung

Die Verordnung von Heilmitteln erfolgt auf einem eigenen Formular (Abb. **E-1.7**). Die Möglichkeiten der Verordnung werden durch den so genannten **Heilmittelkatalog** (Tab. **E-1.2**) reglementiert. In diesem Katalog finden sich in Abhängigkeit von der Diagnose Vorgaben zur Art der zu verordnenden Therapie (z. B. Krankengymnastik, Wärmetherapie, etc.) und zur Verordnungsmenge.

Durch Ankreuzen von „Noctu" entfällt die sonst ab 20 Uhr anfallende Nachtgebühr der Apotheken.

1.7 Heilmittelverordnung

Die Verordnung von Heilmitteln erfolgt auf einem eigenen Formular (Abb. **E-1.7**). Dabei sind die Möglichkeiten der Verordnung durch den so genannten **Heilmittelkatalog** (Tab. **E-1.2**) reglementiert.

E-1.7 Heilmittelverordnungsformular

E-1.2 Auszug aus dem Heilmittelkatalog

Leitsymptomatik: Therapieziel	Schädigung / Funktionsstörung	Heilmittelverordnung im Regelfall
a) Funktionsstörungen/Schmerzen durch Gelenkfunktionsstörung, Gelenkblockierung (auch ISG oder Kopfgelenke) Ziel: Funktionsverbesserung, Schmerzreduktion durch Verringern oder Beseitigen der Gelenkfunktionsstörung		**A** KG/MT **C** TR/WT/KT
b) Funktionsstörungen/Schmerzen, Fehl- oder Überbelastung diskoligamentärer Strukturen Ziel: Funktionsverbesserung, Verringerung, Beseitigung der Fehl- oder Überbelastung diskoligamentärer Strukturen		**A** KG **C** TR
c) Muskeldysbalance, -insuffizienz, -verkürzung Ziel: Wiederherstellung, Besserung der gestörten Muskelfunktion		**A** KG/KGG **B** ÜB/CHG
d) Segmentale Bewegungsstörungen Ziel: Wiederherstellung, Besserung der gestörten Beweglichkeit		**A** KG/MT **B** ÜB/CHG **C** WT/KT
e) Schmerzen/Funktionsstörungen durch Muskelspannungsstörungen; Verkürzung elastischer und kontraktiler Strukturen, Gewebequellungen, -verhärtungen, -verklebungen Ziel: Regulierung der schmerzhaften Muskelspannung, der Durchblutung, des Stoffwechsels, Beseitigung der Gewebequellungen, -verhärtungen und -verklebungen		**A** KMT **B** UWM/SM/PM/BGM **C** ET/WT/KT/HEB

Abkürzungen der aufgeführten Heilmittel
BGM: Bindegewebsmassage
CHG: Chirogymnastik
ET: Elektrotherapie
HEB: Hydroelektrische Bäder
KG: Allgemeine Krankengymnastik
KGG: Gerätegestützte Krankengymnastik
KMT: Klassische Massagetherapie
KT: Kältetherapie
MT: Manuelle Therapie
PM: Periostmassage
SM: Segmentmassage
TR: Traktionsbehandlung
UWM: Unterwasserdruckstrahlmassage
ÜB: Übungsbehandlung
WT: Wärmetherapie (ggf. spezifizieren, z. B. Fango, Heißluft, etc.)

Im Regelfall können Serien à 6–10 Behandlungen verordnet werden, die dann zumeist bis zu zweimal wiederholt werden können (Folgeverordnung). Dauerbehandlungen oder Behandlungen außerhalb des Regelfalles müssen entsprechend gekennzeichnet und auch durch die jeweilige Krankenkasse genehmigt werden.

▶ **Merke**

▶ **Merke:** Die Verordnung von Heilmitteln ist ähnlich wie die Verordnung von Medikamenten budgetiert.

Auf dem Formular muss angegeben werden, ob es sich um eine **Erst-** oder **Folgeverordnung** handelt.
Die Therapie kann am Wohnort des Patienten als **Hausbesuch** verordnet werden, z. B. bei älteren, immobilen Patienten.

Auf dem Formular muss angegeben werden, ob es sich um eine **Erst-** oder **Folgeverordnung** handelt. Verordnungen außerhalb des Regelfalles sind zu vermerken. Wenn keine Angabe zum Behandlungsbeginn gemacht wird, muss die Therapie innerhalb von 10 Tagen nach dem Ausstellungsdatum beginnen. Es ist möglich, die Behandlung am Wohnort des Patienten als **Hausbesuch** zu verordnen, was gerade bei älteren, immobilen Patienten sinnvoll sein kann. Die Verordnung als Hausbesuch ist jedoch nur möglich, wenn entsprechende „zwingende medizinische" Gründe vorliegen. Auf dem Formular kann vermerkt werden, ob vom Therapeuten ein Therapiebericht erwünscht wird. Das Behandlungsintervall (Anzahl pro Woche) kann je nach therapeutischem Ziel gewählt werden, jedoch nur im Rahmen der Vorgaben des Heilmittelkatalogs.

Die anzugebende Verordnungsmenge wird durch den Heilmittelkatalog entsprechend der Indikation vorgegeben.
Der **Indikationsschlüssel** des Heilmittelkatalogs ist 3 oder 4 Zeichen lang und ergibt sich aus der Diagnosegruppe sowie der Leitsymptomatik. Er hat keinen Bezug zum ICD-10. Die Kodierung nach ICD-10 erfolgt im Feld „Diagnose mit Leitsymptomatik".

Die anzugebende Verordnungsmenge wird durch den Heilmittelkatalog entsprechend der Indikation vorgegeben. Dabei soll in erster Linie das im Heilmittelkatalog unter [A] benannte **vorrangige Heilmittel** zum Einsatz kommen. Ist die Durchführung des vorrangigen Heilmittels aus in der Person liegenden Gründen nicht möglich, so kann als Alternative eines der **optionalen Heilmittel** [B] verordnet werden. Zusätzlich zu [A] oder [B] kann zur Verbesserung der Therapieeffizienz ein ergänzendes Heilmittel [C] verordnet werden. Liegen komplexe Schädigungsbilder vor, kann die standardisierte Heilmittelkombination [D] verordnet werden (Tab. **E-1.2**). Der **Indikationsschlüssel** des Heilmittelkatalogs ist 3 oder 4 Zeichen lang und ergibt sich aus der Diagnosegruppe sowie der Leitsymptomatik. Er hat keinen Bezug zum ICD-10. Die Kodierung nach ICD-10 erfolgt im Feld „Diagnose mit Leitsymptomatik". Wenn die Therapieziele des Heilmittelkatalogs nicht ausreichend sind, können Ergänzungen eingetragen werden.

1.8 Arbeitsunfähigkeitsbescheinigung (AU)

Bei der AU wird nach Erst- und Folgebescheinigungen unterschieden. Es ist das Datum des Beginns sowie die voraussichtliche Dauer zu vermerken. Der Beginn der AU darf nur in begründeten Ausnahmefällen und dann nur maximal 3 Tage vor dem Ausstellungsdatum liegen („Rückdatierung"). Die Diagnose ist nach ICD-10 zu kodieren (Abb. **E-1.8**). Bei Zweifel an der AU kann z. B. eine Kontrolle durch den Medizinischen Dienst der Krankenkassen (MDK) im unteren Teil des Formulars angefordert werden – ein Vorgang der jedoch tief in das Vertrauensverhältnis zwischen Arzt und Patient eingreift.

1.8 Arbeitsunfähigkeitsbescheinigung (AU)

Bei der AU wird nach Erst- und Folgebescheinigungen unterschieden (Abb. **E-1.8**). Es ist das Datum des Beginns sowie die voraussichtliche Dauer zu vermerken.

E-1.8 Arbeitsunfähigkeitsbescheinigung

1.9 Verordnung einer Krankenbeförderung

Zu Lasten der Gesetzlichen Krankenversicherung nur unter bestimmten Bedingungen.

▶ **Merke**

Die Verordnung einer Krankenbeförderung (Abb. **E-1.9**) zu Lasten der Gesetzlichen Krankenversicherung ist nur unter bestimmten Bedingungen möglich.

▶ **Merke:** Die Vorgabe lautet, die Krankenbeförderung nur zu verordnen, wenn der Versicherte wegen Art und Schwere der Erkrankung nicht zu Fuß gehen oder ein öffentliches Verkehrsmittel benutzen kann, die Benutzung eines privaten PKW nicht in Betracht kommt und die Fahrt im Zusammenhang mit einer Leistung der Krankenkasse zwingend medizinisch notwendig ist.

Die Verordnung der Krankenbeförderung (Abb. **E-1.9**) ist möglich:
- zur Einweisung ins Krankenhaus
- bei Dialysetherapie
- bei Chemo- oder Strahlentherapie
- bei dauerhafter Mobilitätseinschränkung.

Möglich ist nach wie vor die Verordnung zur Einweisung in das Krankenhaus und bei ambulanten Operationen. Bei ambulanten Behandlungen ist die Verordnung nur im Ausnahmefall möglich und bedarf der Genehmigung durch die jeweilige Krankenkasse. Weiterhin verordnungsfähig sind Transporte
- bei Dialysetherapie,
- bei onkologischer Chemo- oder Strahlentherapie,
- bei dauerhafter Mobilitätseinschränkung (ein entsprechender Schwerbehindertenausweis ist vom Patienten vorzulegen).

Bei der **Wahl des Transportmittels** sind strikte Vorgaben zu beachten.

Bei der **Wahl des Transportmittels** sind strikte Vorgaben zu beachten. So ist die Verordnung einer Krankenfahrt mit Taxi oder Mietwagen nur zulässig, wenn der Patient die genannten Ausnahmebedingungen erfüllt. Die **Verordnung eines Krankentransportwagens** ist wiederum nur möglich, wenn während der Fahrt eine fachliche Betreuung notwendig ist oder ein Transport durch ein weniger aufwendiges Beförderungsmittel nicht möglich ist. Die **Verordnung eines Rettungswagens** ist nur bei einem Notfall zulässig.

E-1.9 Verordnung einer Krankenbeförderung

1.10 Gesundheitsuntersuchung

Die Gesundheitsuntersuchung (Abb. **E-1.10**) kann bei Frauen und Männern ab dem 35. Lebensjahr alle zwei Jahre abgerechnet werden. Sie dient vor allem der Früherkennung häufig auftretender Erkrankungen (Herz-Kreislauf) Nierenerkrankungen, Diabetes mellitus.

1.10 Gesundheitsuntersuchung

Die Gesundheitsuntersuchung (Abb. **E-1.10**) kann bei Frauen und Männern ab dem 35. Lebensjahr alle 2 Jahre abgerechnet werden. Sie dient vor allem der Früherkennung häufig auftretender Erkrankungen.

E-1.10 Gesundheitsuntersuchung

Berichtsvordruck Gesundheitsuntersuchung
Teil a (mit der Abrechnung der KV zuleiten)

Beleg nicht knicken!
Beleg-Nr. 65567041

Krankenkasse
- AOK [X]
- BKK [ ]
- IKK [ ]
- Landwirtsch. Krankenkasse [ ]
- Bundesknappschaft [ ]
- VdAK [ ]
- AEV [ ]

Alter
- unter 35 [ ]
- 50–54 [ ]
- 70–74 [ ]
- 35–39 [ ]
- 55–59 [X]
- 75–79 [ ]
- 40–44 [ ]
- 60–64 [ ]
- 80 u. älter [ ]
- 45–49 [ ]
- 65–69 [ ]

Geschlecht
- weiblich [ ]
- männlich [X]

Es wird gleichzeitig eine Krebsfrüherkennungsuntersuchung durchgeführt? ja [X]

Anamnese
Es wurde bereits eine Gesundheitsuntersuchung nach den Richtlinien durchgeführt? ja [X]

Vorbestehende Krankheiten

	in der Eigenanamnese	in der Familienanamnese
Hypertonie	[X]	[X]
koronare Herzkrankheit	[ ]	[X]
sonst. arter. Verschlußkrankheit	[ ]	[ ]
Diabetes mellitus	[ ]	[X]
Hyperlipidämie	[X]	[X]
Nierenkrankheiten	[ ]	[ ]
Lungenerkrankung	[ ]	[ ]

Persönliche Risikofaktoren
- Nikotinabusus [X]
- Adipositas [X]
- dauerhafte emotionale Belastungsfaktoren [ ]
- Alkoholabusus [ ]
- Bewegungsmangel [X]

Arztstempel
08-83-224
Dr. Thomas Fischer
Facharzt für Allgemeinmedizin
Phlebologie
Genfstraße 17 a
Tel. 0551/6 22 74, Fax 6 18 25
37079 Göttingen

Befunde
krankhafte Veränderungen (ohne interkurrente Befunde)
- Brustkorb (Inspektion) [ ]
- Bewegungsapparat [X]
- Herzauskultation [ ]
- Haut [ ]
- Lungenauskultation [ ]
- Sinnesorgane [ ]
- Abdomenpalpation (einschl. Nierenlager) [ ]
- Nervensystem [ ]
- Fußpulse [ ]
- Psyche [ ]
- Karotisauskultation [ ]

Blutdruck
- bis 140/90 mmHg [X]
- bis 180/105 mmHg [ ]
- bis 160/95 mmHg [ ]
- über 180/105 mmHg [ ]

Der relativ höhere Wert (systolisch oder diastolisch) bestimmt die Klassenzugehörigkeit (z.B.: 150/100 mmHg= bis 180/105 mmHg). Bei Werten über 140/90 mmHg ist eine zweite Messung durchzuführen und der Mittelwert aus beiden Messungen für die Klassenzuordnung zugrunde zu legen.

Labor
Blut
Gesamtcholesterin:
- bis 200 mg/dl [ ]
- 201 bis 220 mg/dl [ ]
- 221 bis 250 mg/dl [X]
- 251 bis 300 mg/dl [ ]
- über 300 mg/dl [ ]

Bestimmung des HDL/LDL-Cholesterins veranlaßt? ja [X]

Glukosewert auffällig? ja [ ]

Harn
- Eiweiß positiv [ ]
- Ery/Hb positiv [ ]
- Leukozyten positiv [ ]
- Glukose positiv [ ]
- Nitrit positiv [ ]

Dieser Beleg kann manuell oder maschinell ausgefüllt werden.
Den Beleg nur mit schwarzem oder blauem Kugelschreiber ausfüllen.
Bitte so ausfüllen [X]

Neue Diagnose / Verdachtsdiagnose
(ohne interkurrente Erkrankungen)

neu gestellte Diagnose	davon behandlungsbedürftig	Abklärungsdiagnostik bei Verdacht auf bisher unbekannte Erkrankung eingeleitet
Hypertonie [X]	[ ]	[ ]
koronare Herzkrankheit [ ]	[ ]	[ ]
arterielle Verschlußkrankheit [ ]	[ ]	[ ]
Diabetes mellitus [ ]	[ ]	[ ]
Hyperlipidämie [ ]	[ ]	[ ]
Nierenerkrankung [ ]	[ ]	[ ]
Lungenerkrankung [ ]	[ ]	[ ]
orthopädische Erkrankung [X]	[ ]	[ ]
Hauterkrankung [ ]	[ ]	[ ]
Erkrankung des Nervensystems [ ]	[ ]	[ ]
Erkrankung der Psyche [ ]	[ ]	[ ]
andere Krankheiten [ ]	[ ]	[ ]

Folgende Maßnahmen wurden veranlaßt
- Ernährungsumstellg./Diätber. [X]
- neu verordnete medikamentöse Therapie [X]
- Nikotinentwöhnung [ ]
- sonstiges [ ]
- Bewegungstraining [X]
- keine speziellen Maßnahmen [ ]
- Entspannungstechniken [ ]

Sie besteht aus einer ausführlichen **Anamnese** verbunden mit einem **Ganzkörperstatus** sowie **Laboruntersuchungen**. Nach Abschluss der diagnostischen Maßnahmen muss eine Beratung auf der Basis des individuellen Risikoprofils des Patienten durchgeführt und auf dem Formular dokumentiert werden.

Weiterführende Literatur zu diesem Kapitel finden Sie unter www.thieme.de/specials/dr-allgemeinmedizin/

Quellenverzeichnis

Abbildungen

A 6-1 Füeßl, Middeke: Duale Reihe Anamnese und Klinische Untersuchung. 3. Aufl., Thieme, Stuttgart 2005
A 6-2 mit freundlicher Genehmigung von Deutsches Grünes Kreuz, Marburg
A 7-3 BKK-Gesundheitsbericht 2004, BKK Bundesverband, Essen 2004
A 8-1 Arzneiverordnungsreport 2005, Springer, Heidelberg 2006
A 8-2 Arzneiverordnungsreport 2005, Springer, Heidelberg 2006
A 15-1
  Copyright by Beltz Test GmbH, Göttingen; Bezugsquelle des Mini-Mental-Status-Test: Testzentrale Göttingen, Robert-Bosch-Breite 25, 37079 Göttingen, Tel. 0511–506880, Fax 0551–5068824
A 15-2 Köther, Thiemes Altenpflege. Thieme, Stuttgart 2005
A 16-1 Sitzmann, F.C. (Hrsg.): Duale Reihe Pädiatrie. 2. Aufl., Thieme, Stuttgart 2002
A 16-2 Sitzmann, F.C. (Hrsg.): Duale Reihe Pädiatrie. 2. Aufl., Thieme, Stuttgart 2002
A 16-3 Füeßl, Middeke: Duale Reihe Anamnese und Klinische Untersuchung. 3. Aufl., Thieme, Stuttgart 2005
A 16-4 Füeßl, Middeke: Duale Reihe Anamnese und Klinische Untersuchung. 3. Aufl., Thieme, Stuttgart 2005
A 19-2 Möller, Laux, Deister: Duale Reihe Psychiatrie und Psychotherapie. 3. Aufl., Thieme, Stuttgart 2005
A 19-3 Möller, Laux, Deister: Duale Reihe Psychiatrie und Psychotherapie. 3. Aufl., Thieme, Stuttgart 2005
B 3-1 Klinische Visite, Thieme, Stuttgart, © Boehringer Ingelheim Pharma KG
B 6-1 Moll, I.: Duale Reihe Dermatologie. 6. Aufl., Thieme, Stuttgart 2005
B 16-1 Moll, I.: Duale Reihe Dermatologie. 6. Aufl., Thieme, Stuttgart 2005
B 16-4 Moll, I.: Duale Reihe Dermatologie. 6. Aufl., Thieme, Stuttgart 2005
B 16-5 Moll, I.: Duale Reihe Dermatologie. 6. Aufl., Thieme, Stuttgart 2005
B 16-6 Moll, I.: Duale Reihe Dermatologie. 6. Aufl., Thieme, Stuttgart 2005
B 16-7 Moll, I.: Duale Reihe Dermatologie. 6. Aufl., Thieme, Stuttgart 2005
B 16-8 Moll, I.: Duale Reihe Dermatologie. 6. Aufl., Thieme, Stuttgart 2005
B 16-9 Moll, I.: Duale Reihe Dermatologie. 6. Aufl., Thieme, Stuttgart 2005
B 16-10 Moll, I.: Duale Reihe Dermatologie. 6. Aufl., Thieme, Stuttgart 2005
B 16-11b,c,d,f Moll, I.: Duale Reihe Dermatologie. 6. Aufl., Thieme, Stuttgart 2005
B 16-11a,e www.dermis.net
B 21-1 Sachsenweger, M.: Duale Reihe Augenheilkunde. 2. Aufl., Thieme, Stuttgart 2002
B 21-2 Lang, G.K.: Augenheilkunde, 3. Aufl., Thieme, Stuttgart 2004
B 21-3 Sachsenweger M.: Duale Reihe Augenheilkunde. 2. Aufl., Thieme, Stuttgart 2002
B 21-4 Lang, G.K.: Augenheilkunde, 3. Aufl., Thieme, Stuttgart 2004
B 21-5 Sachsenweger, M.: Duale Reihe Augenheilkunde. 2. Aufl., Thieme, Stuttgart 2002
B 21-6 Sachsenweger, M.: Duale Reihe Augenheilkunde. 2. Aufl., Thieme, Stuttgart 2002
B 21-7 Lang, G.K.: Augenheilkunde, 3. Aufl., Thieme, Stuttgart 2004
B 21-8 Lang, G.K.: Augenheilkunde, 3. Aufl., Thieme, Stuttgart 2004
B 24-1 Niethard, F.U., Pfeil, J.: Duale Reihe Orthopädie, 5. Aufl., Thieme, Stuttgart 2005
B 26-1 Möller, Laux, Deister: Duale Reihe Psychiatrie und Psychotherapie. 3. Aufl., Thieme, Stuttgart 2005
D 2-2 Deutsche Gesellschaft für Allgemeinmedizin, DEGAM-Leitlinie „Kreuzschmerzen"

Tabellen

Tabelle A.1-1 Kampmann M., Münchner Medizinische Wochenschrift – MMW-Fortschr. Med. Nr. 3/2006 (148. Jg.)

Sachverzeichnis

Halbfette Seitenzahl…: Auf dieser Seite wird das Stichwort ausführlicher besprochen.

A

AA = Anonyme Alkoholiker 259
AAMI = Age Associated Memory Impairment 168
Abhängigkeit
– körperliche 250
– psychische 250
Abrechnungsschein, für die vertragsärztliche Behandlung 612
Absichtsbildung **40**
Absichtslosigkeit **40**
Absolute-Risiko-Reduktion **522**
Abwehrprozess 539
ACE-Hemmer 85
Acetazolamid, bei Glaukom 456
Acetylsalicylsäure 16
– bei Fieber 373
– bei Migräne 288
Acne vulgaris 411
Actio 134
Actio-Reactio-Umkehr 135
ADAS = Alzheimer's Disease Assessment Scale 174
ADH-Sekretion, Störung der 496
Adhärenzproblematik 546
ADHS = Aufmerksamkeit-Defizit-Hyperaktivitäts-Syndrom, bei Kindern und Jugendlichen 190
Adnexitis 333
Adrenalin 16
Adstringens 406
Aerosolbehandlung **105**
Age Associated Memory Impairment 168
Age-related cognitive decline 168
Agnosie 167
Agoraphobie 222
AIDS 206
Akkulturationsprobleme 155
Akonit, in der Pflanzenheilkunde 118
Akupunktur **115**
– Aurikulo- 111
– Sham- 117
Akustikusneurinom 229
Alcohol Use Disorder Identification Test 259
Alkoholabhängigkeit 251
Alkoholismus 251
Alkoholkonsum, Stufen des 251
Alkoholkranker, 3 Typen, nach Antons 254
Alkoholkrankheit 278
– AUDIT 259
– CAGE-Test 258
– chronische Phase der 256
– Familiengespräch 259
– kritische Phase der 256
– LAST-Test 258
– MALT 258
– Präsentiersymptome 257
– voralkoholische Phase der 256
– Zwei-Fragen-Test 257
Alkoholsucht 251
Allgemeinmedizin, Definition 502
Aloe vera, in der Pflanzenheilkunde 118

Alphablocker 485
Alprazolam, bei Angstsyndromen 441
ALS = amyotrophische Lateralsklerose 206
Alter
– Erkrankungen im **161**
– Pharmakotherapie im 84
Alternativmedizin **107**
Aluminiumchloridhexahydrat 415
Alzheimer's Disease Assessment Scale 174
Alzheimer-Krankheit **167**
Amantadin 389
Ambivalenz 279
Amenorrhö 486, 490
– sekundäre 488
American Heart Association 296
Aminoglykosid, bei Konjunktivitis 453
Amitriptylin, beim chronischen Spannungskopfschmerz 288
Amoxicillin, bei akuten Halsschmerzen 295
Amoxicillinunverträglichkeit, bei Otitis media 475
amyotrophische Lateralsklerose 206
Analogpräparat, „Me-too"- 80
Anamnese 2
– bei Migranten 158
– biopsychosoziale 124
– erlebte 3, 22, 520
– familienmedizinische **527**
– Fragebogen 10
– medizinische 5
– Unstimmigkeit 6
– Validität 5
Anamnese-Fragebogen 10
Anaphylaxie 296
Angina pectoris
– Crescendo- 304
– instabile 304
– stabile 304
Angina Plaut-Vincent 293
Angst 374
Angst-Skala, nach Hamilton 438
Angstreduktion 129
Angststörung 311
Angstsyndrom 434
– Erstinterview 439
– Gesprächsstrategie bei 440
Anhedonie 394
Anmeldebereich, der Hausarztpraxis 586
Anonyme Alkoholiker 259
Anorexia nervosa 486, **488**
Anthroposophie 119
Anti-Inkontinenz-Operation 497
Anti-Reflux-Therapie 299
Anti-Streptolysin-Titer 291
Antiandrogene, bei Akne 412
Antibiotika-assoziierte Diarrhö 340
Antibiotika-Teufelskreis 386
Antibiotikagabe, bei Ohrenschmerz 475
Anticholinergika, bei Harninkontinenz 498

Antidepressiva 128
– schlafanstoßende 379
– trizyklische 447
– Übersicht 448
Antidiabetikum 85
Antihistaminikum 82, 388, 406
Antikoagulation 327
Antipruriginosum 406
Antipyretika, bei Fieber 373
Antirheumatika, nichtsteroidale, beim Spannungskopfschmerz 287
Antitussiva 82, 385
Antivertiginosa 431
Aortenaneurysma
– dissezierendes 313
– thorakales 300
Aortenstenose 302
Aphasie 166
Aphonie 388
Apnoe, nächtliche 377
Appell, um Hilfe 131
Appendizitis 333, 340
Appetitlosigkeit 237
Appetitzügler 486
Apraxie 166
Äquivalenzprinzip 580
Arbeitsauftrag 505
Arbeitsbereich 505
Arbeitsfähigkeit, gestörte 390
Arbeitsgemeinschaft wissenschaftlicher medizinischer Fachgesellschaften 593
Arbeitsgrundlage 505
Arbeitsinhalte 515
Arbeitsunfähigkeit 64
– bei lebensbedrohlicher Erkrankung 217
– nach Tarifrecht 66
– Rückdatierung 66
– Verfahren der 65
Arbeitsunfall 66
Arbeitsweise 505
Arbeitsziel 505
Aristolochia, in der Pflanzenheilkunde 118
Armbeschwerden 476
Armutserkrankung 155
Aromatherapie **116**
ARR = Absolute-Risiko-Reduktion **522**
Arrhythmie 313, 490
Arsen 264
arterieller peripherer Verschluss 322
Arthritis
– akute 358
– bakterielle 360
– mykobakterielle 358
– rheumatoide 358
Arthropathie, neuropathische 358
Arthrose 329, 356
arznei-telegramm 593
Arzneimittel
– rezeptpflichtige 75
– Umgang mit 75
Arzneimittel-Verordnung, Richtlinien über die 576

Arzneimittelblätter, anzeigenlose 92
Arzneimittelbrief 92, 593
Arzneimittelformularsystem **79**
Arzneimittelinformation 92
– industrieunabhängige 92
Arzneimittelmuster 93
Arzneimitteltherapie, Empfehlungen 93
Arzneimittelverordnung, Patienteninformation bei 94
Arzneimittelwunsch 90
Arzneitelegramm 92
Arzneiverordnung 75
– Budgetierung der 582
Arzt-Patienten-Beziehung 503, 548
– Ambivalenz **136**
– bei ausländischen Patienten 159
– Ebene 548
– Gestaltung 557
– Körpersprache **553**
– Sprache 551
– und „erlebte Anamnese" 22
Arztgeheimnis 561
Ärztliches Zentrum für Qualität 593
Arztregister, Eintragung in das 584
Arztwahl, freie 576
Arztwahlrecht, freies 613
Assessment, geriatrisches **165**
Assessment-Programme, geriatrische 165
Assimilationsprobleme 155
Assistenten, Beschäftigung von 585
assumptive rule 557
AST = Anti-Streptolysin-Titer 291
Asthma 308
– Klassifikation der Schweregrade 309
Atemnot 302, 307
– Schweregrad 308
Atemstromstärke, bei forcierter Ausatmung 314
Atemtherapie 114
Atemwegsinfektion, akute 311
Atemwegsobstruktion, variable 308
Atmung, erschwerte 307
Atopie 407
atopische Dermatitis 407
atopisches Ekzem 407
Atropin 16
ATS-Dyspnoe-Index 308
AU = Arbeitsunfähigkeitsbescheinigung 621
Audiometrie 466
AUDIT = Alcohol Use Disorder Identification Test 259
Aufklärung
– ärztliche, Forderungen an 213
– des Patienten 212
Aufmerksamkeit-Defizit-Hyperaktivitäts-Syndrom, bei Kindern und Jugendlichen 190
Auftraggeber, des Arztes 561
Auftragsleistung 614
Aufzeichnungspflicht 10
Auge 425
– rotes 452
– trockenes 456
– Verätzung 457

Sachverzeichnis

Augensalbe, antibiotikahaltige 453
Augentropfen
- antibiotikahaltige 453
- Betablocker-haltige 456
- Pilocarpin- 456
- wirkstofffreie 453
Aurikuloakupunktur 111
Ausfall, neurologischer 283
Ausgliederung, der Krankheit 209
Auskultation 314
Auswurf 382
Auszahlschein 67
Aut idem-Feld 618
„aut simile"-Prinzip **118**
Autogenes Training **116**, 126
- bei Angstsyndromen 441
Autoinjektionstherapie, Schwellkörper- 485
Autonomie 212, **560**
avoidance rule 557
awareness rule 557
AWMF = Arbeitsgemeinschaft wissenschaftlicher medizinischer Fachgesellschaften 593
ayurvedische Medizin 117
Azithromycin, bei akuten Halsschmerzen 295

B

Bach-Blüten-Medizin 114
Bagatellbeschwerden 279
Bakteriurie, asymptomatische 422
Baldrian 379
- in der Pflanzenheilkunde 118
Balint-Gruppe 126, 249
Ballaststoffe 347
Ballaststoffmangel 343
Balneologie 109
Bandscheibenvorfall 353
Barthel-Index **171**
Basilarisinsult 427
Basiscreme 405
Basissalbe 405
Bauch
- akuter **331**
- brettharter 332
Bauchschmerz 331
- appendizitischer 332
- einfacher **331**
Bauchwandzerrung 332
Bayes-Theorem 518, **520**
Beauchamp und Childress 560
Bedarfsplanung 584
- Richtlinien über die 576
Bedside-Test 327
Bedürftigkeit, medizinische 560
Befähigerkriterium 605
Befragung, des Patienten 598
Begleitschnupfen 387
Behandlungsanlass
- banaler 277
- Grundsätzliches **509**
- sozialer 510
- ungeklärter 277
Behandlungsgrund 93
Behandlungspflege 616
Behandlungspflicht 585
Behandlungsplan 558
Behandlungssaboteure 139
Behandlungssüchtige 139
Behandlungsvertrag 562
Behandlungsziel 94
Beinschmerz 321

Beinvenenthrombose
- tiefe 325
- Wahrscheinlichkeit der 326
Beitragssatzstabilität 581
Belastungs-EKG 303
Belastungsinkontinenz 494
Belegarzt 585
Beliebigkeit 566
Benchmarking 606
Benefizenz **560**
benigner Lagerungsschwindel 428
Benzodiazepine 128, 379
- Abbau 90
- bei Depression 448
Beratung, Beobachtung der 598
Beratungsergebnis, Grundsätzliches **509**
Beratungsgrund, Grundsätzliches **509**
Berentung 204
- bei lebensbedrohlicher Erkrankung 217
Berichtspflicht 585
Berliner Altersstudie 162–163
Besuchsanforderung, dringliche 13
Beta-Sympathomimetika, kurzwirksame 385
Betablocker 380
Betäubungsmittel, Verordnung von 618
Betreuung, kontinuierliche 502
Betreuungskonzept 200
Betreuungsprobleme, medizinische 205
Betreuungsverfügung 245
Bewältigungsmuster **544**
Bewegung, körperliche 343
Bewegungslehre 109
Bewegungstraining 346
Bewertungsmaßstab, einheitlicher 581
Beziehungsaspekt 131
Beziehungsebene **548**
bias 594
- confounding 32
- healthy screenee 26
- lead-time 26
- overdiagnosis 29
- selection 26
Bier, August 119
Biometrie 507
Bioresonanzmessung 110, 114
Biostatistik **507**
Biperiden 17
Bircher-Benner-Ernährung 111
Bizepssehne, Ruptur der 480
Bläschen, bei Hautausschlag 407
Blase, überaktive 493
Blasenkarzinom 496
Blei 264
Blepharitis 457
Blickrichtungsnystagmus 430
Blutkultur, bei Fieber 372
Blutung, subkonjunktivale 454
BMI = body mass index 486, 489
Borg-Skala 308
Borreliose 229
Brechzentrum 239
brief counselling 441
Broken-home-Situation 255
bronchiale Hyperreagibilität 308
Bronchiolitis 313
Bronchitis 299
- akute 382
- chronische 310
- schwere 313
Bronchopneumonie 384

Brustschmerz 298
Brustwickel 319
BSG-Bestimmung 384
Budgetierung, der Arzneiverordnungen 582
Bulimia nervosa 486, **488**
Bulimie 486
bulimische Gewichtsreduktion 486
Bundesärzteordnung 577
Bundesausschuss, gemeinsamer, Richtlinien des 576
Bundesmantelvertrag 581
Bundesvereinigung, kassenärztliche 584
Buspiron, bei Angstsyndromen 441
Butylscopolaminiumbromid 17

C

CAGE-Test 258
CAM = complementary/alternative medicine **107**
Capsicain 330
care
- context of 524
- unit of 524
Centers for Disease Control 390
Cephalosporine, bei Streptokokkenangina 296
CFS = chronic fatigue syndrome 390
Chalazion 456
Check-up 35 40, **44**
Chemorezeptorentriggerzone 239
Chemotherapie, Transport bei 622
Childress und Beauchamp 560
Chinolone, bei Konjunktivitis 453
Chirotherapie 114
Chlamydienkonjunktivitis 453
Chloramphenicol, bei Konjunktivitis 453
Cholelithiasis 332
Cholera, Impfung gegen **63**
Cholesterinsenkung, Nutzen 34
Cholezystitis 332
Cholinesterasehemmer, bei Demenz **174**
Chondrodermatitis nodularis helicis anterior 471
Choroidea 455
Chrom 264
chronic fatigue syndrome 390
chronisch obstruktive Lungenerkrankung 310
chronisch venöse Insuffizienz 328
Chronizität 162
Cialis 485
Cicely Saunders 247
Cineol 385
Circulus vitiosus 488
Clemastin 16
Climacterium virile 147
Clindamycin, bei Streptokokkenangina 296
Clinical Evidence 593
Cluster-Kopfschmerz 288
Cochlea 455
Cochrane Collaboration 30, 592–593
Cochrane-Review **97**, **590**
Colitis, pseudomembranöse 340
Colitis ulcerosa 340, 489
Colon irritabile 338
Community medicine 268
Compliance 5, 88, **201**
Complianceproblematik 546

Computerarbeitsplatz, der Hausarztpraxis 587
Computertomographie 366
Concordance 5, 88
Confounder 37
confounding bias 32
Conjunctivitis vernalis 453
Consort-Kriterien 594
context of care **524**
COPD, Schweregradeinteilung 310
COPD = chronic obstructive pulmonary disease 310
Coping = Krankheitsbewältigung 154, 197
Cotrimoxazol 420
counselling, brief 441
Creme 405
Crescendo-Angina 304
Critical Appraisal 25
CRP-Bestimmung 384
culture-bound disorders **155**
CVI = chronisch venöse Insuffizienz 328
cystitis, honeymoon- 422

D

D-Dimer 326
- Bestimmung 327
Dampfinhalation 319
Darmtraining 347
Datensammlung
- prospektive 598
- retrospektive 598
Daumen, Skifahrer- 479
Defäkationsreiz 347
DEGAM = Deutsche Gesellschaft für Allgemeinmedizin 505, 524, 593, 601
DEGAM-Leitlinien 601
- Zehn-Stufen-Plan 601
Dehnungsbehandlung, isometrische **101**
Dehnungsrezeptoren
- in den Beinen 425
- in den Muskeln der HWS 425
Dekonditionierung 395
delayed-prescribing 386
Demenz **166**
- Endphase 206
- frontotemporale 172
- Klassifikation 168
- Lewy-Körperchen- 172, 175
- Prävalenzrate 167
- Schweregrade **168**
- Uhrzeichentest 170
- vom Alzheimer-Typ **167**
Demenzpatienten, Umgang mit 173
Denver-Test 187
Depression 279, 374
- bei türkischen Migranten 156
- Gesprächsstrategie 446
- Häufigkeit 443
- leichte 443
- Risikofaktoren 443
- schwere 442
- wiederkehrend kurzdauernde 443
depressive Störung 311
Dermatitis 407
- atopische 407
- der Fußsohlen 414
- seborrhoische 409
dermatologische Erkrankung 401
Dermatophyt 413

Sachverzeichnis

Dermatopyteninfektion 413
Dermatose 400
Dermis 402
Detrusorkontraktion, ununterdrückbare 496
Deutsche Gesellschaft für Allgemeinmedizin und Familienmedizin 601
Deutsche Gesellschaft für Allgemeinmedizin 524
DGP = Deutsche Gesellschaft für Palliativmedizin 211
Diabetes mellitus 85, 153, 489
Diabetes-Suchtest, bei Harninkontinenz 497
Diabetiker-Schulung 269
Diadochokinese-Prüfung 430
Diagnose, psychosoziale Folgen 541
Diagnose mit Leitsymptomatik-Feld 621
Diagnosemitteilung 198
Dialysetherapie, Transport bei 622
Diarrhö **337**, 387
– Antibiotika-assoziierte 340
Diätetik 109
Diazepam 17
– bei Angstsyndromen 441
Diclofenac 16, 81
Dilemma, ethisches 562
Dimenhydrinat 16
Dioxine 264
Diphtherie 293, 313
– Impfung gegen **51**
Disease-Management-Programme (DMP) 203
disorders, culture-bound **155**
Disziplinarbefugnis 584
Diuretikum 85
– kaliumsparendes 80
Divertikulitis 335
Divertikulose 332
DMP = Disease-Management-Programme 203
Doctor-Hopping 576
Doctor-Shopping 78
Dokumentation 10
Domperidon, bei Migräne 288
Donabedian 596
Donepezil, bei Demenz **174**
Doppelbotschaft **555**
Doxepin, bei Angstsyndromen 441
Drehschwindel 425
Dreitagestherapie 420
Drogenabhängigkeit 250
drug addiction 250
drug dependence 250
drug habituation 250
DSA-Technik 324
– intraarterielle 324
– intravenöse 324
Dünndarmileus 332
Durchfall **337**
– akuter 338
– chronischer 338
– rezidivierender 338
Durst 241
Dysfunktion
– erektile 482
– sexuelle, Prävalenz 143
Dysmenorrhö 490
Dyspareunie 482
Dysphonie 388
Dyspnoe 240, 307
– Schweregrad 308
Dyspnoe-Index 308
Dyspnoe-Skala 308

Dyssomnie 374
Dysthymie 443
Dysurie 418

E

EBM 2000 plus 581
EBM = einheitlicher Bewertungsmaßstab 581
– Technik der 592
– überarbeiteter 581
EBm = Evidenzbasierte Medizin **590**, 591
ED = erektile Dysfunktion 482
EDNOS = eating disorders not otherwise specified 486
Effloreszenz 402
Effort-Syndrom 221
EFQM = European Foundation for Quality Management 605
Eiche, in der Pflanzenheilkunde 118
Eigenblutanwendung 119
Eignung 94
Eingangsbereich, der Hausarztpraxis 586
Eingliederung 69
einheitlicher Bewertungsmaßstab 581
Einsekundenkapazität 314
Einstell-Nystagmus 430
Einwanderer 152
Einwanderungstendenz 152
Einzeleffloreszenz 402
Eiterfieber 368
EKG, Belastungs- 303
Ekzem 407
– atopisches 407
– dyshidrosiformes 400, 407
– nummuläres 407
– periorales 414
Ekzemnagel 414
Elektroakupunktur 115
– nach Voll 114
Elektrolytzufuhr 341
Elektrosmog 264
Elektrotherapie **103**
Elisabeth Kübler-Ross 247
Ellenbogen, Tennis- 477
Embolie 299
Empowerment 269
emulgierende Substanz 406
Emulsion, Wasser/Öl 406
Endometriose 332–333
Energiemangel 390
Entgeltfortzahlung 64
Entgeltfortzahlungsgesetz 64
Entleerungsgewohnheit, bei Inkontinenz 497
Entleerungsstörung 496
Entscheidungsfindung (allgemeinmedizinische) 565
– abwartendes Offenhalten 567
– Behandlungsziele 565
– Prozess 568
– doppelte Hierarchisierung 567
– hermeneutisches Fallverständnis 568
– Mehrdimensionalität 565
– Nutzen für den Patienten 568
– Subjektivität 566
– Unsicherheit 570
Entscheidungskaskade, bei ethischen Fragen 562
Entspannungsverfahren 346

Entwicklungsscreening, für Kinder und Jugendliche 187
Entziehungserscheinung 250
Entzugsphase, körperliche 260
Enuresis 494
EPA, Grundkonzept 606
EPA = Europäisches Praxisassessment 606
Epicondylitis humeroradialis 480
Epidemiologie **507**
– klassische 29
– klinische 25, 29
Epidermis 402
Epiglottitis, akute 313
Epiphänomen 32
Episkleritis 454
Erbkrankheiten **532**
Erbrechen 237
– selbstinduziertes 486
erektile Dysfunktion 482
Erektionsstörung 482
Ergebniskriterium 605
Ergebnisqualität 596
Ergometrie 315
Erkrankung
– chronische 192
– dermatologische 401
– erlebte Anamnese **3**, 520
Ernährung, künstliche 241
Ernährungsberatung, bei Harninkontinenz 498
Erreger, gramnegative 420
Ersatzverfahren 612
Erschöpfung 390
Erstbesuch 12
Erstverordnung 620
Erwerbsminderung, teilweise 74
Erwerbsunfähigkeitsrente 74
Erysipel 282
– des äußeren Ohres 472
Erythema nodosum 295
Erythromycin, bei Streptokokkenangina 295
Escherichia coli 420
Essattacke 486
Essential Drug-List, der WHO 287
Essstörung 486
Ethik **560**
ethische Handlungsregeln **561**
ethische Prinzipien **560**
ethisches Dilemma 562
ethnische Minorität 152
Ethnomedizin **109**
Europäisches Praxisassessment 606
European Foundation for Quality Management 605
evidence-based medicine 601
evidenzbasierte Medizin (EBM) 37, **590**, **591**
Evidenzgrad 521
Expektorantia 82
Exsikkose 491
Extinktionsphänomen 114

F

Fachkunde 608
failed back surgery syndrome 355
Fall-Kontroll-Studie 29, 521
Familie
– genetisches Risiko 532
– Lebenszyklus **529**
Familieninterview 534
– Technik 534
Familienkonferenz 534

Familienmedizin **524**
Familienstammbaum **527**
Familienstruktur **528**
faserreiche Kost, bei Obstipation 346
Fasten 487
– religiöses 155
Faulfieber 368
FCKW = Fluor-Chlor-Kohlenwasserstoffe 264
Fehlbelastungsmuster 479
Fehlervermeidung 607
Feuchtinhalation **105**
FEV1 = Einsekundenkapazität 314
Fibromyalgie 364
– Druckpunkte 364
Fibrose 484
Fieber 368, 382
– Acetylsalicylsäure 373
– akutes, bei Kindern **179**
– axilläre Messung 369
– Blutkultur 372
– Grenzwerte 369
– Ibuprofen 373
– Messung im Ohr 369
– Metamizol 373
– orale Messung 369
– Paracetamol 373
– rektale Messung 369
– ungeklärtes 369
– Urinuntersuchung 372
Fieberkrämpfe 373
Fiebersenkung, physikalische Maßnahmen 372
Filterfunktion 505
Finalphase 235, 241
Finanzierung, paritätische, Grundsatz der 579
Finger-Nase-Versuch 430
Fingerkuppenekzem 414
Five A's 274
Fixierung, somatische 306
Fleckfieber 368
Fluor-Chlor-Kohlenwasserstoffe 264
Fluss-Volumen-Kurve 314
Flüssigkeitsaufnahme, geringe 343
Flüssigkeitsretention, bei NSAR 80
Flüssigkeitszufuhr
– künstliche 241
– unzureichende 87
Folgebesuch 12
Folgeverordnung 620
Formular
– vertragsärztliches 612
– zur Heilmittelverordnung 619
– zur Verordnung häuslicher Krankenpflege 618
– zur Verordnung von Krankenhausbehandlung 615
Formularsystem, Arzneimittel- **79**
Fragebogen
– Anamnese- 10
– Screening- 131
Framingham-Score 43
Framingham-Studie **33**, 34
Frauenminze, in der Pflanzenheilkunde 118
Frear 331
Fremdkörper, intraokulärer 457
Frieselfieber 368
Frühberentung 74
Früherkennung **25**
– vs Späterkennung 27
Frühsommer-Meningo-Enzephalitis, Impfung gegen **61**
Fry 331

Sachverzeichnis

FSE = funktionelle Störung im engeren Sinne 220
- syndromale 221
- unsystematische 220
FSME = Frühsommer-Meningo-Enzephalitis, Impfung 61
funktionelle Störung 219
funktionelle Störung im engeren Sinne 220
funktionelles Syndrom 300
Funktionseinschränkung, der Extremitäten 362
Funktionsräume, der Hausarztpraxis 588
FUO = fever of unknown origin 369
Furosemid 17
Fusidinsäure, bei Konjunktivitis 453

G

GABHS = Gruppe A β-hämolysierende Streptokokken 290
GABHS-Pharyngitis 295
Galantamin, bei Demenz **174**
Gamma-GT-Erhöhung 257
Gangbild, Beurteilung des 362
Gänsslen-Test 363
Ganzkörperstatus 581, 624
Gastritis 332, 490
gastrointestinale Irritation 80
gatekeeper 502
- Hausarzt als 614
Gebühr frei-Feld 618
Gebührenordnung, für Ärzte 582
Gedächtnissprechstunde 172
Gegenübertragung 127
Geh-Treff 269
Gehörgangsentzündung, akute, des Erwachsenen 474
Gehörknöchelchenkette, Fehlbildung der 461
Geistheilung **116**
Gel 405
Gelbfieber, Impfung gegen **62**
Gelenkbeschwerden 356, 476
Gelenkserkrankung, entzündliche 356
GEMBA = gemeinsamer Bundesausschuss 576
Gemeindemedizin 268
- Gesundheitsziele 270
- Gruppenarbeit 272
- Lebensbereiche 269
Gemeinnützigkeitsprinzip 579
Gemeinschaftspraxis, Einrichtung von 585
Generalist 502
Generika **75**
genetische Übertragung 532
genetisches Risiko 532
- Einschätzung 533
Genussmittelabusus 376
Gerechtigkeit **560**
geriatrisches Assessment **165**
Gerstenkorn 456
Gesprächstechnik
- beim alten Patienten 163
- bei Migranten 158
- beim schwierigen Patienten **139**
- bei Suchtpatienten **259**
- Familie 534
- in der Sexualberatung **145**
Gesprächstherapie 127
Gesundheits-Fragebogen 230

Gesundheitsberatung **39**
- zur Prävention und Therapie 42
Gesundheitsbildungsfunktion 505
Gesundheitsreform (2004) 576
Gesundheitsuntersuchung 623
Getränkeberatung, bei Harninkontinenz 498
Getriebenheit, Phase der 261
Gewährleistung 583
Gewährleistungsauftrag 582
Gewicht, bei Kindern und Jugendlichen 187
Gewichtsreduktion
- aktive 486
- asketische 486
- bulimische 486
- Methoden der 486
- restriktive 486
Gewichtsschwankung, starke 489
Gewohnheitstrinker 254
Gicht 358
Gießen-Test 134
Ginkgo biloba
- bei Demenz **175**
- in der Pflanzenheilkunde 118
Ginseng, in der Pflanzenheilkunde 118
Ginster, in der Pflanzenheilkunde 118
GKV = gesetzliche Krankenversicherung 578
Glaukomanfall, akuter 455
Gleichgewichtsorgan 425
Gleichstrombehandlung 103
Gleitmittel 347
Glomerulonephritis, Poststreptokokken- 295
Glukokortikoide, bei Gelenkbeschwerden 366
Glukose 17
GOÄ = Gebührenordnung für Ärzte 582
Goepel 78
gramnegative Erreger 420
Grippemittel 82
Grundpflege 616
Grundsätze zur ärztlichen Sterbebegleitung 245
Grundversorgung, psychosomatische 123, 377
Gruppe, Balint- 126
Gummistrümpfe 87
Gutachten 72
Guttempler-Gemeinschaft 261

H

Haemophilus influenzae, Typ b, Impfung gegen **53**
Hagelkorn 456
Hahnemann, Samuel 118
Haloperidol 17
Halsbeschwerden 290
Halsphlegmone 471
Halsschmerzen 290, 382
Halswickel 319
Hämatooxygenierung 119
Hämaturie 496
Hamilton, Angst-Skala nach 438
Hämophilus influenzae 382
Hämoptoe 313
Hämorrhoiden, innere 344
Handbeschwerden 476
Handekzem, dyshidrosiformes 400
Handeln, symptomorientiertes 214

Handlung 40
Handlungsgebot, V Sozialgesetzbuch 576
Handlungsregeln, ethische **561**
Harndranginkontinenz 493
Harninkontinenz
- Anticholinergika 498
- Diabetes-Suchtest 497
- Entleerungsgewohnheiten 497
- Ernährungsberatung 498
- Formen 493
- Getränkeberatung 498
- Hilfsmittelkatalog 498
- Miktionskalender 497
- Schweregrad-Index 493
- Vorlagentest 497
Harnsäure, im Serum 86
Harnstreifentest 419
Harnstressinkontinenz 494
Harnverlust
- bei Anstrengungen 494
- kontinuierlicher 494
- unfreiwilliger 493
Harnwegsinfekt, akuter 418
hausärztliche Versorgung 575
Hausarztmodell 576
Hausarztpraxis
- Anmeldebereich 586
- ärztlicher Versorgungsbereich 587
- Arztschreibtisch 587
- Aufbau 586
- Computerarbeitsplatz 587
- Eingangsbereich 586
- Funktionsräume 588
- Helferinnenbereich 588
- Sprechzimmer 587
- Untersuchungsliege 587
- Wartebereich 586
Hausbesuch 11
- Arten 11
- Bestellung 13
- dringliche Anforderung 13
- Erstbesuch 12
- Folgebesuch 12
- im Vertretungsdienst 18
- Langzeitbetreuungsbesuch 12
- Tasche 15
- termingerechter 13
- umweltdiagnostische Vorteile 14
- Verordnung als 620
- Zeitaufwand 18
Hausbesuchstasche **15**
- Medikamente **16**
Haut
- fettige 406
- trockene 406, 414
Hautausschlag 400
- bei Kindern **180**
- endogene Ursachen 407
- entzündlicher 407
- exogene Ursachen 407
- nässender 406
- Sekretion 407
Hauterkrankung, Verteilung 404
Hautirritation, mechanische 407
Hautveränderung 400
health beliefs 524
Healthy Screenee Bias 26
Hebungsinfarkt
- Nicht-ST- 304
- ST- 304
Heißhungerattacke 488
Heil- und Hilfsmittel-Verordnung, Richtlinien über die 576
Heilkräuterzubereitung 385

Heilmittel
- ergänzendes 620
- optionales 620
- vorrangiges 620
Heilmittelkatalog 619
- Auszug aus dem 620
Heilmittelverordnung 619
Heilpraktik **109**
Heimpflege 236
Heiserkeit 387
Helferinnenbereich, der Hausarztpraxis 588
Hemiparese, nach zerebralem Insult 86
Heparingel 87
Heparinsalbe 87
Hepatitis A, Impfung gegen **60**
Hepatitis B, Impfung gegen **54**
Herdinfektion, schwere bakterielle 372
Herpangina 294
Herpes-simplex-Infektion 454
Herpes-zoster-Infektion 282, 455
Herzgeräusch, pathologisches 490
Herzinfarkt
- Hebungsinfarkt 304
- Innenschichtinfarkt 304
- transmuraler 304
Herzinsuffizienz 310
- terminale 206
Herzkrankheit, koronare 301
Herzrhythmusstörung 427
Herzversagen, akutes 313
Hierarchisierung, doppelte 567
HIG = Hyperimmunglobuline **50**
Hilfesuche
- Formen 538
- fünf Stadien **539**
Hilfsmittel 204
Hilfsmittelkatalog, bei Harninkontinenz 498
Hirnnervenlähmung 283
HIV-Test 142
Homöopathie 113, **118**
homöopathisierte Nosoden 110
honeymoon-cystitis 422
Honorarobergrenze 582
Honorarverteilungsmaßstab 581
Hopping, Doktor- 576
Hordeolum 456
Hörfähigkeit, verminderte 461
Hornhautulzera 454
Hornhautvesikel 454
Hörorgan 425
Hörstörung 461
- akute 462
- chronische 461
- Schweregrade 461
Horten Zentrum 593
Hörverlust 459
Hörweite, für Umgangssprache 461
Hospiz 212, 247, 248
Hospizarbeit 248
Hospizbewegung 247
Hospizdienst 242
- ambulanter 212, 248
- stationärer 248
Hüftgelenk, künstliches 86
Hunecke, Ferdinand 119
Hunger 241
Husten 240, 381
- bei Kindern und Jugendlichen **180**
- chronischer 382, 385
- spastischer 385
Hyaluronsäure 330
Hydrotherapie 109

Hyperämiereaktion 324
Hyperhidrose 415
Hypericum perforatum 448
Hyperimmunglobuline **50**
– heterologe tierische **50**
Hyperkeratose 414
Hyperparathyreoidismus 229
Hyperreagibilität, bronchiale 308
Hypersomnie 374
Hyperthyreose 229, 489
Hypertonie 85, 377
Hyperurikämie 86
Hypnose 126
Hypnotherapie **116**
Hypnotika 129, 377
Hypochonder 139
Hypochondrie 224
Hypokaliämie 489
Hyponatriämie 496
Hyposomnie 374
Hypospadie 484
Hyposphagma 454
Hypothyreose 229
Hypotonie 490
– chronische 91

I

IADL = Instrumentelle Aktivitäten des täglichen Lebens **171**
Ibuprofen 81
– bei Fieber 373
ICD-10, Kodierung nach 621
Idiopathic Environmental Intolerance 263, 391
idiopathische Umwelttoleranz 391
IEI = Idiopathic Environmental Intolerance 263, 391
IHS = International Headache Society 284
Ileus 340, 489
– mechanischer 332
– paralytischer 332
Immigranten 152
Immunglobuline
– Hyper- **50**
– Hyper-, heterologe **50**
– Standard- **50**
Immunisierung
– aktive **49**
– passive **49**
Impfbuch 62
Impfempfehlungen, öffentliche **59**
Impfkalender, für das Kindesalter **52**
Impfpolitik **59**
Impfstoffe
– lebende **48**
– tote **48**
– Typen **48**
Impfung **49**
– Auffrisch- **58**
– gegen Cholera **63**
– gegen Diphtherie **51**
– gegen Frühsommer-Meningo-Enzephalitis **61**
– gegen Gelbfieber **62**
– gegen Haemophilus influenzae **53**
– gegen Hepatitis A **60**
– gegen Hepatitis B **54**
– gegen Masern **55**
– gegen Meningokokken **61**
– gegen Mumps **57**

– gegen Pertussis **52**
– gegen Pneumokokken **59**
– gegen Poliomyelitis **53**
– gegen Röteln **55**
– gegen Tetanus **51**
– gegen Tollwut **61**
– gegen Typhus **62**
– gegen Varizellen **58**
– Reise- **61**
– Simultan- **50**
– Standard- **51**
Impingement 480
Impingement-Test 480
Impotentia
– coeundi 482
– generandi 482
Impotenz 482
– primäre 482
– Psychogenese 484
– sekundäre 482
– situative 482
Incontinence Severity Index 493
Indikationsimpfung 52, **60**
Indikationsschlüssel 621
Indikatorsystem 292
Individualliste **79**
Individualmedizin 25
Indometacin 81
Induratio penis plastica 484
Infektion
– Herpes-simplex- 454
– Herpes-zoster- 455
– mit Gruppe A β-hämolysierenden Streptokokken 290
– mit Streptokokken 291
– Varizella- 294
Infektionserkrankungen, bei türkischen Patienten 156
Infektionsschutzgesetz **47**, 64
Infertilität 482
Influenzavirus 387
Infozept **603**
Infraktur 299
Infrarotthermometer 369
Inguinalhernie 332
Ingwer, in der Pflanzenheilkunde 118
Inhalationsbehandlung 105
Initialschnupfen 387
Inkontinenz
– funktionelle 494
– komplizierte 494
– reversible 494
– sekundäre 494
– transiente 494
– unkomplizierte 494
Inkontinenz-Fragebogen 499
Innenohrhochtonschwerhörigkeit 465
Insertionstendinopathie 358
Insomnie 374
– akute 376
– chronische 376
– länger bestehende 376
– protrahierte 376
Inspektion 313
institutionelle Kontinuität **503**
Insuffizienz
– chronisch venöse 328
– pulmonale 206
Insulintherapie, bei muslimischen Patienten 159
Integrationsfunktion 505
Interaktionsprozess, Analyse des 598
Interessenvertretung 583
Interessenwahrung 583

International Continence Society 493
International Headache Society 284
Intervention, verbale 125
Interventionsepidemiologie 507
IPV = inaktivierte Polio-Vakzine 53
IQWiG = Institut für Qualität und Wirtschaftlichkeit im Gesundheitswesen 593
Iridozyklitis 455
Iris 455
Irisdiagnostik 114, 116
Iritis 455
Irritation, gastrointestinale 80
isometrische Dehnungsbehandlung **101**

J

Jacobson, Muskelrelaxation nach 126
Jahresbudget 582
Johanniskraut 448
– in der Pflanzenheilkunde 118
Juckreiz
– bei Hautausschlag 407
– schwacher 402
– starker 402
juckreizlindernde Substanz 406

K

Kalenderschachtel 84
Kaliumreabsorption, renale 80
Kältetherapie **99**
Kampo 117
Kappa-Statistik 8
Kardiomyopathie, schwere 313
Karies 491
Karotissinus, sensibler 428
Karpalkompressionstest 480
Karpaltunnelsyndrom 477
kassenärztliche Bundesvereinigung 584
Kassenärztliche Vereinigung 576, 579, 584
Kassenrezept 618
katarrhalisches Stadium 387
Kauertest 362
Kava, in der Pflanzenheilkunde 118
Kava Kava, in der Pflanzenheilkunde 118
Kawasaki-Syndrom 182
KBV = kassenärztliche Bundesvereinigung 584
Kehlkopfödem 471
Keratitis 454
Keratokonjunktivitis 453
– photoelectrica 456
– sicca 456
Keratolytikum 406
KHK = koronare Herzkrankheit 301
Kielholtz-Trias **252**
Kindbettfieber 398
Kindermissbrauch, Symptome **142**
Kinesiologie 114
Kirlianfotografie 114
Kleinhirn 425
Kleinzeitwerte 586
Klinkman 331
Kneipp, Naturheilverfahren nach **109**

Knie-Hacken-Versuch 430
Knieschmerzen 358
Knoblauch, in der Pflanzenheilkunde 118
Knöchel-Arm-Index 324
Knochenleitung 466
Ko-Abhängigkeit **254**
Kohorten-Studie, ohne Randomisierung 521
Koitus 484
Kolik 332
Kolitis 338
Kollath, Werner 119
Kollath-Ernährung 111
Kolonhydrotherapie **116**
Kolonkarzinom 344
Koloskopie 342
komplementäre Therapie 216
Komplementärmedizin **107**, 109
Komplexziffer **581**
Kompressionsbehandlung 87
Kompressionsstrümpfe 87, 329
Kondomurinal 498
Konjunktivitis
– bakterielle 452
– Chlamydien- 453
– follikuläre 454
– Kerato- 453
– virale 453
Konkordanz 201
Konsiliaruntersuchung 614
Kontaktallergie 407
Kontaktdermatitis, akute 409
Kontinuität
– institutionelle **503**
– persönliche **503**
Kontroll-Termine 203
Koordinationsfunktion 505
Kopfschmerz 281
– chronischer 287
– Cluster- 288
– episodischer 287
– medikamenteninduzierter 281
– primärer 284
– sekundärer 284
– Spannungs- 281
  Warnsymptome 285
– zervikogener 284
Kopfschütteltest, schneller 430
Kopfumfang, bei Kindern und Jugendlichen 187
Koprostase 494
Kornealulzera 455
Korneatrübung 455
Koronarangiographie 303
koronare Herzkrankheit 301
Koronarsport 64
Koronarsyndrom, akutes 304
Körperschemastörung 488
Kortikosteroide, bei Hautausschlag 406
Kost, faserreiche, bei Obstipation 346
Kostenerstattungsprinzip 580
Koxarthrose 86
Kräfteparallelogramm **134**
Krampfanfall 283
Krankenbeförderung, Verordnung einer 622
Krankengeld 69
– Bescheinigung zum Bezug 71
Krankengymnastik 101
Krankenhausbehandlung
– Formular zur Verordnung 615
– Verordnung 615
Krankenhauspflege-Verordnung, Richtlinien über die 576

Krankenkasse, Vertragspartnerschaft mit Kassenärztlicher Vereinigung 576
Krankenpflege, häusliche, Verordnung von 616
Krankenschein 612
Krankentransportverordnung, Richtlinien über die 576
Krankentransportwagen, Verordnung 622
Krankenversichertenkarte 612
Krankenversicherung, gesetzliche 578
Krankheit 537
– Bewältigung 154, 542
– Folgen 541
Krankheitsbewältigung 154, **542**
– Muster 544
Krankheitsgewinn, sekundärer 277
Krankheitskonzept **199**, 277
– des Patienten 344
Krankheitsverständnis 153
– von ausländischen Patienten 158
Krankschreibung, bei lebensbedrohlicher Erkrankung 217
Kranksein **538**, 566
– chronisches 192, 196
– Mehrdimensionalität 504
– psychosoziale Determinanten 537
Kratzexkoriation 402
Kreatinin, Bestimmung im Serum 496
Krebs 206
Krebserkrankung, Inzidenz 206
Kreismodell von Prochaska und DiClemente 259
Kreuzschmerz 349
– akuter 350
– chronischer 350
– komplizierter 351
– pseudoradikulärer 351
– radikulärer 351
– rezidivierender 350
– subakuter 350
– zeitliche Einteilung 350
Kriterien, Center for Disease- 390
Krustenbildung, bei Hautausschlag 407
Kübler-Ross, Elisabeth 247
kulturspezifische Syndrome **155**
Kunsttherapie, bei Demenz 175
Kur, bei lebensbedrohlicher Erkrankung 217
Kurzatmigkeit 308
KV = Kassenärztliche Vereinigung 579, 584
KVK = Krankenversichertenkarte 612

L

Laboruntersuchung 624
Lagerungs-Versuch 430
Lagerungsschwindel, benigner 428
Laktasemangel 338
Längsschnittbeobachtung, Prinzip der 554
Langzeit-EKG 315
Langzeitbetreuungsbesuch 12
Laryngitis, akute 388
Laségue-Test, bei Kreuzschmerz 353

Laserakupunktur 115
LAST-Test 258
Läuserückfallfieber 368
Laxanzien
– antiresorptiv wirkende 239
– osmotische 347
– Wirkprinzipien 347
lead-time bias **26**
Lebendimpfstoffe siehe Impfstoffe 48
Lebensbedrohung 209
Lebensbereiche, Gemeinde 269
Lebensverlängerung 210
Leberinsuffizienz, terminale 206
Lebervergrößerung 155
Leckekzem 414
Leihimmunität **49**
Leistungserbringer 580
Leistungsfähigkeit, verringerte 390
Leistungsknick 390
Leistungsziffer 581
Leitlinien 593
– Qualitätskriterien 593
Leukozyturie 418, 422
level of evidence 601
Levitra 485
Lichen simplex chronicus 407
Lidocain 16
Lidulzera 454
Lidvesikel 454
Lithium-Carbonat, beim Cluster-Kopfschmerz 288
Lobärpneumonie 313
Lohnfortzahlungsgesetz 69
Lotion 406
Lotse 502
Lübecker Alkohol Screening Test 258
Luftleitung 466
Luftnot 307
– Schweregrad 308
Lungenembolie 313, 383
Lungenerkrankung
– chronisch obstruktive 310
– interstitielle 313
Lungenfunktionsprüfung 314
Lungeninfarkt 299
Lungenödem, kardiogenes 317
Lupus erythematodes visceralis 229

M

Magersucht 155, 486
Magnetresonanztomographie 366
makrobiotische Diät **116**
Makrolidantibiotika, bei Otitis media 475
Malaria 370
Malassimilationssyndrom 489
Malefizenz, Non- 212, **560**
Malignominzidenz 206
Malignomverdacht 207
Mallory-Weiss-Syndrom 489
Malnutrition 491
MALT = Münchner Alkoholismustest 258
manuelle Therapie 116
Masern, Impfung **56**
Massage **101**, 116
– abdominelle 347
Masters und Johnson, Paartherapie nach 150
Mastoiditis 463
Masturbation 484

McBurney-Punkt 332
MCI = mild cognitive impairment 167
MCS = Multiple Chemical Sensitivity 391
MCS-Syndrom 391
MDK = medizinischer Dienst der Krankenkassen 65
Medikamente, verschreibungspflichtige 75
Medizin, evidenzbasierte 591
Medizinischer Dienst
– der Krankenkassen 65
– Kontrolluntersuchung 67
Medline 591
Mehrdimensionalität 565
– des Krankseins 504
Memantine, bei Alzheimer-Demenz 175
Memory-Clinic 172
Meningitis 471
– Trias 371
Meningokokken, Impfung **61**
Mesenterialarterien-Thrombose 335
Mesenterialinfarkt 335, 340
Metaanalyse 592
Metamizol, bei Fieber 373
Meteorismus 490
Methysergid, beim Cluster-Kopfschmerz 288
„Me-too"-Analogpräparat 80
Metoclopramid 16
– bei Migräne 288
Migräne 281
Migranten 152
– türkische 152
Migration 152
Miktionskalender, bei Inkontinenz 497
mild cognitive impairment 167
Mindestsprechstundenzeit 585
Mini-Mental-State-Examination **170**
minimal dementia 167
Minorität, ethnische 152
Mischinkontinenz 494
Missbrauch, sexueller 489
Misshandlung 490
Mitbehandlung 614
Mitesser 411
Mitralinsuffizienz 302
Mittelohrentzündung 472
– akute, des Erwachsenen 474
– kindliche 474
Mittelohrerkrankung, chronisch entzündliche 474
Mittelschmerz 332
MMSE = Mini-Mental-State-Examination **170**
Mobilitätseinschränkung, Transport bei 622
Mobilitätsprüfung 497
Moderator 604
Monarthritis, akute 360
MONICA-Daten **40**
Mononucleosis infectiosa 293
Moraxella catarrhalis 382
Morbidität 153
– verborgene 162
Morbus Boeck 229
Morbus Crohn 489
Morbus Menière 427
Morphin 16
Morphinmythos 238
Mortalität 153
– kompetitive 30
Mortalitätsursache, kompetitive 27

Motivational Interviewing 259
Moxibustion 115
MR-Angiographie 324
Müdigkeit 390
– bei Dekonditionierung 398
– bei Überlastung 398
– chronische 390
– nichtspezifizierte 390
Müdigkeitssyndrom, chronisches 390
Mukolytika 82, 384
Müller-Oerlinghausen, Plazebotherapie nach 83
Multimorbidität 84, 162, 193
Multiple Chemical Sensitivity 391
Multiple Sklerose 206
Mumps, Impfung **57**
Münchener Alkoholismustest 258
Muris 331
Musiktherapie, bei Demenz 175
Muskelanspannung, reflexive 332
Muskeldysbalance 226
Muskelrelaxation
– nach Jacobson 126
– progressive, nach Jacobson 346
Muster, Arzneimittel- 93
Muster-Richtlinie 608
Muster-Weiterbildungsordnung 608
Mutterschutzgesetz 64
MWBO = Muster-Weiterbildungsordnung 608
Myogelose 226
Myokardischämie 301
Myokarditis, virale 313
Myokardnekrose 302
Myotendinose 476
Myrtol 385

N

N-Butylscopolaminiumbromid 17
N-STEMI = non-ST-elevation myocardial infarction 304
Nachtestwahrscheinlichkeit 27
Nagelpsoriasis 414
Nahrungsverweigerung 489
Naproxen 81
Nasenrachenraummalignom 463
Nasentropfen 82
– bei Ohrenschmerz 475
Natriumspiegel, im Serum 496
Naturheilverfahren
– klassische **109**
– klassische, nach Kneipp **109**
Nease and Malouin, 2-stufiges-Vorgehen 444
Neer-Test 480
Nervendehnungstest 353
Nervenfieber 368
Nervenleitgeschwindigkeit, Messung der peripheren 480
Neuner-Regel 406
Neuordnungsgesetz, zur Strukturreform 582
Neuraltherapie 113, 119
Neuraminidasehemmer 389
Neuritis vestibularis 427
Neuroleptika 128
neurologischer Ausfall 283
NHV = Naturheilverfahren **109**
Nicht-ST-Hebungsinfarkt 304
nichtsteroidale Antirheumatika, beim akuten Spannungskopfschmerz 287
Nickel 264

Niedrig-Prävalenz-Bereich 9, **516**, 565
Niedrig-Prävalenz-Population **519**
Niedrig-Risiko-Bereich **516**
Niereninsuffizienz, terminale 206
Nierenschädigung 281
Nierensteine 332
Nierenversagen 496
– akutes 489
Nifedipin 16
nihil nocere 212
Nimodipin, bei Demenz **175**
Nitrit 418
Nitrofurantoin 420
Nitroglycerin 17
NNT = number needed to treat 30, 485, **522**
No-blame-Approach 607
Noctu-Feld 619
NOG = Neuordnungsgesetz, zur Strukturreform 582
Non-Compliance 89
Non-Complier 139
Non-Malefizenz 212, **560**
Nordic-Walking 269
Nosoden, homöopathisierte 110
Notfall 19
– Diagnostik 21
– Entscheidungsschritte 21
– Häufigkeit 20
– medizinischer 20
– objektiver 20
– Versorgungsmodelle **24**
– versteckter 23
Notfalldienst 585
Notfallschein 612
NPT = nächtliche penile Tumeszenz 484
NSAR 80
– beim akuten Spannungskopfschmerz 287
Number needed to screen 30
Number needed to treat 30, 485, **522**
Nutzen
– diagnostischer **516**
– therapeutischer **521**
– für den Patienten 568
Nykturie 496
Nystagmusprüfung 430

O

OAB = overactive bladder 493
obere Extremität, Störung der Funktionsfähigkeit der 476
Obstipation 237, 342, 488
– Altersobstipation 343
– faserreiche Kost 346
– habituelle 87
– Rom-II-Kriterien 342
– Suppositorien 347
– Trinkmenge 347
Obstruktion 237
Ödem 302
Offenhalten, abwartendes 567
öffentlich-rechtliche Organisation, Prinzip der 578
Ohrenschmerz 470
Ohrentropfen 475
Ohrinspektion 471
Ohrknötchen, schmerzhaftes 471
Onychomykose 414
Opioide
– Abhängigkeit 238

– Atemdepression 238
– Dosis 214
– Hoffnungslosigkeit 238
– im Terminalstadium 238
– Toleranz 238
– Wechsel 238
Orbitafraktur 454
Orbitaphlegmone 458
Ordnungstherapie 109, **110**
Organisation, öffentlich-rechtliche, Prinzip der 578
Orgasmusproblem 482
Orthopnoe 302
Orthostase 428
Ösophagitis 299, 489
Osteoarthritis 329
Osteonekrose 366
Osteopathie 114, **116**
Otalgie 470
– akute, des Erwachsenen 471
– nicht otogene 470
– ohrferne 474
– otogene 470
OTC = over the counter 618
OTC-Präparat 618
Otitis
– externa 474
– media 474
Ovarialzyste
– gedrehte 332
– gestielte 332
overactive bladder = überaktive Blase 493
overdiagnosis bias 29
Ozon, bodennahes 264

P

Paartherapie nach Masters und Johnson 150
Painful arc 480
Palliativdienst, ambulanter 212
Palliative Care 234
Palliativmedizin **211**, 234
Palliativstation 212
Palliativversorgung 212
Palpation 314
Panenzephalitis, subakute sklerosierende **56**
Panikattacke 435
Panikstörung 311
Pankreatitis 332, 335
– akute 340
Papillarmuskelabriss 302
Papillenödem 283
Paracetamol
– bei Fieber 373
– bei Migräne 288
Paracusis Willisii
– negative 465
– positive 465
Paradoxie, therapeutische 137
Parasomnie 374
Paratenonitis 476, 479
paritätische Finanzierung, Grundsatz der 579
Parsons-Modell 550
Paste 406
Patient
– als Einflussfaktor 78
– alter **161**
– ausländischer 152
– dementer, Umgang mit 173
– Erwartungen des 78
– fordernder **550**

– hypochondrischer 139
– klagsamer 137
– Krankheitskonzept 344
– paradoxes Verhalten 135
– schwieriger **133**
Patientenaufklärung 212
Patientenbefragung 598
Patientenberatung 522
Patientengeheimnis 561
Patienteninformation, bei Arzneimittelverordnung 94
Patiententestament 245
Patientenverfügung 245
Patientenwunsch 90
pAVK = periphere arterielle Verschlusskrankheit 322
Peak-Expiratory-Flow 314
Peak-Flow-Messung 314
peer group 253
PEF = Peak-Expiratory-Flow 314
Peinlichkeit 279
Penetranz 532
penile Tumeszenz, nächtliche 484
Peniskarzinom 484
Penisprothese 148
Penizillin,
bei Streptokokkenangina 295
Perforation
– gedeckte 332
– im Bauchraum 332
Periarthropathia coxae 358
Periarthropathia humeroscapularis 476, 480
– kalzifizierende 480
Perikarditis 299
Peristaltik-stimulierende Präparate 347
Peritonitis
– generelle 332
– lokale 332
peritonitische Reizung 332
Peritonsillarabszess 293, 471
Periumbilikalhernie 332
Perkussion 314
persönliche Kontinuität **503**
Pertussis, Impfung **52**
Pes anserinus 358
Pfefferminzöl, in der Pflanzenheilkunde 118
Pflanzenheilkunde **117**
Pflanzenmedizin **117**
Pflegebedürftigkeit 163
Pflichtmitgliedschaft 584
pharma-kritik 593
Pharmakavernographie 484
Pharmakotherapie, im Alter 84
Pharmakritik 92
Pharyngitis 81, 291
– GABHS- 295
Philadelphia Panel Evidence-Based Clinical Practice Guidelines 97
Phlegmasia coerulea dolens 325
Phobie 434
Phosphodiesterase-Hemmer 485
– in der Sexualberatung 148
Photoallergie 407
PHQ = PRIME MD Patient Health Questionnaire 444
PHQ-D = Gesundheits-Fragebogen 230
physikalische Therapie 91, **97**
Phytotherapie 109, 117
Pilocarpin-Augentropfen 456
Piracetam, bei Demenz **175**
Pityriasis alba 407
Plaut-Vincent, Angina 293
Plazebo 522

Plazeboanwendung 217
Plazeboeffekt 442
Plazebotherapie, Varianten 83
Plazeboverordnung 81
Pleuraerguss 313
Pleurareizung 299
Pleuritis 313
Pleuropneumonie 299
Plexus cervicalis 470
Pluralisierung, ethnische 152
Pneumokokken 382
– Impfung 59
Pneumonie 313, 383
Pneumothorax 299, 313
Polio-Vakzine, inaktivierte 53
Poliomyelitis, Impfung **53**
Pollakisurie 418
Polysaccharide, pflanzliche 347
Pooling Project 523
Portio-Schiebeschmerz 333
positive predictive value 27
Positivum 136
Poststreptokokken-Glomerulonephritis 295
postvirales Syndrom 221
Potenzstörung 482
PPV = positive predictive value 27
prädiktive Wertigkeit 518, **518**
– positive 518
Präterminalphase 235
Prävalenz 207, **518**
Praxisgemeinschaft, Einrichtung 585
Praxisorganisation 586
Praxisplanung 586
precontemplation **40**
Prednisolon 17
Primärarztsystem 576
PRIME MD Patient Health Questionnaire 444
Prinzipien, ethische **560**
progressive Muskelrelaxation, nach Jacobson 346
Propranolol,
bei Angstsyndromen 441
Prostatahyperplasie 496
Prozessqualität 596
PSA-Marker 561
Pseudogicht 358
Pseudoplazebo **83**
PSGV = psychosomatische Grundversorgung 123
Psoriasis
– guttata 295
– vulgaris 410
Psyche 425
Psychopharmaka 128
psychosomatische Grundversorgung 123, 377
psychosomatisches Syndrom, bei Inkontinenz 496
Psychotherapie 121
– Überweisung zur 150
Pull-Faktoren 152
pulmonale Insuffizienz 206
Pulpitits sicca 414
Pumpversagen 302
Push-Faktoren 152

Q

Qi **115**
Quaddeltherapie, der Head-Zone 111
Qualität 596
– ärztliches Zentrum 593

Sachverzeichnis

Qualitätsförderung **595**
– Beobachtung der Beratung 598
– Dokumentation 597
– Domänen 606
– Ergebnisqualität 596
– Fehlervermeidung 607
– Goldstandards 597
– Kreislauf der 603
– Patientenbefragung 598
– Projekt 599
– Prozessqualität 596
– Risikomanagement 607
– Strukturqualität 596
– systematische 595
Qualitätsmanagement 605
Qualitätsprojekt 599
– Leitlinien 601
– Prioritäten 600
– Zielformulierung 600
Qualitätssicherung 584–585, **595**
Qualitätszirkel 591, **599**, **603**
– Moderator 604
– Prinzipien 603
Qualitätszirkelprogramm 604
Quartanfieber 368
Quecksilber 264
Quellstoffe 347

R

Rachentherapeutika 82
Rasselgeräusch, feinblasiges 302
Ratschow-Lagerungsprobe 324
Reactio 134
Realitätsorientierungstherapie,
 bei Demenz 175
Rechnungslegungspflicht 585
red flags
– bei Kopfschmerzen 285
– bei Kreuzschmerz 351
Reflexstatus 430
Reflexzonentherapie 116
Reflux 299
Regelimpfung 52
Rehabilitation 72
– Bedürftigkeit 72
– bei lebensbedrohlicher
 Erkrankung 217
– Fähigkeit 72
– Maßnahmen 204
– Prognose 72
– Verfahren 72
– Ziel 72
Reiseimpfungen **61**
Reiz-Reaktions-Modell 109
Reizblase 493
Reizstrombehandlung **103**
Reizung, peritonitische 332
Rektosigmoidoskopie 342
Rektumkarzinom 338
Relative-Risiko-Reduktion **522**
religiöses Fasten 155
Rente, aufgrund von
 Erwerbsunfähigkeit 74
Residenzpflicht 585
Resignation 279
Restharnbestimmung 496
Restitution 260
Rettungsdienstleistungsverordnung, Richtlinien über die 576
Rettungswagen,
 Verordnung von 622
Rezept **94**
Rezeptgebühr **79**
rheumatisches Fieber 297

Rhinologika 82, 388
Rhinopathie
– allergische 388
– vasomotorische 388
Rhinoviren 387
Rhythmus, zirkadianer 376
Rhythmusstörung 302
Richtlinien des gemeinsamen
 Bundesausschusses 576
Rinne-Versuch 466, 469
Rinne-Weber-Testung 430
Risiko-Reduktion
– absolute 522
– relative 522
Risikofaktor, isolierter 33
Risikofaktoren **32**
Risikofaktorenscreening 29, 32
Risikoindikator **32**
Rivastigmin, bei Demenz **174**
RLV = Regelleistungsvolumen 581
Roemheld-Komplex 221
Rogers, Variablen von 440
Rollenverhalten 127
Romberg-Stehversuch 430
Rosskastanie, in der
 Pflanzenheilkunde 118
ROT = Realitätsorientierungstherapie 175
Röteln, Impfung **55**
Rötung, bei Hautausschlag 407
RRR = Relative-Risiko-Reduktion **522**
Rückdatierung 621
Rückenschmerz 349
– akuter 350
– chronischer 350
– komplizierter 351
– pseudoradikulärer 351
– radikulärer 351
– rezidivierender 350
– subakuter 350
Ruhe-EKG 315

S

Sikinti 155
Sachinhalt 131
Sachleistungsprinzip 579
Sackgassen-Gefühl 139
Sägepalme, in der
 Pflanzenheilkunde 118
Salbe 405
Salbenokklusionsverband, bei
 Fremdkörper im Auge 457
Salmonellen-Ausscheider 340
Salutogenese-Lehre 109
Sängerknötchen 388
SARS = severe acute respiratory
 syndrome 370
Sauerstoff, beim
 Cluster-Kopfschmerz 288
Saunders, Cicely 247
Schallempfindungsstörung 461
Schallleitungsstörung 461
Scharlach 294
Schiebeschmerz, Portio- 333
Schlaf, nichterholsamer 375
Schlafapnoe 397
Schlafapnoesyndrom 376
Schlafhygiene 376
Schlaflabor 377
Schlaflosigkeit, chronische 87, 376
Schlafmittelabusus 376
Schlafstörung 374
Schlaganfall 427
Schleimproduktion 382

Schluckbeschwerden 290
Schmerz
– im Bein 321
– in der Brust 298
– radikulärer 321
Schmerzmedikation 238
Schmerzmittel, Dauergebrauch 281
Schmerzreduktion 214
Schmerztherapie 238
Schnarchen 377
Schneeblindheit 456
Schnupfen 387
Schockzeichen 302
Scholer 333
Schreibtisch,
 der Hausarztpraxis 587
Schulterbeschwerden 476
Schultergürtel, Beschwerden 476
Schulterschmerz,
 vertebragener 476
Schuppung, bei Hautausschlag 407
Schüttelmixtur 406
Schwangerschaft
– ektope 333
– extrauterine 332
Schwankschwindel 425
Schwarzwerden, vor Augen 428
Schwarzwurz, in der
 Pflanzenheilkunde 118
Schweißfieber 368
Schwellkörper-Autoinjektionstherapie 148, 485
Schwerhörigkeit 461
– Innenohrhochton- 465
Schwindel 423
– psychogener 427
– Typen 425
– vestibulärer 428
Schwitzen 301
Screening
– Bewertung 38
– Fragebögen 131
– Gesamtnutzen 31
– Risikofaktoren- 29, 32
– Sensitivität 30
– Untersuchung 25, 561
– Vorhersagewert 28
Sehnenscheidenentzündung 479
Selbst-Erhaltungs-Therapie,
 bei Demenz 175
Selbstbeteiligungsbestimmungen
 siehe Zuzahlungsbestimmungen
 580
Selbsthilfegruppen 217
Selbstkonzept 197, 209
Selbstmedikation 539
Selbstmord 279
Selbstoffenbarungsaspekt 131
Selbstverletzung 490
Selbstverwaltung, Prinzip der 578
Selbstwahrnehmung 549
Selection Bias 26
Sensitivität 9, **516**
Sepsis 371
Serotonin-Reuptake Inhibitor, beim
 chronischen
 Spannungskopfschmerz 288
Serotonin-Wiederaufnahme-Hemmer, selektive 447
SET = Selbsterhaltungstherapie, bei
 Demenz 175
Sexualanamnese 144, 483
Sexualberatung 142, 148, 149
– Einbeziehung des Partners 146
– HIV-Test 142
– Phosphodiesterasehemmer 148
– somatische Diagnostik **147**

Sexualität, Störungen der 142
Sexualverhalten, abweichendes
 142
Sham-Akupunktur 117
shared decision making 45, 556
Shared-Decision-Modell 556
Sheffield-Tabellen 43
Sheffield-Tafeln 36, **36**
Sicherheit 94
Sicherstellungsauftrag 582
SIG = Standardimmunglobuline **50**
Sigmoidoskopie, flexible 344
Sildenafil 485
– in der Sexualberatung 148
SimpliRed 327
Sinusitis 388
SKAT = Schwellkörper--
 Autoinjektionstherapie 148, 485
Skifahrerdaumen 479
Skleritis 454
Sodbrennen 299
Solidaritätsprinzip 579
Somatisation, bei türkischen
 Migranten 156
Somatisierung 306
Somatisierungsstörung,
 undifferenzierte 224
somatization à deux 232
Sonderbedarf 585
Sonnenbrand 415
Soor 294
Sozialgesetzbuch, V,
 ärztliche Versorgung 576
Sozialstaatsprinzip 577
Spannungskopfschmerz 281
– akuter 287
– chronischer 288
Spannungsreduktion 129
Spastik 86
Späterkennung 27
Spezifität **516**
Spiegelfunktion,
 des Therapeuten 440
Spiegeltrinker 254
Spiegelung,
 der Patientengefühle 549
Spondarthropathie,
 seronegative 358
Spontannystagmus 430
Sprachabstandsprüfung 467
Sprechdyspnoe 316
Sprechzimmer,
 der Hausarztpraxis 587
SSPE = subakute sklerotisierende
 Panenzephalitis **56**
SSRI = selektive Serotonin-
 Reuptake-Inhibitor 288, 447
ST-Hebungsinfarkt 304
St. John's wort 448
Stadium, katarrhalisches 387
Standardimmunglobuline 50
Start low and go slow 84
Steifigkeit 362
Steiner, Rudolf 119
STEMI = ST-Hebungsinfarkt 304
Sterbebegleitung
– ärztliche **214**
– Grundsätze zur ärztlichen 245
Sterbehilfe 245
Sterbende, Umgang mit 249
Steroide
– nichtatrophisierende 406
– topische 406
Steuerfunktion 505
Stickstoffoxide 264
Still-Syndrom, bei Kindern und
 Jugendlichen 179

Stimmgabelversuch
– nach Rinne 466
– nach Weber 466
Störung
– depressive 311
– der Schallempfindung 461
– der Schallleitung 461
– funktionelle 219
– somatische 244
– somatoforme 220, 311
Strahlentherapie,
  Transport bei 622
Strecktest 363
Streptokokkenangina 81, 290
– Verlauf 294
Streptokokkeninfektion 291
– Gruppe-A- 182, 290
– Gruppe-B- 182
Stress 374
Stressinkontinenz 494
Streuzeitschrift 591
Strukturqualität 596
Struma diffusa 87
Studie
– Fall-Kontroll- 29, 521
– nichtrandomisierte 29
– randomisierte 30, 521
Stuhl, flüssiger 337
Stuhlentleerung 337
Stuhlfixierung 344
Stuhlgang, seltener 342
Stuhlhebetest 480
subakute sklerosierende
  Panenzephalitis 56
Subclavian-Steel-Syndrom 428
Subjektivität 566
Substanz
– emulgierende 406
– juckreizlindernde 406
– topische 406
Sucht 250, **250**
– Entstehungsursachen 252
– Erkennen der 256
Suchtentstehung
– familiäres Milieu 253
– soziales Milieu 254
Suchtgefährdung 253
Süchtigenmerkmale, nach Hobi 253
Suggestion 126
Suizid 279
– -Gefahr 129
– bei türkischen Migranten 156
– medizinisch assistierter 245
– Risikofaktoren 445
Suizidalität 244, 279, 445, 490
Suizidgefahr, Screening 445
Supervision 249
Surrogatparameter 521
Sympathomimetika 82, 388
Symptomlinderung 214
Symptomverschieben 490
Syndrom
– akutes urethrales 420
– funktionelles 300
– postvirales 221
Syndrome, kulturspezifische **155**
Synergismus **117**
Synkope 428
Szintigraphie 366

T

Tachykardie 490
Tachypnoe 383
Tadalafil 485

Talgdrüse, Entzündung 411
Tanner-Stadien **186**
Tarifrecht,
  Arbeitsunfähigkeit nach 66
teachable moment 43
TEM = teilweise
  Erwerbsminderung 74
Temperatur, subfebrile 369, 387
Tendinitis calcarea 480
Tennisellenbogen 477
Terbutalin 17
Terminalphase 235
Terminalpunktdiagnostik 114
Terminalstadium 235
Testverfahren 517
Tetanus, Impfung **51**
Thenarmuskulatur
– Denervierung 478
– Parese 478
Theophyllin 17
Therapie
– komplementäre 216
– manuelle 116
– orthomolekulare **110**
– physikalische 91, **97**
Therapieabbruch 245
Therapiebegrenzung 245
Therapieeinschränkung 245
Therapiegehorsam 201
Therapiekooperation 201
Therapiemitarbeit 201
Therapietreue 201
Therapieverzicht 245
Thermografie 114
Thermometer, Infrarot- 369
Thermotherapie 99
– Evidenz der **100**
Thoraxschmerz 298, 382
Thrombophilie
– erworbene 325
– hereditäre 325
Thrombophlebitis 329
Thrombosewahrscheinlichkeit 326
Thrombozytenaggregations-
  hemmer 86
Tietze Syndrom 299
Tinea 413
– capitis 413
– corporis 413
– pedis 413
– unguium 414
TIX = therapeutischer Index 406
Todesangst 209, 301
Todesrasseln 237
Tollwut, Impfung 61
Tonsillektomie, bei rezidivierender
  Streptokokkenangina 297
Tonsillenhyperplasie 293
Tonsillitis 81
topische Substanz 406
Totalendoprothese 86
Totimpfstoffe siehe Impfstoffe 48
Toynbee, Tubenmanöver nach 466
Tracheitis 299
Traditionelle Chinesische Medizin
  114, **115**
Training
– autogenes 126
– autogenes,
  bei Angstsyndromen 441
Tränenflüssigkeit, Mangel 456
Transportmittel, Wahl von 622
Transtheoretisches Modell der
  Verhaltensänderung **40**
Transtheoretisches Modell von
  Prochaska und DiClemente 259
Trimethoprim 420, 422

Triptane, bei Migräne 288
Tropenfieber 368
Tropenkrankheit 371
Tubenmanöver, nach Toynbee 466
Tuberkulose 313
Tumeszenz, nächtliche penile 484
Tumor, ossärer 366
türkische Migranten 152
TVT = tiefe Beinvenenthrombose
  325
Two-by-two table 28
Typhus, Impfung **62**
TZA = trizyklische Antidepressiva
  447

U

Übelkeit 237, 489
Übergangsgeld 72
Überlastung 398
Überlaufblase 494
Übertragung 127, 532
– genetische **532**
Überwachungsmaßnahme 67
Überweisungsschein 613
Uhrzeichentest 170
Ulcus duodeni, blutendes 489
Ulcus ventriculi, blutendes 489
Ulkus 332
– peptischer 80
Ulkus-cruris-Therapie 406
Ulkusdurchbruch, dorsaler 332
Ultraschallbehandlung **104**
Umgangsformen, mit lebens-
  bedrohlichen Erkrankungen 209
Umgangssprache,
  Hörweite für 461
Umweltbelastung 262
Umwelterkrankungen,
  Erkennen von 263
Umweltgifte **264**
– ABC der, nach Korczah 264
Umweltintoleranz,
  idiopathische 391
Umweltkatastrophen,
  nach Baur **262**
Umweltmedizin 262
Underreporting,
  altersspezifisches 162
Unfallfolgen 67
unit of care **524**
Unsicherheit 279, 570
– Abwehr der 279
Unterberg-Tretversuch 430
Untersuchung
– körperliche 2
Untersuchungsliege, der
  Hausarztpraxis 587
Urethritis 418
Urinkultur,
  bei Harnwegsinfekt 420
Urinstatus 420
Urinuntersuchung,
  bei Fieber 372
Urinverlust
– bei Anstrengung 496
– extraurethraler 494
Urogenitaltuberkulose 418
US Joint Commission on the
  Accreditation of Health Care
  Organisations und Institute of
  Medicine 595
Utility-Studie **38**
Uvea 455
Uveitis 455

V

Vaginismus 482
Validität, Anamnese 5
Valsalva, Versuch nach 466
Valsalva-Manöver 286
value, positive predictive 27
Vardenafil 485
Variablen von Rogers 440
Varikosis 87, 328
Varikothrombophlebitis 329
Varizella-Infektion 294
Varizellen, Impfung **58**
Vaskulitis 356
Venentherapeutika, orale 87
venöse Insuffizienz, chronische 328
Verapamil 16
– beim Cluster-Kopfschmerz 288
Verätzung, am Auge 457
Verblitzung 456
Verbrennung, Abschätzung der
  Ausdehnung 406
Verdrängungsprozess 209
Vereinigung, kassenärztliche 579
Verhalten, paradoxes 135
Verhaltensänderung, Transtheo-
  retisches Modell der **40**
Verhaltenslogik
– Denkmodell 133
– Kräfteparallelogramm 133
Verhaltensstörung, bei Kindern und
  Jugendlichen 190
Verhaltenstherapie 128
Verhältniszahlen 585
Verharmlosung,
  einer Erkrankung 209
Verleugnungsprozess 209
Verordnung
– als Hausbesuch 620
– Arznei- 75
– Plazebo- 81
– verzögerte 386
– von Heilmitteln 619
– von Krankenbeförderung 622
Verordnung von Arzneimitteln,
  Richtlinien über die 576
Verordnungsmenge 620
Verordnungsverhalten, von
  Hausärzten 77
Verschluss, akuter arterieller
  peripherer 322
Verschreibung
– von Cremes 406
– von Salben 406
versicherungsberechtigt 578
versicherungspflichtig 578
Versorgung
– hausärztliche 575
– hauswirtschaftliche 616
– Palliativ- 212
– spezialärztliche 575
Versorgungsbereich, ärztlicher, der
  Hausarztpraxis 587
Versorgungsleiden 67
Verstopfung 342
Verteilungsepidemiologie 507
vertragsärztlicher Vordruck 612
vertragsärztliches Formular 612
Vertragsarztsitz,
  Ausschreibung des 585
Vertragshoheit 583
Vertretungsschein 612
Verum 522
Verwirrtheit 162
Viagra 485
– in der Sexualberatung 148

Vierfeldertafel 28, **519**
Vigilanzbeeinträchtigung 375
Virchow-Trias 325
Virostatika 389
Virusinfektion 81, 382
„Visit-in-practice"-Programm 606
Vitalkapazität 314
VK = Vitalkapazität 314
Vollwertkost 119
von Renteln-Kruse, geriatrisches Assessment nach 166
Vorbereitung **40**
Vorbereitungszeit 585
Vordruck, vertragsärztlicher 612
Vorhalteversuch 430
Vorhersagewert
– negativer **518**
– positiver 27, 28, **518**
Vorsorgemaßnahme 64
Vorsorgeuntersuchungen, bei Kindern 187
Vorsorgevollmacht 245
Vortestwahrscheinlichkeit 29

W

W/Ö-Emulsion 406
Wachstumskurve, Kinder und Jugendliche 187
Wadenwickel 100
Wahrhaftigkeitsregel **561**
Wahrscheinlichkeiten 565
Wärmetherapie **99**
Wartebereich, der Hausarztpraxis 586
Wasserdampfinhalation 385
Wassergedächtnis, Theorie des 118
Wasserlassen, Schmerzen beim 418
WBO = Weiterbildungsordnung 608
Weber-Versuch 466, 469
Wechselfieber 368
Wechselstrombehandlung **103**
Weißdorn, in der Pflanzenheilkunde 118
Weiterbehandlung 614
Weiterbildung 585
Weiterbildungsordnung, Muster- 608
Weizenkleie, Einnahme von 87
Werbung, pharmazeutische 92
Wertigkeit, prädiktive 518
WHO, Essential Drug-List 287
WHO-WONCA-Konferenz 268
Widerstandssymptom 139
Wiedereingliederung 64
– stufenweise 69
Wiedereingliederungsplan 68
Wiederholungsrezept 96
Wirksamkeit 94
Wirtschaftlichkeit 94
Wirtschaftlichkeitsgebot 577
Wirtschaftlichkeitsprüfung 582
WONCA-Konferenz 268
Wundfieber 368
Wundstarrkrampf
  siehe Tetanus 51
Wunschverordnung 78
Wurzelkompression, akute 353

X

Xerodermie 414
Xylometazolin 388

Y

Yang **115**
yellow flags, bei Kreuzschmerz 351
Yin **115**
Yin-Yang-Dysbalance 117
Yoga **116**
Yohimbin 485

Z

Z-Substanzen 379
Zeitaufwand beim Hausbesuch 18
Zielinski 213
Zielsymptom 139
Ziliarkörper 455
Zirkulation **53**
Zulassung
– Ausschuss 584
– Beschränkung 584
– zur vertragsärztlichen Versorgung 584
Zusatzqualifikation 608
Zusatztitel 608
Zusatzweiterbildung 608
Zuzahlungsbestimmungen 580
Zwei-Fragen-Test 257
Zystopathie, diabetische 497

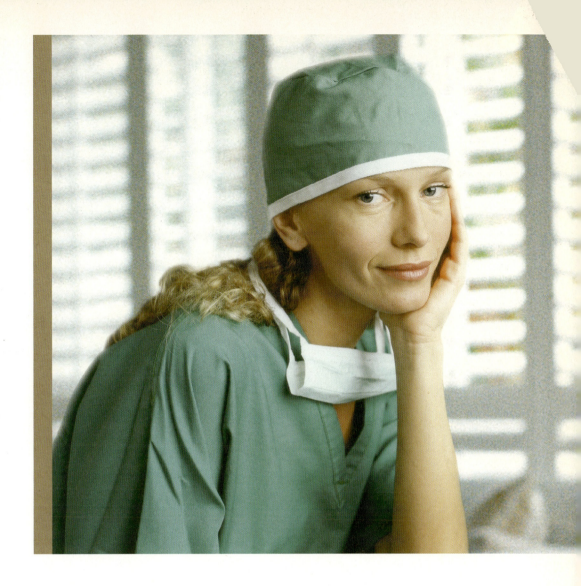

Sie sind für Ihre Patienten da.
Wir für Ihre Finanzen.

Unsere individuellen Lösungen für Mediziner.

Als unabhängiger Finanzdienstleister entwickeln wir intelligente Vorsorge-, Absicherungs-, Geldanlage- und Finanzierungskonzepte, die sich auf die Ziele von Akademikern und anderen anspruchsvollen Kunden konzentrieren. MLP bietet Ihnen damit ganzheitliche Finanzlösungen, die perfekt zu Ihren Bedürfnissen und Zielen passen. Rufen Sie uns an: 01803 554400*

MLP Finanzdienstleistungen AG
Alte Heerstraße 40
69168 Wiesloch
www.mlp.de

* 9 ct/Min. bei Anrufen aus dem Festnetz der DTAG

Sie verdienen das Beste.

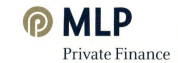

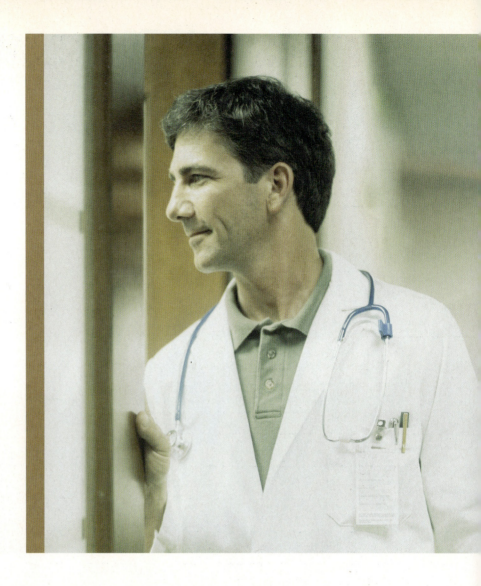

Die besten Rezepte für Einsteiger.

Wie Mediziner erfolgreich in den Beruf starten.

Wenn Sie als Mediziner Ihre Karriere starten, können Sie von Anfang an auf unsere Kompetenz zählen. So stellen wir mit MLP-Seminaren zum Berufsstart Ihre beruflichen Weichen schon von Beginn an auf Erfolg. Und begleiten Sie danach mit maßgeschneiderten Finanzlösungen durch Ihr Leben. Rufen Sie uns an: 01803 554400*

MLP Finanzdienstleistungen AG
Alte Heerstraße 40
69168 Wiesloch
www.mlp.de

* 9 ct/Min. bei Anrufen aus dem Festnetz der DTAG

Sie verdienen das Beste.

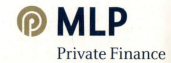